国际经典影像学译丛

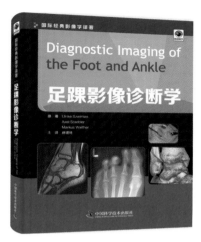

足踝影像诊断学

引进地：德国 Thieme 出版社
定　价：178.00 元（大 16 开精装）
原　著：Ulrike Szeimies 等
主　译：麻增林

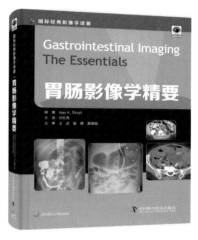

胃肠影像学精要

引进地：荷兰 Wolters Kluwer 出版社
定　价：178.00 元（大 16 开精装）
原　著：Ajay K. Singh
主　译：孙宏亮

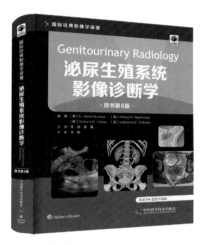

泌尿生殖系统影像诊断学（原书第 6 版）

引进地：荷兰 Wolters Kluwer 出版社
定　价：248.00 元（大 16 开精装）
原　著：N. Reed Dunnick 等
主　译：陈涓　姜蕾

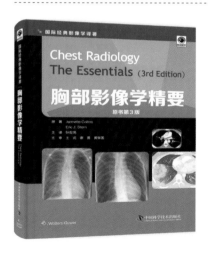

胸部影像学精要（原书第 3 版）

引进地：荷兰 Wolters Kluwer 出版社
定　价：248.00 元（大 16 开精装）
原　著：Jannette Collins 等
主　译：孙宏亮

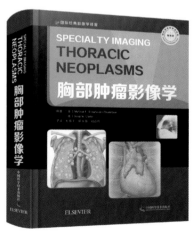

胸部肿瘤影像学

引进地：美国 Elsevier 出版集团
定　价：398.00 元（大 16 开精装）
原　著：Melissa L. Rosado-de-Christenson
　　　　Brett W. Carter
主　译：时惠平　杨本强　刘晶哲

扫码购买
出版社官方微店

扫码购买
出版社天猫旗舰店

中国科学技术出版社 · 荣誉出品

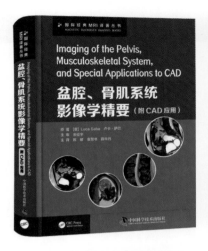

盆腔、骨肌系统影像学精要（附 CAD 应用）

引进地：美国 CRC 出版社
定　价：298.00 元（大 16 开精装）
原　著：Luca Saba
主　译：陈敏　袁慧书　薛华丹

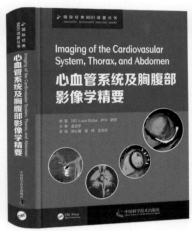

心血管系统及胸腹部影像学精要

引进地：美国 CRC 出版社
定　价：348.00 元（大 16 开精装）
原　著：Luca Saba
主　译：赵心明　宋伟　王怡宁

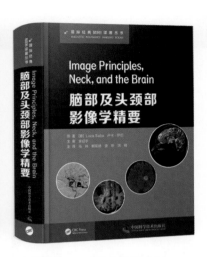

脑部及头颈部影像学精要

引进地：美国 CRC 出版社
定　价：428.00 元（大 16 开精装）
原　著：Luca Saba
主　译：马林　鲜军舫　娄昕　洪楠

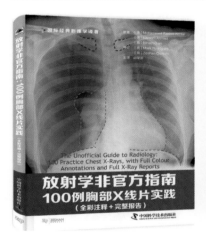

放射学非官方指南：100 例胸部 X 线片实践（全彩注释 + 完整报告）

引进地：英国 Zeshan Qureshi 出版社
定　价：98.00 元（大 16 开平装）
原　著：Mohammed Rashid Akhtar 等
主　译：胡荣剑

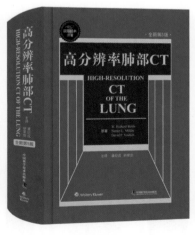

高分辨率肺部 CT（全新第 5 版）

引进地：荷兰 Wolters Kluwer 出版社
定　价：295.00 元（大 16 开精装）
原　著：W. Richard Webb 等
主　译：潘纪戌　胡荣剑

致读者

感谢您对我社图书的喜爱和支持。我社是中国科协直属的国家级出版单位，以编辑出版学术专著、科普图书和科学期刊为主业，成立于 1956 年。近年来，我社与多家国际一流出版集团战略合作，在国际医学经典图书出版领域卓有建树。敬请关注我社官方网站（http://www.cspbooks.com.cn）及官方微店。

国际经典MRI译著丛书
Magnetic Resonance Imaging bookS

Image Principles, Neck, and the Brain

脑部及头颈部影像学精要（附成像原理与基础）

原 著 ［意］Luca Saba 卢卡·萨巴

主 审 金征宇

主 译 马 林 鲜军舫 娄 昕 洪 楠

中国科学技术出版社

·北 京·

图书在版编目（CIP）数据

脑部及头颈部影像学精要：附成像原理与基础 / （意）卢卡·萨巴（Luca Saba）原著；马林等主译. —北京：中国科学技术出版社，2020.6

（国际经典 MRI 译著丛书）

ISBN 978-7-5046-8621-3

Ⅰ．①脑… Ⅱ．①卢… ②马… Ⅲ．①头部—疾病—影像诊断②颈—疾病—影像诊断 Ⅳ．① R651.04 ② R653.04

中国版本图书馆 CIP 数据核字（2020）第 043873 号

著作权合同登记号：01-2019-6697

策划编辑	焦健姿　王久红	
责任编辑	王久红	
装帧设计	华图文轩	
责任印制	李晓霖	

出　　版	中国科学技术出版社	
发　　行	中国科学技术出版社有限公司发行部	
地　　址	北京市海淀区中关村南大街 16 号	
邮　　编	100081	
发行电话	010-62173865	
传　　真	010-62179148	
网　　址	http://www.cspbooks.com.cn	

开　　本	889mm×1194mm　1/16	
字　　数	1412 千字	
印　　张	51.25	
版　　次	2020 年 6 月第 1 版	
印　　次	2020 年 6 月第 1 次印刷	
印　　刷	北京威远印刷有限公司	
书　　号	ISBN 978-7-5046-8621-3/R·2516	
定　　价	428.00 元	

版权说明

内容提要

本书是引进自 CRC 出版社的一部高质量 MRI 影像学著作。相比于 CT 和 X 线成像技术，MRI 是一种能够为不同软组织提供更好对比度的成像技术。原著者先对 MRI 物理基础及超高场强 MRI 进行了概述，然后对五官 MRI 及脑部 MRI 的成像方法、病理生理基础、影像学特征等进行了具体介绍。本书在 MRI 影像学应用方面涵盖内容丰富、细致且新颖，不仅可以帮助初学者对 MRI 影像学技术有相对全面的认识，还能让更多有一定基础的放射科医师更好地理解、应用 MRI 及其后处理技术。

原著者寄语

很高兴看到我的这几部磁共振影像学著作翻译为中文版！身为作者，我深知书中内容的复杂程度，在了解到中国影像学界金征宇教授及其团队在翻译工作中所做出的努力后，我坚信本书的中文翻译版一定质量过硬，在学界的影响亦将斐然。我由衷地感谢他们将这些影像学中有趣的新进展介绍给中国的同行们。我还要感谢中国科学技术出版社的引进与出版，感谢他们在医学影像学著作学术传播上做出的努力。

磁共振影像学这几部著作的开始源于数年前，其初衷是希望让国际领域的优秀专家能够以完整广阔的视角、与时俱进的语言、化繁为简的叙述方式来描述磁共振成像在临床中的应用和潜力。这几部著作的撰写历时 3 年左右，众多优秀的同行专家为此投入了大量精力，希望中国读者能够从中得到些许有用的内容。

在这几部磁共振影像学著作中，将展示磁共振成像在临床领域的应用前景，以及备受关注的一些新技术，如灌注技术或超高磁场应用（7T）。

衷心希望这几部磁共振影像学著作能给读者留下愉快的阅读经历，为大家日常临床实践带来帮助，真切感受磁共振成像在人体疾病诊断中的巨大潜力。

意大利卡利亚里大学诊断成像及放射学系，

教授兼主席，医学博士

意大利放射学会（SIRM）撒丁岛分会主席

*Neurovascular Imaging*前主编

I write this email to thank you for the wonderful work you have done. It is with great pleasure that I see how the 3 volumes of the "Magnetic Resonance Imaging" have been translated into Chinese tomake this great project available also to colleagues who live and work in China.

I would like to thank the China Science and Technology Press Publishing House,for having done thisprocess that will allow a large number of colleagues to approach the latest and most fascinatingdevelopments in radiology. I also wish to thank Professor Jin Zhengyu for having carried out,together with his team,the translation of this work of mine;I know how hard and complex it was,but the final result is absolutely spectacular and makes the quality absolutely perfect.

The Magnetic Resonance Imaging project was born a few years ago and immediately was ambitiousas the goal was to involve the world's leading experts to be able to describe in a complete,updatedbut at the same time,simple way,the applications and potential of Magnetic Resonance in theclinical setting.The writing lasted about 3 years,involving numerous colleagues who dedicated greatenergy to this work.The end result is what you have under your eyes and I hope you enjoy.

In the 3 volumes of this project you will find chapters that include the possible applications ofMagnetic Resonance applied in the clinical field,with great attention to newer techniques,such asfor example perfusion techniques or applications with very high-field magnetic fields（7 Tesla）.

I wish all of you an exciting reading hoping that these books will help you in everyday clinical practiceand will guarantee you a moment of reflection for the incredible potential that Magnetic Resonancehas in the study of the pathology of the human body.

Luca Saba,MD,Full Professor and Chair

Department of Diagnostic Imaging and Radiology

University of Cagliari

Italy

President of Sardinian Section of the Italian Society of Radiology（SIRM）

Past Editor in Chief of Neurovascular Imaging

译者前言

　　医学影像学发展迅速，头颈影像学是其重要分支之一。因解剖结构复杂和病变种类众多，成像方法多样，头颈部的影像学检查对任何一名影像诊断医师都是挑战。

　　Image Principles, Neck, and the Brain 英文原版出版于2016年，作者Luca Saba博士是意大利放射学会、欧洲放射学会、北美放射学会成员，在神经放射学领域有着极深的造诣。该书是国际经典MRI著作丛书之一，从MRI物理基础及超高场强MRI概述、五官MRI及脑部MRI等几个方面着手，详细介绍了成像方法、病理生理基础、影像学特征等内容，同时配有丰富的高清MRI图片，是一部百科全书式的教科书。相信任何阶段的读者都能从书中获益。

　　为确保图书翻译质量，我们精心甄选了翻译团队，主要是来自解放军总医院、同仁医院等的中青年放射学专家，他们具有扎实的影像学基础及丰富的临床经验，翻译时力求译文内容忠实于原著，希望对读者提高诊断水平有所裨益。

　　尽管本书的翻译团队力求全面、准确地把握本书的内容，使译文准确、明了，但限于中英文在疾病分类、思维方法、表达方式等方面存在一定差异，一些英文词汇和语句较难完美转化成中文，所以书稿中可能存在一定翻译欠妥或表述失当的情况，敬请读者理解与指正。

　　　　　　　　　　　　　　　　　　马　林　鲜军舫　娄　昕　洪　楠

原著前言

  磁共振成像（MRI）是放射学中可以对体内结构进行准确成像的医学成像技术。与CT、X线相比，MRI这一技术可为不同软组织结构提供极佳的对比度，使其对脑、肌肉、心脏和肿瘤的成像更有价值，因而MRI的引入使诊断过程得到根本而深远的改进。

  在过去的20年，随着场强高达7T的MRI系统的引入，以及各种后处理算法的发展，如弥散张量成像（DTI）、磁共振功能成像（fMRI）和波谱成像，使MRI技术得到进一步提升。通过这些发展，实现了绝佳的图像空间分辨率，以及分析各种病理改变的形态和功能的可能性，从而使MRI诊断潜能得到显著提升。

  本书旨在覆盖使用MRI对人体病理进行诊断过程所涉及的工程学及临床获益，包含可获得极高图像分辨率的高场强磁共振扫描仪的序列及潜能。基于磁共振成像领域中这些令人兴奋的发展，我希望这本书可以为该领域日益增多的参考书籍提供及时、完整的补充。

意大利卡利亚里大学

Luca Saba

CONTENTS

目　录

Chapter 1
磁共振成像的历史溯源与物理原理

History and Physical Principles of Magnetic Resonance Imaging

Michael E. Hayden ,Pierre-Jean Nacher，著

李鸣歌，译

目录　CONTENTS

1973 年，磁共振成像（MRI）被广泛地引入科学界，当时 Paul C. Lauterbur 发表磁共振（NMR）可以反映氢原子核是在一对充满水的玻璃毛细管中的图像[1]。该效应的一维（1D）投影首先通过一个程序获得，该程序涉及将静电磁场梯度应用到样品，将 NMR 频率映射到放射源位置。一系列的一维投影通过不同梯度方向获得，然后结合重建一个二维图像，如图 1-1 所示。

一种新成像方式的新术语

Lauterbur 创造了术语 zeugmatogram，用来描述他的磁共振成像。这个词来源于希腊语 ζευγμα（zeugma），意思是"那些用于连接的"，指的是利用静态磁场梯度来定位样品对振荡磁场响应的方式。类似的一维磁共振成像方法早在 1952 年就已经被证实了[2]，并在 1956 年用于发现液态 ^{3}He-^{4}He 混合物在低温下的相位分离[3]。然而，是 Lauterbur 将该方法扩展到了二维，并认识到了其在软组织成像方面的潜力。或许最著名的一维磁共振成像比 Lauterbur 在 1973 年发表的论文还早 1 年，与康奈尔大学的另一项在纯液体 ^{3}He 中的低温变相研究有关[4]。该报道的四位作者中有三位因在 ^{3}He 中发现超流体而获得 1996 年诺贝尔物理学奖。

尽管 Zeugmatography 这个术语的含义尚不明确，但 MRI 所阐释的范畴则完全不同。

Lauterbur 简单而有见地的演示引发了一系列科学、工业和临床活动，这些活动自那时起对工业化国家的医学实践和交付产生了深远的影响。其成果的不断延伸推动了神经科学的革命性进展，使我们对已有认知有了新的理解。

本章从追溯 MRI 的历史入手，介绍了磁共振领域的根源及发展至今的主要历程。

这是一个比书中几页纸的描述更加丰富和细微的故事，我们的叙述当然忽略了许多对这

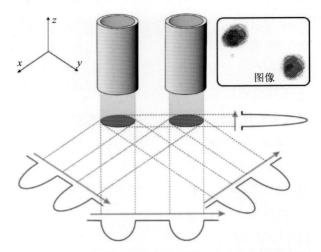

▲ 图 1-1　P.C. Lauterbur 进行第一次 MRI 实验的基本原理[1]

图中显示了两个与 z 轴平行的物体（充满水的毛细血管）以及它们在 x-y 平面上的投影，沿不同方向施加的磁场梯度导致磁共振响应以频率扩散，产生反映水分布的一维投影（蓝色曲线）。然后将沿着不同梯度方向（用红色箭头指示）获得的多个投影，组合起来重建二维图像。插图为两个内径为 1mm 的充满水的毛细血管的 Lauterbur 磁共振图像（引自 Lauterbur, P., Nature, 242, 190-191, 1973, 经 Nature Publishing Group 许可转载）

个领域的重要贡献。书中随后介绍了磁共振的基本物理原理，这些构成了理解上述"磁共振效应"的基础。再者，这里的方法也很简单。鼓励有兴趣的读者查阅一些关于这一主题的优秀和广泛的专著[5-10]。最后，介绍了磁共振图像生成本身的基本原理。这些主题中的许多内容在随后的章节中有更详细的介绍，但感兴趣的读者还可以在文后更专业的参考文献中找到有关基础物理的有价值的附加信息[11-15]。

一、历史

磁共振（MR，旧称 NMR）的基础是在 20 世纪 40 年代奠定的，当时的实验设计旨在直接检测磁场中核磁矩的进动[16-18]。这些涉及液体和固体中氢原子的实验是建立在 20 世纪 30 年代哥伦比亚大学的工作基础之上的。在那里，由 Isidore I. Rabi 领导的一个小组展示了振荡磁场可以用来在分子束中诱导锂和氯原子的核自

旋态之间的跃迁[19]。Rabi 的开创性实验反过来又采用了与 20 世纪 20 年代由 Otto Stern 和 Walther Gerlach 在法兰克福开发的类似的自旋态选择和检测技术，这与他们使用银原子束的自旋量化的开创性发现有关[20]。

Rabi 在 1938 年对一束独立分子的磁共振观测扩展到固体和液体样品，这被 Edward M.Purcell 和 Felix Bloch 在 1945 年成功地、独立地并且基本上同时完成了。这些实验的一个关键特征是，它们都采用了直接电磁检测技术来解决共振问题。在麻省理工学院（MIT）放射实验室，Purcell、Torrey 和 Pound 在一个腔中使用了 1L 固体石蜡，将共振调到 30MHz。他们观察到，当静态磁场扫过"一个极其尖锐的共振"时，整个空腔的射频（RF）信号振幅发生了 0.4% 的变化；质量系数的降低归因于与 H 原子核自旋弛豫相关的能量耗散[16]。与此同时，在斯坦福大学，Bloch、Hansen 和 Packard 在 7.7 MHz 的 1.5cm³ 水样上进行了类似的实验。他们使用了两个正交的射频线圈；当水质子（H 原子）的原子核被发射线圈共振激发时，接收线圈检测到射频功率[18]。虽然 Rabi 的工作对于磁共振的初步演示至关重要（他于 1944 年获得诺贝尔物理学奖"因其记录原子核磁特性的共振方法"），但 Bloch 和 Purcell 的概念和技术飞跃确实为现代 NMR 和 MRI 的发展奠定了基础。

早期的尝试和最初的成功

1936 年，位于莱顿的 Cornelius J. Gorter 发表了第一次试图观察固体中的核自旋转变的报道[21]。那次实验失败了，正如后来他在 1942 年的一篇论文中所描述的那样[22]。Gorter 第二篇论文包含了第一篇发表的关于磁共振的参考文献，他将这一术语归功于 Rabi。与此同时，Kazan 和 Yevgeny Zavoisky 也未能可靠地检测固体和液体中的磁共振转换，但在 1944 年发现了电子自旋共振（ESR）。

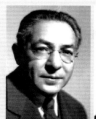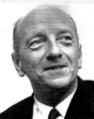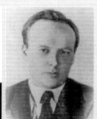

I.I. Rabi　　C.J. Gorter　　Y.K. Zavoisky

经诺贝尔基金会、Eddy de Jongh 和世界科学许可转载

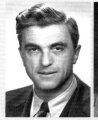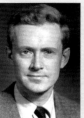

F. Bloch　　E.M. Purcell

经诺贝尔基金会许可转载

1946 年初，两个独立的小组报告了第一次对固体和液体进行的真正成功的磁共振实验[16,17]。其中一个小组由斯坦福大学的 Felix Bloch 领导。Bloch 于 1928 年获得 Leipzig 大学博士学位。他于 1933 年离开德国，搬到斯坦福大学，在那里度过了他的大部分职业生涯。在第二次世界大战后期，他在哈佛无线电研究实验室工作，研究反雷达措施，并熟悉电子技术的现代发展。另一个小组由麻省理工学院的 Edward M. Purcell 领导。Purcell 于 1938 年获得哈佛大学博士学位。他在麻省理工学院放射实验室度过了战争年代，在那里他受到 Rabi 的影响，并为雷达和各种微波技术的发展做出了贡献。1945 年，他回到哈佛，在那里度过了他的余生。Bloch 和 Purcell 因开发了核磁精密测量的新方法和与之相关的发现获得了 1952 年诺贝尔物理学奖。

现代磁共振工具箱的最后一个关键组成部分是由 Henry C.Torrey 和 Erwin L.Hahn 独立提供的[23,24]，他们证明了脉冲磁共振的可行性（想法最初由 Bloch 提出的[25]），并观察到自由拉莫进动。Hahn 进一步使用脉冲 NMR 来产生和观察自旋回波[26]。

在接下来的 20 年里，磁共振技术作为一种强大的研究工具，在物理学的许多领域，甚至在化学领域，得到了发展。原子核对分子中电子环境的敏感性（"化学位移"）和自旋 - 自旋相互作用最初被核物理界的人视为这项技术的干扰特征。然而，通过发现 Purcell 组中的 3 个乙醇峰，磁共振光谱在分析研究中的巨大潜力很快就被揭示出来了[27]。虽然在细胞和组织中，甚至在人类活体受试者[28]和全部动物[29]中，有大量关于水的松弛、弥散和交换的研究，但磁共振的早期应用几乎都不是医学上的。

如上所述，MRI 于 1973 年由 Lauterbur 发表了真正的磁共振图像（图 1-1），该图像是根据在不同方向应用磁场梯度时获得的一维投影重建而成[1]。此后不久，诺丁汉大学的 Peter Mansfield 独立地介绍了高效图像生成的关键方法，包括切片选择[30]和快速"快照"采集方案，其中整个二维图像可以在几十毫秒内获得[31]。

关键贡献的确认

Richard R. Ernst 开发了傅里叶变换方法，为现代 MRI 铺平了道路。他获得 1991 年诺贝尔化学奖，因"对高分辨率磁共振光谱法的发展贡献"。 Paul C. Lauterbur 和 Peter Mansfield 因"他们对磁共振成像方面的发现"而获得 2003 年诺贝尔生理学或医学奖。

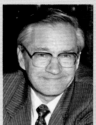 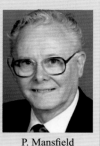

R. R. Ernst   P. C. Lauterbur   P. Mansfield

经诺贝尔基金会许可转载

苏黎世瑞士联邦技术研究所的 Richard Ernst 对 MRI 做出了另一项早期的重要贡献。20 世纪 60 年代，他引进了傅里叶变换磁共振波谱[32]。1975 年，他意识到，当获取磁共振信号时，通过应用开关磁场梯度，可以生成二维或三维磁共振图像，然后使用傅里叶变换方法，这是现代 MRI 重建的主要方法[33]。

在 20 世纪 70 年代，MRI 的研究主要局限于学术实验室，其中大部分在英国。这一时期的标志是一系列重要的演示：人类手指（1975 年）、手（1976 年）、胸部（1977 年）和头部（1978 年）的原始首个活体图像。1980 年，阿伯丁大学 John Mallard 小组的博士后研究员 William Edelstein 实施了自旋扭曲（或傅里叶）成像，并获得了第一张临床有用的人类受试者图像[34]。这个时期，MRI 的商业投资已经开始紧张，临床试验也在推进。1983 年，东芝和西门子将第一台商用磁共振扫描仪推向市场，分别配备了 0.15T（电阻式）和 0.35T（超导）磁铁。与此同时，通用电气（General Electric）（目前领先的制造商之一）招募了包括 Edelstein 在内的几位该领域的先驱。1985 年开始销售第一台 1.5T 全身临床 MRI 系统。

在过去的 30 年里，MRI 检查已经成为常规诊断程序。2013 年，全世界的操作扫描仪数量估计超过 3 万台，每年进行的检查数量超过 1 亿次（图 1-2A）[35,36]。这些系统不断增长的可用性和性能促进了应用程序的显著和持续增长，这可以通过统计有关 MRI 的出版物数量（图 1-2B）等得到证明。

当前 MRI 技术最明显的趋势之一是向大型 3T 系统安装基地的协调发展，特别是在神经成像方面。其中一些扫描仪现在甚至被作为混合或双模成像系统交付使用，例如正电子发射断层扫描和 MRI 的组合（见第 19 章）。将 MRI 的软组织成像能力与介入性手术（如磁共振引导的聚焦超声手术）相结合也越来越受到人们关注（见第 18 章）。另一个重要趋势是图像采集加速。后者的好处包括减少运动或血流伪影、捕捉解剖运动的能力（如心脏成像所需）、缩短患者的扫描时间以及更经济高效地使用高需求资源。利用 MRI 数据固有的空间和（或）时间冗余的稀疏采样（或压缩传感）概念正在推动改进[37]。它们由线圈阵列周围建立的并行采集方案提供帮助，线圈阵列可直接访问空间信息，从而进一步实现图像数据的抽样[38,39]。

另一个有前途的举措是在超极化领域。磁共振探针的灵敏度直接与外加磁场中核自旋的方向或排列相耦合。在室温下，任何实验场中原子核的净平衡校准（或极化）都是极小的。1950 年，Alfred Kastler 预测这种极化可以通过"光抽吸"来增强[40]。到 20 世纪 60 年代，这种效应已经在磁共振实验中得到证实[41]，并且在 1966 年，Kastler 因发现和开发研究原子中 Hertzian 共振的光学方法获得了诺贝尔物理学奖。许多这样的技术现在能够诱导特定核的磁共振信号强度增加到百万倍，包括光抽运[41,42]、动态核极化[43] 和对氢激发极化[44]。这些方法所提供的增强在处理低密度或低浓度的核时是至关重要的，如在处理肺部气体的 MRI（见第 10 章和第 13 章）、代谢物中的 ^{13}C 核[45,46]、注射的 Si 纳米粒子[47,48] 或"笼状"^{129}Xe[49,50] 时。

回顾过去，磁共振的发展速度和程度是非常显著的。瓦里安公司在磁共振从实验室项目快速转化为商业产品的过程中发挥了关键作用，

这一商业产品彻底改变了化学。该公司成立于 1948 年，有意在斯坦福附近选址，Bloch 团队的 Martin Packard 随后不久加入该公司。从那时起，该领域的技术发展主要由工业推动。同样，在 MRI 的案例中，一旦该技术的临床潜力得到认可，商业利益就推动了必要的技术发展。整个 20 世纪 80 年代，包括通用电气、皮克、东芝、西门子和日立在内的多家公司投入巨资进行研究和开发，并促进了图像的临床评估。到了 20 世纪 90 年代，在工业化国家，磁共振检查已经非常普遍。时至今日，提供磁共振成像服务的设备数量仍以惊人的速度增长，扫描时间缩短，扫描质量和分辨率持续提高。

有人认为，MRI 作为一种临床成像方式的快速发展得益于其发明的时机[51]。如果早在 20 年前提出这个想法，那么必要技术的关键组成部分就根本无法得到。特别是，快速计算傅里叶变换的需要将带来巨大的挑战。然而，如果这一想法在 20 年后被提出，对新成像方式的需求肯定会大大减少。到那时，基于良好控制的电离辐射（如计算机断层扫描仪）的成像方式已经发展到了这样一个阶段，再试图说服放射科医生和医疗设备制造商投资于一项全新的、完全未经证实的技术时会遇到重大障碍。更重

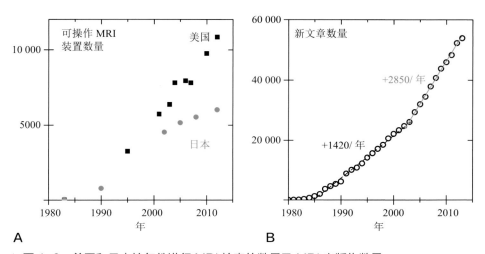

▲ 图 1-2　美国和日本按年份进行 MRI 检查的数量及 MRI 出版物数量
A. 按年份划分，两个主要国家的可操作 MRI 装置数量[35]；B. 某一年发表的提及"MRI"或"MR 成像"或"磁共振成像"的文章数量（数据引自 Thomson Reuters 科学引文索引服务网站数据，2014 年）

要的是，自 20 世纪 80 年代以来，监管环境发生了很大变化。现在，获得安全审批所需的证明水平如此之高，以至于如果今天提议进行 MRI，即使有投资者，也几乎没有投资者愿意为其发展提供资金。

二、磁共振的基本原理

磁共振本质上是一种量子力学现象。它涉及微观物体（原子核）的动力学，这些微观物体的行为符合量子力学看似奇怪的（但很好理解的）定律。幸运的是，人们不需要有多年的量子力学研究背景以领会和理解 MRI 的基本要素。原因是 MRI 总是用来探测宏观物体，涉及大量原子核。这些原子核的集合体行为通常会冲掉量子力学的奇异之处，留下一些与经典力学中常见的问题相似的东西：地球引力场中旋转的陀螺的进动。它导致了对核动力学的简单而有力的数学描述，精确地预测了许多实验的结果。从这个意义上讲，它常常为发展直觉和解释实验结果提供充分的基础。

不幸的是，对于许多初学者和实践者来说，他们通常忽略了一个事实，即磁共振动力学的经典图像只是一个类比，它不是微观尺度上对动力学的正确描述，而且它可能会导致对基础物理无意义的解释。在一些流行的网站上可以找到类比过多的例子，这些网站声称用玩具陀螺或"旋转带电核"的图片来解释磁共振。根据经验，当遇到这样的道具时要小心。

下面我们将两部分进行讲解。首先讨论了影响核自旋动力学的关键因素，得出了一组包含经典描述问题本质的现象学方程，这些就是著名的 Bloch 方程。接下来，再介绍实践者与样品中原子核互动的各种方法，包括诱导集体运动和检测产生的反应。

（一）Bloch 方程和磁共振动力学

为了符合这本书的精神，这一章的大部分

使用磁共振的经典图片。但是，为了说明解释这一图片，我们从本节的"自旋：量子特性"开始，快速浏览核自旋动力学的几个量子力学方面。然后接下来的"经典磁化动力学"给出了该问题的经典处理方法，最后引出"不可逆性：Bloch 方程"中 Bloch 方程的陈述。

1. 自旋：量子特性

电子、质子和中子等粒子以其聚集和电荷为特征。它们还具有"自旋"，一种与固有角动量有关的完全量子力学性质。这个角动量与物理旋转毫无关系。自旋角动量是一个类似矢量的量，它有三个空间分量，可以以不同的方式定向。同时，它不同于普通的几何矢量。旋转的总"量"（箭头的长度）是固定的，不能更改。此外，只允许所有可能方向的子集变动。更准确地说，当角动量的分量 S_i 在任何特定方向上测量时，只观察到离散或"量化"的值。对于自旋 1/2 粒子（例如电子、质子或中子），只有两个值是可能的：$S_i=\pm\hbar/2$，其中$\hbar$是普朗克常数 h 除以 2π。奇怪的是，这小于粒子的总自旋角动量（$S=\sqrt{3}\hbar/2$）。依靠箭头和锥体旋转和旋转状态的图示在 MRI 中很常见，但最好谨慎观察。当受到仔细的审查时，它们没有一个是完全令人满意的。

自旋粒子具有磁矩 $m=\gamma\hbar S$。在这里，比例常数 γ 被称为旋磁比，具有磁矩的每个粒子都具有特征旋磁比。因此，即使电子、质子和中子都是自旋 1/2 粒子，它们也有不同的磁矩（表 1-1）。因为磁共振的大多数应用都涉及自旋为 1/2 的原子核，这是下面唯一要考虑的情况。也就是说，在许多重要的情况下，磁共振与具有更高自旋值的原子核结合使用，由此产生的自旋动力学特征相应地更复杂。

当外磁场 B 作用于具有磁矩的原子核（或粒子）时，就会发生相互作用。原子核的能量变化量为－ m·B，其中标量（或点）积"·"表示 m 相对于 B 的方向。在 B 方向上有自旋角动量分量 ±$\hbar$/2 的原子核的两个态之间的能量

表 1-1　降低的旋磁比的值 $\gamma/2\pi$ 及选定自旋 1/2 粒子和原子核的核极化值

粒子或原子核	$\gamma/2\pi$（MHz/T）	极化（$\times 10^{-6}$/T）
电子	28,025	2,295
中子	29.165	2.39
质子，^{1}H	42.577	3.49
^{3}He	-32.434	-2.66
^{13}C	10.705	0.877
^{15}N	-4.316	-0.353
^{19}F	40.052	3.28
^{31}P	17.235	1.41
^{129}Xe	-11.777	-0.964

使用公式 1-1 计算室温（T=293 K）下的平衡极化，并以单位磁场为基础表示。原子核例子：A. 自旋 0（不适用于磁共振），^{4}He、^{12}C、^{14}C、^{16}O；B. 自旋 1，^{2}H、^{14}N；C. 自旋 3/2，^{23}Na、^{31}K；D. 自旋 5/2，^{17}O

差是 $\Delta E=-\gamma \hbar B$。如果把量子力学的工具应用到这个问题上，就会产生一些特殊的特性。这两种特殊的状态（通常被称为"自旋向上"和"自旋向下"）是独一无二的，它们不会随时间演化，它们被称为静止状态。磁场中核自旋 I 的其他状态是动态的，它们随时间变化。如果将弱磁场 B_1 垂直于与 z 轴对准的静磁场 B_0 施加，并使 B_1 以角频率 $\omega_0=\Delta E/\hbar = |\gamma B_0|$ 振荡，核自旋将通过两者的量子叠加在自旋向上和自旋向下状态之间来回执行复杂的周期振荡。如果磁场 B_1 最终在两个静止状态之间的核自旋为"半程"时关闭，则其横向分量 I_x 和 I_y 将继续在角频率 $\omega_0=\Delta E/\hbar = |\gamma B_0|$ 的允许值之间来回振荡。磁共振现象是静磁场和共振磁场共同作用下自旋态随时间演化而产生的。

对于包含几个（或多个）核的物理系统，只有在特定情况下才需要对自旋动力学进行全量子处理。这一点很重要，例如，当分子中原子核相互作用自旋之间的短程量子关联很强时。在与磁共振相关的问题中，情况通常不是这样，因此对自旋动力学的半经典疗法就足够了[*]。利

用量子统计力学对含有大量相同原子核的样品中原子核自旋的性质和时间演化进行了评价。与可以在纯量子态中制备的单个自旋不同，大量子力学系统通常处于混合态：一个统计的纯态总和，其中许多（或大多数）量子关联被冲掉[†]。例如，在温度 T（称为"热平衡"的状态）下的平衡中，分别观察上下状态的概率 p_{up} 和 p_{down} 由 Boltzmann 因子给出：

$$\frac{p_{down}}{p_{up}} = \exp\left(-\frac{\Delta E}{k_B T}\right) \quad （公式 1-1）$$

公式中 k_B 为 Boltzmann 常数，这个比率通常非常接近 1。与室温下的热能 $k_B T$ 相比，大多数实验室尺度磁场所设置的能量差 ΔE 非常小，因此观察自旋上下状态的概率几乎相同。表 1-1 列出了称为核极化的非常小差异 $p_{up}-p_{down}$ 的例子。同时，观察任何其他自旋状态的概率（即在偏离 B_0 的方向上）等于 0：$p_{up}+p_{down}=1$。

样品的核磁特性可以通过对其自旋动力学的量子统计描述来确定。每一个核磁矩 m 产生一个磁场，类似于一个微小的电流闭环产生的磁场。从技术上讲，这个磁场被称为磁偶极子磁场，或者简称为"偶极磁场"。它的方向取决于 m（如今称 I）的方向，当人们离开源时，强度会迅速降低。将多个原子核的贡献相加，自然会产生局部磁化密度 M 的概念，表示每单位体积的磁矩。热平衡磁化 M_0 与外加磁场 B_0 平行或反平行（取决于 γ 的符号），并且与样品中核自旋的局部密度和热平衡极化成正比。在实验过程中，可以通过施加静态和（或）时变磁场来控制核磁化，如下文及本章的"MRI 的基本原理"部分所述。同样，可以通过监测相关的核磁场来推断样品的净磁化强度。通常情况下，这涉及

---

[*]. 关于需要用全量子力学的方法来解决这个问题的讨论，可以在文献 [52] 和其中的参考文献中找到

[†]. 考虑以下与偏振光实验的类比。纯偏振态可以组合转换：左右圆偏振光可以组合成线偏振光或椭圆偏振光。然而，未极化的光是不同的，它不能转换成线偏振光或任何其他偏振光

检测通过线圈（或类似结构）的磁通量随核磁化时间的变化，如后文所述。

自旋 1/2 粒子的量子动力学

自旋 1/2 粒子的自旋向上和自旋向下状态，通常表示为 | ＋ > 和 | － >，称为纯态。对其沿特定轴旋转角动量的重复测量（如前文中提到的 Stern-Gerlach 实验中所做的）总是产生 $\hbar/2$ 的向上状态和 $-\hbar/2$ 的向下状态。所有其他纯态，其最大自旋投影值为 1/2，在方向 $\hat{u}$ 而非 $\pm z$ 方向，都是这些状态的"线性叠加"：$\alpha | ＋ > + \beta | － >$，其中 α 和 β 是复杂系数，$\alpha^2 + \beta^2 = 1$。例如，（| ＋ > + | － >）$/\sqrt{2}$ 是方向的纯态，而（| ＋ > + i | － >）$/\sqrt{2}$ 是方向的纯态。与上下态不同，这些量子力学叠加并不是固定的，而是随时间演化的。特别是，方向 $\hat{u}$ 的演化与"经典磁化动力学"总结的 m 时间演化的半经典处理所预测的方式完全一致。

这些概念可以扩展。例如，两级原子系统形式上与自旋 1/2 量子系统相同。原子的两个（准）稳态之间的跃迁对应于能量量子（光子）的发射或吸收。这张图片构成了流行但不正确的陈述的基础，即磁共振现象涉及无线电波的发射或吸收。为了理解这种说法为什么是错误的，我们只需要考虑这样一个事实：与典型样品和接收线圈的尺寸相比，实验室强度磁场产生的拉莫尔频率相关的电磁波长几乎总是很大的。换句话说，磁共振（尤其是 MRI）是在近场电磁状态下进行的，所涉及的光子是虚拟的 [53,54]。

2. 经典磁化动力学

核自旋动力学的经典描述是通过考虑宏观磁矩 m 和由此产生的角动量 J 耦合的模型系统得到的，其中 $m = \gamma J$。这种看似无害的关系与单个原子核所遵循的关系是一样的；只是现在 m 和 J 是纯粹的经典量（不受量子力学施加的微

妙限制）。这种矢量比例性引起了对外加磁场的陀螺响应，类似于重力场中旋转陀螺的动力学。

一个误导性的比喻：指南针

关系 $m = \gamma J$ 不是宏观物体的一般性质。例如，指南针的磁矩被锁定在指针的长轴上，指针的长轴在平面上围绕其中点自由旋转（这就是使指南针成为有用的装置的原因）。然而，罗盘的角动量与指针的角旋转速率成正比。因此，$m \neq \gamma J$。相反，磁共振中的核磁化并没有锁定到样品（或物体）的物理方向，就像指南针的磁化一样。因此，在幻角旋转（一种磁共振技术，样品以高速物理旋转）中，旋转的是晶体结构的晶格，而不是核磁化。

在样品或物体中，与原子核磁矩有关的局部宏观磁化密度 M 遵循经典运动方程的计算式：

$$\frac{d\mathbf{M}}{dt} = \gamma \mathbf{M} \times \mathbf{B} \qquad \text{（公式 1-2）}$$

该方程的一个重要特征是局部磁化的振幅 M（矢量 M 的长度）保持不变。在任何时候，M 的变化都垂直于 M 和 B。这种行为被编码在公式 1-2 中的向量（或交叉）积"×"中。

描述 M 时间演化的一个常用而方便的图形工具是 Bloch 球体，一个半径为 M 的假想球。选择一个坐标系，使静磁场 B_0 与 z 轴对齐，相应的热平衡磁化 M_0 可绘制为指向球体中点到"北极"的矢量。在这种情况下，$M = M_0$，$B = B_0$，因此由公式 1-2 得出 dM/dt=0。也就是说，什么都没有发生，M 仍然与 B_0 对齐。如果 M 以某种方式对准 Bloch 球体的"南极"，同样的情况也会发生。在前文的叙述中，这些情况对应于两个静止的量子自旋态。

如图 1-3 所示，如果 M 以某种方式重新定向，使其相对于 B_0 倾斜超过 180°的某个角度，则公式 1-2 给出 dM/dt 一个非 0 的结果。在这种情况下，磁化矢量的尖端会在等纬度处追踪出

一条圆形路径，周期性地返回到它的起点。这种运动称为自由进动。除非其他进程介入，否则它将永远持续下去。它以角速度发生

$$\Omega_0 = -\gamma B_0 \qquad （公式 1-3）$$

或角速度 $\Omega_0 = -\gamma B_0$，这两种速度都表示运动的感觉。有些作者使用角拉莫尔频率来描述 Ω_0，而另一些人则将其理解为 $\omega_0 = |\gamma B_0|$。因此，在需要绝对旋转感的任何时候都需要小心。重要的是，拉莫尔频率与 M 相对于 B_0 倾斜的角度无关。

当加上时变磁场 B_1 时，磁共振现象出现。假设一个弱磁场 B_1 与静磁场 B_0 垂直，B_1 以拉莫尔频率绕 B_0 旋转。也就是说，B_1 的振幅是恒定的，而它的方向是变化的。在这种情况下，M 必须同时旋进 B_0 和 B_1，因此矢量的尖端追踪两个同时运动：B_0 的快速进动和 B_1 的瞬时方向的缓慢进动。这会产生紧密缠绕的螺旋轨迹，如图 1-4A 所示。

图 1-3 和图 1-4A 所示的例子表明，M 的纵向和横向分量表现出非常不同的动力学行为。纵向分量 M_z（标量）的动力学与涉及振幅变化的缓慢振荡相对应。然而，横向分量 $M_\perp$（二维矢量）

的动力学涉及在角频率 ω_0 下围绕 z 轴快速旋转，以及涉及振幅变化的缓慢振荡。这里 $M_\perp$ 可以分解成正交分量 M_x 和 M_y。同样，它可以表示为复平面中的量 $M_x + iM_y$。后一种方法使我们能够在公式 1-2 的解中使用复杂代数而不是矩阵代数。利用复杂代数，通过在复量 $M_\perp$ 的相位上加上或乘以，得到复量 $M_\perp$ 以角的旋转的结果。

设 $B = B_0$，$M_\perp$ 用复数表示法将公式 1-2 减至 $dM/dt = -i\gamma B_0 M_\perp$。这个微分方程的解是如图 1-3 所示的轨迹，也就是说，M_z 是常数并且 $M_\perp(t) = M_\perp(0)$，其中 $\Omega_0 = -\gamma B_0$。这里要注意的是，向量 M 的尖端引出一个圆轨迹的意义取决于 γ 的符号。当 $\gamma > 0$ 且 Bloch 球体从上方观察时，自由进动轨迹的方向为顺时针方向。如果 $\gamma < 0$，如表 1-1 中所列的某些原子核，自由进动轨迹的感应是逆时针的。这种旋转的感应可以用两个正交的检测器进行实验评估，两个检测器中感应到的信号之间的相位差显示了轨迹的感应，因此显示了 γ 的符号。

在拉莫尔频率下，$M_\perp$ 在 B_0 附近的快速旋转使 M 的运动变得复杂。如果在一个参照系中工作，并且在拉莫尔频率下围绕 z 轴旋转，那么显示和计算 M 的轨迹在技术上更简单。这类似于跳上旋转木马，以便更好地观察木马及其骑手。更准确地说，在 x、y 和 z 轴围绕 z 轴以角速度 Ω 旋转的参考坐标系中，公式 1-2 变为

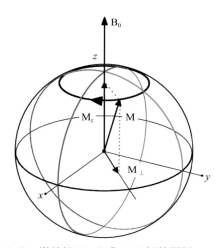

▲ 图 1-3　常数场 B_0 公式 1-2 解的图解
随时间变化的磁化矢量 M 可以与半径为 M、以原点为中心的球体上的一个点相关联：Bloch 球体。M 的纵向分量 M_z 是静态的，而横向分量 $M_\perp$ 在横向（x–y）平面上以角拉莫尔频率 ω_0 旋转

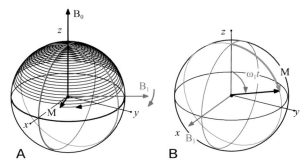

▲ 图 1-4　M 的动力学行为
A. 共振条件下由磁化矢量尖端执行的螺旋轨迹的一部分，它是由弱磁场 B_1 在 x-y 平面上以角拉莫尔频率 ω_0 旋转的累积作用引起的，M 的纵向（M_z）和横向（$M_\perp$）分量的振幅周期性振荡；B. 相同的轨迹显示在旋转框架中，其中 B_1 沿 x 轴固定（见正文）

$$\frac{d\mathbf{M}}{dt} = \gamma \mathbf{M} \times \mathbf{B}_0 + \mathbf{M} \times \mathbf{\Omega}$$

$$= \gamma \mathbf{M} \times \left(\mathbf{B}_0 + \frac{\mathbf{\Omega}}{\gamma} \right) \qquad （公式1-4）$$

其中 B 设置为 $\mathbf{B}_0$。通过比较公式1-2和公式1-4，可以看出，磁化现在表现得好像它对一个表观磁场作出了响应

$$\mathbf{B}_{app} = \mathbf{B}_0 + \frac{\mathbf{\Omega}}{\gamma} \qquad （公式1-5）$$

在这个结构中，它的角速度是 $\Omega_0 - \Omega$，如果选择转速为 $\Omega = \Omega_0$，则表观磁场 $\mathbf{B}_{app}$ 消失，磁化矢量 M 呈现平稳状态。

同样，当加上一个绕 $\mathbf{B}_0$ 旋转的横向磁场 $\mathbf{B}_1$ 时，最好用 $\mathbf{B}_1$ 保持静止的参考框架来描述 M 的时间演化。也就是说,在与 $\mathbf{B}_1$ 同步的参考框架中。在任何这样的框架中，公式1-2变成

$$\frac{d\mathbf{M}}{dt} = \gamma \mathbf{M} \times (\mathbf{B}_{app} + \mathbf{B}_1) \qquad （公式1-6）$$

如果磁场 $\mathbf{B}_1$ 与磁化的自由拉莫进动共振（即 $\Omega = \Omega_0$，$\mathbf{B}_{app} = 0$），那么 M 仅以角速度 $\Omega_1 = -\gamma \mathbf{B}_1$ 围绕 $\mathbf{B}_1$ 旋转，其尖端在 Bloch 球上画出一个大圆。这种情况如图1-4B 所示，其中所选的特定旋转框架是 $\mathbf{B}_1$ 与 x 轴对齐的旋转框架。在实验室框架内观察，该运动产生如图1-4A 所示的螺旋轨迹，螺旋的螺距由磁场振幅 $\mathbf{B}_1 / \mathbf{B}_0$ 之比得出。

最后一个例子是脉冲磁共振的基础。如果在有限时间 τ 内将场 $\mathbf{B}_1$ 应用于共振，M 会在 Bloch 球体的表面划出一条弧，该弧线的夹角为 $\theta = \omega_1 \tau$。随后，M 经受自由进动，如图1-3 所示。这里，$\omega_1 = |\Omega|$ 表示角章动频率，有限持续时间 $\mathbf{B}_1$ 场被称为临界脉冲。M 旋转的角度 θ 是不同的，分别被称为尖端、翻转、旋转或章动角。它可以通过 $\mathbf{B}_1$ 的振幅或时间 τ 来控制。从 $\mathbf{M} = \mathbf{M}_0$ 的热平衡开始，一个 90° 或 $\pi/2$ 的翻转脉冲将把磁化旋转到横向平面，此时它将经受自由进动。或者，一个 180° 或 π 脉冲将使磁化反转，将其从 $\mathbf{M}_0$ 转换为 $-\mathbf{M}_0$。

如果磁场 $\mathbf{B}_1$ 是在共振状态下施加的，而不是精确地在拉莫尔频率下施加的，那么在与 $\mathbf{B}_1$ 同步的框架中工作仍然很方便，并采用公式1-6。如图1-5A 所示，磁化作用现在围绕一个有效场 $\mathbf{B}_{eff} = \mathbf{B}_{app} + \mathbf{B}_1$ 旋转，由 M 尖端引出的轨迹不再是大圆。如果从与 $\mathbf{B}_0$ 对准的初始磁化 $\mathbf{M}_0$ 开始，就不可能再到达 Bloch 球上的反极点，其中 $\mathbf{M}_0 = -\mathbf{M}_0$；也就是说，导致磁化反转的完美 π 脉冲只有在共振时才可能。随着失谐 $|\Omega - \Omega_0|$ 的增加，Bloch 球（在旋转框架中）上 M 尖端所跟踪的圆轨迹变小，并且以更快的速度运动（图1-5B）。这说明磁共振引爆脉冲具有频率选择性。

另一个例子，考虑一个样本中所有核的拉莫进动频率不相同的情况。这种不均匀性可能是有意施加磁场梯度的结果，也可能是样品固有特性的结果。无论哪种情况，都没有 $\mathbf{B}_{eff} = 0$ 的唯一旋转参考框架。尽管如此，在旋转参考框架中工作仍然是有利的，通常选择以平均拉莫尔频率旋转的框架。图1-6 显示了一个序列，其中图1-6A 使用 $\pi/2$ 脉冲将热平衡磁化 $\mathbf{M}_0$ 旋转到横向平面，此时，图1-6B 和图1-6C 磁化经受自由进动。与图1-3 所示的情况不同，拉莫进动率不均匀；有些自旋进动速度比平均速度快，有些自旋进动速度慢。这个分布以示意性的方式显示为一系列表示"等色线"的箭头：理想化的以相同速率运动的自旋集合。随着时间的推移，这些等色线所对的角度分布增加，净横向磁化强度减小。如果图1-6B 和图1-6C 中所

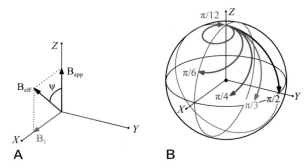

▲ 图1-5 M 尖端引出的轨迹变化

A. 旋转框架内有效磁场的分量 $\mathbf{B}_1$ 和 $\mathbf{B}_{app}$；B.Bloch 球体上几个失谐的轨迹示例，在每种情况下，使用相同的进化时间 $\tau = \pi/2\Omega_1$，给出了表征失谐程度的角度 ψ 值（即 $\tan\psi = \Omega_1/|\Omega - \Omega_0|$）

示的序列可以无限期地继续，则净横向磁化强度将平均为 0。

Hahn 发现，图 1-6 所示等色线的有序退相可以通过施加另一个翻转脉冲来"撤销"，从而形成自旋回波（或称 Hahn 回波）[26]。例如，如果在图 1-6C 中所示的时间沿 y 轴施加平均拉莫尔频率的 π 脉冲，等色线将发生 180° 旋转。因此，在图 1-6D 中，以最快速率前进的等色线在总累积相位方面落后于平均值。相反，以最慢速率前进的等色线比平均值要快。当磁化继续进行自由进动时，分布的角宽度变窄，形成图 1-6F 中的回复或自旋回波。

3. 不可逆性：Bloch 方程

上述总结的经典核自旋动力学理论为操纵核

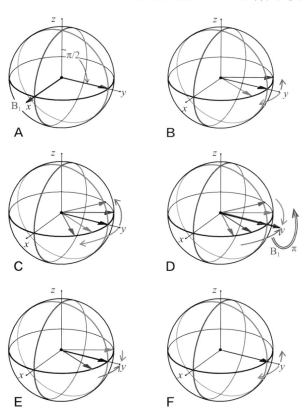

▲ 图 1-6　旋转框架中的自旋退相和回波形成
A.π/2 翻转脉冲将热平衡磁化旋转到横向平面；B、C 随着时间的推移，有些旋转的速度比平均速度快，而另一些旋转的速度慢，建立了方位角分布图，用指示等色线的箭表示；D. 当分布如图 C 所示时沿 y 轴施加的 π 脉冲使磁化倒转；E、F. 随着时间的推移，磁化被重新聚焦；F. 面板中出现复活（自旋回波），在比这里显示的时间晚的时候，自旋继续退相

自旋以及建立具有不同形式的局部磁化矢量相位相干（或相关）特征的状态提供了工具。这些状态不会永远持续下去。如果有足够的时间，并且没有进一步的操作，我们期望任何相互作用的自旋系统回到热平衡。也就是说，M 与 B_0 对齐的状态，其量值 M_0 由 Boltzmann 分布设定（公式 1-1）。

自旋系统返回热平衡的过程是复杂的。它们通常涉及自旋与其周围环境之间的能量交换，通常由随机的磁相互作用介导。在许多实际情况下，这种交换的进行速度可以用现象学的时间尺度来表征，称为"自旋 - 晶格弛豫时间"或"纵向弛豫时间"。按照惯例，它由符号 T_1 指定。如果 M 的纵向分量偏离热平衡，则控制其返回的运动方程计算公式为

$$\frac{dM_z}{dt} = -\frac{(M_z - M_0)}{T_1} \quad （公式 1-7）$$

因此，如果通过应用 π 脉冲使 M_0 在 t=0 的时间倒转，则 M_z 回到平衡状态的返回由下式得出：

$$M_z(t) = M_0\left[1 - 2\exp\left(\frac{-t}{T_1}\right)\right] \quad （公式 1-8）$$

类似地，局部横向磁化的相干性会随着时间的推移被随机相互作用或破坏相关性的过程削弱。这种退化不同于图 1-6 中描述的不均匀磁场中自旋的退相，从某种意义上说，它是不可逆的。随后对核旋转的任何操作都不能产生回声或复苏。同样，在许多实际情况下，横向磁化相干性衰减的速率可以用现象学的时间尺度来表征，称为"自旋 - 自旋弛豫时间"或"横向弛豫时间"。按照惯例，它用符号 T_2 来表示。如果操纵磁化以建立横向分量，然后允许其自由进动，则描述 $M_\perp$ 不可避免地衰减的运动方程计算公式为

$$\frac{M_\perp}{dt} = -\frac{M_\perp}{T_2} \quad （公式 1-9）$$

因此，如果 π/2 脉冲在热平衡条件下应用于自旋系统，在 t=0 时产生 $M_\perp = M_0$，则横向磁化随后满足

$$M_\perp(t) = M_0 \exp\left(\frac{-t}{T_2}\right) \quad （公式1-10）$$

产生这些指数松弛函数的局部磁化密度 M 的完整运动方程称为 Bloch 方程。它们可以被写作

$$\frac{d\mathbf{M}}{dt} = \gamma\mathbf{M}\times\mathbf{B} - \frac{\mathbf{M}_\perp}{T_2} - \frac{(M_z - M_0)}{T_1} \quad （公式1-11）$$

其中右边的第一项为进动，其他项为松弛。通过引入松弛矩阵，得到了一个更紧凑的表达式。

$$[R] = \begin{pmatrix} \dfrac{1}{T_2} & 0 & 0 \\ 0 & \dfrac{1}{T_2} & 0 \\ 0 & 0 & \dfrac{1}{T_1} \end{pmatrix} \quad （公式1-12）$$

并写作

$$\frac{d\mathbf{M}}{dt} = \gamma\mathbf{M}\times\mathbf{B} + [R](\mathbf{M}_0 - \mathbf{M}) \quad （公式1-13）$$

尽管这些方程的原始公式是基于两个现象学参数，但在许多重要的情况下，T_1 和 T_2 可以从量子力学原理中推导出来。

松弛的起源和机制

在液体和气体中，分子间取向和距离的快速随机波动允许使用微扰方法来评估弛豫。这最初由 Bloembergen、Purcell 和 Pound 描述，此后常被称为 BPP 理论[55]。该理论的一个关键参数是相关时间 τ_c，它表征了弛豫过程中的相关波动。BPP 理论的一个重要结果是预测 M_z 和 $M_\perp$ 的指数弛豫，并提供相应弛豫时间常数 T_1 和 T_2 的值。在弱场 - 快速运动极限（$\omega_0\tau_c\ll1$）中，T_1 和 T_2 等于 $1/（\omega_0\tau_c）$。在相反的高场慢运动状态下，$T_2 \propto 1/（\omega_0\tau_c）\ll T_1 \propto \omega_0\tau_c$。在中间状态下，$T_1$ 的最小值为 $\omega_0\tau_c=1$。多年来，人们对磁共振波谱[56]进行了更为详细的描述，涵盖了各种有趣的情况，但很少与组织的磁共振有关。

图 1-7 显示了 T_1 和 T_2 对 M 时间演化的综合

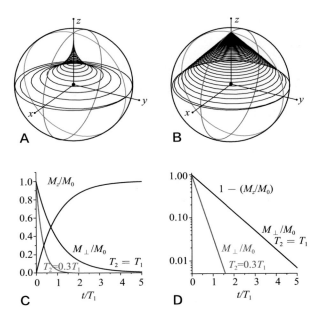

▲ 图 1-7　弛豫对 M 时间演化的影响

A、B. 在 $T_2=0.3T_1$ 和 $T_2=T_1$ 的情况下，显示了初始横向磁化与 y 轴对齐时的轨迹；C. 面板显示 M_z 和 $M_\perp$ 的标准化量级；D. 面板以对数刻度再次显示 M 的标准化量级

影响的示例。与"经典磁化动力学"中的示例相比，最显著的区别之一是 M 尖端的轨迹不再局限于 Bloch 球体的表面。在图 1-7A 中，T_2 实质上短于 T_1。由此产生的螺旋向 z 轴倾斜的速度比向北极爬升的速度快得多。在图 1-7B 中，两个松弛时间相等。在这种情况下，螺旋轨迹被约束为锥形曲面。图 1-7C 显示了两种情况下纵向磁化 M_z 的恢复和横向磁化 $M_\perp$ 的衰减。注意，时间刻度已经被标准化为 T_1，因此 M_z 的恢复对于这两种情况都是相同的。最后，图 1-7D 中再次显示了 M 的衰减，以强调它们是指数的事实。

人们经常遇到 Bloch 方程本身不足以描述 M 的时间演化的情况。例如，原子或分子的随机运动会产生不可逆的扩散效应。对于液体和气体，这些效应通常可以用扩散系数 D 来表征。一般来说，当涉及神经组织等各向异性介质时，公式 1-13 变成

$$\frac{d\mathbf{M}}{dt} = \gamma\mathbf{M}\times\mathbf{B} + [R](\mathbf{M}_0 - \mathbf{M}) - \nabla\cdot[D]\nabla M$$

（公式1-14）

其中 [D] 是弥散张量。公式 1-14 被称为 Bloch-Torry 公式[57]。它为从磁共振实验中提取有关弥散的信息提供了基础，也是理解弥散加权和弥散张量磁共振的核心，这两个问题在第 4 章中都有讨论。

（二）磁共振的电动力学

存在大量的 MRI 序列，但它们都是从原子核在某种明确的状态下的准备开始的，而不是热平衡。它们都涉及局部拉莫进动频率到位置的映射。然后，通过监测 M 的横向分量（即 $M_\perp$），随着时间的推移（并最终放松至热平衡），推断出核磁化 M 的某些方面的空间分布信息（如贡献核的数量、它们的局部环境或它们随时间的位移）。由于映射在适当的参数范围内有系统地变化，通过反复重复此测量建立完整的图像。

上述一般程序将在后文中进一步讨论，在第 2 章中会有更详细的讨论。然而，在谈到这一点之前，有必要研究一下启动和操纵核自旋动力学的方法，这是"安培定律：电流线圈和磁场"的重点。了解用于监测核自旋进动的方法也很有用，这在"法拉第定律：磁共振探测"中有介绍。在这两种情况下，讨论仅限于所涉及的基本物理，而不是所使用的仪器。接下来，将讨论特定成像序列的设置阶段，其有助于检查影响 MRI 中检测到的信号振幅因素，以及这些信号受不可避免（固有）噪声源影响的程度，这是"信号振幅注意事项"的主题。最后，一些与信号检测相同的物理现象导致了 RF 能量在受试者沉积并产生周围神经刺激的不良影响。"健康安全注意事项"简要总结了这些问题，并在第 10 章中进一步讨论。

1. 安培定律：电流、线圈和磁场

在磁共振序列中，通过施加磁场来控制核自旋进动的动力学。这些磁场依次由电流产生，在某些情况下由磁化［和（或）可磁化］材料产生。产生磁场并受这些电流和磁性材料影响的精确方式封装在一个称为安培定律的数学表达式中[*]。

MRI 通常需要的各种磁场在接下来的内容进行了总结。

（1）静电场：需要磁场来建立原子核自旋上升和自旋下降状态之间的能量差（见"自旋：量子特性"部分），这是通过将受试者放在均匀磁场 B_0 来完成的。这个场有很多种说法，比如静态场、主场、均匀场，或者简单地说是"Bee-0"。通常选择 B_0 的方向作为定义坐标系 Z 轴的方向。

产生强、均匀和易接近磁场的最简单和最有效的方法是使用螺线管（一根金属丝绕着一个圆柱体的圆周缠绕多次）。当电流流过导线时，沿着圆筒的轴线产生均匀的磁场[†]。由长度为 L、直径为 D 的均匀绕制的薄圆柱形螺线管产生的中心磁场，如图 1-8 所示，由下式得出：

$$B_0 = \frac{\mu_0 nI}{\sqrt{1+\left(\dfrac{D}{L}\right)^2}} \qquad \text{（公式 1-15）}$$

其中 $\mu_0 = 4\pi \times 10^{-7}$ Tm/A 为自由空间的磁导率，n 为绕组密度。选择 L=1.8 m，D=0.9 m，I=190 A，7×10^3 匝 /m（即一根绕在圆筒上的金属丝，约缠绕 12 600 次，总长度为几十公里），得出 B_0=1.5 T，这是目前大多数临床成像仪使用的典型领域[‡]。在实践中，超导螺线管通常是电磁的。用来产生磁场的。这些"磁铁"在低温下以"持续"模式运行，这样电流就可以在闭合回路中流过电磁阀，而不需要电源，而且有效地没有损耗。主磁场磁铁和相关的低温容器占据了大部分管状基础设施，人们在查看 MRI 扫描仪时通常会看到这些基础设施。

主磁场的一个关键功能是为将要成像的所有核设定一个统一的拉莫进动频率[§]。实际上，

---

[*]. 当涉及高频时，还需要考虑其他因素。在这种情况下，麦克斯韦方程组（包括安培定律所描述的物理学）被采用

[†]. 只有无限长的螺线管的磁场是完全均匀的

[‡]. 从这个角度来看，地球的磁场是 10^{-4}T 或 1G

[§]. 它通常还负责建立核的热平衡极化，从而确定可以检测到的信号的最大振幅

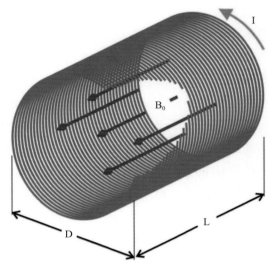

▲ 图1-8　螺线管

一个长度为 L，直径为 D 的螺线管，载流为 I。中心磁场 B_0 由公式 1-15 得出。MRI 磁铁所需的大量匝数导致线圈具有许多层。通常情况下，为了提高磁场均匀性，绕组密度会发生变化。第二个（较大的）螺线管缠绕在主磁体外部，相反，它提供"主动屏蔽"。组合磁体中心的净磁场比单独的主磁体弱一些，但外部磁场被显著抑制

一个简单的有限长度螺线管（或其他线圈模式，或其他磁铁几何结构）不足以产生高分辨率 MRI 所需的自然磁场均匀性。许多填隙（或校正）线圈和适当放置的铁磁（可磁化）材料也被用来产生一个中心体积，在这个体积上可以获得很高的磁场均匀性（从而达到核自旋进动率）。然后对受试者进行定位，使要成像的区域与这个"最佳点"重合。在典型的全身临床 MRI 系统中，在磁铁中心直径为 30 cm 的球体上，B_0 的变化幅度最多为百万分之几（变形相当于将地球磁场的一部分加上或减去 B_0）。

1.5T 成像仪中 [1]H 原子核（质子）的拉莫进动率为 63.87MHz（表1-1）。在 3T 成像仪中，它是 127.73MHz。然而，高静磁场可以而且已经被用于磁共振成像，并在信噪比（SNR）上产生了实质性的改善[¶]。较低的磁场也可以被使用，并提供其他的优势，例如开放几何结构的可能性，即可以随时进入被摄体，成像环境不太可能是幽闭的。集成电路，这些低场系统的

核心磁铁可以用超导线或普通铜线缠绕，也可以用永磁体制造。在较低磁场下工作的成像仪已经与各种不同的研究计划一起开发出来。表1-2 给出了根据磁场强度对磁共振成像仪的粗略分类。

表1-2　扫描仪的静态场强分类

范围	场　强（T）	[1]H 频率（MHz）
高	$B_0 > 2$	$f > 85$
正常	$0.5 < B_0 < 2$	$20 < f < 85$
低	$0.1 < B_0 < 0.5$	$4 < f < 20$
极低	$0.001 < B_0 < 0.1$	$0.04 < f < 4$
超低	$B_0 < 0.001$	$f < 0.04$

随着时间的推移，"高场"系统的定义已经向上漂移。在 20 世纪 80 年代，1T 扫描仪被认为是一个高场系统。目前使用的大多数临床系统为 1.5T，但市场增长最快的部分是 3T 系统。近几年，低场扫描仪的产量大幅下降。在极低和超低状态下工作的扫描器被用于利基应用

（2）梯度场：MRI 中的空间分辨率是通过诱导主磁场的明确变形来实现的，主磁场在核进动频率和位置之间产生所需的映射。这些变形是通过一组为此目的而设计的线圈产生的[*]。这正是 Lauterbur 在最初的演示中所做的（图1-1）。通常将这些变形称为磁场梯度，将产生变形的线圈称为梯度线圈。

在螺线管主场几何结构中，纵向场梯度 $G_z = dB_z/dz$ 增加了朝向圆柱体一端的场强度，并减小了朝向另一端的场强度。横向梯度（$G_x = dB_z/dx$ 和 $G_y = dB_z/dy$）增加圆柱体一侧的场强，并减小圆柱体另一侧的场强（对象的左右两侧，或

[¶]. 如本章"法拉第定律：磁共振探测""健康安全注意事项"所述，它们还提出了新的挑战，如对可应用的射频脉冲的振幅和持续时间的限制

[*]. 当电流流过这些线圈时，它们会受到很大的静磁场力。成像序列通常需要快速切换或脉冲场畸变。施加在线圈支撑结构上的机械应力的突然变化产生了磁共振扫描仪产生的噪声特征模式

上方和下方，或实际上在所需的任何横向方向）。产生这种场梯度的简单线圈组如图 1-9 所示。使用分析或数值方法获得复杂而紧凑的绕组模式，以获得最佳的梯度强度和均匀性，并将相关线圈电感降至最低 [58, 59]。

通常梯度线圈引起的场变形很小。例如，在 1.5T 时，它们在视野（FOV）上通常小于 B_0 的 1%。仔细检查梯度线圈产生的磁场发现，它们总是不仅仅提供名义上的"期望效果"。例如，产生纵向磁场梯度 dB_z/dz 的线圈总是在磁场的正交分量 $[dB_x/dx$ 和（或）$dB_y/dy]$ 中产生梯度 †。在许多情况下，这些"伴随梯度"（或麦克斯韦术语）产生的影响可以忽略不计，这仅仅是因为与纵向场 B_0 相比，畸变场（B_x 和 B_y）的横向

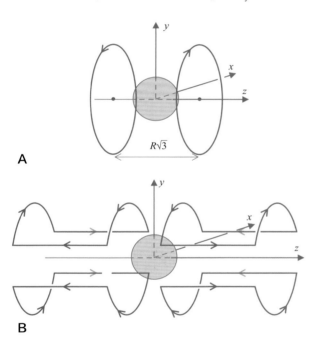

A

B

▲ 图 1-9　在中心区域（由灰色球体表示）上产生场梯度的基本线圈绕组模式

假设主磁场 B_0 在 $\hat{z}$ 方向。A. 麦克斯韦线圈对，电流流向相反，产生 z- 奇场变化，从而产生纵向梯度 G_z，对于规定的线圈间距，磁场级数展开中的 z^3 项消失，G_z 具有很高的均匀性；B.Golay 线圈由 4 个鞍形线圈组成，电流流向规定的方向。它产生横向梯度 G_y。平行于 z 轴的导线中的电流不会在方向产生磁场，也不会影响 G_y。选择弧的位置和它们对底的角度，以最大限度地提高梯度均匀性。请注意，x、y 和 z 轴的方向与"Bloch 方程的磁共振动力学"中选择的方向不同：z 轴仍与 B_0 对齐，但现在显示为水平，因为它几乎适用于所有临床 MRI 系统

分量非常小。然而，情况并非总是如此，特别是当使用非常强的梯度或弱的静态场时。

（3）RF 场：到目前为止，所讨论的所有线圈都用于控制和操纵纵向磁场 B_z，从而获得拉莫进动频率。它们不产生诱导核能量级之间转换的场。对于这个问题，通常需要一个与 B_z 正交的场，该场以拉莫尔频率振荡或接近它。也就是说，"经典磁化动力学"中的 B_1 只要被施加磁场，净核磁化强度 M 就会绕垂直于 z 的轴旋转。

实际应用中上，旋转场 B_1 通常作为线性极化振荡场的两个反向旋转分量之一（图 1-10）。另一个旋转方向相反的部件，从核共振中失谐，失谐频率是拉莫尔频率的两倍。因此，它对核自旋动力学几乎没有影响。这种线性极化振荡场是通过适当的几何结构的线圈驱动时变电流 i_0 而产生的。电流的振幅（以及磁场 B_1 的振幅）和施加电流的时间段控制着尖端（或翻转）角度。几十个这样的线圈已经被开发出来并用于磁共振成像，它们通常被称为发射线圈（或天线）、TX 线圈、RF 线圈，甚至是 B_1 线圈（"Bee-1 线圈"）。这里提到的射频只是拉莫进动频率通常在电磁频谱的射频范围内。通常情况下，射频线圈是"调谐"的，电路中的电感和电容元件是平衡的，因此在拉莫尔频率下，网络阻抗是纯电阻的。这有助于发射机和线圈之间的有效耦合，从而有效产生最大可能的 B_1 场振幅。

通常，射频线圈设计用于在待成像体积上产生合理均匀的振荡场，以便产生合理均匀的翻转角 [60,61]。有些设计只涉及一个圆形导电环，调谐到拉莫尔频率共振。流过这个回路的电流产生一个磁场，这个磁场大致与它的轴对齐，并且在一定的半径范围内相当强。这是"表面线圈"的一个例子（图 1-11），在感兴趣的组织接近表面且倒转角均匀性并不十分重要的情况

---

†. 磁共振成像中普遍存在的术语场梯度实际上是一个误称。从技术上讲，它是一个具有 9 个分量的张量。在自由空间中，由麦克斯韦方程施加的约束将张量中的独立项数减少到 5

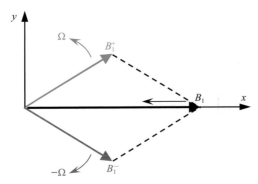

▲ 图 1-10 旋转场 B_1 通常作为线性极化振荡场的两个反向旋转分量之一

线性极化振荡磁场 $B_1(t)=B_1^m\cos\Omega t$ 与 x 轴方向一致，可以分解成两个振幅相等、振幅恒定、角速度相反的旋转分量。也就是说，$B_1(t)=(B_1^m/2)[\exp(i\Omega t)+\exp(-i\Omega t)]$

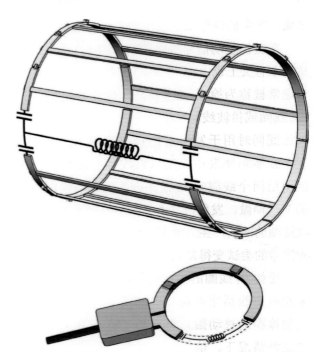

▲ 图 1-11 鸟笼状线圈（上）和表面线圈（下）

两者都可以作为发送（TX）线圈、接收（RX）线圈或组合的 TX/RX 线圈，图中显示了每个线圈中的一些电容和电感元件

下，这很方便。其他射频线圈涉及更复杂的电流路径安排。例如，鸟笼线圈包括一系列均匀排列在圆柱体外围的长直平行导体（图 1-11）。这些导体起着电感器的作用，并通过电容器进行仔细和单独的调谐，以产生所需频率的谐振；在谐振时，在任何时刻流过导线的电流都是方位角的正弦函数。这种排列是"体积线圈"的一个例子；它产生一个非常均匀的 B_1 场，垂直于圆柱体的轴。重要的是，当磁场的方向旋转时，它的强度在时间上保持不变。在以拉莫尔频率旋转的参考系中，这个场是常数。

使用像鸟笼这样的线圈来产生旋转或"圆极化"B_1 场在高频下可能非常重要，在高频下，发射器传递给线圈的所有能量最终都会在主体中消散。实际上，从 NMR 的角度来看，线性极化振荡场的一半被浪费了。然而，它确实有助于能量在物体中的沉积速率。这一点将在本章"健康安全注意事项"部分中进一步讨论。

2. 法拉第定律：磁共振探测

不断变化的磁场产生电场 E。磁场变化越快，产生的电场就越强烈。这就是法拉第感应定律的本质[*]，它构成了检测大多数磁共振信号的基础。

施加引爆脉冲后建立的净进动核磁化与之相关联的是一个小磁场，其方向以拉莫尔频率绕 Z 轴旋转。这个变化的磁场产生一个相关的电场，它也随着时间的变化而变化。如果一个开环的线（或多圈的线圈）被放置在进动原子核所在的区域附近，并且其排列方式使其截获这些原子核产生的一些变化的磁通量，则在其两端之间将建立电动势（emf）或电势（图 1-12）。这个电动势与进动磁化横向分量的振幅和进动频率成正比。它取决于扩展样本中磁化的实际分布以及线圈和样本的几何结构。互易性原理[62]使人们能够方便地计算作为线圈形状和源位置函数的基本 emf。通过对整个样品体积的积分，考虑到样品的核磁化相位和几何称重系数的变化，得到了环路周围感应的总 emf、e（t）。通常，检测到的 emf 非常小，需要尽快放大，以避免由于外部噪声源的干扰而导致信号质量的不必要退化。调谐探测线圈的使用方便地在放大前提供了显著的增强。对于品质因数为 Q 的调谐

---

[*]. 正如本章"安培定律：电流、线圈和磁场"中法拉第定律的情况一样，法拉第定律提供了 B 和 E 之间精确的数学联系

线圈，产生的信号是 S(t)= Qe(t)。

探测核进动信号的线圈是另一个 RF 线圈，从这个意义上说，它的工作频率与 B_1 线圈相同。它通常被称为检测线圈、接收线圈（或天线）、RX 线圈或拾波线圈。在某些情况下，相同的物理线圈同时用于发送和接收功能，但通常不止一个线圈想要最小化两者之间的串扰或干扰。当使用两个线圈时，要确保它们是正交的。如果不这样做，发射线圈产生的强 B_1 磁场将在接收线圈的终端产生巨大的 emf，使检测后续核感应信号的尝试变得复杂。

正如 B_1 线圈的情况一样，人们通常对使用体积检测线圈感兴趣，该线圈设计为对整个感兴趣体积的进动磁化具有相当均匀的灵敏度。在这种情况下，信号与样品的总（集成）磁化率大致成正比。或者，可以使用表面线圈或表面线圈阵列。来自这些阵列的记录信号提供了样本内磁化位置的粗略信息 [38,39]。

3. 信号振幅注意事项

人们常说磁共振是一种天生不敏感的实验探针。这意味着磁共振进动的常规特征 ["法拉第定律: 磁共振探测"中讨论的感应电动势 e（t）] 总是一个容易被噪声掩盖的微弱信号。不管弱与否，这些信号仍然编码了大量有关样品核浸

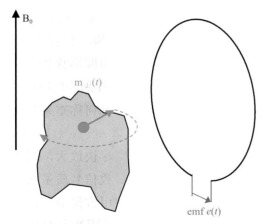

▲ 图 1-12　电动势或电势的建立
磁化样品（灰色体积）中的基本体积（红色球体）具有净磁矩 $m_\perp$。它在外加磁场 B_0 中的进动引起附近检测回路中的振荡磁通量，从而导致 emf e（t）以相应的拉莫尔频率 ω_0 振荡

入的当地磁环境的信息。

对于常规磁共振信号的相对强弱，可以通过考虑在该领域早期发展起来的监测核进动的其他方法来定性评价，这种方法是在该领域历史早期开发的。例如，Rabi 在 1938 年对磁共振的演示 [19] 涉及测量弱但全极化光束中分子的通量。当以拉莫尔频率施加振荡磁场时，观察到了光束的偏转，因此检测到的强度也发生了变化。20 年后，Brossel 和 Cagnac [63] 实现了 Kastler 关于光学极化原子蒸汽中磁共振光学检测的建议 [64]。观察到低密度汞蒸汽发出的荧光的偏振变化，以响应在拉莫尔频率下施加的振荡磁场驱动的核自旋状态的变化。

这些开创性的实验有两个共同的特点，区别于传统的磁共振。第一，在这两种情况下，测量都是间接的，涉及分子或可见光子的检测，而不是原子核产生的磁场。与每个被探测事件（分子或光子）相关的能量标度在电子伏特范围内：比应用磁场中两个核自旋态之间的能量差多 9 个数量级（特征值见表 1-1）。第二，在这两种情况下，核极化都离平衡很远（$|p_{up} - p_{down}| \approx 1$），显著增强了在共振和非共振下进行测量的对比度。这里回想一下，在室温下，1_T 磁场中的平衡核极化率为 10^{-6} 或 1ppm，而在较弱的磁场中则较小。综合起来，相对于直接检测核转移在同等条件下的核跃迁这些特征表现了一个惊人的 15 个数量级的优势（或信号幅度的增强）。当然，当使用液体或固体样品而不是分子束或稀释的原子蒸汽时，密度的巨大增加在一定程度上弥补了这种差异。尽管如此，人们还是有一种天真的印象，即直接检测磁共振与上述高杠杆方案相比，存在着一个艰巨的信号采集问题。

对这个问题的正确评估需要考虑两个参数：检测信号的振幅和检测到的噪声的振幅。然后用信噪比表示信号的质量。对于给定的样品和线圈几何结构，常规磁共振标度中检测到的 emf e（t）为 B_0^2；B_0 的一个因素来自平衡磁化对磁场的依赖性（公式 1-1），另一个因素来自感应

emf与进动磁化的时间导数成比例（法拉第定律），因此 $\omega_0=|\gamma B_0|$（公式 1-3）。估计检测到的噪声的场依赖性更为复杂，需要了解其物理来源。在这里，区分外在和内在的来源是有用的。来自外部源的噪声，例如 RF 干扰（通常称为电磁干扰或 EMI）或放大器和记录电子设备产生的噪声，通常可以通过设计来抑制或最小化：通常在屏蔽室（或法拉第笼）安装 MRI 系统就是因为这个原因。然而，来自固有源的噪声是不可避免的：它通常来自样品和检测线圈中电荷（约翰逊噪声）的热搅拌。如果样本是本征噪声的主要来源，法拉第定律将 $\omega_0=|\gamma B_0|$ 的相同因子引入到相应的感应电动势中，与信号相同，因此信噪比随 B_0 线性增加。然而，如果线圈是本征噪声的主要来源，则随着工作磁场的增大，信噪比增加得更快，缩放为 $B_0^{7/4}$ [65,66]。

对于大多数临床成像应用而言，样本（即受试者体内的组织）是固有噪声的主要来源，尤其是当操作场的增加时。相反，在低或极低磁场中，当使用小样本（如小动物的 MRI 或磁共振显微镜实验）或探测非导电样本时，探测线圈往往主导固有噪声。在这种情况下，使用冷探针甚至超导线圈都是有利的 [67]。在温度 T 下电阻 R 上出现的热噪声的光谱密度由 $\sqrt{4k_BRT}$ 得出，因此通过减少 R 和 T 来实现增益。目前提高 MRI 的信噪比以适应小环境的应用正在被探索，例如使用基于 Squid 的探测器 [68] 和光学磁强计 [69] 进行超低场应用。磁共振力显微镜在亚微米分辨率磁共振成像中的应用和力检测 [70]。

4. 健康安全注意事项

应用时变磁场会产生不良影响。强烈的射频翻转脉冲会产生强大的法拉第电场，而法拉第电场又会驱动涡流，并导致受试者组织中的能量耗散。这种能量耗散率具有很强的频率依赖性，在几十年的频率范围内扩展为 ω^2 [66]。在使用电磁频谱（30～300MHz）及以上的 VHF 波段射频的高场磁共振成像系统中，可能会出现以下情况：传送至 B_1 线圈的大部分 RF 功率

在受试者体内消散 [71,72]。同样，磁场梯度的快速转换也会引起强法拉第电场。在这种情况下，特征频率要低得多，因此通常不需要考虑主体的能量耗散。相反，感应电场 E 可引起周围神经刺激 [73]。在这两种情况下，监管机构和国际委员会施加的限制和标准 [73] 限制了可感应的最大允许法拉第电场。对于射频场，这些限制通常以特定吸收率（SARs）表示。对于开关磁场梯度，限制以 dB/dt 和（或）E 的峰值以及直接基于志愿者的神经刺激阈值观察表示。这些问题将在第 10 章中进一步讨论。

三、MRI 的基本原理

本章从 Paul Lauterbur 首次发表的磁共振实验的简要定性描述开始，如图 1-1 所示。在这一节中，我们回顾了那个实验，并更精确地检查了他得到的"磁共振效应"的一维投影的性质。然后，基于脉冲磁共振和傅里叶变换方法，我们研究了几种关键的现代 MR 图像采集方法。实际上，这为书的其余部分设置了平台。

本节分为三个部分：第一部分涉及生成一维投影图像的方法；第二部分涉及获取二维和三维图像的数据；第三部分确定调整或调整"磁共振效应"以反映核环境的不同方面的主要方法。正是在这个过程中，磁共振信号对不同"对比机制"的敏感性——即所获得的数据与成像组织的底层结构和功能之间形成了关键的联系。

（一）梯度场效应：一维成像

考虑一个均匀磁场 $B_0= B_0\hat{z}$，在其上沿方向叠加一个均匀梯度 $G= dB_z/dk$。由此产生的磁场强度是位置 r 的函数。只要可以忽略伴随梯度，就可以写成：

$$B_0(\mathbf{r}) = B_0(0)+G\hat{\mathbf{k}}\cdot\mathbf{r}. \quad （公式 1-16）$$

受此场作用的原子核的拉莫进动频率同样成为位置的线性函数，并在垂直于任何给定平面上

具有相同的值。如果一个垂直于时变磁场 B_1 以角频率 ω 施加，共振只会发生在一个这样的平面附近。对于连续波（CW）磁共振实验，连续施加磁场 B_1 时，该区域的宽度为 δr = 1/（γGT_2）。

如果磁共振信号是通过一个与样品所有部分（如长螺线管或鸟笼样线圈）具有均匀耦合的线圈接收的，则其振幅与激发带中的核数成正比。扫频或步进频率 ω 或场 B_0 使共振带在样品上平移，生成磁化密度的一维图或投影图。此映射的频率（或场）比例由场梯度的强度 G 设置。更准确地说，投影表示洛伦兹线形状（宽度由自旋 - 自旋弛豫率 $1/T_2$ 设定）与净核磁化密度的卷积。只要 $1/T_2$ 适当小，信号就反映了 M_0 的空间分布。如图 1-13A 所示，该图显示了垂直于半径为 a 的圆柱形样品轴线施加的磁场梯度的预期光谱。因此，它代表了劳特伯在实验中只使用一根管子时观察到的信号。通过使用两个管道而不是一个，改变梯度相对于其轴线的方向 $\hat{k}$，他能够解决它们的物理范围和它们的明显分离，如图 1-13B 所示。在本节的其余部分中，我们假设 1/（γGaT_2）<<1 和扩散效应可以被忽略。

上述的程序扫过静磁场（或应用磁场 B_1 的频率）并收集不同场梯度方向的连续磁共振波谱非常耗时。Lauterbur 实验的大多数实现都使用脉冲磁共振，其中磁场 B_1 仅在有限的时间段内应用。在这些倾翻脉冲之后，核磁化 M 会经历自由进动，并在探测线圈中产生一个时变的 emf：

$$e(t) \propto \int_{sample} M_\perp^0(\mathbf{r})\cos[\gamma B_0(\mathbf{r})t + \varphi]\, e^{-(t/T_2)}$$

（公式 1-17）

这里是翻转脉冲（时间 t=0）后立即横向磁化的局部振幅，与局部位置相关的拉莫尔频率 $\gamma B_0(\mathbf{r})$ 取决于局部磁场强度（由公式 1-16 得出），相位 Φ 是一个参数，取决于施加的特定翻转脉冲和位置。线圈相对于样品的位置。通常，脉冲磁共振实验中实际记录的信号是通过将检测到的高频 emf e（t）与参考信号以可比较的频率和固定相混合而获得的。参考信号通常被称为

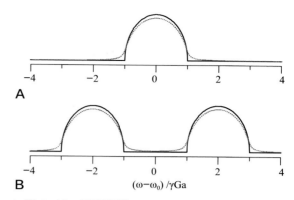

▲ 图 1-13　预期光谱

A. 在垂直于其轴线的均匀磁场梯度与 G 中，对半径为 a 的圆柱形样品的预期连续磁共振谱，实线 . 忽略弛豫效应，光谱与 $\sqrt{1-(\omega-\omega_0)^2/(\gamma Ga)^2}$ 成正比，即圆柱在距离轴 $(\omega-\omega_0)/\gamma Ga$ 处的投影宽度；虚线 . 在布洛赫方程中加入了一些松弛（但忽略了扩散效应），锐利的特征被平滑；这里 $\gamma GaT_2=2$；B. 两个平行圆柱形样品的预期光谱，图 1-1 总结了模拟 Lauterbur 实验的情况。实线和虚线对应于忽略或包含的松弛，如图 A 中所示

本振子（LO），也是产生场 B_1 的基础。因此，一个常见的选择是设置 $\omega_{LO}=\gamma B_0(0)$。产生的"信号"* 很复杂：

$$S(t) = \int_{sample} M_\perp^0(\mathbf{r})\exp[i(\gamma G\hat{k}\cdot\mathbf{r})t]\, e^{-(t/T_2)}$$

（公式 1-18）

它有两个组成部分：一个与 LO 同相，另一个与 LO 异相（或"正交"）。它们分别称为信号的实部和虚部。公式 1-18 表示在以本振频率 ω_{LO} 旋转的参考坐标系中观察到的来自样品所有部分的对检测到的电动势的贡献之和。S（t）的复杂性质跟踪旋转框架中的旋转感，从而区分 ω_{LO} 以上或以下的频率。

图 1-14A 显示了施加在用于生成图 1-13A 的同一圆柱形样品上的单脉冲引爆后的预期信号 S（t）。这种"自由感应衰减"（FID）的快速表观衰减仅反映了施加磁场梯度的事实。核进动频率随样品或受试者位置的变化而变化，线圈检测到的净电动势受到不同位置产生的贡献

---

*.S（t）只是为了方便而被称为信号。它只与数字化和记录的电压成比例

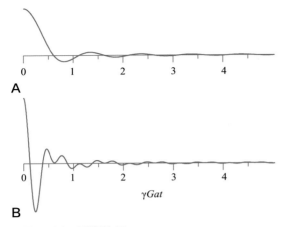

▲ 图 1-14　预期信号

A. 如图 1-13A 所示，在垂直于其轴的振幅 G 均匀磁场梯度中，预期半径 a 的圆柱形样品的无磁共振感应衰减信号（公式 1-18）的实部，信号相位恒定，其虚部或正交分量（未显示）始终为零，松弛和弥散的影响被忽略了；B. 两个平行气缸的预期信号，类似于图 1-13B 中的情况

之间的破坏性干扰（图 1-12）。对于尺寸 A 的样品，S（t）的表观衰减的特征时间刻度为 1/（γGa）。图 1-14B 显示了图 1-13B 样本的预期信号：相同总信号寿命内的高频调制对应于来自两个管的贡献之间的干扰或"跳动"。这说明了应用的频率编码梯度如何将样本的空间特征与所获得数据中的光谱特征相联系。

图 1-14 中的信息可用于恢复在连续磁共振实验中获得的相同光谱。需要做的是在设置 S（−t）=S*（t）后计算 S（t）的傅里叶变换，其中 * 表示复共轭。这个傅里叶变换代表了氢火焰离子化检测器中存在的频率分布，因此记录了氢火焰离子化检测器时样品中的核进动频率分布。因此，除了必要的计算外，通过脉冲磁共振获得样品的一维投影图像所需的时间相对于前面介绍的连续波方法大大缩短。

导致图 1-14 中的表观衰变的进动磁化的退相发生在一个时间尺度上，该时间尺度比松弛设置的时间尺度短（即 T_2）。如图 1-6 所示，它可以用一系列等色线来表示。同样，它可以重新聚焦以产生自旋或梯度回波。因此，如果场梯度的方向在时间 τ 倒转，则随后时间（即 t > τ）的记录信号变为

$$S(t) = \int_{\text{sample}} M_\perp^0(\mathbf{r}) \exp[i(\gamma G \hat{k} \cdot \mathbf{r})(2\tau - t)] \, e^{-(t/T_2)}$$

（公式 1-19）

最初的旋进速度比平均速度快，但在反转后旋进速度慢，反之亦然。当 t=2τ 时，样品中所有自旋累积的净相位相同，形成回波。t=2τ 时记录信号的振幅与 t=0 时相同，在一定程度上可以忽略松弛和弥散。此外，时间 t > 2τ 时所记录的信号的演变与引爆脉冲后的变化相同（图 1-14）。和初始 FID 的情况一样，计算记录的回波数据的傅里叶变换得到样本的一维投影图像。

这种梯度回波形成过程可以推广。例如，应用 G 的意义可以在图 1-15A 所示的时间 τ、3τ、5τ……周期性地逆转，以形成一个回波序列；也就是说，整个样品的相位相干性周期性地恢复。每次回声形成时，峰值响应不可避免地衰减，提供了不可逆过程的信息，如松弛和弥散。一般来说，反转前后磁场梯度的强度是可以改变的，每次 G（t）的时间积分消失，就会形成一个回波。

硬脉冲或软脉冲：哪些旋转被激发？

当磁场梯度 G 存在时，射频脉冲引起的翻转角的空间均匀性关键取决于磁场 B_1 的振幅。这一效应与图 1-5 有关。当施加强射频脉冲时，旋转框架内的有效磁场以 B_1 为主。因此，图 1-5 所示的角 ψ 总是非常接近 90°，Bloch 球上磁化矢量 M 尖端所跟踪的轨迹基本上是一个大圆的一部分。在样品的任何地方都需要这样做的条件是 $B_1 \gg Ga$，其中 a 是物体在 G 应用方向上的大小或范围。这种情况定义了所谓的"硬脉冲"。图 1-14 中所示的 FID 是使用硬射频脉冲隐式发射的，尽管存在磁场梯度，但脉冲期间 M 的轨迹和随后立即发生的横向磁化的初始阶段在样品中的所有点实际上是相同的。

> 当应用"软脉冲"时，会得到非常不同的结果。在这个极限（$B_1 \ll Ga$），旋转框架中的有效磁场 B_{eff} 主要由表观磁场 B_{app}（公式 1-5）控制，因为施加的梯度是位置的函数。对于第一近似，只有位于平面 $\hat{k} \cdot r = (\omega - \omega_0)/(\gamma G)$ 附近的自旋受 B_1 的强烈影响。这构成了"切片选择"的基础，将在"二维和三维成像方法"中进一步讨论。软脉冲旋转磁化有效区域的宽度取决于脉冲的持续时间，翻转角的空间分布可以通过射频脉冲包络的形状及时控制。

或者，如图 1-15B 所示，与图 1-6 相关的自旋回波程序可用于产生回波和回波序列。在这种情况下，梯度 G 保持不变，但磁化阶段可通过在横向平面的任何轴上施加 180°倾翻脉冲来反转。样品一端附近的"快速"自旋的相位超前突然变成相位滞后，另一端的"缓慢"自旋则相反。如果反转发生在时间 τ，则在时间 2τ 形成回波。

自旋回波和梯度回波形成时获得的信号是相似的，但它们并不相同。实验的限制条件通常决定了选择一种方法而不是另一种方法。例如，梯度回波技术的一个缺点是磁场梯度的反演通常是不完美的。输送到梯度线圈（以及由此产生的磁场）的电流当然可以倒转，但静态磁场本身永远不会是完全不可伪造的。因此，对外加磁场梯度 G 的反演与对总磁场梯度的反演不完全相同。更糟糕的是，当应用强梯度（或使用弱磁场）时，磁场梯度的概念本身就会失效，需要考虑磁场的正交分量对 m 时间演化的影响。在这两种情况下，相位相干性的渐进损失发生在通常比横向弛豫时间 T_2 短的时间尺度上。这种特殊的限制可以通过产生自旋回波而不是梯度回波来消除。如果能够产生完美且均匀的 180°倾翻脉冲，则磁化的反相将导致相干回波形成，而与 B_0 中的缺陷无关。然而，当涉及人类受试者时，自旋回波序列的一个限制因素是需要使用短的高振幅 B_1 场以获得均匀的 180°旋转。在高场系统中，与这些脉冲相关的能量总是沉

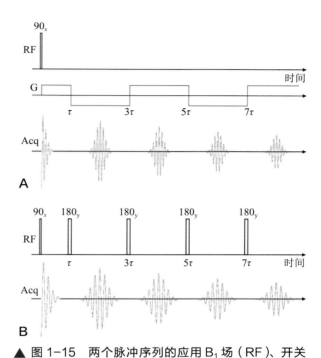

▲ 图 1-15　两个脉冲序列的应用 B_1 场（RF）、开关梯度场（G）和获得的核感应信号（Acq）的同步

两者都是从 90°射频翻转脉冲开始，该脉冲将热平衡磁化旋转到横向平面。A. 应用磁场梯度 G 的意义被周期性地反转，产生一系列梯度回波；B. 通过施加 180°倾翻脉冲周期性地反转磁化相位，产生一系列自旋回波。初始射频脉冲与第一个回波峰值之间的时间（或连续回波之间的时间）称为回波时间，通常称为 TE 或 T_E。通常，像这里所示的序列是重复的，在这种情况下，重复时间（序列连续应用之间的时间）通常表示为 TR 或 T_R

积在受试者体内，并可能造成安全隐患（见"磁共振的基本原理"和第 10 章）。

最后，由记录信号的傅里叶变换得到的表示进动磁化一维分布的谱的精度受到限制。$S(t)$ 的时间变化在离散时间点（在采样频率 f_s）和有限时间段（T_{obs}）进行采样，通常以回波形成时间 2τ 或 $2n\tau$ 为中心 *。从这些数据（通过离散傅里叶变换程序）获得的频谱具有 $1/T_{obs}$ 的频率分

---

*. 观察的时间窗不必以回波时间为中心，只需记录从回波时间开始或结束的一半回波即可。这是可能的，因为回声的对称性，这是因为在实验开始时，进动磁化的相位是均匀的。在引爆脉冲（如图 1-14 的示例所示）之后立即开始的完整 FID 记录在技术上通常很难获得；通常需要在引爆脉冲之后延迟，以避免应用的 B_1 场使检测电子设备饱和。为了提高信噪比，通常会记录对称回波，但在超快采集方案中往往会用到非对称回波

辨率，并且扩展到 $\pm f_s/2$ 的频率范围。此频率分辨率将上述一维投影图像的最大空间分辨率限制为 $1/(\gamma G T_{obs})$。诸如有限横向松弛时间 T_2（图1-13）、扩散和噪声［见前述］等因素都有助于降低这一最大分辨率。频率范围也起着重要作用，它施加了由 $f_s/(\gamma G)$ 给出的有限 FOV。FOV 必须大于样本或受试者的物理范围，否则，与信号高频分量欠采样相关的折叠伪影可能会发生。MRI 中的伪影将在第 9 章中进一步讨论。

（二）二维和三维成像方法

Paul Lauterbur 的充水毛细管的二维磁共振图像（如图 1-1 所示）是通过称为"反向投影"的数学推理过程获得的。这包括将在同一平面上以不同方向获取的多个一维或"线"图像组合，通过迭代模拟未知的核磁化分布，在点网格上形成二维图像。虽然这种图像重建方法在MRI 的早期发展中起到了重要作用，但在今天却很少使用。现代 MR 图像重建很大程度上依赖于样品中（进动）核磁化的相位和频率编码、多维傅里叶变换技术以及与样品或物体相交的具体的、定义明确的平面或谱带中对核的选择性激发。接下来将讨论获取 MR 图像数据的一般原则。第 2 章给出了进一步的例子。我们从"切片选择"开始讨论，它在现代 MRI 中无处不在。

在磁场梯度 $G\hat{k}$ 存在下应用软 RF 引爆脉冲是有选择的。磁化矢量的最大旋转是在 $\hat{k}\cdot r=(\omega-\omega_0)/(\gamma G)$ 定义的平面上获得的。在其他地方，效果要小得多。对于小尖角[†]，受影响区域的空间宽度与脉冲的光谱宽度成正比，而脉冲的光谱宽度又与脉冲在时间 τ 中的持续时间成反比。矩形射频脉冲包线，其中场 B_1 在有限的时间内具有恒定的振幅，在空间中产生不合适的 Sinc 形切片轮廓，获得最大旋转的两侧对称地排列着一系列波瓣的平面。一个 Sinc 形状的射频脉冲包线是非常有用的。及时调制 B_1 的振幅，以便在空间中生成宽度为 Δz 的矩形（均匀）切片。从热平衡开始，在存在"切片选择

梯度"的情况下，应用一个软的 Sinc 形的小尖角射频脉冲，可以方便地产生一个横向磁化，在该切片上振幅均匀，在其他地方为零。这将是理想的成像，如果不是因为在脉冲结束时磁化强度被强烈的梯度降低这一事实。处理这种情况的最简单和最方便的方法是生成梯度回波。与关闭射频脉冲末端的切片选择梯度不同，它的方向是瞬间反转的，如图 1-16 所示。在回波形成的时间点（$t=T_e$），样品或受试者的横向磁化在厚度为 Δz 且其他地方为零的明确切片中是均匀的。通过为 B_1 选择合适的频率，可以将该切片放置在样品的任何位置。只要每个切片中的选择性激发磁化能产生一个二维图像，就可以记录一个完整的三维图像。

$$B_1(t) = B_1(0)\frac{\sin\left(\dfrac{\gamma G \Delta z\, t}{2}\right)}{\left(\dfrac{\gamma G \Delta z\, t}{2}\right)} \equiv \mathrm{sinc}\left(\frac{\gamma G \Delta z\, t}{2}\right)$$

（公式 1-20）

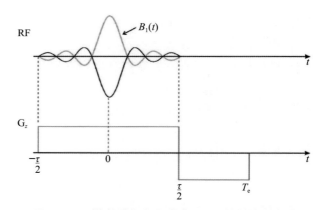

▲ 图 1-16　横向磁化在厚度为 Δz 且其他地方为零的明确切片中是均匀的

一种软的 Sinc 形射频脉冲，用于在一个明确的薄片中选择性地激发横向磁化。在射频脉冲结束时，切片选择梯度 G_z 反转，以释放磁化的累积相位。在梯度关闭的同一瞬间形成回波（$t=T_e$）。射频脉冲的示意图仅表示 $B_1(t)$ 的包络或振幅（公式 1-20）。没有显示 B_1 在 $\omega\sim\omega_0$ 处的高频振荡。注意:inc 函数的截断会扭曲矩形切片轮廓，我们在讨论中忽略了这些影响

---

† 由于图 1-5 所示的翻转角对射频振幅和失谐的非线性依赖性，当需要较大的尖端角时，需要更复杂的脉冲整形程序[74]

图 1-17 总结了在选择切片后生成二维图像的策略。其过程如下：首先在薄片的平面上施加一个时间段 τ_e 的梯度 G_e。这在横向磁化的阶段建立了一个自由进动的梯度。因此，这种梯度称为相位编码梯度。接下来，在时间 $t=\tau > \tau_e$ 时施加 180°射频脉冲，以反转进动磁化的相位（相对于脉冲的相位）。然后在切片平面上施加第二个梯度 G_r，但垂直于 G_e，以预测 180°旋转产生的自旋回波。这种梯度称为读取梯度*，因为它是在信号采集期间应用的。

作为一个具体的例子，假设垂直于 z 轴选择了一个厚度为 Δz 的矩形切片，并且 G_r 和 G_e 恰好分别沿 x 和 y 轴应用。回波附近记录的信号（类似于公式 1-19）的形式为

$$S(t > \tau) = \int_{\text{sample}} M_\perp^0(\mathbf{r}) \exp[i(k_x(t)x + k_y y)]\mathrm{e}^{-(t/T_2)}$$

（公式 1-21）

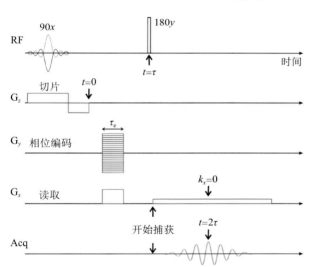

▲ 图 1-17　选择切片后生成二维图像的策略

二维傅里叶变换成像序列的轮廓。存在梯度（$G_z\hat{z}$）的第一个射频脉冲激励样品的一个矩形片（图 1-16）。第二个射频脉冲在 t=τ 时产生自旋回波，在 t=2τ 时达到峰值。第一自由演化阶段应用的相位编码梯度（Ge ≡ $G_y\hat{y}$）在沿 y 轴的横向磁化相位中建立梯度。每次重复该序列时，都会使用不同的相位编码梯度。然后在获取回波的同时应用正交读取（或频率编码）梯度（Gr ≡ $G_x\hat{x}$）。读取梯度导致横向磁化去相，因此在第一自由演化阶段沿施加一个额外的梯度脉冲来补偿。因此，由回波最大处的读取梯度引起的净相移为零。在实践中，对这一基本方案的改进（如使用选择性 180°射频脉冲）通常是必要的或可取的

其 中，$k_x(t) = \gamma(2\tau - t)G_r$ 和 $k_y = \gamma\tau_e G_e$ 被解释为波矢量的分量，描述了样品磁化的空间调制。同样，所记录的信号表示

$$S(k_x, k_y) = \int_{\text{sample}} M_\perp^0(\mathbf{r}) \exp[i(k_x x + k_y y)]\mathrm{e}^{-(t/T_2)}$$

$$= \Delta z \int_{\text{slice}} M_\perp^0(x, y) \exp[i(k_x x + k_y y)]\mathrm{e}^{-(t/T_2)}$$

（公式 1-22）

在 k_y 的固定值和 k_x 的范围内。一般来说，忽略衰减，假设 S（k_x，k_y）已知 k_x 和 $k_{y'}$ 的所有值，公式 1-22 的二维反傅里叶变换为 $M_\perp^0$（x，y）z ∝ $M_\perp^0$(x,y)，这是切片中所需的二维空间磁化分布。

在实际应用中，图 1-17 中所示的序列对于 k_y 的等间距值（对应于范围 $-G_{max} < G_e < G_{max}$ 中的相位编码梯度）重复 N_e 次。每个迭代探测 S（k_x，k_y），以获取由采样率 f_s 和采集时间设置的 k_x 等间距值。结果是一个二维笛卡儿阵列的数据跨越一个"k- 空间"的范围，如图 1-18A 所示。这些数据的（离散）二维反傅里叶变换对应于切片中横向核磁化的二维图像。读取梯度方向的 FOV 和相位编码梯度方向的 FOV 分别为 f_s/（γG_r）和 N_e/（$2\gamma\tau_e G_{max}$）。

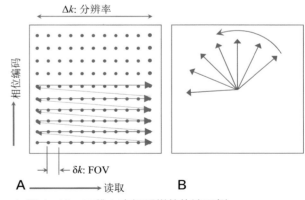

▲ 图 1-18　二维 k 空间采样的轨迹示例

A. 平面的 Cartesian 映射是通过一系列数据采集获得的，每个数据采集在 y 轴方向上具有不同的相位编码；B. 径向映射是沿不同方位角方向的采集中获得的，每个方位角方向对 k 空间的中心进行采样

---

* 它也被称为频率编码梯度，与傅里叶变换光谱学的使用方式有关。对于成像来说，信号是按照样本（k 空间）中磁化的空间调制而不是频率来处理的

MRI 的 k 空间

MRI 中检测和记录的信号通常不是来自样本或受试者的局部区域。相反，它们代表了对接收线圈敏感的整个体积的核磁化的空间调制描述。这种空间调制是由施加的线性磁场梯度施加和控制的，这种磁场梯度可以用波矢量 k 来表征。对这个问题的数学分析表明，检测到的信号只不过是正在成像的核磁化分布的傅里叶变换（或空间频率表示）。

波矢量 k 的分量 k_x 和 k_y 是记录信号 S（k_x，k_y）的自然参数的空间，通常称为 k 空间或倒易空间。只要获得足够的数据来表征倒数空间中的 S（k_x，k_y），只需要执行反傅里叶变换就可以重建实际空间中磁化分布的图像[75-78]。

成像序列，如图 1-18 所示，通常被认为是获取跨越 k 空间数据的配方或说明。严格地说，标准接收线圈只检测平均核磁化强度，因此只监测 k 空间的中心。在执行成像序列时，实际上是磁化的傅里叶变换穿过 k 空间。然而，图像重建所需的所有信息仍然是获取的。

k 空间或倒易空间的概念在结晶学、固态物理和光学等学科中很常见。通常，人们能够在 k 空间比在真实空间更清楚地看到或解决复杂系统的关键特征。一个重要的例子是 Bragg 衍射现象，当相干短波长辐射从晶体固体或其他周期结构的晶格平面散射时，就会发生这种现象。这不是 MRI 的情况。一般来说，当一个人查看原始的 k 空间 MRI 数据时，很少或没有有用的信息是明显的。只有当真实的空间图像被重建时，有用的信息才会被显示出来。

这种基本策略有许多变体。例如，图 1-17 所示序列产生的自旋回波就很容易被梯度回波所取代，在某些情况下，梯度回波对快速成像很有用。当每次激发后形成回波序列时，可能

会有更快的速率。这样，每次重新聚焦磁化时，可以使用不同的相位编码梯度，从而实现快速通过 k 空间。这是回波平面成像的基本思想。其他方法包括径向采集方案，如图 1-18B 所示。这些方法能够频繁地重新采样傅里叶空间中心，这有助于最小化其他序列易受影响的运动伪影。它还允许使用滑动窗口方法实现快速时间分辨率。然而，在 k 空间获取数据的其他策略采用螺旋（或交错螺旋）轨迹或部分（如半平面）获取方案[79]。

（三）对比度

如前所述，成像策略都有一个共同点：采集的信号以及由此产生的图像通常反映了样品或受试者的局部磁化密度。如果采用质子磁共振，则信号强度随 H 原子密度的增大而增大，H 原子密度在所有组织的水和脂类中都很丰富。因此，这些策略产生的解剖图像对比度较差，从临床角度来看几乎没有用处。只有当它们被"调整"或修改以探测组织特异性的物理过程时，MRI 的真正潜力才得以实现。对这些过程获得的信号进行敏化或"加权"可以在质子密度相似的器官之间，或在具有正常和病理行为的区域之间产生显著增强的对比。下面简要总结了常见的图像加权方案。后面的章节中会有更多关于这些知识的介绍。

获得的磁共振信号对以现象学参数 T_1 和 T_2 为特征的核弛豫不可逆过程的敏化是增强图像对比度最明显和最广泛使用的方法。事实上，Lauterbur 最初的 2D MRI 显示包括 T_1 感光图像[1]。而且，与这张图片相关的是，他注意到在恶性肿瘤中观察到的 T_1 值比正常值长[80]。

当序列重复时间 T_R（或 TR）与纵向松弛时间相当时，图像的 T_1 加权就可以自然地获得。在这些条件下，序列的无休止重复并不能提供足够的时间使磁化在迭代之间恢复到热平衡。因此，相对于其热平衡值 M_0，稳态磁化受到抑制，从而

$$M = M_0 \frac{1-\exp\left[-\left(\dfrac{T_R}{T_1}\right)\right]}{1-\cos\theta\exp\left[-\left(\dfrac{T_R}{T_1}\right)\right]} \quad \text{（公式 1-23）}$$

其中 θ 是射频脉冲的尖角（图 1-4）。

对于 θ 和 T_R 的适当选择，T_1 短值区的磁化恢复率大于 T_1 长值区。因此，它们将提供更大的振幅信号，并最终在图像上呈现为更强烈的区域。在正常组织中，脂肪（脂类）的 T_1 值比水的短，因此在 T_1 加权磁共振图像中呈白色。因此，大脑白质在 T_1 加权磁共振图像上显示为白色，因为它含有比灰质更多的脂质。

当回波形成时间 T_e（或 TE）与横向弛豫时间 T_2 相当时，得到图像的 T_2 加权。在这种情况下，在初始射频激励（引爆脉冲）和信号振幅测量之间会发生明显的不可逆的横向磁化失相。该效应导致"二维和三维成像方法"中 S（t）和 S（k_x, k_y）的各种表达式中出现的系数 $\exp(-t/T_2)$，当 $t=T_e \sim T_2$ 时，产生的信号衰减变得显著。这与 T_1 加权观察到的效果正好相反。也就是说，具有强 T_2 弛豫特性的区域产生相对较弱的磁振信号，并且在 T_2 加权图像上呈现为暗色。具有强 T_1 弛豫特性的区域产生相对较强的磁振信号，并且在 T_1 加权图像上呈现为明亮。富脂区比富水区更容易松弛（T_1 和 T_2）。因此，在 T_1 加权图像中，它们的图像相对较亮，而在 T_2 加权图像中，它们的图像相对较暗。

由组织结构或病理学引起的固有的 T_1 或 T_2 加权对比度并不总是强到足以显示特征或使敏感和特异的诊断成为可能。在这种情况下，有时可以通过引入顺磁性造影剂来增强对比度。例如，注射到血流中的 Ga 造影剂可增强 T_1 弛豫，并在存在血液灌注的地方局部增加 T_1 加权信号强度。另外，小氧化铁和其他超顺磁性粒子增强了 T_2 弛豫，并导致 T_2 加权信号强度相应降低。接下来的第 3 章将会进一步讨论造影剂在磁共振成像中的应用。

第三个可用于图像对比的物理过程是弥散，

如前所述。像弛豫一样，弥散自然会导致磁共振信号相干的不可逆降解。弥散加权磁共振图像的一种方法是在初始射频激励和正常序列的其余部分之间添加一个双极场梯度脉冲。这种双极梯度的目的是沿着弥散敏化梯度的方向在磁化的相位上刻印螺旋状图案，然后将其展开。如果对磁共振信号起作用的核自旋是固定的，那么这种操作就没有效果。但是，如果弥散发生在脉冲的时间尺度上，则由特定自旋累积的净相位取决于它在过渡期间所遵循的（随机）路径。净结果是通过系数 $\exp(-D\gamma^2 G^2 \tau_d^3)$ 衰减净横向磁化，其中 D 是相关的扩散系数，G 是敏化梯度振幅，τ_d 是与其应用持续时间相关的时间尺度[*]。与 T_2 加权一样，具有显著弥散的区域产生的信号比那些特征的区域少。以少量弥散为特征，因此呈现为较暗。

扩散运动经常受到限制。原子或分子可以相对自由地在短距离内移动（"自由扩散"），但随后会遇到阻碍长距离运动的障碍。在这种情况下，当使用脉冲梯度磁共振技术测量 D 时，观察到表观扩散系数（ADC）。该 ADC 总是小于自由扩散系数，但其减小的因素取决于进行测量的时间尺度。脑的 ADC 成像通常在缺血性或出血性中风的病例中展现（见第 23 章）。

当约束结构是各向异性时，会产生一个额外的因素，神经纤维束也是如此。在这种情况下，ADC 图可以作为敏化梯度应用方向的函数来执行。由此产生的弥散张量图像提供了有关潜在弥散过程的方向和大小的信息。大脑的脉冲场弥散张量 MRI 能够显示白质纤维束，并可用于绘制与多发性硬化或癫痫等疾病相关的细微变化。

弥散敏感 MRI 的进一步讨论见第 4 章。用于描述弥散特征的相同一般策略可适用于探头位移和速度（见《心血管系统及胸腹部影像学精要》的第 9 章），并在血管造影中有许多应用。

---

[*]. 另一种常用的测量方法是在两个短的反向梯度脉冲之间插入一个延时 Δ。在这种情况下，信号在这段时间内被弥散衰减的程度由一个通常称为"b 值"的参数表征，正如第 4 章中进一步讨论的一样

推荐阅读

［1］ Lauterbur PC (1973) Image formation by induced local interactions: Examples employing nuclear magnetic resonance. Nature 242:190–191.

［2］ Carr HY (1952) Free precession techniques in nuclear magnetic resonance. PhD thesis, Harvard University, Cambridge, MA.

［3］ Walters GK, Fairbank WM (1956) Phase separation in He³-He⁴ solutions. Phys. Rev. 103:262–263.

［4］ Osheroff DD, Gully WJ, Richardson RC, Lee DM (1972) New magnetic phenomena in liquid He3 below 3 mK. Phys. Rev. Lett. 29:920.

［5］ Abragam A (1961) Principles of Nuclear Magnetism. Oxford University Press, Oxford.

［6］ Cowan B (1997) Nuclear Magnetic Resonance and Relaxation. Cambridge University Press, Cambridge.

［7］ Ernst RR, Bodenhausen G, Wokaun A (1987) Principles of Nuclear Magnetic Resonance in One and Two Dimensions. Oxford University Press, New York.

［8］ Slichter CP (1990) Principles of Magnetic Resonance. Springer-Verlag, Berlin, Germany.

［9］ Levitt MH (2001) Spin Dynamics: Basics of Nuclear Magnetic Resonance. John Wiley & Sons, West Sussex, England.

［10］Callaghan PT (2011) Translational Dynamics and Magnetic Resonance: Principles of Pulsed Gradient Spin Echo NMR. Oxford University Press, Oxford.

［11］Blümich B (2000) NMR Imaging of Materials. Clarendon Press, Oxford.

［12］Brown MA, Semelka RC (2010) MRI: Basic Principles and Applications. John Wiley & Sons, Hoboken, NJ.

［13］Callaghan PT (1991) Principles of Nuclear Magnetic Resonance Microscopy. Oxford University Press, New York.

［14］Kuperman V (2000) Magnetic Resonance Imaging: Physical Principles and Applications. Academic Press, New York.

［15］Kimmich R (1997) NMR Tomography, Diffusometry, Relaxometry. Springer-Verlag, Berlin, Germany.

［16］Purcell EM, Torrey HC, Pound RV (1946) Resonance absorption by nuclear magnetic moments in a solid. Phys. Rev. 69:37–38.

［17］Bloch F, Hansen WW, Packard M (1946) Nuclear induction. Phys. Rev. 69:127.

［18］Bloch F, Hansen WW, Packard M (1946) The nuclear induction experiment. Phys. Rev. 70:474–485.

［19］Rabi II, Zacharias JR, Millman S, Kusch P (1938) A new method of measuring nuclear magnetic moment. Phys. Rev. 53:318.

［20］Gerlach W, Stern O (1922) Das magnetische moment des silberatoms. Z. Physik 9:353.

［21］Gorter CJ (1936) Negative result of an attempt to detect nuclear magnetic spins. Physica 3:995.

［22］Gorter CJ, Broer LJF (1942) Negative result of an attempt to observe nuclear magnetic resonance in solids. Physica 9:591–596.

［23］Torrey HC (1949) Transient nutations in nuclear magnetic resonance. Phys. Rev. 76:1059–1068.

［24］Hahn EL (1950) Nuclear induction due to free Larmor precession. Phys. Rev. 77:297–299.

［25］Bloch F (1946) Nuclear induction. Phys. Rev. 70:460–474.

［26］Hahn EL (1950) Spin echoes. Phys. Rev. 80:580–594.

［27］Arnold JT, Dharmatti SS, Packard ME (1951) Chemical effects on nuclear induction signals from organic compounds. J. Chem. Phys. 19:507.

［28］Singer JR (1959) Blood flow rates by nuclear magnetic resonance measurement. Science 130:1652–1653.

［29］Jackson JA, Langham WH (1968) Whole-body NMR spectrometer. Rev. Sci. Instrum. 39:510.

［30］Garroway AN, Grannell PK, Mansfield P (1974) Image formation in NMR by a selective irradiative process. J. Phys. C: Solid State Phys. 7:L457–L462.

［31］Mansfield P, Maudsley AA (1977) Planar spin imaging by NMR. J. Magn. Reson. 27:101–119.

［32］Ernst RR, Anderson WA (1966) Application of Fourier transform spectroscopy to magnetic resonance. Rev. Sci. Instrum. 37:93.

［33］Kumar A, Welti D, Ernst RR (1975) NMR Fourier zeugmatography. J. Magn. Reson. 18:69–83.

［34］Edelstein WA, Hutchison JMS, Johnson G, Redpath T (1980) Spin warp NMR imaging and applications to human whole-body imaging. Phys. Med. Biol. 25:751–756.

［35］OECD (2013) Magnetic resonance imaging units, total, Health: Key tables from OECD, No. 36. doi:10.1787/magresimaging-table-2013-2-en.

［36］OECD (2013) Magnetic resonance imaging (MRI) exams, total, Health: Key tables from OECD, No. 46. doi:10.1787/mri-exam-total-table-2013-2-en.

［37］Lustig M, Donoho D, Pauly JM (2007) Sparse MRI: The application of compressed sensing for rapid MR imaging. Magn. Reson. Med. 58:1182–1195.

［38］Sodickson DK, Manning WJ (1997) Simultaneous acquisition of spatial harmonics (SMASH): Fast imaging with radiofrequency coil arrays. Magn. Reson. Med. 38:591–603.

［39］Pruessmann KP, Weiger M, Scheidegger MB, Boesiger P (1999) SENSE: Sensitivity encoding for fast MRI. Magn. Reson. Med. 42:952–962.

［40］Kastler A (1950) Quelques suggestions concernant la production optique et la détection optique d'une inégalite de population des niveaux de quantification spatiale des atomes—Application à l'experience de Stern et Gerlach et à la résonance magnétique. J. Phys. Radium. 11:255–265.

［41］Colegrove FD, Schearer LD, Walters GK (1963) Polarization of He³ gas by optical pumping. Phys. Rev. 132:2561–2572.

［42］Happer W (1972) Optical pumping. Rev. Mod. Phys. 44:169–249.

［43］Abragam A, Goldman M (1978) Principles of dynamic nuclear polarisation. Rep. Prog. Phys. 41:395.

［44］Natterer J, Bargon J (1997) Parahydrogen induced polarization. Prog. Nucl. Magn. Reson. Spectrosc. 31:293–315.

［45］Ardenkjaer-Larsen JH, Fridlund B, Gram A, Hansson G et al. (2003) Increase in signal-to-noise ratio of >10,000 times in liquid-state NMR. PNAS 100:10158–10163.

［46］Mansson S, Johansson E, Magnusson P, Chai CM et al. (2006) C-13 imaging—A new diagnostic platform. Eur. Radiol. 16:57–67.

［47］Ackerman JJH (2013) Magnetic resonance imaging: Silicon for the future. Nat. Nanotechnol. 8:313–315.

［48］Cassidy MC, Chan HR, Ross BD, Bhattacharya PK et al. (2013) In vivo magnetic resonance imaging of hyperpolarized silicon particles. Nat. Nanotechnol. 8:363–368.

［49］Fogarty HA, Berthault P, Brotin T, Huber G et al. (2007) A cryptophane core optimized for xenon encapsulation. J. Am. Chem. Soc. 129:10332.

［50］Klippel S, Doepfert J, Jayapaul J, Kunth M et al. (2014) Cell tracking with caged xenon: Using cryptophanes as MRI reporters upon cellular internalization. Angew. Chem. Int. Ed. 53:493–496.

［51］Young IR (2004) Significant events in the development of MRI. J. Magn. Reson. Imaging 20:183–186.

［52］Jeener J (2000) Equivalence between the "classical" and the "Warren" approaches for the effects of long range dipolar couplings in liquid nuclear magnetic resonance. J. Chem. Phys. 112:5091–5094.

［53］Hoult DI, Ginsberg NS (2001) The quantum origins of the free induction decay signal and spin noise. J. Magn. Reson. 148:182–199.

［54］Hoult DI (2009) The origins and present status of the radio wave controversy in NMR. Concepts Magn. Reson. A 34A:193–216.

［55］Bloembergen N, Purcell EM, Pound RV (1948) Relaxation effects in nuclear magnetic resonance absorption. Phys. Rev. 73:679–712.

［56］Murali N, Krishnan V (2003) A primer for nuclear magnetic relaxation in liquids. Concepts Magn. Reson. 17A:86–116.

［57］Torrey HC (1956) Bloch equations with diffusion terms. Phys. Rev. 104:563–565.

［58］Turner R (1993) Gradient coil design: A review of methods. Magn. Reson. Imaging 11:903–920.

［59］Hidalgo-Tobon SS (2010) Theory of gradient coil design methods for magnetic resonance imaging. Concepts Magn. Reson. A 36A:223–242.

［60］Mispelter J, Lupu M, Briguet A (2006) NMR Probeheads for Biophysical and Biomedical Experiments. Imperial College Press, London.

［61］Vaughan JT, Griffiths JR (eds.) (2012) RF Coils for MRI. John Wiley & Sons, Chichester, England.

［62］Hoult DI (2000) The principle of reciprocity in signal strength calculations: A mathematical guide. Concepts Magn. Reson. 12:173–187.

［63］Cagnac B, Brossel J, Kastler A (1958) Résonance magnétique nucléaire du mercure Hg-201 aligné par pompage optique. C.R. Acad. Sci. 246:1827–1830.

［64］Kastler A (1957) Optical methods of atomic orientation and of magnetic resonance. J. Opt. Soc. Am. 47:460–465.

［65］Hoult DI, Lauterbur PC (1979) Sensitivity of the zeugmatographic experiment involving human samples. J. Magn. Reson. 34:425–433

［66］Hayden ME, Bidinosti CP, Chapple EM (2012) Specific absorption rates and signal-to-noise ratio limitations for MRI in very-low magnetic fields. Concepts Magn. Reson. A 40A:281–294.

［67］Bittoun J, Querleux B, Darrasse L (2006) Advances in MR imaging of the skin. NMR Biomed. 19:723–730.

［68］Mossle M, Myers WR, Lee SK, Kelso N et al. (2005) SQUID detected in vivo MRI at microtesla magnetic fields. IEEE Trans. Appl. Supercond. 15:757–760. (2004 Applied Super conductivity Conference, Jacksonville, FL, October 3–8, 2004.)

［69］Budker D, Romalis M (2007) Optical magnetometry. Nat. Phys. 3:227–234.

［70］Mamin HJ, Poggio M, Degen CL, Rugar D (2007) Nuclear magnetic resonance imaging with 90-nm resolution. Nat. Nanotechnol. 2:301–306.

［71］Homann H, Boernert P, Eggers H, Nehrke K et al. (2011) Toward individualized SAR models and in vivo validation. Magn. Reson. Med. 66:1767–1776.

［72］Wolf S, Diehl D, Gebhardt M, Mallow J et al. (2013) SAR Simulations for high-field MRI: How much detail, effort, and accuracy is needed? Magn. Reson. Med. 69:1157–1168.

［73］International Electrotechnical Commission (2010) Medical electrical equipment part 2-33: Particular requirements. for the basic safety and essential performance of magnetic resonance equipment for medical diagnosis, Geneva, International Standard IEC 60601-2-33.

［74］Pauly J, Leroux P, Nishimura D, Macovski A (1991) Parameter relations for the Shinnar-Le Roux selective excitation pulse design algorithm. IEEE Trans. Med. Imaging 10:53–65.

［75］Ljunggren S (1983) A simple graphical representation of Fourier-based imaging methods. J. Magn. Reson. 54:338–343.

［76］Xiang QS, Henkelman RM (1993) K-space description for MR imaging of dynamic objects. Magn. Reson. Med. 29:422–428.

［77］Hennig J (1999) K-space sampling strategies. Eur. Radiol. 9:1020–1031.

［78］Paschal CB, Morris HD (2004) k-Space in the clinic. J. Magn. Reson. Imaging 19:145–159.

［79］McGibney G, Smith MR, Nichols ST, Crawley A (1993) Quantitative-evaluation of several partial Fourier reconstruction algorithms used in MRI. Magn. Reson. Med. 30:51–59.

［80］Weisman ID, Bennett LH, Maxwell LR, Woods MW et al. (1972) Recognition of cancer in vivo by nuclear magnetic resonance. Science 178:1288–1290.

Chapter 2
从 MRI 基础知识到宏观磁化 M

Introduction to the Basics of MRI to Introduce the Macroscopic Magnetization M

Luigi Barberini，著

冯　杰，译

目录　CONTENTS

一、概述

MRI 是近年来发展起来的最重要的诊断技术手段之一。现代 MRI 系统通过快速扫描获得了人体组织非常详细的影像，并减少了检查时间，以让病人感到舒适。采用 MRI，可以在不使用电离辐射的情况下产生高质量影像，用于人体和内部器官的研究。这种成像技术是基于共振物理现象，实际上是物理系统之间在特定频率下交换能量的方式，在某种程度上这是这些系统的特点，这些频率称为系统的固有频率。在这些条件下，能量从一个系统流向另一个系统，没有或几乎没有损失，可以被所研究的生物体有效地储存。生物的弛豫现象为图像的构建提供了大量的信息。

共振现象可以发生在机械波和振动的物理系统之间，例如音叉，以及通过电磁（EM）微波和无线电波相互作用的电子和原子核自旋水平。

为了获得有关生命系统内的生物液体、组织和器官中分子的结构和功能特性的信息，可以使用磁共振（nuclear magnetic resonance，NMR）技术。这些信息可以从体外样品中获得，例如，从容纳在特定试管中的分子混合物液体中，采用适当线圈（或探针）从固态样品中获取。此外，还可以直接在活体组织和器官上获得分子特性，从而获得组织和器官的形态和功能图像。有几种原子核有可能与电磁场耦合：它们是没有零自旋值的原子核。把这些系统放入一个静态磁场中，就可产生共振的特征频率。NMR 中最重要的核是质子，氢的原子核通常用 ^1H 表示。^1H 的自旋值 S = 1/2；氢原子由于其核自旋而具有固有的磁矩。在强磁场作用下，这些氢原子核的磁矩倾向于沿 B_0 方向随拉莫尔频率的变化而发生旋进；这些自旋的一部分与沿 B_0 相同方向的进动对齐，另一部分与 B_0 相反方向对齐，形成一个两级能量系统（图 2-1）。

由于少量的自旋倾向于保持在较低的能量状态，这种由热扰动维持的平衡产生净磁化，

净磁化强度是所有微观磁矩自旋之和。我们可以在一个特定的参照系中表示进动，这个参照系以相同的自旋进动和磁化率旋转。在这个参考系中，M 是一个沿着 B_0 对齐的向量（图 2-2）。

对于核自旋的物理，稍后会回到参考系统；目前，我们可以考虑自旋与 B_0 对齐的情况。将裸露的氢核旋进的频率特征定义为拉莫角速度（Larmor angular velocity），在 1 T 静磁场是：

$$\omega = \frac{-eg}{2m} B_0 \qquad （公式 2-1）$$

这样，质子可以通过核磁矩与电磁波的磁场分量耦合与电磁波交换能量；交换的能量与自旋从较低能级向较高能级的跃迁一致（图 2-3）。

在电磁频谱区域，这种能量对应于射频（radiofrequency，RF）波（图 2-4）。

这样，电磁场可以在静磁场 B_0 周围净磁化 M 的拉莫进动的特征频率处耦合到生物物质质子上。此处的"特征"一词，指的是依赖于被考虑的原子核、质子、碳、磷（所有的原子核都有非零磁矩），另外，最重要的是依赖于外加磁场。

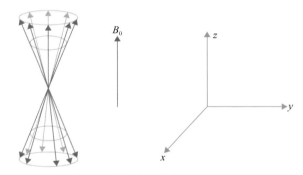

▲ 图 2-1　自选运动与参照方向

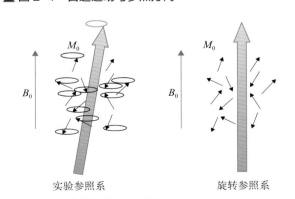

▲ 图 2-2　自旋行为和参照系

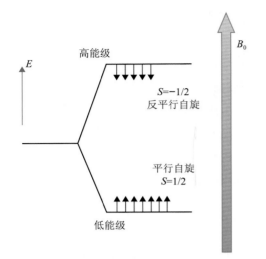

▲ 图 2-3　空间中的塞曼能级和自旋方向

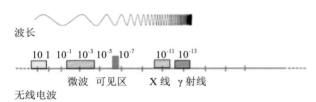

▲ 图 2-4　电磁波频谱

从宏观上看，MRI 感兴趣的物理实体是磁化矢量 M 及其组成部分 M_P 和 M_I。物质的磁化 MP（有时以 M_0 表示，强调与 B_0 的关系）是每个原子自旋磁矩 μ_i 的平均。我们将其写为：

$$M_P = \sum \mu_i$$

它沿着 z 轴方向。

M 向量的动力学完全由现象学的 Block 算式描述。为了推导这些算式，我们必须考虑自旋的物理状态。在交互自旋电磁场内，热平衡定义了氢在两个能量水平的自旋分布采用麦克斯韦 - 玻耳兹曼分布（Maxwell–Boltzmann distribution）描述：

$$\frac{N_1}{N_2} = \mu_0 B_0 e^{-(\Delta E/RT)} \qquad \text{（公式 2-2）}$$

这个向量沿着 z 轴方向的投射定义了 M_P 或 M_0。为产生 MRI 系统可检测的随时间变化的信号，必须将 M_0 向量在正交于 z 的平面上旋转。利用共振磁场或氢原子核共振频率的射频场进行适当的刺激，可以使原子核的磁矩部分或全

部倾斜到垂直于外加磁场的平面上。这个旋转的角度称为翻转角，由 FA 表示，这种旋转与脉冲的时间长度严格相关。这是生物和生命物质在辐射和自旋共振或相位一致的条件下的激发过程。这些 RF 脉冲在静态磁场的 B_0 符号后面用 B_1（t）表达式表示。旋进使 M 在实验坐标系中的真实运动复杂化（图 2-5）。但是，当 RF 脉冲作用于自旋（共振模式下的能量交换）时，M 矢量的动态可以分解为 M 绕 z 轴的旋转和 z 与 M（FA）夹角的变化，称为章动。这种复合运动可以用参数方程计算式表示的实验坐标系中 M 向量的圆锥螺旋轨迹来表示（图 2-6）：

$$x(t) = (R_0(1-t) + R_1)\sin(N2\pi t)$$
$$y(t) = (R_0(1-t) + R_1)\cos(N2\pi t) \qquad \text{（公式 2-3）}$$
$$z(t) = Ht$$

M 向 x-y 平面的运动是描述横向磁化产生的一个有趣的运动（图 2-7）。

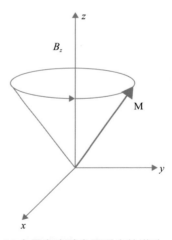

▲ 图 2-5　M 向量在实验参照系内的进动

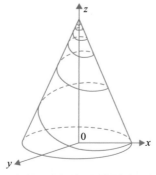

▲ 图 2-6　实验参照系中 M 向量的圆锥螺旋线轨迹

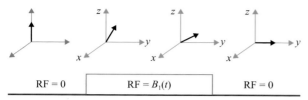

RF 脉冲 B_1（t）在旋转坐标系中引起的 M_0 章动

▲ 图 2-7　射频脉冲 P90 对 M 方向的效应

因此，将组织中含量丰富的氢原子置于强磁场 B_0 中，然后利用共振的磁的激励脉冲 B_1（t）进行激发，只要需要旋转磁化即可；关闭 B_1（t）场后，自旋弛豫过程开始，x-y 平面上的净磁化强度由于局域自旋 - 自旋相互作用而开始衰减。同时，由于自旋晶格相互作用，与组织性质和组织中物质的物理状态有关的大部分物质能量损失，纵向磁化开始上升。自旋 - 自旋和自旋晶格相互作用是两种不同的现象。这些现象的参数是不同的：它们有助于沿 x-y 平面磁化的损失和 M_0 磁化的恢复，它们取决于组织的性质和物理状态。物质的磁化 M_P（有时以 M_0 表示，强调与 B_0 的关系）是每个原子的自旋磁矩 μ_i 平均。我们将它写作：

$$M_\parallel = \sum \mu_i$$

它沿着 z 轴方向。

B_1（t）场对矢量 M_0 施加扭矩，使其指向 y 轴（图 2-8）。

然后，弛豫现象将从电磁波吸收的能量返回，将射频脉冲传输到外部环境中，并提供所有有关核自旋的位置和物理状态的信息。但是弛豫是一个双重的过程：自旋失去连贯性，自旋产生 $M_\perp$ 磁化的总和衰减（图 2-9）。

但与此同时，时间常数不同，M_P 开始向初始值 M_0 恢复。

同时，由于自旋与组织本体的相互作用，纵向磁化开始了恢复过程，但时间常数 T_1 不同（图 2-10）。

在实验坐标系中，磁化矢量 M 在 x-y 平面和 z-y 平面上旋转。在 x-y 平面上的旋转运动与能量交换无关，所以我们可以想象一个坐标系

变换将 xyz 坐标系绕 z 轴旋转来隐藏 B_1（t）的这种行为。这叫作旋转坐标系。在旋转坐标系中，磁化矢量 M 只在 z-y 平面上旋转，没有旋进。利用宏观磁化强度 $\overline{M}$ 及其动力学恢复了生命物质的感兴趣的性质；利用向量算式的动力学特性，导出了用于实现具有结构性和功能性信息内容的影像信息。$\overline{M}$ 是在一个给定区域的样品单位体积的净磁矩（矢量），视为所有个体的微观核磁矩 μ_i 的综合效应。$\overline{M}$ 将在 MRI 中扮演角色。

微观磁矩和宏观磁化是矢量，具有强度、线、活动方向与相位的实体。像往常一样，为了处理这些实体，最好定义使用的参照系：用于 MRI 研究的自然的参考坐标系是实验坐标系统，定义为 z 方向沿着 B_0 磁场方向及 x 和 y 如图 2-11 所示那样确定方向的左手系。

如前所述，在这个坐标系中，M 的运动由于旋进现象而变得复杂。考虑到射频脉冲的磁化激发，也会出现同样的问题。在实验室参照系中，M 的动力学方程计算式是：

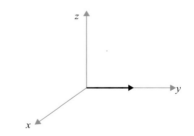

▲ 图 2-8　P90 射频脉冲后横向磁化 M

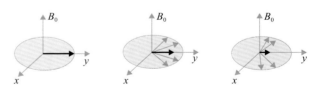

▲ 图 2-9　核自旋的去相位

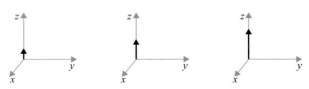

▲ 图 2-10　纵向磁化弛豫

请注意：在这个表示中，没有报告横向磁化；采用这种方式，我们强调了纵向和横向磁化强度随不同的物理现象和不同的时间常数而变化

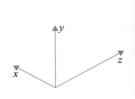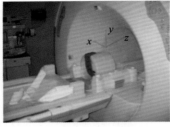

▲ 图 2-11　MRI 的空间方位

$$\left(\frac{d\overset{i}{M}}{dt}\right)_{lab} = \overset{r}{M}\times(\overset{r}{\omega z})\qquad（公式 2-4）$$

利用旋转变换组可以简化实验坐标系中 M 向量的螺旋运动。如果我们认为可以在 x-y 平面定义一个新的旋转角速度为 ω 的参照系，我们可以在旋转坐标系定义前面的方程计算式，并可以证明：

$$\left(\frac{d\overset{i}{M}}{dt}\right)_{rotating} = (\omega-\omega_0)\overset{r}{M}\times\overset{r}{z}\qquad（公式 2-5）$$

如果转速等于拉莫尔频率，则时间导数为零，M 变成了静止向量。同样的变换可以应用于 RF 脉冲（为了产生与 x-y 平面上的磁化对准），并且可以对 RF 脉冲描述引入相同水平的简化。实验系统中射频脉冲 B_1（t）的动态特性为：

$$\vec{B}_1(t) = \hat{x}B_1(t)\cos(\omega t) - \hat{y}B_1(t)\sin(\omega t)\qquad（公式 2-6）$$

在旋转坐标系中是：

$$\vec{B}_1(t) = \hat{x}B_1(t)\qquad（公式 2-7）$$

旋转坐标系在方程和公式中引入了大量的简化，对讨论 M 净磁化的弛豫过程有一定的参考价值。

在对物质结构的研究中，MR 最重要的现象是 M 的弛豫机制，这种弛豫机制发生在激发活体组织的电磁场（非电离）结束之后。一般来说，活体组织和分子应该对 RF 的电磁窗是透明的，这部分辐射频谱不能与分子交换能量。但是，利用静态磁场，分子能够在射频区域与电磁场交换能量，而组织对射频变得不透明与分子量状态的不同方式相关。这样，就有可能选择性地激活生命体，并记录下 MRI 的弛豫信号，从而获得大量的分子状态信息。

宏观磁化弛豫是一种动态现象。这种动态对每种组织都是不同的，它除了与自旋参数有关外，还与大量的物理状态、分子环境有关。利用 RF 和静磁场的缓慢控制线性变化，可以控制单核自旋的状态和相互之间的相干性水平。从宏观上看，我们可以在激发和弛豫周期内对 M 动力学进行控制。需要强调的是，在 MRI 中，操纵成像信号产生感兴趣图像的可能性最大。只有 MRI 具有大量的自由参数来表征这一现象，才有可能作用于组织，并接收到含有不同信息的不同信号。

二、布洛赫方程的宏观磁化 M 依赖关系：从质子到回波组织信号（固有 MRI 参数简述）

在 MRI 中，通常不处理微观的自旋：用于描述磁共振扫描仪内生物物质的行为的向量是净宏观磁化 M。之前报道，在热平衡中，M 是一个围绕 B_0 场进动的向量（图 2-12）。

我们引入了一个随射频脉冲传输的热力学平衡的扰动用于激发组织的原子核。如前所述，RF 脉冲在 MRI 理论中被标记为 B_1（t），以强调它是一个与核磁自旋相互作用的时变磁场。如前所述，射频脉冲是频谱的 RF 范围内的电磁波。

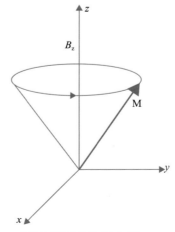

▲ 图 2-12　实验参照系中的 M 向量

在能量转移中，部分 M_P 转变为 $M_\perp$·MP 是自旋的 N_1/N_2 分数正交于 B_0 方向旋转的结果。由于 $B_1(t)$ 扰动，自旋是相干的运动：塞曼能级是相干的能量态。扰动结束后，即 RF 脉冲关闭后，电磁波向自旋的能量传递被中断，自旋的热扰动开始破坏自旋之间的相干性，这就引入了 M 的正交分量的衰减。同时，$M_\perp$ 可以在 z 方向部分恢复，纵向磁化开始出现在这个方向。能量和相干性减弱是弛豫现象。这些现象最重要的参数是 PD（质子密度）、T_2 为描述正交磁化恢复的分子 - 分子相互作用的时间常数、T_1 描述了纵向磁化恢复。此外，它可以计算局部组织 T_2 值减少的效应：实际上，BOLD 机制实现了专注于执行任务时由于神经元激活导致的组织局部 T_2（T_2^*）快速减低的解释。默认脑活动给默认状态的其他区域留下随着 T_2 时间常数逐渐减低的 $M_\perp$ 信号。这些有趣的性质都可以用于具有形态和功能意义的图像的构建。

沿 B_0 场方向研究了分子 - 分子相互作用。同时，在与 B_0 场方向正交的 x-y 平面上，即 z 方向上，可以更好地研究分子 - 容积（molecule–bulk interaction）相互作用。因此，必须用脉冲来选择性地定向宏观磁化。要用 MRI 系统成像，我们必须首先激发身体特定区域的氢原子核，受激核在扰动结束后，以电磁波的形式在空间中辐射出一个信号，直至激发相吸收的能量完全释放，这个过程叫作弛豫。弛豫产生 NMR 信号，用于创建区分组织类型的图像，并为 MRI 系统生成图像。因此，原始磁共振信号振幅与成像组织中的氢核密度直接相关。首先，值得注意的是在一个组织样本内的移动氢原子的浓度、水分子或组织内某些脂肪分子中氢原子的浓度由质子密度（proton density，PD）一词定义。然后，磁化的弛豫过程决定了 MRI 信号的演化。

从微观到宏观尺度的过程可以用和来描述：

$$M = \sum_i \mu_i \qquad \text{（公式 2-8）}$$

因此，由各单个自旋磁动量的时间变化表示为：

$$\frac{d\mu}{dt} = \mu \times \gamma \mathbf{B} \qquad \text{（公式 2-9）}$$

μ 除以体积求和后我们得到了 M 矢量动力学；给出了如下的宏观磁化动力学方程计算式：

$$\frac{d\mathbf{M}}{dt} = \mathbf{M} \times \gamma \mathbf{B} \qquad \text{（公式 2-10）}$$

如公式 2-4 所述，即 M 以频率 $\omega = \gamma B$ 沿着 B 进动。

向量 M 及其时间导数可用实验坐标系中的三个向量分量表示。为了将磁化强度随外加磁场的时间演化和弛豫时间联系起来，可以使用布洛赫方程计算式：

$$\frac{dM_x(t)}{dt} = \gamma(M(t) \times B(t))_x - \frac{M_x(t)}{T_2}$$
$$\frac{dM_y(t)}{dt} = \gamma(M(t) \times B(t))_z - \frac{M_y(t)}{T_2} \qquad \text{（公式 2-11）}$$
$$\frac{dM_z(t)}{dt} = \gamma(M(t) \times B(t))_z - \frac{M_z(t) - M_0}{T_1}$$

沿 z 方向的分量称为纵向磁化 $M_0 = M_\parallel$。另外两个成分可以表示成与 z 方向正交的 x - y 平面的向量和：表示为 $M_\perp$。

布洛赫方程解释了进动过程中磁力矩的演化。磁场 $B_1(t)$ 与磁化力矩 M（t）具有时间依赖性。与磁化矢量演化相关的重要现象是激发后的弛豫。如前所述，有两种不同的弛豫过程：纵向弛豫和横向弛豫。

如图 2-9 和图 2-10 所示，自旋之间的相互作用会破坏自旋之间的相干相，这样，自旋的和就是不相干的，并且趋于零。同时，激发吸收的能量由于自旋与晶格之间的能量交换而释放出来：自旋被激发到上层后又回到下层，恢复了 $M_0 = M_\parallel$ 的宏观磁化强度。值得注意的是，这些过程的时间常数是非常不同的，因为这些现象背后有不同的物理过程。

通常，公式 2-2 形式的微分算式解具有指数形式；$M_{\parallel}$ 的动动力学、$M_{\perp}$ 向量都是不同的，他们的解决方案会有不同的时间常数。$M_{\parallel}$ 典型的时间演化常数是 T 而 $M_{\perp}$ 向量的时间常数为 T_2。这两个向量的图形化演化如图 2-13 和图 2-14 所示。

纯 T_2 时间常数是 FID 的观测衰减参数，这是由于自旋热扰动中自旋 - 自旋相互作用导致自旋间相位相干性的损耗。但一般情况下，相干损耗是由于静磁场在均匀性和自旋 - 自旋横向弛豫作用下的结合，导致横向磁化损耗较快，MRI 信号衰减：

$$\frac{1}{T_2^{*}} = \frac{1}{T_2} + \Delta\omega = \frac{1}{T_2} + \gamma\Delta B$$

T_2^{*} 取决于局部磁场不均匀度 ΔB；由于这种现象，质子的进动频率略有不同。T_2^{*} 效应导致自旋相干性和横向磁化损耗较快，T_2^{*} 时间小于 T_2。

为了控制 PD、T_1、T_2 和 T_2^{*} 中图像的磁化强度和加权，我们需要将物质提交到一个合适的射频脉冲序列和梯度波形中。用来描述这些序列的时间特性的参数被称为外在对比控制参数：脉冲数量、强度、时间、脉冲的能量、梯度形状和允许序列设计人员对磁化实现序列的适当投射以产生适当对比的序列长度（图 2-15）。

在描述这些参数之前，我们必须介绍和讨论用于产生和控制 RF 和梯度的电子链组件。

三、序列产生需要的 MR 硬件：用于 RF 系统和梯度系统的电子链

MRI 扫描仪系统中，主要硬件有静态磁场

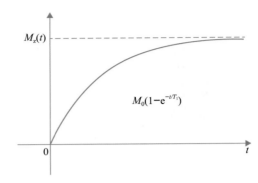

▲ 图 2-13　纵向弛豫

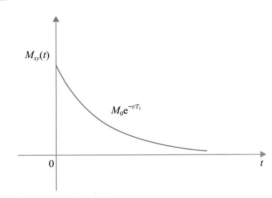

▲ 图 2-14　横向弛豫

和匀场线圈、梯度磁场线圈、射频线圈、脉冲波形发生和定时器、梯度波形发生和定时器、频率合成器、放大器和模数 - 数模转换器（ADC-DAC），电源和图像信号处理单元。

扫描仪的示意图如图 2-16 所示。

为了全面理解磁共振成像的所有要素，有必要了解一些重要的概念，这些概念与之前列出的电子元件有关，也与在磁共振成像中对信号进行的一些重要操作有关。与扫描仪之间的信号必须数字化、处理和存储。高速电子电路执行这些操作的一部分。这就是参与磁共振扫描仪市场的公司在新系统的电子开发上花费大

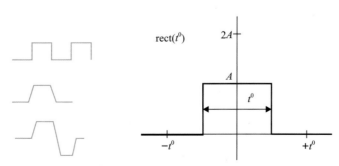
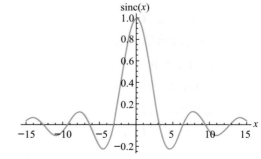

▲ 图 2-15　主要的梯度和射频脉冲形状

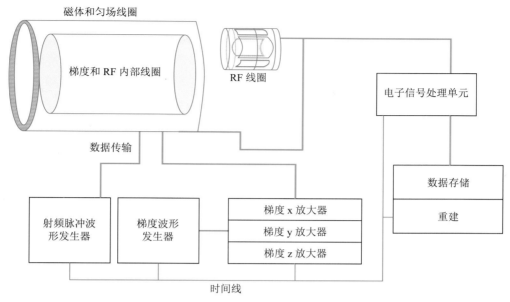

▲ 图 2-16 磁共振扫描仪流程图

量资金的原因。信号的数字化处理具有一些重要的特点：模拟信号必须用适当的传感器（线圈）来测量，传感器（线圈）作为接收器（或发射器，当它们必须使核自旋共振时）；在接收过程中，必须对模拟信号进行采样，以便将其在电子存储器上存储，以进行数学处理。在这个阶段，我们解决信号放大的问题：在某些情况下，换能器发出的电信号强度可能很低，为了以适当的方式获取、存储和处理信息，避免存储噪声，有必要对该信号进行放大。用于这种操作的电子元件是放大器。经过放大后，ADC 以易于管理和存储的数字形式提供信号的转换。我们还需要进行反向操作，将 MRI 系统产生的数字信号转换成类似的格式。为此，在磁共振系统的电子机柜中实现了 DAC 电路。

模数转换是通过采样和量化两个基本步骤完成的。给定适当放大的模拟信号，采样过程包括每秒测量该信号若干次，存储的是测量结果而不是信号本身（图 2-17）。

为了避免信号信息的丢失（尼奎斯特定理），信号的采样频率必须是信号最大频率的两倍。在时间方面，两次采样之间的时间间隔为驻留时间 Δt（dwell time Δt），表示全部读出带宽的倒数。

读出带宽是所有视野中自旋频率的范围。量化是将大量输入值映射到较小的可计数集的过程，例如将值四舍五入到某个精度单位。实际模拟值与量化数字值之间的差异称为量化误差。

来自换能器的信号可能包含与感兴趣的信息相关的变化和一些只是噪声的变化。因此，有必要对信号进行尽可能好的滤波，以增加感兴趣的信号部分，大幅度降低噪声。这就是数字信号处理。数字滤波器可用于操作信噪比（signal-to-noise ratio，SNR），并尽可能提高图像质量，用于视觉诊断过程或计算机辅助诊断（computer-aided diagnosis，CAD）。

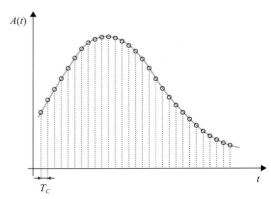

▲ 图 2-17 模拟信号的采样

（一）射频电子单元

在 NMR 和 MR 技术中所使用的电磁波是在 RFs 的电磁频谱区。这一范围很广，一些无线电信号就在这一区域。通常用于音乐和新闻的广播电台所谓的频率调制都在几千兆赫范围内。因此，无线电传输的电子术语经常被用来描述 MR 中的过程和设备。事实上，激发物质中的原子核并使从物质中反射出来的信号接收的操作过程是一个 RF 传输和接收过程（图 2-18）。

因此，扫描仪有一个部分叫作发射器，用来产生与氢原子核交换能量所必需的射频脉冲。发射激励脉冲的频率范围和梯度场的大小决定了图像切片的宽度。典型的发射脉冲产生的输出信号带宽相对较窄，约为 ±1 kHz。

激发波在时间域的形状通常要求信号具有特定的性质。例如，一些 RF 被用来准备选择性激发的磁化，以便使某种生物物质的能级饱和，从而将其排除在物质去激发时产生的信号之外。如"射频脉冲与宏观净磁化 M 效应"中所述，这些波形通常在基带上数字化产成，然后通过混频器向上转换到适当的中心频率。

在电子技术中，混频器或频率混合器是一种非线性电路，它利用施加于其上的两个信号产生新的频率（图 2-19）。

传统的发射器电路需要相对低速的 DACs 来产生基带波形，因为该信号的带宽相对较小。但是随着最近 DAC 技术的进步，其他潜在的发射器结构是可以实现的。非常高的速度、高分辨率的 DACs 可以用于直接射频产生高达 300MHz 的发射脉冲。因此，波形的产生和在宽带频率上的转换可以完全在数字域内完成。

由一过性射频脉冲激发的生物物质开始重新平衡过程，释放所获得的能量，这些能量从物质流向扫描仪的接收电路。

射频接收器用于处理来自接收线圈的信号。最近的磁共振扫描仪有八个或更多的接收通道来处理来自多个线圈的信号。信号的范围为 1～300 MHz，频率范围高度依赖于应用的静磁场强度。接收信号的带宽很小，通常小于 20 kHz，且与梯度场的大小有关。传统的 MRI 接收器的混合在混频器基础上具有低噪声放大器（low-noise amplifier，LNA）。混频器将感兴趣的信号混合到一个低频率，由一个高分辨率、低速、

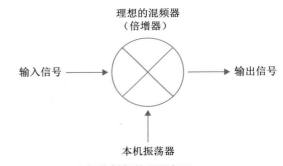

▲ 图 2-19　理想的射频信号混频器

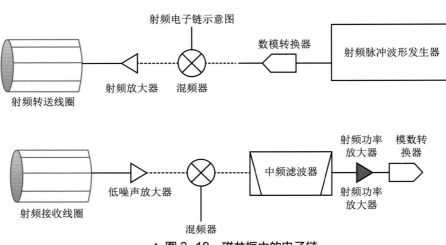

▲ 图 2-18　磁共振中的电子链

12-32 位 ADC 进行转换。在这种接收机结构中，ADC 的采样率相对较低，低于 1 MHz。由于低带宽要求，通过模拟多通道到单次 ADC 的接收通道的分时复用，采样率较高（1 ～ 5 MHz）的 ADC 可用于转化多通道。同样，随着高性能 ADC 的发展，新的接收器架构现在是可能实现的。高分辨率高输入带宽、采样速率高达 100 MHz 的 12-32 位 ADC 也可用于信号的直接采样，因此无须在接收链中使用模拟混频器。

（二）梯度电子单元

在基本描述了用于实现射频脉冲的电子器件之后，我们现在可以讨论脉冲的特性。这些特性与 MRI 中用于对比度控制的磁化强度调制有关。如前所述，磁共振成像系统会刺激身体切片的特定平面上的氢原子核，然后在这些核弛豫到基态时确定这些核在该平面内的位置。这两个任务是通过在磁体中定位合适形状的梯度线圈来实现的。这些线圈由一串电子设备控制，使局部区域内的磁场随空间位置的函数线性变化（图 2-20）。

因此，氢核的共振频率在梯度范围内是空间依赖的，通过改变激励脉冲的频率，就有可能控制被激发的区域。在激发过程中断后，受激核向基态的位置进动，可由发射的共振 RF 和相位信息确定。

MRI 系统有作用于 x、y 和 z 三个轴上的梯度线圈。在梯度系统的电子链框图中，有一个称为波形发生器的控制单元，用于创建时间控

制波形。该数字信号被发送到 DAC 单元，然后放大，并定向到梯度线圈系统的适当部分。

为了获得足够的图像质量和帧率，MRI 成像系统中的梯度线圈必须快速改变感兴趣区域的强大的静磁场。一个电力电子供应装置被用来驱动梯度线圈。这些电子元件在高压（最高可达几千伏）和大电流（几安培）下工作。除了高功率要求，低噪声和梯度的稳定性是非常重要的，因为线圈电流中的任何波纹都会在随后的射频拾音器中产生噪声。这种噪声直接影响图像的完整性。

（三）射频脉冲与宏观净磁化 M 效应

我们可以从这一节开始解释射频脉冲主要用来激发磁化，产生这个矢量的反转，最后重新聚焦自旋，从而产生相干性和宏观磁化。射频脉冲也可以用来饱和不需要的信号。

为更好地理解射频脉冲的使用，我们必须强调一些重要的方面：脉冲的形状、与时间和持续时间有关的脉冲的功能，以及在空间和频谱中的选择性。RF 脉冲的持续时间也称为脉冲宽度，通常以秒或毫秒为单位测量。对于脉冲，也定义为 RF 带宽Δ f，单位为 Hz，作为脉冲频率含量的度量，表示自旋操作的频率分布。另一个常用来描述射频脉冲效应的参数是 FAθ。FA 通常用度数来测量，它描述了脉冲对磁化 M 产生的章动角。例如，将纵向磁化完全翻转到横向平面的激励脉冲的 FA 为 90°，称为 P90 脉冲。FA 与脉冲 RF 的持续时间有关。

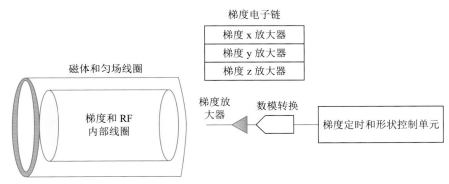

▲ 图 2-20 梯度系统电子链

脉冲特性描述的另一个重要参数是形状。射频脉冲的主要形状是由具有不同的数学性质函数 Rect 和 Sinc 描述，我们在这里不做讨论。

矩形脉冲是时域内形状像矩形函数的脉冲，对于 |t|> T 为零；它也被称为硬脉冲，因为它是独立于时间的。相反,时变脉冲被定义为软脉冲。硬脉冲可以在不需要空间或频谱选择的情况下使用，而且由于脉冲长度可能非常短，因此很方便。通常，硬脉冲在没有并行梯度的情况下被激活。然而，硬脉冲的带宽足够大，足以影响具有广泛共振频率范围的自旋。

Sinc 脉冲是一个在时域内形状像 Sinc 函数的脉冲，也就是 sinx/x。

磁化矢量的激发要求该矢量从磁场 B_0 向 z 方向旋转到正交的 x-y 平面。只有当信号由 x-y 平面磁化产生时，才有可能获得 MR 信号，因此，所有的脉冲序列都至少有一个激励脉冲。这种脉冲称为 P90 脉冲，因为它将 M_0 向量完全在与主 z 轴垂直的平面上移动，使 M_0 旋转 90°。由于脉冲的持续时间与章动角有关，脉冲持续时间的加倍导致 M 矢量方向的反转。这可以在每个轴应用到旋转磁化 $M_\parallel$ 和 $M_\perp$ 向量。特别感兴趣的是 P90 之后短时间内施加到 $M_\perp$ 的翻转的效果：由于热扰动的去相位 $M_\perp$ 开始减少。失去运动的相干性，我们会发现外轨道的自旋更快，如图 2-21 所示。

沿着 y 轴进行反转操作，如图 2-22 所示，我们有一个向量 a，它比 b 快，而且在 b 的外部位置，但现在在相反的方向旋转。旋转开始复相位并且 $M_\perp$ 再次达到最大强度。这就产生了可以用线圈测量的回波信号。因此，将射频脉冲应用于翻转磁化，就有可能产生需要的待测磁

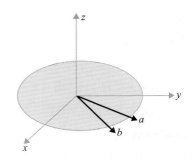

▲ 图 2-21　具有不同的相位和速度旋转自旋

化的回波。

射频脉冲可以与用带宽表示的射频脉冲的形状相关的特定功能以不同的方式应用。该函数可以确定特定频谱区域的选择性。利用这种方法，可以控制垂直于 B_0 平面上的磁化转移。这样，图像的对比度将取决于传输的磁化强度和种类；事实上，用于转移适当磁化强度的脉冲可以具有频率谱选择性，并可用于减少某些类型组织的 MR 信号，而不改变其他类型的组织。这些脉冲只能降低 MR 信号。因此,图像对比度增加，因为效果是组织特异性的。这类脉冲的广泛应用可在磁共振血管造影（MRA）中发现，特别是应用于颅区，并执行所谓的时间飞跃（time-of-flight，TOF）序列。频率选择性脉冲用于减弱脑实质的 MR 信号，但血液信号不变。

这只是一个例子。所有这些和以前没有提到的，但在现代 MRI 中使用的功能都在通过梯度 RF 脉冲的形状、时间以及强度的工程的尖端技术的方式发挥作用。从数学的角度来看，这些论点中有很多是很难处理的，我们将对这个论点有一个定性的方法。

在进一步讨论之前，让我们先看看与静态磁场梯度有关的模拟特性：适当形状和定时的梯度的应用允许我们进一步操纵自旋和磁化。

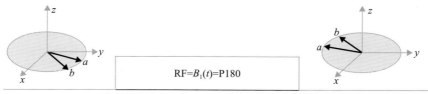

由射频脉冲 $B_1(t)$ = P180 引起的旋转平面的反转

▲ 图 2-22　P180 脉冲反转后的自旋

综上所述，对这些论点进行恰当的数学描述超出了本章的主题。感兴趣的读者可以参考以下资料：

（1）Principles of Magnetic Resonance imaging，Yi Wang．

（2）Handbook of MRI Pulse Sequences，Bernstein et al.

（四）梯度波形与宏观净磁化M效应

MR的静态磁场的受控变化是控制自旋和宏观M的有力工具。引入磁场的线性变化重叠到微观，使静态B_0值沿作用方向变化，产生了拉莫尔频率对磁场局部值的依赖关系。施加梯度时的静磁场可以用下式表示：

$$B_0(x) = B_0 + \left|\overset{i}{G_x}\right| \times \left|\overset{r}{x}\right| \qquad （公式2-12）$$

$$\omega(x) = \frac{-eg}{2m} B_0(x) \qquad （公式2-13）$$

引入每个方向的线性梯度场，我们添加了一个空间标签，以给出磁体内空间的每个点的不同的拉莫尔频率。通过这种方法，我们引入了一个空间位置的代码，它是通过给位于那个位置的质子分配不同的拉莫尔频率来实现的。图像重建过程中采用拉莫尔频率的空间编码，实现沿z轴方向的切片选择，在x-y平面上获得二维图像信号，这对于基于NMR的成像技术来说，简单、强大且极其重要。

梯度的形状设计，可以对原子核极化产生特殊的效应，从而对M产生效应。也可以用来补偿静磁场中的不均匀性。这是一项重要的操作，因为磁场会随着样本、患者的身体的引入而改变。在磁共振成像中，匀场补偿通常是自动进行的，它是一项重要的操作，对成像质量或在体内和体外光谱分析获得的成像信号的清洁度有重要影响。匀场是由围绕FOV的特殊形状的线圈主动地进行，并由计算机控制。

有一个梯度的视觉呈现是很重要的。我们考虑沿x轴的梯度和沿y轴的梯度。我们将使用沿磁场每个方向的正负变化，即所谓的梯度的正瓣和负瓣。

MR脉冲序列通常包含用于频率和相位编码的梯度波形，以及用于层面选择的梯度波形。通常，每个梯度脉冲有正负两个叶瓣，可有不同形状：梯形、三角形和正弦，这取决于所要求的成像参数（图2-23）。

沿着每个轴，都有一个场剖面，如图2-24所示。

重要的是，要了解这些变化可以同时应用于两个方向，或在适当的时机考虑，例如，引入特定射频脉冲的应用的可能性。这是在一些特定的序列准备某些组织的磁化中所发生的。

一个重要的考虑是沿空间轴的梯度允许为所分析的磁场空间内的每个点标记不同拉莫尔频率。接收器将根据射频脉冲的激励、梯度强度和梯度相关的局部磁场值捕获频谱频率范围。

如果正确地组合使用射频脉冲和梯度，研究人员就有可能以一种非常可变和可塑的方式操纵自旋和采样信号。梯度的主要应用是层面选择，即选择一片组织代表沿z轴、x轴和y轴的投影。平面选择后，梯度沿x轴方向进行所谓的频率编码，沿y轴方向进行所谓的相位编码。图2-24给出了梯度剖面的空间表示。在序列工程中，射频脉冲的特征及时序和磁场梯度组合的时间剖面是很重要的，它们被用来管理NMR信号的操作，代表了所谓的序列。每个梯度使用不同的时间线；用一条时间线表示射频脉冲，用一条时间线表示信号采集时间。为了使脉冲序列图尽可能简单，作者使用了简化图形中梯度形状的表示。最常见的简化方法之一是将梯度画成完美的矩形，而它们应该画成梯形（或类似的形状），具有更平缓的上升和下降速率；事实上，电子梯度单元的性能是由其强度（单位为mT/m）和变化速度［单位为mT/（m·s）］来表示的。梯度图中另一个常见的简化是，在许多参考文献中，紧接着层面选择梯度后面的较小的 RF 脉冲向下投影瓣没有表示出来。这种层面复相瓣的存在，有助于纠正横向磁化的相位分散，这发生在应用主要的层面选择梯度方向。如果不使用复相瓣，我们将受到体素内相位分散的影响，导致信号丢失（图 2-25）。

MRI 如何使用梯度？这是序列工程的一个非常重要的部分。z 梯度也称为选择性激发梯度。它沿着 z 方向应用，在这个方向改变拉莫尔频率。然后使用以感兴趣值为中心的主频率的窄带 RF 脉冲选择层面。

y 梯度称为相位梯度，适用于较短的时间间隔。它用来将自旋去相位一定的量，然后关闭。在这个过程之后，自旋以相同的角速度一起旋转，但存在一个依赖于 y 坐标的恒定的相位差。它以不同的强度进行开关。

最后一个梯度是 x 梯度，也称为读出梯度，是在从 P90 或 P180 读取脉冲信号时打开的。

梯度可以被激活几次，以覆盖矩阵的所有

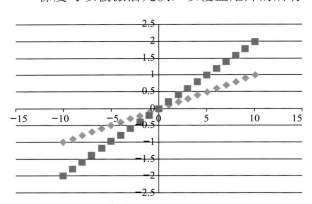

▲ 图 2-23　梯度的强度与斜率

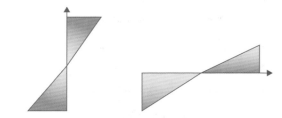

▲ 图 2-24　y 轴和 x 轴的线性梯度剖面

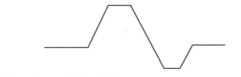

▲ 图 2-25　复相位波瓣

行和所选的所有层面。这些脉冲的时间过程非常重要。它也是耗能的，一个合适的电力单元专门用于梯度供电。最后，我们将使用这些线组成的图表（图 2-26）来描述射频脉冲及梯度的时序和效应。

在每一行中，我们将报告 RF 脉冲和梯度的形状和时间。但现在，在进一步进行序列描述之前，最好给出一些关于图像 FOV 中自旋空间位置与拉莫尔频率和 RFs 能量之间关系的更详细的信息。下文中我们将进一步介绍 NMR 中 k 空间的重要概念。

四、k 空间与空间的复合

MRI 的最佳工作空间在哪里？我们可以从上一段所述的一些重要考虑事项开始讨论：沿空间轴的梯度可以对 FOV 中分析的每个点使用不同的拉莫尔频率进行空间标记。接收器或线圈，将捕获在激励和读取过程中依赖于激励射频脉冲和梯度激活频谱范围内的频率。

所以，通过拉莫尔频率，能量和实验坐标系中的空间坐标之间存在对应关系，用拉莫尔频率与 r 向量的依赖关系来表示。所以，ω（r）在容积内存在空间分布，或感兴趣区。此外，在 MRI 中，由于以体素和像素为单位对空间进行采样和定量，信号图像的性质是不连续的，因此图像也具有不连续的结构。图像中的体素或像素是空间坐标的量化。空间中存在一种晶格，坐标是梯度轴向空间分辨率的倍数。这就是为什么在成像中，我们把图像称为空间矩阵，把图像看作是二维的像素矩阵，而在功能磁共

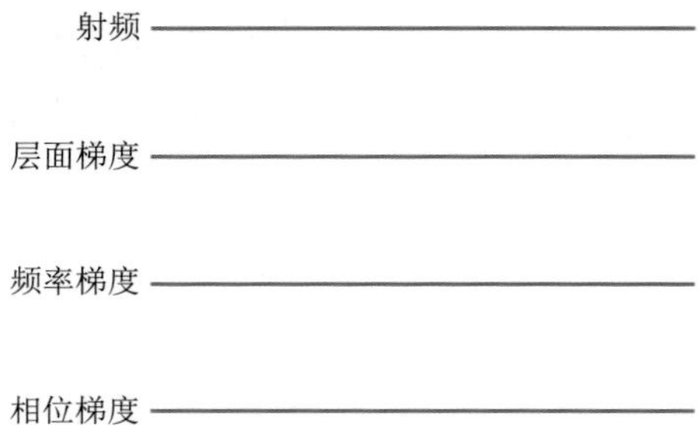

射频 ————————————

层面梯度 ————————————

频率梯度 ————————————

相位梯度 ————————————

▲ 图 2-26　序列的表示

振成像中，我们将其看作是三维或四维矩阵中的体素。这个矩阵或晶格的性质相当复杂。所以，物质是用一个周期结构来表示的，就像固体物理中使用的晶格模型。在沿所有轴的磁场梯度的空间中的位置变化，意味自旋的不同能量状态，在频率和相位方面与不同的体素有关。那么，问题在哪里呢？显然，在数学中，需要对这两个工作空间的性质进行适当的处理：一个与空间坐标及补偿有关，另一个与能量坐标有关。通常，这时我们需要引入傅里叶变换，这是一种关联一些函数空间的数学工具。但我想提出一个创新的途径，这种途径有使工作场所的 MRI 复杂的可能性。那么，让我们来介绍一下 MRI 中的复数。

让我简要介绍一下在我们大学的大部分学习中所使用的线性代数：微积分的巨大局限性是由于在 ℝ 集内工作，但是 ℝ 不是一个好的工作环境。代数的自然环境，特别是矩阵代数，是 ℂ，复杂空间，在那里代数的应用是直接和容易理解的。在 MRI 物理中，我们也处于同样的情况。我们必须使用一个对计算和解释自旋性质有用的空间，这个空间就是 k 空间，它在复杂空间中被恰当地定义为一个具有复数、不连续及网状属性的空间。k 空间实际上简化了对 MRI 和 NMR 微观数据采集和评估方法的理解和使用。显然，你需要一个强大的数学背景来恰当地处理 k 空间来达到这些目的，而这些数学大部分都与傅里叶变换有关。物理专业的学生在研究固态物理时，基于互反晶格、布里渊区和费米能级的概念，遇到了 k 空间的概念。同时，现象学磁化方程的作者布洛赫对复杂空间周期结构中的电磁相互作用进行了大量的研究。布洛赫成功地解决了光子与固体相互作用的自解问题。

k 空间形式的应用涉及医学的许多领域，如 X 射线散射、超声回波成像、正电子发射断层扫描和电子显微镜等。它在 NMR 和 MRI 中的应用可以在 Ugurbil 和 Twieg 的开创性工作中

找到。然而，考虑到它在物理学中的深厚根基，这个概念在其他学科中从未被认为是特别重要的。因为我们的代数的大部分都在 ℝ 而不是 ℂ，我们需要复数来更好地引入在 MRI 中非常有用的 k 空间概念。

第一步是引入一个通用向量 $K = (K_x, K_y, K_z)$，稍后我们会把它与空间的能量值联系起来，然后我们可以定义这个向量和空间向量 r 的乘积：

$$K \cdot r = (k_x x, k_y y, k_z z)$$

然后，我们可以考虑这个乘积的复指数函数，它可以表示为：

$$e^{(ik \cdot r)}$$

term1

其中 i 是对复数求导的虚数单位，这个函数可以用来表示空间中表示的泛型向量 P 的复数。

复数有几种表示形式（图 2-27）。使用二维空间内向量的 $\cos(\theta)$ e $\sin(\theta)$ 成分，可以将复数 z 的成分与笛卡儿坐标之间的关系表述为：

$$z = \rho[\cos(\Phi) + i\sin(\Phi)] = \rho e^{i\Phi} \quad （公式 2\text{-}14）$$

现在，我们可以从空间坐标 r,s（r）中分离出一个新的向量。从 s（r）开始，我们可以使用术语 1 的定义和向量 K 在一个体积无限小的 dV 内来定义函数：

$$\tilde{s}(k \cdot r) = s(\mathbf{r}) * e^{(ik \cdot r)} dV = s(\mathbf{r}) * e^{(ik \cdot r)} dx * dy * dz$$

为了从空间坐标内去除这个量的依赖，我们可以对容积内每个体素的贡献求和，以这种方式操作数集，我们可以定义一个新的实体，直接依赖于 k 向量的分布 S（K），它的性质是实变量的复函数（图 2-28）。

这样，我们把函数依赖关系从 r 坐标转移到 k 向量。新函数 S（K）具有重要性质，是复数且与 K 坐标的时间演化有关，S（K）中的信息与感兴趣场 FOV 的所有坐标有关；积分的作用是将空间所有坐标的所有分量相加。这将引入 k

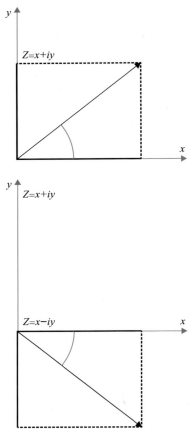

▲图2-27　向量表示中的复数

$$\int s(r)e^{ikr}\,dV = S(K)$$

▲图2-28　复函数 S（K）

空间图像的一个重要特征：图像的每个像素都有来自感兴趣的 VOI 内的所有体素自旋的能量信息！

现在，根据标准 NMR 理论，并使用之前讨论的参数，我们可以做如下的考虑。

（1）梯度的使用意味着改变体素中自旋和磁化的频率和相位。

（2）一般来说，梯度有时间依赖性。

（3）k 空间与自旋的频率和相位以及宏观磁化密切相关。

从所有这些因素考虑，我们可以说包含在体积 dxdydz 中的质子发出了 NMR 信号：

$$\int q(r)e^{2\pi ik(t)r}dV = Q(K) \qquad （公式2-15）$$

利用逐项辨识法，我们可以看到形式上 S

（k）=Q（k）。矢量 K 的时间演化与改变空间标记与磁场能量关系的方式有关。这些物理实体与射频脉冲和梯度值结合的方法有关，这意味着管理一个在复杂的 k 空间中定义的轨迹，并依赖于应用的梯度和脉冲。

我们已经看到，使用射频脉冲和梯度，我们可以沿着任何想要的 k 空间路径移动。在此路径中，我们为访问的 k 空间点的子集建立 Q［K（t）］或 S［K（t）］值的记录。访问意味着测量。这些是线圈显示的信号。作为 r 的实坐标的实函数，这个信号包含关于信号空间标签的信息，但是，作为变量 k 的复函数，它也是一个时间相关的函数；这个信息隐藏在 K（t）和图像中。因此，通过 RF 和梯度脉冲，可以选择 k 空间点来选择和采样 NMR 信号。k 空间的轨迹与适当的脉冲和梯度序列的管理方式有关，以便对感兴趣的图像进行对比。

但是我们用这种方式记录的是什么样的图像呢？它是图 2-29 所示的吗？

可能没有一个影像图像可以清晰地表示这种记录，但它是扫描仪所测量的真实的信号表示。这种图像由扫描仪的重建 PC 发送，为组织和器官成像提供成像。k 空间图像给出了所获得信号的真实表示。在处理如何使用这些图像来实现内部器官的成像之前，我们必须对 k 空间进行其他重要的观察。函数 Q［K（t）］是复数。这与实际的 NMR 信号有一个相位的事实相一致，它完全是通过沿轴向的两个信号采集来检测的。这些信号有 90°的相位差，它们在正交射频参考信号的作用下，可以利用正交检测模式中的线圈进行检测。这两个通道（通常表示为 u 和 v）提供了两个依赖于时间的输出信号 u(t)和 v（t），它们表现为一个复杂信号 S（t）=u（t）+iv（t）的笛卡儿分量。同样，磁共振信号的复杂表示我们有可能从磁化矢量的扫描中得到所有的信息，也可以在复杂空间中得到。关键是：我们的信息，MRI 中的信息，同时考虑发射器的能量和位置！我们需要复数来处理这类信息！

但它们不能与通常成像的空间图像相关联。

那么，到底发生了什么？引入这种形式有几个后果，其中一些超出了本章的范围。然而，有一点需要考虑：随着复数形式的引入，讨论矢量的频率和相位变得更容易，组织磁化是矢量，而不仅仅是关于模量或强度。相位和频率是磁共振成像中两个非常重要的参数，因为它们与质子在物质中不同位置的物理状态有关，而质子在物质中不同位置的物理状态可以被揭示出来，利用此信息进行成像对比。不同的 x、y 和 z 坐标意味着 k 空间中不同的 k_x、k_y 和 k_z 能量点。

有了这个复杂的矢量传输所有不同位置自旋的不同能量状态，我们可以准确区分组织的磁化状态，以通过扫描仪外在参数产生与内在组织参数相关的 MRI 信号：影像的对比。由于 MRI 中有大量的内在参数，因此可以用这些参数以不同的方式标记组织不同位置的每一种能量状态，从而区分它们以及不同的病理状态。这种成像技术的敏感性和特异性与我们所需要的最佳电子脉冲和梯度校准的可能性有关。这就是 MRI 的力量。改进射频和梯度脉冲技术可提高检测灵敏度和特异性！重要的是要了解，在某些情况下，最好有强大的梯度和 RF 系统，而不是高 MR 静态场。使用产生于控制 RF 与梯度信号过程中扫描仪计时与动力片段储存的信息，我们可以通过我们的检查要求描绘 k 空间：层厚、层间距及为便于信号记录而激发或饱和的组织。我们可以通过选择 k 空间的采样方式来选择所有这些参数。那么，重建就完成了，我们不需要对生理影像进行转换，如图2-29所示。

利用 z 梯度和 y 梯度引起的拉莫尔频率差对层面选择和 y 轴位置进行空间定位编码。x-y 平面上的第 2 轴可以用沿 x 轴施加的短而快的梯度脉冲所激发的相位差异来编码，这些相位的差异与质子沿 x 轴的不同位置有关。应用了一点去相位，但当梯度脉冲关闭时，它就消失了。在这种受控的去相位之后，自旋以一种相干的方式返回，但返回的相位不同。为了映射出沿 x

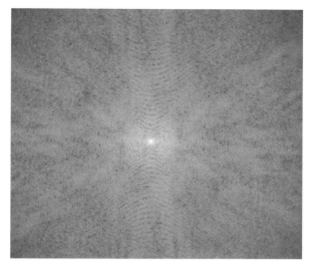

▲ 图 2-29　MRI 图像的 k 空间表示

轴的所有位置，必须在不同的强度下多次应用脉冲梯度，而频率编码则采用一个较长的梯度。因此，对于每一个特定 x 位置上的频率梯度，沿着 y 轴都有一个更快、更强的梯度序列。

这样，单个 y 位置的编码就代表了频率编码沿 x 轴的偏移量。频率可以相同，但起始相位不同。这两个梯度的结合使用，使我们能够制定一个 k 空间覆盖的策略，我们可以称之为 k 空间中的轨迹。我们必须指出，k 空间是一个格子，点沿着 x 轴和 y 轴网状布置，这是由于分成像素和体素的 MRI 空间内坐标离散的性质，由于 NMR 信号的采样过程和射频脉冲的数字化。晶格上覆盖 k 空间点的运动由梯度和射频脉冲控制。

如图 2-29 所示，之前提到的 Q [K（t）] 的其他重要属性是，表示这个函数的影像平面上通常出现极端变量并没有连接到身体的器官和组织的影像：很难将 k 空间中的影像与实际影像联系，但也有一些这些图片的重要属性：我们可以通过实验证明，由于我们总是对空间有界的物体进行成像，Q [K（t）] 达到重要值的 k 空间的面积被限制在 k 空间图像的一个中心区域，它与真实图像的所有结构和组织有关。在离原点较远的情况下，Q [K（t）] 变得比实验噪声小，沿谱坐标继续映射值没有意义。有了这些概念，我们可以做另一个关于覆盖 k 空间所采用的路径的重要考虑：可以证明 S（-k）= S*（k），用星号表示复数的复共轭运算。这意味着在 k 空间中有一个内部对称，与数量 S（k）或 Q（k）的性质有关。因此，我们只能在 k 空间的适当部分绘制 Q（k）。

数学家们会注意到，我们还没有从数学上介绍傅里叶变换定义的重要工具。所有由 k 空间复合引入的讨论都与这一理论处理策略有关。我对弥散在使用 ⓒ 代替 ℝ 进行计算的重要性很感兴趣，但是我们将在 ImageJ 软件中使用这个工具，因此我们必须说明 FFT 的性质，计算傅里叶变换的算法。

我们可以用成像的方法来说明这些步骤。使用 Web 上免费提供的开源软件 ImageJ，我们可以很容易地将 dicom 医学图像与其 k 空间关联起来。做这个的数学运算是傅里叶变换。我们不会讨论傅里叶变换。我们可以更容易地避免这种使用空间复化的概念；使用 ImageJ，我们可以从 MRI 结构扫描中填充切片，可以从图像移动到相应的 k 空间，反之亦然。

使用区域选择工具，我们可以捕获 k 空间的部分来删除或复制到图像的其他部分，进行镜像或倒置这样的几何操作。

从大脑切片的初始图像中，我们可以打开对应的 k 图像空间，选择一个正方形的内部部分来删除 k 空间的外部区域（图 2-30）。

对图像的影响是什么？这两幅图像的视觉对比似乎没有什么不同，只有对第二幅图像与第一幅图像进行数学减法，才能证明在接下来的对比中出现了轻微的变化，而且只能在图像的一些细节上体现出来，如前所述。所以我们可以说 k 空间的外周部分与重要性较低的图像细节相关（图 2-31）。

选择一个更小的方块，我们有这些效果与一个更显著的改变的效果。通过这个 k 空间操作，我们可以展示出其他的几何特性，我们可以移除 k 空间的下半部分，并用反射的上半部分替换它（图 2-32 和图 2-33）。该操作对图像的影响如图 2-34 所示。

ⓒ 空间最重要的特性之一是使积分计算变得简单。在 ⓒ 空间中，用来计算积分的数学技巧经常被转换成正确的积分路径选择。复变函数在特定路径上具有难以置信的简化性质。利用空间性质和 ⓒ 数性质，很容易证明一些重要的数学运算符是用运算符的复指数表示来定义的。在 ⓒ 空间中详尽地解释了路径和旋转，并更好地定义了物理应用。MRI 物理也是如此。如图 2-32 和图 2-33 所示，以及之前的图像，k 空间的属性可以用来描述所获取的相关图像的一些属性。此外，利用本段开头介绍的 k 向量作为能量向量的解释，我们可以将不同的能量

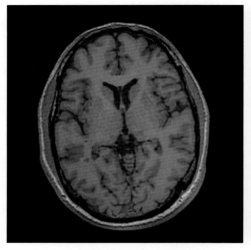
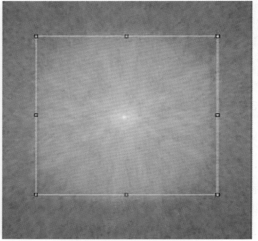

▲ 图 2-30　MRI 图像与 k 空间表示

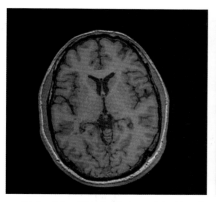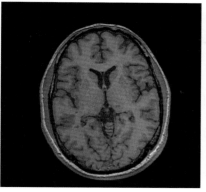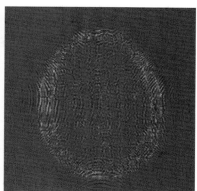

▲ 图 2-31　删除图像中 k 空间外周部分的效果

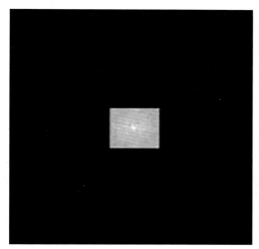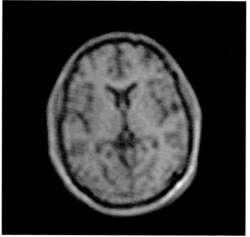

▲ 图 2-32　图 2-30 中与 k 空间中较小居中部分相关的图像

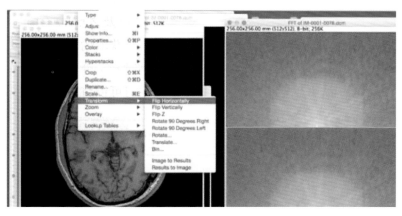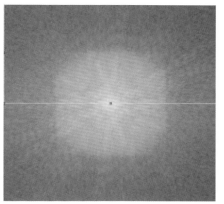

▲ 图 2-33　对 k 空间图像的处理：用相对于通过原点的轴的镜子去除下半部分

值映射为不同的组织细节来描述 MRI。我们需要复数，因为用这种方法引入自旋或磁化矢量的相位参数是很自然的。相位成为 MRI 图像对比度控制的一个重要外在参数。脉冲和梯度的组合选择是 k 空间中选择部分回波信号进行激励和获取的路径定义。理解这一点很重要。这

是磁共振成像中的一个关键概念。我们可以选择 k 空间的元素来更好地构造我们想要获得的图像特征。k 空间的能量选择包含了一般空间的空间选择，但它不仅仅是空间选择。这是因为 k 空间没有图像的直接表示。k 空间包含空间选择，但它不仅是空间选择，而且与所选择的能量和

45

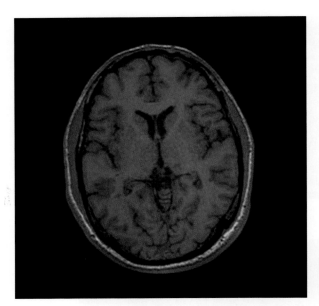

▲ 图 2-34　部分 k 空间复制的几何运算构成相同的初始图像

组织也有关联。换句话说，在 k 空间中我们用所有的工具选择合适的对比度来可视化。还有一些细节可以更好地理解 k 空间。

我们可以放大与大脑图像相关的原始图像的 k 空间结构：我们可以注意到，很明显，k 空间也是量化的，并且有一个像图像一样的像素结构，代表真实的头部内部结构。显然，因为 MRI 信号的获取有一个采样和量化的过程。但是 k 空间的像素与真实空间图像的单个像素无关。

在图 2-35 中，您可以看到使用 ImageJ 软件获得的图 2-37 所示层面的 k 空间图像的中心部分。

我们可以在中心周围选择一个面积为 3×3 像素的正方形，然后在选定的正方形周围清除图像后，我们可以重建图像（图 2-36 和图 2-37）。

在初始图像与精细图像的视觉对比中，可以明显看出，中心 k 空间的一小部分包含了空间图像的整个像素信息。这是因为在 S（k）的公式中，或者在我们的例子中，Q（k），我们已经沿着 V 体积的空间坐标 dxdydz 整合了信号。

增加中心附近正方形的维数，可以增加所有空间图像的详细定义。k 空间的选择如图 2-38 所示。

同样，对于图像的所有空间像素，我们有更多的信息和细节。让我给你们看一些更有趣的 k 空间性质的例子。让我们选择中心附近的 k 空间的一部分，如图 2-39 所示。

图 2-39 重构后的图像如图 2-40 所示，选择一部分（如图 2-41），图 2-41 重构后的图像如图 2-42 所示。

细节的几何与 k 空间所覆盖路径有关，因此一个好的 k 空间覆盖策略可以使研究者更快地获取图像，从而尽可能地提高信噪比。k 空间的外周部分只与图像的噪声有关，只在靠近 k

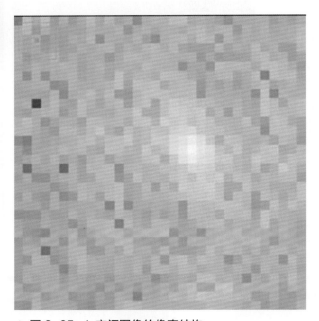

▲ 图 2-35　k 空间图像的像素结构

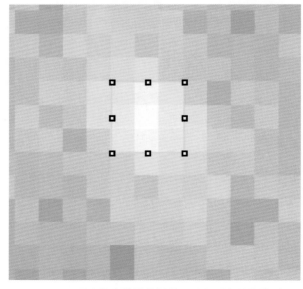

▲ 图 2-36　具有较高放大倍数的 k 空间图像的像素结构

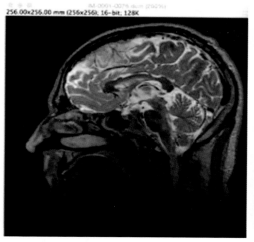
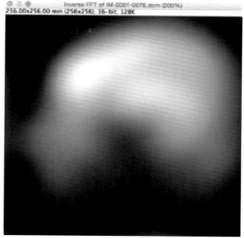

▲ 图 2-37 来自 k 空间的一小部分的细节与实际空间中的所有像素相关

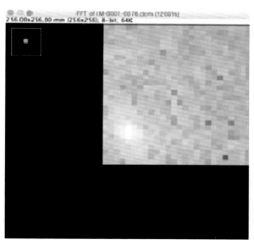
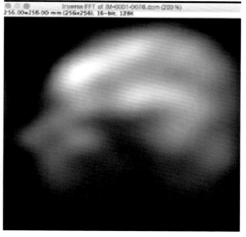

▲ 图 2-38 k 空间的一部分和相关的图像

空间中心较小的部分获取是一种较好的策略。

在本章的最后，通过所有这些仪器，我们可以重新对序列这个术语进行操作定义：在 MRI 中，序列是预先选定的一组已定义的 RF 和梯度脉冲；其中一些脉冲可以在扫描过程中重复多次。脉冲之间的时间间隔，梯度波形的振幅和形状，用来操纵自旋，以及宏观水平上的净磁化。在磁化自旋第一次衰减之后，利用射频脉冲或频率和相位梯度对自旋进行操作，可以生成 FID 信号的某种回波：该机制使用去相位 - 复相位技术生成新的信号，作为第一个信号的回波。

通过控制 NMR 信号的接收和采样，可以影响磁共振图像的特征，以便在感兴趣的组织之间产生适当的对比度。脉冲序列是由计算机程序生成的，这些程序控制用于 MRI 过程的扫描仪中电子链的所有硬件元素。通过不同的脉冲序列，放射科医生可以以不同的方式对同一组织进行成像，使用不同参数的序列组合可以揭示所有组织的重要诊断信息。磁共振是动态的、灵活的；这项技术允许放射科医生根据感兴趣的解剖部位、这些部位的功能以及正在研究的疾病过程来调整成像研究。在本章中，我省略了对许多感兴趣的主题的讨论，以完整地描述许多 MRI 技术的 k 空间。对这些主题的讨论超出了介绍性的阐述。

此外，k 空间的许多重要方面几乎没有被提及，从而省略了特别的数学描述。我试图强调 k 空间工作空间的重要性，它的多功能性使 MRI 对物理学家、数学家、工程师，当然还有医生

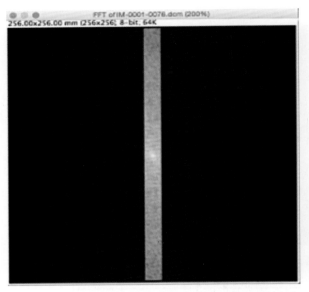

▲ 图 2-39　k 空间的水平切片与实际空间中的所有像素相关

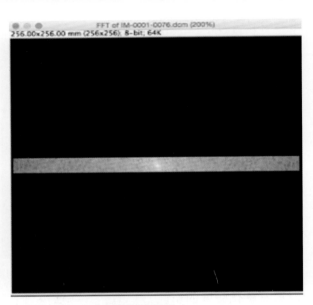

▲ 图 2-41　k 空间的垂直切片

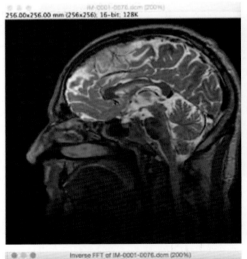

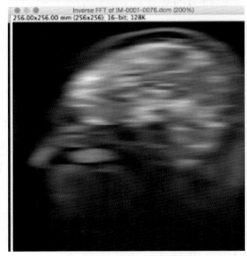

▲ 图 2-40　图 2-39 中原始图像与 k 空间一部分的重构图像的比较

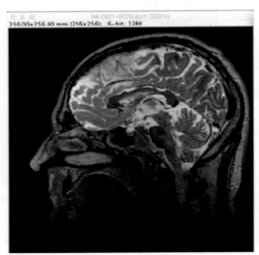

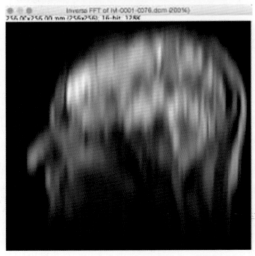

▲ 图 2-42　图 2-41 中原始图像与 k 空间的一部分重构图像的比较

非常有吸引力。

五、MR 影像序列及对比度控制

梯度和脉冲技术代表 MRI 诊断成像最重要的和最近的技术发展。梯度和脉冲组合实现激发和检测的可能性，尤其是选择性模式，由大量的参数传递到生命物质，以及源于生命物质的质子的信号，这些信号可用于控制这些 MRI 图像建设过程的两个阶段：激发和接收。为了正确地说明这些序列的时序和技术特性，文献中使用了几种图，很容易用图形表示脉冲和梯度波形对磁化强度的影响。我们将使用包含四条线的图（图 2-43）。

通过结合图中 RF 的形状、时间、强度和梯度脉冲，可以解释在自旋和磁化矢量上的作用。换句话说，我们可以表示从 k 空间读取数据的序列的最重要的属性。我们将使用下标 x 表示读出（或频率）方向，y 表示相位编码方向。为

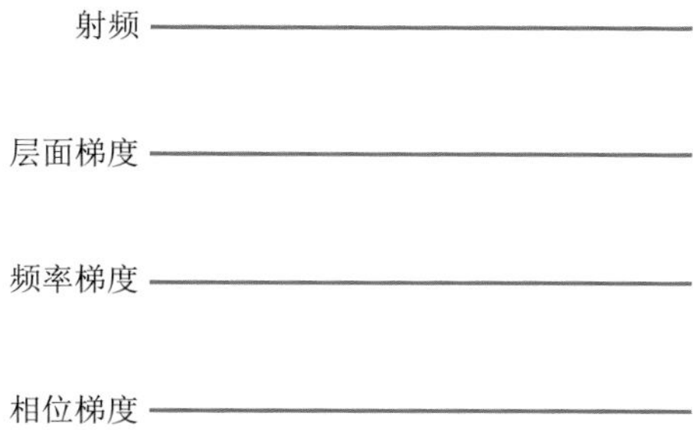

射频 —————————————————

层面梯度 ————————————————

频率梯度 ————————————————

相位梯度 ————————————————

▲ 图 2-43　序列中梯度和 RF 脉冲时序线的表示

表 2-1　一些组织的弛豫参数

	T_1（ms）	T_2（ms）
水	3000	3000
灰质	810	100
白质	680	90
肝	420	45
脂肪	240	85
脑脊液	800	110

了了解自旋在序列诱导下的行为，我们必须讨论不同组织的弛豫参数值。弛豫常数的典型值如表 2-1 所示。

顺磁造影剂（如钆），也被用于局部降低常数 T_1 和 T_2，由于具有特定病理状态的组织、多发性硬化症的新病变或近期病变，可捕捉这些介质。在临床实践中，质子 MRI 用于诊断。在这些情况下最重要的信号是由于大量水的质子，定义为游离的，不与其他分子相连和约束。质子信号的另一个重要来源是水的质子与具有液滴结构几何形状的脂质分子相连，这是一种典型的身体脂肪结构。脂质液滴的半流体物理状态在较短的弛豫时间内产生较强的自旋晶格相互作用。此外，脂肪可以与某些病理状态如一些肿瘤相关，在这种情况下，非常重要的是将天然脂肪与脂质分子进行不同成像，以增强图像的对比度，以便在可能的情况下对病理脂肪和生理脂肪进行鉴别。

为了解决这一对比问题，通常用准备脉冲和专用序列选择性地激发 M 矢量的不同分量。典型的脉冲序列时序图使用时间线表示射频脉冲、应用的三个梯度、层面 - 相位频率，有时用第 5 条线表示记录的信号（图 2-26）。

使用这种表示方法，可以用不同的方法对序列进行分类。从历史的角度来看，基于读出信号的分类表示非常有趣：直接对 FID 信号进行采样，或者对 FID 信号的单个回波进行采样，或者对使用不同策略创建的多个回波进行采样。利用射频脉冲或梯度波形的自旋去相位和复相位过程，FID 可以产生回波。信号形状不同：FID 具有典型的阻尼正弦信号形状，具有 T_2 时间常数特性。回波信号的形状在最大振幅后有一个振幅逐渐增大的正弦曲线。这种形状是由

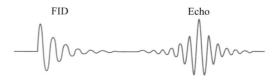

▲ 图 2-44　MRI 中 FID 和回波信号的形状

于这样一个事实，即信号的记录通常开始于自旋仍在重新相位并继续进行时，直到热扰动再次去相位（图 2-44）。

用于创建回波的技术主要与所使用的脉冲有关，可以使用 P180I RF 脉冲创建回波，该脉冲可翻转逐渐减小的旋转 M 计划（图 2-45）。

可以采用多次应用的相位梯度、层面和频率选择器梯度来创建单个或多个回波。FID 采样序列在 MRI 中没有使用，我们不去讨论它们。我们将讨论自旋回波（spin-echo，SE）序列和梯度回波（gradient-echo，GE）序列。

通常，在描述序列的性质和特性时，我们讨论由计算机控制可设置的 T_e、T_R 和 FA 三个参数。我们可用 PC 控制收集到的信号的数量和类型，通过改变 T_R、T_e 和 FA，可以根据所准备的磁化发出的信号中读取感兴趣的信号的要求，在脉冲序列和梯度上升和下降的序列中描述时间特征。

回波时间表示射频激励脉冲与线圈中感应信号峰值之间的时间间隔。它通常以毫秒为单位测量。根据 T_e 值，可以控制 T_2 弛豫量。

另一个重要的外部参数是重复时间（或 T_R），是从应用激励脉冲到应用下一个脉冲的时间。如果我们让所有的组织完全弛豫，我们可以恢复总磁化量（长 T_R）。当 T_R 小于组织的 T_1 参数时，可以恢复较少量的磁化强度。T_R 决定每个脉冲之间纵向磁化恢复的程度。它以毫秒为单位度量（图 2-46）。

出于同样的原因，可以使用另一个参数：FA。它可以用来定义场回波脉冲序列的激励角度。它是通过在拉莫尔频率上施加射频激励脉冲，使净磁化率相对于主磁场方向旋转或倾斜的角度。它也被称为翻转角、章动角。

射频脉冲功率（与脉冲幅度的平方成正比）被校准为倾斜的自旋数。梯度回波序列通常采用 0° 到 90° 之间的 FA，SE 序列采用 90° 和一系列 180° 脉冲，反转恢复（inversion recovery，IR）序列采用初始 180° 脉冲和随后的 90° 和 180° 脉冲（图 2-47）。

这些是 MRI 设置中最重要的外部参数或技术参数。利用这些参数，我们现在可以描述最广泛应用的序列家族的性质以及引入的创新。

（一）SE 序列

SE 序列是第一种用于波谱分析的序列，然后被应用于成像。这类序列的模式是基于使用 90° 初始脉冲翻转 x-y 平面上的磁化，然后 180° 脉冲反转去相位自旋的旋转平面进行再聚焦的过程。180° 脉冲恰好在激励脉冲与回波最大信号的中间时刻发射，这个时间定义为 $T_e/2$（图 2-48）。

让我们看看这类序列的特征。第一次脉冲

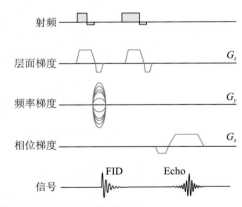

▲ 图 2-46　T_e 和 T_R 的表示

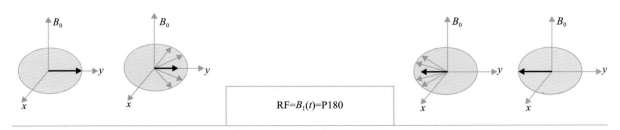

▲ 图 2-45　反转的回波

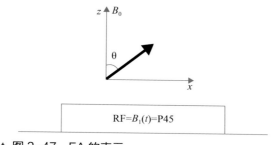

▲ 图 2-47　FA 的表示

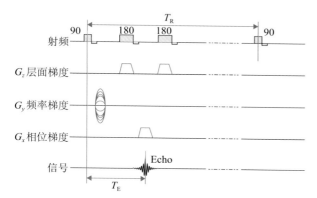

▲ 图 2-48　自旋回波图

后，自旋在 x-y 平面上对齐，恢复纵向磁化时产生 Fid 信号：

$$S = k\rho(1 - e^{-T_R/T_1})$$

为了读取回波信号，我们必须应用 P180 脉冲，因为可读信号衰减只由自旋 - 自旋弛豫产生。但是，P180 脉冲的应用翻转了去相位过程（同时逆转了 x 和 y 方向），并产生了回波。S 信号变成

$$S = k\rho(1 - e^{(-T_R/T_1)})e^{(-T_e/T_2)}$$

使用重聚焦 P180 脉冲意味着所有由于 B_0 不均匀性、磁敏感性和水 / 脂肪去相位而造成的信号损失被恢复且被忽略。因此，利用 SE 序列可以生成对 T_1、T_2 和 PD 分量的信号加权的图像。在该序列的诸多优点中，我们可以看到由于 P180 脉冲的再聚焦，其信噪比高、空间分辨率高、对各种伪影的敏感性较低。从之前的方程中可以看出，对序列中的 T_R 和 T_e 参数进行适当的处理可以获得较好的 MRI 信号特性，这为我们提供了一种强大的 MRI 多参数对比机制。

利用较短的重复时间和较短的回波时间，T_1 加权接近信号；相对于较短的 T_e 时间，T_R 较长时，T_2 加权占主导地位。最后考虑长 T_R 和长 T_e，可以得到方程中 PD 分量的权重。

因此，SE 序列可以用来产生组织的 T_1、T_2 和 PD 值的对比控制，对于单个组织可以实现三值标记。

我们必须考虑 SE 序列中一些重要的缺点：首先，这个序列家族使用两个脉冲，第二个脉冲的持续时间是前者的两倍。此外，有大量的能量释放到组织中，从而增加了射频功率的特殊吸收率（specific absorption rate，SAR）。SAR 定义为单位质量组织吸收的射频功率；它的单位是瓦特每千克（W/kg），描述了加热病人组织的效应。为了防止组织损伤，健康质量保证组织在 MRI 检查期间对 SAR 进行了精确限制。

关于 SE 序列另一个需要考虑的要点是，对于大的 FOV，采集时间非常长，这对于 T_2 和 DP 序列尤其明显。为了减少 SE 序列中的这些负面影响，早期尝试使用减少用于图像生成的 k 空间点的数量的技术。k 空间具有特殊的性质，可用于降低射频脉冲在 SE 序列中的能量释放。如前所述，k 空间数据由表示 M_x 和 M_y 磁化分量的复杂值组成。k 空间右半部分的复数据是 k 空间左半部分数据的复共轭。同样，k 空间上半部分的数据是 k 空间下半部分数据的复共轭。

在我们给出定义之前，激励数（NEX）决定了扫描过程中每一行 k 空间数据被获取的次数。对 k 空间线的多次采集是一种通过将采集到的信号平均和近似信噪比的增加作为 NEX 的平方根来提高信噪比的技术。

部分（fractional）NEX 成像技术利用了 k 空间上下部分的复共轭关系；这些是对称的，可以减少相位编码步骤的数量，即 y 梯度的数量。但由于分式 NEX 成像采集的数据点较少，随着 NEX 的减小，信噪比也随之降低。所以，它更快，但信噪比降低。

在半 NEX 成像中，记录 +128 到 − 128 中的

+8 到 -128 的相位编码步骤。步骤 -128 到 0 是由 k 空间的左右两半之间的复共轭关系产生的。记录相位编码步骤 -8 到 0，以保证 k 空间的中心在 0 处，左右两半之间有平滑的过渡。部分 NEX 成像序列使用 NEX 值在 NEX = 1 和 NEX = 1/2 之间。其优点是，与 NEX = 1 相比，可以更快地记录图像，但组织间的对比度与 NEX = 1 的情况相同。

另一种降低时间采集和 SAR 的技术是降低 FA，用较短的脉冲代替传统的 P90 脉冲；这减少了获取的时间和释放到组织的能量，但我们也有一个减少的信噪比，特别是对 T_2 加权序列。

另一个重要 SE 问题的技术解决方案是抑制序列中的第二个脉冲，即利用梯度代替 RF 脉冲产生回波信号，大大减少了采集时间和释放的能量；这个解决方案产生了一个新的序列家族，所谓的梯度回波序列。

（二）梯度回波序列

为了成像目的，对序列的梯度回波进行了明确的研究。实际上，这些序列使用系统梯度来操作自旋以及空间标记。梯度回波序列由一系列激励脉冲组成，所有 P90 脉冲，每个脉冲之间间隔一个确定的重复时间 T_R；采集数据开始后的时间间隔定义为 T_e 时间。没有 P180 脉冲，这导致 T_R 减小。在这种序列的信号采样通过沿着 x 轴的梯度 FID 去相位开始，然后通过这个

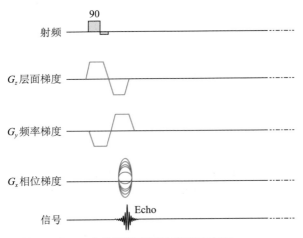

▲ 图 2-49　一个典型梯度回波序列的表示

梯度翻转瓣对质子复相位（图 2-49）。

此外，在长 T_1 组织对比的情况下，FA 可产生较好的 T_1 权重。梯度回波模式中使用了大量的序列，即 FLASH 和 FISP 序列、FAST 和 SPGR 序列，但是对于这类序列，最重要的参数是 T_e。闪光序列为 FLASH 快速梯度回波序列，在低 FA 下产生回波信号。除了损毁脉冲被消除外，FISP 序列是一个修正序列。这样，在下一次 RF 脉冲时仍然存在的任何横向磁化都被纳入稳态。使用较小的 FA，会损失少量的纵向磁化，图像对比度结果与 T_1 无关。结合非常短的 T_e［TR（10：50）ms］和范围为（30°：45°）的 FA，可以降低 T_2^* 的效果，使图像成为 PD 加权图像。随着 FA 的增加，对比度越来越依赖于 T_1 和 T_2^*。在这一工作领域，与 FLASH 序列相比，FISP 显示出非常不同的对比度。FISP 和 FLASH 可用于骨科成像、3DMPR、心脏成像和血管成像。

一般采用梯度回波序列控制 T_1、T_2^* 图像对比度加权，特别是，T_2^* 衰减发生在去相位和复相位梯度之间，并产生图像对比度。为了获得良好的信噪比，通常在这类序列中使用短 T_e。

这些序列通常对 B_0 不均匀性、磁敏感性和水 - 脂肪不一致具有不可恢复地敏感，特别是在 T_R 小于 150～200ms 时；对于这些 T_R，由于水和脂肪（表 2-1）干扰信号，在 x 轴上存在残余磁化。实际上，当 T_R 小于这些范围时，对比度变成了 T_2/T_1 比值的函数，组织分化在 T_1 和 T_2 中尚未确定。为了解决这一问题，并能够使用小于 150 ms 的 T_R，引入一系列准备脉冲或梯度波形。利用准备射频脉冲产生了 IR 序列家族，我们将在下面描述。使用沿 z、x 和 y 方向的不同梯度形状生成了梯度回波序列的几个版本，即流动补偿序列、弥散序列、损毁序列等，特别适合用于相位对比 PC MRA。

梯度回波序列的一个普遍优点是成像速度快，可以使用比 SE 更短的 T_R 和 T_e。此外，使用较小的 FA，可能比 SE 沉积更少的能量，从而大大降低 SAR。但是在这些序列家族中有一

个重要的缺点，即很难生成好的 T_2 加权图像。

如前所述，基于梯度回波图的序列有多种类型。

- 常规梯度回波序列，如稳态梯度回波采集：可以产生 FA 值较大的 T_1 加权，T_e 较长的 T_2^* 加权图像。

- 损毁梯度回波 SPGR：损毁破坏累积的横向相干性，使 T_1 对比度最大化。

- 对比度增强梯度回波稳态自由进动：这些序列的信噪比较低，因此很少使用；但是，这些序列可以生成大量 T_2^* 加权的图像。

为了控制磁共振成像中的对比度而进行磁化预备的想法在生成 IR 序列方面有一个有趣的结果。这一序列家族与 SE 相似，并提出了准备组织以达到所要求的对比度的想法。通过使用适当的初始脉冲，可以忽略不需要的信号，并突出其他组织之间的对比。这些是 IR 序列家族。

（三）翻转恢复序列

IR 可以被认为是 SE 序列的一种变体，因为它以一个反转脉冲 P180I 开始，然后应用通常的单 90°激励脉冲，在定义了 TI 反转时间之后，如 SE 中一样，应用通常的重新聚焦 P180 脉冲。这样，对比度主要取决于纵向磁化强度，就像 SE 序列一样，由反转的延迟时间 TI 的适当选择来定义这个时间。

在这个序列中，初始（反转）180° RF 脉冲中部到后续激励 90°脉冲中部之间用来检测纵向磁化量的时间定义了外部参数 TI。

为了抑制特定的组织信号，可校准反转脉冲 P180I，反转过程中，所有的自旋都被脉冲改变，磁化是局部自旋磁通量的宏观表达。但是，通过使用梯度来区分核自旋的频率和相位，可以通过降低和改变脉冲带中心频率来校准特定组织的 P180I。因此，脉冲 P180I 的频率、相位和持续时间可以用不同的方式校准，从而抑制特定的组织或增强特定的对比度。

利用宽频带反转脉冲和 TI 选择技术，以该脉冲序列和重复时间 T_R 从被激发的体素中提取的信号为：

$$S = k\rho(1 - 2e^{(-TI/T_1)} + e^{(-T_R/T_1)})$$

IR 序列的重要属性与 TI 的选择相关。如果 TI 的选择使组织纵向磁化是 0，则后者无法发出信号，因为组织不会有横向磁化成分，因为它将没有纵向磁化用于随后的 IR 序列的 P90 脉冲激发。因此，IR 技术可以通过选择适合于该组织 T_1 的 TI 来抑制给定组织的信号。TI 中特别使用了两种不同的序列：STIR（short-tau IR），也称为短 T_1 IR，是一种选择性脂肪抑制技术，其反转时间 $TI = T_1 \ln2$，其中脂肪信号为零。在 1.5T 相当于大约 140ms。利用该技术可以区分不同 T_1 值的组织。但大多数组织的恢复速度比脂肪的慢，因此 STIR 图像的信噪比本质上较低。在解释组织间的对比度时需要特别注意，因为在获得图像时，组织的水信号没有完全弛豫。IR 成像允许均匀和全面的脂肪抑制，它可以用于低场强磁体对于较大感兴趣体积的扫描。然而，这项技术对脂肪并不是特异性的，长 T_1 组织和短 T_1 组织的信号强度可能很难解释。

另一种类似 IR 的技术用于衰减不需要的信号是液体衰减 IR（fluid-attenuated IR，FLAIR），用于抑制水。该技术用较长的 TI 时间去除图像中流体的效应。为了抑制液体，将反转时间（场 TI）设置为流体的过零点，导致信号消除。使用常规的 T_2 对比，明亮的液体信号会使部分实性病变模糊不消。使用 FLAIR 可使病变显示更加明显，具有更好的对比度，对于鉴别大脑和脊柱病变，是一个重要的技术。

反转技术的另一个重要应用是用于心脏 MRI。在这种情况下，序列用于在延迟增强成像期间消除正常心肌的信号。正常心肌与增强的异常心肌相比呈暗色。正常心肌颜色较暗的合适 TI 出现在 RF 脉冲后约 330 ms，但因人而异。为了确定适合个人的 TI，我们得到了一个 TI 侦察序列，其中每个图像的 TI 都逐渐增大。此外，还可以使用一种称为相位敏感（phase-sensitive，IR）的较新的自动化序列，它不需要 TI 侦察。IR 脉冲用于消除来自所需组织的信号，使我们能够突出周围的病理。

六、序列工程作为开发创新诊断应用的策略

MRI 在医学诊断的多个领域不断发展。我们不可能报道相关医学学科的所有进展。我们仅可以报道一些现代大脑功能和血管造影的例子，我们将讨论这些序列的特点。

（一）功能 MRI 序列

平面回波序列（功能 MRI）

在许多诊断研究领域需要快脑功能速成像，如功能连接脑成像，在脑功能连接成像的情况下，我们希望能够追踪 T_2^* 对比度的时间振荡序列，这与患者操作的任务或休息状态的默认模式网络活动相关。可以在各种不同的视图顺序中采集 k 空间的线，以达到快速；利用 x 方向上的振荡的空间选择梯度和 y 方向上的单极梯度，通过平面回波轨迹实现了重要的应用。扫描速度比其他技术都要快，这使我们有可能捕捉到与局部 T_2^* 对比相关的大脑功能的照片，以捕捉大脑区域的功能。利用 BOLD 机制揭示大脑某些区域激活的神经元群产生与神经元活动增加相关的血红蛋白 / 脱氧血红蛋白比值改变的差异相关的局部 T_2^* 对比。神经血管耦合使研究人员能够通过一种间接的机制来跟踪神经元的活动。

脑功能成像的创新序列是 EPI，EPI 非常快，可将大脑 T_2^* 信号的振荡与神经元活动的变化联系起来。该技术在 T_R 周期内记录整个图像。前面讨论的 k 空间的概念为理解 EPI 机制有很大的帮助。k 空间等价于由频率和相位编码方向决定的空间。传统的成像序列对每个相位编码步骤记录一行 k 空间。由于每个 T_R 时间发生一个相位编码步骤，因此生成图像所需的时间由 TR

的乘积和相位编码步骤的数量决定。EPI 在一个 TR 周期（单帧）内测量所有的 k 空间线。

基本上，EPI 模式可以同时基于自旋回波和梯度回波机制，而梯度回波模式的梯度可以用于信号的读取。

在这个模式中，我们使用 y 梯度的反转来产生单线的去相位回波。波瓣梯度的反转允许读取在 k 空间中反方向移动的反相自旋的单根 x 方向的线（图 2-50）。

k_x 读出方向的反转由梯度瓣值决定，一系列梯度瓣交替极性的读取使我们能够非常快速地对 k 空间中的每一行进行采样。从技术角度看，EPI 序列可以使用相位编码波形的双重机制：具有恒定的梯度 Gy 和具有短时梯度（图 2-51）。

这样，EPI 的关系图如图 2-52 和图 2-53 所示。

单个层面的采集时间可以达到几十毫秒的量级，这样就可以在一个 T_R 内获得完整的大脑三维容积。EPI 序列可以通过 SE 和梯度回波方案实现。我们可以通过以 SE 格式观察 EPI 序列的时序图做一些考虑。有一个 90°层面选择射频脉冲，与层面选择梯度联合应用。利用初始相位编码梯度脉冲和初始频率编码梯度脉冲在 k 空间对自旋进行定位。接下来是 180°脉冲。由于回波平面序列通常是单层序列，180°脉冲不一定是层面选择性脉冲。然后循环相位编码方向和频率编码方向，以便完成 k 空间。这相当于将 128 或 256 相位和频率编码梯度放在通常记录回波的周期中。如果我们放大时序图的这个区域，就会更清晰。您可以看到有一个相位

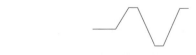

▲ 图 2-50　双极对称梯度形状

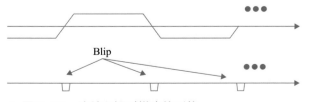

▲ 图 2-51　连续和短时梯度的形状

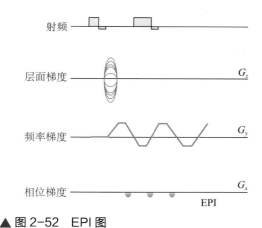

▲ 图2-52　EPI图

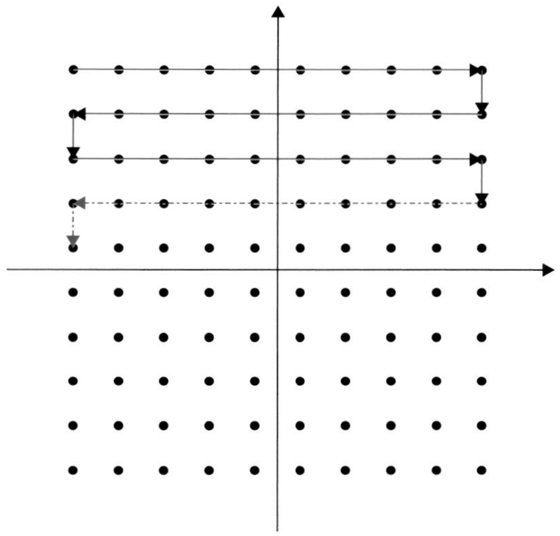

▲ 图2-53　k空间覆盖梯度的振动

编码梯度，然后是频率编码梯度，在此期间记录一个信号。

其次是另一个相位编码梯度，然后是记录信号的反极性频率编码梯度。当我们放大到相位编码和频率编码梯度区域时，同时观察k空间轨迹图，我们可以看到梯度是如何描绘出k空间的。完成k空间的速度如此之快，以至于依据图像矩阵每秒可以获得15～30幅图像。

（二）磁共振血管造影

MRA是一种强大的技术，用于可视化血管内的变化，特别是动脉和静脉内的变化；MRA被认为是计算机断层摄影、血管造影和透视等技术的替代品。与其他技术相比，MRA对血管成像的侵入性更小，而且不向患者释放电离辐射剂量。MRA技术可以生成具有空间分辨率的动脉和静脉图像，以揭示和评估血管腔内是否存在狭窄、闭塞、动脉瘤和其他异常。

总的来说，技术的进步产生了大量的MRA技术。它们可以分为两大类：流动相关方法和流动无关方法。基于流动效应的磁共振成像技术主要有相位对比MRA（phase-contrast MRA，PC-MRA）和TOF-MRA。

MRA可以通过使用顺磁性药物溶液或使用内在造影剂效果的增强对比技术来操作，最常用的MRA检查包括使用静脉造影剂，特别是那些含有钆的造影剂，以缩短血液T_1值，通常比所有其他组织的T_1值短（表2-1）。经过短TR加权的序列产生了明亮的血液图像。MRA常用于头颈动脉、胸腹主动脉、肾动脉、腿部血管系统的评估，这些评估是MRI的重要应用。

（三）流动相关血管成像

MRA的一种方法是基于血管系统中的血液流动。这些方法被称为流动相关的MRA。他们利用的是血管内流动的血液，它代表了顺磁剂沿着血管系统的路径移动。这样，就有可能将这些血管与其他静态组织区分开来，对血管系统成像。流动相关MRA可分为两大类：PC-MRA技术和TOF-MRA技术。与静止组织相比，由于血液循环而移动的自旋接受的激励脉冲更少。这两种技术都不使用造影剂，适用于颅内循环系统改变的研究。

1. 相位对比

双极和对称梯度的使用可以创建血流图像。这样，就有可能用NMR信号的相位来编码血液流动的速度。双极梯度的应用发生在激励脉冲和信号读取之间。

两个面积相等的对称叶瓣形成双极梯度。很显然，双极对称梯度G的总面积为零。双极梯度可以沿任何轴或轴的组合应用，这取决于要测量的流动方向（如x）。对于固定的自旋，梯度应用过程中积累的相位为0，即在双极梯度应用过程中，该相位没有变化。相反，对于匀速 v_x 运动的自旋，沿施加的双极梯度方向，累积相位与 v_x 和双极梯度的第一阶矩成正比。这样，就有可能得到 v_x 的估计值。

注意，为了测量感兴趣的相位变化，MRI 信号由双极梯度（变化的磁场）控制，该梯度被预设为最大的预期流速。然后获得与双极梯度相反的图像，并计算两幅图像的差值。静态组织，如肌肉或骨骼，会减去，然而，像血液这样的运动组织将获得一个不同的相位，因为它不断地通过梯度运动，从而也给出了它的流动速度。由于使用相位对比技术一次只能获得一个方向的血流图像，因此我们需要三个不同方向的独立图像采集来获得完整的血流图像。这是一个缓慢的技术，但它仍然被使用，因为除了对流动的血液成像，它有可能执行定量测量血液速度，这对诊断过程是有用的。

2. 时间飞跃

利用梯度回波技术也可以实现对血管的成像。

不同流动效应的来源是不饱和自旋和预饱和自旋之间的差异，在没有侵入性使用造影剂的情况下，可以得到血管的明亮图像。TOF 技术利用较短的回波时间 T_e 和流动补偿，使血管内的血流比静止组织更明亮。当流动的血液进入成像区域时，它受到有限的激励脉冲的影响，因此它没有饱和，这给了它比饱和的静止组织更高的信号。由于这种方法严格依赖于血流，因此在成像平面内或血流缓慢的区域（如大动脉瘤），血流可能显示欠佳。该技术在头颈部区域应用最为广泛，可以获得详细、高分辨率的图像。

（四）对比增强血管造影

注射 MRI 造影剂是目前进行 MRA 最常见的方法，因为可以获得高分辨率的血管系统图像。造影剂被注射到静脉中，在造影剂通过动脉前和第一次通过时都能获得图像。通过后期处理阶段将两次获得的影像相减，就得到了一个影像，该影像原则上只显示血管，而不显示周围组织（数字减影血管造影，DSA）。在序列中提供正确的脉冲时可以得到高质量的图像。由于大多数造影剂的"半衰期"较短，所以选择合适的时间是很重要的。另一种选择是使用不会在几分钟内离开血管系统的造影剂，这种造影剂可以在血液循环中停留长达 1h（这种造影剂被称为血池剂：分子量越大，介质的弛豫率越高）。随着用于图像采集的对比增强时间的延长，可以实现更高分辨率的成像。近年来 MRA 技术的发展使得无须进行数字减影就可以创建高质量的对比增强的 MRA 图像。该方法能够有效地抑制运动减影伪影，增加图像背景噪声，从而提高诊断质量。使用 Dixon 采集方法的一个重要条件是在较大的成像区域有良好的身体脂肪抑制。传统的 MRA 在实际图像采集过程中抑制来自体脂的信号，是一种对磁场不均匀性敏感的方法，其结果是抑制的脂肪信号不足。Dixon 提出了一种更好地区分和分离脂肪或水产生的图像信号的方法，该方法利用脂肪束缚质子与水束缚质子之间的磁共振频率差来分离水和脂肪信号；这些差异与化学位移效应有关。两种不同的分子环境（脂肪和水）对 B_0 的屏蔽所产生的 Larmor 频率的差异对组织的识别很重要（图 2-54）。

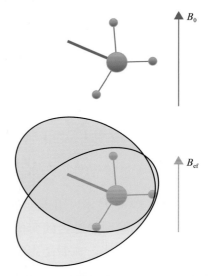

▲ 图 2-54 化学位移效应：分子结构导致不同场的屏蔽作用

Dixon 在 1984 年发表的开创性工作，提出了这种在后期处理阶段基于相差计算水和脂肪成分的成像技术。Dixon 的方法是在脂肪和水处于同相位，然后处于反相位的情况下获取图像。然后把这些图像加在一起得到只有水的图像，最后减去得到只有脂肪的图像。因此，这种序列类型可以在一次测量中提供多达四个对比的影像，即同相、反相、水和脂肪影像。

Dixon 最初提出的技术是基于所谓的两点序列，在不同 T_e 处获取两幅图像。然而，基于 Dixon 的脂肪抑制方法在人体磁化率高的区域是非常有效的，其他技术在没有伪影的情况下就无法产生图像。由于对磁场均匀性不敏感，以及直接基于水和脂肪定量成像的可能性，目前对改进基本方法的研究引起了极大的兴趣。因此，将 Dixon 方法与梯度回波序列相结合，可以同时进行四种图像类型的肝脏成像。但是，GE 和 SE 序列都可以与 Dixon 机制相结合。将 Dixon 方法与 SE 序列相结合，可以通过高分辨率成像实现良好的脂肪抑制。SE 族和 GE 族在不同相位编码梯度值下都具有多回波采集的快速版本。它们有不同的商业身份 FSE 和 TSE。快速 SE（FSE）成像和 turbo SE（TSE）成像是 1986 年 Hennig 等在开创性工作中描述的射频再聚焦回波技术的不同商业实现。实践中，FSE-TSE 脉冲序列在常规 SE 序列中插入一系列 P180 重聚焦脉冲，产生一系列回波。然而，与通常在同一相位编码的回波链中收集所有回波的多回波序列不同，在 FSE-TSE 技术中，相位编码梯度在回波链的每个回波处都发生变化。这样，通过改变每个回波之间的相位编码梯度，可以在一个重复时间 TR 内获得多个 k 空间线。

采用该技术，利用纯水图像，可以高效地忽略体脂，因此在后期处理中不需要对图像进行减法处理，可以实现高质量的血管成像 MR 图像。这些只是一些可能应用的例子，在这些例子中，技术为成像问题提供了大量的解决方案。

七、总结

随着梯度电子技术和射频脉冲电子技术的发展，MRI 序列的主题不断演变。梯度运算速度更快、功能更强，能够为 MRI 多参数对比度的合适 k 空间测量探索创新的解决方案，而且 RF 正变得选择性更强、速度更快，能够更好地处理所有磁化状态。所有的公司都在这个领域投资研发。这样，在专家医师的协作下，就有可能测试和实现新的诊断序列，以更短的检查时间获得更多的信息，减轻病人的检查压力。血管造影和脑功能磁共振成像只是磁共振技术成功应用的两个可能例子。MRI 中的功能连接性使人们对大脑功能的网络活动有了重要的认识，而这种测量方法源于一种跟踪磁共振信号振荡的稳定、快速的技术。本章的讨论只是对序列描述和设计方法的介绍。本章的目的是为解释序列提供基本知识，并在扫描仪控制中进行操作，以优化对图像的改进效果。它不是详尽的论据，它只是给出一个基本的知识。为深入讨论这个问题，有大量的文献随之发表。本章结尾处的参考书目中有一些关于这一论点的重要论文和书籍。我希望我能够根据复杂的功能为您提供适当的形式主义的重要性，数学对于更好地开发 MRI 革新是很重要的，读者也可以阅读相关书籍和浏览一些有帮助的网站。当然，这只是探索开发的第一步。

推荐阅读

[1] Brown T.R., Kincaid B.M., Ugurbil K., NMR chemical shift imaging in three dimension, Proc. Natl. Acad. Sci. USA 79, 3523–3526 (1982).

[2] Carr James C., Carroll Timothy J., Editors, Magnetic Resonance Angiography: Principles and Applications, Springer, New York (2011).

[3] Hennig J., Nauerth A., Friedburg H., RARE imaging: A fast imaging method for clinical MR, Magn. Reson. Med. 3, 823–833 (1986).

[4] Holodny Andrei I., Clinical fMRI and Diffusion Tomography: Paradigm Selection, Neurological Assessment, and

Case- Based Analysis, Springer, New York (January 2015).

［5］ Ljunggren S., A simple graphical representation of Fourierbased imaging methods, J. Magn. Reson. 54, 338–343 (1983).

［6］ Poldrack R.A., Mumford J.A., Nichols T.E., Handbook of Functional MRI Data Analysis, Cambridge University Press, New York (2011).

［7］ Prof. StamSykora web page, K-space formulation of MRI, http://www.ebyte.it/library/educards/ mri/KSpaceMRI. html.

［8］ Twieg D.B., The k-trajectory formulation of the NMR imaging process with applications in analysis and synthesis of imaging methods, Med. Phys. 10, 610–621 (1983); Building on earlier work in the field of optics, Proc. Soc. Photo-Opt. Instrum. Eng. 347, 354 (1982).

［9］ Wang Y., Principles of Magnetic Resonance Imaging. CreateSpace Independent Publishing, USA.

［10］Weadock W., Chenevert T., Emerging concepts in MR angiography, Magn. Reson. Imaging Clin. N. Am. 17, doi: 10.1016/j.mric.2009.02.005 (Saunders 2009).

Chapter 3
磁共振成像的造影剂

Contrast Agents for Magnetic Resonance Imaging

Henrik S. Thomsen，著

彭 虹，译

目录 CONTENTS

要 点

一般认为，钆磁共振（MRI）造影剂在药物机构批准剂量下使用是安全的。然而，仍然有发生严重不良反应的可能。在使用造影剂前明确辨别出可能发生不良反应的患者可降低风险。如果患者出现严重的不良反应，必须做好立即治疗的准备。目前在许多国家，市场上都无法获得锰基和铁基造影剂。

一、造影剂

目前市面上所有的 MRI 造影剂均基于钆原子，钆的特点有以下几个方面。

（1）元素周期表中镧族元素的一部分。

（2）为每个原子提供最高相对系数的原子。

（3）即使是小剂量对身体也是有毒的。

在将钆用于人体诊断之前，钆原子必须通过结合到螯合物上的方式来消除毒性。在 1/3 的 MRI 检查中使用钆造影剂，因为与计算机断层扫描（CT）相比，即使其用碘造影剂，未经增强的 MRI 图像仍在显示软组织方面有优势。MRI 最常用于脑成像和胸部成像，包括乳腺和腹部（如肝、肠、肾和前列腺）。在过去，注射造影剂是 MR 血管造影的必要手段，但现在不再是这样了。

曾经也有铁基和锰基造影剂。然而，许多国家（除少数国家外）已经基本没有这些造影剂了。过去所有造影剂都是器官特异性的，如肝细胞、巨噬细胞、肠腔和淋巴结特异性。

二、钆造影剂

MRI 造影剂是诊断性药物化合物。它们主要含有顺磁离子（如钆和锰），影响周围组织的 MR 信号特性。顺磁剂是阳性增强剂，其在 T_1 加权的 MR 图像上减少 T_1 和 T_2 弛豫时间并增加组织信号强度，并且对 T_2 加权图像几乎没有影响。超顺磁性离子（如含铁造影剂）在低浓度的 T_1 加权图像上具有信号增强作用。然而，它对较高浓度的组织信号具有减弱的作用，这可以在 T_2 / T_2^* 加权图像上看到。相反，对 T_1 加权图像几乎没有影响。

在 20 世纪 80 年代，铜（Cu^{2+}）、锰（Mn^{2+}）和钆（Gd^{3+}）都曾被考虑用作 MRI 的顺磁离子。其中，钆（原子序数为 64，原子量为 157）被证明是最强大的，不幸的是，由于钆具有七个未配对电子，所以它也是毒性最大的。目前，钆因其高磁矩和相对较慢的电子弛豫时间，是所有市售 MR 造影剂中的有效成分（表 3-1）。

（一）化学

钆不能用简单的无机溶液（如氯化物和硫酸盐）给药，因为钆的无机盐会瞬间水解，形成 pH 值为 7 的不溶性氧化物和氢氧化物，这些氧化物和氢氧化物会长时间保留在含巨噬细胞的器官中如肝脏和骨骼等。对于小鼠，其注射的原始钆离子的 LD_{50} 为 0.1 ～ 0.3mmol / kg，类似于目前钆造影剂的人体标准剂量。如果将钆用于造影剂中，则需要将其牢固且稳定地结合到载体分子上，使其可溶解并进一步防止水解。而且它还必须允许水质子弛豫的催化和快速排泄，从而将重金属离子排出体外。

自 20 世纪 50 年代以来，某些多元羧酸 [如二乙烯四胺五乙酸酯（DTPA）] 已被认为是金属离子的重要螯合剂（Dawson 等，1999）。钆（Ⅲ）是三价阳离子，它有 9 个位点可以与其他化学物质结合。当使用 DTPA 配体时，九个位点中的八个被羧基中的三个 N 和五个 O 占据。第九个钆位点用于在内球（直接与钆结合）和本体（非键合）水（Morcos，2007）之间快速交换水分子。这个特征是强水质子弛豫的必要条件。除蛋白结合剂外，所有商用钆螯合物对 MRI 中的质子弛豫和可见度都有类似的影响（图 3-1 和图 3-2）。

表 3-1　钆造影剂的品牌名称和特征

药物名	商品名	特定器官	细胞外	螯合物	离子性	肝胆排泄	蛋白结合	肾源性系统性纤维化[a]
钆双胺	欧乃影	否	是	线性	非离子型	否	否	高
钆氟塞胺	欧浦迪	否	是	线性	非离子型	否	否	高
钆喷酸二甲葡胺	马根维显	否	是	线性	离子型	否	否	高
钆贝葡胺	莫迪司	是（肝脏）	大体是	线性	离子型	是（1%～4%）	是（4%）	中等
钆塞酸二钠	卜迈维斯，Eovist	是（肝脏）	否	线性	离子型	是（42%～51%）	是（10%）	中等
钆磷维塞三钠	Vasovist，Ablavar	是（血液）	否	线性	离子型	是（5%）	是（90%）	中等
钆布醇	加乐显，Gadavist	否	是	大环	非离子型	否	否	低
钆特醇	钆特醇	否	是	大环	非离子型	否	否	低
钆特酸葡甲胺	Dotarem，Magnescope	否	是	大环	离子型	否	否	低

a. 根据欧洲药品管理局提供的分类

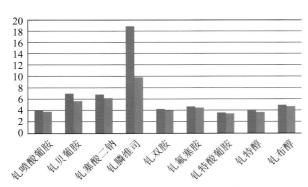

▲ 图 3-1　9 种市售钆基造影剂在 1.5T（蓝色）和 3.0T（红色）[m/（M·s）] 时血浆中的 r_1- 弛豫率

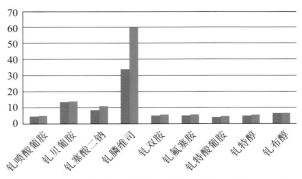

▲ 图 3-2　9 种市售钆基造影剂在 1.5T（蓝色）和 3.0T（红色）[m/（M·s）] 时血浆中的 r_2- 弛豫率

对于钆造影剂，配体结构的选择会影响化合物的化学和生物稳定性以及其配方的合成性质（Thomsen 等，1999，2016）。这些反过来影响耐受性、药物动力学、临床用途和禁忌证。配体的两种基本结构类型分别是：①源自 DTPA 的线性七环结构；② 来自十二烷四乙酸（DOTA）的大环八环结构。

这些结构的根本区别在于构成螯合剂主链的氮和碳原子链在线性试剂的两端是否是开放的，以及在大环中是否封闭成单环。

（二）稳定性

游离钆离子在各种药剂之间的释放存在显著差异（Morcos，2014b）。钆造影剂的不稳定性是引起肾源性系统性纤维化（NSF）的重要因素。钆的配位位点表示直接键合到金属中心的原子或配体的数量，例如 Gd^{3+}。金属中心（Gd^{3+}）和配体之间的键合是通过价键，其中共享的电子对通过配体供给金属离子。在诸如 Gd-DTPA 的离子线性分子中，Gd^{3+} 与 5 个羧基和 3 个氨基氮原子配位。3 个带负电荷的羧基中和 Gd 离子的 3 个正电荷，剩余的两个羧基被两个葡甲胺阳离子中和。在非离子线性分子（如钆酰胺或钆布胺）中，羧基的数量减少成 3 个，因为其他 2 个羧都已被非离子甲基酰胺取代。尽管酰胺羰基原子都直接与 Gd^{3+} 共同结合，但与羧基相比，其结合较弱。这削弱了非离子螯合物对 Gd^{3+} 的结合力并降低了复合物的稳定性。

影响 Gd^{3+} 和螯合物之间结合的另一个因素是分子是环状还是线性的构型。大环分子能更好地和结合且保护，因为它是一种预结构刚性环，几乎是可以保留 Gd^{3+} 的最佳大小。相反，线性结构可变成开链，因而对钆离子的保护作用就较弱。

用于评估螯合分子稳定性的体外测量方法有：①热力学稳定常数，是在强碱（pH 约 11）条件下测量的；在此 pH 下，螯合物没有竞争的氢离子，并且获得了螯合物的理论最大稳定性（图 3-5）；②条件稳定常数（在生理 pH 7.4 下测量）（图 3-5）；③动力学稳定常数［强酸（pH=1）条件下的解离半衰期］（图 3-6）。

这些测量的值越高，分子的稳定性就越高。

钆造影剂中过量螯合物的量是这些药物稳

螯合物	非环状或线性	环状
离子型	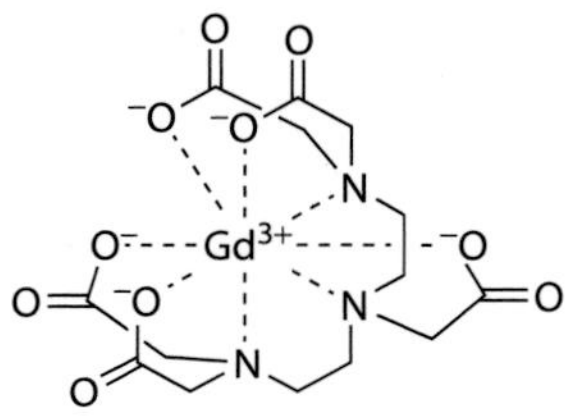	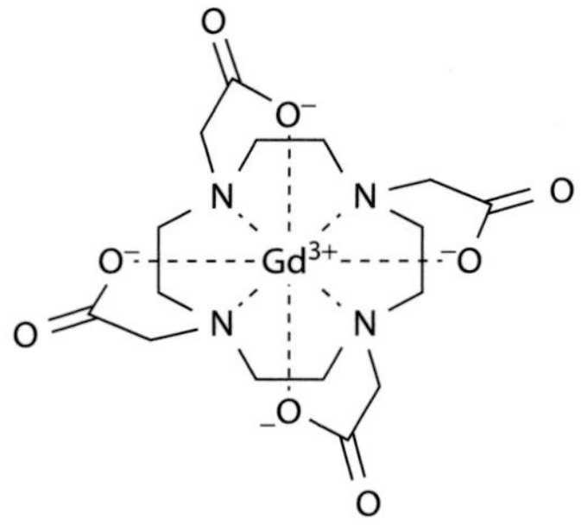
	钆喷酸葡胺	钆特酸葡胺
非离子型	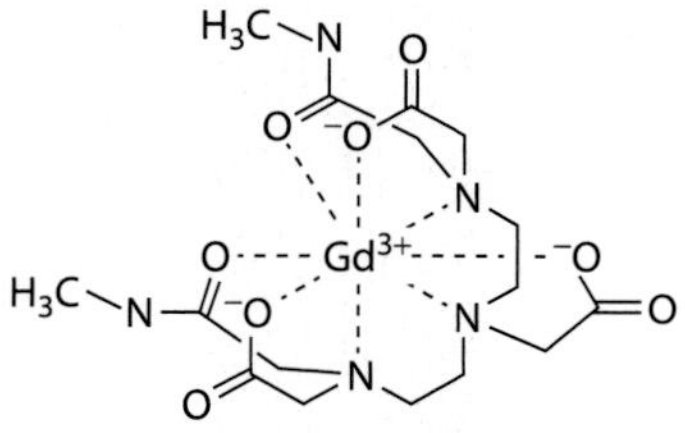	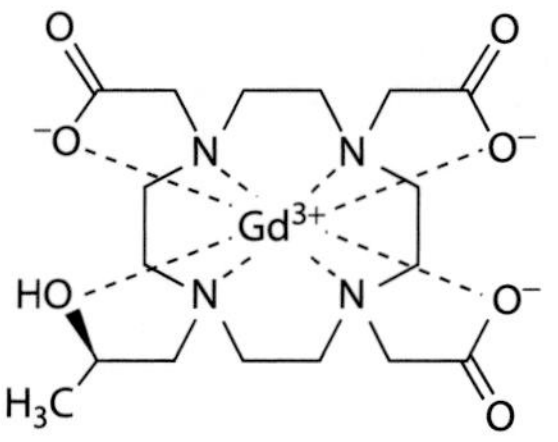
	钆双胺	钆特醇
	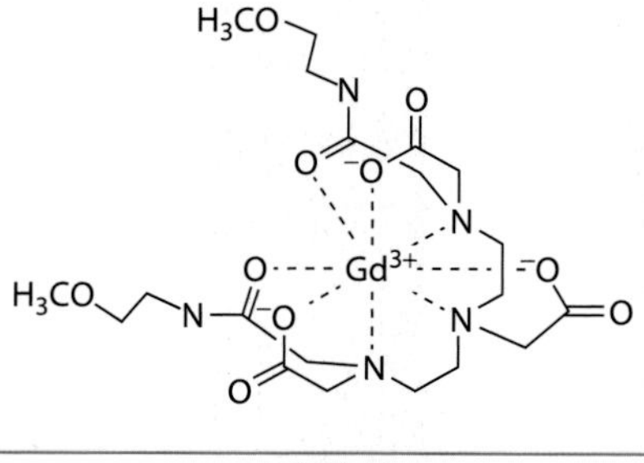	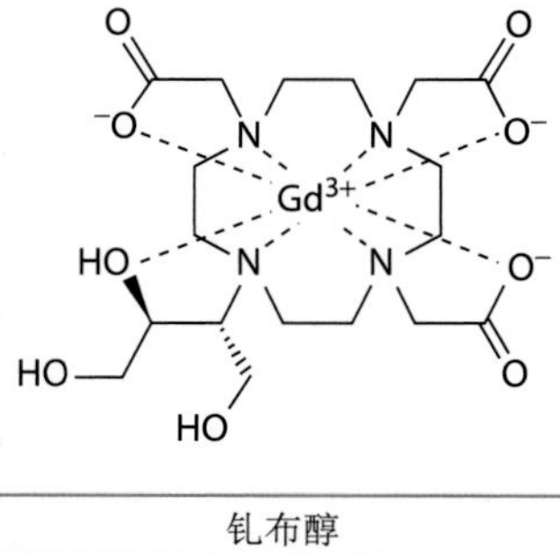
	钆氟塞胺	钆布醇

▲图 3-3　细胞外试剂的化学结构

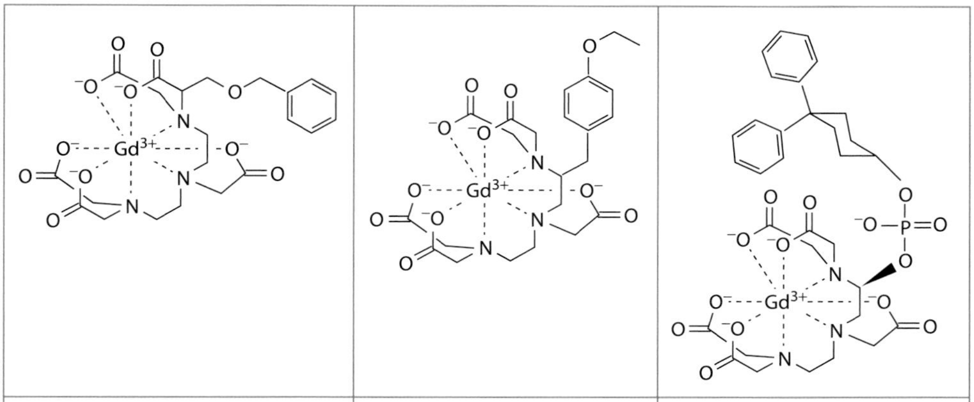

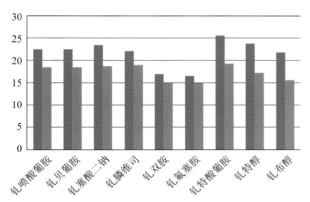

▲ 图 3-4　蛋白质黏合剂的化学结构

| 钆贝葡胺 | 钆塞酸二钠 | 钆膦维司 |

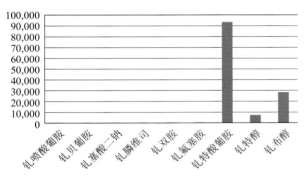

▲ 图 3-5　目前可用的钆造影剂的热力学常数（蓝色）和条件稳定（红色）常数

▲ 图 3-6　$T_{1/2}$ 用于在 pH 为 1 及 25℃（s）条件下钆造影剂的解离

定性的另一个标志。在低稳定性的造影剂中存在大量过量的螯合物。过量的螯合物包含在制剂中以确保溶液中不含游离的 Gd^{3+}。如急性毒性研究（静脉内 LD_{50}）所示，向钆双胺（非离子线性螯合物）中加入过量螯合物可显著降低非配制制剂（无过量螯合物）的急性毒性。

在 37℃下，人血清中的钆造影剂的解离是用于预测这些试剂在体内稳定性的另一种比较恰当的方法。这种方法已出现多年，且钆与钆双胺的解离随时间的变化已于 1995 年得到证实。最近一项关于解离随时间变化的研究表明，用非离子线性螯合剂钆二胺和加氯三酰胺可观察到钆（Gd^{3+}）释放（Frenzel 等，2008）的最大值。向血清中添加磷酸盐显著增加 Gd^{3+} 的释放，在第 15 天释放的 Gd^{3+} 的总量从这些造影剂总剂量的 20% 增加至约 35%。使用离子线性螯合物钆喷酸二葡甲胺，磷酸盐没有增加释放的 Gd^{3+} 的总量，其保持在 2%，但释放速度在第 1 天增加至 2% 并且一直保持该水平至第 15 天。与非离子螯合物相比，离子线性螯合物中游离 Gd^{3+} 的释放较小是由于前者的热力学稳定性较高（图 3-5）。即使在向血清中加入磷酸盐后，用大环钆基造影剂也未观察到 Gd^{3+} 的释放。

正如从化学结构所预期的，所有上述稳定性测量证实了大环螯合物的优异稳定性，而非离子线性螯合物的稳定性则较低。

（三）金属转移

早在 1988 年，就有文献报道了金属转移（Tweedle 等，1988）。钆造影剂的金属转移通过体内阳离子如铁、铜、锌和钙取代螯合分子内的 Gd^{3+} 而导致游离钆的释放。主要是锌取

代了大量的 Gd^{3+}，因为它在血液中的浓度很高（55 ~ 125μmol/L）（Morcos，2014b）。铜的含量则非常少（1 ~ 10μmol/L）；钙离子对有机配体具有低亲和力。铁离子与储存蛋白、铁蛋白和含铁血红素紧密结合，不能用于 Gd^{3+} 的金属转移。Gd^{3+} 和锌之间的金属转移导致锌螯合物的形成，其在尿液中排泄。释放的 Gd^{3+} 与内源性阴离子如磷酸盐、枸橼酸盐、氢氧化物或碳酸盐结合，其作为不溶性化合物沉积在组织中。体内、体外和人体研究表明，线性螯合物，特别是非离子型线性螯合物，会导致尿液中锌排泄量大量增加。非离子线性螯合物二甲酰胺在健康志愿者中单次注射后诱导血浆锌降低32％（Kimura 等，2005）。这被认为是继发于金属转移和钆二胺制剂中存在过量螯合物。在进行对比增强 MRI 检查的患者中，钆双胺引起尿液中锌排泄的大量增加，这几乎是离子线性分子 Gd-DTPA 诱导的锌排泄的三倍。相比之下，离子大环 Gd-DOTA 对锌排泄没有影响。离体研究还证实，与开链复合物相比，所有基于大环钆的造影剂对锌离子的金属转移不敏感。

（四）渗透压

各种钆基造影剂的渗透压浓度如图 3-7 所示。与碘基造影剂一样，在不降低活性剂浓度的情况下，降低渗透压浓度的一种方法是制备非离子（钆 - 螯合物）分子（Thomsen 等，2016）。尽管用于放射线照相的非离子造影剂的耐受性比离子型造影剂有巨大改善，但是对于钆造影剂情况则有所不同。其主要原因是用于 MRI 的钆造影剂的剂量仅为包括 CT 在内的用于放射线照相的碘造影剂剂量的约 10％。离子和非离子钆造影剂之间唯一的区别是，当该造影剂未注入静脉内并发生外渗时，至少在动物中会引起坏死（见本章后面的"造影剂渗出"部分）。

为了降低线性螯合物的渗透压浓度，与 DPTA 螯合物（离子线性）相比，非离子线性螯合物中的羧基减少至 3 个。另外 2 个羧基基本

上被非离子甲基酰胺取代。与带负电荷的羧基相比，酰胺与钆（Ⅲ）的结合较弱。这些变化降低了螯合物对钆原子的结合力。当螯合物变成非离子时，钆原子的大环螯合物结合力的则不会像之前那样降低了。

（五）黏度

黏度（图 3-8）的大小实际上与钆造影剂（如碘造影剂）是无关的（Thomsen 等，2016），这类造影剂的黏度都是很低的，对成像是没有影响的。

（六）药代动力学

1. 细胞外造影剂

药代动力学取决于造影剂是细胞外试剂还是器官特异性试剂（表 3-1）。九种市售造影剂中的六种几乎都是纯细胞外的，并且就像众所周知的碘造影剂一样在血液中起作用（Thomsen 等，2016）。唯一例外的是蛋白结合剂可以穿过肝细胞膜进行肝胆排泄。其药代动力学遵循两室模型，其中一个是血管内血浆间隙，另一个是组织间间隙。除了蛋白黏合剂钆造影剂中的肝胆排泄外，进入循环内或循环外的细胞是微不足道的。所有药物都可以显示动脉（图 3-9）的成像，其可用于灌注研究（图 3-10）。

在注入血液循环时，它们同时在循环血浆中稀释，并立即自由地从循环中传递到间质中，唯一的例外是完整的血脑屏障（Thomsen 等，2016）。正常大脑仅略微增强，而破坏血脑屏障（如肿瘤或脓肿）的病变将增强得更加明显（图 3-11A 和图 3-11B）。

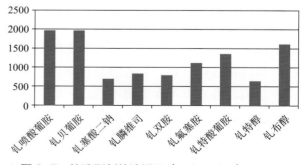

▲ 图 3-7　钆造影剂的渗透压（mOsm/kg）

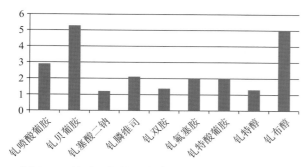

▲ 图 3-8 钆造影剂的黏度（mPa/s）

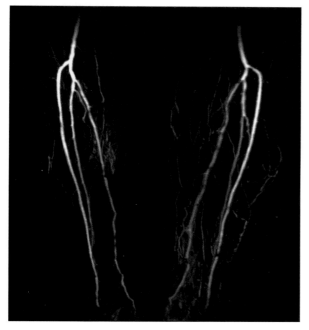

▲ 图 3-9 MR 动脉血管造影

当达到平衡点时，降低的血浆水平和增加的间质水平是相等的。随后，通过肾过滤和造影剂分子从间质间隙向血浆中移动的相反运动，可从血液中连续地除去细胞外造影剂（图 3-12A ～ C）。

唾液、汗液和眼泪中有少量排泄物，除了结合蛋白质的钆造影剂外，还有不到 1% 被肝脏吸收并排出胆汁。肝胆造影剂可能使用有机阴离子转运机制，其旨在运输、代谢和排泄带负电荷的有机化学物质。如果肾功能严重受损，其他途径的排泄则变得非常重要。在这种延长停留时间和（或）增加 pH 的情况下，造影剂的稳定性也变得更加重要。

目前的九种钆造影剂中没有一种被批准用于除静脉内给药之外的其他途径给药（如动脉内、口服摄入和注入体腔）。

2. 器官特异性造影剂（蛋白结合剂）

另一类钆造影剂是蛋白结合剂（Bellin 和 Leander，2014，Thomsen 等，2016）。钆造影剂与蛋白质结合，主要是血清白蛋白结合，可以产生以下结果：①不同程度的肝胆排泄与肾脏排泄；②与白蛋白结合的可能性更大；③延长血浆半衰期及排泄和渗入细胞外间隙。

市场上可购买到三种蛋白质与钆造影剂结合的蛋白结合剂。所有这些都基于 DTPA- 碱基结构并且是离子态的。

在相似条件下，钆贝酸仅少量结合，约 5% 与白蛋白结合；钆喷酸约 10%；钆磷维塞约 90%。这些值都是近似值，用于比较并且高度依赖于测量条件，包括钆浓度，其在注射后随时间变化，并且还通过多个钆造影剂与每个白蛋白分子的结合而变得更加复杂。

三种药剂的生物分布和药代动力学不同，且其与单独的白蛋白结合不成比例。钆贝葡胺大部分排泄到尿液中，其排泄率与非蛋白结合剂大致相同，所以无法区分，男性仅有约 4% 的肝脏排泄；在大鼠中，这个比率要高得多。钆喷酸中添加亲脂性的结果是约 10% 与白蛋白结合，肝脏摄取非常快，然后约 50% 通过肝胆排泄，伴有相对快速的肾排泄。在钆磷维塞中，肝胆排泄率为 5%；由于蛋白质结合，其 $T_{1/2}$ 比细胞外钆造影剂长 18h 或 12 倍。

三、不良反应

完全惰性的造影剂不存在。理想的药物应该增强适当的病变和结构，不引起反应，快速排出体外且无变化。所有造影剂均可能引起不良反应。它们分为急性不良反应，发生在给药后 60min 内，可以是肾性或非肾性，晚期不良反应，发生在给药后 1h 和 7d 内，以及超晚期反应，发生在给药 7d 后。

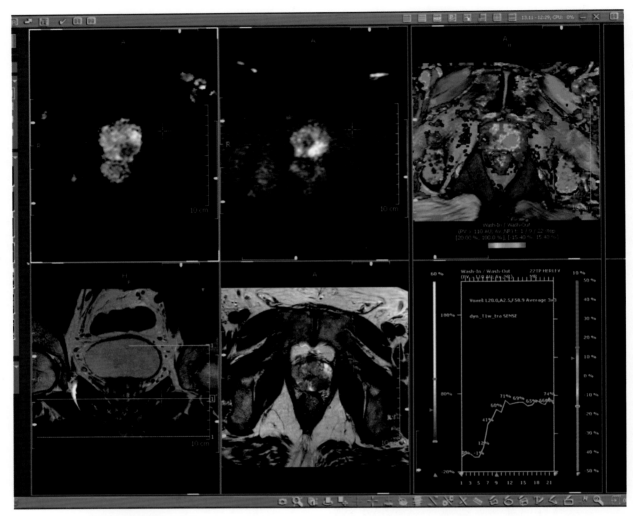

▲ 图 3-10　前列腺的多参数 MRI
上图：弥散加权成像（b = 1400，ADC 图）和灌注图像；下图：T₂ 冠状位和轴位，灌注曲线。在外周区左后部存在恶性肿瘤。与其他腺体相比，T₂ 加权图像上的弥散减少并且灌注增加，肿瘤的信号强度降低

（一）急性非肾性不良反应

所有类型的细胞外造影剂的急性非肾性不良反应相同（Clement 和 Webb，2014）。这种不良反应发生在注射碘造影剂之后比钆造影剂之后更常见，超声造影剂最少见。一般来说，这些反应较小，具有自限性，但它们也是最可怕、最严重、最致命的并发症。因为在没有警告的情况下，其发生无法可靠预测且无法预防。这些反应通常在注射造影剂期间或之后立即开始。有造影剂不良反应史的患者、哮喘患者、过敏性和特应性患者以及使用 β 肾上腺素能受体阻滞药患者发生药物不良反应更为频繁。轻

微的不良反应（不需要治疗），包括恶心、轻度呕吐、荨麻疹和瘙痒。中度不良反应需要治疗，包括严重呕吐、明显的荨麻疹、支气管痉挛、面部 / 喉部水肿和血管迷走神经发作。严重不良反应必须及时干预，包括低血压休克、呼吸停止和抽搐。在注射造影剂的房间应该始终配备带有适当药物、说明书、管子、液体的急救车。由于本章介绍的是造影剂的相关知识，关于严重不良反应详细的治疗方案就超出了本章介绍的范围，如果读者想了解治疗方案的更多详情，可以访问 www.esur.org。

轻度钆造影剂不良反应的发生率＜ 10％，中度不良反应发生率＜ 0.2％，重度不良反应发

生率＜ 0.01%。根据前瞻性研究，高渗性造影剂和低渗性造影剂之间没有差异。在这方面，以 MedWatch 和本地注册为基础的回顾性试验是没有价值的，因为注册不是系统性的，可能会受到许多因素的影响。此外，重点是这些影响是未知的。数据如何收集也影响发病率，尤其是轻度反应。最低发病率通常见于回顾性研究，而最高发病率见于一系列事件的结构化访谈。这种情况对于接受未增强 MRI 检查及增强 MRI 检查的患者都是一样的。

（二）急性肾性不良反应

急性肾性不良反应 [造影剂引起的肾病（CIN）] 在碘造影剂中是很常见的，而在钆造影剂中则很少见发生，特别是当用于对比增强 MRI 的批准剂量时。根据动物研究（Thomsen 和 Leander，2014），在高剂量下，钆造影剂的肾毒性至少与碘基造影剂相同，甚至会更高。由于 CIN 在钆造影剂之后很少发生，因此无法将肾小球滤过率和患者水化作为预防 CIN 的一部分。

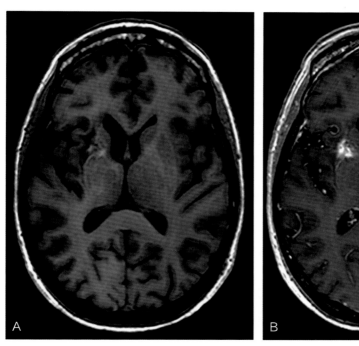

▲ 图 3-11 转移癌患者脑部对比增强 MRI 的 T_1 加权图像
A. 未使用钆造影剂；B. 使用钆造影剂

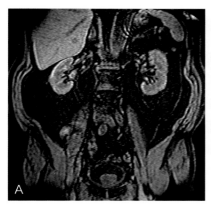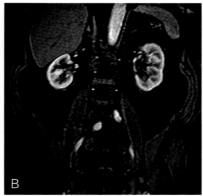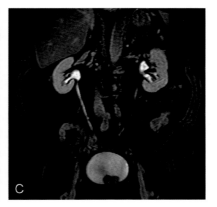

▲ 图 3-12 MR 尿路造影
A. 未增强的 T_1 加权图像；B. 皮质期；C. 排泄期无异常

（三）晚期不良反应

在注射碘造影剂（尤其是二聚体剂）后观察到的晚期不良反应，例如皮疹，在注射钆造影剂后尚未报道。

（四）超晚期不良反应

NSF 是一种新的疾病，1997 年首次被提出（Thomsen，2014）。这与放射科医生开始将患者从增强的放射检查转移到 MRI，并且还开始用双倍或三倍剂量的所谓非肾毒性造影剂进行磁共振动脉造影时几乎同时发生。钆造影剂也用于一些放射学检查，例如常规动脉造影和 CT。

2006 年，两个欧洲组织发现 NSF 的发生与一种钆造影剂的接触之间存在相关性（Grobner 2006，Marckmann 等，2006）。之后又非常迅速地发现，在暴露于最不稳定的药物（钆双胺，钆布胺，以及较小剂量的钆喷酸二葡甲胺；表3-1）之后，仅观察到无混杂病例（即仅在病人中使用过一种药剂）。NSF 在世界各地均有发生，对年轻人和老年人都有影响，其重点是他们都有肾功能减退或正在透析（Thomsen，2014）。疾病的严重程度从下肢单个小斑块的局部病变到全身性疾病不等，导致严重的残疾、恶病质和死亡。

它可以在最后一次接触钆造影剂后几小时到几年发生。不过，并非所有肾功能不全患者在接触其中一种高风险药物后都会发生 NSF。同时还必须存在另一个未知的因素。人们普遍认为，金属转移反应（见前文"金属转移"）就是这个原因。当钆游离（解离）时，它可能作为钙和磷酸盐的复合物沉积于皮肤、肝脏、尤其是骨骼中。这可能触发循环成纤维细胞，导致纤维化。

在每次静脉注射钆造影剂后，体内留下少量未螯合的钆。非离子线性螯合物残留比离子线性螯合物和大环剂更多，而且在肾功能减少的患者中比肾功能正常患者中残留更多。药剂在体内停留的时间越长，肾功能越受影响。

即使对于肾功能正常的患者，药剂的累积是否有长期影响仍是未知数。因此，建议所有患者（不论肾功能正常与否）使用含钆量最少的药剂，并使用最低剂量进行患者的充分诊断检查。非离子线性钆造影剂（钆喷酰胺和钆酰胺）和离子线性钆造影剂（钆喷酸葡胺）已禁用于 $GFR < 30ml/(min \cdot 1.73m^2)$ 的患者，并且在 $GFR\ 30ml/(min \cdot 1.73m^2)$ 和 $60\ ml/(min \cdot 1.73m^2)$ 之间的患者应谨慎使用。因此，在使用这些药物之前必须检查肾功能（ESUR，2013）。

至少，由于欧洲泌尿生殖学会和美国放射学会发布了使用钆造影剂的指导原则，看起来 NSF 在欧洲、日本和美国已经消失（Thomsen，2010）。即使在肾功能正常的患者中，也推荐使用更稳定的造影剂，而不是最不稳定的造影剂。这样就可以避免给肾功能减退的病人服用禁忌证药物或进行透析治疗的错误行为的发生，遗憾的是，这类错误行为在临床上已经发生了。

最近研究表明，即使在肾功能正常的患者中，从螯合物释放的钆也可能在多次注射后在皮肤（红斑斑块）和苍白球以及齿状核中积聚。使用大环结合物试剂或蛋白结合剂后就未见这些变化。

四、其他

（一）造影剂渗出

造影剂可能在注射期间进入血管外间隙（外渗）（Jakobsen，2014）。这些损伤大多较轻微，但在极少数情况下，可见皮肤溃疡、软组织坏死和筋膜间隔区综合征。可以进行冰敷、患肢抬高和仔细监测病变。风险因素可能与技术或患者有关：①技术相关方面，如使用高压注射器、不太理想的注射部位，包括下肢和远端小静脉、大量造影剂和高渗透造影剂；②患者相关方面，如无法沟通、脆弱或受损的静脉、动脉供血不足、淋巴管受损和（或）静脉引流和肥胖。

为了降低风险，可以使用非离子型钆造影剂，并且应当将合适尺寸的塑料套管放置在合适的静脉中，并在使用造影剂之前用盐水进行测试。

（二）相互作用

除少数情况外，缺乏系统检查，无法确定MR造影剂是否会干扰各种临床生化分析。有文献报道，当使用邻甲酚酞复合物（Morcos，2014a）检测钙水平时，非离子线性螯合物钆双胺和氯维三酰胺可能导致钙水平的虚低（假性高钙血症）。然而使用Arsenazo Ⅲ方法分析也不行。在使用比色法检测注射钆造影剂后不久收集的血清样品中的血管紧张素转换酶、钙、铁、镁、锌及总铁结合力时，应采取措施。因此，建议不要在使用造影剂后24h内进行生化分析（如果患者肾功能降低或透析，则要等待更长时间）（Morcos，2014a）。

（三）怀孕和哺乳期

仅当临床症状和（或）未增强的图像强烈表明需要对比度增强时，才应使用钆造影剂。在这种情况下，只应使用最稳定的试剂（即大环结合物试剂）（Webb和Thomsen，2013）。在欧洲，孕妇禁忌使用最不稳定的药物（如钆喷酸二葡甲胺、钆双胺和钆喷酰胺）。值得关注的问题是，钆可能会穿过胎盘并最终进入胎儿和羊水，在这里排出体外会非常缓慢。

对于哺乳期妇女情况则不同，因为细胞外造影剂不是蛋白质结合的或亲脂性的。因此，只有少量通过母乳转移给新生儿，比用于检查儿童的批准剂量要少得多。如果使用最稳定的试剂之一（即大环结合物试剂），则可以继续哺乳。然而，如果使用最不稳定的药剂，则必须停止哺乳24h。在这里没有关于蛋白质结合钆造影剂的内容（ESUR，2013）。

五、造影剂的使用

（一）给药途径

市售的钆造影剂目前仅被批准用于静脉内注射，所有其他给药途径都不允许。目前，正在测试细胞外试剂是否可用于淋巴造影。

（二）剂量

对于所有检查，细胞外造影剂的标准剂量为0.1mmol/kg。在一些情况下，可使用双倍剂量或三倍剂量，例如显示小脑转移。使用最新的扫描仪，三倍剂量不再是充分的外周血管造影的先决条件。由于蛋白质结合引起的较高的弛豫性，蛋白结合剂的使用剂量可以比细胞外试剂更低（图3-1和图3-2）。对于细胞外造影剂，1.5T和3T的弛豫率几乎相同。因此，当施加更高的场强时，不需要调整剂量。对于蛋白结合剂，当场强增加时，弛豫性降低，特别是对于钆磷维司。

除钆磷维司、钆喷酸盐和钆布醇外，钆造影剂的浓度为0.5 mmol/ml（图3-13）。钆布醇具有更高的浓度（1 mmol/ml），蛋白结合剂钆磷维司和钆喷酸盐则以更低的浓度（0.25 mmol/ml）传递。

六、其他造影剂

（一）含锰的造影剂

锰是另一种顺磁离子。它具有与钆相同

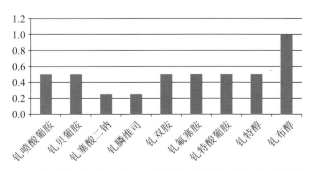

▲ 图3-13　9种商业上可获得的钆造影剂浓度（包括在瓶装试剂、注射器等中）

的弛豫特性，但与钆相比，它在体内天然存在（Chabanova 等，2011）。锰是毒性最小的金属离子之一，并且由肝胆系统排泄。含有锰的试剂已不再商业化。然而，目前新的口服摄入剂正处于第 3 测试阶段。由于添加促进剂增加锰在肠壁上的摄取，该药剂可用作肝胆造影剂。

（二）含铁的造影剂

超顺磁剂是特别有效的 T_2 弛豫剂，在 T_2 和 T_2^* 加权图像上产生信号损失。此外，它们具有 T_1 效应，其明显低于它们的 T_2 效应。然而，超顺磁性试剂不可再商购。在许多试剂中，铁是活性离子。这些铁剂被巨噬细胞代谢，并进入体内铁池（Bellin，2009）。

在缺铁患者中，纳米氧化铁被批准用于静脉治疗，并且在一些机构中它已被用于 MRI 检查中（Qju 等，2012）。目前正在研究是否可以将纳米氧化铁应用于血管造影和灌注成像。尽管如此，它在 MR 使用方面还不合格。

（三）水

水可以用作放射线成像中的造影剂，它不需要相关部门的批准。

推荐阅读

［1］Bellin MF. Non-gadolinium-based contrast agents. In: Thomsen HS, Webb JAW, eds. Contrast Media: Safety Issues and ESUR Guidelines. 2nd ed. Berlin, Germany: Springer Verlag; 2009; 205–211.

［2］Bellin MF, Leander P. Organ-specific gadolinium-based contrast media. Gadolinium chelates and stability. In: Thomsen HS, Webb JAW, eds. Contrast Media: Safety Issues and ESUR Guidelines. 3rd ed. Berlin, Germany: Springer Verlag; 2014; 219–225.

［3］Chabanova E, Logager VB, Moller JM, Thomsen HS. Manganese based MR contrast agents: Formulation and clinical applications. Open Drug Safety J 2011; 2: 29–38.

［4］Clement O, Webb JAW. Acute adverse reactions to contrast media: Mechanisms and prevention. Gadolinium chelates and stability. In: Thomsen HS, Webb JAW, eds. Contrast Media: Safety Issues and ESUR Guidelines. 3rd ed. Berlin,

Germany: Springer Verlag; 2014; 51–60.

［5］Dawson P, Cosgrove DO, Grainger RG (eds). Textbook of Contrast Media. Oxford: Isis Medical Media; 1999.

［6］De Haën C. Conception of the first magnetic resonance imaging contrast agents: A brief story. Top Magn Reson Imaging 2001; 12: 221–230.

［7］European Society of Urogenital Radiology (ESUR). Contrast media guidelines version 8.1; 2013. Available at: www. esur.org.

［8］Frenzel T, Lengsfeld P, Schirmer H et al. Stability of gadolinium based magnetic resonance imaging contrast agents in human serum at 37 ℃. Invest Radiol 2008; 43: 817–828.

［9］Grobner T. Gadolinium: A specific trigger for the development of nephrogenic fibrosing dermopathy and nephrogenic systemic fibrosis? Nephrol Dial Transplant 2006; 21: 1104–1108.

［10］Jakobsen JÅ. Contrast media extravation injury. In: Thomsen HS, Webb JAW, eds. Contrast Media: Safety Issues and ESUR Guidelines. 3rd ed. Berlin, Germany: Springer Verlag; 2014; 131–137.

［11］Kimura J, Ishguchi T, Matsuda J et al. Human comparative study of zinc and copper excretion via urine after administration of magnetic resonance imaging contrast agents. Radiation Med 2005; 23: 322–326.

［12］Marckmann P, Skov L, Rossen K et al. Nephrogenic systemic fibrosis: Suspected causative role of gadodiamide used for contrast-enhanced magnetic resonance imaging. J Am Soc Nephrol 2006; 17: 2359–2362.

［13］Maton F, van der Elst L, Muller RN. Influence of human proteins on the relaxivity of Gd(III) complexes; 1995. Available at: http://www.b.dk/upload/webred/bmsandbox/ uploads/ 2012/03/bb81a28663015b7a1d828ee723de7a26.pdf.

［14］Morcos SK. Nephrogenic systemic fibrosis following administration of extracellular gadolinium based contrast agents: Is stability of the contrast agent molecule an important factor in pathogenesis of this condition? Br J Radiol 2007; 80: 73–76.

［15］Morcos SK. Contrast media and interactions with other drugs and clinical tests. In: Thomsen HS, Webb JAW, eds. Contrast Media: Safety Issues and ESUR Guidelines. 3rd ed. Berlin, Germany: Springer Verlag; 2014a; 125–130.

［16］Morcos SK. Gadolinium chelates and stability. In: Thomsen HS, Webb JAW, eds. Contrast Media: Safety Issues and ESUR Guidelines. 3rd ed. Berlin, Germany: Springer Verlag; 2014b; 175–180.

［17］Qju D, Zaharchuk G, Christen T, Ni WW, Moseley ME. Contrast-enhanced functional blood volume imaging (CE-fBVI): Enhanced sensitivity for brain activation in humans using the ultrasmall superparamagnetic iron oxide agent ferumoxytol. Neuroimage 2012; 62: 1726–1731.

［18］Thomsen HS. Contrast-enhanced MRI in patients with impaired renal function: Recent recommendations to minimize the risk of nephrogenic systemic fibrosis. Solutions Contrast Imaging 2010; 1(2): 1–8.

［19］Thomsen HS. Nephrogenic systemic fibrosis and gadoliniumbased contrast media. In: Thomsen HS, Webb JAW, eds. Contrast Media: Safety Issues and ESUR Guidelines. 3rd ed. Berlin, Germany: Springer Verlag; 2014; 207–218.

［20］Thomsen HS, Dawson P, Tweedle M. MR and CT contrast agents for perfusion imaging and regulatory issues. In: Bammer R, ed. MR & CT Perfusion Imaging: Clinical Applications and Theoretical Principles. Philadelphia, PA: Lippincott Williams & Wilkins; 2016: Chap. 11.

［21］Thomsen HS, Leander P. Radiography with gadolini um based contrast media. In: Thomsen HS, Webb JAW, eds.

Contrast Media: Safety Issues and ESUR Guidelines. 3rd ed. Berlin, Germany: Springer Verlag; 2014; 193–200.

［22］Thomsen HS, Müller RN, Mattrey RR, eds. Trends in Contrast Media. Berlin, Germany: Springer Verlag; 1999.

［23］Tweedle MF, Gaughan GT, Hagan J et al. Considerations involving paramagnetic coordination compounds as useful NMR contrast agents. Nucl Med Biol. Int J Radiat Appl Instrum 1988; Part B 15: 31–36.

［24］Webb JAW, Thomsen HS. Gadolinium contrast media during pregnancy and lactation. Acta Radiol 2013; 54: 599–600.

Chapter 4
弥散成像的基本原理

Diffusion Imaging: Basic Principles

Ioannis Tsougos，著

李世俊，译

目录　CONTENTS

一、概述

磁共振成像（MRI）以其出色的软组织显示和多种成像序列已发展成为检测和评价脑肿瘤治疗反应的最重要的无创诊断工具之一。但常规 MRI 在某些肿瘤特性方面存在局限性，如浸润和分级[1]。显而易见，更精确地检测肿瘤边缘以外的浸润细胞和更精确的肿瘤分级将能够显著促进手术切除和术后治疗程序。因此，活组织检查仍然是金标准，但它仅能够提供病变中有限部分的组织病理学信息。因此，先进 MRI 技术已纳入临床常规程序中，以帮助诊断肿瘤。弥散加权成像（DWI）和弥散张量成像（DTI）提供了细胞层面的无创性重要结构和功能信息，强调了基础大脑病理生理学方面。

理论上，DWI 是基于水分子的运动自由度的，这可反映组织微观结构，而 DTI 可以估计水运动的各向异性。因此，基于水弥散调查发现表征肿瘤和瘤周组织微观结构的可能性为临床医生提供了改善脑肿瘤管理的全新视角。虽然最初 DWI 的确立被认为是评估卒中的一种重要方法，但已进行大量研究以评估，从 DWI 和 DTI 得出的定量信息是否有助于鉴别诊断和肿瘤分级，特别是在不明确的脑肿瘤情况下。许多研究员报告称，使用 DWI 和（或）DTI 时，能够帮助临床上更好地诊断相应的疾病[2-6]；但另一方面，也有大量研究报告其对临床诊断并没有多大帮助[7-10]。对这些备受争议的观察结果最可能的解释可能是基础病理生理学的复杂性，这可能最终导致获得相似的弥散和灌注模式。

本章旨在评价和回顾通过使用 DWI 和 DTI 形式的组织弥散特性获得关于肿瘤表征和分级的原理和最新结果，并讨论如何通过先进分析方法利用可用定量数据信息，优化最常见脑肿瘤的临床决策。

二、弥散成像的基本原理

（一）弥散加权成像

> **要　点**
> • 通常认为弥散是水分子随机游走导致的结果。
> • 组织中的分子弥散并不自由，但反映了与大分子、纤维和膜等许多障碍物的相互作用。
> • DWI 代表水分子的微观运动，因此探测局部组织微观结构。

一般认为弥散归因于它们的热能所致的介质内水分子随机游走，且由布朗定律通过弥散常数 D 描述。水占人体重量的 60%～80%。就约 37℃ 的纯水而言，D 约为 $3.4×10^{-3}$ mm²/s [11]。在各向同性介质中，弥散均匀地分布在所有方向上，且通常描述为一杯水中的一墨滴。但必须考虑到水运动在人体组织等各向异性介质中受到限制。因此，在人脑、细胞膜、神经元轴突及其他大分子等更复杂环境中作为自由水运动的生物屏障。故而，一般认为水流动性属于各向异性。具体而言，高度有组织的白质束的髓鞘迫使水沿着其轴线水平移动，而非沿垂直于它们的方向，可以形象地比喻成一束意大利面条，如图 4-1 所示。

DWI 是一种先进 MRI 技术，基于上述分子布朗运动来获取图像。

将患者置于 MR 扫描仪的均匀磁场时，核自旋沿着静磁场的方向排列成行。如果应用射频脉冲，则质子将以不同速率自旋，具体取决于梯度的强度、持续时间和方向。如果应用强度相等且方向相反的梯度，则质子将重新集中。因此，显而易见，经过这一逆向过程后，固定质子将提供空信号，而在两个梯度之间改变位置的流动质子将呈现信号损失。这种信号损失取决于弥散加权（DW）程度，且称为 b 值[12]。

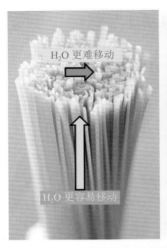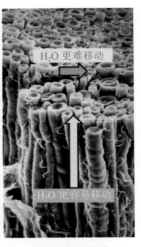

▲ 图 4-1 将冷冻断裂部分通过一束有髓神经纤维及一束意大利面条进行形象对比。水分子更容易沿着轴线横向移动，而非沿垂直于轴线移动

因此，可通过忽略固定质子并测量流动质子信号确定在特定方向上发生的弥散数量。用以下数学等式描述 b 值：

$$b = (\gamma G \delta)^2 \left(\Delta - \frac{\delta}{3} \right) \qquad （公式 4-1）$$

在公式 4-1 中，Δ 是梯度脉冲的时间间隔，δ 是持续时间，G 是梯度振幅，γ 是质子旋转磁比[13]。弥散时间的计算等式为（$\Delta - \delta/3$），其中表达式中的第 2 项解释了脉冲场梯度的有限持续时间。b 值的单位是 s/mm^2，临床 DW 中通常使用的值范围是 800 ～ $1500 s/mm^2$。b 因子的公式意味着我们可以通过增加梯度时间 δ 或 Δ 或梯度强度 G 来增加 DW。

这可证明，就固定 DW 而言，弥散加权实验中的信号由以下等式给出：

$$S = S_0 e^{-T_e/T_2} e^{-bD}$$

或

$$S = S_0 \exp(-bADC) \qquad （公式 4-2）$$

S_0 是缺少 T_2 或 DW 时的信号强度，T_e 是回波时间，D 是表观弥散率，通常称为表观弥散系数（ADC）。"表观"一词表明它通常是对组织内部许多复杂过程的平均测量，并不一定反

映水的固有自弥散率大小[14, 15]。

公式 4-2 中的第一个指数项是由于横向（T_2）弛豫导致的加权，第二项表示弥散引起信号的指数衰减[12]。弥散自旋在场梯度内移动时，每次自旋均受到场的不同影响，因此，破坏了自旋相互对齐。由于测量信号来自所有单个自旋的微小信号之和，因此由梯度脉冲引起的未对齐或失相导致信号强度减弱，弥散距离越长，失相越多，信号越低[16]。图 4-2 描绘了用于弥散成像的最常用脉冲梯度自旋回波脉冲序列的简化版本。

DWI 的目标是估计每个体素内的弥散大小，即组织微观结构，其可采用"ADC"进行衡量。可通过收集具有不同 b 值的一系列 DWI 获得 ADC 值的参数图，以便于定性测量。ADC 图上每个图像像素的强度反映了像素中的弥散强度。因此，ADC 值低（暗信号）表示水移动受限，而 ADC 值高（亮信号）表示采样组织中的自由弥散[17]。图 4-3 中展示了从健康受试者中获得的典型 DWI。

在水可自由弥散的脑区中，如脑室内的脑脊液（CSF），所获得 DWI 上的信号下降，而在含有更多细胞结构和成分（灰质或白质）的区域中，水运动相对受限且 DWI 上的信号增加。因此，CSF 区域将在参数图上呈现出比其他脑组织更高的 ADC 值。

最广泛使用的弥散加权采集技术为单次激发回波平面成像（EPI）。这是因为在临床环境中，

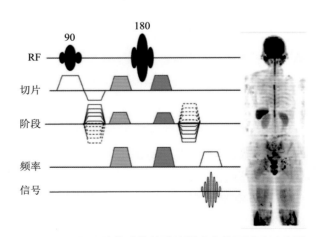

▲ 图 4-2 用于弥散成像的脉冲梯度自旋回波脉冲序列

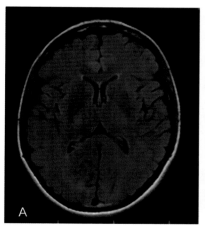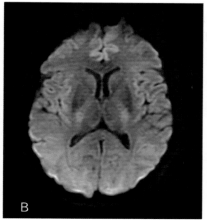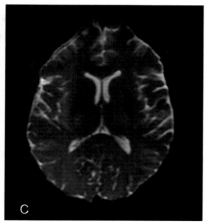

▲ 图 4-3　健康男性受试者的典型 DWI 图像
A.FLAIR 图像；B 弥散加权图像；C.ADC 图像

对弥散研究施加了特定要求：①应保持合理成像时间（即，短时间）；②需要多个切片（15 ～ 20 个）来覆盖大部分大脑；③需要良好空间分辨率（5 ～ 8 mm 厚，1 ～ 3 mm 在平面内）；④相当短的 T_e（120ms）以减少 T_2 衰减，还需要足够的弥散敏感度（脑组织的 ADC 为 $0.2×10^{-3}$ ～ $1×10^{-3}$ mm²/s）。这一序列对于微幅运动快速且不敏感，对于大多数临床 MRI 扫描仪来说必不可少且容易获得。但 EPI 对磁场非均匀性敏感，进而导致图像数据失真。替代 DWI 技术包括具有导航回波校正或弥散加权螺旋技术的多次激发 EPI 和并行成像方法，例如，敏感度编码（SENSE）[18]。应用此类技术增加了相位编码方向上每个体素的带宽，因此减少了由于磁场非均匀性所致的伪影，如由涡流和局部磁敏感梯度引起的伪影。

DWI 无疑是一种非常有用的临床工具，但它也具有一定局限性。DWI 序列很敏感，但不是特定于检测受限弥散，且不应仅使用信号变化来量化弥散特性，因为来自 DWI 的信号倾向于基础 T_2 加权信号，称为 T_2 透射效应。换言之，T_2 加权图像上细胞毒性水肿区域内的信号增加也可能出现在 DWI 图像上[18]。为确定 DWI 图像上的这种高信号是否真正代表减少的弥散，应使用 ADC 图。ADC 序列对弥散受限的敏感度不如 DWI 序列，但它更具体，因为 ADC 图像不易受 T_2 透射效应的影响[17]。图 4-4 中给出

了典型的 ADC 参数彩图。

因此不可避免的问题是，临床 DWI 的最佳 b 值是多少？

经证明，就典型成像实验而言，最佳 b 因子约为 1257s/mm² [18, 19]。但大多数研究仅限于使用数值为 0 和 1000 的 b 因子的 DWI。到目前为止，大多数临床扫描仪均已获得数值大约为 1000 以上的 b 因子，且经证明使用这些标准值的 DWI 在检测和描绘弥散受限方面有效，例如在大脑的急性缺血性病变中。但是，考虑到在临床环境中，建议为所有检查保持相同 b 值，以便更容易学习如何解释这些图像，并观察各种疾病过程中出现的结果。

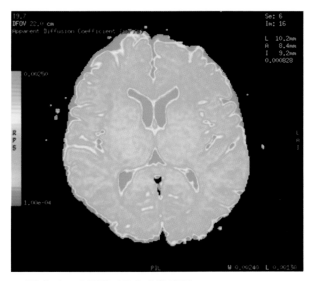

▲ 图 4-4　典型的 ADC 参数彩图

（二）弥散张量成像

要　点

- ADC 与方向相关。
- 单个 ADC 不足以表征体内弥散。
- DTI 代表了 DWI 的进一步发展。
- 弥散张量描述了代表体素内水分子的方向性移动的椭圆体。

DTI 发展用于弥补 DWI 的主要局限性（见前文"弥散加权成像"部分），其中利用了脑组织内的优先水弥散[20, 21]。由于细胞内（神经丝和细胞器）和细胞外（胶质细胞和髓鞘）屏障会限制其朝向特定方向的弥散，因此大脑内的水弥散不属于各向同性过程。因此，水分子主要沿着白质轴突的方向弥散，而非垂直于它们的方向（图4-1）。在这些情况下，弥散可沿着神经纤维束长度变得具有高度方向性，称为各向异性[12]（图4-5）。这意味着我们谈论的是在不同方向上具有不同弥散特性的介质。换言之，在大脑的某些区域中，ADC 与方向相关。因此，很明显单一 ADC 不足以表征弥散，需要更复杂的数学描述。

就此而言，DTI 可以测量体素内质子移动的大小和方向，就移动多维度而言，使用数学模型来表示这种信息，称为弥散张量（DT）[17]。假设分子位移的概率遵循观察弥散时间内的多

元高斯分布，可用 3×3 张量矩阵描述弥散过程，该矩阵与高斯分布的方差成比例。因此，用九项要素表征弥散张量：

$$D = \begin{bmatrix} Dxx & Dxy & Dxz \\ Dyx & Dyy & Dyx \\ Dzx & Dzy & Dzz \end{bmatrix}$$

现在，考虑到体素内水分子的移动方向可用椭圆体来表示（图 4-5），而椭圆体又可以用该特定体素中的张量来描述。该张量包含在至少 6 个不同方向上的弥散率测量得到的 3×3 矩阵。张量矩阵为对角对称（$D_{ij} = D_{ji}$），这意味着矩阵完全由 6 项参数确定。如果张量与各向异性介质完全对齐，则非对角要素变为零并且张量对角化。这种对角化提供了 3 个特征向量用于描述椭球体 3 条轴线的定向以及 3 个特征值用于表示相应方向上的轴线大小（表观弥散）（图 4-6）。一般认为主轴在最大弥散率的方向上取向，经证明它与神经纤维束取向一致[12, 19]。

因此，存在通过来自扫描仪几何形状定义的 x、y、z 坐标系的弥散张量转变为新的独立坐标系，其轴线由方向性弥散率决定。

椭球体可以是长椭球体、扁椭圆体或球体，具体取决于局部弥散。预期在纤维束均具有相似定向的高度有组织束中将具有长椭球体形状；纤维定向变化较大但仍局限于单个平面时，预期将为扁椭圆体形状，而预期在允许各向同性

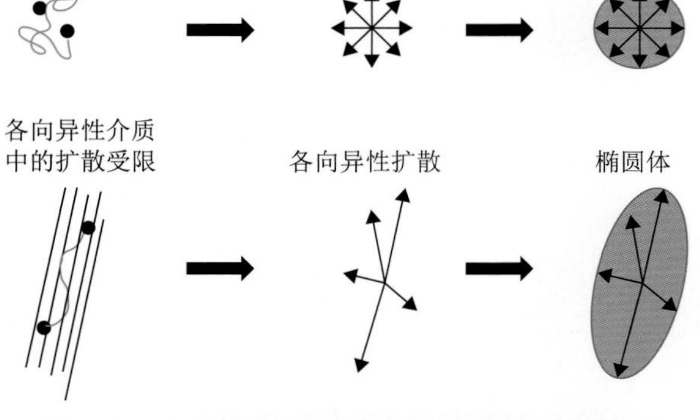

各向同性介质中的自由扩散　　各向同性扩散　　球体

各向异性介质中的扩散受限　　各向异性扩散　　椭圆体

▲ 图 4-5　各向同性介质中的自由扩散导致出现球体，而各向异性介质中的扩散受限导致出现椭圆体

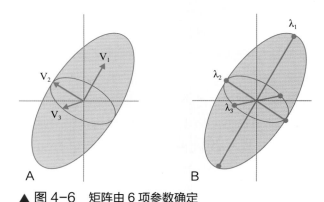

▲ 图 4-6　矩阵由 6 项参数确定
A.3 个特征向量描述椭球体 3 条轴线的定向；B.3 个特征值表示椭球体的轴线大小（表观扩散系数）

弥散的区域中将为球体形状[22]。

局部弥散各向异性可通过计算旋转不变参数进行量化。可计算的最常报告指数是平均扩散率（MD）和部分各向异性（FA），但还可以从 DTI 得出其他一些指数。MD 是特征值的平均值，表示水弥散率的方向性测量平均值，而 FA 从 3 个特征值的标准偏差得出。图 4-7 描绘了 T₂ 加权图、平均 DC 图、FA 图和颜色编码定向图的比较。

在 FA 图上，体素的信号亮度描述了给定体素中的各向异性程度。FA 的范围为 0 ～ 1，具体取决于基础组织结构。接近 0 的值表示体素中的扩散为各向同性（不受限制的水移动），如在 CSF 中，而接近 1 的值描述高度各向异性介质，其中在胼胝体等区域中，水分子沿着单轴弥散[12]。

但是，解释此类灰度图像相当困难，因为无法一次性显示向量的 3 个分量信息。因此，如图 4-7C 所示，各个感兴趣区域中的弥散方向

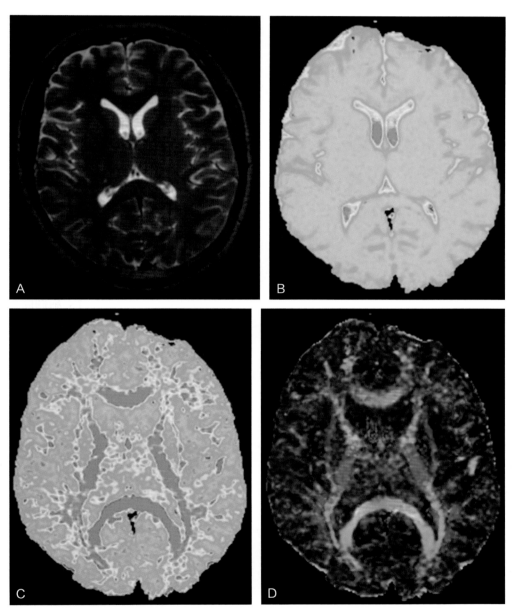

▲ 图 4-7　4 种图像间的比较
T₂ 加权图（A）、平均 DC 图（B）、FA 图（C）和颜色编码定向图（D）的比较。使用 3.0T 扫描仪获取图像。颜色代表纤维定向；红色：左 - 右，绿色：前 - 后，蓝色：上 - 下

可进一步用方向编码彩色（DEC）FA图表示。具体而言，具有最大特征值的特征向量定义了每个体素中的椭球体定向，然后可以对其进行颜色编码以评价和显示关于白质束方向的信息。因此,描述从左到右弥散的椭圆体是红色（x轴），描述前后弥散的椭圆体是绿色（y轴），而描述头尾方向弥散的椭圆体是蓝色（z轴）[23]。该程序提供了易于掌握且方便的汇总图，可从中确定各向异性的程度（在信号亮度方面）和体素中的纤维定向（在色调方面）。

神经放射学家随后可将这些信息与正常大脑解剖结构相结合，确定其相关性，进而确定特定白质束，评估病变对邻近白质纤维的影响。

截至目前，显而易见的是基础组织结构决定了弥散各向异性，而在人类大脑中，这主要是白质结构。因此，通过将FA值与方向性相结合，将有可能获得纤维定向的估计。这一想象促成了纤维束成像技术的发展，使得能够无创地绘制白质束图[24]，如图4-8所示。

已制定用于纤维束成像的不同算法，但主要思想是在逐个体素基础上遵循张量定向，可使用计算机图形技术识别体素内连接并显示特定纤维束（图4-9）。已报告多种纤维束成像技术[25-28]。所有这些技术均使用数学模型来识别相邻体素，这可基于区域张量定向和体素的相对位置位于相同纤维束内。

许多研究已朝着这个方向基于DTI和纤维束成像创建了人类大脑图谱[29, 30]。据此，可通过三维纤维束成像[31, 32]评估关于按照病理学划分的特定纤维束位移或破坏的极重要鉴别诊断参数，如图4-10所示。

如果想要产生束，用户需要在彩色定向图上定义种子感兴趣区域（ROI），这对于显示白质束定向非常有用。在大多数软件应用程序中，这定义为结构视图。存储种子ROI导致通过ROI定向的白质束。为显示从一个ROI到另一个ROI定向的白质束，需要在图像上定位第2个ROI并定义目标ROI。

这些技术还提供有关术前规划的有用信息；尽管如此，它们存在复杂束（交叉或分支纤维）等局限性，将这些方法用于术前指导时应考虑到这些局限性。

在DTI中，在多个方向应用弥散梯度，且根据先前报告，所应用非共线梯度的数量不同（6～55不等）。文献中存在很多争论，但尚未定义最佳数量[33-35]。可以想象的是，DTI内梯度数量增加的主要缺点是会同时增加成像时间，且可能不适用于临床实践[36]。因此，如往常一样，成像时间和所应用梯度数之间存在权衡，以便获得足够的弥散信息。

DTI也应用于脊髓中，用于评价急性和慢性创伤、椎管肿瘤、退行性脊髓病、脱髓鞘和传染性疾病等，且有强烈的迹象表明这是一种敏感性和特异性都较好的方法。

图4-11说明了脊髓弥散张量纤维束成像的情况。

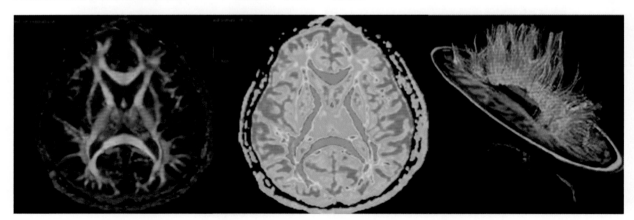

▲ 图 4-8 MR 纤维束成像

需注意的是，脊髓 DTI 的应用中仍存在许多技术局限性，特别是在胸段和腰段。但是，更广泛使用更高场扫描仪（3T 或更高）以及进一步发展采集和后处理技术应强化这种有前景的先进技术在研究和临床实践中的作用。

三、脑肿瘤评估中的 DWI 和 DTI

肿瘤的性质和分级直接决定着治疗方法的优劣，准确的肿瘤鉴别和诊断对选择最佳的临床治疗方案至关重要。尽管利用了 DWI/DTI 等先进

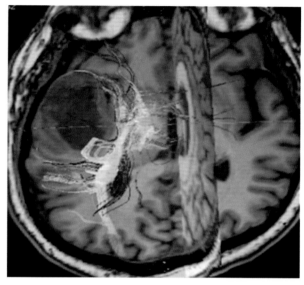

▲ 图 4-9 使用计算机图形技术识别体素内连接并显示特定纤维束

双箭表示每个像素处的纤维定向。从中心像素开始跟踪。在离散数域 A 中，种子像素的坐标是 {1, 1}。如果判断向量指向 {1, 2} 和 {1, 0}，则连接阴影像素。在连续数字域 B 中，种子点是 {1.50, 1.50} 并且进行直线传播，而非一系列像素。图 C 中示出了执行非线性直线传播的插值方法示例（经许可自 S. Mori and P.C.M. van Zijl: Fiber tracking: Principles and strategies:A technical review. *NMR Biomed.*, 2002. Vol. 15. pp. 468–480. 版权归 Wiley-VCH Verlag GmbH & Co. KGaA 所有）

▲ 图 4-10 通过三维纤维束成像来评估按照病理学划分的特定纤维束移位或破坏

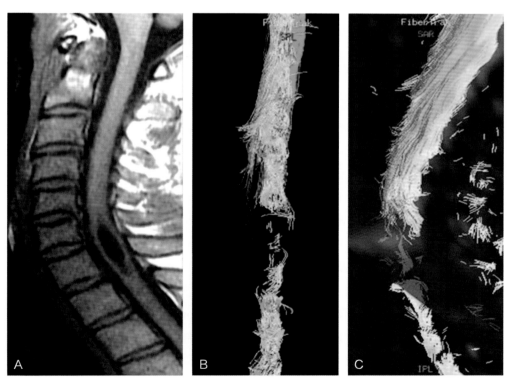

▲ 图 4-11 脊髓弥散张量纤维束成像
A. FA 图；B. 彩色定向图上的 ROI 位置；C. 纤维束（由西奈山医院提供）

MRI 技术，但在某些情况下，肿瘤表征和分级是一个具有挑战性的过程，因为在许多情况下存在可能相似的成像特性和对比增强模式。从这些技术中提取的参数提供了微观层面的有用信息；但是，由于病理学之间的微观结构存在相似性，因此它们的准确解释并不总是直截了当，且在正确组合和评价所有可用 MR 数据时应非常小心。

脑肿瘤是由中枢神经系统（CNS）内的不同细胞或已转移至 CNS 的全身性肿瘤引起的多组肿瘤。脑肿瘤包括许多具有显著不同的肿瘤生长率的组织学类型。在本章节中，我们将讨论肿瘤的主要类型以及 DWI/DTI 技术促进准确诊断的潜在能力。

（一）胶质瘤

要点：胶质瘤中的 DWI/DTI

DWI

- 胶质瘤高低等级分化的结果不明确。
- 两组之间存在较大的 ADC 值变化。

DTI

- FA 可将 HGG 与 LGG 区分开来。
- 高各向异性意味着组织结构是对称的。

胶质瘤是用于描述由大脑支撑组织产生的任何肿瘤的通用术语。这种组织的名称源自希腊语单词"glia"（胶质），这意味着，其有助于保持神经元处于适当位置，且良好运作。胶质瘤代表了最常见的脑肿瘤，而且术前评估其等级对于治疗决策非常重要。如前所述，胶质瘤由大脑中的支撑胶质细胞所致，而主要的细胞类型决定了病理分类。胶质瘤根据其等级进行分类，这通过肿瘤的病理学评价来确定。

- 低级别胶质瘤（LGG）分化良好（非间变性）；它们均属于良性并表明患者的预后较好。
- 高级别胶质瘤（HGG）未分化或有间变性；它们均属于恶性，且预示着预后较差。

LGG 包括 I 级和 II 级胶质瘤。I 级肿瘤通常属于良性，因为它们随着时间的推移发展非常缓慢。II 级肿瘤呈现核异型；但是，细胞构成和血管分布较低，而且正常大脑通常与肿瘤混合在一起[37]。它们可称为少突胶质细胞瘤、星形细胞瘤或混合型细胞瘤，具体取决于它们的细胞来源。在常规 MR 图像上，LGG 呈现均匀结构，而对比增强和瘤周水肿通常不常见（图 4-12）[38]。

HGG 包含 III 级和 IV 级胶质瘤。III 级呈现有丝分裂和间变，其最常见的亚型为间变性星形细胞瘤（AA）（图 4-13），而 IV 级胶质瘤的特征是细胞构成和血管分布增加且坏死时间延长，通常称为多形性胶质母细胞瘤（GBM）（图 4-14）。HGG 呈现非均匀对比增强模式、坏死或囊变、出血和浸润性水肿。尽管如此，这两个主要胶质瘤类别的成像特征并不总是特定于等级，因为在某些情况下，LGG 可能显示出与 HGG 类似的形态特征，后者可能呈现相对良性的影像表现[3, 39]。因此，这些成像相似性可能潜在地导致仅基于常规 MRI 的不准确肿瘤分级。

（二）DWI 作用

研究发现 DWI 指标对较低和较高级别胶质瘤分化的作用，但研究的结果不明确。就 LGG 而言，相比于 HGG，这些肿瘤很有可能由于其细胞结构而通常具有更高的 ADC 值[38, 40]。但是，在许多情况下，两组的 ADC 值之间存在重叠。Zonari 等报道称，尽管 LGG 中的弥散较高，但两组之间存在较大的 ADC 值变化，因此未观察到显著性差异[41]。在评价弥散结果中始终起主要作用的重要问题是 ROI 测量区域的确切位置。但是，一些研究还得出结论，DWI 指标（无论是来自肿瘤实质部分还是来自瘤周水肿）不足以提供有关胶质瘤分化程度的信息[42-44]。一方面，在 Kono 等的研究中，胶质母细胞瘤和 II 级星形细胞瘤之间的 ADC 值差异具有统计学意义；但是，据作者报道，无法通过使用单个 ADC 值或甚至通过评价 ADC 图来揭示瘤周肿瘤细胞浸润[45]。且在该研究中，在弥散和肿瘤细胞构成

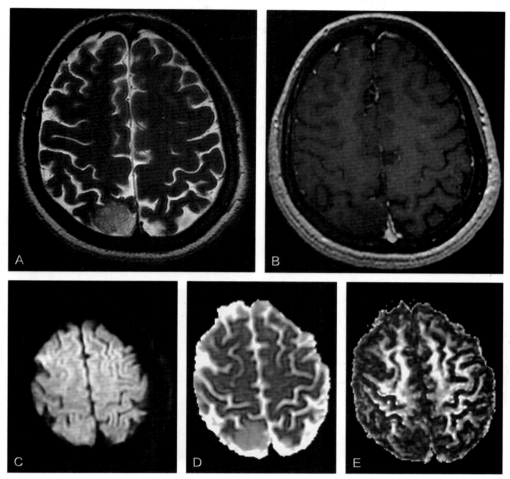

▲ 图 4-12　不同状态的低级别胶质瘤

A.T₂加权图像上的高信号强度；B.3D-SPGR 图像上无对比增强；C. 弥散加权图像上的等同强度信号；D.ADC 增加；E.FA 降低

之间观察到相反关系，其中较低的 ADC 值表明恶性胶质瘤，较高的 ADC 值表明低级别星形细胞瘤。但作者得出结论，尽管无法在个别情况下可靠地使用 ADC 值鉴别肿瘤类型，但常规图像和 ADC 的联合应用产生了更高的诊断价值。另一方面，经证明，DWI 指标可用于分化非增强胶质瘤，因为相比于 LGG，AA 中的 ADC 值可在肿瘤实质部分中显著降低[39]。然而，在这些水肿的瘤周区域可能观察不到 ADC 的任何差异。

（三）DTI 作用

关于弥散张量成像（DTI）参数区分 LGG 和 HGG 的能力，文献中也报道了相互矛盾的结果。研究表明，在肿瘤内区域[9, 46, 47]或瘤周区域[9, 57]测量到的 MD 不能用作较低和较高级别胶质瘤分级的预测因子。与这些发现相反，也有报告称，Ⅰ级胶质瘤的 MD 明显高于Ⅲ级和Ⅳ级胶质瘤，但Ⅱ级胶质瘤和Ⅲ级胶质瘤之间的 MD 值并没有差异[48]。然而，Lee 等表示，相比于 LGG，HGG 非增强区的 MD 明显较低，尽管 HGG 可能呈现相对良性的影像表现，如缺乏对比增强[49]。在其他研究中也观察到类似的趋势，尽管这些差异并没有统计学意义[3]。

FA 也用于研究胶质瘤的分级和肿瘤浸润。对 DTI 与胶质瘤组织恶性程度两者关系的研究表明，FA 能帮助区分 HGG 和 LGG；因此，它对于决定手术策略或立体定向活检的选定部位非常有用[46-50]。Inoue 等报道称，FA 值可用于

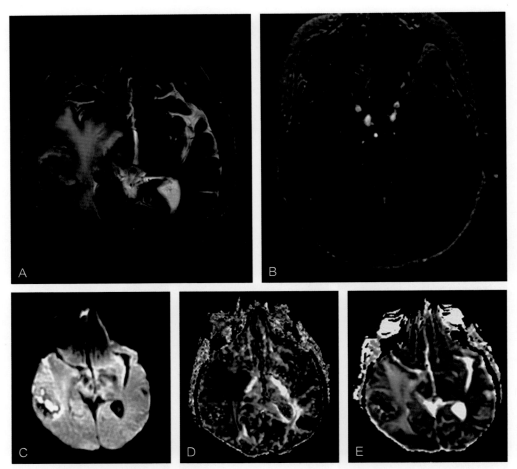

▲ 图 4-13　间变性星形细胞瘤

A.T$_2$ 加权图像显示信号强度增加且有瘤周水肿；B. 增强扫描 3D-SPGR 图像上的非均匀对比增强；
C. 肿瘤实质部分的弥散受限；D. 病变在 ADC 图上呈现低信号；E. 病变呈现低 FA

区分 HGG 和 LGG，因为 HGG 的 FA 中明显高于 LGG 的 FA，而各向异性高意味着组织是对称组织化的。两组[48] 之间的临界值为 0.188。在同一研究中，观察到 FA 与胶质瘤细胞密度呈正相关，与 Beppu 等所得出结果一致[50]。

然而，FA 与胶质瘤细胞性之间的关联性一直存在争议。Stadlbauer 等报道称两者呈负相关。然而，作者得出结论，对于评估和描绘胶质瘤不同程度的病理变化，FA 是一个比 MD 更好的指标[46]。与其非浸润性质一致，LGG 周围完好保存的纤维表明 FA 值较高，相比之下，HGG 瘤周的神经束则十分紊乱或混乱[51, 52]。即便在非增强 HGG 的情况下，也有报告称，对瘤周 FA 的评价提供了有用的信息以及与 LGG[3] 的区别。一如既往，确定某个临界值很困难；不过，

Liu 等观察到 LGG 的平均 FA 值和最大 FA 值明显较低，并提议两组间的临界值为 0.129。此外，作者提出，如果将这两个参数相结合而非单独评估，诊断的准确性将会提高。因此，参数结合可能有助于非增强胶质瘤的术前分级[3]。同样，Ferda 等报道称，尽管对 FA 图的评价用于胶质瘤分级可能不充分，但是对比增强模式和 FA 图评价相结合，提高了区分低级别和高级别神经胶质瘤的可能性[53]。Server 等为对神经胶质肿瘤进行分级，在其最新研究之一中评价了 DTI 所呈现出的轴向弥散性（AD）、径向弥散性（RD）、ADC 和 FA 值的诊断准确性，并评估了 DTI 参数与肿瘤分级之间的相关性。他们得出结论，这些 DTI 参数对于区别 LGG 和 HGG 非常有用，并报告诊断准确率超过 90%[54]。

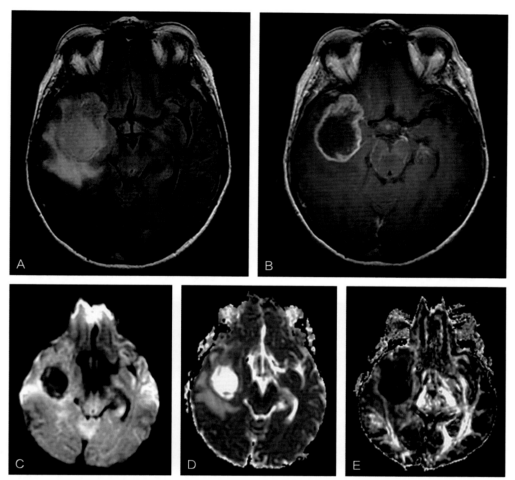

▲ 图 4-14　多形性成胶质细胞瘤

轴位 T_2 加权（A）和 T_1 加权增强扫描（B）图像显示右侧颞区病变、周围水肿和环形强化。在 DWI（C）上，病变呈现低信号强度，导致肿瘤内 ADC（D）较高，肿瘤内 FA（E）较低

尽管如此，文献中关于 FA 的作用仍然存在争议，因为许多研究已经得出结论，无论测量领域如何，DTI 指标对于增强和非增强胶质瘤分级的效用仍然有限 [9, 47, 49, 51, 52]。

（四）脑膜瘤

> **要点：脑膜瘤的 DWI / DTI**
>
> - 水弥散与恶性肿瘤的反比关系。
> - 相比于良性脑膜瘤，非典型 / 恶性脑膜瘤的 ADC 值较低，FA 值较高。
> - 良性脑膜瘤的亚型之间 FA 明显不同，而 ADC 则没有明显变化。

脑膜瘤是源于脑膜的多样性肿瘤。脑膜是被覆于中枢神经系统的膜层。脑膜瘤是最常见的脑外脑肿瘤，其特征性位置使其诊断相对简单。虽然大多数脑膜瘤是良性肿瘤，但也可能具有恶性表征。基于 WHO 分类系统，脑膜瘤分类如下。良性脑膜瘤或 I 级脑膜瘤可达 90%，通常通过手术切除可完全康复。II 级（非典型）和 III 级（恶性）脑膜瘤不如 I 级脑膜瘤常见，但侵袭性更强；因此，即便在完全切除后，它们也更有可能复发。根据 WHO 分类，良性和非典型 / 恶性脑膜瘤之间的差异与有丝分裂数量、细胞结构、核质比及其组织学模式有关 [55]。脑膜瘤是一种富含血管性病变，无论分级如何，其血供主要来自脑膜动脉。它们的肿瘤毛细血管完全缺乏血脑屏障；因此，在灌注图像上可观察到造影剂外漏和渗透性增大。常规 MRI 提供了有关其定位和形态的有用信息。然而，在脑膜瘤呈现非典型的影像学表现的病例中，其组织学分级对于制订有利的治疗计划具有重要意义（图 4-15）。

（五）DWI 和 DTI 作用

DWI 和 DTI 技术在脑膜瘤分级或良性、非典型 / 恶性亚型区别中的有用性，前人已经进行过系统的研究。文献中的研究表明，肿瘤内区域的 DWI 和 DTI 指标有助于脑膜瘤分级 [5, 56-58]。据报道，水弥散与恶性脑膜瘤呈反比关系，因为非典型 / 恶性脑膜瘤的 ADC 值低于良性脑膜瘤，FA 值高于良性脑膜瘤。高级别脑膜瘤 [59] 中增强的有丝分裂活性、坏死、高核质比以及连续不规则细胞生长导致水弥散受限，相关弥散参数反映了这一点。相反，良性脑膜瘤组织在组织学上缺乏连续性，因为它们由椭圆形或纺锤形肿瘤细胞组成，形成螺纹、束、索或结节，迫使水分子以相对各向同性的方式运动 [60]。关于同级别脑膜瘤亚型之间的区别，良性脑膜瘤亚型之间的 FA 差异显著 [62]，而 ADC 对于良性

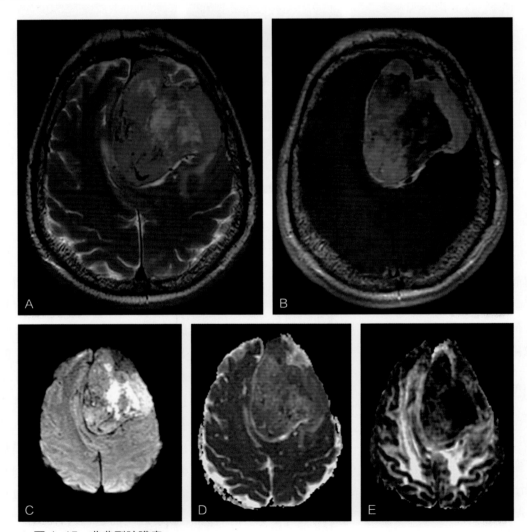

▲ 图 4-15　非典型脑膜瘤

轴位 T$_2$ 加权（A）和增强后 T$_1$ 加权（B）图像显示了一个大的异质增强左额叶肿块，该肿块具有强烈肿块效应。病变表现为弥散受限区域（C）、ADC 图上的等强度区域（D）和 FA 图（E）上的低强度区域

或恶性亚型的鉴别均无作用[62, 63]。然而，与胶质瘤的情况一样，文献中关于脑膜瘤的争议仍然存在，因为许多先前的研究得出结论，弥散定量，要么源于肿瘤[40, 61, 64, 65]，要么源于瘤周水肿[5, 57]，无法提供关于脑膜瘤分级的重要信息。

DWI/DTI 指标也有助于区别非典型脑膜瘤和胶质瘤。报道称脑膜瘤和 LGG[9, 45] 之间的弥散特性有相似之处。然而，在 Tropine 等的研究中。[47] 观察到两组间 MD 和 FA 有着显著差异。相比于脑膜瘤，LGG 的瘤内区域 MD 值较高而 FA 值较低，这可能是因为其肿瘤细胞较少。在有关瘤周水肿的参数中并未观察到差异，这很可能是因为两种肿瘤类型的非浸润性质[47]。

当脑膜瘤表现出非典型 MRI 特征（如囊变和坏死区、环状强化和脑实质侵犯），可能类似于恶性脑内病变（如胶质瘤或转移性脑肿瘤），这些会误导诊断报告和治疗决策。对于这种高达 15% 的脑膜瘤病例，文献中的结果是相互矛盾的。许多研究表明，弥散和灌注量化有助于正确描述这些病变，从而帮助制定治疗计划。相比于 HGG[4, 5, 7, 47]，脑膜瘤的实体部分可观察到 ADC 值较低而 FA 值较高。这两种肿瘤类型之间弥散特性的差异表明，相比于 HGG，脑膜瘤中纤维组织的水平更高，呈现更不连贯的细胞结构[4]。与这些观察结果相反，报道称，DWI/DTI 指标对这两组肿瘤术前区别的作用微不足道[8, 9]。此外，还进行了研究，以确定与这些病变的特征性质相关的差异，即浸润性和非浸润性；然而，所获得的结果同样微不足道[4, 8, 9, 40, 42, 66, 67]。

除高级别胶质瘤外，呈非典型影像学表现的脑膜瘤也可能类似于单发转移性肿瘤（MTs）。脑膜瘤和转移瘤的弥散分布非常相似，几个研究小组也报道了这一点[8, 9, 45, 67]。基于这些研究，无论是从肿瘤的实体区域还是从肿瘤的外围，弥散和各向异性的变化均不足以区分脑膜瘤和转移瘤。这些发现可以解释为，非典型 / 恶性脑膜瘤通常呈现异质的细胞结构，具有坏死和囊变部分，从而诱发与 MT 相当的不受阻碍的水弥散。此外，

作为非浸润性病变，它们周围的水肿是纯粹血管源性的，不能提供 DWI/DTI 测量的明确信息。

再次强调，区别的关键可能在于周围水肿的性质，因为先前的研究表明，脑膜瘤和转移瘤之间的 ADC 和 FA 值差异显著[68]。基于这项研究，由于转移性脑肿瘤和脑膜瘤水肿形成的机制可能源于不同因素，瘤周水肿单纯分为血管源性水肿和浸润性水肿可能还不够。因此，作者认为，DTI 可以潜在地识别与不同肿瘤水肿相关的纯血管源性水肿的细微差异。假设 MD 主要由细胞外积液量决定，转移瘤中细胞外积液可能比脑膜瘤中更多。另外，研究人员认为，脑膜瘤周水肿的形成与许多因素有关，如肿瘤大小、组织学亚型、血管形成、分泌活动、肿瘤相关静脉阻塞以及性激素和受体表达。然而，这些因素均未被确定为水肿形成的主要原因[68]。

（六）脑转移瘤

> **要点：转移瘤的 DWI/DTI**
>
> - 用 ADC 直接区别继发性肿瘤与 LGG。
> - 文献中关于转移瘤和 HGG 之间分化能力的相互矛盾的结果。
> - 相比于转移瘤，HGG 瘤内和瘤周区域的 FA 较高。

在住院患者中，脑转移瘤占颅内肿瘤的 25% ~ 50%，不幸的是，其发病率正在迅速上升。转移到大脑的最常见原发性癌症是肺癌、乳腺癌、结肠癌、恶性黑色素瘤和胃肠癌[69, 70]。由于患者的临床病史或存在多个界限分明的病变，在常规磁共振成像上，转移瘤与其他恶性肿瘤通常可以直接区别。然而，在不知道原发肿瘤的情况下出现单发增强病变会使鉴别诊断变得复杂，因为它可能呈现与 HGG 相似的成像特征和对比增强模式（图 4-16）。因此，这些病变的准确特征在临床上很重要，因为这些肿瘤实体之间的医学分期、手术计划和治疗方法存在很大差异[71, 72]。

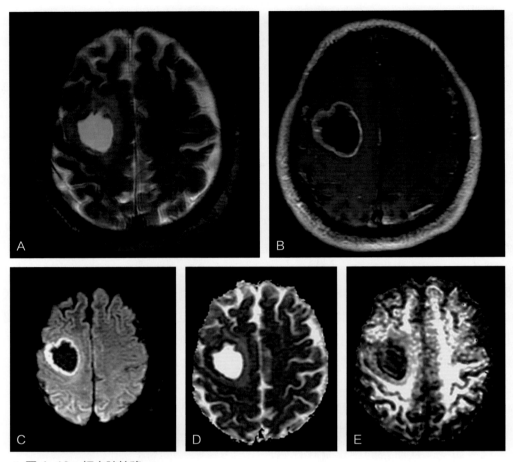

▲ 图 4-16　颅内肺转移
A.T$_2$ 加权图像；B.T$_1$ 加权增强水肿的环形增大；C. 瘤周弥散受限；D. 瘤内 ADC 增大；E. 瘤内 FA 减小

转移瘤和原发性 HGG 之间的鉴别诊断是临床常规中最常见的问题之一，因此在文献中已进行广泛研究。HGG 的特点是能够聚集和合成血管网络，进一步生长和增生。因此，随着水肿浓度的升高（浸润性水肿），肿瘤细胞预计会出现在它们的周围。此外，转移性脑肿瘤出现在脑实质内，通常通过扩张而生长，取代周围的脑组织，并且在肿瘤的造影增强边缘之外无肿瘤细胞的组织学证据（纯血管源性水肿）[73]。

由于细胞结构多样，报道显示，转移瘤和 HGG 的肿瘤部位均呈现 ADC 增大和 FA 减小。此外，两个病变周围水肿的增大，即使性质不同（血管源性和浸润性），也并未提供区分两个肿瘤组的任何重要信息。因此，由于上述相似性，文献中的大量研究得出结论，无论是在肿瘤内部还是瘤周区域，DWI 和 DTI 指标的作用仍然有限 [6, 10, 11, 40, 71, 74. 75]。

文献中再一次出现了相互矛盾的结果。与这些观察结果相反，有许多研究报告称，HGG 和转移瘤肿瘤内部或周围的弥散分布不同，DWI/DTI 测量值可能是鉴别 [8, 9, 72, 74–76] 肿瘤的指标。

基于这些研究，相比于转移瘤，HGG 瘤内和瘤周区域呈现出高水平的前叶生长因子，而后者的瘤周区域呈现出高水平的 ADC。HGG 中的限制性扩散可能是由于其实体部分细胞比转移瘤更致密，并且肿瘤细胞由于其浸润性质 [11, 77] 而存在于其周围。另外，由于肿瘤毛细血管渗漏，转移瘤与水肿浓度增加有关，导致瘤周实质 [9, 72] 的 ADC 值增大。然而，很明显，DWI 和 DTI 在 HGG 的单发 MT 术前分化中的应用仍存在争议。我们的研究表明，仅基于 FA 和 ADC 测量值（图 4-17）的平均值和相应的 SD，胶质母细胞瘤中中 FA 的平均值高于转移瘤，这大致表明 FA 可能是量化这两组肿瘤内弥散特性的更合适的指标[10]。该患者队列（35 例 GBM 和 14 例转移瘤）研究中胶质瘤的较高 FA 可能归因于这一情况，即胶质瘤在其病变的实体部分呈现比脑转移瘤更高的细胞性[77]。FA 与肿瘤细胞密度和血管分布呈正相关或负相关，以及它是否可用于评估肿瘤分级，仍然存在广泛争议。

由于在 LGG 中无对比增强，并且在它们周围存在极小或无瘤周水肿，因此从 LGG 分化继发性肿瘤通常是直接的。然而，报道称如果低级别神经胶质瘤无典型的影像学和对比增强表现，则肿瘤内 ADC 明显高于转移癌的 ADC，这使得它们具有明显的区别。在同一研究中，未观察到瘤周 ADC 值的差异。

研究发现在弥散测量方面对不同类型转移存在区别[42, 78]；所有类型之间的 ADC 值显示出广泛

的可变性，具有相当大的重叠并且无统计学差异，在原发性淋巴瘤的转移中差异最大[42]。然而，为了正确地对转移瘤进行分类，对大量转移瘤进行检查非常有意义。脑转移瘤的坏死 / 囊性成分的常见信号强度可能与游离水的增加有关，在 DWI 上显示低信号强度以及 ADC 增大。然而，必须注意到，在存在细胞外高铁血红蛋白和（或）增加黏度的情况下，随着 ADC 的降低，DWI 强度增强[17]。

（七）原发性中枢神经系统淋巴瘤

> **要点：PCL 的 DWI/DTI**
>
> - 据报道，PCL 的 ADC 值明显低于 HGG 和转移瘤。
> - 更高的细胞性和新血管生成的缺失使 PCL 具有特征性的弥散特点。

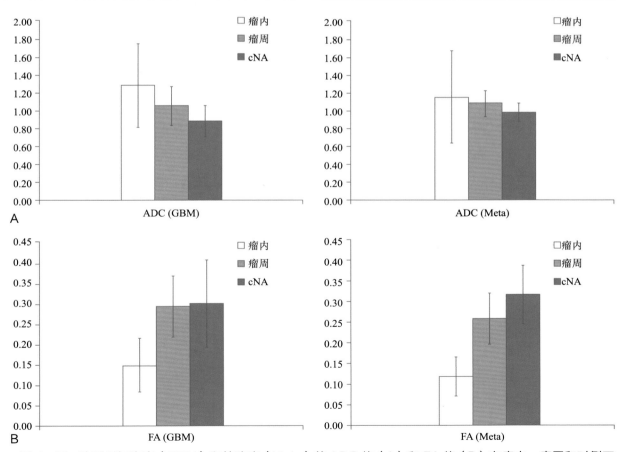

▲ 图 4-17　胶质母细胞瘤（GBM）和转移瘤（Meta）的 ADC 值（A）和 FA 值（B）在瘤内，瘤周和对侧正常区域（cNA）的均值及相应的标准差的比较

原发性中枢神经系统淋巴瘤（PCL）是侵袭性肿瘤，在免疫功能正常和免疫功能低下的患者中，发病率均较高。PCL 的发病率在过去 30 年中大幅增加，目前约占所有脑肿瘤的 6%[79]。淋巴瘤的外观形态上趋向于圆形或椭圆形病变，并且通常在它们周围发现瘤周水肿。因为这些肿瘤本质上通常是浸润性的，并且未被包膜，MR 信号变化的临界可能不一定反映真正的肿瘤边缘[80]。PCL 最重要的组织病理学特征之一是血管中心生长，肿瘤细胞在血管周围形成多个厚层。可以经常观察到血管周围和血管壁内的内皮细胞的肿瘤侵袭。然而，新血管生成并非

最突出的特征[10, 39, 81]。更突出的是，由于完全无血脑屏障，PCL 在常规 MR 图像上呈现出显著的对比增强（图 4-18）。然而，仅基于传统的 MRI 发现，由于它们弥散渗透性生长[78]，通常很难将它们与 HGG 和单发转移瘤区分开来。很明显，PCL 与其他高度恶性肿瘤的区别非常重要，因为这些肿瘤的术前分期、术中管理和术后治疗存在显著差异。

在这种观点下，已经使用先进的 MRI 技术进行了许多研究，以区别 PCL 与胶质瘤和转移瘤。已经发现 DWI 和 DTI 对区分这些肿瘤组[6, 10, 45, 82-85]非常有帮助。值得注意的是，作为高度细胞化

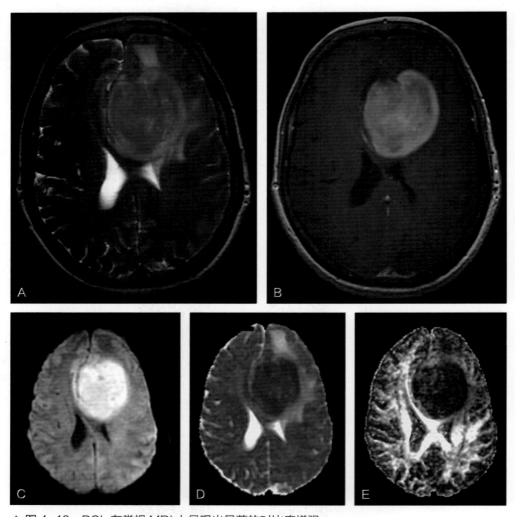

▲ 图 4-18　PCL 在常规 MRI 上呈现出显著的对比度增强
原发性脑淋巴瘤在 T_2 加权图像（A）上具有瘤周水肿的高信号强度以及 T_1 加权后对比图像（B）上的强烈对比度增强。病变在 DWI（C）上是高强度的，这导致在 ADC 图（D）和 FA 图（E）上表现为低强度

的肿瘤，PCL 具有相对减小的细胞外空间，导致对自由水弥散性的限制。

因此，据报道，PCL 的 ADC 值明显低于 HGG 和转移瘤。与 ADC 类似，相比于高度恶性肿瘤，PCL 中也观察到较低的 FA 值[10, 83]。由于其细胞构成，PCL 中不会出现较低的 FA 值；然而，由于正相关和负相关均有报道，FA 和肿瘤细胞构成的关系仍然存在争议[46, 48, 50]。尽管在 MT 和 HGG 中区别 PCL 的弥散量化方面取得了令人满意的结果，但文献中的研究得出结论，DWI 和 DTI 的作用在这些病变的肿瘤内[6, 8, 47, 84, 86] 和瘤周区域[8, 10] 均微不足道。

的确，PCL 与 LGG 的区别通常是直接的，因为相比于 LGG，PCL 具有强烈的对比增强和瘤周水肿。然而，如果 LGG 缺乏常规影像学发现，肿瘤内的 ADC 据报道高于 PCL，而 FA 值较低[84]。Bendini 等观察到两组之间灌注特性也有显著差异；然而，这些发现与 Kremer 等[7, 87] 报道的不一致。

总体而言，从 PCL 与胶质瘤和转移瘤的区别来看，PCL 细胞性更高、无新血管生成及不同造影剂渗漏模式，这使得它能够区别于神经胶质瘤和单发转移瘤。

（八）颅内脓肿

脑脓肿是由微生物或病原体感染引起的局灶性病变，这些局灶性病变产生局灶性大脑炎，导致脑组织中化脓性渗出物的积聚。它们通常由胶原物质荚膜组成，该荚膜开始生长并包裹化脓性病灶[88, 89]。在某些情况下，脑脓肿的影像诊断可能是具有挑战性的，因这些病变的不同外观继发于不同的侵犯微生物和不同的表现阶段。在常规 MRI 中，脓肿在 T_2 加权图像上呈现高信号，伴有瘤周水肿，在 DWI 上呈现高信号，以及环形对比增强。这些特征是非特异性的，囊性或坏死性肿瘤（胶质瘤和单发转移瘤）可能含有脓液（一种由炎症细胞、细菌、蛋白质渗出物和纤维蛋白原组成的高黏性黏稠黏液），

从而使其与脑脓肿[78, 89] 之间的区分变得很复杂。其病理生理学和影像学表现因引起感染的有机体而异。DWI 有助于区分血管源性水肿和细胞毒性水肿，还能区分脓肿和囊性及坏死性肿瘤。

DWI 和 DTI 指标已证明有利于区分脓肿和其他囊性病变[2, 89-95]。基于这些研究，相比于胶质瘤和转移瘤，在脓肿的中央腔中观察到较低的 ADC 值。这归因于脓液的高黏度和细胞性，导致弥散受到显著限制，这与肿瘤的囊性或坏死区域中的低黏度相反，低黏度促进自由弥散并导致 ADC 值升高[91, 92, 95]。在脓肿囊壁和肿瘤外周壁之间也观察到 ADC 值的显著差异。Chan 等报道称，相比于高内含物肿瘤壁，在 DWI 上荚膜是低信号，且相比于高信号肿瘤壁，在该区域测量的 ADC 值更高，与较低的 ADC 值[89] 相关。作者认为，炎症导致脓肿壁的细胞外液累积增加，因此水的弥散不受阻碍。相反，由于密集的恶性细胞，肿瘤外周壁的细胞性增强，导致弥散受限[89]。此外，据报道，相比于囊性或坏死性肿瘤，这些腔内组织学差异是脑脓肿中测得的 FA 值较高的原因。这可能归因于炎症细胞更有组织的结构，这是由于细胞黏附继发于炎症细胞[94, 96] 表面上各种细胞黏附分子的表达。

总之，颅内脓肿的高黏度和细胞构成是决定这些病变弥散和灌注特征的主要生物学因素。DWI 和 DTI 指标可以识别这些不同的特征，并可作为与囊性和坏死性肿瘤的鉴别依据（图 4-19）。

（九）卒中

要点：卒中的 DWI/DTI

- DWI 是诊断超急性期脑梗死最敏感的 MRI 技术。

- 缺血事件导致受影响组织弥散受限，最早可在发作后 30 min 看到。

- DTI 可提供有关卒中后白质解剖的独特而详细的信息。

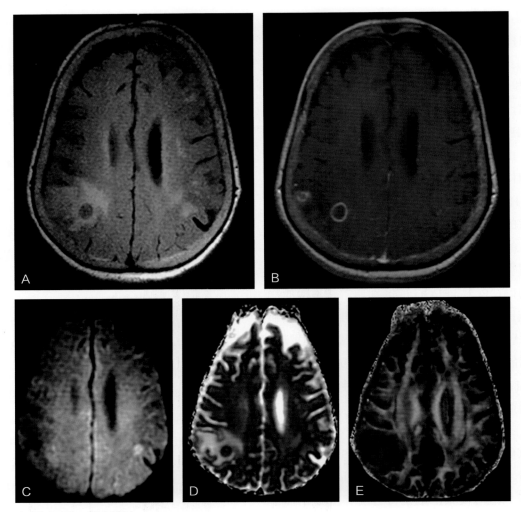

▲ 图 4-19　颅内脓肿
A. 具有相关瘤周水肿的病变的 T_2 FLAIR 图像；B.T_1 加权后对比图像上的环形对比度增强；病
变在 DWI（C）上是高强度的，这导致在 ADC 图（D）和 FA 图（E）上表现为低强度

向大脑供血的血管堵塞导致的缺血性卒中可导致脑梗死（图 4-20）。脑梗死引起的卒中应与其他两种卒中相鉴别：脑出血和蛛网膜下腔出血。当一部分供应大脑的血管堵塞或血管壁外出现渗漏时，就会发生脑梗死。

DWI 已证明是诊断超急性脑梗死的最敏感的 MRI 技术，因为它基于水分子运动的改变。这项技术非常敏感，不会受到患者运动的显著影响，因为它通常可以在 1～2 min 内完成。缺血事件导致受累组织弥散受限，最早可在发作后 30 min 看到。

但弥散成像何时特别有用？研究表明，在缺血诱导后，脑水弥散常数迅速下降，导致

DWI 中的强度增高。弥散常数随时间的演变是一个复杂的现象，但是大多数慢性卒中表现出弥散常数升高。因此，病变的弥散特征可能有助于确定其患病期。

对大型超急性大脑中动脉（MCA）区域梗死症状患者使用 DWI 的研究强调，许多缺血性病变很快就可见，因此可将卒中与其他形式的脑损伤[97, 98] 区别开来。

DTI 还可用于检测急性脑缺血中的弥散降低。虽然急性卒中时 FA 是可变的，但它在卒中后随时间减少。DTI 可能对区分貌似卒中（表现为平均弥散系数增大）与急性脑缺血（表现为平均弥散系数减小）特别有用。

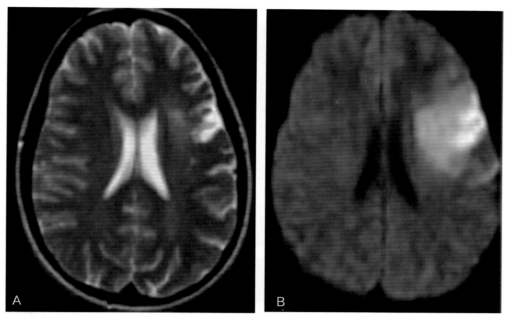

▲ 图 4-20　　向大脑供血的血管堵塞导致的缺血性卒中可导致脑梗死
T₂ 加权图像（A）和导致脑梗死的缺血性卒中的弥散加权图像（B）

因此，DTI 也开始为急性卒中的病理生理学提供新的见解。与 ADC 和 T₂ 相结合的 FA 和 MD 变化的时间过程已经划定，这对于确定卒中发作时间似乎很重要。FA 比率与临床神经病学量表相关，并且可能证明在确定组织活性和患者预后方面很重要。此外，DTI 可提供有关卒中后白质解剖的独特而详细的信息。基于神经纤维束重建技术和横断面 ROI 划定已用于量化白质完整性，如图 4-21[99, 100] 所示。然而，显而易见的是，需要进行进一步的调查，以揭示 DTI 可能提供的新信息。

（十）脱髓鞘疾病 / 多发性硬化症

多发性硬化症（MS），也称为播散性硬化症或播散性脑脊髓炎，是一种炎症性疾病，其中脑和脊髓中的神经细胞的髓鞘被损坏。T₂ 加权和液体衰减反转恢复（FLAIR）图像对显示 MS 患者的局灶性损害相当敏感，但缺乏组织病理学特异性。

此外，瘤样 MS 是一种人的 CNS 具有多发脱髓鞘病变的病症，其具有标准 MS 的非典型特征。它被称为瘤样，因为病变是肿瘤样的，它们在临床上、影像学上和病理学上都与肿瘤相似[101]。

这些非典型病变特征可能包括大于 2 cm 的具有占位效应的颅内大病变、水肿和开环增强。因此，瘤样病变可能与恶性胶质瘤或脑脓肿相似，导致诊断。

对 MS 患者的弥散加权成像（DWI）的评估表明，正常白质可能会增加 ADC 值并降低 FA，这可以明显区别于健康对照组，而这些组织中并未发现这些异常[102]。MS 斑块在 DWI 上通常表现为高或等强度，ADC 升高，在活性斑块（增强对比度）和慢性斑块中都是如此。

另外，据报道 MS 斑块具有降低的各向异性[103]。这被认为与脱髓鞘、血管周围炎症伴血管源性水肿和胶质增生引起的细胞外隙增加有关。MS 斑块的增强部分具有略微增加的 ADC，组织学上代表显著的炎症伴有轻度脱髓鞘，而非增强部分倾向于具有更多的 ADC 增加，代表具有轻度炎症和髓鞘丢失的瘢痕形成[104]。已经提出 MS 斑块的 ADC 值可能与 MS 的严重程度有关，因为继发进展性 MS 中的 ADC 值高于复发缓解型 MS 的 ADC 值[105]。

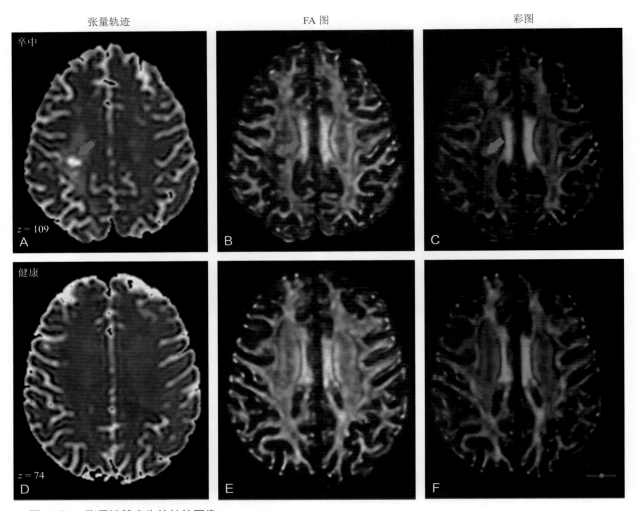

▲ 图 4-21　张量计算产生的轴位图像

每个面板上都用红色箭标出损伤位置（引自 *NeuroImage*, 59, M.R. Borich, K.P. Wadden, L.A. Boyd, Establishing the reproducibility of two approaches to quantify white matter tract integrity in stroke, pp. 2393–2400, 2012, 经 Elsevier 许可转载）

四、总结

表 4-1 至表 4-3 旨在帮助读者更好地理解上述机制，并总结有关不同类型脑病理学的 T_2/DWI 信号与 ADC/FA 测量的相关性和潜在的诊断预后。

表 4-1 总结了有关不同类型脑病理学的 T_2/DWI 信号与 ADC/FA 测量的相关性。必须注意的是，这种关系是指示性的，在某些情况下可以改变。

表 4-2 概述了最近发表的利用 DWI 和 DTI 技术对胶质瘤分级和对 MT 与 HGGS 进行区别的研究的诊断预后。

最后，表 4-3 概述了最近发表的关于使用 DWI 和 DTI 技术进行不同肿瘤比较的研究的诊断预后。

五、误区和伪影

DWI 基本上是 T_2 加权的，DWI 上的信号强度解释需要 b_0 图像、ADC 图像和指数图像之间的相关性，以揭示潜在的病理生理条件。从这个意义上说，为了避免误解，理解可能产生的伪影至关重要。

了解固有的伪影和减少其出现的方法是提高 DWI 质量和准确度的方法。伪影可能与 MR

表 4-1　不同类型脑病理的 T_2/DWI 信号与 ADC/FA 测量的相关性

病理	T_2	DWI	ADC	FA
局部缺血	−	↑	↓	↓
脱髓鞘（MS）	↑	↑	∨	↓
间变性星形细胞瘤	↑	↑	∧	↓
低级别星形细胞瘤	↑	↑	∧	↓
脓肿	↑	↑	↓	↑ [a]
GMB	↑	∧	↑	↓
坏死性肿瘤	↑	↓	↑	↓
脑膜瘤（典型）	↑	↑	↓	∨
脑膜瘤（非典型）	↑	↑	↓	∧ [b]
转移	↑	↑	↓	↓
血管源性水肿	↑	−	↑	[b]

注：必须注意的是，这种关系是指示性的，在某些情况下可以改变。

a. 与囊性或坏死性肿瘤相比

b. 矛盾的结果

↓. 减少；↑. 增加；∧. 适度增加∨. 适度减少；−. 等强度 / 无变化。

设备本身有关，例如涡流和非线性梯度，也可能是由于引入磁场的对象的属性，例如 T_2 效应和各向异性以及磁化系数问题。

（一）涡流伪影

由于磁场的变化，导体中可能产生的电流称为涡流。涡流既可以发生在患者身上，也可以发生在 MR 扫描仪电缆或电线、梯度线圈和射频屏蔽中。施加的磁场越强，导体的电导率越大，磁场变化越快，产生的电流越大，产生的磁场越强。因此，当梯度快速打开和关闭时，涡流会变得特别严重，如在弥散成像中使用的 EPI 脉冲序列中。问题是弥散测量特别容易受到弥散梯度脉冲产生的涡流的影响。这些梯度对图像的影响与磁化系数梯度的影响大致相同。在 ADC 图中，计算错误的弥散系数可以忽略不

计，但在 DTI 中，任何计算错误均会显著改变对应于最大主弥散率的方向。这种误算的影响主要通过改变受影响体素的纤维方向来影响纤维束成像。然而，张量轨迹的测量也可能受到影响，但通常程度较低。

（二）梯度场伪影非线性

梯度线圈设计成增加对主磁场的作用，主磁场沿着三个正交方向中的一个线性增加。然而，这种线性假设成立的区域是有限的，因为线圈不是无限大的 [106]。这是因为当远离磁体的等心点时，磁场梯度减小，从而在解剖图像的外部区域产生失真。

（三）T_2 影响

弥散加权图像中的信号强度取决于 T_2 时间，因为为了获得有效的 DW，弥散敏化所需的时间需要较长的回波时间（T_e）。因此，例如，由于旧的缺血损伤，具有长 T_2 值的组织可以表现为具有低弥散系数的明亮组织，例如，由于最近的卒中。这是一种通常称为 T_2 穿透的现象，它使梗死的描述复杂化。然而，通过使用弥散系数图或弥散张量的轨迹可以减小 T_2 影响，因为它们与 T_2 无关。此外，在 b 值大的情况下，图像对比度以弥散为主。并且，随着临床扫描仪的发展，梯度值越来越大，能够用更短的 T_e 以及因此更少的 T_2 加权来记录高 b 值弥散图像。

（四）磁敏感伪影

磁敏感伪影是由于微观梯度或磁场强度的变化而产生的，这种变化发生在不同磁化系数物质的界面附近。单脉冲 MPI 对颅底附近的磁敏感伪影非常敏感，尤其是在窦道和乳突的空气附近，必须考虑到这一点。一个好的方法是对轴向 DWI 进行前后方向的相位编码，或者在海马体和脑干中使用冠状和矢状图像来识别可能的伪影。

表 4-2　最近发表的关于神经胶质瘤分级和利用 DWI 和 DTI 技术从高级别神经胶质瘤中鉴别出转移瘤（MT）的研究的诊断结果

病理学类型	作　者	患者数量	测量区域	技术	诊断预后
胶质瘤分级	Kono 等 [45]	17	瘤内 / 瘤周	DWI	LGG 内的肿瘤内 ADC 高于 GBM 内的肿瘤内 ADC
	Beppu 等 [50]	31	瘤内	DTI	LGG 内的 FA 低于 HGG 内的 FA
	Inoue 等 [48]	41	瘤内	DTI	LGG 内的 MD 高于 HGG 内的 MD LGG 内的 FA 低于 HGG 内的 FA
	Fan 等 [39]	22	瘤内 / 瘤周	DWI	LGG 内的肿瘤内 ADC 高于 AA 内的肿瘤内 ADC
	Stadlbauer 等 [46]	20	瘤内	DTI	LGG 内的 FA 高于 HGG 内的 FA
	Lee 等 [49]	27	瘤内	DTI	LGG 内的 MD 高于 HGG 内的 MD
	Chen 等 [52]	31	瘤内 / 瘤周	DTI	LGG 内的瘤周 FA 高于 HGG 内的瘤周 FA
	Liu 等 [3]	52	瘤内	DTI	LGG 内的 FA 低于 HGG 内的 FA
	Svolos 等 [107]	73	瘤内 / 瘤周	DWI	LGG 内的肿瘤内 ADC 高于 HGG 内的肿瘤内 ADC
MT 对 HGG	Lu 等 [9]	20	瘤内 / 瘤周	DTI	MT 内的瘤周 MD 高于 GBM 内的瘤周 MD
	Server 等 [7]	82	瘤内 / 瘤周	DWI	MT 内的瘤内 ADC 低于 GBM 内的瘤内 ADC
	Pavlisa 等 [74]	40	瘤内 / 瘤周	DWI	MT 内的瘤周 ADC 高于 GBM 内的瘤周 MD
	Wang 等 [75]	63	瘤内 / 瘤周	DTI	MT 内的瘤内 / 瘤周 FA 高于 GBM 内的瘤内 / 瘤周 FA
	Lee 等 [76]	73	瘤内 / 瘤周	DWI	MT 内的瘤周 ADC 高于 GBM 内的瘤周 MD
	Wang 等 [9]	51	瘤内 / 瘤周	DTI	MT 内的瘤内 / 瘤周 FA 高于 GBM 内的瘤内 / 瘤周 FA
	Svolos 等 [107]	71	瘤内 / 瘤周	DTI	MT 内的瘤周 FA 高于 HGG 内的瘤周 FA

（五）结论和展望

MRI 在脑病理学检测中的应用已得到充分证实。然而，传统 MRI 的主要优点，如良好的软组织可视化和丰富的成像序列，在许多情况下可能是非特异性的。因此，先进的技术（如 DWI 和 DTI）已用于临床常规检查，从而提高诊断的准确性。

在这一点上，应该认识到，多年来，MR 系统已经从成像方式发展到产生各种数值参数的先进系统。从这些技术中获得的各种定量信息在细胞水平上提供了重要的结构和功能信息，强调大脑病理生理的各个方面。利用 MR 系统的这些先进技术和成像能力，对优化脑病理的诊断和治疗具有重要意义。

尽管先进技术对颅脑病变术前病理学 [2-6, 107] 评估的作用是无可争辩的，但并无任何一种技术能够提供强有力的肿瘤特征，而文献中报道的结果可能相互矛盾，甚至使进一步的临床决策 [7-11] 变得更为复杂。正是这些争论反映了复杂的潜在病理生理机制，这些机制存在于脑病变中，并可能影响病理学之间的明确区别的判断。

通常来说，肿瘤分级和预后确定中最关键的因素是肿瘤的细胞性和血管性。这两个因素可以通过弥散和灌注指标来量化。但是，由于它们是密切相关的，因此很难根据单个数值参数来对它们进行评价和解释。

表 4-3 最近发表的关于使用 DWI 和 DTI 技术对不同肿瘤进行比较研究的诊断预后

比较案例	作 者	患者数量	测量区域	技术	诊断预后
MNG 对 HGG	Tropine 等 [47]	22	瘤内 / 瘤周	DTI	MNG 内的瘤内 MD 低于 HGG 内的瘤内 MD
					MNG 内的瘤内 FA 高于 HGG 内的瘤内 FA
	De Belder 等 [4]	35	瘤内 / 瘤周	DTI	MNG 内的瘤内 ADC 低于 HGG 内的瘤内 MD
					MNG 内的瘤内 FA 高于 HGG 内的瘤内 FA
					MNG 内的瘤周 FA 高于 HGG 内的瘤周 FA
	Svolos 等 [107]	77	瘤内 / 瘤周	DWI	MNG 内的瘤内 / 瘤周 ADC 低于 HGG 内的瘤内 / 瘤周 ADC
				DTI	MNG 内的瘤内 / 瘤周 FA 高于 HGG 内的瘤内 / 瘤周 FA
MNG 与 MT	Toh 等 [68]	26	瘤周	DTI	MNG 内的 MD 低于 MT 内的 MD
					MNG 内的 FA 高于 MT 内的 FA
	Svolos 等 [107]	42	瘤内 / 瘤周	DWI	MNG 内的瘤内 / 瘤周 ADC 低于 MT 内的瘤内 / 瘤周 ADC
				DTI	MNG 内的瘤内 / 瘤周 FA 高于 MT 内的瘤内 / 瘤周 FA
PCL 对 HGG	Guo 等 [82]	28	瘤内	DWI	PCL 内的 ADC 低于 HGG 内的 ADC
	Yamasaki 等 [40]	44	瘤内	DWI	PCL 内的 ADC 低于 GBM 内的 ADC
	Calli 等 [6]	25	瘤内	DWI	PCL 内的 ADC 低于 GBM 内的 ADC
	Toh 等 [83]	20	瘤内	DTI	PCL 内的 MD 和 FA 低于 GBM 内的 MD 和 FA
	Kinoshita 等 [84]	14	瘤内	DTI	PCL 内的 MD 低于 HGG 内的 MD
	Server 等 [7]	64	瘤内 / 瘤周	DWI	PCL 内的瘤内 ADC 低于 HGG 内的瘤内 ADC
	Wang 等 [9]	42	瘤内 / 瘤周	DTI	PCL 内的瘤内 MD 和 FA 低于 GBM 内的 MD 和 FA
					PCL 内的瘤周 FA 低于 GBM 内的瘤周 FA
PCL 对 MT	Yamasaki 等 [46]	37	瘤内	DWI	PCL 内的 ADC 低于 MT 内的 ADC
	Server 等 [7]	28	瘤内 / 瘤周	DWI	PCL 内的瘤内 ADC 低于 MT 内的瘤内 ADC
	Wang 等 [9]	41	瘤内 / 瘤周	DTI	PCL 内的瘤内 MD 低于 MT 内的瘤内 ADC
脓肿对囊性 / 坏死性肿瘤	Hartmann 等 [91]	17	瘤内	DWI	脓肿内的 ADC 低于其他肿瘤内的 ADC
	Chan 等 [89]	12	瘤内 / 瘤周		脓肿内的瘤内 ADC 低于其他肿瘤内的 ADC
				DWI	脓肿内的瘤周 ADC 低于其他肿瘤内的瘤周 ADC
	Chang 等 [2]	26	瘤内	DWI	脓肿内的 ADC 低于其他肿瘤内的 ADC
	Lai 等 [92]	14	瘤内	DWI	脓肿内的 ADC 低于其他肿瘤内的 ADC
	Nadal-Desbarats 等 [93]	26	瘤内	DWI	脓肿内的 ADC 低于其他肿瘤内的 ADC
	Nath 等 [94]	53	瘤内	DTI	脓肿内的 MD 低于其他肿瘤内的 MD，脓肿内的 FA 高于其他肿瘤内的 FA
	Reiche 等 [95]	17	瘤内	DWI	脓肿内的 ADC 低于其他肿瘤内的 ADC

传统的数据分析方法，如探寻不同肿瘤组之间相关参数的统计意义，在某些情况下可能有效。然而，在要求更高的疾病诊断中，如具有相似病理生理轮廓的肿瘤，其效率可能有限。值得注意的是，在过去几年中，诊断利害关系一直集中在先进的 MRI 技术提供的不同参数的组合，以及多参数分析可能产生的增量诊断和预测价值。不同的数据分析方法已经得以评价，如逻辑回归（LR）和受试者工作特征（ROC）分析[10, 41, 108]以及更复杂的技术，如使用各种参数组合的机器学习算法[109-112]。

Server 等报道了这一点，相比于 DWI 或 MRSI，DWI 和磁共振波谱成像（MRSI）的结合提高了 LGGs 与 HGGs 术前鉴别的准确性。在本研究中，四因素模型包括肿瘤内平均 ADC 平均值、ADC 最大值、瘤周的 Cho/Cr 和 Cho/N-乙酰天门冬氨酸（NAA）比值，结果准确率为 92.5%，灵敏度为 91.5%，特异性为 100%，阳性预测值为 100%，阴性预测值为 60%。Wang 等研究了胶质瘤、单发脑转移和 PCLs 的分化[10]。作者表明，区分胶质瘤和非胶质瘤的最佳模型由肿瘤增强区的 ADC 和 FA 组成。其准确度、灵敏度、特异性分别为 93.8%、89%、93%。此外，区分 PCLs 和转移瘤最好的模型由来自增强区域的 ADC 和来自立即瘤周区域的平面各向异性系数（CP）组成。准确度、灵敏度、特异性分别为 90.9%、77%、94%[10]。

同样，Zonari 等表明，如果将 DWI、动态灵敏度对比成像和 MRSI 数据结合起来，LGGs 和 HGGs 的鉴别比独立评价更有效[46]。

因此，多参数分析似乎可以大大提高单独传统 MRI 的诊断准确度，并强调潜在的病理生理学。然而，由于所获得的 MR 数据具有数字性质，因此这一过程要求非常高且耗时。最近的研究报告称，机器学习技术可以作为一种自动匹配的计算机分析工具，以帮助诊断肿瘤[109, 112-114]。这种技术的使用允许在临床实践中对大量量化数据进行操作和评价。从不同的 MR 序列中提取的多种特征,如形态（如肿瘤形状和纹理）和常规（如信号强度），已得到非常有趣的结果[115-117]。然而，机器学习技术最重要的一个方面是，相比于传统统计方法，它们能够额外提供预测预后，而传统的统计方法仅限于回顾性地产生诊断结果。

总之，根据弥散发现，肿瘤和瘤周组织微结构的特征可提高诊断价值。然而，仍需进行深入研究，以更精确地确定弥散与肿瘤类型内肿瘤分级的关系，以及了解不同类型组织水肿与 ADC 之间的关系。另外，DTI 在显示肿瘤对周围 WM 束影响的能力上明显表现出较大的潜力，但仍存在很大的争议，其结论有待于组织病理学的充分证实。尽管每种 MRI 技术都提供了有关某些肿瘤特性的重要信息，但很明显，它们均不能单独进行肿瘤的直接表征。肿瘤细胞性和血管性可通过 DWI 和 DTI 指标进行量化，它们是两个非线性密切相关的因素，难以通过传统的数据分析方法进行评估和解释。因此，很明显，在统计模型或分类方案中，弥散参数的组合应进一步提高诊断效率。LR 和 ROC 分析可能有助于使用参数组合对脑肿瘤进行定性和分级；但是，如果使用复杂的机器学习算法，鉴别的准确性和特异性可能会进一步提高，特别是对于具有相似组织病理学特征的肿瘤。

推荐阅读

[1] B. Hakyemez, C. Erdogan, G. Gokalp et al., "Solitary metastases and high-grade gliomas: Radiological differentiation by morphometric analysis and perfusionweighted MRI," Clin Radiol, vol. 65, no. 1, pp. 15–20, 2010.

[2] S.C. Chang, P.H. Lai, W.L. Chen et al., "Diffusion weighted MRI features of brain abscess and cystic or necrotic brain tumors: Comparison with conventional MRI," Clin Imaging, vol. 26, no. 4, pp. 227–236, 2002.

[3] X. Liu, W. Tian, B. Kolar et al., "MR diffusion tensor and perfusion-weighted imaging in preoperative grading of supratentorial nonenhancing gliomas," Neuro Oncol, vol. 13, no. 4, pp. 447–455, 2011.

[4] F.E. De Belder, A.R. Oot, W. Van Hecke et al., "Diffusion tensor imaging provides an insight into the microstructure

of meningiomas, high-grade gliomas, and peritumoral edema," J Comput Assist Tomogr, vol. 36, no. 5, pp. 577–582, 2012.

[5] B. Hakyemez, N. Yildirim, C. Erdogan et al., "Meningiomas with conventional MRI findings resembling intraaxial tumors: Can perfusion-weighted MRI be helpful in differentiation?," Neuroradiology, vol. 48, no. 10, pp. 695–702, 2006.

[6] C. Calli, O. Kitis, N. Yunten et al., "Perfusion and diffusion MR imaging in enhancing malignant cerebral tumors," Eur J Radiol, vol. 58, no. 3, pp. 394–403, 2006.

[7] A. Server, B. Kulle, J. Maehlen et al., "Quantitative apparent diffusion coefficients in the characterization of brain tumors and associated peritumoral edema," Acta Radiol, vol. 50, no. 6, pp. 682–689, 2009.

[8] S. Lu, D. Ahn, G. Johnson et al., "Diffusion-tensor MR imaging of intracranial neoplasia and associated peritumoral edema: Introduction of the tumor infiltration index," Radiology, vol. 232, no. 1, pp. 221–228, 2004.

[9] S. Wang, S. Kim, S. Chawla et al., "Differentiation between glioblastomas, solitary brain metastases, and primary cerebral lymphomas using diffusion tensor and dynamic susceptibility contrast-enhanced MR imaging," AJNR Am J Neuroradiol, vol. 32, no.3, pp. 507–514, 2011.

[10] I. Tsougos, P. Svolos, E. Kousi et al., "Differentiation of glioblastoma multiforme from metastatic brain tumor using proton magnetic resonance spectroscopy, diffusion and perfusion metrics at 3 T," Cancer Imaging, vol. 12, pp. 423–436, 2012.

[11] J. Gillard, A. Waldman, P. Barker, Clinical MR Neuroimaging: Diffusion, Perfusion, Spectroscopy, Cambridge University Press, 2005.

[12] S.J. Price, "The role of advanced MR imaging in understanding brain tumour pathology," Br J Neurosurg, vol. 21, no. 6, pp. 562–575, 2007.

[13] E.O. Stejskal, J.E. Tanner, "Spin diffusion measurements: Spin echoes in the presence of a time-dependent field gradient," J Chem Phys, vol. 42, pp. 288–292, 1965.

[14] J.E. Tanner, "Transient diffusion in a system partitioned by permeable barriers. Application to NMR measurements with a pulsed field gradient," J Chem Physiol, vol. 69, pp. 1748–1754, 1978.

[15] D. Le Bihan, E. Breton, D. Lallemand et al., "MR imaging of intravoxel incoherent motions: Application to diffusion and perfusion in neurologic disorders," Radiology, vol. 161, pp. 401–407, 1986.

[16] T. Moritani, S. Ekholm, P.L. Westesson, Diffusion-Weighted MR Imaging of the Brain, 2nd ed., Springer, 2009.

[17] J.M. Debnam, D. Schellingerhout, "Diffusion MR imaging of the brain in patients with cancer," Int J Mol Imaging, vol. 2011, pp. 714021, 2011.

[18] D.K. Jones, M.A. Horsfield, A. Simmons, "Optimal strategies for measuring diffusion in anisotropic systems by magnetic resonance imaging," Magn Reson Med, vol. 42, pp. 515–525, 1999.

[19] A.S. Field, A.L. Alexander, "Diffusion tensor imaging in cerebral tumor diagnosis and therapy," Top Magn Reson Imaging, vol. 15, no. 5, pp. 315–324, 2004.

[20] P. Mukherjee, J.I. Berman, S.W. Chung et al., "Diffusion tensor MR imaging and fiber tractography: Theoretic underpinnings," AJNR Am J Neuroradiol, vol. 29, no. 4, pp. 632–641, 2008.

[21] D. Le Bihan, "Looking into the functional architecture of the brain with diffusion MRI," Nat Rev Neurosc, vol. 4, no. 6, pp. 469–480, 2003.

[22] A.L. Alexander, K. Hasan, G. Kindlmann et al., "A geometric analysis of diffusion tensor measurements of the human brain," Magn Reson Med, vol. 44, no. 2, pp. 283–291, 2000.

[23] S. Pajevic, C. Pierpaoli, "Color schemes to represent the orientation of anisotropic tissues from diffusion tensor data: Application to white matter fiber tract mapping of the human brain," Magn Reson Med, vol. 42, no. 3, pp. 526–540, 1999.

[24] C.F. Westin, S.E. Maier, H. Mamata et al., "Processing and visualization for diffusion tensor MRI," Medical Image Anal, vol. 6, no. 2, pp. 93–108, 2002.

[25] S. Mori, B.J. Crain, V.P. Chacko et al., "Three-dimensional tracking of axonal projections in the brain by magnetic resonance imaging," Ann Neurol, vol. 45, no. 2, pp. 265–269, 1999.

[26] D.K. Jones, A. Simmons, S.C. Williams et al., "Noninvasive assessment of axonal fiber connectivity in the human brain via diffusion tensor MRI," Magn Reson Med, vol. 42, no.1, pp. 37–41, 1999.

[27] S. Mori, P.C.M. van Zijl, "Fiber tracking: Principles and strategies. A technical review," NMR Biomed, vol. 15, pp. 468–480, 2002.

[28] G.J. Parker, K.E. Stephan, G.J. Barker et al., "Initial demonstration of in vivo tracing of axonal projections in the macaque brain and comparison with the human brain using diffusion tensor imaging and fast marching tractography," Neuroimaging, vol. 15, no. 4, pp. 797–809, 2002.

[29] S. Wakana, H. Jiang, L.M. Nagae-Poetscher et al., "Fiber tract-based atlas of human white matter anatomy," Radiology, vol. 230, no. 1, pp. 77–87, 2004.

[30] B.J. Jellison, A.S. Field, J. Medow et al., "Diffusion tensor imaging of cerebral white matter: A pictorial review of physics, fiber tract anatomy, and tumor imaging patterns," AJNR Am J Neuroradiol, vol. 25, no. 3, pp. 356–369, 2004.

[31] S. Mori, K. Fredericksen, P.C. van Zijl et al., "Brain white matter anatomy of tumor patients using diffusion tensor imaging," Ann Neurol, vol. 51, no. 3, pp. 377–380, 2002.

[32] L. Bello, A. Castellano, E. Fava et al., "Intraoperative use of diffusion tensor imaging fiber tractography and subcortical mapping for resection of gliomas: Technical considerations," Neurosurg. Focus, vol. 28, no. 2, pp. E6, 2010.

[33] K.M. Hasan, D.L. Parker, A.L. Alexander, "Comparison of gradient encoding schemes for diffusion-tensor MRI," J

Magn Reson Imaging, vol. 13, no. 5, pp. 769–780, 2001.

［34］D.K. Jones, "The effect of gradient sampling schemes on measures derived from diffusion tensor MRI: A Monte Carlo study," Magn Reson Med, vol. 51, no. 4, pp. 807–815, 2004.

［35］P.G. Nucifora, R. Verma, S.K. Lee et al., "Diffusion tensor MR imaging and tractography: Exploring brain microstructure and connectivity," Radiology, vol. 245, no. 2, pp. 367–384, 2007.

［36］A. Gupta, A. Shah, R.J. Young et al., "Imaging of brain tumors: Functional magnetic resonance imaging and diffusion tensor imaging," Neuroimaging Clin N Am, vol. 20, no. 3, pp. 379–400, 2010.

［37］H.H. Batjer, C.M. Loftus, Textbook of Neurological Surgery. Principles and Practice: Volume Two, Lippincott, Williams & Wilkins, Chapter 102, pp. 1257–1270, 2003.

［38］S.J. Price, "Advances in imaging low grade gliomas," Advances and Technical Standards in Neurosurgery, Springer, vol. 35, pp. 1–34, 2010.

［39］G.G. Fan, Q.L. Deng, Z.H. Wu et al., "Usefulness of diffusion/ perfusion-weighted MRI in patients with nonenhancing supratentorial brain gliomas: A valuable tool to predict tumor grading?," Br J Radiol, vol. 79, no. 944, pp. 652–658, 2006.

［40］F. Yamasaki, K. Kurisu, K. Satoh et al., "Apparent diffusion coefficient of human brain tumors at MR imaging," Radiology, vol. 235, no. 3, pp. 985–991, 2005.

［41］P. Zonari, P. Baraldi, G. Crisi, "Multimodal MRI in the characterization of glial neoplasms: The combined role of single-voxel MR spectroscopy, diffusion imaging and echo-planar perfusion imaging," Neuroradiology, vol. 49, no. 10, pp. 795–803, 2007.

［42］L. Rizzo, S.G. Crasto, P.G. Moruno et al., "Role of diffusionand perfusion-weighted MR imaging for brain tumor characterization," Radiol Med, vol. 114, no. 4, pp. 645–659, 2009.

［43］D. Pauleit, K.J. Langen, F. Floeth et al., "Can the apparent diffusion coefficient be used as a noninvasive parameter to distinguish tumor tissue from peritumoral tissue in cerebral gliomas?," J Magn Reson Imaging, vol. 20, no. 5, pp. 758–764, 2004.

［44］W.W. Lam, W.S. Poon, C. Metreweli, "Diffusion MR imaging in glioma: Does it have any role in the pre-operation determination of grading of glioma?," Clin Radiol, vol. 57, no. 3, pp. 219–225, 2002.

［45］K. Kono, Y. Inoue, K. Nakayama et al., "The role of diffusion- weighted imaging in patients with brain tumors," AJNR Am J Neuroradiol, vol. 22, no. 6, pp. 1081–1088, 2001.

［46］A. Stadlbauer, O. Ganslandt, R. Buslei et al., "Gliomas: Histopathologic evaluation of changes in directionality and magnitude of water diffusion at diffusion-tensor MR imaging," Radiology, vol. 240, no. 3, pp. 803–810, 2006.

［47］A. Tropine, G. Vucurevic, P. Delani et al., "Contribution of diffusion tensor imaging to delineation of gliomas and glioblastomas," J Magn Reson Imaging, vol. 20, no. 6, pp. 905–912, 2004.

［48］T. Inoue, K. Ogasawara, T. Beppu et al., "Diffusion tensor imaging for preoperative evaluation of tumor grade in gliomas," Clin Neurol Neurosurg, vol. 107, no. 3, pp. 174–180, 2005.

［49］H.Y. Lee, D.G. Na, I.C. Song et al., "Diffusion-tensor imaging for glioma grading at 3-T magnetic resonance imaging: Analysis of fractional anisotropy and mean diffusivity," J Comput Assist Tomogr, vol. 32, no. 2, pp. 298–303, 2008.

［50］T. Beppu, T. Inoue, Y. Shibata et al., "Measurement of fractional anisotropy using diffusion tensor MRI in supratentorial astrocytic tumors," J Neurooncol, vol. 63, no. 2, pp. 109–116, 2003.

［51］E. Goebell, S. Paustenbach, O. Vaeterlein et al., "Lowgrade and anaplastic gliomas: Differences in architecture evaluated with diffusion-tensor MR imaging," Radiology, vol. 239, no. 1, pp. 217–222, 2006.

［52］Y. Chen, Y. Shi, Z. Song, "Differences in the architecture of low-grade and high-grade gliomas evaluated using fiber density index and fractional anisotropy," J Clin Neurosci, vol. 17, no. 7, pp. 824–829, 2010.

［53］J. Ferda, J. Kastner, P. Mukensnabl et al., "Diffusion tensor magnetic resonance imaging of glial brain tumors," Eur J Radiol, vol. 74, no. 3, pp. 428–436, 2010.

［54］A. Server, B. Graff, R. Josefsen, T. Orheim, T. Schellhorn, W. Nordhoy, P. Nakstad. "Analysis of diffusion tensor imaging metrics for gliomas grading at 3 T," Eur J Radiol, vol. 83, pp. e156–e165, 2014.

［55］A. Perry, D.N. Louis, B.W. Scheithauer et al., "Meningiomas." In: D. N. Louis, H. Ohgaki, O. D. Wiestler et al., eds. WHO Classification of Tumours of the Central Nervous System, Lyon, France: IARC Press; pp. 164–72, 2007.

［56］V.A. Nagar, J.R. Ye, W.H. Ng et al., "Diffusion-weighted MR imaging: Diagnosing atypical or malignant meningiomas and detecting tumor dedifferentiation," AJNR Am J Neuroradiol, vol. 29, no. 6, pp. 1147–1152, 2008.

［57］C.H. Toh, M. Castillo, A.M. Wong et al., "Differentiation between classic and atypical meningiomas with use of diffusion tensor imaging," AJNR Am J Neuroradiol, vol. 29, no. 9, pp. 1630–1635, 2008.

［58］C.G. Filippi, M.A. Edgar, A.M. Ulug et al., "Appearance of meningiomas on diffusion-weighted images: Correlating diffusion constants with histopathologic findings," AJNR Am J Neuroradiol, vol. 22, no. 1, pp. 65–72, 2001.

［59］M.P. Buetow, P.C. Buetow, J.G. Smirniotopoulos, "Typical, atypical, and misleading features in meningioma," RadioGraphics, vol. 11, no. 6, pp. 1087–1106, 1991.

［60］D. Ellison, S. Love, L. Chimelli et al., "Meningiomas." In: Neuropathology: A Reference Text of CNS Pathology, Edinburgh: Mosby, pp. 703–16, 2004.

［61］H. Zhang, L.A. Rodiger, T. Shen et al., "Perfusion MR imaging for differentiation of benign and malignant meningiomas," Neuroradiology, vol. 50, no. 6, pp. 525–530, 2008.

[62] A. Tropine, P.D. Dellani, M. Glaser et al., "Differentiation of fibroblastic meningiomas from other benign subtypes using diffusion tensor imaging," J Magn Reson Imaging, vol. 25, no. 4, pp. 703–708, 2007.

[63] D.T. Ginat, R. Mangla, G. Yeaney et al., "Correlation of diffusion and perfusion MRI with Ki-67 in high-grade meningiomas," AJR Am J Roentgenol, vol. 195, no. 6, pp. 1391–1395, 2010.

[64] L. Santelli, G. Ramondo, A. Della Puppa et al., "Diffusion-weighted imaging does not predict histological grading in meningiomas," Acta Neurochir, vol. 152, no. 8, pp. 1315–1319, 2010.

[65] G. Pavlisa, M. Rados, L. Pazanin et al., "Characteristics of typical and atypical meningiomas on ADC maps with respect to schwannomas," Clin Imaging, vol. 32, no. 1, pp. 22–27, 2008.

[66] J.M. Provenzale, P. McGraw, P. Mhatre et al., "Peritumoral brain regions in gliomas and meningiomas: Investigation with isotropic diffusion-weighted MR imaging and diffusion- tensor MR imaging," Radiology, vol. 232, no. 2, pp. 451–460, 2004.

[67] D. van Westen, J. Latt, E. Englund et al., "Tumor extension in high-grade gliomas assessed with diffusion magnetic resonance imaging: Values and lesion-to-brain ratios of apparent diffusion coefficient and fractional anisotropy," Acta Radiol, vol. 47, no. 3, pp. 311–319, 2006.

[68] C.H. Toh, A.M. Wong, K.C. Wei et al., "Peritumoral edema of meningiomas and metastatic brain tumors: Differences in diffusion characteristics evaluated with diffusion-tensor MR imaging," Neuroradiology, vol. 49, no. 6, pp. 489–494, 2007.

[69] R. Sawaya, "Considerations in the diagnosis and management of brain metastases," Oncology, vol. 15, no. 9, pp. 1144–1154, 2001.

[70] R.A. Patchell, "Brain metastases," Neurol Clin., vol. 9, no. 4, pp. 817–827, 1991.

[71] S.K. Lee, "Diffusion tensor and perfusion imaging of brain tumors in high-field MR imaging," Neuroimaging Clin N Am, vol. 22, no. 2, pp. 123–134, 2012.

[72] I.C. Chiang, Y.T. Kuo, C.Y. Lu et al., "Distinction between high-grade gliomas and solitary metastases using peritumoral 3-T magnetic resonance spectroscopy, diffusion, and perfusion imagings," Neuroradiology, vol. 46, no. 8, pp. 619–627, 2004.

[73] M. Bertossi, D. Virgintino, E. Maiorano et al., "Ultra-structural and morphometric investigation of human brain capillaries in normal and peritumoral tissues," Ultrastruct Pathol, vol. 21, no. 1, pp. 41–49, 1997.

[74] G. Pavlisa, M. Rados, L. Pavic et al., "The differences of water diffusion between brain tissue infiltrated by tumor and peritumoral vasogenic edema," Clin Imaging, vol. 33, no. 2, pp. 96–101, 2009.

[75] S. Wang, S. Kim, S. Chawla et al., "Differentiation between glioblastomas and solitary brain metastases using diffusion tensor imaging," NeuroImage, vol. 44, no. 3, pp. 653–660, 2009.

[76] E.J. Lee, K. terBrugge, D. Mikulis et al., "Diagnostic value of peritumoral minimum apparent diffusion coefficient for differentiation of glioblastoma multiforme from solitary metastatic lesions," AJR Am J Roentgenol, vol. 196, no. 1, pp. 71–76, 2011.

[77] D.A. Altman, D.S. Atkinson Jr., D.J. Brat, "Best cases from the AFIP: Glioblastoma multiforme," RadioGraphics, vol. 27, no. 3, pp. 883–888, 2007.

[78] B. Hakyemez, C. Erdogan, N. Bolca et al., "Evaluation of different cerebral mass lesions by perfusion-weighted MR imaging," J Magn Reson Imaging, vol. 24, no. 4, pp. 817–824, 2006.

[79] T.S. Surawicz, B.J. McCarthy, V. Kupelian et al., "Descriptive epidemiology of primary brain and CNS tumors: Results from the Central Brain Tumor Registry of the United States, 1990–1994," Neuro Oncol, vol. 1, no.1, pp. 14– 25, 1999.

[80] J.L. Go, S.C. Lee, P.E Kim, "Imaging of primary central nervous system lymphoma," Neurosurg Focus, vol. 21, no. 5, pp. E4, 2006.

[81] B. Bataille, V. Delwail, E. Menet et al., "Primary intracerebral malignant lymphoma: Report of 248 cases," J Neurosurg, vol. 92, no. 2, pp. 261–266, 2000.

[82] A.C. Guo, T.J. Cummings, R.C Dash et al., "Lymphomas and high-grade astrocytomas: Comparison of water diffusibility and histologic characteristics," Radiology, vol. 224, no. 1, pp. 177–183, 2002.

[83] C.H. Toh, M. Castillo, A.M. Wong et al., "Primary cerebral lymphoma and glioblastoma multiforme: Differences in diffusion characteristics evaluated with diffusion tensor imaging," AJNR Am J Neuroradiol, vol. 29, no. 3, pp. 471–475, 2008.

[84] M. Kinoshita, N. Hashimoto, T. Goto et al., "Fractional anisotropy and tumor cell density of the tumor core show positive correlation in diffusion tensor magnetic resonance imaging of malignant brain tumors," NeuroImage, vol. 43, no. 1, pp. 29–35, 2008.

[85] T.W. Stadnik, C. Chaskis, A. Michotte et al., "Diffusion-weighted MR imaging of intracerebral masses: Comparison with conventional MR imaging and histologic findings," AJNR Am J Neuroradiol, vol. 22, no. 5, pp. 969–976, 2001.

[86] N. Rollin, J. Guyotat, N. Streichenberger et al., "Clinical relevance of diffusion and perfusion magnetic resonance imaging in assessing intra-axial brain tumors," Neuroradiology, vol. 48, no. 3, pp. 150–159, 2006.

[87] M. Bendini, E. Marton, A. Feletti et al., "Primary and metastatic intraaxial brain tumors: prospective comparison of multivoxel 2D chemical-shift imaging (CSI) proton MR spectroscopy, perfusion MRI, and histopathological findings in a group of 159 patients," Acta Neurochir, vol. 153, no. 2, pp. 403–412, 2011.

[88] E. Grigoriadis, W.L. Gold, "Pyogenic brain abscess caused

by Streptococcus pneumoniae: Case report and review," Clin Infect Dis, vol. 25, no. 5, pp. 1108–12, 1997.

［89］J.H. Chan, E.Y. Tsui, L.F. Chau et al., "Discrimination of an infected brain tumor from a cerebral abscess by combined MR perfusion and diffusion imaging," Comput Med Imaging Graph, vol. 26, no. 1, pp. 19–23, 2002.

［90］A.C. Guo, J.M. Provenzale, L.C. Cruz Jr. et al., "Cerebral abscesses: Investigation using apparent diffusion coefficient maps," Neuroradiology, vol. 43, no. 5, pp. 370–374, 2001.

［91］M. Hartmann, O. Jansen, S. Heiland et al., "Restricted diffusion within ring enhancement is not pathognomonic for brain abscess," AJNR Am J Neuroradiol, vol. 22, no. 9, pp. 1738–1742, 2001.

［92］P.H. Lai, J.T. Ho, W.L. Chen et al., "Brain abscess and necrotic brain tumor: Discrimination with proton MR spectroscopy and diffusion-weighted imaging," AJNR Am J Neuroradiol, vol. 23, no. 8, pp. 1369–1377, 2002.

［93］L. Nadal-Desbarats, S. Herlidou, G. de Marco et al., "Differential MRI diagnosis between brain abscesses and necrotic or cystic brain tumors using the apparent diffusion coefficient and normalized diffusion-weighted images," Magn Reson Imaging, vol. 21, no. 6, pp. 645–650, 2003.

［94］K. Nath, M. Agarwal, M. Ramola et al., "Role of diffusion tensor imaging metrics and in vivo proton magnetic resonance spectroscopy in the differential diagnosis of cystic intracranial mass lesions," Magn Reson Imaging, vol. 27, no. 2, pp. 198–206, 2009.

［95］W. Reiche, V. Schuchardt, T. Hagen et al., "Differential diagnosis of intracranial ring enhancing cystic mass lesions: Role of diffusion-weighted imaging (DWI) and diffusion-tensor imaging (DTI)," Clin Neurol Neurosurg, vol. 112, no. 3, pp. 218–225.

［96］R.K. Gupta, K.M. Hasan, A.M. Mishra et al., "High fractional anisotropy in brain abscesses versus other cystic intracranial lesions," AJNR Am J Neuroradiol, vol. 26, no. 5, pp. 1107–14, 2005.

［97］P.D. Schellinger, J.B. Fiebach, O. Jansen et al., "Stroke magnetic resonance imaging within 6 hours after onset of hyperacute cerebral ischemia," Ann Neurol, vol. 49, no. 4, pp. 460–469, 2001.

［98］M. Hermier, N. Nighoghossian, P. Adeleine et al., "Early magnetic resonance imaging prediction of arterial recanalization and late infarct volume in acute carotid artery stroke," J Cereb Blood Flow Metab, vol. 23, no. 2, pp. 240–248, 2003.

［99］M.R. Borich, K.P. Wadden, L.A. Boyd, "Establishing the reproducibility of two approaches to quantify white matter tract integrity in stroke," NeuroImage, vol. 59, no. 3, pp. 2393–2400, 2012.

［100］C.H. Park, N. Kou, M.H. Boudrias, E.D. Playford, N.S. Ward, "Assessing a standardised approach to measuring corticospinal integrity after stroke with DTI," NeuroImage Clin, vol. 2, pp. 521–533, 2013.

［101］L. Xia, S. Lin, Z. Wang, S. Li, L. Xu, J. Wu, S. Hao, C.

Gao, "Tumefactive demyelinating lesions: Nine cases and a review of the literature," Neurosurg Rev, vol. 32, pp. 171–179, 2009.

［102］A.C. Guo, J.R. MacFall, J.M. Provenzale, "Multiple sclerosis: Diffusion tensor MR imaging for evaluation of normal appearing white matter," Radiology, vol. 222, pp. 729–736, 2002.

［103］A.L. Tievsky, T. Ptak, J. Farkas, "Investigation of apparent diffusion coefficient and diffusion tensor anisotropy in acute and chronic multiple sclerosis lesion," AJNR Am J Neuroradiol, vol. 20, pp. 1491–1499, 1999.

［104］S. Roychowdhury, J.A. Maldjian, R.I. Grossman, "Multiple sclerosis: Comparison of trace apparent diffusion coefficients with MR enhancement pattern of lesions," AJNR Am J Neuroradiol, vol. 21, pp. 869–874, 2000.

［105］A. Castriota Scanderbeg, F. Tomaiuolo, U. Sabatini, U. Nocentini, M.G. Grasso, C. Caltagirone, "Demyelinating plaques in relapsing-remitting and secondary-progressive multiple sclerosis: Assessment with diffusion MR imaging," AJNR Am J Neuroradiol, vol. 21, pp. 862–868, 2000.

［106］L. Wald, F. Schmitt, A. Dale, "Systematic spatial distortion in MRI due to gradient non-linearities," NeuroImage, vol. 13, p. S50, 2001.

［107］P. Svolos, E. Tsolaki, K. Theodorou et al., "Investigating brain tumor differentiation with diffusion and perfusion metrics at 3T MRI using pattern recognition techniques," Magn Reson Imaging, vol. 31, no. 9, pp. 1567–1577, 2013.

［108］P. Svolos, E. Kousi, E. Kapsalaki, K. Theodorou, I. Fezoulidis, C. Kappas, I. Tsougos, "The role of diffusion and perfusion weighted imaging in the differential diagnosis of cerebral tumors: A review and future perspectives," Cancer Imaging, vol. 14, pp. 20, 2014.

［109］M. Law, S. Yang, H. Wang et al., "Glioma grading: Sensitivity, specificity, and predictive values of perfusion MR imaging and proton MR spectroscopic imaging compared with conventional MR imaging," AJNR Am J Neuroradiol, vol. 24, no. 10, pp. 1989–1998, 2003.

［110］P. Georgiadis, S. Kostopoulos, D. Cavouras et al., "Quantitative combination of volumetric MR imaging and MR spectroscopy data for the discrimination of meningiomas from metastatic brain tumors by means of pattern recognition," Magn Reson Imaging, vol. 29, no. 4, pp. 525–535, 2011.

［111］E. I. Zacharaki, V. G. Kanas, C. Davatzikos, "Investigating machine learning techniques for MRI-based classification of brain neoplasms," Int J Comput Assist Radiol Surg, vol. 6, no. 6, pp. 821–828, 2011.

［112］A. Devos, A. W. Simonetti, M. van der Graaf et al., "The use of multivariate MR imaging intensities versus metabolic data from MR spectroscopic imaging for brain tumour classification," J Magn Reson, vol. 173, no. 2, pp. 218–228, 2005.

［113］E. Tsolaki, P. Svolos, E. Kousi et al, "Automated differentiation of glioblastomas from intracranial metastases using 3 T MR spectroscopic and perfusion data," Int J Comput Assist Radiol Surg, vol. 8, no. 5, pp. 751–761, 2013.

［114］X. Hu, K.K. Wong, G.S. Young et al., "Support vector machine multiparametric MRI identification of pseudoprogression from tumor recurrence in patients with resected glioblastoma," J Magn Reson Imaging, vol. 33, no. 2, pp. 296–305, 2011.

［115］R. Verma, E.I. Zacharaki, Y. Ou et al., "Multiparametric tissue characterization of brain neoplasms and their recurrence using pattern classification of MR images, " Acad Radiol, vol. 15, no. 8, pp. 966–977, 2008.

［116］E.I. Zacharaki, S. Wang, S. Chawla et al, "Classification of brain tumor type and grade using MRI texture and shape in a machine learning scheme," Magn Reson Med, vol. 62, no. 6, pp. 1609–1618, 2009.

［117］L. Blanchet, P.W. Krooshof, G.J. Postma et al., "Discrimination between metastasis and glioblastoma multiforme based on morphometric analysis of MR images," AJNR Am J Neuroradiol, vol. 32, no. 1, pp. 67–73, 2011.

Chapter 5
动脉自旋标记灌注成像

Arterial Spin-Labeled Perfusion Imaging

Hongjian He，Jianhui Zhong，著

何建风，译

目录　CONTENTS

5

在生理学中，灌注一词是指血液输送到组织毛细血管床的过程。体重 60kg 的健康成年人平均血液为 4.2～4.8L，占体重的 6%～8%。血液通过血管在体内循环向细胞输送必需的物质，如营养物质和氧气，并将代谢产物从组织中带走。从功能和成分上看，动脉血携带氧气，静脉血液携带二氧化碳。尽管人脑只有体重的 2%，但人脑中的血液却占血液总量的 20%。充足的血液供应保证了身体这一最重要器官所需的能量消耗。

在磁共振成像（magnetic resonance imaging，MRI）中，灌注通常被称为脑血流量（cerebral blood flow，CBF），表示单位时间内局部脑组织的动脉血流量，其单位为每分钟每 100g 脑组织的血液毫升数 [ml/（100g·min）]。灌注测量可提供有关组织活性和功能的信息，因此在神经科学、医学研究和临床诊断中具有重要意义。特别是局部灌注改变反映了局部脑的活动和代谢，因此可作为功能神经解剖学的一项指标（Yang，2002）。脑血流灌注异常可能与卒中、缺血、肿瘤等疾病有关。因此，脑灌注测量极其重要。

研究疾病灌注的临床方法较多，如计算机断层扫描（computed tomography，CT）、核医学正电子发射断层扫描（positron emission tomography，PET）、单光子发射计算机断层扫描（single-photon emission computed tomography，SPECT）等。这些方法已经在卒中、肿瘤及癫痫等多种神经疾病中得到验证（Wintermark 等，2005）。它们的缺点包括有创、成本高、有辐射、不适合重复测量。因此，基于 MRI 的灌注成像技术与 PET 和 SPECT 相比，由于其无创性、可重复性、解剖与功能 MRI（function MRI，fMRI）扫描的有效互补，以及优于 PET 和 SPECT 的时间和空间分辨率，可能作为吸引力的替代方法（Wang 等，2011）。目前，有两类技术在临床 MRI 中被广泛应用于静息灌注状态的测量：动态磁敏感对比增强技术（dynamic susceptibility contrast，DSC）和动脉自旋标记技术（arterial spin labeling，ASL）。

DSC 依赖于测量外源性血管内造影剂首过毛细血管床时 T_2 或 T_2^* 信号的降低。信号对比来源于外源性血管内造影剂对血液磁化率的改变。利用商用软件，可以得到每个体素的各种灌注相关参数，包括脑血流量（CBF）、脑血容量（cerebral blood volume，CBV）和血管平均转运时间（mean transit time，MTT）。这些指标不能定量评估脑血流动力学，但能提供血流动力学紊乱的指标，这些指标在临床实践中作用明显（Wintermark 等，2005）。

第二类是 ASL 技术。本章的目的是回顾这一技术，简要介绍它的原理，并举例说明它的应用。

一、概述

与 DSC 技术不同的是，ASL 技术（Detre 等，1992；Williams 等，1992）使用动脉血流中的水质子磁化作为一种内源性的、可自由扩散的示踪剂进行灌注测量。它允许在不注射任何外源性造影剂的情况下测量局部 CBF，并且是完全无创和可重复的。这非常适合健康志愿者和需要纵向调查的患者组的灌注研究（Wang 等，2011）。由于不使用钆（Deibler 等，2008），ASL 技术避免了严重肾功能不全患者产生肾源性系统性纤维化（nephrogenic systemic fibrosis，NSF）的担忧，另外，在儿科人群中，放射性示踪剂或外源造影剂的使用可能受到限制（Petersen 等，2006）。

ASL 的原理为利用大脑供血动脉中的磁标记血作为内源性示踪剂。在 ASL 序列中，首先施加 180° 的反转射频（radiofrequency，RF）脉冲对动脉血液中水的纵向磁化进行反转，并标记出一定的血量。在足够长的反转时间（inversion time，TI）后，标记的血液到达感兴趣组织平面，称为成像层面。这些标记的水分子，按照局部 CBF 的比例，进入成像层面的各个组织元素中。这些水分子（无论是在生理状态还是在磁化状态）与通过组织毛细血管床中的水分子交换引

起纵向磁化的变化，从而导致磁共振信号的改变。此时,施加一个采集脉冲序列获得标记图像,其中包含标记水和静态组织水的信号（Bernstein 等，2004）。为了计算灌注参数，另一个对照图是必要的（图 5-1）。事先未标记动脉血液，重复上述实验简单易行。对照像（M_C）与标记像（M_L）的差值即为灌注信息。如果仔细完成标记像和控制像，静态组织的信号就会在差值图中减去，只留下动脉血液的信号差异。在对照像中动脉血流信号完全弛豫，而在标记像中则相反。因此，血液信号不减，由此产生的 ASL 差值图 $|M_C － M_L|$ 可以看作是一种定性灌注加权图像。两者之间的差异与在 TI 间隔期间输送的动脉血量成正比（图 5-2）。这种标记的血液对图像信号的贡献很小，是图像信号强度的 1% ～ 2%。通过单次标记像 / 对照像很难直接区分这一信号和图像噪声。在常规的 ASL 扫描中，获取了 20 ～ 40 对对照像和标记像，并对其进行了平均处理，以获得足够的信噪比。这样，我们就可以获得一幅具有高时空分辨率的灌注加权图像，还可以根据组织弛豫时间的先验知识对扫描参数进行设定来量化 CBF。

一个基本的 ASL 脉冲序列通常有两个不同的元素：标记和图像读出（图 5-1B）。他们被时间间隔分离，以此允许标记的血液进入成像层面。由于 ASL 采用减影方案，标记脉冲是获取高质量标记像和对照像的主要模块。迄今为止，ASL 主要有四种标记方法：连续式标记、准连续式标记、脉冲式标记和速度选择性标记。前两种标记方法，连续式和准连续式标记通常如文献中所示采用长标记时间（Alsop 等，2013；Bernstein 等，2004；Wong，2014）。脉冲式标记与连续式标记在标记范围和标记持续时间上都有根本区别（图 5-3），这些差异导致了每种方法的优缺点（Alsop 等，2013）。

（一）连续式标记 ASL

历史上，连续式 ASL（continuous ASL, CASL）是在其他技术之前发展起来的（Detre 等，1992；Williams 等，1992）。在该方法中，反转发生在一个称为标记层面的薄平面上，通常位于颈动脉。反转标记脉冲应用于标记周期内，通常持续 1 ～ 3s。当血液通过标记层面时，水的自旋被有效的连续恒定射频脉冲连续反转（图 5-3）。这一过程称为绝热快速通道或低驱动绝热翻转（Alsop 等，2013）。要实现绝热反转，必

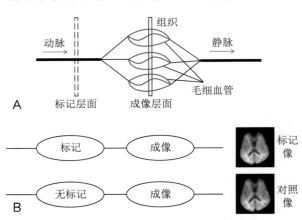

▲ 图 5-1 动脉自旋标记的原理和相关脉冲序列概念

A. 动脉血标记（虚线盒），血液进入成像组织层面（实心盒），然后进入引流静脉；B. 需要标记像和对照像来计算 ASL 信号（经许可改编自 Bernstein，M.A.，King，K.F.，Zhou，X.J.，2004。*Handbook of MRI Pulse Sequences.* Amsterdam,the Netherlands: Elsevier Academic Press.）

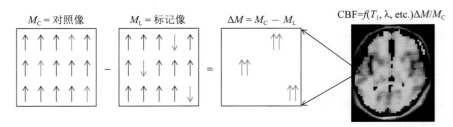

▲ 图 5-2 ASL 信号差异的基本原理

对照像与标记像的反转水质子差异与 CBF 成正比。这种信号差异可以通过生理和 MR 参数函数转换为 CBF 值（改编自 Borogovac,A. and Asllani, I.，*Int. J. Biomed. Imaging*, 2012, 1–13, 2012.）

须满足两个主要条件：第一，整个标记过程需比弛豫时间更快；第二，有效磁场方向需以足够慢的速度变化，使有效磁场方向与净磁场强度之间的角度保持不变。颈动脉标记层面的平均血流速度保证了两种绝热条件的满足。理论上，标记脉冲必须足够长才能达到稳态。然而，考虑到硬件和实验方面的限制，标记脉冲通常约为 2s（Borogovac 和 Asllani，2012）。CASL 最初只用于人体单一层面成像，但后来扩展到多层面成像（Alsop 等，2013；Kimura 等，2005）。

CASL 的主要缺点之一是需使用长的标记脉冲来实现绝热反转。这一要求使大脑磁化达到稳定状态，最大限度地提高了信号差值，但同时牺牲了磁化传递（magnetization transfer，MT）效应和提高了比吸收率（specific absorption rate，SAR）。

与大分子相关的质子具有较宽的频谱，并且还可能被高达几千赫兹的长距离共振射频脉冲所饱和。这些饱和状态的质子在自旋过程中将能量传递给 MRI 可见的水质子，从而导致 MR 信号减少，这一过程称为 MT 效应。由于对照像不使用标记脉冲，该效应不影响对照像。因此，对照像与标记像的 ASL 信号差值不仅反映了血流速度，还反映了 MT 效应导致的信号丢失。在 CASL 的标记过程中使用了一个相对较弱的梯度以及在标记平面上施加了一个几千赫的共振射频脉冲，从而导致 MT 效应可能比 ASL 信号大得多。建议使用对照脉冲来最大限度地减少 MT 效应，例如在获取对照像期间，使用与标记脉冲具有相同持续时间的调幅射频脉冲（图 5-3）（Alsop 和 Detre，1998）。然而，这些策略并不完善，从而导致了标记效能显著下降（Wong，2014）。

在 CASL 中，实现连续式动脉自旋反转所需的极长脉冲宽度（例如几秒）往往超过射频放大器的能力和 FDA 对 SAR 的管制限制（Bernstein 等，2004）。减少整体 SAR 的一种方法是在颈部放置第二个传输线圈专门用于标记颈动脉和椎动脉。由于标记是通过这种方式独立于成像实现的，因此完全避免了 MT 效应（Talagala 等，2004）。然而，这种方法并不能避免局部 SAR，并且额外的硬件需求使其难以得到常规应用。该方法在如 7T 的超高静态场上仍然特别感兴趣。在临床 3T 和 1.5 T 扫描仪上，准连续式 ASL（pseudo CASL，PCASL）使用一系列被延迟时间分离的短射频脉冲和整形脉冲，该技术常常被推荐首选（Alsop 等，2013；Borogovac 和 Asllani，2012；Wong，2014）。

（二）准连续式 ASL

如"连续式标记 ASL"中所述，pCASL 是 ASL 的一种改良形式，以解决 CASL 方法的一

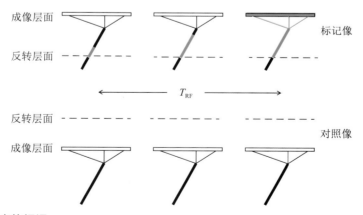

▲ 图 5-3　连续式动脉自旋标记
在反转层面，血液的磁化强度通过一个连续的射频脉冲标记（上图）。然而，在对照像中，没有施加标记脉冲（或应用于成像层面上方，如图所示），因此没有动脉血液标记（经许可引自 Buxton,R.B., *Introduction to Functional Magnetic Resonance Imaging: Principles and Techniques*, Cambridge University Press, New York, 2009.）

些缺陷。与 CASL 相比，pCASL 的主要区别是其使用的不是长的连续脉冲，而是长系列的短 RF 和大梯度脉冲，如图 5-4 所示。当梯度和射频脉冲被调整，使得随时间变化的平均值与传统的 CASL 相似时，脉冲链就会产生低驱动绝热反转。典型的 Hamming 形状的层面选择 RF 脉冲被用于在标记层面提供激发，并且在 RF 脉冲期间的梯度幅度大约是 CASL 实验的 10 倍（Wong，2014）。较大的梯度可以增加脉冲相对于脑组织的共振偏移，从而减少 MT 效应，提高标记效能（Alsop 等，2013）。

pCASL 的第一个直接优势是它不需要额外的硬件来产生 CASL 所要求的连续的低水平 RF，因此可以用标准的 RF 线圈在未修改的临床扫描器上实现；第二个优势是 pCASL 几乎消除了 MT 效应。这是由于标记期间的梯度幅度要大得多。

目前，已经提出了几种 pCASL 的变体。其中一些提供了更好的图像信噪比，而另一些则提供了更多的血管信息。例如，一种方法利用 RF 脉冲之间的时间差，在标记脉冲序列中应用梯度脉冲来调节标记层面内血管间的标记。该方法可以得到血管供血区图像（Helle 等，2010，2013；Wong，2007）。

pCASL 的一个缺点是标记效能降低。在标记过程中，pCASL 不严格采用绝热反转，对标记层面上的共振偏移比 CASL 更敏感。这可能影响灌注图像的质量和进一步的灌注定量。已采用修正后的 pCASL 标记和后处理方法进行评估和校正（Alsop 等，2013；Aslan 等，2010；Wong，2014；Wu 等，2007）。关于实施 pCASL 的具体建议，见最近一份记录详细的综述（Alsop 等，2013）。

（三）脉冲式 ASL

与 CASL 相比，脉冲式 ASL（pulsed ASL，

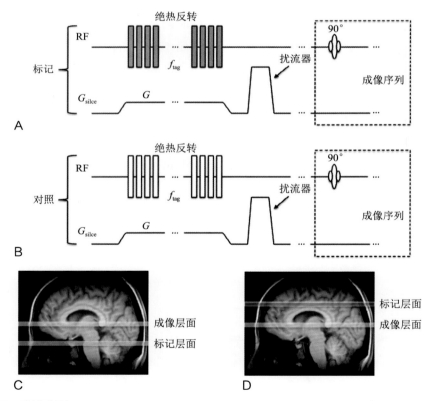

▲ 图 5-4 pCASL 脉冲序列
非常类似于 CASL，分别使用标记脉冲（A）和对照脉冲（B）获取一对标记像（C）和控制像（D）。反转过程由长系列的短射频和大梯度脉冲组成（经许可引自 Bernstein, M.A. et al., *Handbook of MRI Pulse Sequences*, Elsevier Academic Press, Amsterdam, the Netherlands, 2004.）

PASL）使用单个 RF 脉冲或短脉冲序列来快速反转含有供血动脉的较厚区块组织（简称反转区块）的磁化强度。倒置速度快，总持续时间为 10～20 ms，通常使用区块选择性绝热反转脉冲实现（图 5-5）（Edelman 等，1994）。

　　PASL 是一类不同的家族 RF 序列，其在获取标记像和对照像的策略上是不同的。但总的来说，这些方法具有相同的基本原则（Bernstein 等，2004）。差异包括施加的标记和对照 RF 脉冲、标记远距离旋转成像区域的方式以及静态组织信号中的图像对比度（Alsop 等，2013；Wong，2014）。简要比较这些不同 PASL 技术发现其来自成像板块上方血管的血

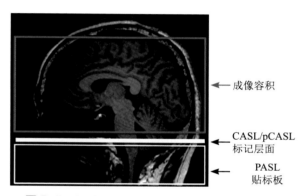

▲ 图 5-5　PASL、CASL 和 pCASL 标记区的比较
PASL 反转含有供血动脉的较厚区块组织的磁化强度（经许可引自 Alsop, D.C. et al., Magn. Reson. Med., 73, 102–116, 2013.）

流可能产生不同的 ASL 信号：流动敏感交替反转恢复（flow-sensitive alternating inversion recovery, FAIR）技术为正信号，靶向射频平面回波成像（echo-planar imaging and signal targeting with alternating RF, EPISTAR）技术为负信号，而近端反转控制偏共振效应（proximal inversion with a control for off-resonance effects, PICORE）技术无信号（Alsop 等，2013）[4]。为了实现有效的反转，利用绝热反转脉冲射频产生了从 +Z 到 -Z 旋转的有效场元。与 CASL 不同的是，PASL 频率宽度是由脉冲本身实现的，而不依赖于沿梯度的流动。

　　与其他 ASL 技术相比，PASL 的反转效率高且稳定，同时 SAR 值较低。然而，PASL 技术的信噪比却大大降低了。此外，PASL 标记区块厚度受多种因素限制，包括射频发射线圈的空间覆盖大小、场强均匀性以及反转和反转血液之间的过渡区厚度。对于大脑 PASL，建议标记厚度为 15～20cm（Alsop 等，2013；Wong，2014）。

　　PASL 的另一个缺点是，它产生了一个未知且相对较短时间宽度的标记区块（Alsop 等，2013）。在标记像和对照像中，通过 QUIPSS Ⅱ 技术来控制和删除标记区块的尾部部分是有可能且有必要的（图 5-6）（Wong 等，1998a）。

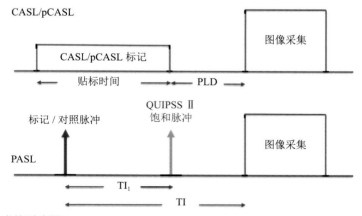

▲ 图 5-6　三种 ASL 技术的时序图
在 CASL/pCASL 中，射频脉冲结束到图像采集之间的延迟时间称为 PLD，而在 PASL 中称为 TI。对于 QUIPSS Ⅱ，采用饱和脉冲来控制区块厚度。CASL/pCASL 中的 PLD 约等于（TI － TI$_1$）（经许可引自 Alsop, D.C. et al., *Magn. Reson. Med.*, 73, 102–116, 2013.）

（四）速度选择性 ASL

在速度选择性 ASL（velocity-selective ASL, VSASL）中，标记脉冲是速度选择性的，而不是其他 ASL 标记方式的空间选择性。其通过一个 RF 和一系列梯度脉冲来实现，该技术可使比指定界限速度（velocity, V_C）更快的血流有效去相位，同时从流速较慢的血流中重新表达信号（图 5-7）。对于 1cm/s 的典型 V_C，在直径约为 50μm 或更大的小动脉中该序列会去相位旋转（Liu 和 Brown，2007）。采用这项技术是为了在一些器官中解决血液流速过慢或存在血管疾病的问题，在这些器官中，一过性延迟时间可能比 T_1 弛豫时间长得多，而且由于 T_1 衰减，图像的信噪比将很差（Wong，2014）。VSASL 仍然相对较新，常规临床应用前需进一步的验证（Alsop 等，2013）。

二、总体比较

在技术创新和应用方面，ASL 仍然是一个发展迅速的领域。由于 ASL 技术较多，因此要确定其中的最佳策略是非常复杂的。研究表明，所有上述标记方法都能够在扫描后几分钟内测量 CBF，而最近达成的普遍共识是，pCASL 提供了总体最佳性能和可重复性（Aslan 等，2010；Chen 等，2011a；Gevars 等，2011；Jahng 等，2005；Wang 等，2011；Wu 等，2014）。然而，现实的研究选择需综合考虑硬件、脑覆盖范围、图像质量和疾病类型。它往往是基于临床的实际需求和有效性，而不是科学考虑。

一般来说，PASL 被更广泛地使用，因为它更容易实现，在概念上更简单。由于其短的标记脉冲，PASL 比标准 CASL 更少受到 MT 效应的影响。然而，PASL 存在信噪比低、对通过时间敏感、层间伪影大等缺点，这些限制了脑的覆盖范围。这些因素应始终采取非常谨慎的做法（Borogovac 和 Asllani，2012）。CASL 在临床硬件上实现起来比较困难，但对全脑成像来说可以获得更高的信噪比。pCASL 利用了 CASL 优越的信噪比和 PASL 的高标记效率。据称，与 PASL 相比，pCASL 的信噪比提高了 50%，标记效能比 CASL 提高了 18%（Wu 等，2007）。用这些技术获得的灌注图像的总体比较见图 5-8，脉冲式和连续式 ASL 技术之间更详细的比较见相关文献（Wong 等，1998b）。此外，pCASL 有可能在不影响信噪比的情况下选择性地标记大小和方向不同的血管，这在疾病诊断、进展和治疗研究中是非常宝贵的（Borogovac 和 Asllani，2012）。由于这些优点，具有背景抑制和基于三维稀有读出方式的 pCASL 标记方法在最近的一篇文章中被推荐为临床和脑研究的最优协议（Alsop 等，2013）。

三、优化及定量

（一）标记效能

反转脉冲是所有 ASL 序列的重要组成部分。

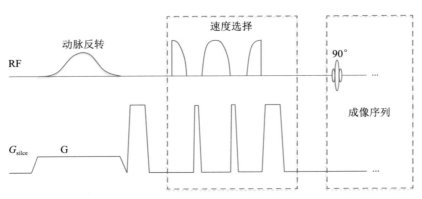

▲ 图 5-7　速度选择 ASL 技术的基本原理

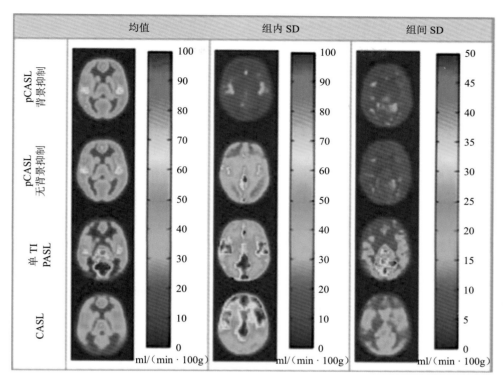

▲ 图 5-8 使用 pCASL（有或无背景抑制）、PASL 和 CASL 的平均灌注图像

呈现的组内及组间标准差图显示了区域灌注差异（经许可引自 Gevers, S. et al., J. *Cerebr. Blood Flow Metab*., 31, 1706–1715, 2011.）

正如一项理论分析中所指出的那样，流动定量可能对标记效能非常敏感（Wu 等，2010）。在完全反转标记的情况下，如果在反转脉冲后立即测量，则标记像与对照像之间的血液磁化强度差异应为 $2M_{0B}$。标记效能定义为实际磁化强度差与 $2M_{0B}$ 之比，最大值为 1。但是，反转脉冲是不完善的，血液流动速度等其他因素也会影响这一参数。一项实验研究发现，pCASL 在体内的标记效能为 $0.86±0.06$，且与血液流动速度密切相关（Aslan 等，2010）。标记效能应该在特定受试者基础上进行评估，但在实践中，大多数研究对 CASL、pCASL 和 PASL 分别使用了 0.7、0.9 和 0.98 的标准值（Wong，2014）。

（二）信噪比

在 ASL 中，标记像和对照像之间的信号差异本质上是低的，只有静态组织信号的 $1\% \sim 2\%$。在可能的情况下，利用降噪方法来提高信噪比是至关重要的。在某些情况下，采用低空间分辨率和信号平均相结合的方法来实现该目的。此外，背景抑制也有利于抑制静态组织信号，减少运动和其他系统不稳定产生的噪声。背景抑制是在标记脉冲之后通过使用一个或多个反转脉冲完成的，反转脉冲施加的时间在组织的 T_1 时间范围内，当组织的纵向弛豫接近于 0 时进行图像采集（Wong，2014）。

（三）动脉通过时间

根据 CBF 解释 ASL 信号，通过延迟是一个重要的混杂因素。实质上，血液从标记层面到达成像层面的通过时间包括两部分：①动脉通过时间（arterial transit time，ATT），即血液到达感兴趣区域微血管的平均时间；②组织通过时间，代表标记的血液与局部组织交换的时间（Alsop 和 Detre，1996；Buxton，2009）。ATT 被认为是大多数 ASL 模型的主要贡献。由于准确估计这一参数需要较长的扫描时间（Chen 等，2012），因此，ATT 不是常规测量的，通常假定其随着成像层面上升呈线性增加，或均匀分布在整个大脑。然而，在一项功能磁共振成像研究中发现，在单一层面上，传输延迟可能会改变十分之几秒，并且很可能会随着激活引起的血流速度加快而减少。一项儿科研究发现 ATT 随着年龄增长呈上升趋势（Jain 等，2012）。尤其在上游动脉闭塞或狭窄导致的急性缺血状态时，血流速度会慢得多，ATT 甚至可能比 T_1 长。因此，无法使用此序列正确地估计 CBF。

（四）水交换

如上所述，标记的血液将在组织通过时间内与局部组织进行交换（St Lawrence 等，2012）。这种交换使具有 T_1 弛豫的标记水从血液转移到组织中。当两个隔室的 T_1 值显著不同时，这种效应变得更加突出，由于脑灰质的组织 T_1 值和血液无明显差异，该效应较小。然而，脑白质的 T_1 值明显低于血液的 T_1 值，由此对交换的敏感性较高（Wong，2014）。因此，在脑白质中应用 ASL 时估计交换时间和组织 T_1 值非常重要（van Gelderen 等，2008；van Osch 等，2009），在其他血液和组织 T_1 值存在明显差异的器官中同样如此。

（五）血液 T_1 弛豫效应

血中标记的水质子将经历 T_1 弛豫，这意味着 ASL 信号的寿命与血液的纵向弛豫时间有关。这一寿命在 1.5T 时约为 1350ms，在 3T 时约为 1650ms（Lu 等，2004）。ASL 技术的有效实施受该寿命影响，其类似于从标记位置到组织的 ATT。理想情况下，标记后延迟时间应略长于被试体内的 ATT，这样标记的血液将全部传递到成像组织中。在实践中，延迟太短将无法将标记的血液水完全输送到组织，而延迟太长将导致强烈的 T_1 衰减，从而降低信噪比（Alsop 等，2013）。鉴于潜在的多种疾病，建议临床成年人群标记后延迟时间为 2000ms（Alsop 等，2013）。

（六）定量

在大多数常规临床实践中，通过 ASL 差值 $|M_C - M_L|$ 的变化，可以很容易地显示大多数灌注障碍。更重要的是，ASL 灌注为定量 CBF 值提供了适当的后处理模型和计算方法（Buxton 等，1998a；Liu 和 Wong，2005）。量化 CBF 将提供更多有用的信息，其可通过多种后处理软件实现（Wang 等，2008）。在许多病例的临床评估中量化 CBF 都是非常必要和有用的，如脑血管扩张术前后的比较，神经介入手术前后的比较。利用定量 CBF 观察脑功能在神经外科术前计划（Wintermark 等，2005）和神经科学研究方面同样非常有用。在后文中，我们将讨论一些应用于临床和基础研究的定量 ASL。

四、应用

血液向组织输送葡萄糖和氧气，以维持基础 ATP 的产生，并随着神经元活动兴奋增加而增加。在脑血管疾病中，测量 CBF 有着明显的实用价值，因为 CBF 受到严格的调控以满足大脑代谢的需要，并提供有关脑血管状况和区域代谢的有用信息（Borogovac 和 Asllani，2012；Buxton 等，1998a；1998b）。灌注测量对脑血管病有直接诊断价值，灌注参数也可作为反映病理生理功能的生物标志物。例如，CBF 和代谢之间的紧密耦合允许通过测量脑灌注来评估局部脑功能，根据肿瘤富含新生血管的特点允许通过测量灌注进行肿瘤分级和监测治疗反应。因此，利用无创性的 ASL 技术在体测量脑血流极具意义。到目前为止，这项技术已经广泛应用于基础和临床神经科学，如下面的例子所示。

（一）脑血管病和卒中

1997 年，Siewer 等报道了 PASL 和 DSC 灌注对急性脑血管病评估的定性和定量比较。他们发现在 21 项影像学研究中有 17 项灌注评估（低灌注或延迟灌注、正常灌注或高灌注）是一致的，而有 4 项则不一致。这种差异归因于这些病例中存在明显的灌注延迟（Siewert 等，1997）。慢性闭塞性脑血管病 CASL 灌注与 PET 灌注进行比较（图 5-9）。尽管在受累脑区发现 CBF 被低估，但这两种技术的区域 CBF 值之间存在显著相关性（Kimura 等，2005）。与其他技术比较同样如此（图 5-10）（Uchihashi 等，2011）。这证明了 ASL 在脑血管病中的实用价值。

卒中是一种由多种病因引起的异质性综合征，但所有这些病因都会导致 CBF 降低并随后造成脑组织损伤（Markus，2004）。灌注神经成像在急性缺血性卒中治疗中的主要作用是确认局部血流减少和有助于识别缺血半暗带［即溶栓和（或）血管内再通治疗可能挽救的灌注不足区域］（图 5-11）。此外，卒中也存在高灌注现象（图 5-12）。它可能表明代谢衰竭，如低氧摄取率，反映血管麻痹和更容易发生出血性转化的区域。ASL 在检测低灌注和高灌注病变方面皆具有临床实用性（Wang 等，2012）。据报道，快速 2.5min 的 ASL 灌注扫描可能足以筛查有钆类造影剂禁忌证的急性卒中患者（Bokkers 等，2012）。

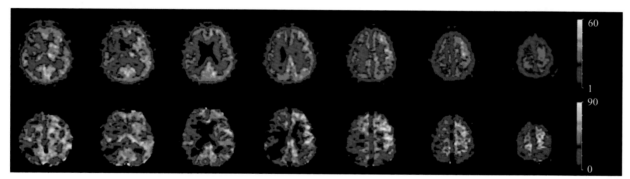

▲ 图 5-9　右侧颈内动脉闭塞患者的 PET（上）和 CASL（下）CBF 图均显示大面积低灌注区
颜色条栏以 ml/（min·100 g）表示（经许可引自 Kimura, H.et al., J. *Magn. Reson. Imaging*, 22, 189–198, 2005.）

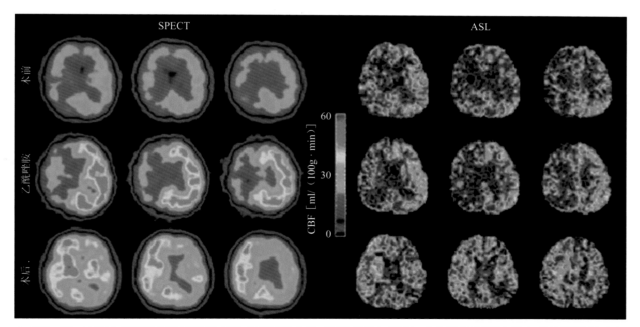

▲ 图 5-10　严重右侧颈动脉狭窄患者 ASL CBF 图（右）与 SPECT（左）比较；术前静息图像（上排），术前低灌注（上）、乙酰唑胺显示血管反应性差（中）、SPECT 和 ASL 均可见右侧颈内动脉区术后高灌注（下）
经许可引自 Uchihashi, Y. et al., *Am. J. Neuroradiol.*,32,1545–1551, 2011.

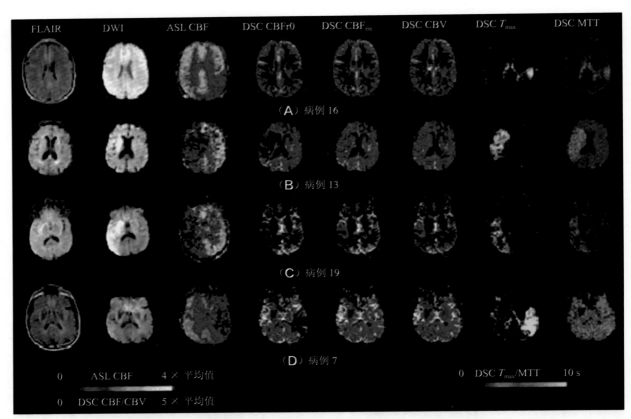

| FLAIR | DWI | ASL CBF | DSC CBFr0 | DSC CBF$_{rm}$ | DSC CBV | DSC T_{max} | DSC MTT |

（A）病例 16

（B）病例 13

（C）病例 19

（D）病例 7

0　　ASL CBF　　4 × 平均值　　　　　　　　　0　　DSC T_{max}/MTT　　10 s

0　　DSC CBF/CBV　　5 × 平均值

▲ 图 5-11　急性缺血性脑卒中患者在基线扫描中显示低灌注病变

A. 病例 16：男，39 岁，言语含糊不清，既往无卒中病史，NIHSS=2，发病后 1.37h 进行扫描；B. 病例 13：女，93 岁，左上肢无力，言语模糊，既往无卒中病史，NIHSS=5，发病后 1.85h 进行扫描；C. 病例 19：男，70 岁，左侧肢体无力，言语模糊，既往有高血压病史，NIHSS=20，发病后 8.18h 进行扫描；D. 病例 7：男，68 岁，言语模糊、右侧肢体无力和步态障碍，既往有心房颤动、高血压和血脂异常病史，NIHSS=18，发病后 1.38h 进行扫描。患者扫描后均静脉接受组织纤溶酶原激活药（经许可引自 Wang, D.J.J. et al., *Stroke*, 43,1018–1024, 2012.）

（二）血管畸形

大约 6% 的儿童卒中与烟雾病有关。患有此病的儿童和青年均有双侧颈内动脉床突上段及大脑前动脉、大脑中动脉进行性狭窄，大脑后动脉狭窄程度较轻，并继发颅底异常血管网形成，称为烟雾血管（Goetti 等，2014）。在年轻人中，应尽可能减少或避免使用有电离辐射的灌注技术和外源性造影剂。因此，ASL 灌注可能是更好的选择。pCASL 技术的定量 CBF 与 H$_2$[^{15}O]-PET（Goetti等，2014）和 FDG-PET（Cha 等，2013）均进行了比较，结果发现定性灌注评分和小脑标准化后的定量灌注评估均具有较好的一致性和显著的相关性。通过比较多延迟 pCASL 和 CT 灌注也得出了类似的结论（图 5-13）（Wang 等，2014）。

（三）脑肿瘤

血管生成在肿瘤的发展和恶性转化中起着关键作用，因为恶性肿瘤需要新生血管来维持直径在几毫米以上的生长。因此，定量测量肿瘤血流对于理解肿瘤生理学具有重要意义，并可用于选择和评价治疗方法（Silva 等，2000）。ASL 已用于评估脑膜瘤（Perini 等，2008）和胶质瘤（Garzón 等，2011；Wolf 等，2005），通过灌注测量可用于胶质瘤分级（图 5-14）（Garzón等，2011；Noguchi 等，2008；Warmuth 等，2003；Wolf 等，2005）。

（四）癫痫

癫痫是一种功能性疾病，在其早期可能不

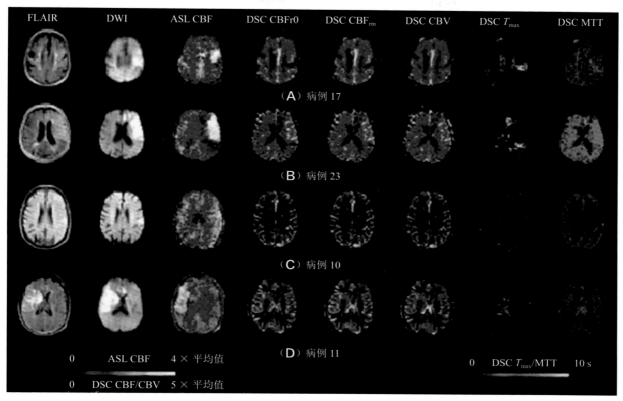

▲ 图 5-12　急性缺血性脑卒中病例基线扫描显示高灌注病变

A. 病例 17：女，90 岁，言语模糊，右侧肢体无力，NIHSS=16，既往心房颤动和房性扑动病史，扫描前静脉滴注 tPA；B. 病例 23：女，93 岁，右侧肢体无力，言语模糊，NIHSS=23，既往高血压和心房颤动病史，扫描前静脉滴注 tPA；C. 病例 10：男，86 岁，右侧肢体无力，言语模糊，右下面部下垂，NIHSS=11，既往高血压病史，扫描后接受静脉注射 tPA；D. 病例 11：男，75 岁，左侧肢体无力，NIHSS=18，既往无脑卒中病史。扫描前静脉滴注 tPA。AIS 表示急性缺血性脑卒中；NIHSS. 美国国立卫生研究院脑卒中量表；tPA. 组织型纤溶酶原激活药（经许可引自 Wang, D.J.J. et al., *Stroke*, 43, 1018–1024, 2012.）

伴有结构成像的严重异常。在颞叶癫痫（temporal lobe epilepsy，TLE）中，一个重要的应用是通过测量发作间期低代谢率来确定发病位置。在两项关于术前病灶位置的研究中，ASL 与 FDG-PET 有很好的一致性，使其成为评估和治疗计划中的另一选择（Alsop 等，2002；Wolf 等，2001）。脑电图、ASL 和 FDG-PET 相结合的多模态研究发现大多数患者在发作间期呈低灌注和低代谢，但在发作后早期出现高灌注（Storti 等，2013）。

颞叶内侧结构是 TLE 的灌注成像问题之一。由于 ASL 信号变化很小且这一区域的基线灌注量相对较小，因此 CBF 的测量误差可能很大。此外，这个区域更容易受到磁敏感伪影的影响。

在 ASL 的临床应用中应注意这些问题（Wolf 和 Detre，2007）。

（五）阿尔茨海默病

在临床实践中可观察到阿尔茨海默病（Alzheimer disease, AD）的不同病程。这种快速进展的形式可能与主要微循环的受累及血流动力学不足有关（Diomedi 和 Misaggi，2013）。一项采用了全脑三维 pCASL 技术的定量 CBF 比较研究中共纳入了 71 例 AD 患者（其中 35 例轻度认知障碍）和因主观不适就诊于记忆门诊的 73 例患者，结果发现 CBF 有助于发现 AD 前驱期和晚期的功能变化，是疾病严重程度的标志（Binnewijzend 等，2013）。一项纳入 17 名

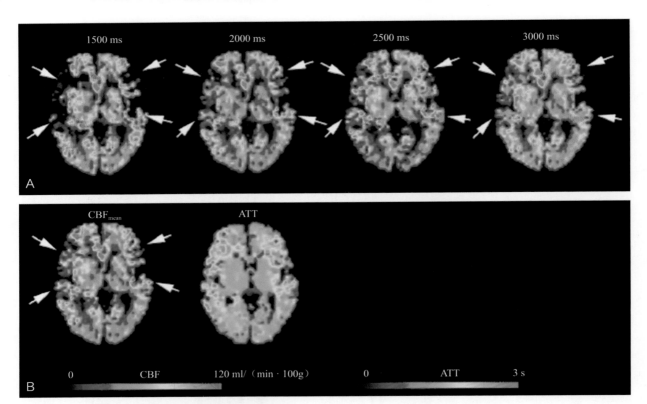

▲ 图 5-13　一位 32 岁女性烟雾病患者的灌注图

A.PLD 分别为 1500ms、2000ms、2500ms 和 3000ms 的 pCASL CBF 图像；B. 同一层面的 CBF_{mean} 和 ATT 图像，由于 ATT 延长，短 PLD 的 pCASL CBF 图像显示异常灌注区域（箭）增大，而在长 PLD 的灌注图像和 CBF_{mean} 图像中，异常灌注区域面积减小（经许可引自 Wang, R. et al., *Eur.Radiol.*, 24, 1135–1144, 2014.）

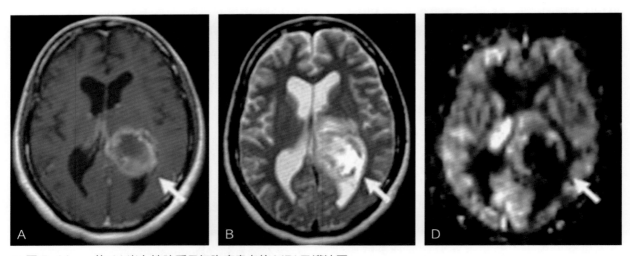

▲ 图 5-14　一位 44 岁女性胶质母细胞瘤患者的 MRI 及灌注图

T_1 增强图像（A）、T_2 加权图像（B）和 ASL 灌注图像（C）可见肿瘤总体高灌注，伴随中央低灌注区（经许可引自 Noguchi, T. et al., *Am. J. Neuroradiol.*,29, 688–693, 2008.）

AD 患者和 19 名健康志愿者的研究，同时进行了 ASL 和 FDG-PET 的扫描，结果表明 ASL 可以检测 AD 患者大脑特定感兴趣区域的功能性缺陷，并与 FDG-PET 成像有同样的敏感性（图 5-15）

（Chen 等，2011b；Musiek 等，2012）。这些研究揭示了对有认知缺陷的患者进行快速筛查的可能性，这一程序可以降低 AD 患者的成像成本和诊断时间（Malpass，2012）。

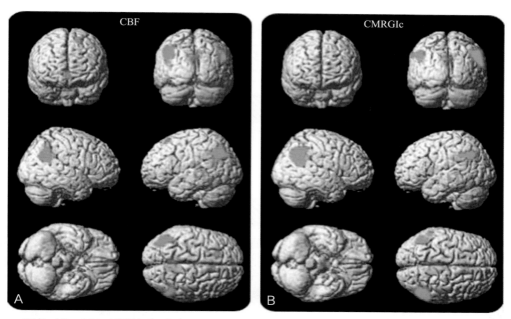

▲ 图 5-15　ASL 低灌注（A）与 FDG-PET 低代谢（B）在 AD 患者双侧角回及扣带回区域具有良好的一致性

经许可引自 Chen, Y. et al., *Neurol.*, 77, 1977–1985, 2011b.

（六）慢性疼痛

目前还不清楚慢性疼痛的潜在机制。它被认为与结构、功能和分布在多个脑网络中的神经化学物质有关。此外，尽可能客观和定量测量疼痛是很重要的。最近的一项研究使用 ASL 评估疼痛，发现患者的基础疼痛与大脑默认模式网络（default mode network, DMN）和右侧岛叶之间的连接强度呈正相关。这一结果支持使用静息态 ASL 作为慢性疼痛的神经影像标志物（Loggia 等，2013）。

（七）功能 MRI

脑活动的基本机制是脑活动的增加伴随着局部 CBF 和去氧血红蛋白浓度的变化。任务态引起的 CBF 和血氧依赖水平（blood oxygenation-dependent ,BOLD）信号变化可以用生理模型来描述（Blockley 等，2013；Buxton 等，2004）。BOLD-fMRI 自首次提出就备受欢迎并取得了成功（Ogawa 等，1990；Ogawa 和 Sung，2007），但它不能提供定量测量。最近，ASL 灌注成像技术已成功地用于脑激活研究（Borogovac

和 Asllani，2012；Wang 等，2003）。不同于 BLOD 成像，ASL 不基于局部磁化率，所以不需要也不适合使用 T_2^* 加权成像序列。自旋回波序列的使用使得 ASL 测量可以在均匀性高静场中进行。更重要的是，由于 ASL 技术能够量化 CBF，因此它在病人队列应用中可能更有前景（Yang，2002）。

由于灌注 fMRI 测量的是动脉血流信号，其相对 BOLD 有可能更好地定位神经活动部位的功能信号。例如，最近的一项比较研究中执行了手部运动任务。在本研究中，受试者被要求做主动和被动的手部任务，分别获取 ASL 和 BOLD 的 fMRI 数据。正如研究声称的那样，ASL 相对 BOLD 定位激活部位更准确（Galazzo 等，2013）。此外，ASL 使用双减法和校准来实现 CBF 的绝对定量，因此在 ASL 中消除了 BOLD 对比成像中的缓慢漂移。这使得 ASL 成为解决低任务频率的潜在解决方案，而这是 BOLD 成像的基本局限性（图 5-16），由此 ASL 可测量数分钟至数天的长时间跨度的神经活动变化（Wang 等，2003）。

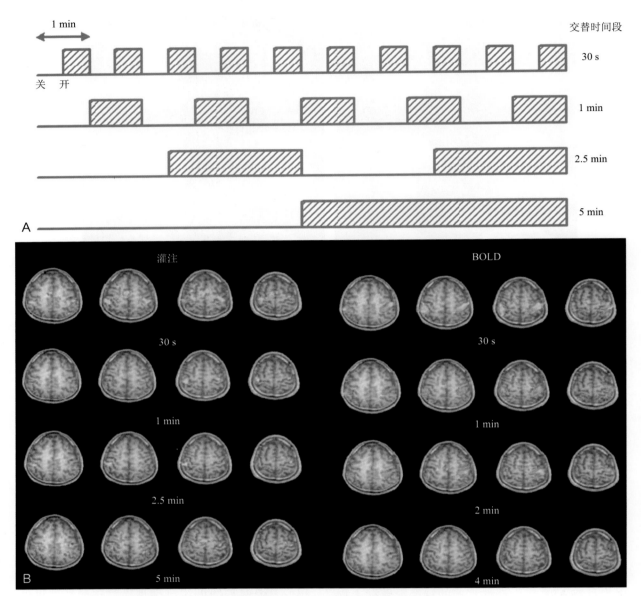

▲ 图 5-16　用 PASL 和 EPI 序列获得双侧扣指实验引起的灌注和 BOLD 激活

A. 灌注实验设计，BOLD 实验使用了非常类似的设计，除在最后两个交替时间段（2.5/5min vs 2/4min）的细微差别外；B. 解剖图像上覆盖的组水平运动激活图，灌注 fMRI 能较好地检测慢任务（＞2 min）活动（经许可引自 Wang,J. et al., *Magn. Reson.Med.*, 49, 796–802, 2003.）

　　使用 ASL 技术可以同时测量 CBF 和 BOLD 信号。例如，带有 EPI 或螺旋读数的双回波对于同时灌注和 BOLD 成像特别有用。在较短的回波时间（如 3ms）获取的图像可以用相对较小的 BOLD 加权来形成灌注时间序列，而在较长的回波时间（如 30 ms）获得的图像可以用来形成 BOLD 时间序列。这是因为 EPI 或螺旋图像可以显示具有足够长回波时间的 BOLD 加权（Liu 和 Brown，2007）。通过运行类似于形成灌注时间序

列的减影平均方法，可以从对照像和标记像中形成一个 BOLD 时间序列（Liu 和 Wong，2005）。

　　近年来，实时 fMRI 作为传统 fMRI 的伟大延伸已成为一个热门话题。基于 ASL 的实时试验首先由 Hernandez-Garcia 等完成。（2011）。在实时 fMRI 中，当受试者被扫描时可以立即获得结果，这些结果可以用来揭示和指导受试者的认知过程。它还可以方便试验者进行参数选择或指导临床医生进行干预（图 5-17）。

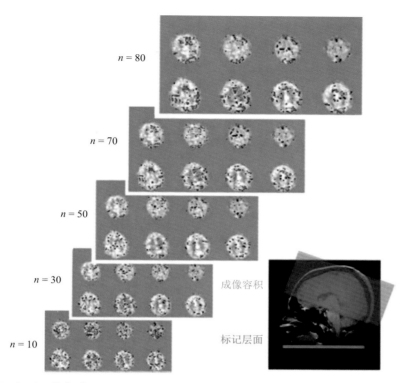

成像容积

标记层面

▲ 图 5-17　应用 pCASL 的实时 fMRI

在视觉 - 运动刺激任务中，通过统计图的演变表明，随着数据的增加，统计图变得更加详细，假阳性的数量较少，活动区域的意义得分也更多（经许可引自 Hernandez-Garcia, L. et al., *Magn. Reson. Med.*, 65, 1570–1577, 2011. ）

总之，ASL 作为定量测量脑灌注的工具已经显示出它的突出作用。目前 pCASL 最具前景，更多新的基于 ASL 的应用正在开发中，以充分发挥潜力。这些技术在脑血管病、精神疾病、神经科学等领域的临床和脑研究中正得到越来越多的应用。

推荐阅读

［1］Alsop, D.C., Connelly, A., Duncan, J.S., Hufnagel, A., Pierpaoli, C., Rugg-Gunn, F.J., 2002. Diffusion and perfusion MRI in epilepsy. Epilepsia 43, 69–77.

［2］Alsop, D.C., Detre, J.A., 1996. Reduced transit-time sensitivity in noninvasive magnetic resonance imaging of human cerebral blood flow. J. Cereb. Blood Flow Metab. 16, 1236–1249.

［3］Alsop, D.C., Detre, J.A., 1998. Multisection cerebral blood flow MR imaging with continuous arterial spin labeling. Radiology 208, 410–416.

［4］Alsop, D.C., Detre, J.A., Golay, X., Günther, M., Hendrikse, J., Hernandez-Garcia, L., Lu, H. et al., 2013. Recommended implementation of arterial spin-labeled perfusion MRI for clinical applications: A consensus of the ISMRM perfusion study group and the European consortium for ASL in dementia. Magn. Reson. Med. 73, 102–116.

［5］Aslan, S., Xu, F., Wang, P.L., Uh, J., Yezhuvath, U.S., van Osch, M., Lu, H., 2010. Estimation of labeling efficiency in pseudocontinuous arterial spin labeling. Magn. Reson. Med. 63, 765–771.

［6］Bernstein, M.A., King, K.F., Zhou, X.J., 2004. Handbook of MRI Pulse Sequences. Amsterdam, the Netherlands: Elsevier Academic Press.

［7］Binnewijzend, M.A.A., Kuijer, J.P.A., Benedictus, M.R., van der Flier, W.M., Wink, A.M., Wattjes, M.P., van Berckel, B.N.M. et al., 2013. Cerebral blood flow measured with 3D pseudocontinuous arterial spin-labeling MR imaging in Alzheimer disease and mild cognitive impairment: A marker for disease severity. Radiology 267, 221–230.

［8］Blockley, N.P., Griffeth, V.E.M., Simon, A.B., Buxton, R.B., 2013. A review of calibrated blood oxygenation level dependent (BOLD) methods for the measurement of task-induced changes in brain oxygen metabolism. NMR Biomed. 26, 987–1003.

［9］Bokkers, R.P.H., Hernandez, D.A., Merino, J.G., Mirasol, R.V., van Osch, M.J., Hendrikse, J., Warach, S. et al., 2012. Whole-brain arterial spin labeling perfusion MRI in patients with acute stroke. Stroke 43, 1290–1294.

［10］Borogovac, A., Asllani, I., 2012. Arterial spin labeling

(ASL) fMRI: Advantages, theoretical constrains and experimental challenges in neurosciences. Int. J. Biomed. Imaging 2012, 1–13.

［11］Buxton, R.B., 2009. Introduction to Functional Magnetic Resonance Imaging: Principles and Techniques. New York: Cambridge University Press.

［12］Buxton, R.B., Frank, L.R., Wong, E.C., Siewert, B., Warach, S., Edelman, R.R., 1998a. A general kinetic model for quantitative perfusion imaging with arterial spin labeling. Magn. Reson. Med. 40, 383–396.

［13］Buxton, R.B., Uludağ, K., Dubowitz, D.J., Liu, T.T., 2004. Modeling the hemodynamic response to brain activation. NeuroImage 23(Suppl 1), S220–233.

［14］Buxton, R.B., Wong, E.C., Frank, L.R., 1998b. Dynamics of blood flow and oxygenation changes during brain activation: The balloon model. Magn. Reson. Med. 39, 855–864.

［15］Cha, Y.-H.K., Jog, M.A., Kim, Y.-C., Chakrapani, S., Kraman, S.M., Wang, D.J., 2013. Regional correlation between resting state FDG PET and pCASL perfusion MRI. J. Cerebr. Blood Flow Metab. 33, 1909–1914.

［16］Chen, Y., Wang, D.J.J., Detre, J.A., 2011a. Test–retest reliability of arterial spin labeling with common labeling strategies. J. Magn. Reson. Imaging 33, 940–949.

［17］Chen, Y., Wang, D.J.J., Detre, J.A., 2012. Comparison of arterial transit times estimated using arterial spin labeling. Magn. Reson. Mater Phys. 25, 135–144.

［18］Chen, Y., Wolk, D.A., Eddin, J.S.R., Korczykowski, M., Martinez, P.M., Pvlusiek, E.S., Newberg, A.B. et al., 2011b. Voxel-level comparison of arterial spin-labeled perfusion MRI and FDG-PET in Alzheimer disease. Neurology 77, 1977–1985.

［19］Deibler, A.R., Pollock, J.M., Kraft, R.A., Tan, H., Burdette, J.H., Maldjian, J.A., 2008. Arterial spin-labeling in routine clinical practice, part 1: Technique and artifacts. Am. J. Neuroradiol. 29, 1228–1234.

［20］Detre, J.A., Leigh, J.S., Williams, D.S., Koretsky, A.P., 1992. Perfusion imaging. Magn. Reson. Med. 23, 37–45.

［21］Diomedi, M., Misaggi, G., 2013. Vascular contribution to Alzheimer disease: Predictors of rapid progression. CNS Neurol. Disord. Drug Target. 12, 532–537.

［22］Edelman, R.R., Siewert, B., Adamis, M., Gaa, J., Laub, G., Wielopolski, P., 1994. Signal targeting with alternating radiofrequency (STAR) sequences: Application to MR angiography. Magn. Reson. Med. 31, 233–238.

［23］Galazzo, I., Storti, S.F., Formaggio, E., Pizzini, F.B., Fiaschi, A., Beltramello, A., Bertoldo, A. et al., 2014. Investigation of brain hemodynamic changes induced by active and passive movements: A combined arterial spin labeling: BOLD fMRI study. J. Magn. Reson. Imaging 40, 937–48.

［24］Garzón, B., Emblem, K.E., Mouridsen, K., Nedregaard, B., Due-Tønnessen, P., Nome, T., Hald, J.K. et al., 2011. Multiparametric analysis of magnetic resonance images for glioma grading and patient survival time prediction. Acta Radiol. 52, 1052–1060.

［25］Gevers, S., van Osch, M.J., Bokkers, R., 2011. Intra- and multi center reproducibility of pulsed, continuous and pseudocontinuous arterial spin labeling methods for measuring cerebral perfusion. J. Cerebr. Blood Flow Metab. 31, 1706–1715.

［26］Goetti, R., Warnock, G., Kuhn, F.P., Guggenberger, R., O'Gorman, R., Buck, A., Khan, N. et al., 2014. Quantitative cerebral perfusion imaging in children and young adults with Moyamoya disease: Comparison of arterial spin-labeling–MRI and H2[15O]-PET. Am. J. Neuroradiol. 35, 1022–1028.

［27］Helle, M., Norris, D.G., Rüfer, S., Alfke, K., 2010. Superselective pseudocontinuous arterial spin labeling. Magn. Reson. Med. 64, 777–786.

［28］Helle, M., Rüfer, S., Osch, M., Nabavi, A., 2013. Superselective arterial spin labeling applied for flow territory mapping in various cerebrovascular diseases. J. Magn. Reson. Imaging 38, 496–503.

［29］Hernandez-Garcia, L., Jahanian, H., Greenwald, M.K., Zubieta, J.K., Peltier, S.J., 2011. Real-time functional MRI using pseudo-continuous arterial spin labeling. Magn. Reson. Med. 65, 1570–1577.

［30］Jahng, G.-H., Song, E., Zhu, X.-P., Matson, G.B., Weiner, M.W., Schuff, N., 2005. Human brain: Reliability and reproducibility of pulsed arterial spin-labeling perfusion MR imaging. Radiology 234, 909–916.

［31］Jain, V., Duda, J., Avants, B., Giannetta, M., Xie, S.X., Roberts, T., Detre, J.A. et al., 2012. Longitudinal reproducibility and accuracy of pseudo-continuous arterial spin-labeled perfusion MR imaging in typically developing children. Radiology 263, 527–536.

［32］Kimura, H., Kado, H., Koshimoto, Y., Tsuchida, T., Yonekura, Y., Itoh, H., 2005. Multislice continuous arterial spinlabeled perfusion MRI in patients with chronic occlusive cerebrovascular disease: A correlative study with CO2 PET validation. J. Magn. Reson. Imaging 22, 189–198.

［33］Liu, T.T., Brown, G.G., 2007. Measurement of cerebral perfusion with arterial spin labeling: Part 1. Methods. J. Int. Neuropsychol. Soc. 13, 517–525.

［34］Liu, T.T., Wong, E.C., 2005. A signal processing model for arterial spin labeling functional MRI. NeuroImage 24, 207–215

［35］Loggia, M.L., Kim, J., Gollub, R.L., Vangel, M.G., Kirsch, I., Kong, J., Wasan, A.D. et al. 2013. Default mode network connectivity encodes clinical pain: An arterial spin labeling study. PAIN 154, 24–33.

［36］Lu, H., Clingman, C., Golay, X., 2004. Determining the longitudinal relaxation time (T1) of blood at 3.0 Tesla. Magn. Reson. Med. 52, 679–682.

［37］Malpass, K., 2011. Alzheimer disease: Arterial spin-labeled MRI for diagnosis and monitoring of AD. Nat. Rev. Neurol. 8, 3.

［38］Markus, H.S., 2004. Cerebral perfusion and stroke. J. Neurol. Neurosurg. Psychiatr. 75, 353–361.

［39］Musiek, E.S., Chen, Y., Korczykowski, M., Saboury, B.,

Martinez, P.M., Reddin, J.S., Alavi, A. et al. 2012. Direct comparison of fluorodeoxyglucose positron emission tomography and arterial spin labeling magnetic resonance imaging in Alzheimer's disease. Alzheimer Dement. 8, 51–59.

[40] Noguchi, T., Yoshiura, T., Hiwatashi, A., Togao, O., Yamashita, K., Nagao, E., Shono, T. et al. 2008. Perfusion imaging of brain tumors using arterial spin-labeling: Correlation with histopathologic vascular density. Am. J. Neuroradiol. 29, 688–693.

[41] Ogawa, S., Lee, T.M., Kay, A.R., 1990. Brain magnetic resonance imaging with contrast dependent on blood oxygenation. Proc. Natl. Acad. Sci. U. S. A. 87, 9868–9872.

[42] Ogawa, S., Sung, Y.-W., 2007. Functional magnetic resonance imaging. Scholarpedia 2, 3105.

[43] Perini, R., Choe, R., Yodh, A.G., Sehgal, C., Divgi, C.R., Rosen, M.A., 2008. Non-invasive assessment of tumor neovasculature: Techniques and clinical applications. Cancer Metastasis Rev. 27, 615–630.

[44] Petersen, E.T., Zimine, I., Ho, Y.-C.L., Golay, X., 2006. Noninvasive measurement of perfusion: A critical review of arterial spin labelling techniques. Br. J. Radiol. 79, 688–701.

[45] Siewert, B., Schlaug, G., Edelman, R.R., Warach, S., 1997. Comparison of EPISTAR and T2*-weighted gadoliniumenhanced perfusion imaging in patients with acute cerebral ischemia. Neurology 48, 673–679.

[46] Silva, A.C., Kim, S.G., Garwood, M., 2000. Imaging blood flow in brain tumors using arterial spin labeling. Magn. Reson. Med. 44, 169–173.

[47] St. Lawrence, K.S., Owen, D., Wang, D.J.J., 2012. A two-stage approach for measuring vascular water exchange and arterial transit time by diffusion-weighted perfusion MRI. Magn. Reson. Med. 67, 1275–1284.

[48] Storti, S.F., Boscolo Galazzo, I., Del Felice, A., Pizzini, F.B., Arcaro, C., Formaggio, E., Mai, R. et al. 2014. Combining ESI, ASL and PET for quantitative assessment of drugresistant focal epilepsy. NeuroImage 102, 49–59.

[49] Talagala, S.L., Ye, F.Q., Ledden, P.J., 2004. Whole-brain 3D perfusion MRI at 3.0 T using CASL with a separate labeling coil. Magn. Reson. Med. 52, 131–140.

[50] Uchihashi, Y., Hosoda, K., Zimine, I., Fujita, A., Fujii, M., Sugimura, K., Kohmura, E., 2011. Clinical application of arterial spin-labeling MR imaging in patients with carotid stenosis: Quantitative comparative study with single-photon emission CT. Am. J. Neuroradiol. 32, 1545–1551.

[51] van Gelderen, P., de Zwart, J.A., Duyn, J.H., 2008. Pitfalls of MRI measurement of white matter perfusion based on arterial spin labeling. Magn. Reson. Med. 59, 788–795.

[52] van Osch, M.J.P., Teeuwisse, W.M., van Walderveen, M.A.A., Hendrikse, J., Kies, D.A., van Buchem, M.A., 2009. Can arterial spin labeling detect white matter perfusion signal? Magn. Reson. Med. 62, 165–173.

[53] Wang, D.J.J., Alger, J.R., Qiao, J.X., Hao, Q., Hou, S., Fiaz, R., Günther, M. et al., 2012. The value of arterial spin-labeled perfusion imaging in acute ischemic stroke comparison with dynamic susceptibility contrast-enhanced MRI. Stroke 43, 1018–1024.

[54] Wang, J., Aguirre, G.K., Kimberg, D.Y., Roc, A.C., Li, L., Detre, J.A., 2003. Arterial spin labeling perfusion fMRI with very low task frequency. Magn. Reson. Med. 49, 796–802.

[55] Wang, R., Yu, S., Alger, J.R., Zuo, Z., Chen, J., Wang, R., Wang, R. et al. 2014. Multi-delay arterial spin labeling perfusion MRI in Moyamoya disease—Comparison with CT perfusion imaging. Eur. Radiol. 24, 1135–1144.

[56] Wang, Y., Saykin, A.J., Pfeuffer, J., Lin, C., Mosier, K.M., Shen, L., Kim, S. et al. 2011. Regional reproducibility of pulsed arterial spin labeling perfusion imaging at 3T. NeuroImage 54, 1188–1195.

[57] Wang, Z., Aguirre, G.K., Rao, H., Wang, J., Fernandez-Seara, M.A., Childress, A.R., Detre, J.A., 2008. Empirical optimization of ASL data analysis using an ASL data processing toolbox: ASLtbx. Magn. Reson. Imaging 26, 261–269.

[58] Warmuth, C., Günther, M., Zimmer, C., 2003. Quantification of blood flow in brain tumors: Comparison of arterial spin labeling and dynamic susceptibility-weighted contrastenhanced MR imaging. Radiology 228, 523–532.

[59] Williams, D.S., Detre, J.A., Leigh, J.S., Koretsky, A.P., 1992. Magnetic resonance imaging of perfusion using spin inversion of arterial water. Proc. Natl. Acad. Sci. U.S.A. 89, 212–216.

[60] Wintermark, M., Sesay, M., Barbier, E., Borbély, K., Dillon, W.P., 2005. Comparative overview of brain perfusion imaging techniques. Stroke 36, e83–99.

[61] Wolf, R.L., Alsop, D.C., Levy-Reis, I., Meyer, P.T., Maldjian, J.A., Gonzalez-Atavales, J., French, J.A. et al. 2001. Detection of mesial temporal lobe hypoperfusion in patients with temporal lobe epilepsy by use of arterial spin labeled perfusion MR imaging. Am. J. Neuroradiol. 22, 1334–1341.

[62] Wolf, R.L., Detre, J.A., 2007. Clinical neuroimaging using arterial spin-labeled perfusion magnetic resonance imaging. Neurotherapeutics 4, 346–359.

[63] Wolf, R.L., Wang, J., Wang, S., Melhem, E.R., O'Rourke, D.M., Judy, K.D., Detre, J.A., 2005. Grading of CNS neoplasms using continuous arterial spin labeled perfusion MR imaging at 3 Tesla. J. Magn. Reson. Imaging 22, 475–482.

[64] Wong, E.C., 2007. Vessel-encoded arterial spin-labeling using pseudocontinuous tagging. Magn. Reson. Med. 58, 1086–1091.

[65] Wong, E.C., 2014. An introduction to ASL labeling techniques. J. Magn. Reson. Imaging 40, 1–10.

[66] Wong, E.C., Buxton, R.B., Frank, L.R., 1998a. Quantitative imaging of perfusion using a single subtraction (QUIPSS and QUIPSS II). Magn. Reson. Med. 39, 702–708.

[67] Wong, E.C., Buxton, R.B., Frank, L.R., 1998b. A theoreti-

cal and experimental comparison of continuous and pulsed arterial spin labeling techniques for quantitative perfusion imaging. Magn. Reson. Med. 40, 348–355.

［68］Wu, B., Lou, X., Wu, X., Ma, L., 2014. Intra- and inter-scanner reliability and reproducibility of 3D whole-brain pseudo continuous arterial spin-labeling MR perfusion at 3T. J. Magn. Reson. Imaging 39, 402–409.

［69］Wu, W.C., Fernández-Seara, M., Detre, J.A., Wehrli, F.W., Wang, J., 2007. A theoretical and experimental investiga-tion of the tagging efficiency of pseudo continuous arterial spin labeling. Magn. Reson. Med. 58, 1020–1027.

［70］Wu, W.C., St Lawrence, K.S., Licht, D.J., Wang, D.J.J., 2010. Quantification issues in arterial spin labeling perfu-sion magnetic resonance imaging. Topics Magn. Reson. Imaging 21, 65–73.

［71］Yang, Y., 2002. Perfusion MR imaging with pulsed arterial spin labeling: Basic principles and applications in func-tional brain imaging. Concept Magn. Reson. 14, 347–357.

Chapter 6
磁共振动态对比增强 T_1 加权成像的动力学模型

Kinetic Modeling for T_1−Weighted Dynamic Contrast−Enhanced Magnetic Resonance Imaging

Kyunghyun Sung，John Carr，著

李 锐，译

目录　CONTENTS

一、概述

小分子量的顺磁性造影剂可从血管内向血管外间隙扩散，通常用于磁共振成像（MRI），用于增加正常组织与病变组织之间的对比。自从1988年获得 FDA 批准以来，尤其是基于钆的造影剂，大大提高了 MRI 对肿瘤检测、描绘和定性诊断的敏感性[1, 2]。顺磁性造影剂增加了邻近氢质子的弛豫率，从而可缩短了 T_1 和 T_2 弛豫时间。造影剂在组织中的积累，在 T_2 或 T_2^* 加权图像中信号会减低，同时 T_1 加权图像上信号会增加或增强。动态增强磁共振成像（DCE-MRI）常用的数据采集方法是通过注入 Gd 造影剂后获取 T_1 加权图像，当造影剂在组织微血管中循环时，获取一段时间内一系列的 T_1 加权图像（图6-1）。可以获得容积或多层图像，并应用快速成像方法来提高时间和空间分辨率。动态 MR 图像通常每隔几秒钟获取一次，持续 5 ～ 6 min，造影剂通常在 4 ～ 10 个基线图像扫描后使用高压注射器进行静脉注射。在注射造影剂之前，需要进行 T_1 基线测量，以将动态 MRI 数据转换为造影剂浓度，造影剂浓度随时间的变化可以用来反映微血管的功能特性，方法是通过将 Gd 浓度的摄取率转化为非模型的方法[3-7]或药代动力学模型[8,9]。

钆喷酸葡胺（Gd-DTPA） 是 DCE-MRI 最常用的造影剂。由于其分子量相对较小（< 1000Da），造影剂能够从血管内扩散到血管外间隙。对比增强 T_1 加权图像上观察到的信号强度变化主要是由这一过程引起的，其动态变化可以反映组织的功能信息。

病变组织通常以毛细血管表面通透性、灌注、血容量或血管外容积的变化为特征。DCE-MRI 对这些变化敏感，可在显示血管增多或血管完整性受到破坏的病理改变中提供有用的功能信息。DCE-MRI 可以反映病理改变，包括多发性硬化[10]、骨关节病[11]、Sjören 综合征[12]和肾功能[13]。DCE-MRI 的主要应用领域是肿瘤成像，尤其是与肿瘤发展相关的血管生成过程的成像。新生血管是一个已确定的肿瘤生长和侵袭性的标志[14]。DCE-MRI 对血管生成引起的微血管的变化敏感，可以为评估肿瘤治疗提供必要的工具，其中许多治疗都是针对血管生成过程的。

癌症治疗通常是抑制细胞的生长，特别是在单独使用时。治疗可能会破坏肿瘤生物学特

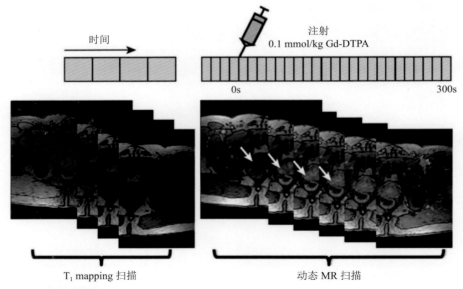

▲ 图 6-1　DCE-MRI 数据采集

在每个数据点（每期）采集 20 层，数据采集持续 5 ～ 6 min。数字表示注射造影剂后的秒数（假设每个数据点为 4 s）。通过不同的翻转角（如 2°、5°、10°、15°）相同的三维采集获取注射造影剂前的 T_1 mapping

性，杀死肿瘤的一部分，但不会缩小肿瘤的大小。常规的放射治疗方法，比如实体瘤的疗效评价标准（RECIST）[15]，是基于肿瘤一些参数（如肿瘤的大小）可能无助于治疗评估，尤其是在抗血管生成治疗的情况下。DCE-MRI 可以提供一种对与血管生成相关的肿瘤生物学功能变化敏感的方法，使其成为评估抗血管生成治疗方法效果的理想工具。

DCE-MRI 药代动力学模型已成为评价新的肿瘤药物、研究病理生理学以及监测和预测治疗反应的方法之一[16]。与造影剂摄取的启发式半定量测量方式不同，动力学模型参数可以反映组织内潜在的功能生理特性。药代动力学模型导出的参数，如 K^trans 和 ve，已被推荐作为评估抗血管生成和抗血管疗法主要终点的指标[17]。

在本章中，将主要从简单的非模型方法到最新的药代动力学模型对 DCE-MRI 定量造影剂药代动力学模型方法将进行综述。

二、非模型的量化方法

非模型定量方法的目的是提供与造影剂积聚密切相关的半定量参数，而不需要假设任何药代动力学模型。为了提供造影剂积聚动力学的相对可靠的信息，人们提出了许多简单而直接的方法，这里我们介绍了三种最常用的方法，即简单的曲线分类、曲线的初始斜率和曲线下面积[3-7]。

（一）曲线分类

最简单的方法之一是对时间 - 强度曲线的类型进行分类。在不了解病变的形态、大小或病理诊断的情况下，放射科医生可以对每种类型的曲线进行系统分类或直观的观察。比如由 Daniel 等提出的一种分类[18]，如图 6-2 所示，1 型 - 无强化；2 型 - 缓慢持续强化；3 型 - 早期快速强化，后期持续强化；4 型 - 早期快速强化，后期出现平台期；5 型 - 早期快速强化，后期强化下降。曲线的类型从低型变为高型（如从 2 型转变为 3 型或 4 型）被认为病变向更具侵袭性转变。曲线的类型从高型变为低型（如从 4 型或 3 型转变为 2 型）被认为病变向更少侵袭性转变[19]。

（二）曲线的初始斜率

另一种简单而有效的方法是将感兴趣组织中的相对增强曲线随时间的变化进行积分。时间 t 的相对增强 E（t）定义为：

$$E(t) = \frac{S(t) - S_{baseline}}{S_{baseline}} \qquad （公式 6-1）$$

其中，S（t）是注射造影剂后 t 时的信号强度；$S_{baseline}$ 是造影剂注射前的平均信号强度。曲线下的初始面积（IAUC）的值取决于积分的时间，可以通过以下方法计算：

$$IAUC_t = \int_0^t E(t')dt' \qquad （公式 6-2）$$

其中，t 是注射造影剂后的时间。图 6-3 显示了在肿瘤感兴趣区域（ROI）上计算 IAUC 的示例（图 6-3A 和图 6-3B），以及针对两个不同乳腺癌患者的逐像素的 IAUC 图（图 6-3C 和图 6-3D）。一个简单的变化是使用 Gd 浓度曲线[Gd

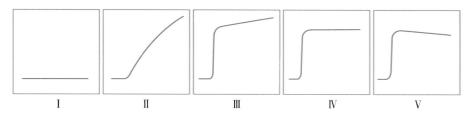

▲ 图 6-2　时间 - 强度曲线定性评价的分类

Ⅰ（1 型）. 无强化；Ⅱ（2 型）. 缓慢持续强化；Ⅲ（3 型）. 早期快速强化，后期持续强化；Ⅳ（4 型）. 早期快速强化，后期出现平台期；Ⅴ（5 型）. 早期快速强化，后期强化下降（经许可引自 Daniel, B.L. et al., *Radiology*, 209, 499–509, 1998.）

(t)），而不是相对增强［E（t）］，以避免由于不同的基线 T_1 值而产生的任何潜在偏差，IAUGC（Gd 曲线下的初始面积）的值可以计算为：

$$IAUC_t = \int_0^t Gd(t')dt' \qquad （公式 6-3）$$

其中，t 通常选择为注射造影剂后 60～120 s。

IAUC 和 IAUGC 的值都与造影剂向感兴趣组织的运载成正比，因此取决于动脉输入功能（AIF）。为了克服引起个体依赖的 AIF 引起的潜在变化，IAUGC 可通过血流信号对 IAUGC 进行标准化来优化，确定为 AIF 曲线下的面积。血标准化的 IAUGC 通常在注射造影剂后 90 s 内被计算出来，这表明标准化的 IAUGC 在抗血管生成和抗血管治疗的发展中

有很大的潜力，其成为一种有用的半定量成像生物标记物[20]。

在实践中，AIF 很难测量，另一种方法是将 IAUC 与从正常组织中获得的测量参考值进行标准化。例如，使用从肌肉获得的 IAUC 参考值[3] 对肿瘤进行了 IAUC 测量，但必须格外小心，以确保组织的标准化不受其他因素的影响。减少可变 AIF 的另一种方法是使用高压注射器或其他重复性高的造影剂的给药方案。

（三）其他方法

测量半定量参数的其他方法包括峰值浓度测量、曲线的初始斜率和最大增强时间。这些参数通常比 IAUC 更容易估计，但其更容易受到

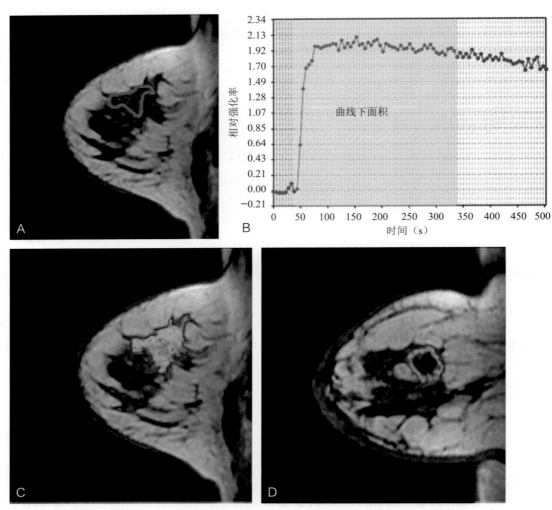

▲ 图 6-3　计算肿瘤 ROI 的 IAUC 示例（A），并且在注射造影剂后的 300s 内进行积分定量（B），两个不同乳腺癌患者的逐像素的 IAUC 图（C 和 D）

数据噪声和运动的影响，因此，其重复性不如 IAUC。图 6-4 显示的为初始斜率的计算。

（四）解读

使用半定量参数的主要缺点是解读的时候困难。IAUC 与造影剂向感兴趣组织的运载成正比，并可通过血液信号进一步标准化，从而提高一致性，仍然很难直接与血流量、微血管内皮细胞通透性等生理指标相关。IAUC 通常可提供由多种因素联合决定的造影剂动力学信息，如血流量、血管内皮细胞通透性和细胞外血管外间隙容量。其他半定量参数，包括峰值浓度、曲线初始斜率和最大增强时间的测量，在解读上也存在类似的局限性。因为它们同样依赖于相同因素的组合，而无法确定确切的比例。

三、组织的区室化和功能参数

每个成像体素都包含大量的、复杂的血管结构和细胞结构，这些结构可以在显微镜下观察到。例如，毛细血管的直径为 5 ～ 10 μm，而在 DCE-MRI 中获得的成像体素通常覆盖数万立方微米。（在典型的 DCE-MRI 采集中，高时间分辨率的要求限制了空间分辨率。时间分辨率在 5 ～ 10 s 时是可取的。在编写本文时，体素典型大小为 10 ～ 20 mm³。）在 DCE-MRI 实验中，在一系列 T₁ 加权像上观察到造影剂在每个获得的成像体素所包含的显微结构中聚集和流出效应。为了建立造影剂动力学模型，组织通过区室化进行简化（图 6-5）。这一步允许反映组织的微观特征，并对造影剂分布所涉及的重要机制

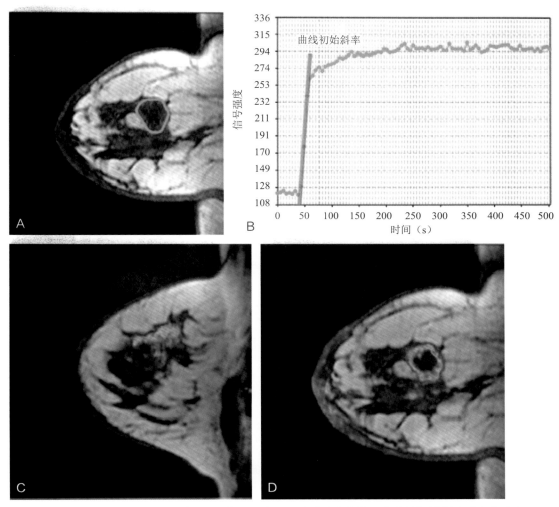

▲ 图 6-4 计算肿瘤 ROI 的初始斜率（A 和 B）及两个不同乳腺癌患者的逐像素的初始斜率（C 和 D）

进行建模[21,22]。可以通过对 DCE-MRI 数据进行分区模型来提取整体成像体素上的聚集组织特征的体积测量。可以通过对 DCE-MRI 数据进行分区模型来提取整个图像体素上的聚集组织特征的体积测量。通过使用药代模型将造影剂动力学和组织的生理学联系起来，允许使用 DCE-MRI 量化有意义的生理参数。自 Tofts 提出以来，区室化模型在 DCE-MRI 中得到了广泛的应用[8,9]。

成像体素通常分为三个隔室，即血管内或血浆间隙、细胞内间隙和细胞外血管外间隙（EES）（又称间质间隙）。在一个单位体积的组织中，所有三个隔室的总体积可以描述如下：

$$v_e + v_p + v_i = 1 \quad （公式 6-4）$$

其中，v_i 是细胞内间隙容积；v_p 是血管内或血浆容积；v_e 是细胞外血管外容积

这些体积通常表示为总组织体积的一部分，或以其每毫升组织的绝对单位表示，或在组织密度已知的情况下以每克组织毫升表示。DCE-MRI 通常使用低分子量的 Gd 造影剂。由于造影剂的大小和亲水性，这种造影剂从血管内扩散至细胞外间隙，但不穿过细胞膜，进入细胞内间隙[23,24]。因此，组织或体素中的造影剂浓度可定义为：

$$C_t = v_p C_p + v_e C_e \quad （公式 6-5）$$

其中，C_t 为组织内造影剂的浓度；C_p 为造影剂在血浆中的浓度；C_e 为 EES 中造影剂浓度

从 DCE-MRI 提取与组织功能相关造影剂分布特点，如灌注 F（或血流量）（常用单位是每克脑组织单位时间血流），毛细胞血管表面渗透性 PS［单位是 ml/（g·min）］，细胞外血管外间隙容积 v_e 和血浆容积 v_b（两者单位均为每毫升组织的容积）。

用于拟合 DCE-MRI 数据的隔室模型提供了对造影剂分布机制的简化描述，包含 DCE-MRI 可测量的参数。事实上，还有其他机制和功能参数可能会对造影剂的分布产生影响。这些参数包括淋巴引流和造影剂在体素间的扩散[25]。随着 MRI 硬件的改善使得采集高质量的数据，人们一直尝试将其中的一些因素纳入隔室模型中。然而，在撰写本文时，这些问题通常被认为是量化精度方面的混杂因素，而目前公认的模型被认为足以进行准确的量化。

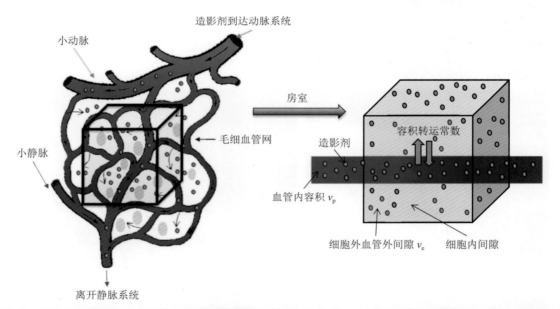

▲ 图 6-5　图像体素（黑色立方体）中包含大量的微血管和细胞结构，可通过区室化进行简化，能够对造影剂分布所涉及的主要机制进行建模

四、药代动力学模型

（一）生理建模史

自 100 多年前 Fick 开展工作以来，组织分区和示踪剂动力学模型已被广泛应用于功能性生理参数的建模。Fick 用一种以氧气为示踪剂的单室模型来估算脑血流量。该模型假定氧摄取量与血流量成正比。该方程是隔室模型的来源，它指出组织的氧摄取量 Q（单位时间摩尔）等于血流量 $F[ml/(min \cdot g)]$ 乘以动脉氧浓度（C_a）和静脉氧浓度（C_v）之差，方程表示为：

$$\frac{dQ}{dt} = F(C_a(t) - C_v(t)) \qquad （公式 6-6）$$

尽管利用氧气作为示踪剂可能会导致定量不准确（由于示踪剂的消耗），但采用该方法构成了药代动力学建模的基础。Kety 进一步扩展了 Fick 的工作，并在 1944 年运用一氧化二氮作为更合适的示踪剂，精确地对脑灌注进行了定量 [26]。DCE-MRI 中的药代动力学模型使 Fick 和 Kety 的早期工作适用于 MRI，即使用可注射的磁性造影剂作为示踪剂而不是吸入气体。

（二）从信号强度到造影剂浓度的转换

在 DCE-MRI 成像期间，在特定的时间段内注射造影剂后，以特定的时间分辨率动态获取容积扫描图像（图 6-1）。造影剂的积累和流出被记录为 T_1 加权图像的动态序列上信号强度的变化。在造影剂的弛豫率 r_1 和浓度 C 一定的情况下，T_1 从基线开始减少，预扫描值 T_{10} 表示为：

$$\frac{1}{T_1} = \frac{1}{T_{10}} + r_1 C \qquad （公式 6-7）$$

药物动力学模型需要计算出每幅图像中造影剂的浓度。在已知采集翻转角和成像序列重复时间的前提下，可以利用注射造影剂后 T_1 加权信号强度与扰相梯度回波信号方程之间已知的关系来计算造影剂的浓度 [8,10]。

（三）DCE-MRI 药代动力学模型

药代动力学一词起源于古希腊语。Pharmakon（药物）和 kinetikos（动力）结合在一起，给出了一个术语，用来描述药物或外源性给药在体内代谢的过程。

在 DCE-MRI 中，主要药物是通过静脉注射的低分子顺磁性造影剂。将信号强度转换为造影剂浓度后，再对一系列的动态图像进行药物动力学分析。造影剂浓度被绘制成每个像素或 ROI 上的时间函数，以生成药代动力学模型可绘制的曲线（图 6-6）。最小二乘滤波算法被用于此目的；感兴趣的参数可以拟合为自由参数，或更常见的是拟合为合理生理过程。

与前文"非模型的量化方法"中讨论的一些非模型的方法相比，药代动力学分析具有明显的优势。也许最重要的是，不需要对数据进行主观的解读，生理参数的绝对定量是可以实现的，这些生理参数独立于数据采集（包括场强和读出参数等）。绝对定量允许对在不同地点、不同扫描仪、甚至在不同读出参数（如 T_e 和 T_R）下获得的 DCE-MRI 数据进行统计分析。定量药代动力学模型参数在药物试验和多中心 MRI 研究中得到了广泛的应用 [14,27]。从理论上讲，即使是在较低的信噪比、时间和空间分辨率下获得的 DCE-MRI 数据，也可以提供与使用最新技术获得的数据等效的定量结果。事实上，只有精度水平才能显示出差异。

其次，DCE-MRI 数据的药代动力学模型的复杂性可以用来评价获得的数据的质量 [28]。多种药物动力学模型，从最简单的到最复杂的，都可以用来获取数据。

DCE-MRI 中最简单的药代动力学模型可以量化 EES（v_e）的大小和造影剂容积转运系数（K^{trans}）[29]。然而，当数据质量足以可接受的准确度和精度估计这些参数时，也可以建立更为复杂的模型来量化绝对生理参数，如灌注 F 和毛细血管通透性表面积 PS。在一项大型多中

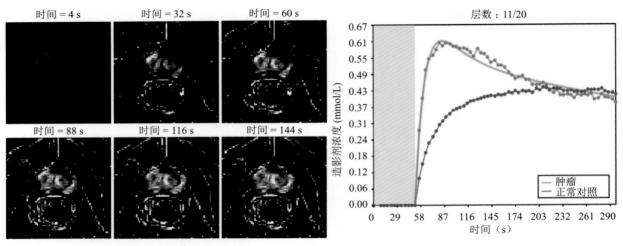

▲ 图 6-6　药代动力学模型可绘制曲线的生成

右图为粗略采样的时间序列显示在俯卧位 DCE-MRI 期间获取的造影剂浓度图像，左图为绘制的两个感兴趣区（ROIs）的造影剂浓度 - 时间曲线（分别用红色和蓝色标出）。病理对照肿瘤区域（图像上红色 ROI）与正常中心区组织（图像上蓝色 ROI 和标绘蓝线）相比，显示出快进 - 快出的模式（标绘红线）。肿瘤的一个药代动力学模型例子，如图上红线标绘

心研究中，可以从所有数据中提取简单的药代动学模型参数，而从质量更高的数据中提取更复杂的参数（DCE-MRI 高质量的数据是指具有高信噪比、低时间分辨率的数据，并经过优化以最大限度地减少运动和 B_1 的不均匀性，具体将在第 7 章讨论）。

（四）Tofts 模型

DCE-MRI 中最常用的药代动力学模型是简单的 Tofts 模型，由于该方法的数学等效性，也称为简单 Kety 模型。Tofts 采用 Kety 提出的原理（采用一氧化氮作为示踪剂），而 DCE-MRI 成像采用低分子顺磁造影剂作为示踪剂[8]。

简单的 Tofts 模型是一个单室模型。由于其小分子尺寸（< 1000 Da），注射的造影剂团通过血管系统，可从毛细血管内扩散到 EES。由于毛细血管的渗漏是扩散的，它也是可逆的。渗漏率与血管或血浆间隙 C_p 和细胞外血管外间隙的 C_e 之间的浓度差成正比。这一关系由 Kety 提出的一般速率方程描述，Tofts 对 DCE-MRI 的方程计算式作了如下修改：

$$v_e \frac{dC_e(t)}{dt} = K^{trans}(C_p(t) - C_e(t)) \quad \text{（公式 6-8）}$$

其中，C_e（t）代表细胞外血管外间隙（EES）造影剂的浓度；K^{trans} 为 v_p 和 v_e 之间的容积转运常数；C_p（t）代表血管内或血管间隙的造影剂浓度

DCE-MRI 数据的药代动力学模型的建立需要估计血管或血浆间隙 C_p（t）进入组织或体素中造影剂的浓度。这通常称为 AIF，可以假设或测量。造影剂从测量 AIF 向外渗透到成像体素的效应，可以在系列 T_1 加权图像上观察到信号的变化。用药代动力学模型来拟合这些数据估计模型参数。已提出了许多方法来获得精确的AIF[30,31] 以及对于假定 AIF 应采取的形式[32]。图 6-7 显示了 Parker 提出的总体平均 AIF 和修改后的 Fritz-Hansen AIF。获取准确的 AIF 是 DCE-MRI 准确定量生理参数的重要混杂因素。这一点和其他误差来源在后文"误差来源"中将作更详细的讨论。

造影剂从血管腔内向 EES 的转移率（K^{trans}）依赖于血流 F，微血管壁的通透性 P 和灌注血管的表面积 S。后两个术语组合在一起，称为毛细血管表面通透性（PS）。将造影剂从血管内（v_p）向细胞外血管外间隙（EES）渗透定义为：

$$K^{trans} = EFp(1 - Hct) \quad \text{（公式 6-9）}$$

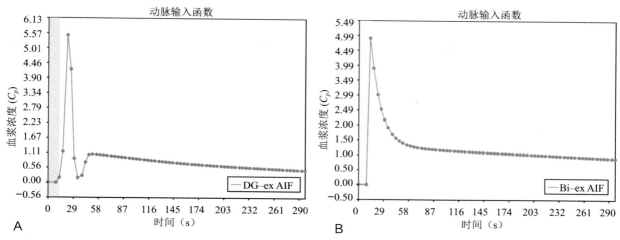

▲ 图 6-7　Parker 总体平均 AIF（A）和修改后 Fritz-Hansen AIF（B）

其中，F 是血流；Hct 是血细胞比容；p 是组织密度。

E 是摄取分数，定义为：

$$E = 1 - e - \frac{PS}{F(1-Hct)} \qquad （公式 6-10）$$

其中，PS 是毛细血管表面通透性；F 是血流；Hct 是血细胞比容。

如前文所述，组织或体素中造影剂浓度是血管内和血管外浓度在各自血管内和血管外体积中的总和。在许多组织中，血管容积只占成像体素总容积的一小部分（公式 6-5）。在这种情况下，通常假定血管对观察到的信号的贡献可以忽略不计，因此在体素 $C(t) \sim v_e C_e(t)$ 中造影剂的总浓度可以忽略不计[10]。在 DCE-MRI 检查过程中观察到的组织中造影剂的浓度可定义为：

$$C_t(t) = K^{trans} \int_0^t C_p(t') e^{-K^{trans}(t-t')/v_e} \, dt' \qquad （公式 6-11）$$

也可表达为：

$$C_t(t) = C_p(t) \otimes H(t) \qquad （公式 6-12）$$

H（t）为脉冲剩余函数：

$$H(t) = K^{trans} e^{-\left(K^{trans} t/v_e\right)} \qquad （公式 6-13）$$

这通常被称为 Tofts、标准 Tofts 或简单

Kety 模型。

标准 Tofts 模型提供了一种适用于血容量相对较低的组织的近似模型。这种近似模型不适用于血容量高的组织，如许多病理组织以及健康组织，如肺和肾。因此，该模型被扩展为考虑血浆容量中的造影剂模型。这通常被称为扩展 Tofts 模型，定义为

$$C_t(t) = v_p C_p(t) + K^{trans} \int_0^t C_p(t') e^{-\left(K^{trans}(t-t')/v_e\right)} dt'$$

$$（公式 6-14）$$

也可表达为：

$$C_t(t) = v_p C_p(t) + C_p(t) \otimes H(t) \qquad （公式 6-15）$$

H（t）为脉冲剩余函数：

$$H(t) = K^{trans} e^{-\left(K^{trans} t/v_e\right)} \qquad （公式 6-16）$$

为了从 DCE-MRI 数据量化药代动力学模型参数，如 vp、ve 和 K^trans 值，采用非线性最小二乘法的方法将选择的模型拟合到体素或 ROI 中的时间 - 浓度曲线上，感兴趣的参数作为自由参数进行拟合[33]。

（五）向 F 和 PS 的绝对量化迈进

Tofts 和扩展 Tofts 模型假设造影剂是瞬时的，并且在它们所占据的每个隔室中浓度都是

均匀的。然而，生理上来讲这一假设是不准确的，因为造影剂的浓度会随着沿毛细血管的距离而发生变化[34]。组织同质性模型提供了一个更为复杂但生理上精确的药代动力学模型，其中包括沿毛细血管的浓度梯度变化（图6-8）。根据绝热近似理论，dC$_e$/dt<<dC$_p$/dt为组织同质性模型提供了一种解决方案，使该模型可以拟合 DCE-MRI 数据[35]。

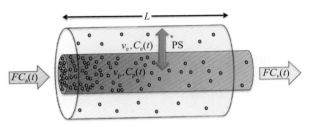

▲ 图6-8　AATH 模型考虑了造影剂浓度 C$_p$(t) 在动脉 C$_a$(t) 和静脉 C$_v$(t) 之间的梯度，造影剂浓度在血管外间隙 C$_e$(t) 被假定是均匀一致的

在示意图中，F 代表灌注，PS 是毛细血管通透性表面积的乘积，v$_p$ 是血浆间隙的容积，v$_e$ 是血管外细胞外间隙的容积

根据绝热近似理论，组织均匀性（AATH）模型考虑了造影剂沿毛细血管的浓度梯度，因此计算了一个额外的模型参数 τ，即造影剂分子穿过毛细管床所需的平均时间。该模型被定义为：

$$C_t(t) = Fp(1-Hct)\int_0^\tau C_p(t-t')dt'$$
$$+ EFp(1-Hct)\int_\tau^t C_p(t-t')e^{-(EFp(1-Hct)(t'-\tau)/v_e)}dt'$$

（公式 6-17）

也可表达为：

$$C_t(t) = C_p(t) \otimes H(t)$$ （公式 6-18）

其中：

$$H(t) = Fp(1-Hct), (0 \le t \le \tau)$$
$$H(t) = EFp(1-Hct)e^{-(EFp(1-Hct)/v_e)}(t \ge \tau)$$ （公式 6-19）

其中，τ. 造影剂分子穿过毛细管床所需的平

均时间；F.灌注（血浆血流灌注）；Hct.血细胞比容；p. 组织密度；E. 摄取分数；v$_e$. 细胞外血管外间隙容积

Ktrans 值可从 K^{trans}、F 和 E 之间的关系生成（公式 6-9），而 v$_p$ 可通过关系 v$_p$= τ Fp（1 − Hct）生成。

当时间短于 τ（0 ≤ t ≤ τ）时，残留函数 H(t) 仍保持不变，因为造影剂还没有时间通过和离开毛细血管。因此，造影剂在组织内的浓度等于造影剂在 τ 之前的流入量。τ 之后，未渗透到 EES 的造影剂流出，此时残余函数采用与 Tofts 模型相同的形式。

更复杂的药代动力学模型，如前面描述的 AATH 模型，允许将 K^{trans} 分解开来提取摄取分数 E 和灌注 F 的组成部分。当数据质量足够高时，可以将这些参数从 DCE-MRI 数据量化到可接受的准确度和精密度水平[36]。

随着 MRI 技术的改进，药代动力学模型在促进绝对生理参数的量化方面的重要性将会明显增加。

五、误差来源

与药代动力学模型相关的主要误差来源包括准确测量 AIF 以及建立信号变化与造影剂浓度之间的精确关系。为了提高生理参数定量估计的可信度，我们描述了三个主要的误差来源，如 AIF、血细胞比容和 T$_1$ 测量。

（一）动脉输入函数

药物动力学模型的建立需要对 AIF 有一定的了解，但 AIF 的测量在实际应用中是非常困难的。如果有快速 MRI 技术，则可以为每个受试者测量 AIF，也可以假设总体平均 AIF[10,30,32]。如果 DCE-MRI 数据采集不合理，基于个体的 AIF 会产生额外的变异，污染最终的定量测量结果，而基于总体人群的 AIF 包含了实际 AIF 和假设 AIF 之间的潜在差异。图6-9

显示了在假定不同的 AIF（Weimann AIF[10] 和 Parker AIF[32]）或在同一造影剂浓度曲线上测量时不同的药代动力学模型参数（K^{trans} 和 k_{ep}）。AIF 的合适选择将取决于所研究的组织、可用的脉冲序列和所需的时间分辨率。

（二）血细胞比容

血细胞比容（HCT）在 DCE-MRI 定量分析中起着重要的作用，因为造影剂只占据血液中的血浆隔室。任何 AIF 测量必须包括以下关系，将测得的血药浓度（C_b）转换成血浆浓度

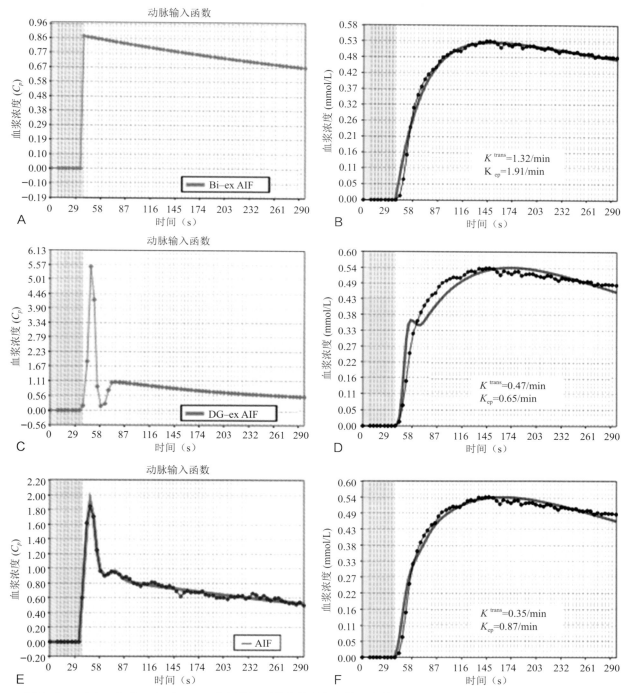

▲ 图 6-9　不同 AIF 用于 DCE-MRI 定量分析时的药代动力学模型参数

Weimann AIF 及其相应的造影剂浓度曲线（A 和 B），Parker AIF 及其相应的造影剂浓度曲线（C 和 D），以及基于个体的 AIF 及其相应的造影剂浓度曲线（E 和 F）

（C_p）；$C_p = C_b / (1 - Hct)$。在实际工作中，Hct 的值不是明确测量的，而是通常假设为 $0.42^{[37]}$，这可能会导致误差，因为 Hct 可能在肿瘤患者中有所不同。

另一个考虑因素是 Hct 在大血管和微血管之间可能有所不同，因为毛细血管床中红细胞的堆积密度较低，导致 Hct 值较小。此外，对于肿瘤内结构不良且灌注不全的血管，这些变异可能更为明显。

（三）T_1 测量

测量 T_1 值的一种常用方法是可变翻转角（VFA）成像，也称为 T_1 驱动平衡脉冲观测弛豫时间（DESPOT$_1$），它使用几个短 TR 的翻转角（VFAs）射频 - 扰相梯度回波（SPGR）进行数据采集[38-40]。利用 SPGR 信号方程和线性滤波，可以估计 T_1 图。可变的翻转角成像在 DCE-MRI 中得到了广泛的应用，因为它是一种高效的成像方法，并且可以用相同的脉冲序列进行快速的三维容积 T_1 成像，用于测量造影剂的摄取[38,41]。尽管已经做了很多努力来提高可变翻转角成像的准确性，但由于 VFA 方法对任何翻转角的变化都具有很高的灵敏度，因此在活体情况下，VFA 方法的准确性似乎较低[42-44]。

射频 RF（B_1+）场的不均匀性会导致翻转角的变化，特别是在目前的高场磁共振成像系统中，这一点值得关注。在 3T 成像时，提供了更高的信噪比和更高的时间和空间分辨率，许多研究已经观察到在人体上 B_1+ 的明显变化[45-47]，造成 T_1 计算中的明显误差[48-50]。图 6-10 显示了在 3T 时不同身体区域的相对翻转角的分布。因此，在 DCE-MRI 定量分析中，应谨慎地处理 B_1+ 变异，并通过补偿 B_1+ 变异[49, 51]来提高 VFA 的准确性，如图 6-11 所示。

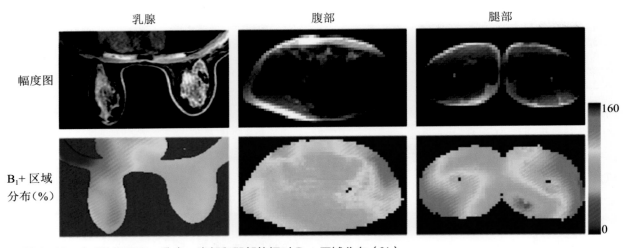

▲ 图 6-10　在 3T 场强下，乳房、腹部和腿部的相对 B_1+ 区域分布（％）

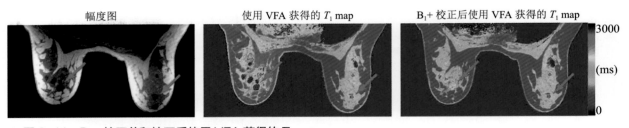

▲ 图 6-11　B_1+ 校正前和校正后使用 VFA 获得的 T_1 map
左为解剖参考图；中间为 VFA T_1 map；右为 B_1 ＋校正后的 VFA T_1 map。箭所示为几个乳腺肿块的不均匀 T_1（经许可引自 Sung，K. et al *Magn. Reson. Med*，70，1306-1318,2013.）

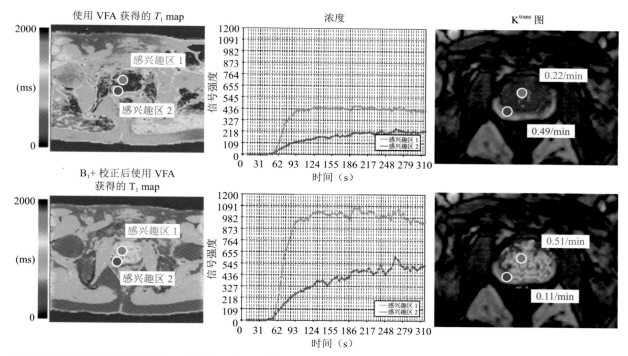

▲ 图 6-12　3T 场强下由于 B₁+ 的不均匀性，不准确 T₁ map 带来的整体影响

过高估计的 T₁ map 导致对造影剂浓度的低估，从而导致对 K^trans 值的低估（低估了 55%）

T₁ 测量不准确直接影响信号变化与造影剂浓度之间建立准确的关系。任何基于造影剂浓度的动力学模型都会受到明显的影响。图 6-12 显示了定量 DCE-MRI 分析中错误带来的连锁反应的示例。T₁ map 在 3T 时由于 B₁+ 的不均匀性被高估了 50%，而造影剂浓度被低估了，导致 K^trans 值被低估了 55%

六、总结

半定量和定量动力学模型均可用于 DCE-MRI 分析，可提供有用的微血管功能参数信息。IAUC 通常用于非模型评价方法，但由于 IAUC 受复杂因素的影响，它的解读受到一定的限制。定量 DCE-MRI 可以测量主要生理参数，如 K^trans（与毛细血管通透性、表面积和灌注有关）和 v_e（与细胞外血管外间隙的大小有关）。这需要很好地设定脉冲序列参数，并在注射造影剂之前对组织的 T₁ 进行精确测量。可能和最佳的扫描方案和模型将取决于所成像的组织。

推荐阅读

［1］Jackson A, O'Connor JPB, Parker GJM, Jayson GC: Imaging tumor vascular heterogeneity and angiogenesis using dynamic contrast-enhanced magnetic resonance imaging. Clin Cancer Res 2007, 13:3449–59.

［2］Caravan P, Ellison JJ, McMurry TJ, Lauffer RB: Gadolinium(III) chelates as MRI contrast agents: Structure, dynamics, and applications. Chem Rev 1999, 99:2293–352.

［3］Evelhoch JL: Key factors in the acquisition of contrast kinetic data for oncology. J Magn Reson Imaging 1999, 10:254–9.

［4］Erlemann R, Reiser MF, Peters PE, Vasallo P, Nommensen B, Kusnierz-Glaz CR, Ritter J, Roessner A: Musculoskeletal neoplasms: static and dynamic Gd-DTPA–enhanced MR imaging. Radiology 1989, 171:767–73.

［5］Hawighorst H, Libicher M, Knopp MV, Moehler T, Kauffmann GW, Kaick GV: Evaluation of angiogenesis and perfusion of bone marrow lesions: Role of semiquantitative and quantitative dynamic MRI. J Magn Reson Imaging 1999, 10:286–94.

［6］Galbraith SM, Lodge MA, Taylor NJ, Rustin GJS, Bentzen S, Stirling JJ, Padhani AR: Reproducibility of dynamic contrast-enhanced MRI in human muscle and tumours: Comparison of quantitative and semi-quantitative analysis. NMR Biomed 2002, 15:132–42.

［7］Østergaard M, Stoltenberg M, Løvgreen-Nielsen P, Volck B, Sonne-Holm S, Lorenzen I: Quantification of synovistis by MRI: Correlation between dynamic and static gadolinium-enhanced magnetic resonance imaging and microscopic and macroscopic signs of synovial inflammation. Magn Reson Imaging 1998, 16:743–54.

［8］Tofts PS, Brix G, Buckley DL, Evelhoch JL, Henderson E, Knopp MV, Larsson HB et al.: Estimating kinetic parameters from dynamic contrast-enhanced T(1)-weighted MRI of a diffusable tracer: Standardized quantities and symbols. J Magn Reson Imaging 1999, 10:223–32.

［9］Sourbron SP, Buckley DL: Tracer kinetic modelling in MRI: Estimating perfusion and capillary permeability. Phys Med Biol 2011:R1–R33.

［10］Tofts PS, Kermode AG: Measurement of the blood-brain barrier permeability and leakage space using dynamic MR imaging. 1. Fundamental concepts. Magn Reson Med 1991, 17:357–67.

［11］Jans L, De Coninck T, Wittoek R, Lambrecht V, Huysse W, Verbruggen G, Verstraete K: 3 T DCE-MRI assessment of synovitis of the interphalangeal joints in patients with erosive osteoarthritis for treatment response monitoring. Skeletal Radiol 2013, 42:255–60.

［12］Roberts C, Parker GJM, Rose CJ, Watson Y, O'Connor JP, Stivaros SM, Jackson A, Rushton VE: Glandular function in Sjögren syndrome: Assessment with dynamic contrast-enhanced MR imaging and tracer kinetic modeling—Initial experience. Radiology 2008, 246:845–53.

［13］Buckley DL, Shurrab AE, Cheung CM, Jones AP, Mamtora H, Kalra PA: Measurement of single kidney function using dynamic contrast-enhanced MRI: Comparison of two models in human subjects. J Magn Reson Imaging 2006, 24:1117–23.

［14］O'Connor JPB, Jackson A, Parker GJM, Jayson GC: DCE MRI biomarkers in the clinical evaluation of antiangiogenic and vascular disrupting agents. Br J Cancer 2007, 96:189–95.

［15］Cervera Deval J: RECIST and the radiologist. Radiologia 2012.

［16］George ML, Padhani AR, Dzik-jurasz AS, Padhani AR, Brown G, Tait DM, Eccles SA, Eccles SA, Swift RI: Non-invasive methods of assessing angiogenesis and their value in predicting response to treatment in colorectal cancer. Br J Surg 2001, 88:1628–36.

［17］Leach MO, Brindle KM, Evelhoch JL, Griffiths JR, Horsman MR, Jackson A, Jayson GC et al.: The assessment of antiangiogenic and antivascular therapies in early-stage clinical trials using magnetic resonance imaging: Issues and recommendations. Br J Cancer 2005, 92:1599–610.

［18］Daniel BL, Yen YF, Glover GH, Ikeda DM, Birdwell RL, Sawyer-Glover AM, Black JW, Plevritis SK, Jeffrey SS, Herfkens RJ: Breast disease: Dynamic spiral MR imaging. Radiology 1998, 209:499–509.

［19］Hayes C, Padhani AR, Leach MO: Assessing changes in tumour vascular function using dynamic contrast enhanced magnetic resonance imaging. NMR Biomed 2002, 15:154–63.

［20］Leach MO, Brindle KM, Evelhoch JL, Griffiths JR, Horsman MR, Jackson A, Jayson G, et al.: Assessment of antiangiogenic and antivascular therapeutics using MRI: Recommendations for appropriate methodology for clinical trials. Br J Radiol 2003, 76 Spec No:S87–91.

［21］Tofts PS, Kermode AG: Measurement of the blood-brain barrier permeability and leakage space using dynamic MR imaging. 1. Fundamental concepts. Magn Reson Med 1991, 17:357–67.

［22］Larsson HB, Stubgaard M, Frederiksen JL, Jensen M, Henriksen O, Paulson OB: Quantitation of blood-brain barrier defect by magnetic resonance imaging and gadolinium-DTPA in patients with multiple sclerosis and brain tumors. Magn Reson Med 1990, 16:117–31.

［23］Parker GJ, Tofts PS: Pharmacokinetic analysis of neoplasms using contrast-enhanced dynamic magnetic resonance imaging. Top Magn Reson Imaging 1999, 10:130–42.

［24］Weinmann HJ, Brasch RC, Press WR, Wesbey GE: Characteristics of gadolinium-DTPA complex: A potential NMR contrast agent. AJR Am J Roentgenol 1984, 142:619–24.

［25］Roberts C, Issa B, Stone A, Jackson A, Waterton JC, Parker GJM: Comparative study into the robustness of compartmental modeling and model-free analysis in DCE-MRI studies. J Magn Reson Imaging 2006, 23:554–63.

［26］Kety SS: The theory and applications of the exchange of inert gas at the lungs and tissues. Pharmacol Rev 1951, 3:1–41.

［27］Zee Y-K, O'Connor JPB, Parker GJM, Jackson A, Clamp AR, Taylor M Ben, Clarke NW, Jayson GC: Imaging angiogenesis of genitourinary tumors. Nat Rev Urol 2010, 7:69–82.

［28］Buckley DL: Uncertainty in the analysis of tracer kinetics using dynamic contrast-enhanced T1-weighted MRI. Magn Reson Med 2002, 47:601–6.

［29］Sourbron SP, Buckley DL: On the scope and interpretation of the Tofts models for DCE-MRI. Magn Reson Med 2011, 66:735–45.

［30］Fritz-Hansen T, Rostrup E, Larsson HB, Søndergaard L, Ring P, Henriksen O: Measurement of the arterial concentration of Gd-DTPA using MRI: A step toward quantitative perfusion imaging. Magn Reson Med 1996, 36:225–31.

［31］Roberts C, Little R, Watson Y, Zhao S, Buckley DL, Parker GJM: The effect of blood inflow and B(1)-field inhomogeneity on measurement of the arterial input function in axial 3D spoiled gradient echo dynamic contrastenhanced MRI. Magn Reson Med 2011, 65:108–19.

［32］Parker GJM, Roberts C, Macdonald A, Buonaccorsi GA, Cheung S, Buckley DL, Jackson A, Watson Y, Davies K, Jayson GC: Experimentally-derived functional form for a population-averaged high-temporal-resolution arterial input function for dynamic contrast-enhanced MRI. Magn Reson Med 2006, 56:993–1000.

［33］Ahearn TS, Staff RT, Redpath TW, Semple SIK: The use of the Levenberg-Marquardt curve-fitting algorithm in pharmacokinetic modelling of DCE-MRI data. Phys Med Biol 2005, 50:N85–92.

［34］St Lawrence KS, Lee TY: An adiabatic approximation to

the tissue homogeneity model for water exchange in the brain: II. Experimental validation. J Cereb Blood Flow Metab 1998, 18:1378–85.

[35] Naish JH, Kershaw LE, Buckley DL, Jackson A, Waterton JC, Parker GJM: Modeling of contrast agent kinetics in the lung using T1-weighted dynamic contrast-enhanced MRI. Magn Reson Med 2009, 61:1507–14.

[36] Kershaw LE, Cheng H-LM: Temporal resolution and SNR requirements for accurate DCE-MRI data analysis using the AATH model. Magn Reson Med 2010, 64:1772–80.

[37] Tofts PS, Brix G, Buckley DL, Evelhoch JL, Henderson E, Knopp MV, Larsson HBW, Lee T-Y, Mayr NA, Parker GJM: Estimating kinetic parameters from dynamic contrast-enhanced T1-weighted MRI of a diffusable tracer: Standardized quantities and symbols. J Magn Reson Imaging 1999, 10:223–32.

[38] Deoni SCL, Rutt BK, Peters TM: Rapid combined T1 and T_2 mapping using gradient recalled acquisition in the steady state. Magn Reson Med 2003, 49:515–26.

[39] Brookes JA, Redpath TW, Gilbert FJ, Murray AD, Staff RT: Accuracy of T_1 measurement in dynamic contrastenhanced breast MRI using two- and three-dimensional variable flip angle fast low-angle shot. J Magn Reson Imaging 1999, 9:163–71.

[40] Zhu XP, Li KL, Kamaly-Asl ID, Checkley DR, Tessier JJ, Waterton JC, Jackson A: Quantification of endothelial permeability, leakage space, and blood volume in brain tumors using combined T_1 and T_2^* contrast-enhanced dynamic MR imaging. J Magn Reson Imaging 2000, 11:575–85.

[41] Wang HZ, Riederer SJ, Lee JN: Optimizing the precision in T_1 relaxation estimation using limited flip angles. Magn Reson Med 1987, 5:399–416.

[42] Treier R, Steingoetter A, Fried M, Schwizer W, Boesiger P: Optimized and combined T_1 and B1 mapping technique for fast and accurate T_1 quantification in contrast-enhanced

abdominal MRI. Magn Reson Med 2007, 57:568–76.

[43] Deoni SCL: High-resolution T1 mapping of the brain at 3T with driven equilibrium single pulse observation of T_1 with high-speed incorporation of RF field inhomogeneities (DESPOT1-HIFI). J Magn Reson Imaging 2007, 26:1106–11.

[44] Sung K, Daniel BL, Hargreaves BA: Transmit B1+ field inhomogeneity and T_1 estimation errors in breast DCEMRI at 3 tesla. J Magn Reson Imaging 2013, 38:454–9.

[45] Greenman RL, Shirosky JE, Mulkern RV, Rofsky NM: Double inversion black-blood fast spin-echo imaging of the human heart: A comparison between 1.5T and 3.0T. J Magn Reson Imaging 2003, 17:648–55.

[46] Sung K, Nayak KS: Measurement and characterization of RF nonuniformity over the heart at 3T using body coil transmission. J Magn Reson Imaging 2008, 27:643–8.

[47] Kuhl CK, Kooijman H, Gieseke J, Schild HH: Effect of B1 inhomogeneity on breast MR imaging at 3.0 T. Radiology 2007, 244:929–30.

[48] Azlan CA, Di Giovanni P, Ahearn TS, Semple SIK, Gilbert FJ, Redpath TW: B1 transmission-field inhomogeneity and enhancement ratio errors in dynamic contrast-enhanced MRI (DCE-MRI) of the breast at 3T. J Magn Reson Imaging 2010, 31:234–9.

[49] Di Giovanni P, Azlan CA, Ahearn TS, Semple SI, Gilbert FJ, Redpath TW: The accuracy of pharmacokinetic parameter measurement in DCE-MRI of the breast at 3 T. Phys Med Biol 2010, 55:121–32.

[50] Sung K, Daniel BL, Hargreaves BA: Transmit B1+ field inhomogeneity and T1 estimation errors in breast DCEMRI at 3 Tesla. J Magn Reson Imaging 2013, 38: 454–459.

[51] Sung K, Saranathan M, Daniel BL, Hargreaves BA: Simultaneous T1 and B1+ mapping using reference region variable flip angle imaging. Magn Reson Med 2013, 70:1306–18.

Chapter 7
BOLD 功能磁共振成像

BOLD Functional Magnetic Resonance Imaging

Chris J. Conklin，Devon M. Middleton，
Scott H. Faro，Feroze B. Mohamed，著

孟亮亮，译

目录 CONTENTS

一、概述

在过去的几十年里，研究者一直在试图开发新的成像技术，结合相关的解剖信息来帮助研究大脑的生物学功能。血氧水平依赖成像（Blood oxygenation level-dependent，BOLD）就是被研发出来的这样一种方法，可用于评估和定位大脑中与神经元活动相关的脑区。虽然这种方法是间接测量，但它能以一种非侵入性的方法，可靠并可重复地对人类的大脑功能进行研究。在过去的 20 年里，这种能力成功帮助人类研究不同脑区的功能映射，并帮助理解大脑神经元回路中的复杂连接；它将是研究大脑功能的一种令人兴奋的方法。近年来，这项技术已经从实验研究转向临床应用，特别是用于手术前皮层结构的定位。本章讨论了该技术的基本原理以及在临床中的应用。

二、磁共振物理

为了产生磁共振（MR）信号，需要操纵人体内部质子的磁化。由于我们的身体主要由水组成（按重量计算约占 2/3），故氢原子是最理想的选择。当把氢原子核置于一个大的静态磁场（B_0）中时，它就会像指南针一样被磁化。每个原子核在 B_0 附近进动，称为自旋。相对于 B_0，这些自旋可以以平行和反平行的方式排列自己，平行自旋处于较低的能量状态，而反平行自旋处于高能状态。虽然平行自旋和反平行自旋的分布完全是随机的，但在主磁场 B_0 的方向上存在少量但数量可观的未配对原子核。将这些平行磁矩相加，得到一个净磁化矢量（M_0），这是 MR 信号合成的基础。

通过 M_0 可产生受激励的回波或包含相关组织特异性信息的信号。构成净磁化矢量的未配对原子核可以吸收射频光谱中的电磁光子。该吸收频率，一般被称为拉莫尔频率，是氢原子核的旋磁比和静磁场强度的线性函数。当这种共振条件满足时，未配对原子核通过电磁光子的吸收和发射经历一系列的能量跃迁。在平衡状态中，没有足够的能量来完成所需的能级跃迁。这些跃迁是通过引入瞬态、时变的磁场来实现的，其中共振的必要条件是振荡磁场的频率与自旋旋进的频率相匹配。振荡磁场被称为射频脉冲。

如前所述，当构成净磁化的平行自旋暴露于射频脉冲时，它们吸收光子并跃迁到更高的能量状态。经历这种能量转变的自旋被激发，激发这种反应的特定射频脉冲通常被称为激发脉冲或激励脉冲。从这种激发产生的一个有利的结果是，过渡到更高的能量状态意味着未配对自旋的集合变得倾斜，以至于它们不再与静态场 B_0 平行。随着吸收光子中未配对原子核的数量增加，净磁化矢量将继续远离平行态。这种净磁化强度相对于 B_0 的偏转程度称为翻转角，它代表了处于高能量状态的自旋质子数。激励脉冲的功率最终决定了其数量。功率是脉冲持续时间、强度和频率的函数。通过与激励脉冲的相互作用使净磁化翻转后产生横向磁化分量，在 MR 信号生成中起关键作用。

通过瞬时激励脉冲的应用，可以跟踪和评价净磁化矢量的动态变化。当施加脉冲时，磁化矢量从纵向对齐的 B_0 磁场旋转。激励脉冲结束后，两个彼此独立的进程主导平衡的恢复。横向磁化矢量衰减为自旋与自旋相互作用的函数。由于每个自旋本质上都是一个磁矩，相邻原子核之间的扰动会引起磁场的不均匀性。这些不均匀性产生了一个局部梯度场，改变了空间依赖原子核的进动频率。当自旋以不同的速率进动时，就会发生相干性的丧失，即失相位。由于横向磁化矢量是所有磁场贡献的总和，随着自旋相位变得均匀分布，这种相位不相干性逐渐减小横向磁化矢量的大小。当横向磁化强度随时间衰减时，纵向磁化强度逐渐开始恢复。当原子核与周围微环境发生相互作用时，自旋会回到平衡状态，并下降到一个较低的能级，这个能级平行于静态场 B_0。这两种弛豫现象的结合可能使测量局部激励区域产生磁流变信号。简而言之，磁流变信号产生于一种感应电流，这种感应电流是由一组相干（同相位）自旋围绕静态场 B_0 的纵轴进动而产生的净磁矩所产生的。这种进动是通过在感兴趣的原子核的拉莫尔频率上施加射频脉冲来实现的，这将导致净磁化矢量 M_0 发生倾斜，使其不再与 B_0 场平行，且更强的射频脉冲将使 M_0 产生更大的变化。横向磁化衰减速率和纵向磁化恢复速率受局部微环境相互作用的影响，因此可以利用不同组织间局部微环境的差异来实现组织间的对比。

磁场的不均匀性及其对自旋相干性的影响也在接收到的 MR 信号的空间定位中起重要作用。通过在三个正交轴上引入磁场不均匀性，可以预测和利用自旋相干性。如前所述，磁场的强度决定了进动频率。随后，通过应用线性变化的梯度场可以改变自旋进动的速率。提出了三种梯度，可以在磁化样品的特定区域内分布进动频率和相位。当应用这些梯度时，可以分析接收到的 MR 信号的频率含量，这被称为频率编码，用于填充三维 k 空间的一个轴。k 空间是空间域信号的频率模拟，也就是说，在二维空间中，k 空间数据是按频率和相位轴对齐的，而不是我们熟悉的空间域的 x-y。通过在采集过程中特定的时间点继续应用梯度，就有可能构建一个 MR 信号网格，每个信号都具有独特的频率、相位和层面坐标。在转换回空间域后，通过使用傅里叶变换，可以实现重建，使临床医师和研究人员能够看到成像体素内固有的水特征。扩展开来，也可以通过跟踪血液中的氧含量来识别处于高度激活状态的脑区。

三、BOLD 信号的神经生理学基础

功能磁共振成像（functional magnetic resonance imaging，fMRI）现在已普遍应用于成像领域。这种成像主要聚焦于研究某些特定事件或行为过程中发生的生理变化。BOLD 成像是目前最流行和研究最深入的一种评估大脑激活的方法，它依赖于含氧血红蛋白和脱氧血红蛋白（dHb）不同的磁化特征，是根据它们含量的变化从而引起 MR 信号的改变。这一现象最初是通过体外含氧量不同的血液成像来证实的[1]。缺氧血在局部微环境中产生磁化率差异，从而导致局部磁场不均匀性。然而，如果没有证据能表明含氧血红蛋白和 dHb 浓度的变化代表了局部脑活动的变化，那么 MR 测量含氧血红蛋白和 dHb 浓度的变化就不足以测量神经元的激活。结果表明，随着水通过在这些局域场的扩散，相对 dHb 浓度增加，R2 值增加。R2 值为横向磁化衰减时间的倒数，即 T_2 弛豫速率。这些结果证实了将血氧作为内源性造影剂用于体内功能区域快速成像的可行性。显然，某些生理现象会影响神经活动增强区域对氧气的需求，因为活动组织的代谢需求高于静息组织。早期发现提示在诱导神经元兴奋过程中，局部脑血流（CBF）和脑氧代谢率（CMRO$_2$）的变化不一致。当比较静止（躯体感觉）和活动状态时，由于神经元活动而引起的血流的动态调节与 CMRO$_2$ 无关。局部刺激引起的生理变化表明，相对于 CMRO$_2$，CBF 显著增加，同时氧分压（PO$_2$）升高，氧摄取率降低。这表明 CBF 的增加在很大程度上代表了局部神经元活动，而不是实际的氧摄取量[2]。此外，通过视觉皮质刺激首次证实了局部神经元兴奋可显著提高局部脑葡萄糖代谢率（CMR$_{glu}$）和 CBF。在视觉皮质中，尽管局部 CBF 和 CMR$_{glu}$ 都增加了，但增加摄取的葡萄糖仅极少量被氧化。这似乎表明，脑活动引起的 CBF 增加满足了除氧化代谢以外的一切生化或神经生理学需求[3]。由于 CBF 的增加和脑氧摄取率的降低，相对于 dHb，神经元的活动会导致局部含氧血红蛋白的相对聚集。了解到这种浓度的变化，就可以利用含氧和脱氧血红蛋白之间的磁化率差异进行成像。1990 年成功实现了活体大鼠的脑功能映射。由于静脉血中存在 dHb，故 dHb 可被

看作一种内源性造影剂，在梯度回波（gradient-echo，GRE）下，在神经元活动增加的状态下可用于脑血流量的定量分析。故而可用于补充或者替代正电子发射断层成像（positron emission tomography，PET）的跟踪测量。与 PET 相比，BOLD 成像可能具有更高的实用价值，因为内源性顺磁剂是非侵入性的示踪方法。如前所述，BOLD 对比主要受血液流动和周围微结构氧摄取率的影响。静脉血与动脉血相比含氧量较低，含有大量的脱氧血红蛋白。这种静脉血流极大地增强了 BOLD 信号中的暗对比[4]。由于组织中含有大量的水，组织的生理学变化很难被评估。这主要是产生的回波对代谢反应不敏感的结果。BOLD 成像提供了一种间接评估神经元刺激生理反应的方法[5, 6]。图 7-1 总结了 BOLD 反应涉及的生理学过程。

在 BOLD 成像中，空间特异性是局部血流动力学响应和成像区域血管结构的反应。毛细血管是最接近神经元的，因此也是最先被激活的部位。在神经元兴奋后，dHb 从毛细血管汇入到皮质内静脉，然后进入软脑膜静脉。缺氧的血液流动的距离越远，血管直径就越大。这可能会与其他区域的血液结合产生混杂效应，并对 BOLD 信号的特异性产生不利影响。可利

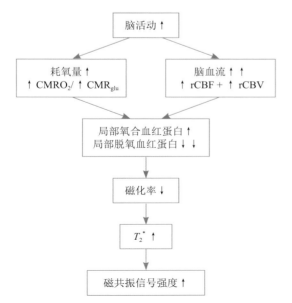

▲ 图 7-1　BOLD 反应涉及的生理学过程

用 SE-EPI 或早期下降 BOLD 来减轻这种大的引流血管的影响[7]。同样，由于 MR 信号产生的独特性，通过生化或者物理反应，微环境的任何变化都会影响接收到的 BOLD 信号[8]。

四、BOLD 信号的演变

考虑到 BOLD 效应的本质，对总体 MR 信号产生机制的讨论极为重要。MR 信号强度可通过以下方程进行定量计算：

$$S = \sum_i \rho_i \times V_i \times M_{ss,i} \times e^{-T_e/T_{2,i}^*}$$

其中：

$$M_{ss} = \frac{\left(1 - e^{-T_e/T_{2,i}^*}\right)\sin\alpha}{\left(1 - \cos\alpha \times e^{-T_e/T_{2,i}^*}\right)}$$

α 是激励脉冲的翻转角度，ρ 是水质子自旋密度，V 是体积分数，T_e 代表回波时间，T_2^* 是表观横向弛豫率，代表 BOLD 对比引起的异质性。i 代表由血液、血管外组织以及脑脊液贡献的成像体素[8]。这个方程显示了影响总体 MR 信号的相关因素。一般来说，一些成像参数会影响 MR 信号，但特定的生理过程会改变上述值，尤其是 BOLD 效应。体积分数 V 和自旋密度 ρ 都与组织和血液的含水量密切相关。表观纵向弛豫 T_1^* 与流入量和 CBF 的增加成反比。当流入的血液取代了来自激活成像区域的饱和自旋质子时，相对 MR 信号会增加。然而，虽然由于神经元激活引起的血流量增加增强了功能反应，但大血管的影响会降低成像的空间特异性。BOLD 对比参数 T_2^* 的值受顺磁性的 dHb 引起的相位改变影响较大[1]。水在红细胞和血浆之间迅速交换，同时由于磁敏感性引起的磁场不均匀性而扩散。这些过程会导致相位不一致，从而降低 T_2^* 的值。降低 T_2^* 的另一个因素是静态场 B_0 与血管方向的夹角。假设一个成像体素内包含多个血管，则后续的相位分散会降低 T_2^* 值。

在分析 BOLD 效应时，所有这些都是需要考虑的重要因素[8]。

五、采集方案

在了解 MR 信号产生的基本原理和 BOLD 的神经生理学基础后，需要更深入的研究信号采集技术。常见的有两种灵活的成像方案用来探测不同的组织对比，包括自旋回波（spin-echo，SE）和 GRE 序列，均对血氧水平变化敏感。

（一）SE 成像

SE 序列需要使用两种类型的射频脉冲：激励脉冲和聚焦脉冲。激励脉冲将最初与静态场 B_0 对齐的净磁化矢量尖端指向横向平面。正如前面所讨论的，一旦净磁化在横向平面上，自旋质子开始失相位，激发的 MR 信号消失并返回到较低的能量状态。相位相干的丧失被称为自由感应衰减（free induction decay，FID）信号，它包含了成像体积内微观结构的相关信息，尤其是 T_2 和 T_2^* 特征。这将在接下来部分中详细说明。当自旋质子开始相互作用，并以不同的速率进动时，就会使用聚焦脉冲，常规 SE 序列通常是 180°，从而使自旋质子复相位并产生信号回波。当回波探测目标组织的 T_1 和 T_2 对比机制时，回波包含不同的信息而不是一个 FID。图 7-2 为典型的 SE 脉冲序列图示。

上述讨论中详细介绍了代表射频脉冲的第一条线。典型的 SE 序列包括 90° 的激励脉冲和 $T_e/2$ 时间的 180° 聚焦脉冲。T_e 指回波时间，顾名思义，是相干重聚焦自旋产生的感应信号所需要的时间。此回波包含单个层面对应的空间编码信息。空间选择性是通过沿着正交坐标轴对齐的三个独立梯度实现的。利用层面选择梯度，使氢原子核的共振频率沿目标层面线性变化，从而激发自旋。通过调节激励脉冲的带宽，可以选择性地影响某个自旋区域。由于该区域的净磁化矢量向横向倾斜，需要进一步的信号

定位来解析每个成像体素中包含的信息。另外两个梯度分别沿相位和频率编码方向展开。相位编码是通过脉冲梯度实现的，而净磁化是在横向平面上实现的。线性相位变化的程度受梯度波瓣面积的影响，因此可以根据旋进过程中的相位来确定自旋的位置。最后的编码步骤是沿着频率轴，其中需要一个预相位梯度波瓣和一个读出梯度波瓣来抵消相位变化，并确保产生回波。该序列可以重复多次，只要适当增大相位编码梯度，就可以获得足够的层面数，从而实现对目标区域的完全覆盖。

（二）GRE 成像

另一种可用来探索不同对比机制的技术是 GRE。它可作为一种非常适合血管成像的快速扫描方案，其中便包含 BOLD。与 SE 序列不同，产生回波不需要聚焦脉冲。相反，仅沿频率编码轴的梯度反转就足够了。应用预相位梯度波瓣会引起相位不相干，而通过脉冲另一个极性相反的读出梯度波瓣可以逆转相位不相干。当相位重聚和读出梯度的面积相等时，就会形成回波，如图 7-3 中蓝色阴影区域所示。值得注意的是，射频脉冲激发 GRE 序列通常不是用 90°，而是用其他一些 α 角。较小的翻转角并不能将纵向磁化完全投射到横向平面上，从而缩短重复时间，以实现更快的捕获。GRE 序列还使用扰相位梯度场破坏下一个激励脉冲发射之前剩余的

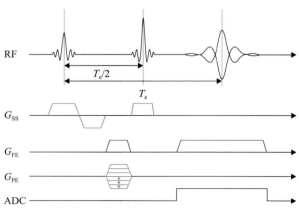

▲ 图 7-2　SE 序列图解

横向磁化矢量（图 7-3 中的紫色部分）。这点很重要，因为任何残余信号都可能引起不必要的图像伪影。多个轴上同时出现的扰相位梯度场也有助于减少总体成像时间。与 SE 相比，GRE 对磁化率差异更敏感，更有利于研究 BOLD 效应。

（三）平面回波成像

平面回波成像（echo-planar imaging，EPI）序列用于快速采集。这对于 BOLD 成像非常重要，因为必须在最短的时间内捕捉到神经刺激引起的短暂生理变化，同时还要跟踪 BOLD 效应对 MR 信号的影响。EPI 的采样率提供了准确解释观测到的变化所需的时间分辨率。虽然 EPI 是基于 SE 和 GRE 在回波生成方面的相同原理，但它与简单的 SE/GRE 序列在空间编码梯度场的应用方面存在不同。EPI 作为一种快速扫描技术，它需要梯度场的性能非常高，能允许快速开关。单次激发（single-shot，SS）EPI 是指单个射频脉冲激发后，产生梯度回波并对其进行相位编码，填充到相应的 k 空间，进而获得图像，通常用于 BOLD 信号采集。在 SS-EPI 中，所有的 k 空间线都由恒定梯度振荡（blips）填充，从而在一次采集中产生多个梯度回波。相位编码梯度的恒定特性也确保了每个回波在 k 空间中被放置在矩阵中唯一的行上。多次激发 EPI 序列是将 k 空间分割成段进行填充。该技术在减小梯度场压力的同时也减少了相位误差的积累。但是，它比对应的 SS-EPI 耗时更长，并且更容易受到与运动相关伪影的影响。

图 7-4 所示的 EPI 序列是 GRE 转化过来的，其中 MR 信号是通过 FID 获得的。这是在 BOLD 成像研究中首选的采集方案，因为其固有的 T_2^* 加权也是 GRE 序列的核心。需要指出的是，尽管会有 T_2 对比，但由于自旋质子不可避免地在横向平面上失相位，GRE 对局域场不均匀性的固有敏感性确保了 T_2^* 加权占主导地位。而这种磁场不均匀性对于观察由于 dHb 所造成的磁敏感性差异而产生的 BOLD 效应至关重要。

脉冲序列发展的最新进展使对大脑中高磁化率区域的成像成为可能，如眶额叶皮质和颞叶靠近颞骨的区域。这些区域成像的典型特征是两种不同生物结构的交界区（如空气与组织交界）存在信号丢失。这种信号丢失可以通过新的采集方法（如 z-shim 序列）来克服。z-shim 序列能从这些高磁化率的区域恢复丢失的信号，从而获得可靠的 BOLD 信号。典型的多次激发 z-shim 模式是通过在 z 轴或选择层面轴上应用振荡梯度和相位编码的信号来实现的。这种梯度方案的净效应是改变自旋相干性，使高磁化率区域相位最终一致，产生完整的回波。然而，这会导致所有其他区域都存在自旋质子失相位。可通过重建算法从反相位采集中来创建最大强度投射图像，但这种方法会影响时间分辨率。这种时间分辨率可以通过使用 SS z-shim 变换来补偿。SS z-shim 提高了时间分辨率，同时使几何失真最小化，已成为更理想的成像选择。图 7-5 中所示的 z-shim 序列是一个 SS 版本，即整个体

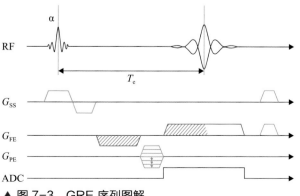

▲ 图 7-3　GRE 序列图解

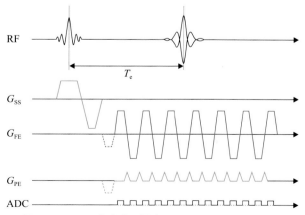

▲ 图 7-4　EPI 脉冲序列图解

积成像是在一个 T_R 间期内采集的。这是通过为所有对应于正读出梯度（RO+）的 EPI 线获取一幅图像来实现的，而在与负读出梯度（RO-）相关的其余线上获取第二幅图像。每个图像都与 z-shim 参数相关联，z-shim 参数是通过校准扫描计算出来的，该扫描旨在优化所有层面上的局部信号强度。z 梯度的振荡特性在 EPI 回波链有效控制 RO+ 和 RO- 线的设置作用过程中被逐渐耗竭。这具有快速调整每一行 EPI 读出梯度的采样层面的效果[9]。

六、实验设计

为了获得特定目标区域的 BOLD 成像，有必要设计一种刺激方法来诱导目标的神经元反应。考虑到 BOLD 信号的时间进程比感兴趣的神经活动的增长慢一个数量级，有效的实验设计至关重要。神经刺激的传递是通过硬件和软件系统相结合来实现的。实时反馈和用户交互通常用于分离复杂神经元活动。它不仅在受试者之间不同，而且在同一受试者的不同脑区间也不同，主要取决于血流动力学反应的性质。这就需要适当的实验设计来解释血流动力学反应之间的潜在差异。从广义上讲，实验设计可以分为三种不同的类型：组块设计、事件相关设计和混合型设计。

在 BOLD-fMRI 研究中，最常见的实验设计是组块设计。组块设计依赖于将相同目的的任务分组为多个有限的时间组块。每个组块都被称为一个任务。多种任务可以存在于同一个实验中，分别刺激大脑的不同区域。然后可以比较从这些不同组块接收到的信息，以确定特定条件下唯一的活动区域。虽然这类设计仍然存在争议，而且是个体自身的结果，但是一些关键成果激励了对其进一步的研究。基于 BOLD 对比的特性，功能磁共振成像的获取和分析试图追踪和发现这种与特定任务事件相关的神经变化引起的信号差异。针对这些组块之间的差异，需要足够的局部信号变化来对激活的性质和程度做出有统计学意义的结论。由于实验是以分组方式呈现的，刺激的持续时间对于感兴趣信号的获取是至关重要的。该持续时间与磁场强度成正比，一般场强越高，获取所需数据的时间就越短，反之亦然。设计实验之前，首先需要了解您的 MR 设备。

与组块设计相关的另一个问题是，组块之间的比较将如何最大限度地找出差异，这些差异将用于提取与任务相关的激活区域。组块之间的比较可以分为松散型和紧密型。松散的任务比较集中在不紧密接合的刺激上，比如在休息状态下使用十字准星来控制视觉激活。松散型设计组块之间的比较允许更广泛的激活模式，这可能揭示更多关于潜在网络的信息。与松散型设计相对的是紧密型设计。紧密型设计试图控制尽可能多的变量，以确保只有那些真正存在差异的脑区出现在激活映射中。紧密型设计在认知研究中更受欢迎。在认知研究中，需要

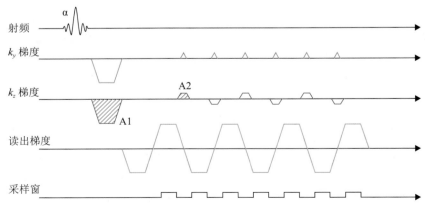

▲ 图 7-5　单次激发 z-shim 脉冲序列图解

探索负责特定任务的确切区域，比如解析语义网络或记忆网络等。

虽然组块设计在临床中应用更广泛，但事件相关设计在认知研究中也非常值得关注（图7-6）。与组块设计相反，事件相关设计能够将特定孤立的实验与神经活动的增加相关联。该设计获得的平均信号可能是多个实验激活的混合结果。然而，这可能会扰乱对感兴趣区认知功能的认识。事件相关分析可以通过在离散的时间点上进行刺激来探索各种条件。这些实验可以在特定的情况下重复进行，并与其他实验混合进行比较。通过采用这种方法，血流动力学反应会产生一个与特定刺激相关的瞬时 BOLD 信号，该信号可以被获取并取平均值。但是由于血流动力学反应的特性，连续实验时可能会错过某些脑区的激活。这可通过混合模型来解决，该模型对组块设计中信号的持续变化进行平均，并且对瞬时信号波动敏感[10]。

七、BOLD 数据处理

有了合适的实验设计和采集方案，下一步的关键是处理功能影像数据。常规的处理可以分为两部分：数据预处理和统计推断。预处理是为下一步做统计推断进行数据准备。一般来说，其步骤通常包括运动校正、图像配准、图像分割、

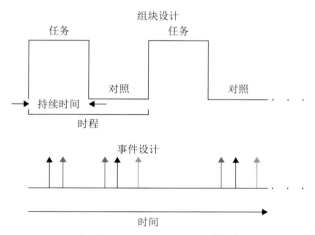

▲ 图 7-6　实验设计：标准组块设计（上）和事件相关设计（下）

空间标准化和空间平滑。每一个步骤都有一个特定的目的，以确保数据位于适当的坐标空间中，并具有足够的信号来完成任务间的比较。

BOLD 信号是在体素水平上进行分析，因此，扫描体素间或体素内部的任何运动都可能对 BOLD 信号产生不利影响。相对于基线，BOLD 信号的变化仅为 3% ～ 5%。即使选择对运动不太敏感的采集序列，连续和间歇的运动峰值都会降低测量的灵敏度。这是因为运动可以与血流动力学反应引起的 BOLD 对比有相似的信号变化。通过对获得的体素进行线性变换，重新校正算法可以帮助确保不会出现假阳性的脑区激活。刚体变换是常用的选择，使用 6 个放射参数［x、y、z、pitch（俯仰角）、roll（翻滚角）、yaw（偏航角）］将给定脑体积中的层面彼此对齐，并与整个功能数据集中的每个脑体积对齐。

在临床应用中，由于 EPI 数据的空间分辨率较低，因此将生成的激活图叠加到高分辨率图像上有利于临床医师进行解释。这需要将 BOLD 映射图与同一个体的解剖图像进行配准。与校正不同，配准是一种映射不同对比度扫描图像的技术。在 BOLD 研究中，功能性 EPI 体素被配准到解剖图像中。这些解剖图像可能包括 T_1、T_1 增强、T_2 或 FLAIR 对比。由于从不同的加权图像中接收到的信号强度之间不存在线性关系，因此需要不同的算法来执行该操作。由于更高的信噪比和空间分辨率使个体体素更加明显，配准还有助于实施更精确的空间标准化。这个过程需要将两种图像之间的信息交互最大化[11]。

（一）图像分割

图像分割是一种根据组织类型分割 MR 图像的方法。可以通过多种算法实现组织分类，其中最常用的是高斯混合模型，它利用空间先验概率预测组织类型。

（二）空间标准化

不同于以前的预处理步骤，标准化是高度

非线性的。为了比较不同研究和不同个体之间的结果，需要将数据转换到一个公共坐标系中。这种映射通过应用变形场将参考图像扭曲到标准模板来实现。这可能不是临床成像的关键步骤，但在认知功能磁共振成像中，它被大量用于人群研究。

（三）空间平滑

最后一个预处理步骤是对 BOLD 数据进行空间平滑。空间平滑提高了信噪比和空间相关性。这种空间相关性的增加还有一个好处，那就是减少了统计推断过程中多重比较的次数，从而有效地降低了 I 型错误率（假阳性）。简单地说，空间平滑是通过平均相邻体素的信号强度来实现的。平均是通过利用高斯核函数对感兴趣的图像进行卷积来实现的。高斯核的半高全宽（FWHM）是滤波器的平滑范围，通常使用的高斯核大小是体素大小的两倍。其他技术也将 FWHM 定义为血流动力学响应的预期宽度或 BOLD 对比机制的预期空间范围。数据分析者有必要选择合适的高斯核宽度，因为过多的平滑（较大的滤波器宽度）会降低信噪比，同时导致更小但潜在重要的激活区域的消失。另一方面，如果没有足够的平滑处理，可能会将相邻但功能不同的激活区域合并。将平滑核应用于功能数据等同于将数据通过低通滤波器传递，因为边缘和细节部分（接收到的回波的高频成分）会丢失。然而，平滑是一个必要的步骤，它将增加与任务相关活动统计结论的可信度。

对功能数据集进行适当的预处理后，最后一步是确定任务之间的相对信号变化是否具有统计学意义。这项分析将为临床医师提供表征任务诱导脑功能的激活图。统计推断可分为两类。经典统计学采用一般线性模型和标准 t 检验来计算在没有影响的情况下，代表观察到的激活概率的置信指标。贝叶斯推断决定了在给定效应下观察到激活的概率。

用于统计分析的一般线性模型是将接收到的信号与预期信号联系起来的回归模型。从本质上讲，该模型对作为预测因子的基本函数进行加权，以尽量减小与观测信号的差异。例如，组块实验的设计矩阵将包含与两个条件有关的信息，这两个条件可以解释所观察到的效果。这类分析被归类为单变量问题，并应用于体素水平。一般线性模型非常适合进行 BOLD 研究，因为实验设计、混杂因素和研究的代表性数据都可以整合到线性框架中[12]。利用该模型，可以建立和估计统计相关信息。

最后，对 BOLD 结果的解释曾引起了广泛的争论，只是被统计学意义与临床相关性这一更大的问题所取代。统计学意义只量化了两种情况之间存在差异的可能性，但忽略了这种差异的重要性。另外，临床相关性与观察到的差异的大小有关，并由临床医师进行评估。这两者是临床相关性的必要前提。有了差异后，下一个问题是阈值设置。第 I 类和第 II 类错误应该通过自适应方法来平衡，而不是通过标准的 P 值。只要与计算出的统计图相一致，就可以获得激活程度和单侧性指标，这些将有助于神经外科手术方案的规划[11]。

八、临床应用

目前功能 BOLD 的临床应用包括对功能皮质的识别，其中包括初级语言皮质和感觉运动皮质的激活区域。与脑损伤相关的功能皮质的位置是脑外科术前计划的关键部分。主要的语言相关皮质包括下外侧额叶的 Broca 区和后颞叶的 Wernicke 区。感觉运动皮质位于前额叶后部和顶叶前部。在语言评价方面，有许多认知任务可以完成。为便于说明，我们将讨论临床应用中最常用的两个任务，即完成句子和单词联想。为了完成句子，可设计一个任务交替的简单组块。这些组块通常包含几个填空的句子，病人将隐蔽地完成这些句子。在任务组块中显示的一个句子的例子是："哭泣的婴儿制造了很多……"然后，病人会一直思考能补全句子的最佳单词，在本例中应是"噪音"或类似的单词，直到显示下一个句子。这些实验通常在 15～30 s 的组块中重复 3～4 次，而病人的清醒程度最终将决定句子刺激的持续时间。这些句子任务之间间隔的是相同持续时间的胡言乱语的对照组块[13]。

第二个探测功能皮质的任务是单词联想。其结构和持续时间与句子完成任务相似，但在任务组块和对照组块中传递的刺激不同。任务组块中会显示字母，并让患者尽可能多地默读以该字母开头的单词。例如，如果字母 D 出现，病人会想到狗（dog）、甜甜圈（donut）、行车道（driveway）等单词。对照组块中会显示不规则形状的图片。这样会引起视觉激活，同时不会引起语言反应。句子完成和单词联想任务都试图分离负责语言理解和表达的大脑区域，这样就可以制定出更佳的术前方案来提高生活质量[13]。图 7-7 显示了一例左侧前颞叶低级别胶质瘤患者执行句子完成任务的例子。患者初级语言中枢的高度激活为术前方案提供了帮助。

另一个术前 BOLD 成像的任务是研究初级运动皮质和辅助运动皮质。这个任务实现起来比较容易。任务过程包括观看一个左右手或脚屈伸运动的动画视频。病人要跟着做，要么握拳进行手部刺激，要么将脚趾伸展至与身体的长轴平行进行足部运动。这两种动作在整个组块中不断重复。对照组块只需显示手或脚没有运动的图片，病人只需躺在扫描床上，保持静止并观察图像。同样，任务组块与对照组块不断交替进行。图 7-8 是另一例左侧额顶交界区脑膜瘤患者。请注意，所有的轴位 MR 图像都以放射学坐标表示（图像的右侧代表大脑的左侧）。

图 7-8 中的患者还进行了句子完成和手指敲击测试，然后用于确定功能皮质或运动皮质的激活是否与病变密切相关。这再一次帮助神经外科医生和神经放射学家制定手术策略，将切除过程中引起功能损失降到最低。图 7-9 演示了上述任务的激活映射图。图 7-9A 显示了在句子完成任务过程中左侧运动区的激活（短箭所示），该区域正好紧贴脑膜瘤（长箭所示）的前缘；同时图中也显示了语言相关的辅助运动区的激活（左侧 SMA，双箭所示）。图 7-9B 显示了左侧感觉运动皮质与语言相关的 BOLD 激活，以及与脑膜瘤的毗邻关系（箭）。这证明了 SC 任务中的激活代表了语言运动的激活。右手运动的结果如图 7-9C 所示。结果显示，感觉运动皮质内偏内侧的手区与病变紧密相邻。值得注意的是，图中大箭所示左侧辅助运动区（SMA-M）的激活区域位于图 7-9A 所示的 SMA-L 后方。

为了减少神经血管解偶联（NVU）现象引起的假阴性 BOLD 激活，对患者进行屏气

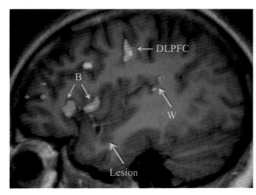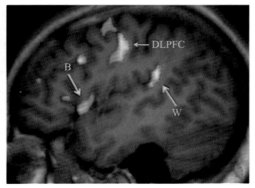

▲ 图 7-7　左侧半球两个连续矢状位 T₁ 层面，可见由完成句子任务引起的 BOLD 激活脑区
B 代表左额叶下部的 Broca 区；W 代表左颞叶后上的 Wernicke 区；DLPFC 代表背外侧前额叶

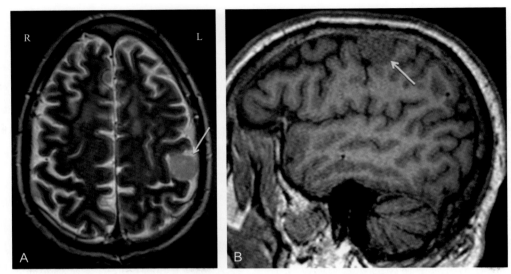

▲ 图 7-8　轴位 FSE T_2WI（A）显示脑膜瘤肿块位于左侧额顶交界区（T_2WI 呈稍高信号，如箭所示）；矢状位 FSE T_1WI（B）显示病灶与脑实质呈等信号（如箭所示）

完成句子　　　　　　语言　　　　　　右手

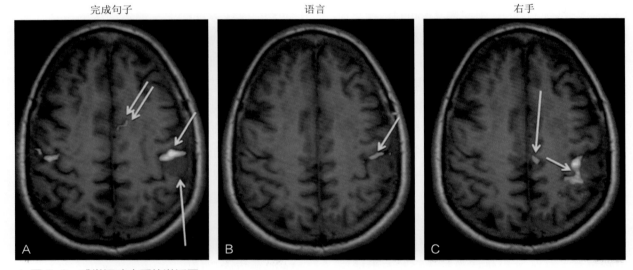

▲ 图 7-9　感觉运动皮质的激活图
A. 完成句子任务；B. 语言任务；C. 右手握拳运动

BOLD 实验十分重要，可以了解大脑中脑血管储备（CVR）的状态。如果在预期的位置没有观察到 BOLD 的激活，需要确认它是否是真阴性。屏气可以用来显示 CVR 的正常模式；因此，如果有功能皮质的激活，则 BOLD-fMRI 研究应该能够证明这一点。如果在感兴趣的区域没有显示 CVR，那么可能存在有说服力的皮质激活，BOLD-fMRI 可能无法检测到激活，即导致假阴性的结果。这种现象主要是由于 NVU。BOLD 功能成像的生理学基础与 CBF 有关。已有研究

表明，在刺激实验中，CBF 的增加表现为局部神经元区域的激活[11, 14]。典型的大脑功能依赖于脑血管的自动调节，即在动态的生理压力下维持正常的血液流动的过程。这种自我调节通过改变血管阻力来调节血流，是脑血管储备的一种功能。如果由于肿瘤、血管狭窄闭塞或动脉血管畸形等原因改变了正常血流，则神经元的激活将受到不利影响。这也会产生假阴性结果，并严重低估皮质的激活水平。在临床中，这可能对神经外科的患者有害，因为正确的手

术计划取决于对包含语言和感觉运动区域的功能皮质的准确定位。已有研究表明，NVU 在低级别胶质瘤患者中非常普遍，需要为术前计划提供更全面的信息 [11, 15]。

最后一个例子显示了一例左颞叶动静脉畸形（AVM）患者接受了 BOLD 检查。除了完成适用于这类损伤的标准语言任务外，还进行了屏气（CVR）任务。通过让病人在正常呼吸和屏气状态之间交替成像，可以检测 NVU。如前所述，这一点很重要，因为它可以帮助确定术前的激活映射中是否存在假阴性。在此特殊的病例中，AVM 的血管盗取效应导致左侧颞叶下部和中部 CVR 下降，但对额叶和颞上回初级语言区的局部激活没有影响。图 7-10 为左颞叶 AVM 的动脉造影。小箭所示为左侧大脑中动脉，双箭所示为锯齿状的 AVM 瘤巢，大箭表示突出显影的早期引流静脉。

图 7-11 为全脑厚度为 5 mm 的轴位图，清晰显示左颞叶下部的 AVM。

如前所述，执行 CVR 屏气任务是为了验证和 AVM 相关的 NVU 和盗血现象的影响。图 7-12 显示了覆盖在图 7-11 所示的轴位 FSE T_2 图像上的 CVR 图。结果表明，AVM 瘤巢（短箭）区 CVR 呈下降趋势。请注意，在相邻的颞叶下部（长箭）存在双侧对称性 CVR 下降，这是由于颞骨岩部（双箭）的磁敏感伪影相关的 BOLD 信号丢失所致。其余的大脑皮质区均显示为双侧对称的正常 CVR。

使用 CVR 成像可以更容易地识别假阴性。图 7-13 和图 7-14 分别是该 AVM 患者的句子完成和单词联想任务的脑激活图。经分析，两幅图均一致显示双侧下外侧额叶（L ＞ R）、Broca 区域（单箭）及双侧颞叶后上外侧 Wernike 区（双箭）的激活。

对 AVM 患者进行 BOLD 检查有助于确定功能皮质和语言中枢等功能区是否远离病灶。

虽然这些技术提高了我们对术前成像的认识，促进了术前成像的进步，但仍有许多工作要做。大多数 BOLD 成像是定性的。目前，常见的临床应用是使用严格的 P 值，最小值为 0.05，但通常在 $P ＜ 0.01$ 左右。如果使用多重比较校正，那么 P 值可以轻松地设置为 0.05。由于没有一致的阈值存在，故一般由神经放射学家决定。一旦找到一个值得信赖的阈值，该阈值下可显示出重要的激活区域，则分析就会终止。这就需要探索更多针对个别病人的定量方法，而不是针对总人口。后续研究还将包括术中进一步识别脑功能区的位置与颅内病变的相关性。

BOLD 成像是一个极好的工具，可以协助术前规划，并将继续发展成为外科手术的重要组成部分。这些手术将考虑是否有确切的临床影响，而不一定是临床后果。从临床影响的角度来看，将 BOLD 融入到手术中，可以在病人睡着的情况下帮助指导手术过程，从而减少手术时间。相比之下，在术中进行更多的清醒开颅手术，同时进行皮质刺激得到大脑激活图和监测认知功能，这可能明显降低并发症。如果脑功能区与病变密切相关，这将只允许部分切除，并将明显影响患者的预后。

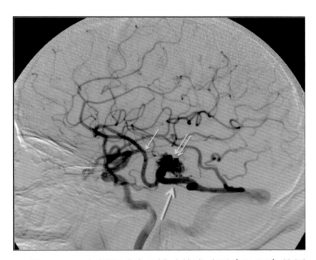

▲ 图 7-10　左侧颞叶先天性动静脉畸形（AVM）的侧位数字减影脑动脉造影（左颈内动脉注射）

FSET₂

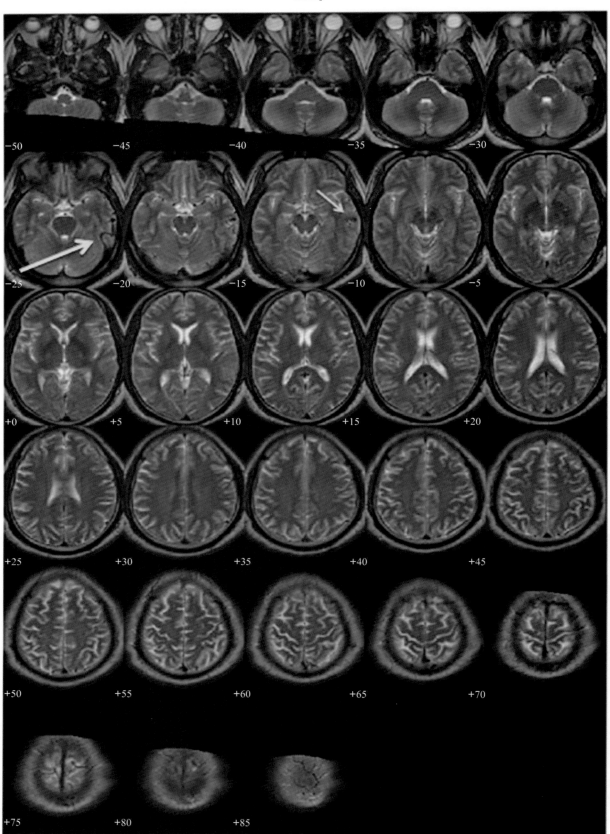

▲ 图 7-11　轴位 FSE T₂ 示左颞叶 AVM，可见瘤巢（短箭）及引流静脉（长箭）

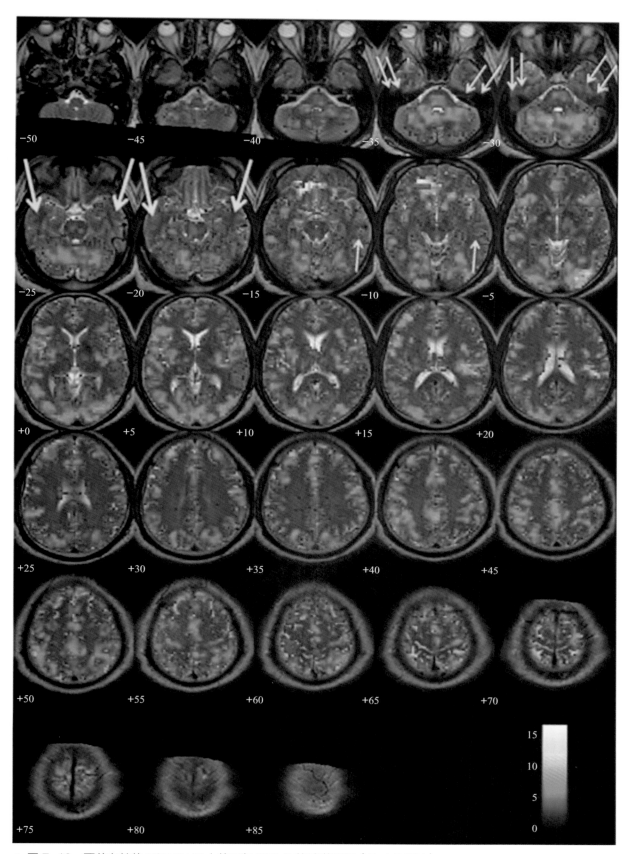

▲ 图 7-12　覆盖在轴位 FSE T$_2$WI 上的屏气 BOLD 的脑激活图（$P < 0.001$）

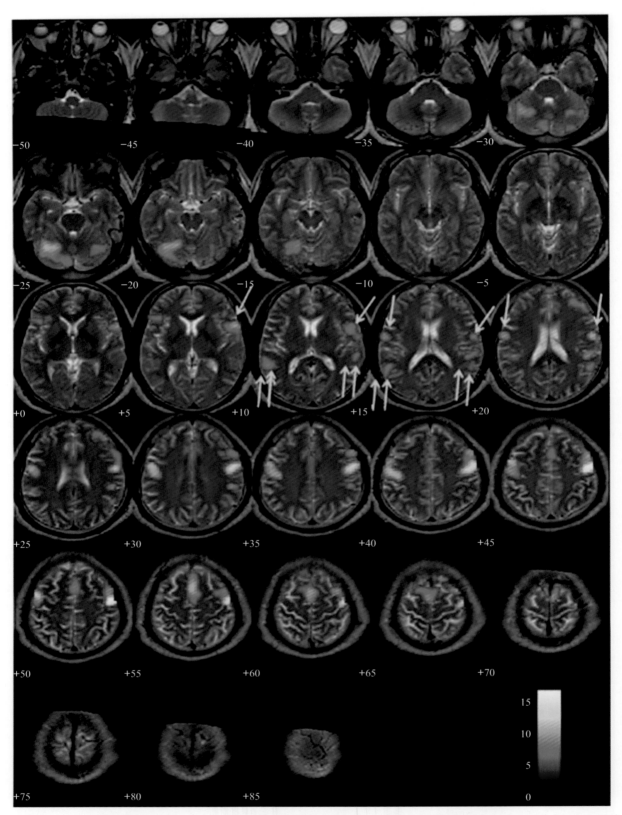

▲ 图 7-13　覆盖在轴位 FSE T_2WI 上的句子完成任务的脑激活图，使用家庭明智的错误率（FWE）（$P < 0.05$）进行多重比较校正

单箭指向 Broca 区域，而双箭表示 Wernicke 区域

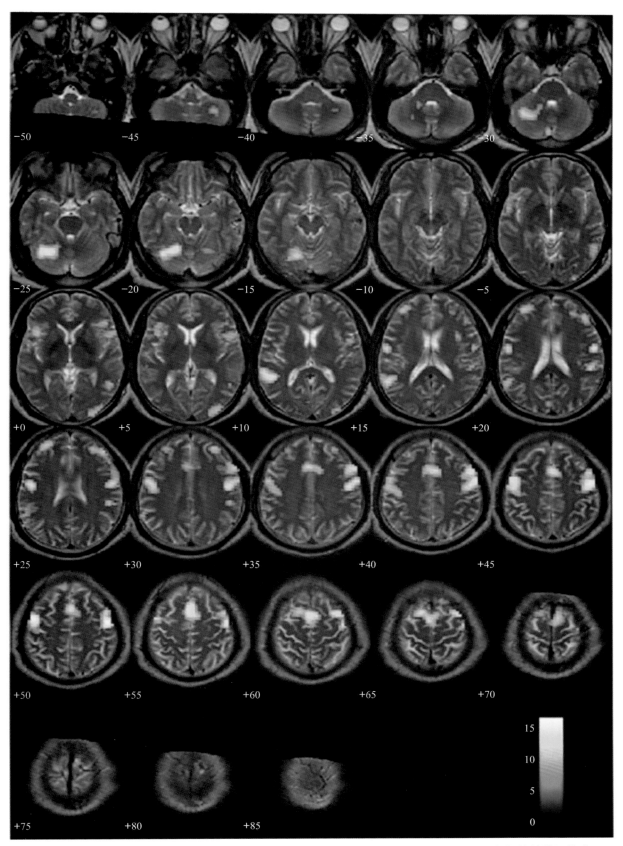

▲ 图 7-14　相同阈值下，单词联想 BOLD 任务的脑激活图显示出与图 7-13 中句子完成任务相似的激活模式

九、总结

随着成像采集方案和分析方法的改进，BOLD-fMRI 在临床和研究领域仍有潜在的重要影响。随着现代磁共振扫描仪功能的提高，空间和时间分辨率也都得到了提高，因此有可能更准确地分辨出大脑受神经刺激时相关活动的脑区位置。主导 BOLD 信号生成的血流动力学机制可能使临床医师和研究人员能够在血液通过与任务相关的脑区时全面绘制脑区间的连接网络。此外，对静息态 BOLD 激活的研究有可能揭示有关大脑功能的新信息。在术前计划中增加静息态 BOLD 序列的使用，可能会极大地提高外科医师在手术时对脑区功能的保护。通过不断改进实验设计、数据处理和统计分析方法，并且与最先进的硬件相结合，将大大提高研究人员和临床医师的工作效率和研究成果。

推荐阅读

［1］Thulborn KR et al. Oxygenation dependence of the transverse relaxation time of water protons in whole blood at high field. Biochemica. 1982; 714: 265–70.

［2］Fox PT, Raichle ME. Focal physiological uncoupling of cerebral blood flow and oxidative metabolism during somatosensory stimulation in human subjects. PNAS. 1986; 83: 1140–44.

［3］Fox PT et al. Nonoxidative glucose consumption during focal physiologic neural activity. Science. 1988; 241: 462–64.

［4］Ogawa S et al. Brain magnetic resonance imaging with contrast dependent on blood oxygenation. PNAS. 1990; 87: 9868–72.

［5］Ogawa S et al. Oxygenation-sensitive contrast in magnetic resonance image of rodent brain at high magnetic fields. MRM. 1990; 14: 68–78.

［6］Ogawa S et al. Magnetic resonance imaging of blood vessels at high fields: In vivo and in vitro measurements and image simulation. MRM. 1990; 16: 9–18.

［7］Duong, TQ et al. Localized cerebral blood flow response at submillimeter columnar resolution. PNAS. 2001; 98: 10904–909.

［8］Kim SG, Ogawa S. Biophysical and physiological origins of blood oxygenation level-dependent fMRI signals. JCBFM. 2012; 32: 1188–1206.

［9］Hoge SW et al. Efficient single-shot z-shim EPI via spatial and temporal encoding. IEEE ISBI. 2011; 1565–68.

［10］Jezzard P et al (Eds). Functional MRI: An Introduction to Methods. Oxford, England: Oxford University Press, 2001.

［11］Conklin CJ et al. Technical considerations for functional magnetic resonance imaging analysis. Neuroimaging Clinics. 2014; 24: 695–704.

［12］Friston KJ et al. Statistical parametric maps in functional imaging: A general linear approach. HBM. 1995; 2: 189–210.

［13］Faro SH et al. (Eds). Functional Neuroradiology: Principles and Clinical Applications. New York: Springer, 2011.

［14］Ye FQ et al. Quantitation of regional cerebral blood flow increases during motor activation: A multislice, steady-state, arterial spin tagging study. MRM. 1999; 42: 404–07.

［15］Pillai JJ, Zaca D. Clinical utility of cerebrovascular reactivity mapping in patients with low grade gliomas. WJCO. 2011; 12: 397–403.

Chapter 8
磁共振小肠和结肠成像中技术因素的考虑

Magnetic Resonance Enterography and Colonography: Technical Considerations

Jesica Makanyanga, Douglas Pendse,
Rehana Hafeez, Stuart A. Taylor，著

张洪涛，译

目录 CONTENTS

一、概述

磁共振成像（MRI）的应用使胃肠道成像发生了革命性的变化。MRI 不仅提供了令人印象深刻的组织对比度来帮助检测和定性肠道疾病的病理，而且它还无电离辐射，这是跟计算机断层扫描和传统透视技术相比的一个主要优势。

小肠和大肠 MRI 的临床应用正在迅速增加，特别是在炎性肠病领域；现在一致的建议是首先应用 [1] 在多个可选择的成像技术中。

MR 小肠造影（MRE）和 MR 结肠造影（MRC）都依赖于对技术的选择。如果忽略患者准备、肠扩张和序列选择等因素，则很容易产生低质量的研究。例如，MRI 序列选择不当会导致伪影、扭曲或破坏图像，而欠佳的肠扩张会降低检测肠道疾病的准确性。

本章回顾了高质量肠道 MRI 成像的基本要求，并重点介绍了其在炎性肠病（IBD）中的主要临床应用。将同时考虑 MRE 和 MRC。这两种技术相同的方面（如 MRI 扫描机器的因素和序列的选择）将被统一考虑，但在适当情况下将把这两种技术的说明分开，以反映不同的方法和适应证。

二、MRI 注意事项

MRI 扫描仪的场强与扫描仪产生的静态磁场（B_0）有关。正是这种磁场使原子核极化，从而在组织中产生磁化。在大多数现代 MRI 扫描仪中，这是通过使用超导磁体来实现的。全世界正在使用的临床磁共振成像系统主要是 1.5T 系统，尽管 3T 系统的供应和使用一直在增加。与 1.5T 系统相比，3.0 T 场强的出现在信噪比（SNR）方面有明显的优势。从 3.0T 到 1.5T 系统的理论信噪比增加了 2 倍，尽管现实生活中的增加是比较有限的，受到许多因素的限制，包括场强的不均匀性和硬件问题。信噪比的提高可以用来提高空间分辨率，缩短扫描时间，或者两者兼而有之。

对比噪声比（CNR）在 3.0T 机器也高于 1.5T 机器。其原因是多方面的，包括图像噪声的总体降低，组织的纵向弛豫时间（T_1）随磁场强度的增加而改变，以及钆在 3.0T 时 T_1 缩短效应的改善 [2]。3.0 T 扫描仪从空间分辨率和对比度两方面来看，净效应是改进增强后图像 [2,3]。

许多 MR 伪影在 3.0T 时随场强的增加而增加。3.0T 腹部成像中最常见的两种临床重要伪影是敏感依赖性伪影和化学位移伪影 [4]。对于这些伪影的识别是很重要的，并且可以通过仔细选择影像序列来减轻它们的影响。

MRE 在小肠疾病中的临床研究主要还是在 1.5T 的场强系统下进行的，尽管一些在 3.0T 时评价该技术的研究已被报道 [3,5-12]。在 1.5T 和 3.0T 时进行了 MRE 的直接比较，以同时接受此检查和回结肠镜检查的患者作为参考标准 [7]。在 1.5T 和 3.0T 上 26 例克罗恩病（Crohn's disease）患者的肠管造影对肠壁增厚、强化、瘘管、狭窄等病变的诊断准确率相等，但 3.0T MRI 对溃疡性病变的诊断准确率更高。

三、运动伪影和运动抑制

MRI 是一种对各种伪影特别敏感的技术，它会使图像质量下降。这些 MR 伪影是 MR 生成的图像中的特征，它们不代表被扫描对象的真实特征。最常见的 MR 伪影是由扫描体积内的运动效应引起的。极端情况下，严重的运动伪影将导致图像非常模糊，使其不能用于诊断。较细微的运动伪影可能会导致图像重影，否则这是可以接受的。对于放射科医生来说，了解 MR 运动伪影的原因是非常重要的，以便①可以在成像方案中采取相应的步骤来减少其影响；②运动伪影在最终图像中不会被误解为病变。

在腹部成像中，需要考虑四个主要的运动伪影来源：①呼吸运动；②肠蠕动；③血管运动；④病人运动。虽然这些不同类型的运动产生伪影的范围可能不同，但导致伪影的潜在机制是相同的。MRI 上的运动效应导致在相位编码梯度的方向上出现伪影 [13]。在腹部横轴位成像上，典型的伪影是在前后方向。病人的运动和蠕动偶尔发生，并在相位编码的方向产生模糊的图像。具有规律性的运动，如血管运动（图 8-1）和呼吸（图 8-2），在相位编码方向上产生的重复图像更清晰。

腹部外视野的扩展有助于将运动伪影与真实的成像区分开来。这在血管运动伪影的情况下特别有帮助，主动脉的伪影可能类似其他器官内的高信号病变（图 8-1）。对前腹壁进行检查时，病人前面有同样的重复伪影，因此，清楚地表明第一眼看到的假病灶确实是一个伪影。

在小肠成像中，通常使用两种关键的方法来减少运动伪影对成像的影响。首先，只要有可能，就会使用屏气成像技术。屏气成像减少了大部分运动伪影，但将采集时间限制在 20 s 左右，尽管屏气成像可以成批处理较长时间的成像方案。即使是很短的呼吸屏气，也会对一些病人造成问题，例如患呼吸道疾病的人群、老人或儿童。成功的屏气成像还依赖于放射技师 / 技术人员与患者之间的良好沟通。其次，使用解痉药来减少肠蠕动活动，以对抗运动伪影。

在英国和欧洲，一种 N- 丁基溴的植物碱（Buscopan®，Boehringer Ingelheim）用作解痉药的情况很普遍。丁溴东莨菪碱（Buscopan）是一种抗胆碱能药物，它通过作用于副交感神经节而使肠道平滑肌松弛。MRE 过程中的给药通常是静脉注射 20 ～ 40 mg Buscopan，尽管也对肌肉内给药 [14,15] 和分剂量给药进行了评估 [15]。

与 Buscopan 有关的不良反应，包括心脏和眼部事件及对膀胱的抗尿道药物作用。心脏不良反应的潜在影响常常引起放射科医生的关注，尽管在放射成像过程中涉及的抗毒蕈碱的心脏并发症很少，而且几乎没有证据表明直接与 Buscopan 有关 [16]。常见的眼部不良反应是视物模糊。在大多数情况下，这是轻微的，病人应

该被警告不要开车直到影响已经消退。更罕见的是，由 Buscopan 引起的瞳孔扩张可能导致急性闭角型青光眼。开角型青光眼不是 Buscopan 的禁忌证。放射科使用 Buscopan 的建议是可以给大多数病人应用。在不稳定心脏病患者中禁止使用 Buscopan，所有患者在注射后 12 h 内出现视物模糊，应建议他们寻求医疗帮助 [16]。男性患者在服药后也应注意排尿困难的加重，包括尿潴留。

胰高血糖素（Glucagen®,Novo Nordisk）通常作为解痉药使用，特别是在美国，在美国静

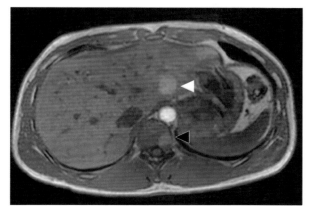

▲ 图 8-1　上腹部轴位 T₁ 加权像（改良 Dixon 技术）显示血管运动伪影

主动脉搏动导致相位编码方向的伪影，在此图像中显示为肝左叶（白色箭头）和椎体（黑色箭头）上的明亮的圆圈，这些假性病变可能被误认为是病灶，但作为等距离的复制搏动结构应被认为是伪影

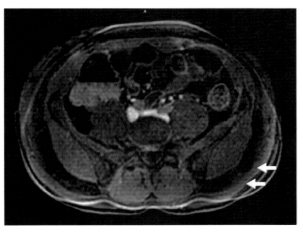

▲ 图 8-2　腹部轴位 T₂ 加权单次快速自旋回波序列显示由病人运动引起的伪影

由于病人的活动（白色箭），可以看到邻近腹壁的伪影

脉注射东莨菪碱是不被允许的。胰高血糖素没有明显的心血管不良反应，但可能会引起恶心和呕吐。评价胰高血糖素在 MRE 中使用的研究表明，无论是在成人 [17]，还是在儿童群体 [18,19] 中，都能有效地减少运动相关的伪影（表 8-1）。

表 8-1　减少运动伪影的有效方法

① 呼吸屏气成像
② 解痉药 Buscopan 或胰高血糖素
③ 允许快速地识别扩展腹部外视野的伪影

四、扩张肠道

肠 MRI 依赖于充分的肠扩张。扩张可以更准确地评估肠壁的病理过程，如 IBD 或肿瘤。如果不做出适当的努力来实现肠管扩张，则肠萎陷既可以表现为隐藏病变，也可以表现为类似病变，并且是该技术的主要限制因素。

肠扩张的方法取决于检查的主要指征。例如，如果病灶在结肠，通常需要灌肠技术，而小肠可以通过口服。近端小肠扩张最好通过小肠灌肠，而回肠扩张需要适当的口服造影剂。

可以同时对小肠和结肠进行扩张，以提供整个肠道的病变信息。

（一）小肠 MRI- 肠腔内造影剂

有一系列可能的口服造影剂已经被用来扩张小肠。一般来说，它们具有高渗性和（或）不可吸收性，因此它们留在肠腔中，使整个小肠保持良好扩张。例如，水是一种很差的扩张剂，因为它很容易被肠道吸收，因此提供了非常差的回肠扩张 [20]。传统上，口服造影剂是根据 MRI 上的信号特征进行分类的。

1. 阳性试剂

这些试剂在 T_1WI 和 T_2WI 上表现为高信号。它们的主要优点是，有助于在大多数序列上显示肠壁。例如蓝莓和菠萝汁、稀释的钆和高脂肪含量的牛奶。一般来说，阳性造影剂很少在临床实

践中使用，因为它们的高费用和相比其他造影剂有限的有效性。此外，T_1WI 腔内高信号是静脉注射钆后评估肠壁强化的一个不利因素。

2. 阴性试剂

阴性试剂在 T_1WI 和 T_2WI 上显示为低信号，包括口服的超顺磁性氧化铁颗粒。它们能更好地显示 T_2WI 上的肠壁水肿，以及静脉注射钆后 T_1WI 上黏膜的强化。它们还有助于区分腔内液体和腔外液体（如脓肿）。几个欧洲团体提倡使用阴性造影剂，与其他试剂相比阴性造影剂往往口感差而且价格更高 [21]。它们的使用仅局限于少数几个中心。

3. 双相试剂

双相试剂在 T_1WI 上为低信号，在 T_2WI 上为高信号。它们是肠道 MR 最常用的试剂。如水、聚乙二醇、山梨醇稀释钡（2%）、甘露醇（2.5%）和甘露醇（2.5%）混合刺槐豆胶（0.2%）。T_2 加权像上的高信号有利于肠壁在腔内容物衬托下的显示，而 T_1 加权像上的低信号可以更好地评价增强效果。尽管如上文所述，水具有双相特性，但实际上，在肠道 MRI 之前，水是一种很差的口服造影剂，因为它被迅速吸收并且肠扩张很差。因此，临床上使用的双相试剂具有高渗性，它们可以抵抗肠道吸收（并可能吸引腔内液体）并留在腔内，从而最大限度地扩张肠管。高渗剂，如聚乙二醇和甘露醇（含或不含刺槐豆胶），是临床上使用最广泛的药物，也是这一组中的一类 [22]。在志愿者中有一些证据表明，甘露醇（2.5%）和刺槐豆胶（0.2%）的组合提供了最好的肠扩张 [22]。由于其有限的吸收，这类药物可导致高渗性腹泻，这是小肠 MR 的限制之一，应给予患者适当的警告（表 8-2）。

（二）给药途径

在选择要使用的口服造影剂后，医生必须决定如何使用该试剂来扩张小肠。主要有两种选择：病人经口腔喝造影剂（肠造影）或者造影剂通过鼻空肠管注入（小肠灌肠）。

表 8-2 肠扩张 - 对比类型

造影剂类型	优 点	缺 点
阳性试剂（如稀释的钆）	显示肠壁好	价格昂贵；增强后评估有缺陷
阴性试剂（如超顺磁性氧化铁）	更好地评估肠壁水肿和增强；区分管内和腔外液体	价格昂贵
双相试剂（如2.5%甘露醇）	便宜；最大程度的扩张肠管	高渗性腹泻

1. MR 小肠灌肠

这种方法包括经鼻或口腔将球囊导管插入空肠近端，通常在透视引导下进行。

然后以控制的方式注入 1.5 ～ 2 L 的肠道造影剂以扩张肠道。导管气球可以充气以防止液体回流到胃里。肠的实时充盈可通过重 T_2 加权序列进行监测[23]。高填充量导致继发性小肠麻痹，并有助于避免运动伪影，尽管通常需要使用其他的抗蠕动药物（图 8-3）。

2. MR 小肠造影

MRE 是小肠灌肠更常用的替代方法，具有更好的患者依从性。病人在手术前 40 ～ 45 min 内最多喝 1.5 L 口服造影剂。虽然在摄取量低于 1L 的情况下可以获得高质量的图像，但对患者进行积极鼓励对于确保遵守饮用方案是很重要的。特别是，应鼓励患者在 45 min 内持续饮用

小剂量的试剂，而不是在时间的开始或结束时饮用大量的试剂。

3. 技术选择

小肠灌肠的优势主要在于小肠近端（空肠）的扩张，与口服给药相比[24,25]。如果怀疑小肠近端病变（如小肠肿瘤），应考虑进行小肠灌肠。然而，病人发现小肠灌肠比小肠造影术更令人不快[23]，这可能会影响依从性。在 IBD 等慢性疾病中，随着时间的推移患者通常会接受多种影像学检查。此外，小肠灌肠使病人在置管过程中暴露在辐射下，从而否定了 MRI 的主要优点之一。它还需要一系列的后勤保障，如透视检查室、放射科医生和 MRI 扫描仪都处于可用状态。

小肠造影术获得小肠灌肠类似的回肠扩张[25]和更好的耐受性（图 8-4 和图 8-5）。它比小肠灌肠更便宜、更简单，在大多数中心，MRE 服务是由 MRI 放射技师和护士进行的，不需要有放射科医生在场。小范围的对比研究显示小肠造影与小肠灌肠对 IBD 的诊断具有相同的准确性[25,26]。由于这些原因，小肠造影是小肠 MRI 的主力，尽管一些中心使用 MR 小肠灌肠作为他们的一线检查，但许多中心仍保留了更具侵入性的检查方法，用于与回肠同等重要的近端扩张的特定临床适应证。

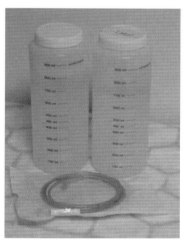

▲ 图 8-3　2.5% 甘露醇 1600ml 和 MR 小肠灌肠的喂食管

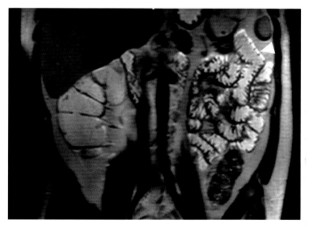

▲ 图 8-4　冠状位 T_2 加权快速自旋回波序列 MRE 在 MR 肠造影（白色箭头）上显示扩张良好的空肠环，在 MR 成像前 40min 口服 2.5% 甘露醇 1600ml

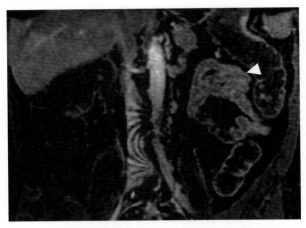

▲ 图 8-5　冠状位 T₁ 加权容积屏气检查 MR 肠造影示空肠环塌陷（白色箭头），在 MR 成像前 40 min 口服 2.5% 甘露醇 1600ml，在 T₁ 加权序列上水基小肠造影剂显示为黑色

（三）MRC- 肠管扩张

MRC 要求结肠扩张，类似于 MRE 中的小肠。典型的 MRC 方案要求在成像前做好肠道准备以清除肠道。根据用来填充结肠的液体的性质，MRC 有两种方法：亮腔技术或暗腔技术。

1. 亮腔 MRC

用一种具有 T₁ 加权高信号的试剂液体引起的肠道扩张被称为亮管腔，这一方法在 1997 年由 Lubolt 首次描述[27]。通常情况下，钆 / 水混合物（5 mmol/L）在常规的肠道清洗后应用于直肠，在 T₁ 和 T₂ 序列上都会产生高信号。可以使用快速 T₂ 加权 TrueFisp 序列从而实时监测肠扩张[28]。1.5 ～ 2.5 L 的液体通常用来填充整个结肠。当目标是结直肠肿瘤时，收集两个数据集（一个在俯卧位，另一个在仰卧位）来移动残留的气囊，这会使准确性降低。结直肠病变表现为固体充盈缺损，需要与气泡和粪便残留物区分。

然而，在手术过程中改变病人的体位确实延长了手术时间，并可能加快造影剂进入小肠的速度，从而降低结肠扩张和诊断质量[29]。

腔内高信号可影响肠腔与结肠壁的区分，管壁强化辨别效果较差。

2. 暗腔 MRC

虽然暗腔技术是一个较新的发展技术，但它已在很大程度上取代亮腔技术作为 MRC 的选择方法[29-31]。暗腔是通过用水、空气或二氧化碳填充结肠来实现的。暗腔的一个优点是，肠壁的对比增强容易辨别。由于水本身是双相的，它在 T₁ 加权图像上呈低信号（图 8-6），在 T₂ 加权图像上呈高信号。

此外，更清晰地评价静脉造影增强、暗腔 MRC 的优点有助于了解炎症性改变，如黏膜下水肿、肠系膜脂肪滞留、肠系膜血管增生和纤维脂肪增生[32]。对息肉和肠道肿块的诊断也有一定的帮助。

由于残余空气具有类似于水的 T₁ 信号，因此与亮腔技术相比，假阳性诊断的风险降低，而且在扫描过程中通常不需要改变病人的位置[33]。

3. 扩张方案

如果使用液体扩张剂，通常通过附着在软端直肠导管上的灌肠袋并使用重力缓慢注入液体。使用气体的结肠扩张是通过使用手持气球（室内空气）或灌肠袋（二氧化碳）来实现的。患者通常在俯卧位检查，并使用两个表面阵列线圈获得均匀和完整的 MR 信号接收。对于 MRE，使用抗蠕动药物有助于减少运动伪影。

4. 简化肠道准备方案

尽管 MRC 通常是在完全排便后进行的，但

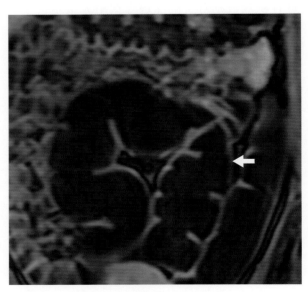

▲ 图 8-6　冠状位 T₁ 加权容积屏气检查

暗腔 MRC 采用直肠水灌肠制剂，显示乙状结肠扩张良好

众所周知，肠道准备通常是不能耐受的：75%的肠道准备患者表现出从感觉不舒服到无法入睡的症状[34]。

粪便标记是为了避免在放射结肠成像之前进行肠道清洁而引入的一种概念。它包括在检查前 36 h 在常规膳食中加入硫酸钡、含 5% 胃泌素的 ferumoxil 溶液、1% 钡和 0.2% 刺槐豆胶的混合物，以调整结肠内容物的信号强度，使其与直肠灌肠的信号强度相匹配。实际上，粪便物质是看不见的[35]。

另一种方法是通过增加粪便的含水量（即所谓的粪便分解）来减少粪便信号。Ajaj 等[36]使用口服大便柔软剂乳果糖和直肠大便软化剂 docusate 钠来增加粪便的分解。

简化泻药方案的想法是为了改善病人对检查的体验，有证据表明情况就是这样。Florie 和他的同事[37]用乳果糖进行有限肠道准备，用钆标记粪便，并将患者的经验和感受与常规结肠镜检查进行比较。患者发现 MRC 肠道准备有限，负担减轻，疼痛减轻。总体上，患者对 MRC 的选择更高，甚至在 5 周后也是如此。在其他研究中发现，采用粪便标记的 MRC 的接受度也同样较高[32,38]。

尽管对病人有利，但临床上对减少泻药方案的选择是有限的。这是由于报告的诊断准确性降低。例如，当使用减少泻药 MRC 检测结肠肿瘤时，Goehde 等在 18% 的患者中发现标记不良的粪便信号，尽管对于大于 2 cm 的息肉的总体敏感性为 100%，而对于 10 ～ 19 mm 的息肉与常规结肠镜相比，其敏感性为 40%[39]。

MRC 加粪便标记在检测 IBD 活性方面的作用也产生了令人失望的结果。一项研究报告称，与常规结肠镜检查相比，检测到炎症部分的灵敏度和特异性仅有 32% 和 88%[40]。由于难以识别炎症变化，特别是难以准确评估肠壁厚度和是否存在溃疡，这可能使该技术不太适合于对不太严重的 IBD 进行充分的评估。弥散加权等新的成像序列的使用可以通过简化泻药 MRC 方案来克服某些灵敏度降低的问题[41]。

如上所述，通过口服造影剂和直肠水灌肠清洁后的结肠，可以将 MRE 和 MRC 结合成一次检查。这种方法可以最佳地显示整个小肠和大肠[11]，但对病人来说比较困难，因此在需要准确检查小肠和大肠时使用，例如在复杂 IBD 的分期中。一般来说，大多数肠道 MR 检查都是针对特定的感兴趣器官进行的。

通过直肠灌肠进行结肠扩张的另一种方法是延长口服造影剂的时间，以便填满结肠和小肠。例如，MRI 检查前 1 ～ 2 h 口服聚乙二醇溶液，利用结肠超声监测结肠扩张的充分性，已经取得了良好的结肠扩张效果[42]（表 8-3）。

表 8-3　小肠和结肠扩张 - 造影剂使用方法

① 小肠造影 - 口服造影剂 　小肠灌肠 - 经空肠管注入造影剂
② 结肠造影 - 结肠扩张成像前 3 h 大容量口服造影剂以填充结肠直肠管 - 水、空气或二氧化碳

五、MRI 序列

（一）定位和视野

对 MRE 和 MRC 的成功至关重要的是，患者和线圈的位置都要优化，以便覆盖整个小肠和结肠。俯卧位和仰卧位都有使用，但病人的舒适度是最重要的，以保持最小的运动，因此仰卧位是经常使用的。但是，俯卧成像减少了要扫描的体积，可能会提高图像质量（图 8-7）。

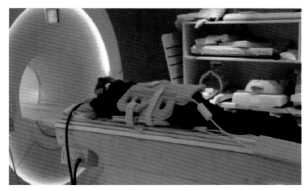

▲ 图 8-7　患者处于俯卧位以进行 MRE 检查

冠状位成像允许在任何给定的图像中显示最大的肠腔容积，所有的 MRE 方案都应该包括冠状面图像。此成像平面对于电影成像和增强后成像特别有用。

一般来说，MRE 和 MRC 都使用类似的序列方案，尽管如上文所述，静脉注射造影剂的使用对暗腔 MRC 至关重要（表 8-4 和表 8-5）。

列因供应商而异，但可能包括单次涡轮自旋回波（SS-TSE）（飞利浦）、快速自旋回波（SS-FSE）（通用电气、日立）或半傅里叶采集单次涡轮自旋回波（HASTE）（西门子）。该技术可快速获取，最大限度地减少了呼吸和蠕动伪影。然而，理想的情况下，它们应该在使用解痉药后进行，因为它们容易产生管腔流动伪影。这些序列可以对肠道进行详细的形态学检查，当有足够的肠道对比扩张时，可以进行详细的管腔分析和壁厚评估。肠壁 T_2 信号应在这些序列上评估，然而，脂肪饱和的应用可提高对壁水肿的敏感性。理想情况下，这些快速 T_2W 技术应在横轴位和冠状位上进行，并在至少一个平面上进行脂肪饱和 T_2 成像。在大多数患者中，多次屏气对于完全覆盖通常是必要的，尽管屏气的变化可能会降低容量覆盖（图 8-8 和图 8-9）。

表 8-4 临床 MRE 方案中的经典序列

序列	应用
平衡稳态自由进动	解剖学，特别是肠系膜电影成像
单次 T_2 加权自旋回波有无脂肪饱和	解剖学，决定肠壁或肠系膜信号增加
弥散加权成像 [a]	在缺乏增强的情况下检测炎症
T_1WI	增强扫描基线评估
动态增强图像	量化对比度增强
T_1WI 增强后	对比增强评估

a. 可选择的

（二）自旋回波序列

可以说，在任何 MRE 方案中最重要的序列是单次激发的 T_2 加权自旋回波技术。使用的序

（三）梯度回波序列

平衡稳态自由进动（bSSFP）序列，如 TruFISP（西门子）、FIESTA（通用电气）和 bFFE（飞利浦）等，是一种梯度回波技术，其重复时间短，获取速度快，消除了运动伪影。最终的图像有非常清晰的化学位移伪影，像印

表 8-5　1.5T MR 的典型 MRE 序列参数

参数	冠状位 / 轴位 SSTSE	含或不含脂肪饱和的冠状位 / 轴位 TrueFisp	基线体积梯度回波	动态增强 MRI
视野（mm）	变化的	变化的	变化的	变化的
层数	20/26	25/34	40	40
Stacks	1/3	1/3	1	1
重复时间（ms）	1200/800	3.98/4.25	3.07	2.73
回波时间（ms）	86/86	1.72/2.13	1.08	0.9
矩阵	256/256	256/256	256	256
层厚（mm）	4/4	4/4	3.5	3.5
平均值	1	1	1	1
翻转角			15°	15°

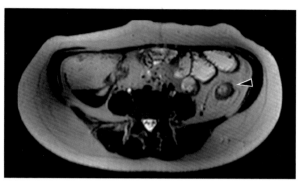

▲ 图 8-8 克罗恩病患者的轴位单次激发 T₂ 加权自旋回波序列显示异常狭窄的降结肠（黑色箭头）

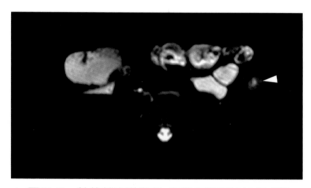

▲ 图 8-9 轴位单次激发 T₂ 加权自旋回波加权成像，与图 8-8 相同的克罗恩病患者，脂肪抑制像显示结肠降段狭窄的信号强度（白色箭头）

度墨水勾勒出的肠道和血管结构。这些序列对肠系膜的评估和对肠壁的观察是非常有用的。由于序列的获取速度非常快，因此在整个成像方案中只增加了很少的时间。然而，它们自己不足以完全评估肠壁。

（四）电影成像

在冠状位平面上重复获取快速梯度回波成像可以对肠运动进行电影成像。已经证明，这种序列通过提醒放射科医生注意潜在的异常区域，提高了 MRE 诊断的准确性[43]。肠动力的量化降低也与 IBD 的疾病活动有关[44-46]。

时间采样速率和层厚将受到场强的限制，但理想情况下，成像应至少以每秒 1～2 帧的速度进行。电影成像覆盖范围应包括整个小肠，需要对每个患者进行多层面成像。电影成像通常是在多次屏气和注射解痉药之前进行的。

（五）静脉注射造影剂后成像

磁共振成像的另一个重要部分是增强成像。这些序列在技术上是具有挑战性的，因为快速获取大量成像是必要的。应在横轴位和（或）冠状位获得至少一个造影前和至少一个造影后脂肪饱和的容积成像，每个容积都在一次屏气内。通常的临床剂量和标准静脉注射 MRI 造影剂都是足够的，无论是手推注射还是动力注射。

通常采用的是三维梯度回波脂肪饱和技术。造影后增强图像获取的时间是可变的，但许多获得图像在 30～40s（肠道期），然后 70s 再获得图像。延迟成像（长达 7min）可能有助于确定 IBD 狭窄的纤维化[47]，但在大多数临床方案中并不实用。

动态增强 MRI（DCE-MRI）已经被提倡，特别是在评估 IBD 疾病活动的背景下[48]。DCE允许评估造影剂给药后多个时间点肠道不同部位之间的相对强化。它也可以用来定量灌注的参数，如对比转移系数（K^trans），尽管这在评估疾病中还没有被证明是有益的。实际上，对于大多数临床方案来说，简单的静脉注射前和静脉注射后一个或两个时间点的增强序列就足够了（图 8-10）。

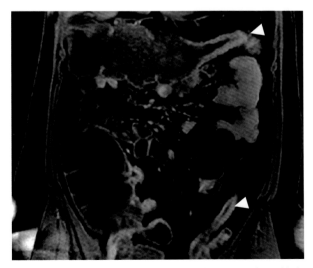

▲ 图 8-10 冠状位 T₁ 加权序列：与图 8-8 相同的克罗恩病患者，结肠狭窄（箭头）轻度强化

（六）弥散加权成像

弥散加权成像（DWI）在磁共振成像（MRE）中的应用越来越受到人们的关注。DWI 的目的是量化水（和其他小分子）在组织中的弥散，它在肿瘤学成像和神经成像中都有广泛的应用。在小肠中，弥散作为一种评估炎症的工具，对于 IBD 的诊断和治疗反应的评估都是有意义的[49-51]。数据表明，疾病活动期通常导致弥散受限[50-56]。

弥散加权成像在肠道中特别具有挑战性，因为该技术特别容易受到运动和敏感性伪影的影响，特别是腔内气体的伪影。成像可以用屏气（限制采集时间和信噪比）或自由呼吸（可能增加图像模糊）来完成。目前，大多数中心在自由呼吸时获得肠弥散加权图像，通常在 B 值为 0 和 600 或 800 的横轴位上。在高 B 值时，正常肠壁的显示通常较差，而异常弥散受限的区域，例如在活动性的克罗恩病为高信号区域。因此，图像的主观评价是非常有用的，尽管可以使用 B 值为 0 和 600 s/mm$^{2[49,50]}$ 或 800 s/mm$^{2[51]}$ 的单指数拟合计算表观扩散系数（ADC），并研究了多个 B 值和双指数拟合的使用[57]。

检查结束后

虽然 MRE 和 MRC 通常耐受性良好，但口服造影剂和（或）直肠水灌肠通常会导致术后腹泻。应该在检查前告知病人，以便他们可以在检查后规划合适的时间回家。在 MRI 附近必须有方便使用的厕所设施。如果给予 Buscopan，应该告知患者其在开车时对视力的影响，并建议患者出现痛苦的红眼时寻求紧急治疗。对口服或静脉注射造影剂的过敏反应很少，但如果患者出现过敏症状，如皮疹或支气管痉挛，应建议他们及时就医。

六、正常解剖

MRE 正常肠壁厚度在 1～2 mm 之间。小肠的直径从十二指肠到回肠逐渐变小，小肠褶皱的数量和厚度也是如此[58]。T$_2$WI 上的信号通常在肠道内均匀分布；然而，增强后的 T$_1$ 信号在小肠近端可能会增加。然而，增强强度应小于邻近的血管。

七、总结

小肠和结肠的磁共振成像越来越多地作为怀疑肠道疾病的一线成像技术，特别是在 IBD 的情况下。诊断的准确性取决于对技术的把握程度。特别是，必须考虑最大限度地减少腹部固有的 MRI 伪影，实现良好的肠道扩张，并确保采用正确的序列。本章内容可供从业人员对相关方案的选择，并为实现高质量的研究提供指导。

推荐阅读

[1] Panes J, Bouhnik Y, Reinisch W et al. (2013) Imaging techniques for assessment of inflammatory bowel disease: Joint ECCO and ESGAR evidence-based consensus guidelines. J Crohns Colitis 7(7):556–585. doi: 10.1016/j.crohns.2013.02.020

[2] Barth MM, Smith MP, Pedrosa I et al. (2007) Body MR imaging at 3.0 T: Understanding the opportunities and challenges. RadioGraphics 27:1445–1462. doi: 10.1148/rg .275065204

[3] Chang KJ, Kamel IR, Macura KJ, Bluemke DA. (2008) 3.0-T MR imaging of the abdomen: Comparison with 1.5 T. RadioGraphics 28:1983–1998. doi: 10.1148/rg.287075154

[4] Schick F. (2005) Whole-body MRI at high field: Technical limits and clinical potential. Eur Radiol 15:946–959. doi: 10.1007/s00330-005-2678-0

[5] Adamek HE, Schantzen W, Rinas U et al. (2012) Ultrahigh- field magnetic resonance enterography in the diagnosis of ileitis (neo-)terminalis: A prospective study. J Clin Gastroenterol 46:311–316. doi: 10.1097/MCG.0b013e31822fec0c

[6] Makanyanga JC, Pendsé D, Dikaios N et al. (2014) Evaluation of Crohn's disease activity: Initial validation of a magnetic resonance enterography global score (MEGS) against faecal calprotectin. Eur Radiol 24:277–287. doi: 10.1007/s00330-013-3010-z

[7] Fiorino G, Bonifacio C, Padrenostro M et al. (2013) Comparison between 1.5 and 3.0 Tesla magnetic resonance enterography for the assessment of disease activity and complications in ileo-colonic Crohn's disease. Dig Dis Sci 58:3246–3255. doi: 10.1007/s10620-013-2781-z

［8］Van Gemert-Horsthuis K, Florie J, Hommes DW et al. (2006) Feasibility of evaluating Crohn's disease activity at 3.0 Tesla. J Magn Reson Imaging 24:340–348. doi: 10.1002/jmri.20650

［9］Ziech MLW, Lavini C, Caan MW A et al. (2012) Dynamic contrast-enhanced MRI in patients with luminal Crohn's disease. Eur J Radiol 81:3019–3027. doi: 10.1016/j.ejrad.2012.03.028

［10］Ordás I, Rimola J, García-bosch O et al. (2012) Diagnostic accuracy of magnetic resonance colonography for the evaluation of disease activity and severity in ulcerative colitis: A prospective study. Gut 62(11): 1566–1572. doi: 10.1136/gutjnl-2012-303240

［11］Rimola J, Rodriguez S, García-Bosch O et al. (2009) Magnetic resonance for assessment of disease activity and severity in ileocolonic Crohn's disease. Gut 58:1113–1120. doi: 10.1136/gut.2008.167957

［12］Rimola J, Ordás I, Rodriguez S et al. (2011) Magnetic resonance imaging for evaluation of Crohn's disease: Validation of parameters of severity and quantitative index of activity. Inflamm Bowel Dis 17:1759–1768. doi: 10.1002/ibd.21551

［13］Wood ML, Runge VM, Henkelman RM. (1988) Overcoming motion in abdominal MR imaging. AJR Am J Roentgenol 150:513–522. doi: 10.2214/ajr.150.3.513

［14］Wagner M, Klessen C, Rief M et al. (2008) High-resolution T2-weighted abdominal magnetic resonance imaging using respiratory triggering: Impact of butylscopolamine on image quality. Acta Radiol 49:376–382. doi: 10.1080/02841850801894806

［15］Gutzeit A, Binkert CA, Koh D-M et al. (2012) Evaluation of the anti-peristaltic effect of glucagon and hyoscine on the small bowel: Comparison of intravenous and intramuscular drug administration. Eur Radiol 22:1186–1194. doi: 10.1007/s00330-011-2366-1

［16］Dyde R, Chapman AH, Gale R et al. (2008) Precautions to be taken by radiologists and radiographers when prescribing hyoscine-N-butylbromide. Clin Radiol 63:739–743. doi: 10.1016/j.crad.2008.02.008

［17］Froehlich JM, Daenzer M, von Weymarn C et al. (2009) Aperistaltic effect of hyoscine N-butylbromide versus glucagon on the small bowel assessed by magnetic resonance imaging. Eur Radiol 19:1387–1393. doi: 10.1007/s00330-008-1293-2

［18］Absah I, Bruining DH, Matsumoto JM et al. (2012) MR enterography in pediatric inflammatory bowel disease: Retrospective assessment of patient tolerance, image quality, and initial performance estimates. AJR Am J Roentgenol 199:W367–375. doi: 10.2214/AJR.11.8363

［19］Dillman JR, Smith EA, Khalatbari S, Strouse PJ. (2013) I.v. glucagon use in pediatric MR enterography: Effect on image quality, length of examination, and patient tolerance. AJR Am J Roentgenol 201:185–189. doi: 10.2214/AJR.12.9787

［20］Lomas DJ, Graves MJ. (1999) Small bowel MRI using water as a contrast medium. Br J Radiol 72:994–997.

［21］Rieber A, Aschoff A, Nüssle K et al. (2000) MRI in the diagnosis of small bowel disease: Use of positive and negative oral contrast media in combination with enteroclysis. Eur Radiol 10:1377–1382.

［22］Lauenstein T, Schneemann H. (2003) Optimization of oral contrast agents for MR imaging of the small bowel. Radiology 228:279–283.

［23］Lawrance IC, Welman CJ, Shipman P, Murray K. (2009) Small bowel MRI enteroclysis or follow through: Which is optimal? World J Gastroenterol 15:5300–5306. doi: 10.3748/wjg.15.5300

［24］Ajaj WM, Lauenstein TC, Pelster G et al. (2005) Magnetic resonance colonography for the detection of inflammatory diseases of the large bowel: Quantifying the inflammatory activity. Gut 54:257–263. doi: 10.1136/ gut.2003.037085

［25］Negaard A, Paulsen V, Sandvik L et al. (2007) A prospective randomized comparison between two MRI studies of the small bowel in Crohn's disease, the oral contrast method and MR enteroclysis. Eur Radiol 17:2294–2301. doi: 10.1007/s00330-007-0648-4

［26］Masselli G, Casciani E, Polettini E, Gualdi G. (2008) Comparison of MR enteroclysis with MR enterography and conventional enteroclysis in patients with Crohn's disease. Eur Radiol 18:438–447. doi: 10.1007/ s00330-007-0763-2

［27］Luboldt W, Bauerfeind P, Steiner P et al. (1997) Preliminary assessment of three-dimensional magnetic resonance imaging for various colonic disorders. Lancet 349:1288–1291. doi: 10.1016/S0140-6736(96)11332-5

［28］Luboldt W, Debatin JF. (2000) Abdominal imaging invited update virtual endoscopic colonography based on 3D MRI. Abdom Imaging 572:568–572.

［29］Lauenstein TC, Herborn CU, Vogt FM et al. (2001) Dark lumen MR-colonography: Initial experience. Rofo 173:785–789. doi: 10.1055/s-2001-16987

［30］Ajaj W, Pelster G, Treichel U, Vogt F. (2003) Dark lumen magnetic resonance colonography: Comparison with conventional colonoscopy for the detection of colorectal pathology. Gut 52:1738–1744.

［31］Schreyer AG, Scheibl K, Heiss P et al. (2006) MR colonography in inflammatory bowel disease. Abdom Imaging 31:302–307. doi: 10.1007/s00261-005-0377-6

［32］Achiam MP, Chabanova E, Logager V et al. (2007) Implementation of MR colonography. Abdom Imaging 32:457–462. doi: 10.1007/s00261-006-9143-7

［33］Debatin JF, Lauenstein TC. (2003) Virtual magnetic resonance colonography. Gut 52(Suppl 4):iv17–22.

［34］Elwood JM, Ali G, Schlup MM et al. (1995) Flexible sigmoidoscopy or colonoscopy for colorectal screening: A randomized trial of performance and acceptability. Cancer Detect Prev 19:337–347.

［35］Papanikolaou N, Grammatikakis J, Maris T et al. (2003) MR colonography with fecal tagging: Comparison between 2D turbo FLASH and 3D FLASH sequences. Eur Radiol

13:448–452. doi: 10.1007/s00330-002-1808-1

［36］Ajaj W, Lauenstein TC, Schneemann H et al. (2005) Magnetic resonance colonography without bowel cleansing using oral and rectal stool softeners (fecal cracking)—A feasibility study. Eur Radiol 15:2079–2087. doi: 10.1007/s00330-005-2838-2

［37］Florie J, Birnie E, van Gelder RE et al. (2007) MR colonography with limited bowel preparation: Patient acceptance compared with that of full-preparation colonoscopy. Radiology 245:150–159. doi: 245/1/150 [pii] 10.1148/radiol.2451061244

［38］Achiam MP, Logager V, Chabanova E et al. (2010) Patient acceptance of MR colonography with improved fecal tagging versus conventional colonoscopy. Eur J Radiol 73:143–147. doi: S0720-048X(08)00551-2 [pii] 10.1016/j.ejrad.2008.10.003

［39］Goehde SC, Descher E, Boekstegers A et al. (2005) Dark lumen MR colonography based on fecal tagging for detection of colorectal masses: Accuracy and patient acceptance. Abdom Imaging 30:576–83. doi: 10.1007/ s00261-004-0290-4

［40］Langhorst J, Kuhle CA, Ajaj W et al. (2007) MR colonography without bowel purgation for the assessment of inflammatory bowel diseases: Diagnostic accuracy and patient acceptance. Inflamm Bowel Dis 13:1001–1008. doi: 10.1002/ibd.20140

［41］Oussalah A, Laurent V, Bruot O et al. (2010) Diffusion-weighted magnetic resonance without bowel preparation for detecting colonic inflammation in inflammatory bowel disease. Gut 59:1056–1065. doi: gut.2009.197665 [pii] 10.1136/gut.2009.197665

［42］Bakir B, Acunas B, Bugra D et al. (2009) MR colonography after oral administration of polyethylene glycolelelectrolyte solution. Radiology 251:901–909.

［43］Froehlich JM, Waldherr C, Stoupis C et al. (2010) MR motility imaging in Crohn's disease improves lesion detection compared with standard MR imaging. Eur Radiol 20:1945–1951. doi: 10.1007/s00330-010-1759-x

［44］Bickelhaupt S, Pazahr S, Chuck N et al. (2013) Crohn's disease: Small bowel motility impairment correlates with inflammatory-related markers C-reactive protein and calprotectin. Neurogastroenterol Motil 25:467–473. doi: 10.1111/nmo.12088

［45］Bickelhaupt S, Froehlich JM, Cattin R et al. (2013) Differentiation between active and chronic Crohn's disease using MRI small-bowel motility examinations— Initial experience. Clin Radiol 68(12):1247–53. doi: 10.1016/j.crad . 2013 .06.024

［46］Menys A, Atkinson D, Odille F et al. (2012) Quantified terminal ileal motility during MR enterography as a potential biomarker of Crohn's disease activity: A preliminary study. Eur Radiol 22:2494–2501. doi: 10.1007/s00330-012-2514-2

［47］Zappa M, Stefanescu C, Cazals-Hatem D et al. (2011) Which magnetic resonance imaging findings accurately evaluate inflammation in small bowel Crohn's disease? A retrospective comparison with surgical pathologic analysis. Inflamm Bowel Dis 17:984–993. doi: 10.1002/ibd.21414

［48］Makanyanga J, Punwani S, Taylor SA. (2012) Assessment of wall inflammation and fibrosis in Crohn's disease: Value of T1-weighted gadolinium-enhanced MR imaging. Abdom Imaging 37:933–943. doi: 10.1007/s00261- 011-9821-y

［49］Oto A, Zhu F, Kulkarni K et al. (2009) Evaluation of diffusion-weighted MR imaging for detection of bowel inflammation in patients with Crohn's disease. Acad Radiol 16:597–603. doi: 10.1016/j.acra.2008.11.009

［50］Oussalah A, Laurent V, Bruot O et al. (2010) Diffusion-weighted magnetic resonance without bowel preparation for detecting colonic inflammation in inflammatory bowel disease. Gut 59:1056–1065. doi: 10.1136/gut.2009.197665

［51］Buisson A, Joubert A, Montoriol P-F et al. (2013) Diffusionweighted magnetic resonance imaging for detecting and assessing ileal inflammation in Crohn's disease. Aliment Pharmacol Ther 37:537–545. doi: 10.1111/apt.12201

［52］Oto A, Zhu F, Kulkarni F et al. (2009) Evaluation of diffusion-weighted MR imaging for detection of bowel inflammation in patients with Crohn's disease. Acad Radiol 16:597–603. doi: 10.1016/j.acra

［53］Kiryu S, Dodanuki K, Takao H et al. (2009) Freebreathing diffusion-weighted imaging for the assessment of inflammatory activity in Crohn's disease. J Magn Reson Imaging 29:880–886. doi: 10.1002/jmri.21725

［54］Tielbeek JA W, Ziech MLW, Li Z et al. (2014) Evaluation of conventional, dynamic contrast enhanced and diffusion weighted MRI for quantitative Crohn's disease assessment with histopathology of surgical specimens. Eur Radiol 24(3):619–629. doi: 10.1007/s00330-013-3015-7

［55］Bittman M, Freiman M, Callahan MJ, Rossello JP, Warfield S. (2012) Diffusion-weighted imaging (DWI) biomarkers for the evaluation of Crohn's ileitis. Pediatr Radiol S261–S262. doi: 10.1007/s00247

［56］Barber I, Cadavid L, Castellote A, Alvarez M, Enriquez G. (2011) Intestinal MRI in inflammatory bowel disease in paediatric patients: The added value of diffusion-weighted imaging (DWI). Pediatr Radiol S262. doi: 10.1007/s00247

［57］Freiman M, Perez-Rossello JM, Callahan MJ et al. (2013) Characterization of fast and slow diffusion from diffusion-weighted MRI of pediatric Crohn's disease. J Magn Reson Imaging 37:156–163. doi: 10.1002/ jmri.23781

［58］Cronin CG, Delappe E, Lohan DG et al. (2014) Normal small bowel wall characteristics on MR enterography. Eur J Radiol 75:207–211. doi: 10.1016/j.ejrad.2009.04.066

Chapter 9
MRI 伪影

Artifacts in Magnetic Resonance Imaging

Michael N. Hoff, Jalal B. Andre,Brent K. Stewart，著

张　君，译

目录　CONTENTS

一、概述

磁共振成像（MRI）是一种强大的诊断成像方式，但伪影可能会影响磁共振成像质量。伪影是原始图像中不应存在的。伪影是不受欢迎的，尤其是在医疗诊断和治疗依赖于准确显示患者解剖及形态的情况下；因此，从图像中的伪影之外准确描述真实的物体特征至关重要。本章提供了①MRI伪影的综合描述和实例[1-10]，以促进其影像鉴别；②为MRI伪影提供补救措施，以保证不影响临床后续诊治流程。

虽然本章的重点放在对伪影的影像表现的进一步细分上，但是我们仍然根据产生伪影的现象来描述伪影，它们分为三组：①由患者或放置在MRI设备中的物体引起的样本伪影；②由成像序列引起的序列伪影；③由硬件、设备和环境引起的系统伪影。除非工程维修是唯一的补救方法，否则避免伪影的方法均列在伪影的描述之后。

二、设备伪影

设备伪影是指源于患者的任何伪影。后文"运动"一节中详细介绍了运动伪影，一种由周期性（呼吸、动脉搏动）和非周期性［患者运动、脑脊液CSF）搏动］运动频率引起的常见伪影。随后"磁场不均匀性"节中详细介绍了磁场不均匀性伪影，这些伪影分为设备的磁敏感效应（通常视为信号重叠、损耗和畸变）、化学位移和静态场变化（后者留作"系统伪影"节来进一步描述）。最后，"魔角效应"节讨论了魔角效应。

（一）运动

MRI数据不是以空间连续的方式获取的；相反，每个数字样本信息都有助于整个图像的成像。每个样本体素都包含大小和相位的磁化。

运动会改变这个幅度和（或）相位，破坏完整数据集与最终图像的一一对应关系，导致图像伪影产生[11,12]，例如虚影、模糊和（或）信号丢失[13-16]。大多数运动发生在图像间，或者在比重复时间（T_R）长的时间上，导致沿相位编码方向伪影的产生。在射频（RF）激励和后续回波中心之间的数据采样过程中，图像内更快的运动会沿频率编码（FE）轴传播伪影[11]。

如果运动是周期性的，在一定时间间隔内会出现自身重复性运动（如心脏运动、动脉搏动和呼吸），那么多种技术可以用来减轻之后产生的虚影。另外，如果运动是非周期的，如时间函数上相对随机的运动（体积较大患者的运动、眼球运动、吞咽或胃肠蠕动），则很难完全纠正随后出现的模糊伪影。然而，最近的研究表明，减少由整体随机运动引起的伪影可能还处于初始阶段。在这里，我们根据它们的表现、原因和规避方法来评估周期性和非周期性伪影。

1. 虚影

虚影是影像特征的复制品，与真实的解剖结构重叠。它们类似于解剖和血栓[16]，通常会降低诊断图像质量。在周期性运动，如心脏运动、动脉搏动和呼吸，连贯的相位移动获得的数据在视野（FOV）上产生虚影。通常，这种图像间运动会产生虚影，其强度取决于移动物的图像强度[17]和数据调制程度[18]。虚影间距取决于运动频率和重复时间。与混叠伪影类似（参见后文"混叠"这一节的内容），如果虚影延伸到FOV之外，它们将折叠到图像的另一侧。图9-1描述了虚影伪影的示例。

2. 模糊

如图9-2所示，通常图像的FOV模糊或欠清可能是由蠕动、吞咽、眼球运动和整体平移运动等非周期性运动引起的。不可预测的运动将随机相移引入到采样数据中，产生模糊的非相干重影。有时，像呼吸这样的运动可能是半周期的、混合的、重影的和模糊的。

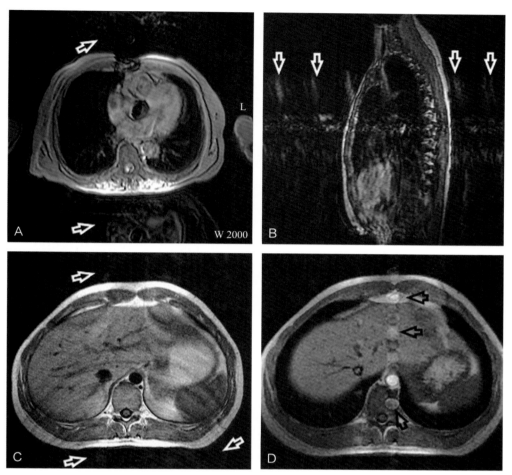

▲ 图 9-1   周期性运动引起的重影

箭表示由心脏运动（A）、呼吸（B、C）和动脉搏动（D）引起的周期性运动重影（©Koninklijke Philips N.V. 版权所有；Wijnen P: Philips Medical Systems, 2013; Advanced TIQ Artifacts in MRI, nly171172013; L1-TIQ Achievea more complex artifacts-PT.）

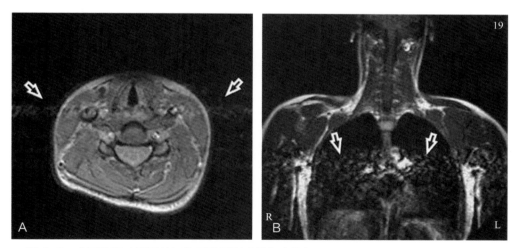

▲ 图 9-2   非周期运动引起的不连贯的重影或模糊（箭）

A. 整体运动；B. 蠕动（©Koninklijke Philips N.V. 版权所有；L1-TIQ Achieva common artifacts-PT, Wijnen P: Philips Medical Systems, 2013; Advanced TIQ Artifacts in MRI, nly171172013.）

3. 体素缺失

如图 9-3A 所示，当图像内血管或脑脊液流动导致体素内磁化消失时，可能会出现暗区。器官边界处的暗轮廓也可能是由类似引起磁化消失的切面引起的[19]。平衡稳态自由进动（bSSFP）成像也会产生暗流动伪影。如果自旋穿过 bSSFP 特征的带状信号消失区域（见"信号丢失"一节内容），则信号丢失可弥散[20,21]。

4. 图像错配

如果在相位和 FE 梯度间的时间延迟期间血液相对于图像平面呈倾斜流动，则可能会出现血管[22,23]中血液流动错误匹配和虚假轮廓的形成[24]。信号位移的程度取决于图 9-4 所示斜流伪影中的流速和延迟的时间。如果在层面选择（SS）和平面内（图像平面内）编码间的时间延迟期间发生层流，则血管中心的调制信号强度可能由平面匹配错误引起。信号强度调制的程度取决于相对于平面方向的流动方向变化的程度。

5. 运动相关带状伪影

在匀速运动解剖区域的周边，图像强烈振动可能表现为运动相关带。单次激励技术在一个 T_R 中获取一个完整的图像；当它们使虚影减轻时，它们对采样数据产生平滑变化的调制，表现为图像振动[25]。这些振动的振幅依赖于组织边界对比度，并随着与边界的距离增加而逐渐变窄。运动相关条带发生在图像之间，因此沿着相位编码方向（图 9-5 虚影图像中的水平方向）发生，并且可以模拟图像中的灌注缺失。

6. 规避运动伪影

可以使用简单的步骤来减轻一些运动伪影。缓冲、真空装置[26]和镇静药可以通过支撑或固定来减少运动。交换相位编码和频率编码方向可以减少由视图间移动引起的伪影；例如，呼吸发生在前后，所以脊柱成像得益于上下相位编码。快速成像可以在运动前获取信号，并且能够干扰编码过程[27]，这对于非周期运动、非均匀场中的运动以及与运动相关的条带均具有一定的应用价值。

序列修改是减轻运动伪影中常见的解决方

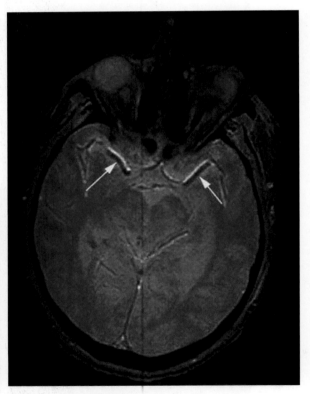

▲ 图 9-4　流动错配

当倾斜流伪影发生时，由于血管相对于成像平面呈倾斜角度，因此出现了流动错配（箭）（经许可引自 Storey, P., Artifacts and solutions, in: Edelman, R.R. et al., eds., *Clinical Magnetic Resonance Imaging*, 3rd ed., Saunders, Philadelphia,PA, 2006, pp. 577–629.）

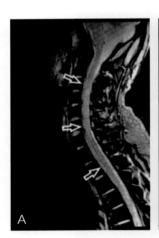
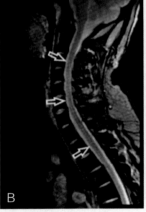

▲ 图 9-3　暗区出现及伪影现象减轻

A. 箭所示为脑脊液的较暗区域，表明血流诱导的体素缺失；B. 流动补偿显示伪影现象减轻（箭）（©Koninklijke Philips N.V. 版权所有；L1-TIQ Achievea more complex artifacts-PT, Wijnen P2013.）

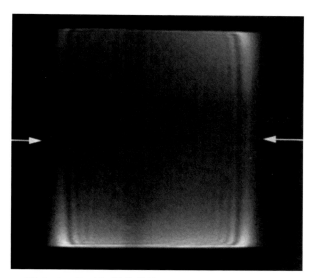

▲ 图 9-5　运动相关带状伪影

箭表示在左 / 右相位编码方向移动的虚影中，与运动相关的带状伪影（经许可引自 Storey, P., Artifacts and solutions, in: Edelman, R.R. et al., eds., *Clinical Magnetic Resonance Imaging*, 3rd ed., Saunders, Philadelphia, PA, 2006, pp. 577–629.）

案。螺旋桨技术（周期性旋转重叠平行线、增强重建）对 k 空间的中心数据区域进行采样，这样可以舍弃一些不一致的数据，同时为改进的图像配准提供参考信息 [28]。如果不需要在运动区域成像，可以使运动组织达到饱和或选择性激发。空间饱和对抑制流动伪影是比较有效的 [29]。光谱饱和利用进动频率选择性地使脂肪或水饱和，但对磁场的不均匀性较为敏感。最后，如果选择回波时间使得基于 T_1 的弛豫导致脂肪信号消失，那么短 tau 反转恢复（STIR）序列可以选择性地抑制脂肪 [30,31]。梯度矩置零、流量补偿、梯度运动重定相位和梯度补偿 [32-34] 通过沿 FE 或 SS 方向增加梯度来减少相位偏移，以减轻图像内模糊和体素去相位 [16] 或沿相位编码方向去抑制斜流动误配 [35]。

门控技术，或序列定时控制技术，是一项用来处理心脏运动相关伪影的先进技术。数据采集由心脏循环的心电图信号触发 [36]，其中由于过度运动损坏的数据被舍弃 [37]。前瞻性门控在每个心脏周期的同一时刻采集数据，但在舒张末期不采集数据；一般来说，它需要额外的

时间来进行扫描、准备和处理 [38-40]。通常，前瞻性门控与屏气和导航回波相结合 [41]，用于监控采集的图像，并将其调整到患者所在 MRI 设备的位置。后门控在整个心脏循环中获取数据，并在图像重建过程中对数据进行重新处理。这一成像技术贯穿整个心脏周期，同时最大限度地减少心脏运动的影响 [42, 43]。

还有其他值得注意的与运动相关的减轻伪影的技术。伪门控有针对性地将重影叠加到真实图像上 [44]，而自适应校正将数据参考位置移动去跟踪运动 [45]，通常使用导航器回波。平均技术消除了采集数据中的一些随机、运动诱导的磁化变化 [44]；该概念的一致应用是虚影干涉技术 [46]。有序相位编码对数据采集进行重新排序，从而使运动诱导的磁化调制在 k 空间内逐渐增加。虽然这需要先前的运动信息，但数据转换可以减少成像中的虚影和模糊现象 [18]。最近，使用小型射频线圈进行位置跟踪 [47-49] 显示出其在纠正运动相关伪影中的前景。这项技术前瞻性地跟踪患者的运动，以消除相关的伪影，这可能对非周期、不可预测的运动有价值。

（二）磁场不均匀性

磁场不均匀会引起各种磁共振伪影。磁共振设备内患者所经历的磁场是梯度、静态 B_0 和射频激励 /B_1 磁场的叠加，精确的磁共振成像前提是只有线性场梯度空间场的变化。然而，系统和样品相关的因素也会引起磁场的变化。后文"系统伪影"一节中讨论了静态场不均匀性的系统或硬件相关来源，如匀场不佳（匀场是通过磁铁中线圈的金属对场不均匀性的校正）、梯度非线性和 B_1 不均匀。在这里，我们考虑了两种与样品有关的非均匀磁场来源：磁化率效应（物质在磁体中磁化并产生辅助磁场的倾向）和化学位移（由于其局部环境导致的原子核进动频率的偏差）。

1. 磁敏感效应

磁场不均匀引起各种磁共振伪影可能是由

组织或植入的设备在外部磁场作用下磁化的倾向引起的。由此产生的辅助磁场与 B_0 磁场和梯度磁场相结合，形成空间非线性磁场，进而产生核进动频率的非线性变化。随后的图像伪影因增加 B_0[47] 场强和更大的磁化率值[48] 而加剧，典型的毗邻金属（图 9-6）和空腔也是如此。伪影可以根据产生的两种现象进行分类：来自体素内相位抵消的信号抵消，平面内（在图像平面内）和平面间（从图像层面到层面传播）信号的位移。这些现象产生了多种机制，这些机制产生了 Kaur

等在图 9-8 中显示的失真、信号丢失和信号重叠伪影[1]，并在下文中依次进行描述。

（1）信号失真：图像歪斜和扭曲是常见的磁共振伪影，提示磁敏感伪影。通常，相关的频移会沿着 FE 方向产生空间信号位移；然而，在平面回波成像（EPI）中，相位偏移会在多相位编码梯度应用中累积，从而导致沿着相位编码梯度方向的产生畸变。SS 也有类似的平面频移，导致层面偏移（图 9-7A）。

（2）信号丢失：是指金属附近常见的暗像

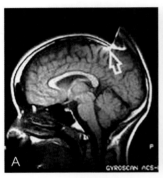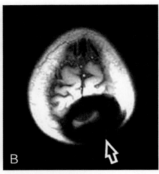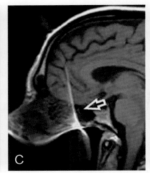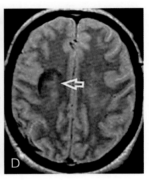

▲ 图 9-6　脑 MRI 图像中金属引起的磁敏感伪影

箭表示脑 MRI 图像中金属引起的磁敏感伪影，特别是发夹（A、B）和牙齿修复（C、D）附近（©Koninklijke Philips N.V. 版权所有；L1-TIQ Achieva common artifacts-PT, Wijnen P: Philips Medical Systems, 2013.）

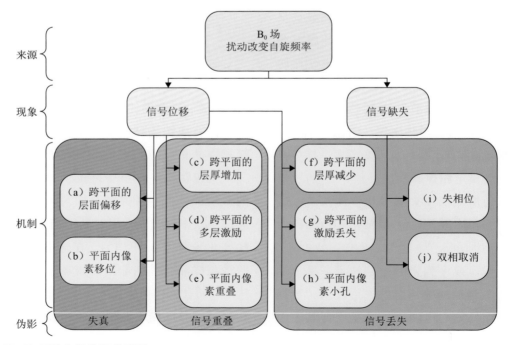

▲ 图 9-7　B_0 不均匀性伪影分类图

B_0 场扰动对磁共振图像的影响可以分解为两种现象，这两种现象导致了多个伪影产生机制，随后的伪影被视为失真、信号重叠和信号丢失

信号强度（图 9-6B、图 9-6D 和图 9-8）；它可能是由信号位移和（或）缺失引起的。当没有信号映射到特定目标像素（图 9-7H）时，信号位移引起的信号丢失通过各种机制发生，包括：①平面内像素间隙；②平面内频移（图 9-7F，Lu 等[3] 提供的图 9-9 中的深灰色区域）；③层面跳跃（图 9-7G），大的磁场扰动导致进动频率超出射频激励带宽[10]。当不均匀磁场导致体素中

的磁化矢量去相位和相位消失时，就会发生信号消失引起的信号丢失或体素内去相位。一般去相位（图 9-7I）普遍存在于梯度回波（GRE）成像中（Muir 等[9] 提供的图 9-10），并由于相位不相干而发生，因为磁化矢量基本上指向所有方向进而抵消。bSSFP 成像中的带状伪影源于形式更为一致的体素内失相位，这里称为双相抵消（图 9-7J），因为磁化矢量只取两个相反

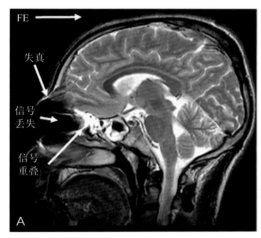 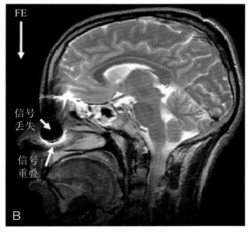

▲ 图 9-8　鼻窦中的金属薄片会导致涡轮自旋回波脑图像中出现伪影

频率编码（FE）方向为水平方向（A）和垂直方向（B），显示为失真、信号丢失和信号重叠（© Radiography, 2007，经许可引自 Kaur, P. et al., *Radiography*, 13, 291–306, 2007; L1-TIQ Achieva common artifacts-PT. Wijnen P: Philips Medical Systems, 2013.）

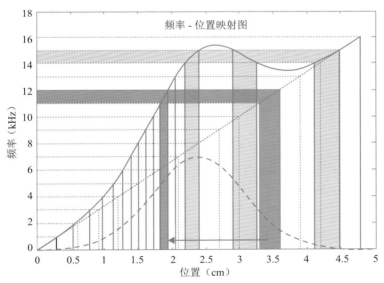

▲ 图 9-9　磁场不均匀性（短杆虚线）干扰线性片选择（SS）梯度（点状虚线），产生自旋频率（实线）的非线性 SS 范围

在约 11.5 kHz 射频下的深灰色区域显示层面变薄和偏移，在约 14.5 kHz 射频下的浅灰色区域显示层面分裂、变薄和变厚（© Magnetic Resonance in Medicine, 2009，经许可引自 Lu, W.M. et al., *Magn. Reson. Med.*, 62, 66–76, 2009.）

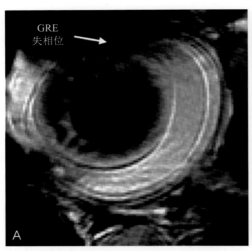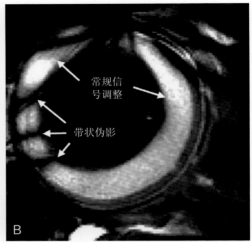

▲ 图 9-10　眼睛的回波图像

A. 眼睛梯度回波图像中的失相位；B. 眼睛的 bSSFP 图像显示带状 / 双相信号消除（©Magnetic Resonance in Medicine, 2011, 经许可引自 Muir，E.R. and Duong，T.Q.，*Magn. Reson. Med.*, 66, 1416–1421, 2011.）

的相位值并抵消。微观非均匀场中的水弥散也可以产生失相位[50]。

（3）信号叠加：当移位的信号在图像中产生异常明亮的区域时，就会出现信号堆积或重叠现象。如果来自不同位置的信号映射到同一目标像素[51]，平面内像素移动可产生平面内信号重叠（图 9-7E）。平面频移可导致层面增厚（图 9-7C），因为沿着层面方向的旋转范围变宽会激发并堆积在图像中。图 9-9 中的浅灰色区域通过平面层面分割（图 9-7D）显示，在平面分割中，磁场扰动导致沿层面选择轴的多个层面位置具有相似的进动频率，因此所有这些都在二维图像中被激发和重叠。

（4）脂肪抑制失败：如图 9-11 所示，当脂肪组织的信号仍存在和（或）脂肪抑制后非脂肪组织信号也被抑制，表明脂肪抑制失败。当进动频率变得不可预测时，频率选择性脂肪抑制技术可能会失败，这种现象可以发生在周围有金属物时[52]。在非对称解剖结构、远离中心区域及在较低磁场中，会更容易出现脂肪抑制失败。

（5）规避磁敏感伪影：临床上有许多减轻磁敏感伪影的方法。提高匀场、通过更强的梯度增加成像带宽[53,54]、减小体素尺寸[55,56]、较低

的 B_0 场强[57,58]、快速自旋回波成像、最小化回波时间（T_e）[59-61]、使用二维相位编码的三维成像以及使金属物体的长轴平行于 FE 方向[62] 和（或）B_0 场[63,64] 都可以减轻磁敏感伪影。通过在感兴趣的区域上加匀场，或采用其他脂肪抑制方法，如不依赖于频率的切换，可以避免脂肪

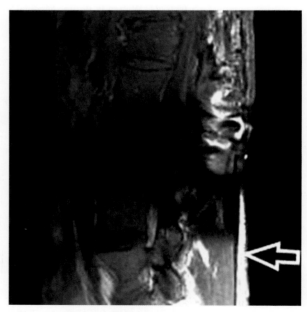

▲ 图 9-11　脂肪抑制失败

箭表示金属附近匀场不佳导致脂肪抑制失败（©Koninklijke Philips N.V. 版 权 所 有；Advanced TIQ Artifacts in MRI, nly171172013.）

抑制失败[31]。从设备中去除金属和校准设备中心频率也可以减少伪影。

许多先进的技术存在更优化的敏感性伪影校正方法。超短的 TE（UTE）应用技术[65,66]通过缩短非共振相位积累的时间来使伪影现象降到最低[67,68]，但会出现残余变形、模糊、带状和涡流伪影[69]。使用磁场估计重新映射位移信号需要事先了解磁场映像技术[51,70–76]。磁敏感图像[77,78]显示了磁场映像的应用前景，但需要磁敏感变化的三维图，且在敏感性界面附近遇到阻碍[79]。视角倾斜（VAT）通过倾斜层面角度[80]的补偿梯度减轻了平面内失真，但存在残留的模糊和穿透平面的伪影[81]。SEMAC（或称为金属伪影校正的层面编码）[3,82,83]可通过添加的平面相位编码来处理平面伪影，如图 9-12 所示[10]；MAVRIC（或称为多采集可变谐共振图像组合）[84]，对在可变谐中心 RFs 处采集的若干图像进行汇总。正在开发的 SEMAC 和 MAVRIC 都用于进一步减少残余伪影[69]，并将最初 15～20 min 的扫描时间要求降至最低[85]。bSSFP 成像中的双相抵消通常是通过将图像与类似 MAVRIC[86–90] 的改进激励相结合的技术来缓解的，但最近已经开发出计算敏感性独立信号的分析解决方案[91,92]。

2. 化学位移

在磁共振图像中，组织界面的亮或暗轮廓通常是由于化学位移造成的。它源于特定分子共振频率的变化，这是由于其分子环境引起的磁场变化（因为每个分子都有独特的分子结合键的长度 / 角度）。在这里，伪影分为两组：Ⅰ型和Ⅱ型，分别表现为磁敏感信号位移和信号消除。

（1）化学位移Ⅰ型：信号位移。在脂肪和水组织之间的相反界面上，图像中的明暗轮廓通常是Ⅰ型化学位移伪影，如图 9-13 所示。脂肪和水具有不同的共振频率，破坏了 FE 过程的线性，在沿 FE 方向的图像中产生了脂肪相对于水组织的空间位移[93]。SS 方向移动产生一个非平面层面，其中含有来自不同平面区域的水和脂肪。化学位移Ⅰ型伪影可导致软骨下骨厚度的误判[94]，但可用于确定不明确组织和识别脂肪病变，如颅内脂肪瘤和皮样肿瘤[95]。

（2）化学位移Ⅱ型：黑色边界。化学位移Ⅱ型伪影是脂肪和水样组织之间的暗边界。脂肪和水的不同进动频率在任何给定时间都会产生不同的相位方向；如果在 T_e 时间获取信号，当脂肪和水的磁化矢量不同时（相对于彼此定向 180°），任何含有脂肪和水的体素中的磁化都会破坏性地干扰以消除信号。界面[96]处产生

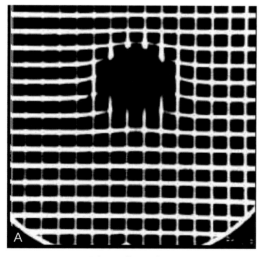
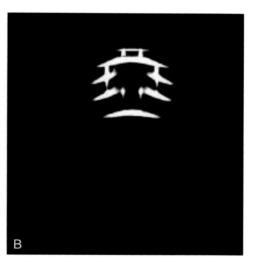

▲ 图 9-12 通过平面切片跳过 / 错过激励
A. 手术器械金属颗粒会导致网格体模中的信号丢失；B. 移动射频脉冲频率使丢失信号恢复（© 经许可改编自 Heindel, W. et al., *J. Comput. Assist. Tomogr.*, 10, 596–599, 1986.）

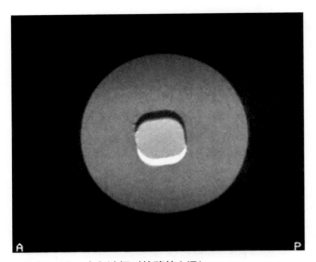

▲ 图 9-13　水和油相对位移的 MRI
© Koninklijke Philips N.V. 版权所有；Advanced TIQ Artifacts in MRI, nly171172013.

的黑色边界如图 9-14B 所示，在图 9-14B 中，这种反相位图像可以帮助显示软组织损伤和器官（如肾脏、肝脏和肾上腺）与周围脂肪的关系[95]。

（3）规避化学位移伪影：自旋回波成像可以减轻大多数化学位移伪影。Ⅰ型伪影可以通过更强的成像梯度得到缓解，因为随后编码频率的更大带宽会产生穿过更少图像像素的位移（如磁敏感位移）。光谱预饱和可以通过饱和脂肪或水来抑制 1 型轮廓。当脂肪和水处于同相状态时（如图 9-14A 所示），可以通过设置 T_e 来避免Ⅱ型伪影。通过逆转自旋回波脉冲之间的层面梯度极性，可以减轻层面方向的化学位移，从而使 180° 脉冲只聚焦脂肪组织的一部分[24]。

（三）魔角效应

在胶原组织中意外出现的高强度信号可能源于魔角效应。由于结构的致密，相对于血液或脂肪等含液体较多的组织，胶原组织具有较短的 T_2 弛豫时间。因此，固体组织由于弛豫更快而显得更暗。然而，T_2 弛豫的偶极 - 偶极相互作用的强度取决于纤维相对于主磁场的方向。对于纤维 / 磁场分离角，在约 55° 的魔角下，偶极 - 偶极反应的强度为 0，这使 T_2 弛豫时间延长而产生明亮的信号。肌腱和透明软骨中出现的信号强度增加[97]可类似于 Frank 撕裂、肌腱炎、半月板撕裂和组织变性。

规避魔角效应

增加回波时间最终会使亮信号变暗，尽管这样会同时引入 T_2 加权[98]。

三、序列伪影

序列伪影是指任何源自成像方法的伪影。虽然许多伪影（如吉布斯 / 截断伪影、部分容积效应和零填充伪影）是由于数据采集不足而产生的，但混叠是最常见和最限制的。此外，这里还讨论了诸如串扰和阶梯等特殊的 SS 伪影，及磁共振技术特定的伪影，包括磁共振血管成像（MRA）伪影、自旋回波自由感应衰减（FID）伪影、激励回波伪影、非笛卡儿成像伪影、弥

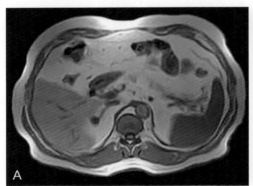
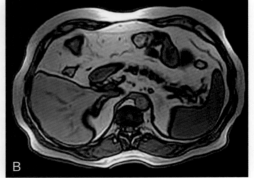

▲ 图 9-14　同相位（A）和反相位（B）在梯度回波序列的腹部图像
其中，反相位显示了Ⅱ型黑边伪影（© Koninklijke Philips N.V. 版权所有；Advanced TIQ Artifacts in MRI, nly171172013.）

散加权 T_2 穿透伪影和平行成像伪影。

（一）混叠

混叠（亦称环绕或折叠）是图像外围区域的一个类似虚影的混合重叠，该区域似乎被包裹在图像的另一边。如果在该混叠的外围区域存在任何信号强度变化，则会加剧这种情况，因为它与真正的解剖磁化叠加可产生空间周期性强度变化或莫尔条纹（即带状干涉或斑马伪影）。当 MRI 的离散数字采样不够精确，无法精准识别信号时，就会出现混叠现象[99]。

1. FE 方向混叠

FE 方向混叠虽然很少见，但在旧的磁共振成像设备中，可能会沿着频率编码的方向出现。信号唯一性要求信号的采样频率是最高信号频率（奈奎斯特速率）的 2 倍或更高。以低于奈奎斯特速率的频率采样的信号将被混叠，并似乎来自低频信号。图 9-15 显示了与此相似的情况：代表了某个频率编码的信号的红色正弦波不容易被蓝点采样，因为这些采样也可以表示较低

频率的蓝波。这种红色信号的检测会被 FE 过程误判，将信号混叠到蓝波频率编码图像位置。

2. 相位编码方向混叠

如果激励信号超过规定的相位编码 FOV，则沿着相位编码方向出现混叠。此公式将相位变化的 2π 设置为 FOV；图 9-16 显示，超过此 FOV 的任何磁化都将具有冗余相位值。采样数据的傅里叶变换将混淆冗余值，并将其映射到最终图像中的相同位置。图 9-17 演示了躯体和头部的相位编码混叠。

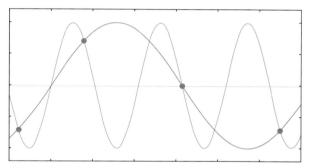

▲ 图 9-15　如果采样频率（蓝点）不足以采样红色信号正弦波，则会出现混叠，因为可以假定较低的频率为蓝色信号正弦波

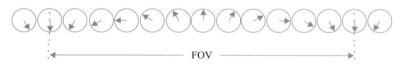

FOV

▲ 图 9-16　视野（FOV）中的 12 个像素具有磁化作用，相位编码从 0 到 2π 缓慢变化
冗余相位编码值将通过相位编码方向混叠叠加在最终图像中（经许可引自 Xiang, Q.-S., *Introduction to Magnetic Resonance Imaging*, UBC-PHYS 542 Class Notes, 2004.）

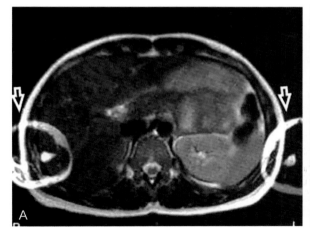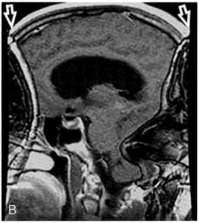

▲ 图 9-17　周边解剖区域在躯体（A）和头部（B）的 MRI 图像中沿相位编码方向混叠
箭表示视野外（FOV）的周边解剖区域（© Koninklijke Philips N.V. 版权所有；L1-TIQ Achieva common artifacts-PT, Wijnen P:Philips Medical Systems, 2013.）

3. SS 方向混叠

三维磁共振成像采用了平板激发后的层面方向相位编码。因此，在平板周围使用冗余相位编码的层面将被混叠（图 9-18）。由于有些阅片者不知道这些周围层面的解剖特征，因此当它们的特征被混叠到相关图像中时，它们可能就无法被识别。

4. 规避混叠

FE 混叠通过低通滤波器进行校正，该滤波器将超出视野的高频信号从混叠限制到图像中。由于这会导致图像边缘附近的阴影，通常会获

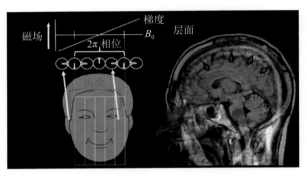

▲ 图 9-18　层面方向混叠

头部的激发矢状面板，已用相位编码分片，面板左侧的外围区域与右侧的一个层面具有相同的相位编码，并且在图像重建中会在其上产生混叠；脑图像中的箭显示层面方向混叠 (© Koninklijke Philips N.V. 版权所有；Advanced TIQ Artifacts in MRI, nly171172013.)

取较大的视野，并对低通进行过滤，然后将图像截断到所需视野。避免相位编码混叠的简单方法是将患者和图像调整到视野中心，并将相位编码方向设置为更窄的尺寸。如果视野足够大以覆盖所有激发信号，则消除混叠，但如果需要等效的空间分辨率，则可能需要额外的扫描时间。因此，最好避免 FOV 外的激发组织；这可以通过较小的表面线圈或空间预饱和来实现。可以使用上面为相位编码方向规定的补救措施来防止层面方向混叠。此外，相位编码整个平板，手动或通过过采样丢弃外围混叠层面，可以限制层面混叠。图 9-19 显示了这一点，即使用和不使用过采样采集的图像。

（二）吉布斯环

截断伪影（吉布斯环伪影或光谱泄漏）是与信号边缘平行且强度随距离降低的图像波纹；图 9-20 显示了大脑中的这些伪影。它们产生于对高空间频率数据的采集不足，通常沿着相位编码方向，经常采用缩小采样来减少扫描时间。这种对采样数据的有效截断会在更尖锐的边缘附近产生吉布斯伪影，需要更多的数据才能准确表示。波纹宽度取决于图像分辨率，其强度取决于界面对比度。这些伪影的危险在于，它

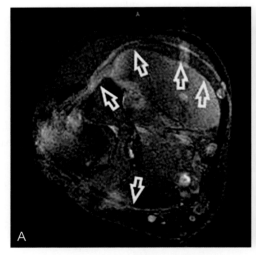
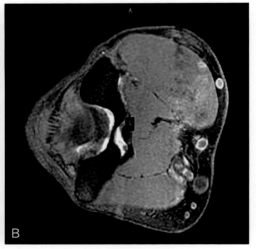

▲ 图 9-19　使用和未使用过采样采集的图像

A.MR 图像中的箭表示层面混叠；B. 对外围板区域进行过采样消除混叠（©Koninklijke Philips N.V. 版权所有；Advanced TIQ Artifacts in MRI, nly171172013.）

们可以模仿狭窄组织结构的外观，如椎管、脊髓和椎间盘[100]。

规避吉布斯环伪影

吉布斯环伪影可以通过减小 FOV 或增大矩阵来避免，但这些更改会导致混叠和扫描时间增加。平行成像可用于在不增加扫描时间的情况下获得分辨率更高、信噪比（SNR）更低的图像[101]。通常，高空间频率数据使用滤波器逐渐衰减以减少吉布斯伪影，但这会使一些图像变得模糊。此外，还有各种计算密集型方案，利用所获得的数据来近似缺失的高空间频率[102]。

（三）部分容积效应

部分容积效应表现为像素强度失真。当体素大于区域对象特征（如一个体素中有多个组织）时，图像重建构成这些特征的平均值。这将发生在组织边界，化学位移 II 型的黑色边界伪影是一个例子，说明如何产生相位抵消和暗信号。在反转恢复成像中也会出现类似的部分

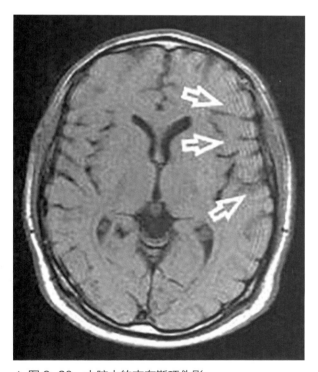

▲ 图 9-20　大脑中的吉布斯环伪影

图中的箭表示吉布斯环伪影（©Koninklijke Philips N.V. 版权所有；L1-TIQ Achieva common artifacts-PT, Wijnen P: Philips Medical Systems, 2013.）

容积效应。当一个组织在 T_1 恢复到零磁化时就会发生激发；如果体素中存在具有更高和更低 T_1 值的其他组织，则激发将导致其磁化具有相反相位并相互抵消[24]。

避免部分容积效应

选择较小的体素将减轻部分容积效应，然而这将以牺牲信噪比为代价。如前所述，黑色边界伪影可以通过选择脂肪和水同相的 T_e 来纠正。

（四）零填充伪影

零填充或斑马伪影通常在倾斜方向表现为交替变暗的图像。此伪影是由于图像重建前缺少数据造成的，可能是由于数据被设置为 0。

规避零填充伪影

全数据采集、序列参数变化或使用表面线圈都有助于减轻这种伪影。如果伪影仍然存在，就可能是硬件的问题，应该由服务工程师来解决。

（五）串扰

如图 9-21 所示，在经常模拟饱和带的图像中，串扰（也称为层重叠或多层伪影）显示为暗信号条。串扰是断层轮廓不完整的直接结果，在层边界之外的区域会被无意激发。如果包含有激发的相邻层的层面在相对于相邻层面 T_1 弛豫时间较短的时间内被激发，双激发层间会发生磁化抵消和信号丢失[103]。

规避串扰

通过不对短期激发区域进行成像可以避免串扰。层交错顺序获取不连续的层面，并用层间隙空间进行分层，以确保不对最近激发的附近层面成像。此外，还可以使用三维成像来避免连续的层激励。

（六）MRA 伪影

MRA 有几种固有的伪影，这些伪影是血管和相关器官成像过程中的固有特征。在三维成像中，由于厚层面的后处理误差，阶梯状伪影沿血管流动方向呈现为离散信号点。威氏暗带

伪影是一种类似的阶梯状伪影，可以模拟血管疾病，是由组织进出抑制信号区域引起的。对比增强 MRA 图像中的异常强度通常源于 Maki 伪影[104, 105]，这是在造影剂到达成像部位之前过早采集数据造成的。层流饱和伪影源于部分容积效应，表现为血管壁附近信号强度异常降低，可导致对狭窄程度的高估。当血流速度超过所选的速度编码阈值时，与血流相关的混叠（即相位混叠）伪影显示为血管的暗区。由于血液流动，流入层面表现为信号强度异常。在 GRE 成像中，当质子不被之前的射频脉冲所吸收而进入成像平面，从而产生比静止的部分饱和质子更亮的信号时，就会发生流入增强，而自旋回波成像的自旋可能会受到不完全的重聚焦和较暗的信号的影响，因为它们可能不会受到整个激发序列的影响及重新聚焦脉冲。

规避血管成像伪影

阶梯状和威氏暗带伪影可以通过减少层厚度和使用多个层面重叠来避免。Maki 伪影通过使用测试团、专用定时算法、荧光触发[106–108]、并行成像[101]和（或）缩小采样[109–111]来避免。相位混叠可以使用图 9-22[7]所示的抗混叠采集

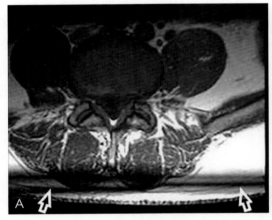
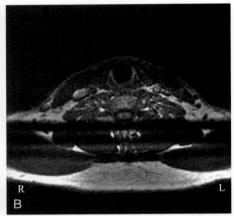

▲ 图 9-21　串扰伪影引起的信号带变暗（箭）

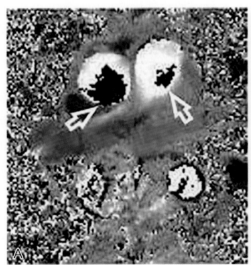
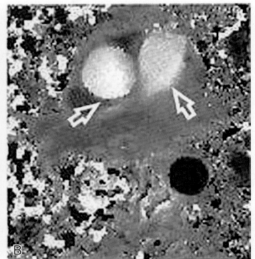

▲ 图 9-22　抗混叠采集技术可以减轻相位混叠
A. 相位 - 速度图中的箭表示相位混叠；B. 抗混叠技术生成无相位混叠的速度图（经许可引自 Xiang, Q.-S., Anti-aliasing acquisition for velocity encoded CINE. *Proceedings of the International Society for Magnetic Resonance in Medicine*, Glasgow, Scotland, 2001, p.1978.）

（AAA）等技术来减轻，该技术应用双极速度敏化来计算无混叠的流动敏感图像。如果使 FOV 外的流入自旋预饱和，则可以避免 GRE 成像中的流入层面现象。

（七）自旋回波 FID 伪影

自旋回波图像中心沿 FE 方向的一条线可能是由于 FID 信号的不完全损坏引起的，因此称为 FID 伪影。它表现为零相位编码，因为 FID 发生在应用相位编码梯度之前；B_1 不均匀性和较差的层面选择性激励剖面加剧了该伪影的产生。

规避自旋回波 FID 伪影

解决 FID 伪影的标准方法是通过射频相位循环来控制射频激励脉冲的相位。图 9-23 演示了如何通过相位循环将线伪影转移到 FOV 的边缘。

（八）激励回波伪影

激励回波伪影可以表现在沿着相位编码方向的图像中间倒转的伪影，或者像 FID 伪影一样，在图像中心沿 FE 方向呈现亮、暗像素交替的拉链样伪影。激励回波是至少 3 个射频脉冲序列

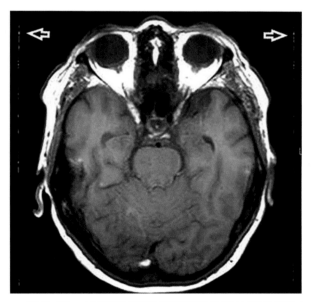

▲ 图 9-23　如何通过相位循环将线伪影转移到 FOV 的边缘

磁共振脑图像中的箭表示自旋回波 FID 伪影利用相位循环对图像边缘进行移位（©Koninklijke Philips N.V. 版权所有；L1-TIQ Achieva more complex artifacts-PT, Wijnen P2013.）

中的 3 次回波。镜像重影是由于 90°和（或）180°脉冲中的不准确性而产生的，当覆盖在真实信号上时，由于干扰产生类似带状的强度变化。当激励回波磁化未经相位编码，将信号分配给零相位线时，就会产生拉链样伪影[24]。切片形状的不规整可能会加剧拉链样伪影。

规避激励回波伪影

粉碎梯度可用于去除任何可能激发回波相干性的多余磁化[112]。镜像虚影通常通过硬件修复来减轻，如果它们是由发送器问题引起的。那么与 FID 伪影类似，射频相位循环可以将激励回波拉链伪影推到图像的外围。

（九）非笛卡儿采样伪影

如果数据不是以标准笛卡儿（矩形或方形）方式采集的，则可能会出现模糊、条纹、混叠和（或）噪声现象。在图像处理之前，必须对放射状（即投影重建）、螺旋和周期性旋转的重叠平行线以及增强重建（螺旋桨）轨迹所采集的数据进行网格化处理，当轨迹存在误差时，会使一些图像变得模糊。患者在放射状和螺旋桨成像中的运动可能在边缘附近及垂直于运动方向上出现一些模糊和条纹[113, 114]。由于在较高的空间频率下采样比较稀疏，径向成像可能会受到混叠、径向条纹和漫反射噪声的影响。如果在视野外有激励信号，则放射状成像显示图像边缘附近有一个散反射亮度区域，而螺旋图像则显示为圆形污点。螺旋成像时间长，易受磁敏感效应和磁场不均匀性的影响。

规避非笛卡儿采样伪影

规避非笛卡儿采样伪影的最简单方法是使用笛卡儿采样。放射状运动伪影采集可以通过选择一个将误差分散到所有数据的图像顺序[115]或通过修正相位信息来减轻[116]。螺旋桨成像可以丢弃或利用过采样的低频空间数据来校正伪影[28]。螺旋成像运动伪影可以使用导航器进行校正[117]。所有技术都得益于混叠的标准校正（如使用近端低灵敏度表面线圈）和磁场不均匀性

（脂肪抑制[118-120]和磁场映射[121-123]）。

（十）T₂穿透效应

T_2穿透效应是指弥散加权成像（DWI）中出现的亮信号，反映组织T_2弛豫时间缓慢，而不是弥散受限；没有弥散受限的T_2图像中的高信号通过弥散图像穿透。这种伪影可由各种病理改变引起，如亚急性梗死或表皮样囊肿。

规避T_2穿透效应

通过获取不同程度的扩散敏感度的扩散图像并计算表观扩散系数（ADC）图，可以避免T_2穿透效应。ADC图与组织的T_2特征相分离，提示信号的产生主要是由于弥散加权。

（十一）并行成像伪影

并行成像[124-127]是使用多个线圈检测磁共振信号的过程，其中每个线圈检测唯一互补空间信息。一种称为快速磁共振灵敏度编码（SENSE）的方法可以对多个缩小的视野图像、混叠的线圈图像进行加权组合。选择权重，利用每个线圈的空间灵敏度生成一个无混叠的图像。并行成像可使信噪比增加或扫描时间缩短，但可能会导致噪声不均匀和（或）残余混叠的出现。

1. 并行成像非均匀噪声

图9-24显示了重建的并行图像中图像噪声的空间变化。由于混叠分量图像中的多个结构可能重叠，因此在重建过程中，权重的计算会缺乏足够的信息，产生噪声放大。由于权重和重叠结构的强度随像素的变化而变化，因此噪声也会随区域而变化。

2. 并行成像混叠

残余混叠，如图9-25中重建的并行图像中所示的混叠，可能由于线圈灵敏度图的损坏而产生。如果校准和常规图像采集之间的运动导致解剖位移，或者基础线圈图像出现射频溢出、过度混叠或重影，则可能发生这种情况。之后，组成的图像组合计算得到的权重可能出现错误，从而产生残余混叠。

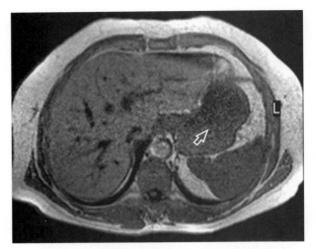

▲ 图 9-24 腹部磁共振图像中因并行成像引起噪声不均匀（箭）

©Koninklijke Philips N.V. 版权所有；L1-TIQ Achieva more complex artifacts-PT, Wijnen P2013.

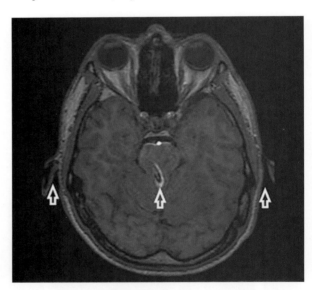

▲ 图 9-25 磁共振脑图像中并行成像的混叠（箭）

©Koninklijke Philips N.V. 版权所有；L1-TIQ Achieva more complex artifacts-PT, Wijnen P2013.）

3. 规避并行成像伪影

对 SENSE 采样不佳的程度设置严格的限制可以减轻噪声和混叠伪影。注意放置线圈和适当覆盖 FOV 可以减少噪声的不均匀性。重复校准扫描可以防止残余混叠的出现。

四、系统伪影

系统伪影是指由 MRI 设备引起的任何伪影。

相应地，伪影根据它们是否影响 B_0 场和梯度系统或 B_1 场和射频系统进行分组。因为最好的规避伪影的方法是通过服务工程师执行调整和（或）修复。这些伪影中许多是历史存在，在现代设备上可以自动校正。

（一）B_0 场和梯度系统伪影

影响 B_0 场和梯度的伪影包括由与主 B_0 场和梯度相关的硬件问题引起的静态场变化，以及由梯度硬件问题引起的时间场变化。

1. 静态磁场变化

由硬件问题引起的静态磁场变化伪影与由磁化率效应引起的伪影相似（见前文"磁敏感效应"），但实际上是由磁场匀场不佳、硬件故障和孔周围的磁场下降引起的。此外，梯度非线性和涡流也会干扰静态 B_0 场并产生类似的伪影。

（1）梯度非线性：梯度非线性导致图像在相对于视野中心的边缘出现失真（图 9-26）。虽然梯度在磁体等心点附近呈线性，但它们会向磁体孔的外围下降，产生类似于前文"信号失真"中所述的畸变。当激发完全超出梯度线圈范围时，在图像等心点附近会出现明亮的星状伪影。当边缘梯度引起的畸变混叠时，可能会产生锥形伪影。

（2）涡流：涡流伪影表现为畸变、信号丢失和运动敏感性增强。弥散加权序列的典型磁场梯度的快速变化可以在传导材料（如低温恒温器和射频线圈）中诱发电流，并且这些涡流以类似于磁化率效应的方式诱发二次磁场影响整个 B_0 磁场。涡流也会导致梯度脉冲波形的失真，从而降低磁的性能。

（3）规避静态场变化伪影：图像中的磁场变化可以通过将患者的成像区域定位在磁等心点附近、在感兴趣区域上加匀场、增加成像带宽和使用自旋回波成像来降至最低。当前的磁共振设备自动补偿非线性梯度。锥形伪影用前文"规避混叠"节中所述的处理技术进行校正，而星形伪影可通过使用空间灵敏度有限的局部射频线圈来避免。涡流可以通过自屏蔽梯度线圈进行减小，并通过双自旋回波序列[128]、磁场图[129]、经验配准技术或弥散梯度反转进行补偿。服务工程师可以通过提高匀场、校准和梯度波形修改来减轻静态场变化伪影，减少涡流。

2. 时间场变化：涡流、不稳定性、计时错误和故障

如图 9-27 所示，涡流、梯度不稳定性和计时错误可产生时间变化的伪影。梯度不稳定性也会产生模糊的重影，类似于后文"B_1 场和射频系统伪影"节中讨论的某些射频伪影。EPI N/2 虚影，是一半相位编码 FOV 的混叠，它是由于梯

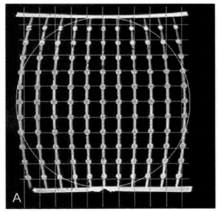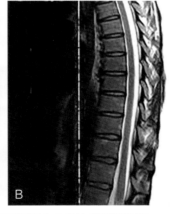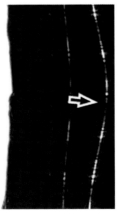

▲ 图 9-26　梯度非线性导致图像在相对于视野中心的边缘出现失真

A. 具有非线性梯度的磁共振体模图像，顶部和底部附近较弱；B. 射频干扰线状伪影的磁共振脊柱图像，由闪烁的灯泡引起。箭提示梯度非线性对图像边缘附近线条的影响 (©Koninklijke Philips N.V. 版权所有；Advanced TIQ Artifacts in MRI, nly171172013.）

度和射频接收器之间的延迟、涡流、梯度缺陷和滤波器不对称导致偶数和奇数相位编码线错位造成的。梯度失效会产生完全意想不到的图像，例如，如果梯度没有正确放大，或者没有执行精细增益校准，可能会出现图 9-28 中的图像。

规避时间场变化伪影：涡流可按前文"规避静态场变化伪影"节中所述减小。减轻 N/2 虚影的技术各种各样，包括那些使用附加参考扫描进行回波重新对准、相控阵处理[130]和附加相位的图像[76]。

（二）B₁ 场和射频系统伪影

影响 B_1 场和射频系统的伪影包括 B_1 不均匀性、射频溢出、探测器伪影、射频干扰和时间场变化（接收器变化、不稳定性、连接不良和故障）。

1. B₁ 不均匀

整个图像的信号强度变化是射频 /B_1 不均匀伪影的典型表现。射频不均匀性的原因包括涡流、四级效应和驻波；所有的影响都因 B_0 场强增加而加剧。

（1）涡流和四级效应：除了上面讨论的 B_0 效应外，涡流还可以由于 B_1 效应在图像中产生信号损失。当射频场金属屏蔽层产生涡流时，金属植入物附近的信号可能会丢失，从而导致射频对附近组织的暴露不足[131-134]。轴向图像中从左到右、从前到后的对角线强度变化可能是由涡流引起的被称为四级效应的 B_1 扰动引起的

（图 9-29）。它通常出现在腹部和骨盆的反转恢复（SPIR）图像中的抑制脂肪的光谱预饱和中，并且取决于患者的体型和组织成分。

（2）驻波伪影：驻波（也称为介质、场聚焦效应或 B_1 穹顶）伪影会在图像中留下亮点、信号衰减和常规信号变化。来自多个线圈 / 元件 / 边界的射频波相互干扰，在图像中心产生虚假的明亮区域，且涡流更倾向于屏蔽射频和抑制信号[135, 136]。当射频波长缩小到接近组织本身的尺寸，它更有可能增加场强。

（3）规避射频不均匀性伪影：四级效应可以通过抑制涡流（如前所述）或减小翻转角来减轻。另外，通过耦合放大局部射频的高翻转角度补偿技术[137]，且"主动"植入材料也降低了射频屏蔽效应[138]。图 9-30 显示了光谱衰减反演恢复（SPAIR）或搅拌序列的能力，以避免四级效应引起的脂肪抑制失败。驻波通常通过独立控制的射频发射元件的射频匀场进行校正，以实现 B_1 均匀性。后处理补偿技术，如表面线圈强度校正（SCIC）算法，也可以使用经验生成射频翻转角度校正图，尽管精度可能不足以反转恢复或磁化转移技术。改进的线圈设计[139, 140]和导电介质患者垫有助于缓解驻波伪影。

2. 射频溢出

射频溢出显示为视野内图像对比度受到缓慢变化阴影的污染，以及患者附近背景噪声区域中出现类似光晕的亮信号。在预扫描期间，射频接收器对信号进行预估，以判定足够的动态信号范

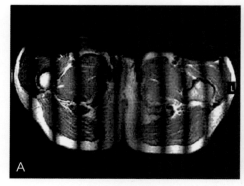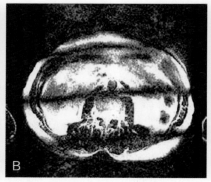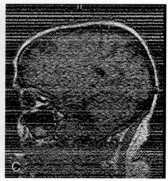

▲ 图 9-27　磁共振图像具有较差的涡流补偿（A）和梯度不稳定性（B 和 C）

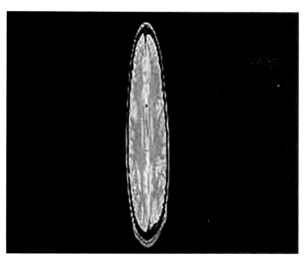

▲ 图 9-28　使用有问题的梯度放大器产生的脑部 MRI
成像
©Koninklijke Philips N.V. 版权所有；L1-TIQ Achieva common
artifacts PT, Wijnen P: Philips Medical Systems, 2013.

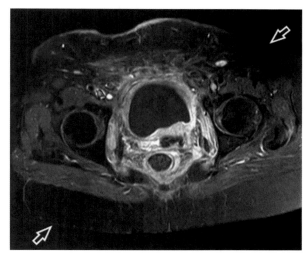

▲ 图 9-29　腹部光谱预饱和倒置恢复磁共振图像
箭所示为四级效应（©Koninklijke Philips N.V. 版权所有；
L1-TIQ Achieva more complex artifacts-PT, Wijnen P2013.）

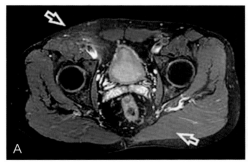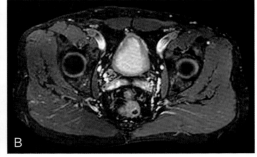

▲ 图 9-30　避免四级效应引起的脂肪抑制失败
A. 具有反转恢复的光谱预饱和磁共振图像，箭所示为四级效应导致脂肪抑制失败；B. 频谱衰减
反演恢复磁共振图像在同一腹部区域具有可预测的信号（©Koninklijke Philips N.V. 版权所有；
Advanced TIQ Artifacts in MRI, nly171172013.）

围。如果后续扫描中的 MRI 信号超过此预估范围，则模拟数字转换器中将出现溢出。由于校准是在中央层面上，所以伪影通常出现在外周区域。

规避射频溢出：接收器增益应设置为允许足够的信号放大，以避免量化误差，但不能产生射频溢出伪影。如果不能重新获取[141]，可以用自动校正方法，如果高脂肪信号导致溢出，那么采用脂肪饱和方法有助于减轻伪影。

3. 射频探测器伪影

由于射频探测器的问题，会产生诸如直流偏移和正交重影等伪影。

（1）正交虚影：当真实图像的一个虚影围绕图像中心点旋转 180°时，就会出现一个正交虚影伪影。当两个接收通道的相位不完全为 90°时，或者通道输出被放大时，就会产生伪影。如果存在传输不同步，SS 就会形成错层图像。

（2）直流偏移伪影：直流偏移（即直流伪影、直流线或中心点伪影）显示为图像中心的点或线。如图 9-31 所示，直流线沿着 FE 梯度为 0 的相位编码方向运行。当信号放大器中存在直流偏移电压时，就会产生这种伪影。

（3）规避射频探测器伪影：新的 MRI 系统中的数字收发器和软件校正标准可防止射频探测器伪影的产生。残余的伪影应该由服务工程师修复。

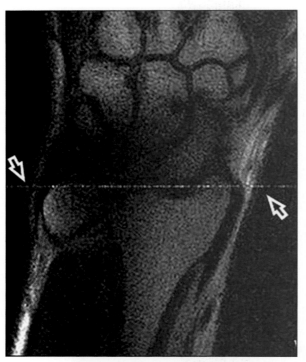

▲ 图 9-31　手腕 MRI 图像中的直流偏移伪影（箭）
©Koninklijke Philips N.V. 版权所有；Advanced TIQ Artifacts in MRI, nly171172013.

4. 时间射频变化：接收器灵敏度、不稳定性、连接不良和故障

MRI中存在各种不同的时间射频变化伪影。如果接收线圈的电气特性随着时间变化，则接收灵敏度变化会产生重影伪影；这可能是由患者呼吸引起的线圈负载变化引起的。

图 9-32 展示了与不良连接、射频不稳定性和故障相关的伪影。模糊的重影和各种类似噪声的伪影可能源于射频发射机的不稳定性和连接松动。射频收发器调谐不准确、射频能量不平衡和局部射频衰减可能导致 MRI 图像的阴影和亮度不均。

5. 射频干扰

射频干扰伪影可能是由于射频设备故障和离散的射频信号导致线性或点状伪影，或数据损坏导致灯芯绒伪影。

（1）线性和点状伪影：射频干扰伪影污染射频信号的 FE 值，沿磁共振图像相位编码方向

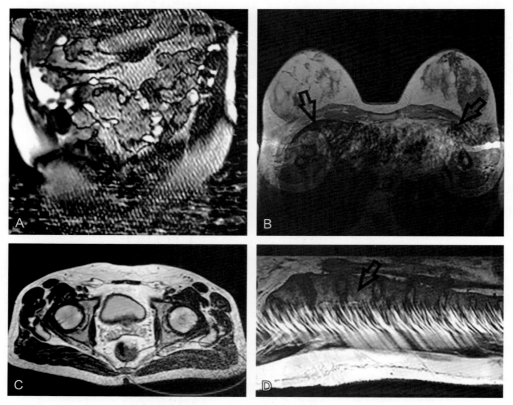

▲ 图 9-32　时间射频变化伪影的磁共振图像
A. 射频连接松动；C. 射频线圈通道缺陷；B、D. 射频不稳定性（©Koninklijke Philips N.V. 版权所有；L1-TIQ Achieva more complex artifacts-PT, Wijnen P2013.）

显示为平行直线或点。图 9-33 显示了其中的一些伪影。干扰可能来自磁室外部的射频信号（由于打开的门或射频屏蔽泄漏）、磁室内部的射频信号（由于监控设备、电缆或闪烁的灯泡）或系统故障（二极管损坏或焊接不良）。

（2）灯芯绒：图 9-34 显示了覆盖在磁共振图像上的有一定角度的平行线，这些平行线是由灯芯绒（亦称斑马、人字形、纵横交错或数据损坏错误）伪影造成的。金属与金属接触、患者毯子、衣服或故障照明产生的静电放电可导致 k 空间出现尖峰现象，特别是在湿度较低的情况下。数据尖峰导致图像类似灯芯绒图案，线密度和角度取决于损坏数据点的频率和相位。几个 k 空间尖峰可以导致复杂的灯芯绒图案重叠，类似于随机噪声。

（3）规避射频干扰伪影：通过关闭磁共振室门，检查磁共振室中的所有第三方设备，验证射频屏蔽的完整性，并对可产生故障的所有设备进行维修，可以避免线性和点状伪影。灯芯绒伪影可以通过移除或维修可能产生静电放电的材料来纠正。

五、总结

本章旨在通过现象描述各种磁共振伪影，并提供修正方法。掌握以上信息，技术人员、科学家和工程师就有了理解和减少伪影的工具。放射科医师有责任将伪影与图像的解剖和形态特征区分开。

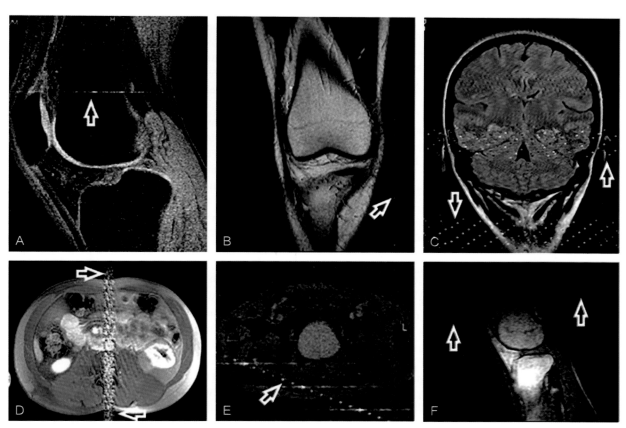

▲ 图 9-33　MR 图像显示由射频泄漏（A、B、D）、未经过滤的电缆（C 和 E）和系统功能不良（F）引起的点状和线性射频干扰伪影

©Koninklijke Philips N.V. 版权所有；L1-TIQ Achieva common artifacts-PT, Wijnen P: Philips Medical Systems, 2013; Advanced TIQ Artifacts in MRI, nly171172013; L1-TIQ Achieve a more complex artifacts-PT, Wijnen P2013.

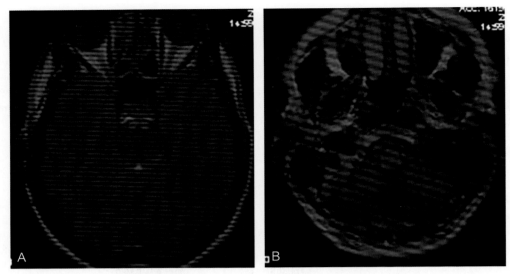

▲ 图 9-34　脑 MRI 图像中的灯芯绒伪影是由于金属天花板接地不当导致的数据突增造成的

推荐阅读

［1］Kaur P, Senthil KS, Tripathi RP, Khushu S, Kaushik S. Protocol error artifacts in MRI: Sources and remedies revisited. Radiography 2007;13(4):291–306.

［2］L1-TIQ Achieva common artifacts-PT. Wijnen P: Philips Medical Systems; 2013.

［3］Lu WM, Pauly KB, Gold GE, Pauly JM, Hargreaves BA. SEMAC: Slice encoding for metal artifact correction in MRI. Magn Reson Med 2009;62(1):66–76.

［4］Xiang Q-S. Introduction to Magnetic Resonance Imaging, UBC-PHYS 542 Class Notes. 2004.

［5］Advanced TIQ Artifacts in MRI. nly171172013.

［6］L1-TIQ Achiev a more complex artifacts-PT. Wijnen P2013.

［7］Xiang Q-S. Anti-aliasing acquisition for velocity encoded CINE. 2001. Proceedings of the International Society for Magnetic Resonance in Medicine, Glasgow, Scotland. p. 1978.

［8］Storey P. Artifacts and solutions. In: Edelman RR, Hesselink J, Zlatkin M, editors. Clinical Magnetic Resonance Imaging. 3rd ed: Saunders; 2006. pp. 577–629.

［9］Muir ER, Duong TQ. Layer-specific functional and anatomical MRI of the retina with passband balanced SSFP. Magn Reson Med 2011;66:1416–1421.

［10］Heindel W, Friedmann G, Bunke J, Thomas B, Firsching R, Ernestus RI. Artifacts in MR imaging after surgical intervention. J Comput Assist Tomogr 1986;10(4):596–599.

［11］Xiang Q-S, Henkelman RM. K-space description for MR imaging of dynamic objects. Magn Reson Med 1993;29:422–428.

［12］Lauzon ML, Rutt BK. Generalized K-space analysis and correction of motion effects in MR-imaging. Magn Reson Med 1993;30(4):438–446.

［13］Haacke EM, Patrick JL. Reducing motion artifacts in two-dimensional Fourier transform imaging. Magn Reson Imaging 1986;4(4):359–376.

［14］Schultz CL, Alfidi RJ, Nelson AD, Kopiwoda SY, Clampitt ME. The effect of motion on two-dimensional fourier transformation magnetic-resonance images. Radiology 1984;152(1):117–121.

［15］Wood ML, Henkelman RM. MR image artifacts from periodic motion. Med Phys 1985;12(2):143–151.

［16］Ehman RL, Felmlee JP. Flow artifact reduction in MRI—A review of the roles of gradient moment nulling and spatial presaturation. Magn Reson Med 1990;14(2): 293–307.

［17］Wood ML, Mark HR. The magnetic field dependence of the breathing artifact. Magn Reson Imaging 1986;4(5):387–392.

［18］Macgowan CK, Wood ML. Phase-encode reordering to minimize errors caused by motion. Magn Reson Med 1996;35(3):391–398.

［19］Wedeen VJ, Weisskoff RM, Poncelet BP. MRI signal void due to in-plane motion is all-or-none. Magn Reson Med 1994;32(1):116–120.

［20］Patz S. Some factors that influence the steady state in steady-state free precession. Magn Reson Imaging 1988;6:405–413.

［21］Storey P, Li W, Chen Q, Edelman RR. Flow artifacts in steady-state free precession cine imaging. Magn Reson Med 2004;51:115–122.

［22］Larson TC, Kelly WM, Ehman RL, Wehrli FW. Spatial misregistration of vascular flow during MR imaging of the CNS—Cause and clinical-significance. Am J Neuroradiol 1990;11(5):1041–1048.

［23］Nishimura DG, Jackson JI, Pauly JM. On the nature and reduction of the displacement artifact in flow images.

Magn Reson Med 1991;22(2):481–492.

[24] Wood ML, Henkelman RM. Artifacts. In: Stark DD, Bradley W, editors. Magnetic Resonance Imaging. 3rd ed. Volume 1. St. Louis, MO: Mosby; 1999. pp. 215–230.

[25] Storey P, Chen Q, Li W, Edelman RR, Prasad PV. Band artifacts due to bulk motion. Magn Reson Med 2002;48(6):1028–1036.

[26] Bale RJ, Lottersberger C, Vogele M, Prassl A, Czermak B, Dessl A, Sweeney RA, Waldenberger P, Jaschke W. A novel vacuum device for extremity immobilisation during digital angiography: Preliminary clinical experiences. Eur Radiol 2002;12(12):2890–2894.

[27] Coakley FV, Glenn OA, Qayyum A, Barkovich AJ, Goldstein R, Filly RA. Fetal MRI: A developing technique for the developing patient. AJR Am J Roentgenol 2004;182(1):243–252.

[28] Pipe JG. Motion correction with PROPELLER MRI: Application to head motion and free-breathing cardiac imaging. Magn Reson Med 1999;42(5):963–969.

[29] Felmlee JP, Ehman RL. Spatial presaturation—A method for suppressing flow artifacts and improving depiction of vascular anatomy in MR imaging. Radiology 1987;164(2):559–564.

[30] Bydder GM, Pennock JM, Steiner RE, Khenia S, Payne JA, Young IR. The short T1 inversion recovery sequence: An approach to MR imaging of the abdomen. Magn Reson Imaging 1985;3:251–254.

[31] Bydder GM, Young IR. MR imaging: Clinical use of the inversion recovery sequence. J Comput Assist Tomogr 1985;9(4):659–675.

[32] Haacke EM, Lenz GW. Improving MR image quality in the presence of motion by using rephasing gradients. AJR Am J Roentgenol 1987;148(6):1251–1258.

[33] Pattany PM, Phillips JJ, Chiu LC, Lipcamon JD, Duerk JL, McNally JM, Mohapatra SN. Motion artifact suppression technique (MAST) for MR imaging. J Comput Assist Tomogr 1987;11(3):369–377.

[34] Wood ML, Bronskill MJ, Mulkern RV, Santyr GE. Physical MR desktop data. J Magn Reson Imaging 1993;3 Suppl:19–24.

[35] Bernstein MA, King KF, Zhou XJ. Handbook of MRI Pulse Sequences. Burlington, VT: Elsevier Academic Press; 2004.

[36] Lanzer P, Barta C, Botvinick EH, Wiesendanger HUD, Modin G, Higgins CB. ECG-synchronized cardiac MR imaging—Method and evaluation. Radiology 1985;155(3):681–686.

[37] Runge VM, Clanton JA, Partain CL, James AE. Respiratory gating in magnetic-resonance imaging at 0.5 tesla. Radiology 1984;151(2):521–523.

[38] Liu YL, Riederer SJ, Rossman PJ, Grimm RC, Debbins JP, Ehman RL. A monitoring, feedback, and triggering system for reproducible breath-hold MR-imaging. Magn Reson Med 1993;30(4):507–511.

[39] Fu ZW, Wang Y, Grimm RC, Rossman PJ, Felmlee JP, Riederer SJ, Ehman RL. Orbital navigator echoes for motion measurements in magnetic-resonance-imaging. Magn Reson Med 1995;34(5):746–753.

[40] Sachs TS, Meyer CH, Hu BS, Kohli J, Nishimura DG, Macovski A. Real-time motion detection in spiral MRI using navigators. Magn Reson Med 1994;32(5):639–645.

[41] Wang Y, Rossman PJ, Grimm RC, Riederer SJ, Ehman RL. Navigator-echo-base real-time respiratory gating and triggering for reduction of respiration effects in three-dimensional coronary MR angiography. Radiology 1996;198(1):55–60.

[42] Glover GH, Pelc NJ. A rapid-gated cine MRI technique. In Kressel HY, ed. Magnetic Resonance Annual. New York: Raven Press; 1988, pp. 299–333.

[43] Lenz GW, Haacke EM, White RD. Retrospective cardiac gating—A review of technical aspects and future-directions. Magn Reson Imaging 1989;7(5):445–455.

[44] Wood ML, Henkelman RM. Suppression of respiratory motion artifacts in magnetic resonance imaging. Med Phys 1986;13(6):794–805.

[45] Ehman RL, Felmlee JP. Adaptive technique for high-definition MR imaging of moving structures. Radiology 1989;173(1):255–263.

[46] Xiang Q-S, Bronskill MJ, Henkelman RM. Two-point interference method for suppression of ghost artifacts due to motion. J Magn Reson Imaging: JMRI 1993;3:900–906.

[47] Dumoulin CL, Souza SP, Darrow RD. Real-time position monitoring of invasive devices using magnetic resonance. Magn Reson Med 1993;29(3):411–415.

[48] Derbyshire JA, Wright GA, Henkelman RM, Hinks RS. Dynamic scan-plane tracking using MR position monitoring. J Magn Reson Imaging 1998;8(4):924–932.

[49] Ooi MB, Krueger S, Thomas WJ, Swaminathan SV, Brown TR. Prospective real-time correction for arbitrary head motion using active markers. Magn Reson Med 2009;62(4):943–954.

[50] Schenck JF. The role of magnetic susceptibility in magnetic resonance imaging: MRI magnetic compatibility of the first and second kinds. Med Phys 1996;23(6):815–850.

[51] Sekihara K, Matsui S, Kohno H. NMR imaging for magnets with large nonuniformities. IEEE Trans Med Imaging 1985;4:193–199.

[52] Hargreaves BA, Worters PW, Pauly KB, Pauly JM, Koch KM, Gold GE. Metal-induced artifacts in MRI. AJR Am J Roentgenol 2011;197:547–555.

[53] Lüdeke KM, Röschmann P, Tischler R. Susceptibility artefacts in NMR imaging. Magn Reson Imaging 1985;3(4):329–343.

[54] O'Donnell M, Edelstein WA. NMR imaging in the presence of magnetic field inhomogeneities and gradient field nonlinearities. Med Phys 1985;12:20.

[55] Petersilge CA, Lewin JS, Duerk JL, Yoo JU, Ghaneyem AJ. Optimizing imaging parameters for MR evaluation of the spine with titanium pedicle screws. AJR Am J Roentgenol 1996;166(5):1213–1218.

［56］Young IR, Cox IJ, Bryant DJ, Bydder GM. The benefits of increasing spatial resolution as a means of reducing artifacts due to field inhomogeneities. Magn Reson Imaging 1988;6(5):585–590.

［57］Laakman R, Kaufman B, Han J, Nelson A, Clampitt M, O'Block A, Haaga J, Alfidi R. MR imaging in patients with metallic implants. Radiology 1985;157:711–714.

［58］Farahani K, Sinha U, Sinha S, Chiu LCL, Lufkin RB. Effect of field-strength on susceptibility artifacts in magnetic resonance imaging. Comput Med Imaging Graph 1990;14(6):409–413.

［59］Czervionke LF, Daniels DL, Wehrli FW, Mark LP, Hendrix LE, Strandt JA, Williams AL, Haughton VM. Magnetic susceptibility artifacts in gradient-recalled echo MR imaging. Am J Neuroradiol 1988;9(6):1149–1155.

［60］Posse S, Aue WP. Susceptibility artifacts in spin-echo and gradient-echo imaging. J Magn Reson 1990;88(3):473–492.

［61］Tartaglino LM, Flanders AE, Vinitski S, Friedman DP. Metallic artifacts on MR-images on the postoperative spine-reduction with fast spin echo techniques. Radiology 1994;190(2):565–569.

［62］Eustace S, Goldberg R, Williamson D, Melhem ER, Oladipo O, Yucel EK, Jara H. MR imaging of soft tissues adjacent to orthopaedic hardware: Techniques to minimize susceptibility artefact. Clin Radiol 1997;52:589–594.

［63］Guermazi A. Metallic artefacts in MR imaging: Effects of main field orientation and strength. Clin Radiol 2003;58:322–328.

［64］Ladd ME, Erhart P, Debatin JF, Romanowski BJ, Boesiger P, McKinnon GC. Biopsy needle susceptibility artifacts. Magn Reson Med 1996;36(4):646–651.

［65］Robson MD, Gatehouse PD, Bydder M, Bydder GM. Magnetic resonance: An introduction to ultrashort TE (UTE) imaging. J Comput Assist Tomogr 2003;27(6):825–846.

［66］Idiyatullin D, Corum C, Park JY, Garwood M. Fast and quiet MRI using a swept radiofrequency. J Magn Reson 2006;181(2):342–349.

［67］Rahmer J, Bornert P, Dries SPM. Assessment of anterior cruciate ligament reconstruction using 3D ultrashort echo-time MR imaging. J Magn Reson Imaging 2009;29(2):443–448.

［68］Gold GE, Thedens D, Pauly JM, Fechner KP, Bergman G, Beaulieu CF, Macovski A. MR imaging of articular cartilage of the knee: New methods using ultrashort TEs. AJR Am J Roentgenol 1998;170(5):1223–1226.

［69］Koch KM, Hargreaves BA, Pauly KB, Chen W, Gold GE, King KF. Magnetic resonance imaging near metal implants. J Magn Reson Imaging: JMRI 2010;32:773–787.

［70］Kim JK, Plewes DB, Henkelman RM. Phase constrained encoding (PACE): A technique for MRI in large static field inhomogeneities. Magn Reson Med 1995;33:497–505.

［71］Maudsley AA, Oppelt A, Ganssen A. Rapid measurement of magnetic field distributions using nuclear magnetic resonance. Siemens Forschungs-Und Entwicklungsberichte-Siemens Research and Development Reports 1979;8(6):326–331.

［72］Willcott MR, Mee GL, Chesick JP. Magnetic field mapping in NMR imaging. Magn Reson Imaging 1987;5(4):301–306.

［73］Yamamoto E, Kohno H. Corrections of Field Errors Caused by Field Errors in MR Imaging. 1987; New York. p. 402.

［74］Chang H, Fitzpatrick JM. A technique for accurate magnetic resonance imaging in the presence of field inhomogeneities. IEEE Trans Med Imaging 1992;11(3):319–329.

［75］Hoff MN, Xiang Q-S. Eliminating Metal Artifact Distortion Using 3D-PLACE. 2009; Honolulu, HI. p. 570.

［76］Xiang Q-S, Ye FQ. Correction for geometric distortion and N/2 ghosting in EPI by phase labeling for additional coordinate encoding (PLACE). Magn Reson Med 2007;57:731–741.

［77］Marques JP, Bowtell R. Application of a Fourier-based method for rapid calculation of field inhomogeneity due to spatial variation of magnetic susceptibility. Concepts Magn Res Part B: Mag Res Eng 2005;25B:65–78.

［78］Salomir R, de Senneville BD, Moonen CT. A fast calculation method for magnetic field inhomogeneity due to an arbitrary distribution of bulk susceptibility. Concepts Magn Resonance 2003;19B:26–34.

［79］Koch KM, Papademetris X, Rothman DL, de Graaf RA. Rapid calculations of susceptibility-induced magnetostatic field perturbations for in vivo magnetic resonance. Phys Med Biol 2006;51:6381–6402.

［80］Cho ZH, Kim DJ, Kim YK. Total inhomogeneity correction including chemical shifts and susceptibility by view angle tilting. Med Phys 1988;15:7.

［81］Butts K, Pauly JM, Gold GE. Reduction of blurring in view angle tilting MRI. Magn Reson Med 2005;53:418–424.

［82］Yang QX, Williams GD, Demeure RJ, Mosher TJ, Smith MB. Removal of local field gradient artifacts in T-2*-weighted images at high fields by gradient-echo slice excitation profile imaging. Magn Reson Med 1998;39(3):402–409.

［83］Lu W, Pauly KB, Gold GE, Pauly JM, Hargreaves BA. Towards Artifact-Free MRI Near Metallic Implants. 2008; Toronto, ON, Canada. p. 838.

［84］Koch KM, Lorbiecki JE, Hinks RS, King KF. A multispectral three-dimensional acquisition technique for imaging near metal implants. Magn Reson Med 2009;61:381–390.

［85］Hargreaves BA, Chen W, Lu W, Alley MT, Gold GE, Brau ACS, Pauly JM, Pauly KB. Accelerated slice encoding for metal artifact correction. J Magn Res Imaging: JMRI 2010;31:987–996.

［86］Schwenk A. NMR pulse technique with high sensitivity for slowly relaxing systems. J Magn Reson 1971;5:376–389.

［87］Ernst RR; Varian Associates, assignee. Fourier Transform NMR Spectroscopy Employing a Phase Modulated RF Carrier. US patent 3,968,424. July 6, 1976.

［88］Bangerter NK, Hargreaves BA, Vasanawala SS, Pauly JM, Gold GE, Nishimura DG. Analysis of multiple-acquisition SSFP. Magn Reson Med 2004;51:1038–1047.

［89］Elliott AM, Bernstein MA, Ward HA, Lane J, Witte RJ. Nonlinear averaging reconstruction method for phasecycle SSFP. Magn Reson Imaging 2007;25:359–364.

［90］Casselman JW, Kuhweide R, Deimling M, Ampe W, Dehaene I, Meeus L. Constructive interference in steady state-3DFT MR imaging of the inner ear and cerebellopontine angle. Am J Neuroradiol 1993;14(1):47–57.

［91］Xiang Q-S, Hoff MN. Banding artifact removal for bSSFP imaging with an elliptical signal model. Magn Reson Med 2014;71(3):927–933.

［92］Hoff MN, Xiang Q-S. An Algebraic Solution for Banding Artifact Removal in bSSFP Imaging. 2011; Montreal, QC, Canada. p. 2824.

［93］Soila KP, Viamonte M, Starewicz PM. Chemical-shift misregistration effect in magnetic-resonance imaging. Radiology 1984;153(3):819–820.

［94］McGibbon CA, Bencardino J, Palmer WE. Subchondral bone and cartilage thickness from MRI: Effects of chemical- shift artifact. MAGMA 2003;16(1):1–9.

［95］Hood MN, Ho VB, Smirniotopoulos JG, Szumowski J. Chemical shift: The artifact and clinical tool revisited. RadioGraphics 1999;19(2):357–371.

［96］Wehrli FW, Perkins TG, Shimakawa A, Roberts F. Chemical shift-induced amplitude modulations in images obtained with gradient refocusing. Magn Reson Imaging 1987;5(2):157–158.

［97］Xia Y. Magic-angle effect in magnetic resonance imaging of articular cartilage: A review. Invest Radiol 2000;35(10):602–621.

［98］Li T, Mirowitz SA. Manifestation of magic angle phenomenon: Comparative study on effects of varying echo time and tendon orientation among various MR sequences. Magn Reson Imaging 2003;21(7):741–744.

［99］Bracewell RN. The Fourier Transform and Its Applications. New York: McGraw-Hill; 1986.

［100］Bronskill MJ, McVeigh ER, Kucharczyk W, Henkelman RM. Syrinx-like artifacts on MR images of the spinal-cord. Radiology 1988;166(2):485–488.

［101］Maki JH, Wilson GJ, Eubank WB, Hoogeveen RM. Utilizing SENSE to achieve lower station sub-millimeter isotropic resolution and minimal venous enhancement in peripheral MR angiography. J Magn Reson Imaging 2002;15(4):484–491.

［102］Liang ZP, Boada FE, Constable RT, Haacke EM, Lauterbur PC, Smith MR. Constrained reconstruction methods in MR imaging. Rev Magn Reson Med 1992;4:67–185.

［103］Kucharczyk W, Crawley AP, Kelly WM, Henkelman RM. Effect of multislice interference on image-contrast in T2-weighted and T1-weighted MR images. Am J Neuroradiol 1988;9(3):443–451.

［104］Lee VS, Martin DJ, Krinsky GA, Rofsky NM. Gadolinium-enhanced MR angiography: Artifacts and pitfalls. AJR Am J Roentgenol 2000;175(1):197–205.

［105］Maki JH, Prince MR, Londy FJ, Chenevert TL. The effects of time varying intravascular signal intensity and k-space acquisition order on three-dimensional MR angiography image quality. J Magn Reson Imaging 1996;6(4):642–651.

［106］Ho VB, Foo TK. Optimization of gadolinium-enhanced magnetic resonance angiography using an automated bolus-detection algorithm (MR SmartPrep). Original investigation. Invest Radiol 1998;33(9):515–523.

［107］Riederer SJ, Bernstein MA, Breen JF, Busse RF, Ehman RL, Fain SB, Hulshizer TC et al. Threedimensional contrast-enhanced MR angiography with real-time fluoroscopic triggering: Design specifications and technical reliability in 330 patient studies. Radiology 2000;215(2):584–593.

［108］Tatli S, Lipton MJ, Davison BD, Skorstad RB, Yucel EK. From the RSNA refresher courses—MR imaging of aortic and peripheral vascular disease. RadioGraphics 2003;23:S59–S78.

［109］Korosec FR, Frayne R, Grist TM, Mistretta CA. Timeresolved contrast-enhanced 3D MR angiography. Magn Reson Med 1996;36(3):345–351.

［110］Du J, Carroll TJ, Wagner HJ, Vigen K, Fain SB, Block WF, Korosec FR, Grist TM, Mistretta CA. Time-resolved, undersampled projection reconstruction imaging for high-resolution CE-MRA of the distal runoff vessels. Magn Reson Med 2002;48(3):516–522.

［111］Barger AV, Block WF, Toropov Y, Grist TM, Mistretta CA. Time-resolved contrast-enhanced imaging with isotropic resolution and broad coverage using an undersampled 3D projection trajectory. Magn Reson Med 2002;48(2):297–305.

［112］Crawley AP, Henkelman RM. A stimulated echo artifact from slice interference in magnetic resonance imaging. Med Phys 1987;14(5):842–848.

［113］Schaeffter T, Weiss S, Eggers H, Rasche V. Projection reconstruction balanced fast field echo for interactive real-time cardiac imaging. Magn Reson Med 2001;46(6):1238–1241.

［114］Glover GH, Pauly JM. Projection reconstruction techniques for reduction of motion effects in MRI. Magn Reson Med 1992;28(2):275–289.

［115］Theilmann RJ, Gmitro AF, Altbach MI, Trouard TP. View-ordering in radial fast spin-echo imaging. Magn Reson Med 2004;51(4):768–774.

［116］Shankaranarayanan A, Wendt M, Lewin JS, Duerk JL. Two-step navigatorless correction algorithm for radial k-space MRI acquisitions. Magn Reson Med 2001;45(2):277–288.

［117］Moriguchi H, Lewin JS, Duerk JL. Novel interleaved spiral imaging motion correction technique using orbital navigators. Magn Reson Med 2003;50(2):423–428.

［118］Bornert P, Stuber M, Botnar RM, Kissinger KV, Manning WJ. Comparison of fat suppression strategies in 3D spiral coronary magnetic resonance angiography. J Magn Reson Imaging 2002;15(4):462–466.

[119] Nayak KS, Cunningham CH, Santos JM, Pauly JM. Real-time cardiac MRI at 3 tesla. Magn Reson Med 2004;51(4):655–660.

[120] Moriguchi H, Lewin JS, Duerk JL. Dixon techniques in spiral trajectories with off-resonance correction: A new approach for fat signal suppression without spatial-spectral RF pulses. Magn Reson Med 2003;50(5):915–924.

[121] Moriguchi H, Dale BM, Lewin JS, Duerk JL. Block regional off-resonance correction (BRORC): A fast and effective deblurring method for spiral imaging. Magn Reson Med 2003;50:643–648.

[122] Ahunbay E, Pipe JG. Rapid method for deblurring spiral MR images. Magn Reson Med 2000;44(3):491–494.

[123] Nayak KS, Tsai CM, Meyer CH, Nishimura DG. Efficient off-resonance correction for spiral imaging. Magn Reson Med 2001;45(3):521–524.

[124] Sodickson DK, Manning WJ. Simultaneous acquisition of spatial harmonics (SMASH): Fast imaging with radiofrequency coil arrays. Magn Reson Med 1997;38: 591–603.

[125] Griswold MA, Jakob PM, Heidemann RM, Nittka M, Jellus V, Wang J, Kiefer B, Haase A. Generalized autocalibrating partially parallel acquisitions (GRAPPA). Magn Reson Med 2002;47(6):1202–1210.

[126] Roemer PB, Edelstein WA, Hayes CE, Souza SP, Mueller OM. The NMR phased-array. Magn Reson Med 1990;16(2):192–225.

[127] Pruessmann KP, Weiger M, Scheidegger MB, Boesiger P. SENSE: Sensitivity encoding for fast MRI. Magn Reson Med 1999;42(5):952–962.

[128] Reese TG, Heid O, Weisskoff RM, Wedeen VJ. Reduction of eddy-current-induced distortion in diffusion MRI using a twice-refocused spin echo. Magn Reson Med 2003;49(1):177–182.

[129] Jezzard P, Barnett AS, Pierpaoli C. Characterization of and correction for eddy current artifacts in echo planar diffusion imaging. Magn Reson Med 1998;39(5):801–812.

[130] Kellman P, McVeigh ER. Ghost artifact cancellation using phased array processing. Magn Reson Med 2001;46(2):335–343.

[131] Bartels LW, Smits HFM, Bakker CJG, Viergever MA. MR imaging of vascular stents: Effects of susceptibility, flow, and radiofrequency eddy currents. J Vasc Interv Radiol 2001;12(3):365–371.

[132] Teitelbaum G, Bradley W, Klein B. MR imaging artifacts, ferromagnetism, and magnetic torque of intravascular filters, stents, and coils. Radiology 1988;166:657–664.

[133] Augustiny N, Vonschulthess GK, Meier D, Bosiger P. MR imaging of large nonferromagnetic metallic implants at 1.5 T. J Comput Assist Tomogr 1987;11(4):678–683.

[134] New P, Rosen B, Brady TJ, Buonanno F, Kistler J, Burt C, Hinshaw W, Newhouse J, Pohost G, Taveras J. Potential hazards and artifacts of ferromagnetic and nonferromagnetic surgical and dental materials and devices in nuclear magnetic resonance imaging. Radiology 1983;147:139.

[135] Alecci M, Collins CM, Smith MB, Jezzard P. Radio frequency magnetic field mapping of a 3 Tesla birdcage coil: Experimental and theoretical dependence on sample properties. Magn Reson Med 2001;46(2):379–385.

[136] Yang QX, Wang J, Zhang X, Collins CM, Smith MB, Liu H, Zhu XH, Vaughan JT, Ugurbil K, Chen W. Analysis of wave behavior in lossy dielectric samples at high field. Magn Reson Med 2002;47(5):982–989.

[137] Meyer JM, Buecker A, Spuentrup E, Schuermann K, Huetten M, Hilgers RD, van Vaals JJ, Guenther RW. Improved in-stent magnetic resonance angiography with high flip angle excitation. Invest Radiol 2001;36(11): 677–681.

[138] Quick HH, Kuehl H, Kaiser G, Bosk S, Debatin JF, Ladd ME. Inductively coupled stent antennas in MRI. Magn Reson Med 2002;48(5):781-790.

[139] Alecci M, Collins CM, Wilson J, Liu W, Smith MB, Jezzard P. Theoretical and experimental evaluation of detached endcaps for 3 T birdcage coils. Magn Reson Med 2003;49(2):363–370.

[140] Liu W, Collins CM, Delp PJ, Smith MB. Effects of endring/ shield configuration on homogeneity and signalto-noise ratio in a birdcage-type coil loaded with a human head. Magn Reson Med 2004;51(1):217–221.

[141] Jackson J, Macovski A, Nishimura D. Low-frequency restoration. Magn Reson Med 1989;11(2):248–257.

Chapter 10
磁共振的生物安全风险

Risk of Magnetic Resonance: The Safety–Biological Effects

Valentina Hartwig，著

崔园园，译

目录　CONTENTS

一、概述

磁共振（magnetic resonance，MR）是一种目前被广泛应用的诊断技术，尤其是在心脏及神经系统方面。MR 具有极好的空间分辨率以及较好的时间分辨率，可以获得高质量的临床影像，这对于诊断以及检查多种疾病非常重要。另外，与电离辐射不同，MR 只改变原子的位置，而不改变它们的结构、构成及性能，因此其被认为是一种安全的技术。事实上，MR 检查过程中（图 10-1）包含的电磁辐射没有足够的能量将电子从原子或分子中分离出来，而其他具有较高能量的辐射则可以（如 X 线、在核医学中使用的辐射等）。然而，在任何的医疗介入中，甚至是 MR 诊断过程中，一些内在的风险需要被认识、了解、纳入考虑。因此，分析磁场与进行 MR 检查的生物组织之间的相互作用是必要的。这些相互作用可以来源于不同的物理现象，一方面，该类物理现象是产生信号的关键，可形成最终的影像。另一方面，其可以在病人体内引起危险的生物学作用，或导致伪影的形成。由于高静磁场（magnetic field，MF）核磁扫描仪越来越受到重视，这种相互作用已经在过去几年中变得越来越重要。该类扫描仪可产生更高的信噪比（SNR），从而提高最后的图像质量，但也意味着对于病人和从业人员具有更大风险。即使使用的不是电离辐射，但为了保证安全性以及考虑到与 MR 信号和图像生成相关的工程问题，有一些严重的影响仍然需要被考虑。这些相关现象的知识不仅在传输 / 接收线圈和接收序列的设计中非常重要，也在每种检查项目的接收参数选择中非常重要。

在一次磁共振影像（magnetic resonance imaging，MRI）检查中，用三种磁场产生三维图像：①一个高静 MF（B_0），其可以在人体内产生静磁化矢量，为质子密度的度量；②三个梯度 MFs（每个方向取值为 100～1000 Hz），用来定位体内排列好的质子，进行图像中各组织成分

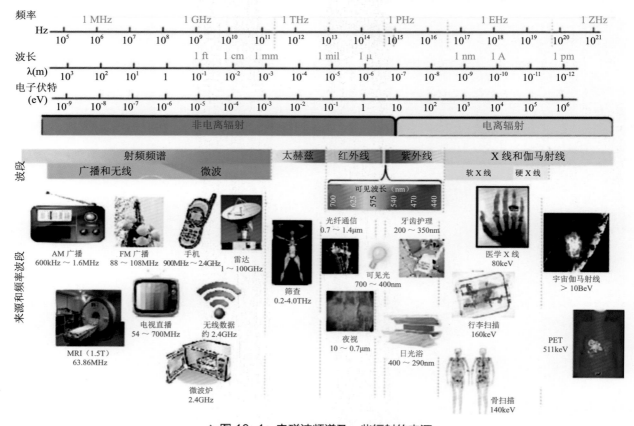

▲ 图 10-1　电磁波频谱及一些辐射的来源

的空间重建;③一个 RF MF(B₁@10～400MHz),激发磁化矢量,使用 MRI 扫描仪对其进行检查,将组织的特征转化到磁共振图像中。不同级别的对比基于不同的磁特性及生物组织的物理结构(也就是氢原子的密度)。

表 10-1　MRI 磁场成分及已知危险

静磁场	投射效应
	磁感应效应
	磁力效应
	电子自旋作用的影响
梯度场	刺激周围神经及肌肉
	噪声
射频磁场	热效应
	非热能效应
	烧伤
其他危险	淬火风险
	造影剂
	幽闭恐惧症
	怀孕

该章叙述了 MR 的生物学影响及安全问题,首先描述 MRI 过程中每种 MF 的生物学作用,并在表 10-1 中进行总结。

另外,其他与 MR 相关的安全问题(如超导磁场的投射效应、造影剂、幽闭恐惧症及怀孕的风险)、MR 工作人员的风险、生物医学植入物也有专门的部分进行描写。后文"MR 安全指南和准则"中主要对 MR 安全指南和准则进行阐述。

最后,本章后述"MR 磁场及生物组织间关系的剂量测定法"部分中描述了已知量化 MR 磁场和生物组织之间相互作用的方法:定义了剂量测定法,对不同的射频脉冲的放射剂量测定、实验和理论的放射计量测定进行了细致的描述。

二、静磁场的影响

静磁场的安全已经经历了近百年的讨论,Drinker 和 Thompson[1] 在 1921 年进行了大量的实验,探索了工业应用中暴露在 MF 的从业人员可能存在的影响,他们得出的结论是静磁场对人体健康没有明显的危害性影响。

已有超过 400 篇关于静磁场生物效应的文章发表,但是这些文章的结果具有争议且令人困惑[2]。

从 20 世纪 80 年代开始,随着 MRI 的发展,对于认识暴露在静磁场的潜在风险的兴趣不断增加。最新的一项研究表明,除了恶心、眩晕和金属味等感官效应外[4],很难证明静磁场存在显著的生物学效应[3]。

扫描仪中 MF B₀ 的强度用特斯拉(tesla,T)表示。1 特斯拉等于 10 000 高斯(Gauss,G)。地球的 MF 大约 0.05mT(0.5G)。MR 磁体有三种主要类型:超导磁体、永磁体、常导磁体。最为广泛使用的是超导磁体,其依靠液氦将特质的线圈冷却到极低温度,使其接近于绝对零度。永磁体是条形磁铁,不能进行冷却或用电源控制。常导电磁体需要永久电源进行控制。MR 磁体的磁性大部分是永久性的(超导和永磁体),即使是断电时。

已知与 MR 静磁场相关的主要机械风险来源于铁磁性器械和设备,包括生物医学植入物。这些器械的零件在静磁场的作用下,容易产生攻击力(投射效应)及旋转力,力的大小取决于该物体的大小及其与孔径入口的距离[5]。

铁磁性物质无意中进入或出现在 MR 设备内(如氧气罐和轮椅)已导致有记录的 MR 系统磁体系列性伤害事件及少数的死亡事件。

据报道,目前投射效应导致的最严重事件是一名 6 岁男孩在 MRI 检查后死亡,死因为 MF 吸引一个金属氧气罐,氧气罐穿过房间,并砸到了孩子的头[6]。

即使没有证据证明病人暴露于强静磁场存在相关的健康风险,三种组织与静磁场间的相互作用的物理机制可以导致潜在的病理性影响:磁感应,磁 - 机械和电子间相互作用。

(一)磁感应

暴露于外电场下的生物组织内流动电流的

密度取决于电场 $\vec{E}$ 和组织的电容。如果组织以 $\vec{v}$ 的速度移动且暴露于 $\vec{B}$ 磁场内，组织内电流的表达式为 $(\vec{v}\times\vec{B})$，运动产生电场为

$$\vec{J}=\sigma\cdot(\vec{E}+\vec{v}\times\vec{B})\quad(A/m^2)\quad（公式 10-1）$$

额外的电流可以通过扰乱人体内的生物电信号而产生生物作用，如神经传导和生物电位。另外，静磁场内血流产生了电动势（electromotive force，emf），可以对心脏的电活动产生影响。然而，在目前用于诊断的静磁场下，没有报道有明显的威胁生命的信号改变，如心电图（electrocardiogram，ECG）[7]。

其他可能的磁场诱发效应包括发生磁流体动力和压力：当静磁场作用于生物组织，离子流出现，作用于运动离子的合力出现。因此，该力主要作用于流动的液体（如血液及内耳内淋巴液），在高的磁场中有时可产生恶心和眩晕的感觉[8,9]。

（二）磁力效应

根据材料的磁感性，其被分为三大组：抗磁性物质（$-1<\chi<0$）、顺磁性物质（$0<\chi<0.01$）和铁磁性物质（$\chi>0.01$）。大多数人体组织是抗磁性或弱磁性物质[3]。静磁场诱发顺磁性分子发生扭矩，分子在该位置保持最小能量。这种影响也出现在沿对称轴有不同磁敏感性的抗磁性大分子中。然而，由于磁敏感性很小，这种力太小，因此不能影响体内的生物性物质[3]。

假如静磁场空间不均匀，形成一种梯度，该梯度在抗磁性和顺磁性物质中产生一种与磁感应强度（B）和其梯度（dB/dx）成比例的静平移力。对于铁磁性物质，比如高磁敏感性金属，这种力可加速危险的发生。

（三）电子自旋作用

静磁场可将自由基对分为两个能级，增加了避免重组反应的自由基的数量，因此影响了自由基对的重组和动力学特性[10-12]。这种地球

MF 下的自由基机制被鸟类在迁徙过程中用作导航信息的来源[13]。

（四）其他影响

在高磁场中头部的运动导致了时变 MF，可以直接刺激视网膜和（或）视神经，产生一种名为磁幻视的现象，是一种闪光。这种现象在高于 4T 的磁场中常见[7]。在高磁场中运动可以产生金属味觉[14]。

根据世界卫生组织（World Health Organization，WHO）[15]，没有绝对性证据证明静磁场有不可逆性或危害性生物学反应，因此铁磁性物质的跳跃效应是静磁场主要的安全问题[4,16]。

三、梯度磁场的影响

在 MRI 检查中用于图像重建过程中进行空间定位的梯度磁场，根据检查仪和脉冲序列，常进行快速地开关切换，其持续时间可以改变，最大值也可以改变。

根据 Maxwell 第三公式，在 MR 扫描过程中，MF 时间的改变可在病人内可诱发电场[17]：

$$\vec{\nabla}\times\vec{E}=-\frac{\partial\vec{B}}{\partial t}\quad（公式 10-2）$$

该电场可刺激神经和肌肉，产生心脏刺激或者室颤。后者为一种危及生命的情况，是主要关注点。可能发生的周围神经刺激（peripheral nerve stimulation，PNS）可导致不适，且患者难以忍受，可影响检查（如患者移动）或者导致要求停止检查[18]。在 1989 年，在 Reilly[19] 的研究中，他展示了一种合理的方法，来评价诱发周围神经刺激的高梯度诱发电场的激发阈值。由于梯度上升持续时间小于 1000 μs，心脏刺激阈高于 PNS 阈（PNS threshold，PNST），因此不超过这些阈值可防止患者发生因梯度上升诱发的室颤。

依据 Faraday 法则，诱发电场导致诱发电流：诱发室颤的诱发电流密度阈值约为 1.2 A/m²，因

[]

此，使电流密度阈值低于 0.4 A/m²，可避免该问题发生[20]。如果可能，临床扫描仪需要设计限制，确保只能达到激发周围神经的程度。在产生刺激过程中最具影响的通常是 y - 梯度场，但是 RF 脉冲的形状也很重要[21]。

更高的静磁场和更快的梯度磁场是新一代 MR 系统的特点，然而，在现代 MR 系统中，扫描开始前就对 dB/dt 进行计算，进行监控，保证在达到安全标准时开始扫描。

图 10-2 展示了对比时间改变长度，周围神经和心脏激发的平均阈值。

在图像获取过程中，使用梯度线圈内快速变化的电流对其进行开关，该类电流可产生作用于梯度线圈的力，并且在磁体孔内产生噪声，在某些序列可达 140 dB[22]。噪声为大的拍打声、敲打声或者鸟叫声。高于 100 dB 的级别可能扰乱大脑微环境，或产生机械损伤[23]。

另一个与梯度 MF 相关的问题是在导电材料中电流的诱导（叫作涡流），如金属生物医学植入物或者用于重要参数测量的电极电线（如 ECG）（可参见后文"生物医学植入物"中相关内容）。

四、RF MF 的影响

在 MR 检查中，患者暴露于一个 B₁ 的磁场，范围为 7.5 ～ 300 MHz，即为电磁辐射谱

（0 ～ 3000 GHz）的 RF 范围，包括雷达、超高频（ultrahigh frequency，UHF）、非常高频（very high frequency，VHF）显示屏、AM 和 FM 广播、微波联络频率。

与 MR 检查中使用的 RF 辐射相关的主要生物效应与电磁场的产热效应相关[24,25]。然而，RF 脉冲也可引起生物系统的非热效应，该效应不提高温度[26-28]。

因此，RF 生物效应可以分为两类[28,29]：①热效应：由于直接吸收来自于电场中的能量导致组织发热[30]；②非热效应：由于能量直接电场转化进入生物系统，该过程为明显非线性相关，取决于场的频率。当前仍没有关于非热效应与使用 MR 系统的关系的研究，因此不清楚它们之间的关系[29]。

从 1985 年开始，许多研究者开始研究 MR 过程相关加热的热效应的特点。RF 能量与生物材料的相互作用（在物理意义上）复杂，由于辐射和生物组织的耦合主要决定于器官的大小、解剖特点、暴露时间和涉及组织的敏感性（即热敏感性）[31,32]，因此来自于动物和体外实验的结果多不能直接用于人体。例如，某一器官如眼睛和睾丸由于灌注低对发热尤其敏感，因此，在它们的成像过程中出现热点可能非常危险，威胁患者安全[33]。

由吸收 RF 能量引起的组织温度升高取决于多种参数，如电学和几何组织特性、所用 RF 脉冲类型、其重复时间和辐射频率。用于描述 RF 辐射吸收的剂量学参数是比吸收率（specific absorption rate，SAR）[34]，即 RF 功率耦合生物组织的质量归一化速率。SAR 以 W / kg 为单位表示[26,32]。通常，SAR 是指个体在磁共振检查期间，平均 1g 组织受到 RF 辐射的相对量

在 MR 扫描期间，患者体温不易于检测，因此 SAR 是一个便于控制可能的体温升高的参数。然而，SAR 是一个复杂的函数，有许多变量，包括频率、RF 脉冲的类型、重复时间、RF 线圈的类型、线圈内组织的体积、暴露的解剖区域的

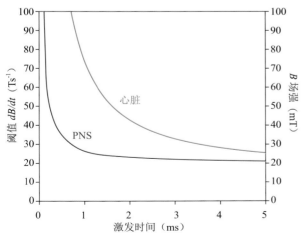

▲ 图 10-2　周围神经和心脏激发的平均阈值

结构、身体相对于场向量的方向、其他因素[29,35]。通常，MRI 扫描仪软件可监测全身 SAR：这些值必须始终低于国际电工委员会（International Electrotechnical Commission，IEC）设定的极限值[35,36]并且必须由软件识别，当 SAR 值超过极限值，软件将停止扫描。对于全身扫描仪，公认的 SAR 通常为 4 W / kg，在 20 ～ 30 min 的扫描时间内，体温升高 0.6℃[37]。

报道中的大多数事故是由于有导电材料靠近患者，例如用于监测生理参数（心率、血压、氧饱和度和温度）的设备的引线，导致局部过度加热而产生了烧伤[38]。这些金属器件可以充当天线并集中 RF 能量，尤其是在器件的尖端。热损伤的高风险可源于导电的植入物，例如导线或引线，特别是当这种导线或引线形成大环形时。

存在内部生物医学植入物（动脉瘤夹子、支架等）的情况下，这种风险可能更大，特别是具有延长特性和（或）电子激活的植入物（神经刺激系统和心脏起搏器）[39,40]（参见后文"生物医学植入物"相关内容）。

此外，用氧化铁或其他金属颜料形成的文身和永久性化妆品也可引起反应或不良事件（包括一级和二级烧伤）[41]。

五、静磁场、梯度磁场和 RF MF 的综合影响

在 MRI 扫描期间，患者暴露于静态、梯度和 RF 磁场的组合下。除了与常规 MR 钆造影剂相关的轻微不良反应外，如恶心、罕见的过敏反应或组织坏死[42]，与人类健康更相关的是对生物参数的影响。

最近，在 MRI 扫描期间，分析了 25 名患者红细胞的一些生物物理特性[43]。结果显示 MRI 期间，红细胞膜通透性、膜弹性和红细胞沉降率显著降低，MF 移除后，其快速恢复至正常状态。

最近的一项工作中[28]，将来自健康受试者的淋巴细胞培养物暴露于磁共振设备中，使用微核诱导作为生物标记，来建立剂量 - 效应曲线。此外，还在心脏扫描后，在个体的循环淋巴细胞中评估了微核诱导。在体外观察到，微核率增加具有剂量依赖性。此外，体内扫描后，频率缓慢恢复到对照值，24h 后发现微核显著增加。

最近，研究了体外培养的人淋巴细胞在 3T 临床 MRI 扫描中的遗传毒性[44]。将人淋巴细胞暴露于临床常规 MRI 脑检查方案期间产生的电磁场中。该研究的结果表明，暴露于 3T MRI 可诱导人淋巴细胞的遗传毒性作用。

不幸的是，由于同时暴露于三种类型的 MF，很少有研究能解释这种生物效应。

在诊断性 MRI 相关潜在风险被更广泛了解之前，应采取谨慎的态度，避免不必要的检查；根据预防原则，人们发现相对于其他临床试验，MR 检查更安全。

六、其他 MR 安全相关问题

（一）超导磁体的淬火风险

大多数临床全身 MR 扫描仪有由超导材料制成的磁体，这些磁体需要液氦或液氮才能保持其具有超导性时的温度（接近绝对零度 -273℃）。氦气或氮气和磁体线圈被保存在真空中。冷冻剂的温度约为 -269℃或 4.17 K。在所谓的淬火[20]的情况下，液化气体膨胀并沸腾到外面。其可发生在温度中断或真空状态受损的情况下，并导致 MF 的立即消失。在淬火期间，气体冲出磁体，在正常条件下，可以排出到扫描室和建筑物外面。在这种情况下，MR 工作人员应尽快将患者移出检查室，以免其吸入气体或冻伤。

因此，应制定适当的当地应急预案，并纳入所有合格人员的培训中。

此外，MR 室内的高压也可能导致扫描室门不能打开。

通常，MR 临床扫描仪具有紧急淬火按钮，以便在紧急情况下关闭 MF，例如人被铁磁物体困在磁体侧面。此外，MR 室关键位置存在一些氧气监测器，以检测由淬火导致的冷冻剂增加。

（二）造影剂

造影剂通常被用于临床 MRI，作为 MRI 检查的一部分，造影剂将被注射到患者体内。有各种造影剂，如肝脏造影剂、肠道中的水和各种螯合剂。基于钆的造影剂是 MR 中最常用的造影剂，特别是用于脑和脊柱成像，以及用于对比增强 MR 血管造影术。

MR 造影剂的副作用很少见，并且通常为轻微反应，例如恶心、头痛和味觉失常。

在患有肾病的患者中，一些基于钆的造影剂可能会导致肾源性系统性纤维化（nephrogenic systemic fibrosis，NSF）；所以对于这类患者，在决定使用钆造影剂之前，应测量肾小球滤过率 [45]。

在给孕妇和哺乳母亲施用造影剂之前应特别注意，因为一些药物很容易穿过胎盘或排泄在母乳中。

（三）幽闭恐惧症

幽闭恐惧症和焦虑相关症状是 MRI 检查失败的常见原因，事实上，由于这些情况，全世界约有 2 000 000 个 MR 检查无法完成。这种患者会感到被限制或被关闭，因此可能需要保持这种患者意识清醒的镇静才能完成检查 [46]。

为减少幽闭恐惧症的发作，应向患者详细解释 MRI 检查过程，并安装特殊设备，如镜子，以便在机器外观察，或者是应急响铃。最近，开放式扫描仪在保持图像质量和诊断准确性的同时，还有助于减少幽闭恐惧症反应。

（四）怀孕

目前只有很少的研究旨在确定妊娠患者进行 MR 检查的相对安全性，且对胎儿无影响 [47]。由于该过程中的因素具有极大的可变性（如场强、脉冲序列、暴露时间等的差异），难以评估怀孕患者的 MR 检查相关风险性。

然而，妊娠头三个月的孕妇通常被认为存在 MR 检查风险，因此目前的指南建议孕妇仅在必要时接受 MR 检查 [48]。然而，MR 检查仍然优于其他涉及电离辐射的成像方法。

七、MR 工作人员的风险

MR 工作人员（放射技师、麻醉师、技术人员等）需要在每次临床检查前后协助患者做好准备，他们在日常交班中，每天重复和长期暴露于巨大的静磁场中。此外，MR 检查人员在 MR 扫描室内走动，这些在存在显著空间不均匀性的静磁场中的运动，导致暴露于低频（<1Hz）的时变 MF [49]，从而在工作者体内感应出电流。这可能会产生短期的感觉问题，如头晕、头痛、金属味、恶心、眩晕、磁光幻视，以及认知功能的某些变化 [50]。在暴露于高于 2T MF 的一些人中，偶尔会观察到这些生理反应，这些影响是暂时的，但可能会影响工作。

目前，在高达 8T 的环境中，还没有证据表明有任何对健康不可逆或严重的不良影响（即临床上显著的心血管或神经系统影响）。

最近的一篇综述总结了关于静 MFs 职业暴露对健康影响的研究 [4]，并得出结论，认为没有足够的科学数据确定静 MF 工作暴露存在健康风险。最近的 WHO 专题研究 [15] 中也得出了这一结论。但是，为了保护工作人员，文献中若干指南报道了暴露极限值（参见"MR 安全指南和准则"中相关内容）。

八、生物医学植入物

由于 MF 与某些植入物（如金属植入物）的相互作用，有生物医学植入物的患者在 MR

环境中可能存在危险[51,52]。与某种生物医学植入物相关的大多数问题主要是由于 MF 相关的平移吸引力和扭矩引起铁磁性物质发生运动或移位，其与静 MF 的强度成比例并且取决于物体的质量、形状及其敏感性[51]。

与生物医学植入物相关的其他可能的危害包括导电材料中的感应电流、局部加热、活性植入物故障以及可能被误解的成像伪影。

过度加热和电流感应通常与具有细长构造的植入物有关[53]（如门控导线、导丝、输液泵和生理监测器）和（或）活性装置（如心脏起搏器和神经刺激系统）[54,55]。

由于存在金属植入物而导致的伪影和图像变形通常由局部 MF 的破坏引起，它们取决于体内物体的磁敏感性以及用于成像的特定脉冲序列参数。这种伪影通常为图像的局部和（或）沿信号空隙边缘的信号缺失区或高信号强度区域变形[56,57]。

通常，应使用标准技术评估每个生物医学植入物在 MR 环境中的安全性。首先，测定物体的相对磁敏感性，以便确定可能存在与 MR 环境暴露相关的风险。

美国食品药品管理局（the US food and Drug Administration，FDA）意识到制定针对植入物和其他医疗器械的 MR 相关安全问题标准的需要；为应对不断增长的 MR 技术应用，FDA 要求在美国测试与材料协会（American Society for Testing and Materials，ASTM）国际组织内组织一场新的标准制定活动。

因此，ASTM 已经制定了一系列标准测试程序，用于评估 MR 环境中的医疗设备的安全性。值得一提的是，ASTM 提供了一种标准测试方法，用于测量被动植入物的磁感应位移力，测量 MR 成像过程中被动植入物附近的 RF 感应加热，以及评估由于被动植入物产生的 MR 图像伪影[58-61]。

此外，在文献中，还有许多研究评估植入物和器械与 MR MF 相关的相互作用[52,62-64]。

ASTM 的 MR 任务组制定了一套关于 MR

环境中医疗设备安全性的术语，这些术语搭配有相应的图标（表 10-2）[61]。

表 10-2　MR 环境内医疗设备安全术语和标志

安全的 MR	用于非导电、非金属和非磁性的物品，例如塑料培养皿，并且在所有 MR 环境中都没有已知的危害
条件性 MR	用于已证明在具有指定使用条件的指定 MR 环境中不会产生已知危险的物品。定义 MR 环境的条件包括静磁场强度、射频场、比吸收率和其他因素的情况。对于 MR 条件项，物体标签包括足够表明 MR 环境中物体行为特点的测试结果
不安全的 MR	定义已知在所有 MRI 环境中造成危险的物品，例如一对铁磁性剪刀

此外，ASTM 还将 MR 兼容植入物定义为"MR 安全并且已被证明既不会明显影响诊断信息的质量，也不会影响 MR 装置的操作"[58, pp.1-2]。MR 安全和 MR 兼容性的定义应该同时包含设备测试时 MR 条件的描述，因为这些定义只适用于在一组条件下，而不是更极端的 MR 条件下。

全世界内植入起搏器或心律转复除颤器（cardioverter defibrillator，ICD）的患者约有 500 万，其中许多患者有 MRI 扫描指征。目前的 MR 安全性指南强烈反对植入 ICD 的患者行 MR 检查，除非是紧急需要，因为目前大多数心脏植入物被认为是条件性的或不安全的 MR。各种机制可能给接受 MR 检查的患者带来问题，包括脉冲发生器或引线的运动、器件功能的改变、引线的过度加热以及引线中的感应电流[65]。

然而，最近的一些研究表明，新一代起搏器和 ICD 减少了人们对 MRI 短期和长期影响的担忧。这些设备可以使能够安全执行 MRI 检查的中心数量增加，因而这些设备增加患者进行扫描的途径[66-68]。这些研究中的大多数都是使用 1.5T 和 3.0 T MR 扫描仪，因此需要评估在较高场强下扫描时这些设备的安全性。

教科书《磁共振安全、植入物和器械参考手册》[52] 每年都会修订，其中包括关于 MR 安全性和患者管理的指南和建议，并包含了在 MR 环境中测试的数千种植入物和器械的清单，包括在 3 T 或更高场强环境下测试的实验对象的信息。

九、MR 安全指南和准则

有许多组织致力于研究 MRI 安全立法、指南和最佳操作，这些组织不断发展。这些组织中的大多数是 WHO 框架内的一部分（图 10-3）。

在国际层面，MR 安全由国际非电离辐射防护委员会（the International Commission of Non-Ionizing Radiation Protection，ICNIRP）监管，该委员会制定并实施 MRI 安全标准和指南[69-73]。在欧盟，IEC 于 2006 年发布了国际标准 60601-2-33（第 2.1 版）[74]，其中报告了对患者和志愿者暴露的限值的建议。提案和指南已被纳入欧洲电工标准化委员会（the European Committee for Electrotechnical Standardization，CENELEC）制定的欧盟指令和标准，该指令和标准有助于国家立法的制定和调整。

在英国，英国健康保护局（the UK Health Protection Agency's，HPA）根据 ICNIRP 的推荐，于 2008 年发布了关于"保护接受 MRI 检查的患者和志愿者"的建议[75]。此外，药品和保健产品监管机构（the Medicines and Healthcare products Regulatory Agency，MHRA）根据英国和国际 MR 安全建议制定了指南[76]。

在美国，FDA 发布了题为"磁共振诊断设备重大风险调查标准"的出版物，其中包含有关暴露限值的建议[77]。此外，美国放射学院也制作了相应的指导文件[78]。

2004 年，欧盟通过了关于工作场所电磁场暴露的最低健康和安全要求的 2004/40 / EU 指令[79]。该指令包含了一组影响不同频率电磁场使用的限值和活动值，该指令可能对临床 MRI 的使用产生巨大限制。最初，所有欧盟成员国必须在 2008 年 4 月 30 日之前使法律和法规生效，遵守该指令。2005 年，欧洲医学界提醒委员会关注某些 MRI 活动在使用和发展过程中潜在的负面影响。

因此，在 2008 年，原始指令的开始日期推迟到了 2012 年 4 月。之后，2012 年 4 月，2004/40 / EC 指令实施进一步推迟，从 2012 年 4 月 30 日推迟到了 2013 年 10 月 31 日。最终，2013 年 6 月 29 日，欧盟委员会发布了 2013/35 / EU 新指令，该指令是关于工人暴露于电磁场风

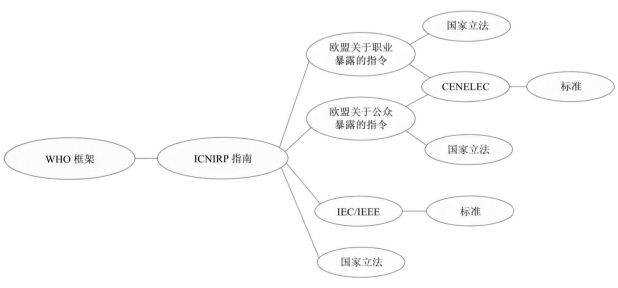

▲ 图 10-3　MR 安全立法组织

险的最低健康和安全要求[80]，该指令应在2016年7月1日前发放给各成员国。

新指令涉及所有已知的由电磁场导致的直接生物物理效应和间接影响，但没有涉及电磁场暴露后可能的长期影响，其原因是目前还无已知成体系的科学证据证明其中的因果关系。该指令第10条规定，假如特定情况出现，在"卫生部门患者的磁共振成像（MRI）设备的安装、测试、使用、开发、维护或研究"过程中，可能会超过暴露限值[80]。然而这些条件很难解释，并且含糊不清以致有许多种不同的解释。在实施新指令的截止日期之前，欧盟委员会将发布实用指南，其中应包括MRI以及其他电磁场（EMF）的应用。

十、MR磁场及生物组织间关系的剂量测定法

如前所述，MRI中的三种磁场以不同方式与人体相互作用，这些相互作用可能对患者的安全性和舒适性产生潜在影响。近年来，工程学关注于研究人体内MF的表现，以确保患者和工作人员的安全。因此，最近已经设计了几种量化和监测患者和操作者暴露于MRI MF的方法，"剂量测定法"一词也开始用于像MRI一样的非电离技术。然而，由于三种MF同时存在，评估MRI设备暴露非常复杂。因此，通常对静MF、RF MF和梯度MF的作用进行分别评估。

（一）静磁场

可以使用具有三轴探头的Hall效应高斯计测量静磁场的B_0。为了直接监测MRI人员暴露于静磁场的情况，应使用个人剂量计：市场上只有少数个人MF剂量计使用Hall效应传感器、感应线圈和积分器的组合来测量静磁场和时变MF[81-85]。建议使用此类剂量计，以评估监管指南并确定所有潜在的暴露风险。

由于静磁场中的运动，文献中还没有阐述

静磁场和时变MF的标准化评估过程。

在感应电场或电流密度方面明确了一些基本的限制条件[72,79]：实验测量感应电流密度方面的暴露水平非常复杂，因此不能用于日常常规评估。

数值计算可用于评估暴露于MF的男性和女性医护人员：通过使用组织等效人体模型的数值模拟，可以准确地估计感应电流密度[86]。但是这些方法需要较长的计算时间并且需要从MRI或计算机断层摄影数据集的分割中获得复杂的身体模型。然而。现阶段的方法非常快速和准确[86]。

可以通过使用基于麦克斯韦方程的经典电磁理论来计算感应电场：第三方程表示了在空间不均匀的静电场中移动的电导体（如人体）中诱导电场E的概念，这个积分方程称为法拉第定律：

$$\oint_\Gamma \bar{E} \cdot d\bar{l} = -\frac{d\Phi_B}{dt} \qquad \text{（公式 10-3）}$$

Φ_B代表磁通量和电场的积分

$\bar{E}$指在表面Γ上一段$\bar{l}$的距离内计算

ICNIRP指南提供了一种计算感应电流密度的模型[72]，根据该模型，公式10-2可以求解人体中半径为r的圆形环：

$$\oint_\Gamma \bar{E} \cdot d\bar{l} \to \oint_\Gamma E \cdot dl \cdot \cos(0)$$

$$= E\oint_\Gamma dl = E2\pi r = -\frac{\partial(\pi r^2 B)}{\partial t} \to E \qquad \text{（公式 10-4）}$$

$$= -\frac{r}{2}\frac{dB}{dt} = k\frac{dB}{dt}$$

k是给定物体的几何因素，通常，对于体内的典型电流环，假设其半径为0.64 m[72,87]，而对于头部感应电流密度的计算，可以选择0.07m为半径[87]。

最后，公式10-3可以简化为如下公式：

$$E = k\frac{dB}{dt} = k\left(\frac{\partial B}{\partial x}\cdot v_x + \frac{\partial B}{\partial y}\cdot v_y + \frac{\partial B}{\partial z}\cdot v_z\right)(\text{V/m})$$

$$\text{（公式 10-5）}$$

v_x、v_y和v_z表示工作人员的行走速度。根

据操作者体内的感应电场，可以依据如下计算电流密度：

$$J = \sigma \cdot E \ (\mathrm{A/m^2}) \qquad （公式 10-6）$$

其中 σ 表示人体组织的平均电容（@0.2S/m[72]）。

使用该分析模型，可以创建用于评价由于工作人员在 MR 扫描仪静态 MF 中移动产生的感应电流密度的软件；通过简单的图解用户界面，该工具可以轻松模拟在临床工作中 MR 检查期间操作员典型的运动方式，并估算特定路径的最大电流密度，以与法规[88]所指出的限值相比较（图 10-4）。

（二）梯度磁场

切换 MF 可以在人体内引发足够强的电流从而引起 PNS，因此有必要计算梯度诱导场，以达到在不诱导 PNS 的情况下实现更高的切换速率的目的[89-92]。

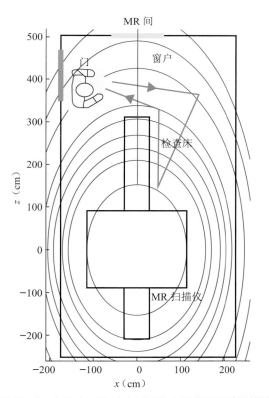

▲ 图 10-4　在临床 MR 检查时操作人员典型运动的模拟
经许可引自 Hartwig, V. et al., *MAGMA*, 24, 323–330, 2011.

根据早期的测量[93]，在扫描仪的孔径之外也存在显著的梯度场；因此，他们也会影响患者和 MRI 工作人员。

梯度场在体内感应的电场具有高频率，而由操作人员运动引发的电场为低频率。

可以使用基于检测 dB / dt 的三轴感应线圈装置测量磁体孔内部和外部的成像梯度场；可以将测量值与法规的参考值进行比较。

否则，可以使用公式 10-4 ～公式 10-6 中描述的分析模型计算感应电流，将患者视为一组均匀圆柱体并使用经验模型来计算神经和心脏刺激阈值[94]。

最近，许多作者使用数值方法计算人体中的梯度诱导[90,91,94-96]。Brand 和 Heid[95] 使用三种复杂程度不同的人体模型对完整的全身梯度系统诱导的电场进行了数值分析。该分析的结果与实验现象相关，该类实验使用的是类似人体的模型，而使用具有不均匀导电性的模型进行的实验，未能达到数值稳定性。

Liu 和 Crozier[96] 使用有限差分时域（finite difference time domain，FDTD）的方法计算不均质人体模型中的梯度诱导电场，他们发现最大的电场总是出现在身体的边缘区域。

一般情况下，数值方法胜于分析性电场计算，但还需要进一步研究和更好的解释结果。

（三）RF 磁场

关于 MRI 安全性的绝大部分工作都涉及 RF 场：由于吸收 RF 能量引起的生物效应是关于 MR 安全性问题分析的文献中最多的一部分。

人体的存在会引起 10％ B_1 场的扰动，从而降低图像质量。此外，RF 吸收能量导致组织的温度升高：必须监测 RF 加热以防受试者过度加热。这些效果取决于几个因素，例如组织的电和几何特性、施加的脉冲序列、其重复时间和频率。此外，热敏感的器官备受关注，例如眼睛和睾丸，尽管没有证据表明 MRI 对其中任何一种存在有害影响。

量化生物物质中吸收的 RF 能量的大小和分布被称为 RF 剂量测定，其基于 SAR 的计算。用不同种类的方法来评估这个参数，称为理论和实验剂量测定。理论剂量学通过计算来估计身体的 SAR，方法包括分析和数值方法。

实验剂量测定法基于直接测量与 SAR 相关的参数，例如实验对象的温度升高或感应电场增大。这些类型的测量主要在动物组织或人体模型上进行，例如，存在医学植入物的情况下。

SAR 定义为每千克组织的总吸收功率 P，单位为瓦特（watts，W）。如果是均匀导电介质的导电性，则可以计算功率沉积：

$$P = J \cdot E = \sigma \cdot E^2 \text{ (W)} \quad \text{（公式 10-7）}$$

其中 J 为感应电流密度，E 为感应电场。

计算 SAR：

$$SAR = \frac{\sigma \cdot E^2}{2 \cdot \rho} \text{ (W/kg)} \quad \text{（公式 10-8）}$$

其中 ρ 为组织密度，或者：

$$SAR \propto \frac{\sigma \cdot B_1^2}{2 \cdot \rho} \text{ (W/kg)} \quad \text{（公式 10-9）}$$

假设 RF 脉冲为具有正弦样 B_1 的矩形脉冲。

所有商用 MRI 扫描仪都具有 SAR 计算工具，该工具基于一种能量相关知识，依据经验得出的一个标准 RF 脉冲的能量沉积。该参数是患者体重、B_0 的场强和使用的线圈的函数，体重在进行 MRI 检查前由操作人员输入。标准 RF 脉冲定义为矩形脉冲，翻转角为 180°，持续时间为 1 ms。

计算平均 SAR：

$$SAR_{avg} = \frac{N_{stdRF} \cdot J_{stdRF}}{T_R \cdot M_{pat}} \quad \text{（公式 10-10）}$$

其中，N_{stdRF} 代表序列中标准的 RF 脉冲，J_{stdRF} 代表标准 RF 脉冲的能量沉积，Mpat 代表患者体重

假如估计的 SAR 值超过规定的安全限值，则在操作员更改某些序列参数（如 T_R）之前，不允许使用扫描仪进行检查，以此降低检查对象的功率沉积。

1. 分析计量测定法

众所周知的 SAR 计算分析模型可以追溯到 1985 年，当时 Bottomley[34] 使用暴露主体的简单几何形状来估算射频功率吸收。此后，其他作者使用 Bottomley 模型评估特定 MRI 序列的全身或身体中部分的平均 SAR[97]。在这个模型中，暴露的人体由一组四个均匀的圆柱体（代表头部、躯干和腿部）建模（图 10-5），在每个圆柱体中，单位质量内的时间平均功率沉积可以估计为：

$$SAR_{avg} = \frac{k \sigma R^2}{\rho} \quad \text{（公式 10-11）}$$

其中，R 表示圆柱体半径，k 表示包括 MRI 序列参数的常数（f：RF 脉冲的频率，θ：RF 脉冲偏转角，γ：磁旋比，τ：RF 脉冲长度，T_R：MR 序列重复时间）：

$$k = \frac{\pi f^2 \vartheta^2}{\gamma^2 \tau T_R} \quad \text{（公式 10-12）}$$

根据 Bottomley 模型，SAR 的最大值，即峰值 SAR，等于

$$SAR_{peak} = 2 \cdot SAR_{avg} \quad \text{（公式 10-13）}$$

该分析模型可用于估计特定 MRI 序列的全身平均 SAR，但没有考虑到身体几何形状复杂性的影响。通过这种方法，不能估计身体上局部 SAR 的分布，并以此来评估意外热点的存在。

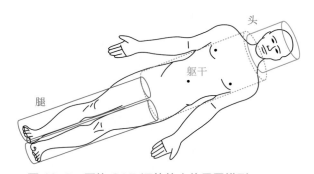

▲ 图 10-5　平均 SAR 评估的人体暴露模型

2. 数值计量测定法

MRI 成像中 RF 场具有一种频率，该频率的有效波长与人体的大小相当，甚至短于人体大小。对于波长远大于身体尺寸的频率，所谓的准静态近似是有效的，因此可以使用基于麦克斯韦方程简化解的分析方法。但是当波长与体型大小相当时，必须考虑麦克斯韦方程的全时依赖性，因此必须使用数值方法。对于涉及人体的问题，这些方法之间的交叉频率约为 10 MHz[98]。

在过去的 10 年里，开发了具有更高磁场的商用高频 MRI 系统，以更容易达到和超过该交叉频率。此外，分析计算在一些简单形状中非常有用，但它们在人体应用方面存在局限性[99,100]。由于这些原因，目前的研究集中在数值方法上，根据内部电场、电流和 SAR 的空间分布，来量化 RF 场与介电不均匀的人体之间的相互作用[99,101-105]。

数值方法涉及使用暴露于 RF 场和 RF 传输线圈中的物体的数学模型，并提供具有特定边界条件的麦克斯韦方程的数值解。必须使用功能强大的个人计算机或其他专用计算平台来实现这些方法。根据计算是在时域还是在频域中进行，以及计算方法是基于微分还是积分方程，可对数值方法进行分类。较为广泛地被用于局部 SAR 评估的数值方法如下：

- 有限元法（finite element method，FEM）
- 矩量法（methods of moments，MoM）
- FDTD

FEM[106] 是一种微分方程计算方法，该方法基于包括周围环境的整个计算域的网格元素（通常是四面体元素）的离散化。在 FEM 中，根据在网格节点上或沿元素边缘定义的未知系数的多项式来确定场方程，然后通过求解矩阵方程来确定。方程在频域中求解。

在文献中，FEM 可以被用于评估解剖形态准确的人体头部模型的 SAR 和场不均匀性[107-111]。

然而，当用于精确的人体模型时，矩阵方程维度可能非常大，因此 FEM 不是 MRI 应用中最常用的方法。

被最广泛使用的基于 FEM 的计算机代码来自 ANSYS 的 HFSS[112]。

MoM 是一种基于积分方程求解的频域方法，将它们简化为线性方程组[113]。该方法在处理存在完美导电源（即 RF 线圈）和均匀介质问题时比较高效。MoM 的最大优势在于，只对所讨论问题中的结构进行离散化，而不是周围环境。即便如此，计算存储器要求与结构的大小和所需频率成比例地缩放，因此对于实际的定量测定问题，计算部分可能非常昂贵。因此，对无负载线圈的分析具有较高的精度和效率[114]。

就像 FEM，MoM 在频域中解 Maxwell 方程，以计算频带上的解，必须在每个频率上分别计算。

最近，已经提出一些方法，即使用混合技术来分析装载有绝缘物质的 RF 线圈，其被称为 MoM / FDTD 或 MoM / FEM 方法。在这些方法中，MoM 与 FEM 或 FDTD 一起使用，利用其优势来建模 RF 线圈和 FDTD 或 FEM，以计算复杂电介质对象内的场[115-117]。

EM Software 和 Systems[118] 的 FEKO 是一种基于 MoM 的商业软件，它也实现了 MoM / FEM 混合的算法。

目前，尽管一些最新的研究已经提出了混合使用的方法，即在含有人体组织的区域内使用一种数值方法，而在包含 RF 线圈的区域使用另一种数值方法，但最常用于真实人体模型的数值场计算方法是 FDTD 及相关方法。FDTD 于 1996 年由 Yee 首次提出[119]，它利用时间（时间离散化）和空间（空间离散化）参数的离散化和有限差分近似来求解时域中的麦克斯韦方程。通常，最小空间采样以每波长 10 ～ 20 的间隔进行，并且时间采样需要足够小以便维持算法的稳定性。为了求解三维物体上的电场和磁场的等式，该物体必须封装在一个盒子中，然后将计算域分成立方体单元（Yee 的单元）。为了使场离散化，在单元的每个边缘的中心分配电场分量，并且在单元的每个面的中心分配 MF 分量。从电场和磁场的初始值开始并给予一个特定的激励，该过程使用中心有限差分近似迭代地计算每个单元的场值，以解析麦克斯韦方程中的空间和时间导数。

单元大小的条件可表示为：

$$max(\Delta x, \Delta y, \Delta z) < \frac{\lambda}{20\sqrt{\varepsilon_{rmax}}}$$ （公式 10-14）

其中，Δx，Δy，Δz 分别为单元离散度，λ 为自由空间波长，ε_{rmax} 为计算域中的最大相对介电常数

时间轴被均匀地划分为许多小间隔 Δt，其必须满足以下条件（Courant-Friedrichs-Lewy 稳定性标准）[119]：

$$\Delta t \leq \frac{\sqrt{\mu\varepsilon_{rmax}}}{\sqrt{\frac{1}{\Delta x^2} + \frac{1}{\Delta y^2} + \frac{1}{\Delta z^2}}}$$ （公式 10-15）

其中 μ 为介质导磁率，这种情况确保波的传播速度不会快于光在介质中的速度。

然后在 t = nΔt 时计算电场，并且在 t =（n+1/2）Δt 时计算 MF，时间偏移等于 Δt / 2，其从 n = 1 开始，直到场达到稳态才结束（越级时间步进）。

包含感兴趣物质的盒子将场反射回物体空间，不允许模拟电磁波在自由空间中的传播。为了克服这个问题，最常用的方法是在盒子的外表面放置一层吸收材料，以吸收从计算域内部射入的功率。最好的人造吸收材料名为"完美匹配层"（perfectly matched layer，PML）[120]，它是一种吸收能力特别强的非物理材料。

在均匀笛卡儿网格上进行 FDTD 模拟有一个众所周知的问题，就是处理曲面或高度不规则的几何细节边界（类似阶梯）的问题。因此，必须使用非均匀网格或具有高空间分辨率（和大内存要求）的网格。目前，该领域已有新进展[121]。

由于 FDTD 方法简单、效率高，不需要求解任何矩阵方程，所以它已被广泛用于包括

MRI 应用在内的电磁问题数值模拟方面[122-128]。目前，由于可以用真人进行试验（每个维度的最大分辨率为 1 mm）[129,130]，我们有可能获得高分辨率的 SAR 和电磁场分布图[101,102,124]（图 10-6），这对评估金属植入物位置可能存在的热点[131]、优化高场 MRI 扫描仪的新采集序列、设计新的射频线圈[127,128]（如相控阵线圈）[132,133] 非常有用。

基于 FDTD 方法的商业软件中最常用的三种是 Remcom 的 XFDTD[134]、SPEAG 的 SEMCAD X[135] 和 CST 计算机模拟技术的微波工作室（MWS）[136]。还有许多其他内部开发的代码，特用于 RF 线圈以及人体内 RF 场之间的相互作用的建模和模拟。

（1）电磁数值模型：对于典型的电磁数值模拟问题，需要 RF 线圈和成像对象（通常是人体或人体头部）的数值模型。由于 RF（和 RF 屏蔽）的尺寸和电磁特性（导磁率、介电常数

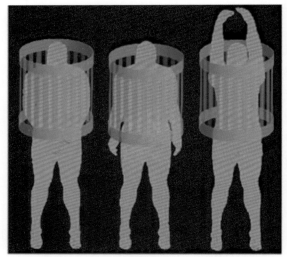

原始　　　　　胳膊置于双侧　　　　胳膊置于上方

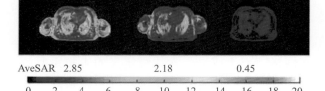

AveSAR　2.85　　　　　　2.18　　　　　　0.45

0　2　4　6　8　10　12　14　16　18　20

▲ 图 10-6　人体模型：各种姿势的 SAR 分布

和导电率）已知，因此其电磁模型可以以简单的方式建立出来。人体的电磁模型较为复杂，因为其内存在许多形状不规则的组织，并且这些组织的电磁特性非常不同。为了构建精确的解剖学人体电磁模型，通常可以先使用 MRI 或 X 射线计算机断层扫描收集一组断层图像，然后再分割每个图像并在第三维中插入所有图像以创建三维几何图像模型。该过程非常困难且耗时较长，因此不可能为每项研究都构建特定的数值模型。最常用的方法是使用一个可用的模型，然后将其缩放到适当的大小，以获得良好的近似于该特定研究个体的模型。另一个重要问题与模型内所有组织的电磁特性有关：导磁率与自由空间的导磁率大致相同，不同组织的介电常数和电导率不同，并且它们的值随频率改变而变化。此外，人体组织的介电常数和电导率很难准确测量，因此公布的数据之间存在一些差异[137]。

文献中最著名的数值模型来自国家医学图书馆（National Library of Medicine，NLM）可视化人类项目，该项目试验对象为一个体型较大的男性，手臂放在身体两侧。该模型作为商用，为三维网格单位的形式，其分辨率为 10、5、3、2 或 1 mm，每个单位具有适当介电特性，并代表一种组织类型[134]。

通常，商用电磁数值模型软件包括几种人体数值模型。例如，SPEAG 提供了一套数值模型，其中包括了可能需要的人体模型（由 IT'IS Foundation 开发的虚拟家庭：包括成人和儿童整个身体及男性和女性[138]）（图 10-7）、动物模型（大鼠和小鼠）及通用模型[135]。此外，Remcom 开发了一种专用软件工具（VariPose）[134]，它允许重新定位男性可见人体网格的体素，包括内部解剖结构。使用此工具，可以根据特定的用户使用需求将模体按实际情况放置。

3. 实验计量测定法

（1）量热法：测量由 RF 功率沉积引起的温度升高通常是 SAR 预估中最常用的实验性方法，

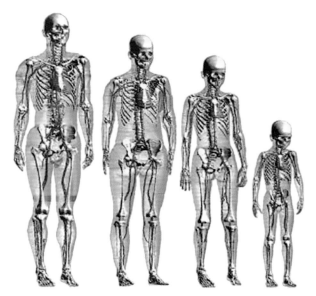

▲ 图 10-7　虚拟家庭

经 IOP Publishing 许可引自 Christ, A. et al., The Virtual Family—Development of surface-based anatomical models of two adults and two children for dosimetric simulations, *Phys. Med. Biol.*, 55, N23–N38, 2010, Institute of Physics and Engineering in Medicine. 版权所有

尤其是在存在可能产生热点的金属生物医学植入物的情况下[139]。在一个或多个位置使用温度探针，在一个足以获得良好噪声信号的时间段内，测试受试者或适当的体模的温度升高，这种测量称为量热法[140]。然后使用 Pennes[141] 首先提出的组织生物热方程根据温度变化估算 SAR：

$$c\frac{dT}{dt} = W_M + W_B + W_C + \text{SAR} \qquad （公式 10-16）$$

其中，c 是组织的比热容，单位为 J / kg℃；dT / dt 是由于暴露导致的温度增量；W_M 是代谢活动产生的热量；W_B 是由于血液灌注导致的热量损失；W_C 是由于组织中的热传导导致的热损失。

对于体内测量，很难估计代谢活动的相关参数、血液灌注和热传导热交换，而在体外 SAR 评估中，即模拟生物组织特性的体模测量中，并没有 W_M 和 W_B 两项。此外，使用具有足够黏度的体模，W_C 可忽略不计。在这种情况下，生物热方程可以简化为：

$$c \frac{dT}{dt} = SAR \qquad （公式 10-17）$$

其中，通常假设体模的比热容等于水的比热（4184 J / kg℃）。通常探针测量的温度被绘制出来，并使用斜率确定的算法以图形的方式确定辐照引起的温度上升的时间速率（ΔT/Δt）：然后根据 ΔT/Δt 的起始线性斜率确定 SAR[142]：

$$SAR = \frac{\Delta T \cdot c}{\Delta t} \qquad （公式 10-18）$$

在使用单点探针测量 SAR 时，当物体中存在与探针尖端位置不一致的一个或多个热点时，测量可能会出现明显的误差。在这种情况下，在 RF 辐射后，探针测量的温度可能不会立即升高，但几秒后，当热量从附近的热点传导过来时，其温度开始更快地上升。当 RF 停止时，因为热量从热点传导到探针所在的较冷区域，温度会继续升高（图 10-8）。表观斜率可能被错误地理解为探针尖端位置的 SAR，因此，为了避免预估 SAR 时出现误差，应选择温度上升的初始线性部分。这是测量靠近医疗植入物的部位及其周围环境的射频感应加热的标准方法[142]，但由于它只是一个逐点测量法，不可能获得整个物体表面或整个物体的 SAR 值图谱，因此它也不用于估计体内的局部 SAR。

（2）基于 MRI B₁ mapping 的方法：最近的研究表明，从已知 RF 照射下 B₁ 场在受试者上的分布情况出发，可以估计组织电参数和体内

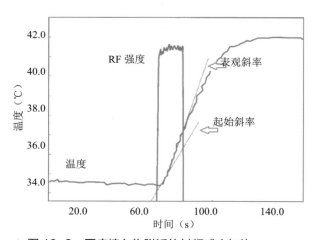

▲ 图 10-8 医疗植入物附近的射频感应加热

SAR[143-146]。在测量所施加的 RF 场的有源磁分量方面，B₁ mapping 是众所周知的[147-149]。文献中有一些方法可以预估 RF 场 B₁⁺（或 MF 强度 H₁⁺），即 RF 发射线圈产生的 MF，以及接收线圈接收 MR 信号的接收灵敏度，其与从样本[150]获得的 MF B₁⁻（或 H₁⁻）有关。对于共振时为拉莫尔频率的常规 RF 脉冲，从 B₀ 方向偏转的磁化翻转角与局部 B₁ 场的大小成正比。因此，一些 B₁ mapping 方法基于局部翻转角分布[145]，其中，双角法（double-angle method，DAM）[148]最简单，需要采集两个具有不同翻转角（α 和 2α）的图像。另一种众所周知用于 B₁⁺ 的方法涉及信号的体素 - 体素拟合，该信号来自于一系列具有不同翻转角的图像[151]，该方法的理论基础近似于计算信号强度的 Bloch 方程，是最精确的方法，但是需要较长的采集和计算时间以及对目标的高功率沉积。

其他已知的 B₁⁺ / 实际翻转角 mapping 方法有基于脉冲稳态序列的实际翻转角成像（actual flip angle imaging，AFI）[152]、回波平面成像方法[153] 以及 Cunningham[154] 等修改过的 DAM 和 Morrel 的[155] 相敏技术。

最近，提出了一种基于 Bloch-Siegert 位移的 B₁⁺ mapping 新方法[156]：该方法能非常快速地获取 B₁ mapping，但其需要在 MRI 扫描仪中使用一特定序列。

（3）温度测定法：为了使 SAR 的空间分布更加直观，可以使用 MR 热成像方法，其涉及 MRI 非侵入式温度监测，并且基于温度敏感的 MR 参数的方法，例如质子共振频率（proton resonance frequency，PRF）、扩散系数（D）、T₁ 和 T₂ 弛豫时间、磁化转移、质子密度及温度敏感造影剂[157]。

MRI 已被证明是一种很好的无创监测体内热疗的方式，可确保治疗的有效性和安全性，并且用于多项临床工作中[158-161]。然而，MR 测温很少用于预测 SAR 分布[162,163]：通常，使用基于 PRF 偏移的相位差成像去测量 RF 加热前

及加热后模型的三维温度分布，以绘制吸收功率图。一旦计算出整个样本的温度变化，就可以通过公式 10-18 的模型获得局部 SAR 的分布。

（4）其他实验方法：最近，一种用于测量头部或身体平均 SAR 的新型 RF 剂量计样机问世[164]，并于 2011 年获得专利。该设备完全脱离 MRI 扫描仪，它基于时间平均 RF 电压传感器，校准后可以确定等效 SAR。该换能器由一些彼此正交定向的铜环构成，必须将 SAR 传感器放置在扫描仪中，并将其连接到磁体外部 RF 电压有效值测量装置上，然后启动扫描仪，该扫描使用需要测量 SAR 的 MRI 脉冲序列。最终使用测量的有效值功率和物体质量来计算平均 SAR 和最大 SAR。

十一、总结

与其他高能量的辐射（X 射线、核医学中使用的辐射等）不同，磁共振不使用电离电磁辐射，因此没有足够能量将电子从原子或分子中分离出来，故而磁共振被认为是一种安全的技术。但是，需要考虑在与磁共振信号和图像生成相关的安全保证和工程方面的几种影响。本章总结了磁共振检查中使用的三类磁场的生物学效应。随着磁共振检查数量的不断增加和磁共振技术的快速发展，使得大量具有高静态 MF（＞ 3 T）磁共振扫描仪相应应用于实践，进而，对 MRI 程序可能存在的风险和健康影响的考虑也变得越来越重要。

今天，由静态 MF 引起的所谓投射效应被认为是最大的潜在危害，只有严格仔细筛查进行磁共振检查的所有人，才能最大限度地减少这种影响。由于在高场强中移动而产生的短暂不适，如轻微恶心、眩晕、头痛、刺痛 / 麻木、视物模糊等，通常可以通过确保患者在主磁场中缓慢移动从而减少或避免该类情况发生。

对于具有高场强的扫描仪，必须使用高性能梯度，并由此可以利用通过主磁场增加的

SNR，实现更快的扫描速度或更高的分辨率。但是，这些梯度可能会刺激心脏。已经开发出克服该问题的新策略，例如针对神经或心脏成像应用设计一个更小容量的高性能线性梯度。

对于 RF 场，考虑到安全 SAR 的限制，必须折中图像采集速率分辨率和层面范围之间关系，而该问题是高场成像最大的挑战。高场成像的技术挑战有脉冲序列设计、RF 脉冲设计、新的采集技术和硬件设计，这些技术的突破将有助于解决上述问题。

尽管一些世界研究小组正在努力解决磁共振环境中可能出现的危险情况，但与这些情况相关的尚未解决的问题仍然很多，这些问题的重要性体现在主要的世界磁共振研究小组中都具有磁共振安全性和兼容性组织。

在获得更多与诊断性磁共振潜在风险相关的知识之前，为了防止事故和意外的发生，应用磁共振技术时应采取谨慎的态度，有必要了解有关磁共振生物效应的最新知识，使用现有的已被证明实用的指南来确保患者和工作人员的安全，并遵循有关生物医学植入物和设备的适当建议。

推荐阅读

［1］Drinker CK, Thomson RM. (1921) Does the magnetic field constitute an industrial hazard? J Ind Hyg 3:117–129.

［2］Davis LD, Pappajohn K, Plavnieks IM. (1962) Bibliography of the biological effects of magnetic fields. Fed Proc 21:1–38.

［3］Schenck JF. (2000) Safety of strong, static magnetic fields. J Magn Reson Imaging 12:2–19.

［4］Franco G, Perduri R, Murolo A. (2008) Effetti biologici da esposizione occupazionale a campi magnetostatici utilizzati in imaging a risonanza magnetica nucleare: una rassegna. Med Lav 99:16–28.

［5］McRobbie DW, Moore EA, Graves MJ et al. (2006) MRI— From Picture to Proton. Cambridge University Press: Cambridge, New York.

［6］McNeil DG. (August 19, 2005) M.R.I's Strong Magnets Cited in Accidents. New York Times.

［7］Chakeres DW, Kangarlu A, Boudoulas H et al. (2003) Effect of static magnetic field exposure of up to 8 Tesla on sequential human vital sign measurements. J Magn Reson Imaging 18:346–352.

[8] Schenck JF, Dumoulin CL, Redington RW et al. (1992) Human exposure to 4.0 T magnetic fields in a whole-body scanner. Med Phys 19:1089–1098.

[9] Schenck JF. (1992) Health and physiological effects of human exposure to whole-body 4 Tesla magnetic fields during MRI. Ann NY Acad Sci 649:285–301.

[10] Kleinman MH, Shevchenko T, Bohne C. (1998) Magnetic field effects on the dynamics of radical pairs: The partition effects in vescicles. Photochem Photobiol 68:710–718.

[11] Scaiano JC, Cozens FL, Mohtat N. (1995) Influence of combined AC-DC magnetic fields on free radical in organized and biological systems. Development of a model and application of the radical pair mechanism to radicals in micelles. Photochem Photobiol 62:818–829.

[12] Everson RW, Timmel CR, Brocklehurst B et al. (2000) The effects of weak magnetic fields on radical recombination reactions in micelles. Int J Radiat Biol 76:1509–1522.

[13] Ritz T, Thalau P, Phillips JB et al. (2004) Resonance effects indicate a radical-pair mechanism for avian magnetic compass. Nature 429:177–180.

[14] Kangarlu A, Burgess RE, Zhu H et al. (1999) Cognitive, cardiac, and physiological safety studies in ultra high field magnetic resonance imaging. Magn Reson Imaging 17:1407–1416.

[15] World Health Organization. (2006) Environmental Health Criteria 232. Static fields. World Health Organization: Geneva, Switzerland.

[16] International Commission on Non-Ionizing Radiation Protection (ICNIRP). (2009) Guidelines on limits of exposure to static magnetic field. Health Phys 96:504–514.

[17] Formica D, Silvestri S. (2004) Biological effects of exposure to magnetic resonance imaging: An overview. BioMed Eng OnLine 3:11.

[18] Vogt FM, Ladd ME, Hunold P et al. (2004) Increased time rate of change of gradient fields: Effect on peripheral nerve stimulation at clinical MR imaging. Radiology 233:548–554.

[19] Reilly JP. (1989) Peripheral nerve stimulation by induced electric currents: exposure to time-varying magnetic fields. Med Biol Eng Comput 27:101–110.

[20] Simmons A, Hakansson K. (2011) Magnetic resonance safety. Methods Mol Biol 711:17–28.

[21] Abart J et al. (1997) Peripheral nerve stimulation by time-varying magnetic fields. J Comput Assist Tomogr 21(4):532–538.

[22] Shellock FG, Ziarati M, Atkinson D et al. (1998) Determination of gradient magnetic field-induced acoustic noise associated with the use of echo planar and three dimensional, fast spin echo techniques. J Magn Reson Imaging 8(5):1154–1157.

[23] McJury M, Shellock FG. (2000) Auditory noise associated with MR procedures: A review. J Magn Res Imag 12:37–45.

[24] Shellock FG, Kanal E. (1996) Magnetic Resonance: Bio-

effects, Safety, and Patient Management, 2nd ed. Lippincott-Raven: New York.

[25] Persson BRR, Stahlberg F. (1989) Health and Safety of Clinical NMR Examinations: CRC Press: Boca Raton, FL.

[26] Michaelson SM, Lin JC. (1987) Biological Effects and Health Implications of Radiofrequency Radiation. Plenum: New York.

[27] Beers J. (1989) Biological effects of weak electromagnetic fields from 0 Hz to 200 MHz: A survey of the literature with special emphasis on possible magnetic resonance effects. Magn Reson Imaging 7:309–331.

[28] Simi S, Ballardin M, Casella M et al. (2008) Is the genotoxic effect of magnetic resonance negligible? Low persistence of micronucleus frequency in lymphocytes of individuals after cardiac scan. Mut Res 645:39–43.

[29] Polk C. (1995) Biological effects of nonionizing electromagnetic fields. In: Bronzino JD (ed) Handbook of Biomedical Engineering. CRC Press: Boca Raton, FL.

[30] Shellock FG. (2000) Radiofrequency energy-induced heating during MR procedures: A review. J Magn Reson Imaging 12:30–36.

[31] Shellock FG. (1990) MRI bioeffects and safety. In: Atlas S (ed) Magnetic Resonance Imaging of the Brain and Spine. Raven Press: New York.

[32] Gordon CJ. (1987) Normalizing the thermal effects of radiofrequency radiation: Body mass versus total body surface area. Bioelectromagnetics 8:111–118.

[33] Shellock FG, Crues JV. (1988) Corneal temperature changes associated with high-field MR imaging using a head coil. Radiology 167:809–811.

[34] Bottomley PA, Redington RW, Edelstein WA, Schenck JF. (1985) Estimating radiofrequency power deposition in body NMR imaging. Magn Reson Med 2:336–349.

[35] Bottomley PA, Edelstein WA. (1981) Power deposition in whole body NMR imaging. Med Phys 8:510–512.

[36] International Electrotechnical Commission. (2002) IEC 60601-2-33 Particular Requirements for Basic Safety and Essential Performance of Magnetic Resonance Equipment for Medical Diagnosis, 2nd ed., International Electrotechnical Commission: Geneva, Switzerland.

[37] Shellock FG, Schaefer DJ, Crues JV. (1989) Alterations in body and skin temperatures caused by MR imaging: Is the recommended exposure for radiofrequency radiation too conservatice? Brit J Radiol 62:904–909.

[38] Manufacturer and User Facility Device Experience Database—(MAUDE) accessed September 2013.

[39] Dempsey MF, Condon B, Hadley DM. (2001) Investigation of the factors responsible for burns during MRI. J Magn Reson Imaging 13:627–631.

[40] Kanal E, Shellock FG. (1990) Burns associated with clinical MR examinations. Radiology 175:585.

[41] Kreidstein ML, Giguere D, Freiberg A. (1997) MRI interaction with tattoo pigments: Case report, pathophysiology, and management. Plast Reconstr Surg 99:1717–1720.

[42] Shellock FG, Spinazzi A. (2008) MRI safety update 2008:

Part 1, MRI contrast agents and nephrogenic systemic fibrosis. Am J Roentgenol 191:1129–1139.

[43] Ali MA. (2007) Magnetic resonance imaging and associated alteration in some biophysical properties of blood. Rom J Biophys 17:277–286.

[44] Joong WL, Myeong SK, Kim JY et al. (2011) Genotoxic effects of 3 T magnetic resonance imaging in cultured human lymphocytes. Bioelectromagnetics 32:535–542.

[45] Stikova E. (2012) Magnetic resonance imaging safety: Principles and guidelines. Prilozi 33(1):441–72.

[46] Eshed I, Althoff CE, Hamm B et al. (2007) Claustrophobia and premature dermination of magnetic resonance imaging examinations. J Magn Reson Imaging 26(2):401–404.

[47] Alorainy IA, Albadr FB, Abujamea AH. (2006) Attitude towards MRI safety during pregnancy. Ann Saudi Med 26(4):306–309.

[48] Eskandar OS, Eckford SD, Watkinson T. (2010) Safety of diagnostic imaging in pregnancy. Part 2: Magnetic resonance imaging, ultrasound scanning and Doppler assessment. Obstetrician Gynaecol 12:171–177.

[49] Kannala S, Toivo T, Alanko T et al. (2009) Occupational exposure measurements of static and pulsed gradient magnetic fields in the vicinity of MRI scanners. Phys Med Biol 54:2243–2257.

[50] Glover PM. (2009) Interaction of MRI field gradients with the human body. Phys Med Biol 54:R99–115.

[51] Shellock FG. (2002) Biomedical implants and devices: Assessment of magnetic field interactions with a 3.0- Tesla MR system. J Magn Reson Imaging 16:721–732.

[52] Shellock FG. Reference Manual for Magnetic Resonance Safety, Implants and Devices: 2013 edition. Biomedical Research Publishing Group.

[53] Kainz W. (2007) MR heating tests of MR critical implants. J Magn Reson Imaging 26:450–451.

[54] Mattei E, Calcagnini G, Censi F et al. (2010) Numerical model for estimating RF-induced heating on a pacemaker implant during MRI: Experimental validation. IEEE Trans Biomed Eng 57(8):2045–2052.

[55] Angelone LM, Potthast A, Segonne F et al. (2004) Metallic electrodes and leads in simultaneous EEGMRI: Specific absorption rate (SAR) simulation studies. Bioelectromagnetics 25(4):285–295.

[56] Bennett LH, Wang PS. Donahue MJ. (1996) Artifacts in magnetic resonance imaging from metals. Appl Phys 79:4712.

[57] Shellock FG. (2001) Metallic neurosurgical implants: Evaluation of magnetic field interactions, heating, and artifacts at 1.5 Tesla. J Magn Reson Imaging 14:295–299.

[58] ASTM F2182—11a Standard Test Method for Measurement of Radio Frequency Induced Heating on or Near Passive Implants during Magnetic Resonance Imaging.

[59] ASTM F2119—07. (2013) Standard Test Method for Evaluation of MR Image Artifacts from Passive Implants.

[60] ASTM F2052—06e1 Standard Test Method for Measurement of Magnetically Induced Displacement Force on Medical Devices in the Magnetic Resonance Environment.

[61] ASTM F2503—13 Standard Practice for Marking Medical Devices and Other Items for Safety in the Magnetic Resonance Environment.

[62] Schaefers G, Melzer A. (2006) Testing methods for MR safety and compatibility of medical devices. Minimally Invasive Therapy 15:71–75.

[63] Vanello N, Hartwig V, Tesconi M et al. (2008) Sensing glove for brain studies: Design and assessment of its compatibility for fMRI with a robust test. IEEE/ASME Trans Mechatron 13:345–354.

[64] Bassen HI, Angelone LM. (2012) Evaluation of unintended electrical stimulation from MR gradient fields. Frontiers Biosci 4:1731–1742.

[65] Mattei E, Triventi M, Calcagnini G et al. (2008) Complexity of MRI induced heating on metallic leads: Experimental measurements of 374 configurations. BioMed Eng OnLine 7:11.

[66] Martin ET, Coman JA, Shellock FG et al. (2004) Magnetic resonance imaging and cardiac pacemaker safety at 1.5-Tesla. J Am Coll Cardiol 43:1315–1324.

[67] Sommer T, Vahlhaus C, Lauck G et al. (2000) MR imaging and cardiac pacemakers: In-vitro evaluation and in-vivo studies in 51 patients at 0.5 T. Radiology 215:869–879.

[68] Nazarian S, Roguin A, Zviman MM et al. (2006) Clinical utility and safety of a protocol for noncardiac and cardiac magnetic resonance imaging of patients with permanent pacemakers and implantable-cardioverter defibrillators at 1.5 tesla. Circulation 114:1277–1284.

[69] ICNIRP. (2004) Statement on medical magnetic resonance (MR) procedures: Protection of patients. Health Phys 87(2):197–216.

[70] Amendment to the ICNIRP. (2009) Statement on medical magnetic resonance (MR) procedures: Protection of patients. Health Phys 97(3):259–261.

[71] ICNIRP. (2009) Guidelines on limits of exposure to static magnetic fields. Health Phys 96(4):504–514.

[72] ICNIRP. (1998) Guidelines for limiting exposure to time-varying electric, magnetic, and electromagnetic fields (up to 300 GHz). Health Phys 74(4):494–522.

[73] ICNIRP. (2009) Statement on the "guidelines for limiting exposure to time-varying electric, magnetic and electromagnetic fields (up to 300 GHz)." Health Phys 97(3):257–259.

[74] IEC 60601-2-33 Consol. ed2.1 (incl. am1): Medical electrical equipment—Part 2: Particular requirements for the safety of magnetic resonance equipment for medical diagnosis, 2006.

[75] HPA Protection of patients and volunteers undergoing MRI procedures: Advice from the Health Protection Agency, 2008.

[76] MHRA Device Bulletin: Safety Guidelines for Magnetic Resonance Imaging Equipment in Clinical Use (DB2007(03)), 2007.

[77] FDA Guidance for Industry and FDA Staff: Criteria for

Significant Risk Investigations of Magnetic Resonance Diagnostic Devices, 2003.

［78］ACR. (2007) Guidance document for MR safe practices. AJR Am J Roentgenol 188:1–27.

［79］Directive 2004/40/EC of the European Parliament and of the Council of April 29, 2004, on the minimum health and safety requirements regarding the exposure of workers to the risks arising from physical agents (electromagnetic fields). Official Journal of the European Union L 159 of April 30, 2004 (and corrigenda L 184 of May 24, 2004).

［80］Directive 2013/35/EU of the European Parliament and of the Council. Official Journal of the European Union 2004 L179/1 [cited October 15, 2013]. Available from: http://new.eur-lex.europa.eu/legal-content/EN/TXT/ PD-F/?uri5CELEX:32013L0035&qid51381829385026&fro m5EN.

［81］Cavagnetto F, Prati P, Ariola V et al. (1993) A personal dosimeter prototype for static magnetic fields. Health Physics 65:172–177.

［82］Cavin I, Gowland P, Glover P et al. (2005) Static B0 field monitoring at 3 T and 7 T using an MRI portable dosimeter. In: Proceedings of ISMRM Workshop on MRI Safety: Update, Practical Information and Future Implications. McLean, VA, November 5–6. Berkeley, CA: International Society for Magnetic Resonance in Medicine.

［83］Bradley JK, Nyekiova M, Price DL et al. (2007) Occupational exposure to static and time-varying gradient magnetic fields in MR units. J Magn Reson Imag 26:1204–1209.

［84］Fuentes MA, Trakic A, Wilson SJ, Crozier S. (2008) Analysis and measurements of magnetic field exposures for healthcare workers in selected MR environments. IEEE Trans Biomed Eng 55:1355–1364.

［85］de Vocht F, Muller F, Engels H, Kromhout H. (2009) Personal exposure to static and time-varying magnetic fields during MRI system test procedure. J Magn Reson Imag 30:1223–1228.

［86］Crozier S, Trakic A, Wang H, Liu F. (2007) Numerical study of currents in workers induced by body-motion around high-ultrahigh field MRI magnets. J Magn Reson Imag 26:1261–1277.

［87］Riches SF, Collins DJ, Charles-Edwards GD et al. (2007) Measurements of occupational exposure to switched gradient and spatially-varying magnetic fields in areas adjacent to 1.5 T clinical MRI systems. J Magn Reson Imaging 26:1346–1352.

［88］Hartwig V, Vanello N et al. (2011) A novel tool for estimation of magnetic resonance occupational exposure to spatially varying magnetic fields. MAGMA 24(6):323–330.

［89］Forbes LK, Crozier S. (2001) On a possible mechanism for peripheral nerve stimulation during magnetic resonance imaging scans. Phys Med Biol 46:591–608.

［90］Liu F, Zhao W, Crozier S. (2003) On the induced electric field gradients in the human body for magnetic stimulation by gradient coils in MRI. IEEE Trans Biomed Eng 50:804–811.

［91］McKinnon G. (2003) Simplifying gradient coil modeling in FDTD calculations. In Proceedings of the 11th Annual Meeting of SMRM, Toronto, Ontario, Canada, p. 2437.

［92］Mao W, Chronik BA, Feldman RE et al. (2006) Calculations of the complete electric field within a loaded gradient coil. Magn Reson Med 55:1424–1432.

［93］McRobbie DW, Cross T. (2005) Occupational exposure to time varying magnetic gradient fields (dB/dt) in MRI and European limits. In: Proceedings of ISMRM Workshop on MRI Safety: Update, Practical Information and Future Implications. McLean, VA, November 5–6. Berkeley, CA: International Society for Magnetic Resonance in Medicine.

［94］Crozier S, Trakic A, Wang H, Liu F. (2007) Numerical study of currents in occupational workers induced by body-motion around high ultrahigh field MRI magnets. In: Proceedings of the Joint Annual Meeting ISMRMESM-RMB, May 19–25 Berlin, Germany, p. 1098.

［95］Brand M, Heid O. (2002) Induction of electric fields due to gradient switching: A numerical approach. Magn Reson Med 48:731–734.

［96］Liu F, Crozier S. (2004) A distributed equivalent magnetic current based FDTD method for the calculation of the E-fields induced by gradient coils. J Magn Reson 169:323–327.

［97］Brix G, Reinl M, Brinker G. (2001) Sampling and evaluation of specific absorption rates during patient examinations performed on 1.5-Tesla MR systems. Magn Reson Imaging 9:769–779.

［98］Hand JW. (2008) Modelling the interaction of electromagnetic fields (10 MHz–10 GHz) with the human body: Methods and applications. Phys Med Biol 53:R243–R286.

［99］Collins CM, Li S, Smith MB. (1998) SAR and B1 field distributions in a heterogeneous human head model within a birdcage coil. Magn Reson Med 40:847–856.

［100］Ibrahim TS. (2004) Optimization of RF coils for high field imaging: Why the head is different than symmetrical phantoms. In: ISMRM 12th Scientific Meeting, May 15–21, Kyoto, Japan, p. 1643.

［101］Collins CM, Smith MB. (2001) Calculations of B1 distribution, SNR, and SAR for a surface coil against an anatomically- accurate human body model. Magn Reson Med 45:692–699.

［102］Collins CM, Zhangwei W. (2011) Calculation of radiofrequency electromagnetic fields and their effects in MRI of human subjects. Magn Reson Med 65:1470–1482.

［103］Liu W, Collins CM, Smith MB. (2005) Calculations of B1 distribution, specific energy absorption rate, and intrinsic signal-to-noise ratio for a body-size birdcage coil loaded with different human subjects at 64 and 128 MHz. Appl Magn Reson 29:5–18.

［104］Collins CM, Liu W, Wang JH et al. (2004) Temperature and SAR calculations for a human head within volume and surface coils at 64 and 300 MHz. J Magn Reson Imaging 19:650–656.

［105］Hand JW, Lagendijk JJW, Hajnal JV et al. (2000) SAR

and temperature changes in the leg due to an RF decoupling coil at frequencies between 64 and 213 MHz. J Magn Reson Imag 12:68–74.

［106］Jin JM. (1993) The Finite Element Method in Electromagnetics. Wiley: New York.

［107］Jin JM, Chen J. (1997) On the SAR and field inhomogeneity of birdcage coils loaded with human head. Magn Reson Med 38:953–963.

［108］Yang QX, Maramis H, Li CS, Smith MB. (1994) Three dimensional full wave solution of MRI radio frequency resonator. In: Proceedings of the SMR, 2nd Meeting, p. 1110.

［109］Harrison JG, Vaughan JT. (1996) Finite element modeling of head coils for high-frequency magnetic resonance imaging applications. In: 12th Annual Review of Progress in Applied Computational Electromagnetics, pp. 1220–1226.

［110］Simunic D, Wach P, Renhart W, Stollberger R. (1996) Spatial distribution of high-frequency electromagnetic energy in human head during MRI: Numerical results and measurements. IEEE Trans Biomed Eng 43:88–94.

［111］Jin JM, Chen J, Gan H et al. (1996) Computation of electromagnetic fields for high-frequency magnetic resonance imaging applications. Phys Med Biol 41:2719–2738.

［112］ANSYS HFSS, http://www.ansys.com/Products/ Simulation+Technology/Electromagnetics/Signal+ Integrity/ANSYS+HFSS.

［113］Harrington RF. (1967) Matrix methods for field problems. Proc. IEEE 55:136–149.

［114］Rogovich A, Monorchio A, Nepa P et al. (2004) Design of magnetic resonance imaging (MRI) RF coils by using the method of moments. In: Proceedings of the IEEE International Symposium on Antennas and Propagation and USNC/URSI National Radio Science Meeting, vol. 1, Monterey, CA, June 20–26, pp. 950–953.

［115］Liu F, Beck BL, Xu B et al. (2005) Numerical modeling of 11.1 T MRI of a human head using a MoM/FDTD method. Concepts Magn Reson Part B Magn Reson Eng 24B:28–38.

［116］Li BK, Liu F, Crozier S. (2006) High-field magnetic resonance imaging with reduced field/tissue RF aArtifacts— A modeling study using hybrid MoM/FEM and FDTD technique. IEEE Trans Electromag Compat 48(4):628–633.

［117］Li BK, Liu F, Weber E, Crozier S. (2009) Hybrid numerical techniques for the modelling of radiofrequency coils in MRI. NMR Biomed 22(9):937–951.

［118］FEKO, EM Software & Systems-S.A. (Pty) Ltd. (EMSS-SA), http://www.feko.info/.

［119］Yee KS. (1996) Numerical solution of initial boundary value problems involving Maxwell's equations in isotropic media. IEEE Trans Ant Propag 14:302–307.

［120］Berenger JP. (1994) A perfectly matched layer for the absorption of electromagnetic waves. J Computational Phys 114:185–200.

［121］Schild S, Chavannes N, Kuster N. (2007) A robust method to accurately treat arbitrarily curved 3-D thin conductive sheets in FDTD. IEEE Trans Antennas Propag 55:3587–3594.

［122］Liu W, Collins CM, Smith MB. (2005) Calculations of B1 distribution, specific absorption rate, and intrinsic signal-to-noise ratio for a body-size birdcage coil loaded with different human subjects at 64 and 128 MHz. Appl Magn Reson 29:5–18.

［123］Van den Berg CAT, van den Bergen B, van de Kamer JB et al. (2007) Simultaneous B+1 homogenization and specific absorption rate hotspot suppression using a magnetic resonance phased array transmit coil. Mag Res Med 57:577–586.

［124］Hartwig V, Giovannetti G, Vanello N et al. (2010) Numerical calculation of peak to average specific absorption rate on different human thorax models for magnetic resonance safety considerations. Appl Magn Reson 38:337–348.

［125］Giovannetti G, Frijia F, Hartwig V et al. (2010) A novel magnetic resonance phased array coil designed with FDTD algorithm. Appl Magn Reson 39(3):225–231.

［126］Giovannetti G, Hartwig V, Landini L et al. (2011) Sample-induced resistance estimation in magnetic resonance experiments: Simulation and comparison of two methods. Appl Magn Reson 40:351–361.

［127］Hartwig V, Tassano S, Mattii A et al. (2013) Computational analysis of a radiofrequency knee coil for lowfield MRI using FDTD. Appl Magn Reson 44(3):389–400.

［128］Morelli MS, Hartwig V, Tassano S et al. (2013) FDTD analysis of a radiofrequency knee coil for low-field MRI: Sample-induced resistance and decoupling evaluation. Appl Magn Reson 44:1393–1403.

［129］Mazzurana M, Sandrini L, Vaccari A et al. (2004) Development of numerical phantoms by MRI for RF electromagnetic dosimetry: A female model. Radiat Prot Dosim 111:445–451.

［130］Makris N, Angelone L, Tulloch S et al. (2008) MRI based anatomical model of the human head for specific absorption rate mapping. Med Biol Eng Comput 46:1239–1251.

［131］Ho HS. (2001) Safety of metallic implants in magnetic resonance imaging. J. Magn. Reson. Imaging 14:472–477.

［132］Giovannetti G, Hartwig V, Viti V et al. (2008) Low field elliptical MR coil array designed by FDTD. Concepts Magn Reson Part B 33B:32–38.

［133］Giovannetti G, Frijia F, Hartwig V et al. (2010) A novel magnetic resonance phased array coil designed with FDTD algorithm. Appl Magn Reson 39(3):225–231.

［134］XFdtd® EM Simulation Software, Remcom, http://www.remcom.com/xf7.

［135］SEMCAD X, SPEAG, http://www.speag.com/products/semcad/overview/.

［136］CST MICROWAVE STUDIO, CST, https://www.cst.com/ Products/CSTMWS.

［137］Gabriel C. (1996) Compilation of the dielectric properties of body tissues at RF and microwave frequencies,

Occupational and Environmental Health Directorate, Radio-frequency Radiation Division, Brooks Air Force Base, TX, Tech. Rep. ALOE-TR-1996-0037.

[138] Christ A, Kainz W, Hahn EG. et al. (2010) The Virtual Family— Development of surface-based anatomical models of two adults and two children for dosimetric simulations. Phys Med Biol 55(2):N23–N38.

[139] Mattei E, Triventi M, Calcagnini G et al. (2008) Complexity of MRI induced heating on metallic leads: Experimental measurements of 374 configurations. BioMed Eng OnLine 7:11.

[140] Yeung CJ, Atalar E. (2001) A Green's function approach to local RF heating in interventional MRI. Med Phys 28(5):826–832.

[141] Pennes HH. (1948) Analysis of tissue and arterial temperatures in the resting human forearm. J Appl Physiol 1:93–122.

[142] ASTM F2182-02a. (2002) Standard test method for measurement of Radio Frequency induced heating near passive implants during Magnetic Resonance Imaging. ASTM International: West Conshohocken, PA.

[143] Bulumulla SB, Yeo TB, Zhu Y. (2009) Direct calculation of tissue electrical parameters from B1 maps. Proc Intl Soc Mag Reson Med 17:3043.

[144] Cloos MA, Bonmassar G. (2009) Towards direct B1 based local SAR estimation. Proc Intl Soc Mag Reson Med 17:3037.

[145] Hartwig V, Vanello N, Giovannetti G et al. (2011) B1+/ actual flip angle and reception sensitivity mapping methods: Simulation and comparison. Mag Reson Imag 29:717–722.

[146] Katscher U, Voigt T, Findeklee C. (2009) Determination of electric conductivity and local SAR via B1 mapping. IEEE Trans Med Imag 28(9):1365–1374.

[147] Akoka S, Franconi F, Seguin F, le Pape A. (1993) Radiofrequency map of an NMR coil by imaging. Magn Reson Imag 11:437–441.

[148] Stollberger R, Wach P. (1996) Imaging of the active B1 field in vivo. Magn Reson Med 35:246–251.

[149] Collins CM, Yang QX, Wang JH et al. (2005) Different excitation and reception distributions with a single-loop transmit-receive surface coil near a head-sized spherical phantom at 300 MHz. Magn Reson Med 47:1026–1028.

[150] Helluy X, Webb AG. (2005) Characterization of B1 field focusing effects in magnetic resonance spectroscopy and imaging at 17.6 tesla. Concepts Magn Reson Part B

Magn Reson Eng 27B(1):8–16.

[151] Hornak JP, Szumowski J, Bryant RG. (1988) Magnetic field mapping. Magn Reson Med 6:158–163.

[152] Yarnykh VL. (2007) Actual flip-angle imaging in the pulse steady state: A method for rapid three dimensional mapping of the transmitted radiofrequency field. Magn Reson Med 57:192–200.

[153] Schmitt F, Turner R, Stehling MK. (1998) Echo-Planar Imaging: Theory, Technique and Application. Berlin, Germany: Springer.

[154] Cunningham CH, Pauly JM, Nayak KS. (2006) Saturated double angle method for rapid B1+ mapping. Magn Reson Med 55(6):1326–1333.

[155] Morrell GR. (2008) A phase-sensitive method of flip angle mapping. Magn Reson Med 60(4):889–894.

[156] Sacolick LI, Wiesinger F, Hancu I, Vogel MW. (2010) B1 mapping by Bloch–Siegert shift. Magn Reson Med 63:1315–1322.

[157] Rieke V, Pauly KB. (2008) MR Thermometry. J Mag Res Imag 27:376–390.

[158] Diederich CJ, Nau WH, Ross AB et al. (2004) Catheterbased ultrasound applicators for selective thermal ablation: Progress towards MRI guided applications in prostate. Int J Hyperthermia 20:739–756.

[159] Botnar RM, Steiner P, Dubno B et al. (2001) Temperature quantification using the proton frequency shift technique: In vitro and in vivo validation in an open 0.5 Tesla interventional MR scanner during RF ablation. J Magn Reson Imaging 13:437–444.

[160] Quesson B, de Zwart JA, Moonen CT. (2000) Magnetic resonance temperature imaging for guidance of thermotherapy. J Magn Reson Imaging 12:525–533.

[161] Parker DL. (1984) Applications of NMR imaging in hyperthermia: an evaluation of the potential for localized tissue heating and noninvasive temperature monitoring. IEEE Trans Biomed Eng 31:161–167.

[162] Cline H, Mallozzi R, Li Z et al. (2004) Radiofrequency power deposition utilizing thermal imaging. Magn Reson Med 51:1129–1137.

[163] Shapiro EM, Borthakur A, Shapiro MJ et al. (2002) Fast MRI of RF heating via phase difference mapping. Magn Reson Med 47:492–498.

[164] Stralka JP, Bottomley PA. (2007) A prototype RF dosimeter for independent measurement of the average specific absorption rate (SAR) during MRI. J Magn Reson Imaging 26:1296–1302.

Chapter 11
7T 磁共振成像和波普的方法及应用

7 T Magnetic Resonance Imaging and Spectroscopy: Methods and Applications

Simon Robinson, Roland Beisteiner, Wolfgang Bogner, Klaus Bohndorf, Marek Chmelík, Barbara Dymerska, Florian Fischmeister, Stephan Gruber, Gilbert Hangel, Vladimir Juras, Claudia Kronnerwetter, Eva Matt, Günther Grabner, Martin Krššák, Lenka Minarikova, Benjamin Schmitt, Bernhard Strasser, Štefan Zbýň, and Siegfried Trattnig，著

王柳仙，译

目录　CONTENTS

一、概述

超高场磁共振（UHF MR）系统［7 Telsa（7T）和更高的场强］预计将使图像信噪比（SNR）相比 3 Telsa（3 T）MR 扫描仪提高 2～3 倍。与单通道射频（RF）线圈相比，多通道射频技术的发展使 SNR 额外提高了 2～6 倍（Wiggins 等，2005）。然而，许多领域还需要一些新的方法来处理 B_0 和 B_1 的不均匀性升高，并且需要优化序列以适应 7T 中 ^1H 和 X 核的弛豫时间。在接下来的章节中，我们对 7T 最先进的方法学及其在神经影像学、肌肉骨骼（MSK）成像、新陈代谢研究和肿瘤学研究中的初步应用进行了回顾。

二、神经影像学

（一）T_1 加权成像

为了皮质和深部灰质结构的准确可视化和（或）分割，高场下 T_1 加权成像成为了一种趋势。7 T 的一个优点是与低场强相比提高了 T_1 对比度。此外，高 SNR 允许以更高的分辨率和（或）更短的时间进行测量。最常见的是，T_1 加权成像常使用磁化制备的快速梯度回波（MPRAGE）序列（Mugler and Brookeman, 1990），近期也使用 MP2RAGE 序列（Marques 等，2010）。在每个绝热反转脉冲之后，MP2RAGE 与 MPRAGE 的不同之处在于其读出的是两个图像而不是一

个。除了有效反转时间（TI_1，TI_2）外，这两个完整的图像使用了相同的参数，这产生了不同的 T_1 加权。否则，这两个图像受到接收偏压场（B_1^-）、质子密度（M_0）和 T_2^* 的影响相同。在最后一步中，这两个梯度回波图像（GRE_{TL1} 和 GRE_{TL2}）被合并如下：

$$MP2RAGE = \frac{GRE_{TL1} \times GRE_{TL2}}{GRE_{TL1}^2 + GRE_{TL2}^2}$$

这个公式排除了 M_0、T_2^* 和（B_1^-）的影响，这在 7T 中非常重要，因其偏压场不均匀性很显著。

MPRAGE 和 MP2RAGE 的图像特征在使用 7T（Magnetom，Siemens Healthcare，Erlangen，Germany）和 32 通道头部线圈（Nova Medical，Wilmington，MA）获得的健康志愿者的数据中得到了体现。MPRAGE 和 MP2RAGE 采集的几何形状和分辨率是相匹配的，但为了获得每个序列的最佳 T_1 对比度和高 SNR，对序列参数进行了调整。结果如图 11-1 所示。MPRAGE 图像出现了偏压场不均匀性（图 11-1，左），表现为白质信号强度从大脑前部到后部逐渐升高。这伴随着 T_1 对比度的降低，可见白质／灰质边界对比度几乎完全丧失（图 11-1，左，红箭）。在使用 MP2RAGE 序列时，当获取的两个回波图像组合时，这些不利影响被有效地消除（图 11-1 中的右图）；此时，白质信号强度和 T_1 对比度在整个大脑中是均匀的。

2010 年首次介绍该序列后，MP2RAGE 在

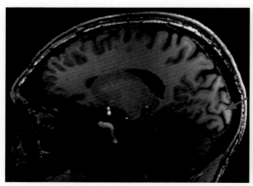
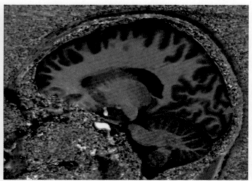

▲ 图 11-1　健康志愿者的 MPRAGE（左）和 MP2RAGE（右）图像特征
图像的几何形状和分辨率是相匹配的，红色箭所指为 MPRAGE 中看不到白质／灰质边界的区域，而在 MP2RAGE 上却能明显看到

高场强中的适用性很快得到了认可,在随后的四年中发表了几项使用了该序列的研究。一项研究关注小而深的大脑结构的高分辨率(HR)可视化,如丘脑核(Keuken 等,2013;Marques 和 Gruetter,2013)和脑干(Marques 和 Gruetter,2013)。在 Marques 和 Gruetter(2013)的一篇论文中(关于准备要研究的大脑结构),MP2RAGE 序列参数被调整以获得 T_1 范围内的最佳对比度。这种优化可以更好地描绘脑干中白质束、丘脑背侧、腹侧和丘脑核。MP2RAGE 序列针对 7T 深部脑结构成像进行了优化,使研究丘脑底核中年龄相关变化成为可能(Keuken 等,2013),并可以研究帕金森病的早期改变(Jubault 等,2009)。

另一项研究提出了自动化的下丘脑分割方法,这是通过 7T 亚毫米分辨率的 MP2RAGE 序列来实现的(Schindler 等,2013)。这种类型的计算机辅助分割方法在研究下丘脑结构和精神疾病相关性中有潜在的应用,如精神分裂症(Tognin 等,2012)、嗜睡症(Kim 等,2009)和额颞叶痴呆(Piguet 等,2011)。最近的研究也采用 7T 下 MP2RAGE 序列进行了全脑自动组织分割(Bazin 等,2013;Fujimoto 等,2014)。它也可用于皮质厚度测定,有助于提供正常大脑发育和神经退行性疾病方面的信息(Lusebrink 等,2013)。当特定分割程序应用于 MP2RAGE 数据时,可能会产生较不可靠的结果,因其不能很好地处理高水平的背景噪声(图 11-1)(Fujimoto 等,2014)。由于两个梯度回波图像是在不同的反转时间下获得的,因此 MP2RAGE 可用于 T_1-mapping 的定量(Weiss 等,2013)。最后,MP2RAGE 越来越多地被用做 7T 功能磁共振成像(fMRI)和光谱学(Xin et al,2013)的解剖学参考(Da Costa 等,2011;Koopmans 等,2012;Van der Zwaag 等,2012)。

(二)T_2 加权成像

基于快速自旋回波(FSE)的成像技术是临床 MRI 的基本技术,因为最常见的临床应用和对比基于该读出方案。在当前的常规实践中,FSE 对比主要以二维(2D)方式使用。

如果要将通常已知的 1.5T 到 3 T 的 FSE 对比转换到更高的磁场,如 7T,则特定吸收率(SAR)方面的限制会影响标准执行的适用性,尤其是重新聚焦射频脉冲序列中的大翻转角,其通常在标准正弦脉冲中为 150°～180°,这样的话,将具有较高的 B_1 振幅,因此基于 FSE 成像技术常常会引起较高的 SAR 沉积(图 11-2)。

由于人们在实现将 FSE 序列从 1.5T 转换到 3T 时已注意到相似的超过 SAR 值的模式,因此已经开发了几种减轻 SAR 负载的方法。这些方法包括将可变速率选择性激发(VERSE)修正(Hargreaves 等,2004)应用于反射脉冲和使用超回波的概念(Hennig 和 Scheffler,2001)。然而,使用 VERSE 修改 RF 脉冲会使脉冲序列更容易受到静磁场不均匀性的影响,进而影响其层面成像的精确度。由于这种不均匀性在 7T 时较强,因此 VERSE 在 7T 中的适用性仍然受限。超回波是减少回波序列中具有大量 RF 脉冲 FSE 序列的 SAR 的最有效手段,如 T_2 加权 FSE 对比。

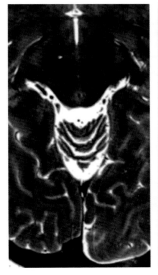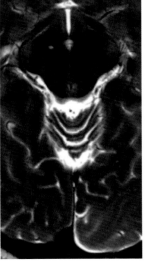

▲ 图 11-2　层厚为 1mm 时 0.4mm(左)和 0.3mm(右)平面分辨率的脑 T_2 FSE 图像

更高的分辨率有利于提升细节水平以利于观察,尽管使用的是高斯型 RF 脉冲而不是正弦脉冲,SNR 仍能满足需求然而，其对质子密度或 T_1 加权对比的适用性有限。另一种方法是使用重新聚焦脉冲，其速度够快从而允许共同的序列定时，但其固有 B_1 振幅低于正弦脉冲。这种脉冲，如高斯形状的脉冲，与它们的正弦脉冲相比，其层面成像可能不太准确。层面成像不均匀，尤其是在部分层面具有较低的信号强度时，可能会对临床场强的信噪比造成严重影响并可能损害诊断的准确性。这个问题在 7 T 或更高的场强下得到了相当大的缓解，从而使这些脉冲替代方案成为可行的选择（图 11-3）。

在 FSE 对比中，SAR 的另一个问题是反转恢复（IR）型对比，如液体衰减反转恢复（FLAIR）或短 tau IR（STIR），除了具有长回波的读出之外还使用高 B_1 反转脉冲。因此，7T 的 IR 对比必须用 SAR 减少的等效脉冲来代替标准的高功率反转脉冲，这些高功率反转脉冲通常是绝热的。由于用于 2D FSE 读出的 IR 脉冲需要专用于层面，因此高场绝热反转脉冲的方法必须确

保在很宽的偏移频率范围内来满足绝热条件，由于场不均匀性，这些偏移频率可能会在层面中累积。在合理的脉冲持续时间内可以覆盖较大频率范围的 SAR 降低的、层面选择性的绝热反转，其概念包括使用宽带均匀速率平滑截断（WURST）调制的梯度偏移独立绝热（GOIA）脉冲，用于 RF 和梯度波形（Andronesi 等，2010）或 B_1 降低的频率偏移校正反转（FOCI）脉冲（O'Brien 等，2013；Ordidge 等，1996）。

在 7T 的 FSE 序列建立过程中，主要问题是减轻由于激励脉冲和重聚焦脉冲的不同 RF 带宽可能发生的化学位移（CSD）伪影。一方面，这样的差异将根据体素内脂肪和水的比例而引起体素视觉上的移位。另一方面，如果脂质信号在特定频率被激发，它也可能导致脂肪信号的部分抑制，但重聚焦脉冲的带宽不允许这些信号完全重新聚焦（图 11-3）。由于 7T 相比于 3 T，化学位移分散增加，并且由于 SAR 降低时 RF 脉冲倾向于显示较低的带宽，因此 7T 时可能会

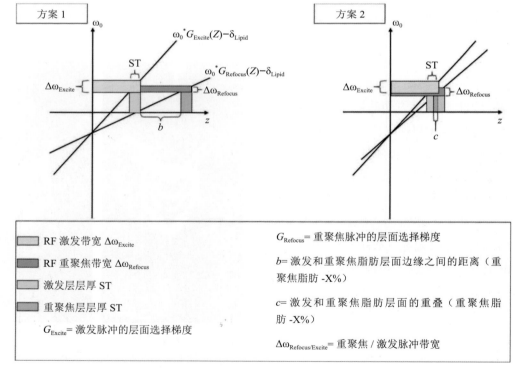

▲ 图 11-3　激发和重新聚焦期间脂质磁共振信号的容积选择

这两种情况阐明了重聚焦脂质的相对量对重聚焦脉冲带宽的依赖性（方案 1：小重聚焦带宽；方案 2：大重聚焦带宽）。RF 带宽与 RF 脉冲的持续时间成反比

出现 CSD 伪影，需要仔细设置 RF 脉冲参数来减轻这些影响（图 11-4）。

与 3 T 相比，由于弛豫时间的变化（T_2 减少和 T_2- 增加），7T 时 FSE T_2 对比提供了辨别组织类型的极佳选择。为了显示高水平的临床相关细节，适用于 7T 时 T_2 成像的参数是：矩阵 = 768×1024，FOV= 172mm×230mm×3 mm，层厚 =3.0 mm，水平层面像素 =0.2mm×0.2 mm，层间距 =0.3 mm，T_e / T_R（回波时间 / 重复时间）= 55/3700 ms，全脑层数 =32，采集时间 =3min48s（图 11-5）。

（三）液体衰减反转成像

FLAIR 是一个 IR 序列，其中反转时间选择在脑脊液（CSF）交叉点附近，使脑脊液表现为低信号或无信号（Hajnal 等，1992）。高 SAR 与使用多个 180° 重聚焦脉冲和绝热反转脉冲有关，这两种脉冲都可用于减少 7 T 时发射场的变化（这会导致图像异质性），并避免 CSF 无效归零（Garwood 和 DelaBarre，2001）。SAR 取决于线圈设计和序列参数，但通常情况下，在 7 T 时，由于 2D 快速自旋回波（TSE）和 2D FLAIR 中 SAR 的限制，因此只有薄层扫描（而不是全脑覆盖）才是可行的（Zwanenburg 等，2010）。

HR 全脑 FLAIR 成像是可行的，在 SAR 限制范围内使用三维（3D）FLAIR-TSE 序列，该序列使用 3D "不同的翻转角进行应用优化对比的采样优化（SPACE）"（Grinstead 等，2010）。SPACE 指增加了恢复脉冲的 3D FLAIR-TSE，可允许使用很大的加速因子。可变翻转角需要更低的 RF 功率，并允许更长的回波序列和更高的快速因子（Hodel 等，2011）。通过最佳反转时间和最佳选择的 T_e 和 T_R 获得的 T_2 加权（对于高信号病变）和低灰白质对比，可以抑制 CSF 信号。这可使 FLAIR 对比度类似于标准 2D FLAIR。由于较长的 T_1 和较短的 T_2 质子弛豫时间，必须修改回波时间和重复时间。在图 11-6 中，T_e / T_R

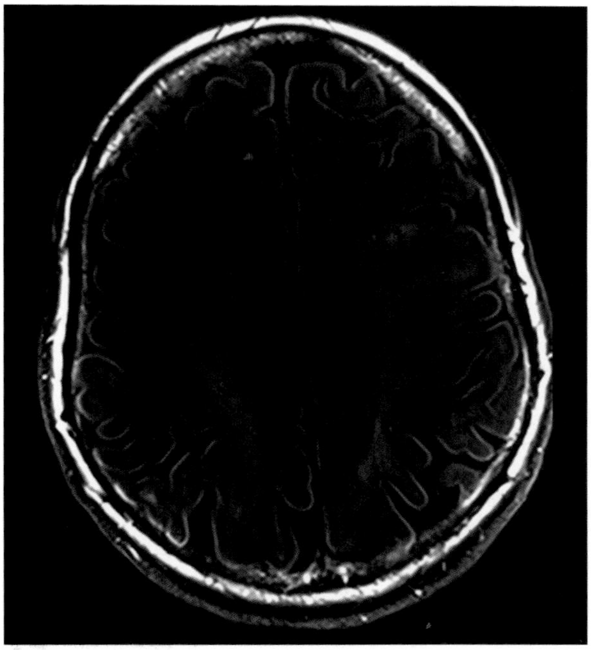

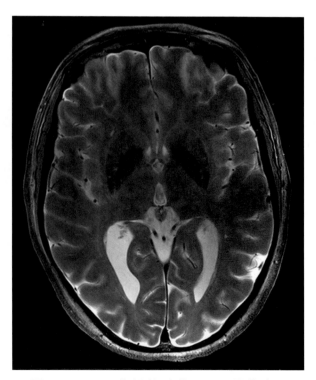

▲ 图 11-4　7T 下获得的脑 FLAIR FSE 图像证明了脂质信号发生了化学位移
在当前层面，来自颅骨的脂质信号源比水信号更突出。由于颅骨的弯曲，这些脂质从更顶端的位置发出信号，在大脑的外缘可见明亮的覆盖层

▲ 图 11-5　7T 下获得的脑的 T_2 FSE 图像在平面 0.2mm×0.2mm 的高分辨率下显示出高 SNR 和优异的组织辨别特性，可在 3min48s 的扫描时间内实现全脑覆盖

为 279 / 8000 ms 时，灰白质对比度降低，病变-白质对比度最大，以产生最佳 FLAIR 对比度。使用 2180 ms 的反转时间将使 CSF 信号最弱（图 11-6）。图 11-7 和图 11-8 显示了 7T 时 3D FLAIR-SPACE 的特征，并与 3T 时 2D FLAIR-TSE 序列的特征进行了对比。3T 2D FLAIR-TSE 序列和 7T 3D FLAIR-SPACE 都显示出了最小的 CSF 信号和低灰白质对比度。

在 MS 中的应用

诊断多发性硬化症（MS）取决于多灶性脱髓鞘病变的鉴别，其在 T_2 加权 MRI 上显示为高信号。通过使 CSF 信号归零，FLAIR 序列产生比标准 TSE 更高的组织对比度（Rossi 等，2010）。在 1.5T 和 3T 中，FLAIR 已成为评估 MS 患者的参考方法。超高场（7T 及以上）的 SNR 和组织对比度升高提示 MS 相关研究可能

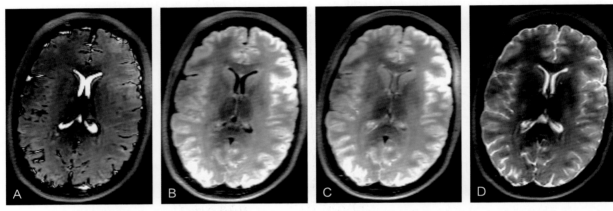

▲ 图 11-6　具有不同 IR 时间 [1000ms（A）、2180ms（B）、2500ms（C）、3500ms（D）] 的组织对比，表示 CSF 的不同水平归零

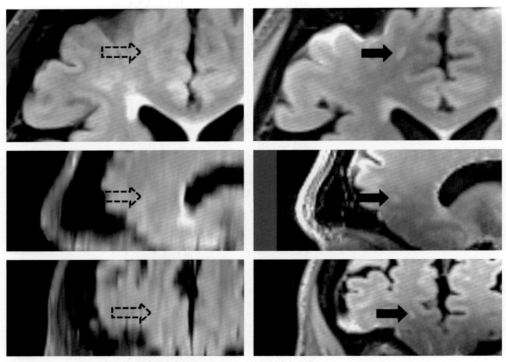

▲ 图 11-7　二维 3T FLAIR（左侧列）和三维 7T FLAIR 数据（右侧列）及轴位（第一行）、矢状位（第二行）和冠状位方向（第三行）的比较

实线箭表示三维图中可见的小病变，仅限于 7T FLAIR；虚线箭表示二维图 FLAIR 中相同小病灶的位置

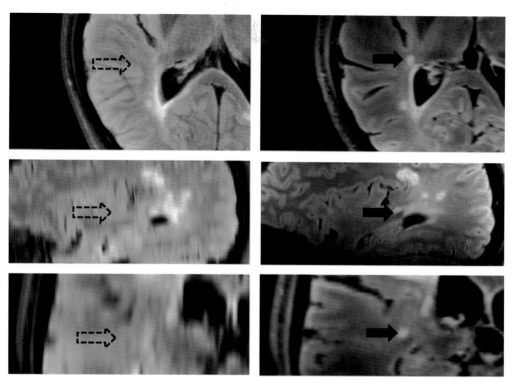

▲ 图 11-8　二维 3 T FLAIR（左侧列）和三维 7 T FLAIR（右侧列）
实线箭位置处三维 7T FLAIR 中可见清晰的病变，在二维 3T FLAIR 中几乎没有对比度（虚线箭位置）

受益于 7T 时 FLAIR 的使用。

迄今为止关于 7T 在 MS 诊断中的研究很少（Ge 等，2008；Kollia 等，2009；Tallantyre 等，2010）。尽管 FLAIR 是 1.5 ～ 3T 的 MS 研究的临床标准序列，但据我们所知，迄今为止只有少数几项关于 MS 的研究使用了 7T 3D FLAIR（De Graaf 等，2011；Kilsdonk 等，2012，2014）。

在确诊为 MS 患者的这些试验数据中，位于灰白质交界的病变也可与背景形成鲜明的对比［参见图 11-9 中交界平面 A、B 和 C 中的病变：3D 7 T FLAIR 中病变较大（交界位置 A、B 和 C 中的白箭）］。图 11-9D 中的黑箭表示一些小病灶的对比度。除了采集平面（斜轴位）之外，冠状位上可视化损伤使得将病变准确分为灰质或白质病成为可能。如，图 11-9C 中用黑箭指示的病变的冠状位（D）提示该病变属于白质。这在 3 T 的 2D FLAIR 中显示得并不清晰。

Erhardt（2008）和 Bogner 等（2009b）计算了 3T 时的 2D 序列和 7T 时的 3D 序列中图像 SNR 和对比度 - 噪声比（CNR）。2D FLAIR 序列在 3T 时的 SNR 为 210±56，3D FLAIR-SPACE 在 7T 时 SNR 为 433±81。3T 时 2D FLAIR 的 CNR 为 8.0±1.7，7T 时 3D FLAIR SPACE 为 17.5±6.7。

这些试验数据表明，基于 SPACE 的 7T 优化 3D FLAIR 序列允许在 SAR 范围内对整个大脑成像。各向异性 3D 测量的分辨率可比 3T 时标准 2D FLAIR 高 8 倍，能够减少部分容积效应并实现在任何平面中脑部病灶的可视化并且不会丢失信息。与 3T 的 2D FLAIR 相比，其可见 MS 患者中的许多小病灶。这与最近 7 T 的 MS 研究（Kilsdonk 等，2014）的结果一致，表明 3D FLAIR 技术能够检测出皮质灰质病变的最高数量。

（四）血氧水平依赖的 fMRI

1. UHF 中 BOLD 的敏感性和特异性

在 fMRI 中，UHF 的高 SNR 使得血氧水平依赖（BOLD）信号变化的敏感性提高，这些信

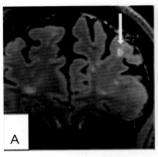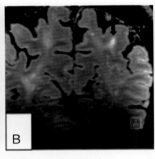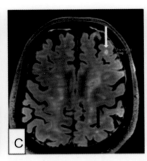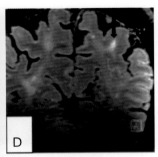

▲ 图 11-9 三维 7T FLAIR 中显示了大的病变（A、B、C 交叉处的白箭）；D 图中的黑箭表示一些小病灶的对比度

号变化发生在活跃的神经元附近。这已经在健康受试者（Olman 等，2010；Van der Zwaag 等，2009）及最近的患者相关的研究（Beisteiner 等，2011b）中得到证实。在术前计划时（fMRI 最成熟的临床应用），BOLD 敏感性的升高增加了在给定实验持续时间内成功定位的可能，或者可减少 fMRI 实验（运行）的重复次数。它还提供了增加分辨率的可能性，并且能够在未明确诊断的患有较大且快速进展的肿瘤和复杂病变的患者中，检测到微弱的激活。通过使用 UHF 提高临床 fMRI 的可靠性，本节中描述的技术提供了越来越多的取代侵入性诊断方法（如术中皮质刺激）的可能性。术中皮质刺激是功能定位的历史性金标准，但是会延长手术时间并且可能诱发术中癫痫发作。

早期对 BOLD 信号强度特征的研究提出，UHF 中组织信号变化的敏感性增加（Gati 等，1997；Yacoub 等，2001），而不是流出静脉起源（Frahm 等，1994），表明 UHF 的 BOLD 信号可以更好地定位于激活处。最近的 fMRI 研究并未证实 BOLD 信号的组织特异性增加（Geissler 等，2013），但主要是因为生理伪影的影响。早期的方法学研究提出，BOLD 敏感性随着场强的增大呈线性升高（Gati 等，1997；Yacoub 等，2001）。最近，Triantafyllou 等研究发现 BOLD 的敏感性增益在很大程度上取决于分辨率的大小，其在 HR 处获得最大增益，其中热噪声占总数的比例较高（Triantafyllou 等，2005）。fMRI 激活应用研究表明，BOLD 敏感性的增加是显著的，但比预期的增加更加适度（Beisteiner 等，

2011b；Van der Zwaag 等，2009），这一事实至少部分归因于 UHF 中增加的 Nyquist 伪影和并行成像重建伪影。鉴于这些生理和技术伪影，7 T fMRI 仅实现了它的部分功能。在接下来的内容中，我们将简要介绍解决影响 UHF fMRI 的最新和最有希望的方法，并指出应用这些方法时可以获得数据的质量。

2. 挑战及解决方法

与本章开头讨论的自旋回波方法相比，梯度回波平面成像（EPI）对非均匀 B_1^+ 传输引起的翻转角变化不是很敏感。然而，长回波串长度和低分辨率（通常高于 1mm 的各向同性体素）可导致 B_0 不均匀性较高的区域中信号严重丢失，并且相位编码方向上的低像素带宽可引起显著失真。

使用与高场强（3～4 T）时的相同方法可以减少 7 T EPI 中的信号丢失；通过提高分辨率（Merboldt 等，2000；Robinson 等，2008），优化层面角度（Deichmann 等，2003），在主要感兴趣的大脑区域中使用 z 方向的补偿梯度与选择相位编码极性（De Panfi lis 和 Schwarzbauer，2005）和平行成像加速相结合（Griswold 等，2002；Pruessmann 等，1999）。使用并行成像可跳过相位编码步骤，使回波时间减少至等于或低于 T_2^* 的值（即使是 HR 采集），并在主要回波处减少场梯度相关变化，因其可引起 2 型信号丢失（Deichmann 等，2002）。然而，重要的是，并行成像通过因子 $g*R^{1/2}$ 来降低 SNR，其中 R 是加速因子，g 是线圈几何系数（大于 1）：过度加速的使用可以抵消高场 SNR 优势。快速成像最近的一个根本性进展是多波段或多层同

时成像，其中多个层面被激发并被同时读出。使用灵敏度不同的线圈进行测量（Feinberg 等，2010），在图像位置的层面依赖性偏移的帮助下（blipped CAIPIRINHA）（Setsompop 等，2012），用于分离图像中的重叠信号。如果传统（平面内）并行成像允许 T_e 减小，以至少加速因子的平方根的 SNR 为代价，同时多层成像允许 T_R 减小（通过等于同时采集层数的因子），但与 SNR 中加速因子损失的平方根无关。

通过使用有效的匀场、改进的算法（Fillmer 等，2014b）和匀场插入物的高阶匀场（如来自 Resonance Research Inc.，Billerica，MA）或动态匀场，可以使 7T EPI 中的图像失真最小化（Juchem 等，2010）。与由 ΔB_0 的梯度引起的信号损失不同，其可以校正由 ΔB_0 本身引起的失真。点扩散函数 mapping（Zaitsev 等，2004；Zeng 和 Constable，2002）或用多回波参考扫描获得的 ΔB_0 图（Jezzard 和 Balaban，1995）可用于校正失真，只要信号不堆积或位置不交换（Robinson 和 Jovicich，2011）。在 7T 的临床 fMRI 中，这已被证明是初级运动区图像失真的有效补救措施（Dymerska 等，2014）。

提高参考线的质量可以用来减少并行成像重建伪影，可通过快速低角度成像（FLASH）（Talagala 等，2013）或快速采集每层面成像的所有分段，采取小翻转角逐层而不是层 - 段采集，在与呼吸周期相比较短的时间内获取参考扫描图像（Polimeni，2013）。Nyquist 伪影，在较高场强更为明显，尤其是在涉及头部运动的试验任务中，可以使用导航进行局部相位校正而不是全局相位校正。一种叫作 IDEA EPI 的新型序列（Poser 等，2013）提供了一种校正 Nyquist 伪影更加稳健的替代方案，与常规 EPI 方案相比，所有第二阶段的尖峰信号都被忽略，其余的尖峰信号大小加倍。数据被分配给两个采样不足的 k 空间，一个用于正读出，一个用于负读出。每个 k 空间中的所有线都是在相同方向上获得的，意味着不需要反转备用线，即 EPI 中 Nyquist 伪影

的来源。使用 SENSE（Pruessmann 等，1999）或广义自动校准部分平行采集（Griswold 等，2002）重建采样不足 k 空间并将图像组合。

我们用一个使用上述部分技术采集的数据质量的示例结束本节。使用 32 通道头部线圈（Nova Medical，Wilmington，NC）、7T MR 全身系统（Magnetom，Siemens Healthcare，Erlangen，Germany）采集单个健康受试者的梯度回波 EPI 数据，矩阵为 128×128，FOV 为 192×192 mm，层数为 50 层，层厚为 1.5 mm（边长为 1.5 mm 的立方体素），具有层面内广义自动校准部分并行采集因子 2 和多频带因子 2，T_e / T_R = 22/1500 ms。受试者被要求在 5 min（200 个体）的采集持续时间内什么也不能做。使用多通道场图（Robinson 和 Jovicich，2011）校正失真数据，使用高斯核心进行运动校正和平滑，半高全宽为 2 mm。使用 FSL 的 MELODIC（Beckmann 和 Smith，2004）进行独立成分分析（ICA），产生 60 个成分，包括一个反映运动静息态网络的成分（Biswal 等，1995）（38 号，通过方差百分比进行排名），如图 11-10 所示：7T 采用 32 通道射频线圈的 EPI 数据。自 5 min 无刺激扫描中使用 ICA（Beckmann 等，2005）获得的运动脑区的静息态网络，与单个 EPI 时间点图像进行融合（参见白箭）。最近的一些研究探索了通过初级运动区的功能连接而不是通过运动任务来进行手术前中央沟识别的可能性（参见如，Shimony 等，2009；Zhang 等，2009）。这些结果表明，即使在不能完成任务的受试者中，也可以在 5 min 内实现初级运动区的可靠的 HR 成像。

3. 临床应用

如本章较前部分所述，UHF fMRI 中 BOLD 信号灵敏度和特异度均有提高，并且可以获得高分辨率图像。在研究细微的激活和（或）测量较小的脑结构时，UHF 的这些优势尤为重要。由于在病理学上受损的大脑区域功能性激活可能较弱，这些优势可以促进 7 T fMRI 在临床中的应用，如术前功能定位、评估和监测各种神

经病理状态下的神经可塑性及识别脑部疾病的非侵入性生物标志物（Beisteiner，2013）。然而，由于图像失真或生理噪声影响等方法学问题，以及由于临床环境中 7 T MR 系统的有限性，故目前关于患者的 UHF fMRI 研究仍然很少。下文将对 UHF 用于患者功能性研究的优势进行讨论，包括灵敏度和空间分辨率的增加。

4. BOLD 敏感度增加的临床意义

较高的磁场强度显著提高了 SNR（Triantafyllou 等，2005；Vaughan 等，2001）和 BOLD 信号变化的敏感度（Van der Zwaag 等，2009；Yacoub 等，2001）。在健康志愿者中（与较低的场强相比），运动皮质的视觉区域（Yacoub 等，2001）（Van der Zwaag 等，2009）、海马体内记忆相关的 BOLD 反应（Theysohn 等，2013）、因疼痛引发的导水管周围灰质（Hahn 等，2013）的激活以及杏仁核激活（Sladky 等，2013）在 7T 中可见更强的任务相关激活。后一项研究报告显示，

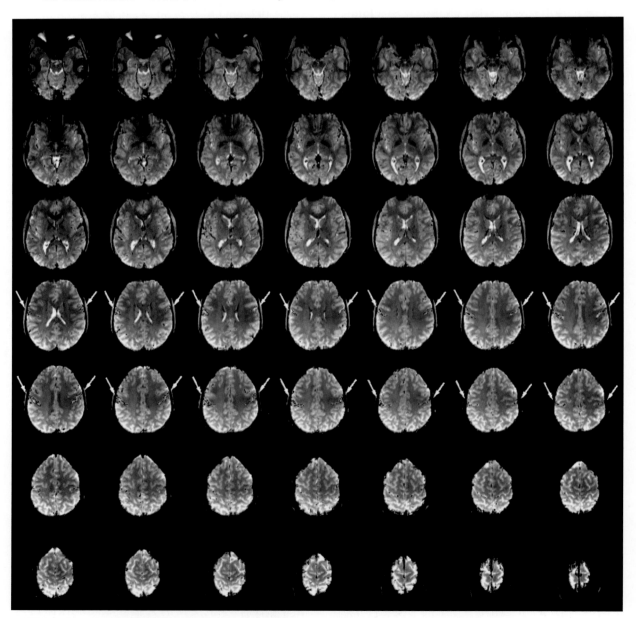

▲ 图 11-10 采用 32 通道 RF 线圈的 7 T EPI 数据

在单个 EPI 时间点上，无刺激情况下使用单个 5 min 试验采集数据，采用独立成分分析进行处理，得到运动区域的静息态功能网络（影见白箭）（Beckmann, C.F. et al., *Philos. Trans. R Soc. Lond. B Biol. Sci*., 360, 1001–1013, 2005.）

面部情绪辨别任务期间杏仁核的信号激活在 7T 时比在 3T 时高 2 倍。

如果血管反应减少，神经元组织（如肿瘤、病变或神经变性）的病理改变可能会削弱功能性激活（Ulmer 等，2004）。这种情况强调在此类患者相关研究中，提高 BOLD 信号灵敏度是非常必要的。因此，使用较高场强有助于重要的皮层运动、语言或记忆区的可靠定位，这是术前患者评估期间的重要任务。此外，更高的灵敏度有助于检测正常和病理条件下的细微差别，这对于各种神经疾病（如阿尔茨海默病）的分类和预后很重要。

在首次使用 7 T 的临床 fMRI 研究中，Beisteiner 等（2011b）在一项简单的运动任务中对 17 例接受术前诊断的患者进行了 3T 和 7T 的 BOLD 反应的比较。他们发现与 3T 相比，初级手部运动区的功能激活在 7T 时增加，尽管 7T 时伪影也增加，如虚影和头动伪影。7T 时增加的伪影主要由于两个因素：灵敏度普遍升高的生理伪影，以及检查条件不够舒适（磁铁内部空间较小）会降低患者的依从性。虽然运动任务通常在设计好的皮质区域可以引起强烈的激活，但是诸如语言类的认知任务会引起更复杂的激活模式，通常涉及伪影影响更大的额下区。同一作者的后续研究（Geißler 等，2014）关注了术前患者的语言功能。在一个明显的语音任务中，主要在两个语言区域分析了脑功能激活：颞上后回（Wernicke 区）和额下皮质（Broca 区）。虽然对于 Wernicke 区域而言，7T 与 3T 相比显示出功能敏感度显著增加（图 11-11），但在 Broca 区中，由于额下部伪影的增强，并未观察到这种较高场强的优势。这些结果表明，7T 时升高的 BOLD 信号灵敏度，很大程度上取决于局部伪影情况。

上面的例子表明，在临床应用中使用 UHF 时，控制伪影的方法（如改进的匀场和场图校正，参见本章前述）是至关重要的。最近 Robinson 小组提出了这种运动伪影校正方法（Robinson 等，2013）。在进行手和下巴运动任务的神经疾病患者中，使用经典的一般线性模型（GLM）方法和 ICA 来分析其 fMRI 数据。虽然 GLM 结果受到运动伪影的影响较大，但 ICA 提示激活的区域与已知的初级运动区更加一致，这些区域几乎完全没有这些伪影。

在皮质病变（如肿瘤和卒中）、皮质下病变（如帕金森病、脑干或小脑病变）或周围神经损伤中评估和监测神经可塑性的改变时，高度敏感地检测这些弱功能激活具有重要的临床意义。患有完整臂丛神经病变的患者接受了损伤的肌皮神经（支配肱二头肌）和完整膈神经的新接入（端 - 侧连接）的神经重建术，Beisteiner 等对这类周围神经损伤（2011a）进行了研究。在该研究中，对于较弱激活的皮质横膈膜，功能性 7T 敏感性的增加对于证实皮质横膈膜区域与受影响手臂的运动和术后强制呼吸无关的独立激活至关重要。因此，健康的横膈膜区域能够增加一个发育中未出现的新功能（移动手臂）到其现有的功能中（移动隔膜用于呼吸）。检测这种新型神经可塑性取决于监测微小的脑活动变化的能力。因此，7T 提供的高功能灵敏性特别适用于改善和早期发现这种神经元重组。

5. 高空间分辨率 fMRI 及可能的临床应用

UHF 可实现更高的 SNR，从而提高空间分辨率。HR 图像（体素边长 ≤ 1.5mm）有助于增加真正灰质体素的比例。组织特定体素数量的增加是由于部分容积效应的减少，这在研究诸如皮质下核团或皮质内的微小结构时非常重要。

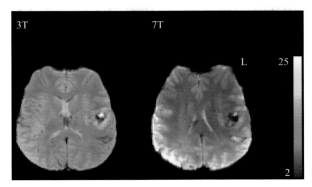

▲ 图 11-11　3T 和 7T 下一位病人 Wernicke 脑区的激活

对健康参与者的研究充分证明了 HR fMRI 在初级皮层区和皮质下区域的作用。对于视觉皮层，HR 7 T fMRI 提升了视网膜成像效果（Hoffmann 等，2009），有助于方位柱（Swisher 等，2010；Yacoub 等，2008）和眼优势小柱的功能识别（Yacoub 等，2007），并且能够实现皮层结构的功能 mapping 成像（De Martino 等，2013b；Koopmans 等，2011；Olman 等，2012；Polimeni 等，2010；Siero 等，2011）。在相对较小的皮质听觉系统中，HR 功能成像揭示了色调 mapping（Da Costa 等，2011），并有助于识别声音空间起源敏感的脑区（Van der Zwaag 等，2011）。HR fMRI 研究还使人们更好地理解了初级感觉运动皮质的功能组织，证实了之前（Beisteiner 等，2001）关于初级感觉运动皮质内手指表征的体感皮质定位（Besle 等，2013；Kuehn 等，2014；Martuzzi 等，2014；Sanchez-Panchuelo 等，2010，2013；Stringer 等，2011）。

在皮质下区域，HR fMRI 能够显示下丘的声调图（De Martino 等，2013a）和小脑的功能性数字体感皮质定位图（Van der Zwaag 等，2013）。此外，使用 HR 功能成像在 7T 时证实了小的皮质下结构的激活，如丘脑中层核和层内核（Metzger 等，2010）和导水管周围灰质（Subpute 等，2013）的亚区域。

形态学研究还显示了 HR 7 T 成像的临床优势，如，用于量化阿尔茨海默病患者（Kerchner 等，2010）或阿尔茨海默病高风险的健康受试者的海马萎缩（Kerchner 等，2014）。UHF 还被用于检测脑微出血（Theysohn 等，2011）和海绵状血管瘤（Schlamann 等，2010）。

尽管 HR fMRI 在健康受试者和神经疾病患者的形态学 HR 成像方面有很好的效果，但 HR 功能成像尚未应用于临床。显然，HR fMRI 在显示非常小的脑结构的异常功能中具有相当大的潜力。高度局灶性的病理改变通常发生在疾病的早期（Kerchner 等，2014），并且由于功能异常通常先于形态异常出现，因此微小结构 fMRI

可能很快会开辟新的诊断领域。

（五）磁敏感加权成像

1. 方法学：图像采集、重建、处理和 SWI 的产生

磁敏感加权成像（SWI）是由 Reichenbach 和 Haacke 首先提出的，作为 MR BOLD 静脉造影（1997）的成像技术。随后它被重新命名为 SWI，因为该技术明显不仅仅局限于静脉中应用。SWI 由幅度和相位数据生成。MR 信号相位是所有 MR 采集的信号幅度的内在对应物，反映了潜在的磁化率，使其对静脉血管中的脱氧血红蛋白以及其他铁源性物质敏感。

在高场强下，较高的信噪比和升高的磁敏感效应（Barth 等，2003）使相位成像（Rauscher 等，2005）、SWI、新兴相关成像方法 [如定量磁敏度图（QSM）]（Liu 等，2009；Schweser 等，2011；Shmueli 等，2009；Wharton 等，2010）和组织传导性的估计（Voigt 等，2011）有了广泛的临床应用。图 11-12 为 7T 的 HR SWI 和最小强度投影（mIP 或 minIP）SWI 的示例，有时被称为 HRBV（HR BOLD 静脉造影）（Lee 等，1999）。

本节回顾了适用于 7T 的 SWI 的采集参数，并评估了许多新的和不断发展的采集高质量 SWI 的方法，特别是如何把来自多个 RF 线圈的相位图像（在没有体线圈的情况下）进行组合以及如何消除相位折叠并创建质量最佳的 HR SWI。我们通过更详细地了解 SWI 中的对比来源和几项临床应用来得出结论。

SWI 基于横向、3D、完全补偿的 T_2^* 加权梯度回波采集。相对长的回波时间（T_e）用于生成 T_2^* 加权对比度。对于 7T 而言，已经证明 14ms 的 T_e 能够达到静脉和周围组织之间最佳的对比度，并且通过使用至少是平面内体素大小的 2 倍的层厚可达到血管的最佳可视性（Deistung 等，2008）。在临床研究中，我们使用 0.3×0.3×1.2 毫米的分辨率；Grabner 等的文章中还列出了其他参数（2012）。

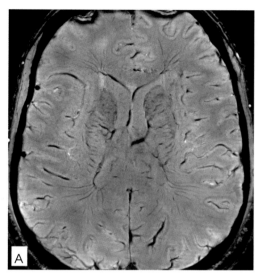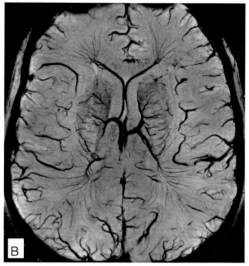

▲ 图 11-12　SWI 示例

A. 原始 SWI 图像（分辨率 0.23×0.23×1.2mm）B. 超过 7 个层面的 mIP（8.4mm）

2. SWI 计算步骤 1：从数个 RF 线圈中合并相位数据

来自多个线圈的复杂数据通过对每个体素处的线圈值进行加权，对该体素处相关线圈的复杂灵敏度进行最佳组合（Bydder 等，2002；Roemer 等，1990）。通过用体积式参考线圈获得的复杂数据对每个线圈元件采集的数据进行划分来获得较为理想的精确的线圈灵敏度图是必须的（Pruessmann 等，1999）。一些高场强系统和大多数非常高的场强系统没有集成体 RF 线圈或替代体积式线圈。在这种情况下，一个简单的解决方案是利用相位来源（B_0 和接收器相关贡献的宏观偏差）在物体上的缓慢变化，而感兴趣的的相位来源（静脉和富铁的脑组织如基底神经节）相对较小。因此，对复杂数据进行的零差滤波（Noll 等，1991）提供了一种去除滋扰源的方法，允许来自多个 RF 线圈的数据合并。在此过程中去除了多个卷褶。然而，在非常高的场强中，RF 波长较短（在 7T 时大约 10cm，而在 3T 时大约 30cm），并且与 B_0 的宏观偏差也更严重，使得难以选择一种既能移除这些来源又能保存相对较大结构（如壳核，大小约为几厘米）中的相位信息的滤波方法。为了得到质量最佳的 SWI，目前最好单独解决组合和展开相位数据的问题，并且不依赖幅度数据来处理相位数据。

来自多个 RF 线圈的幅度信号能够以加权总和的形式（其中幅度本身用于加权）组合，从而实现平方和重建（Larsson 等，2003）。MR 信号相位更具挑战性。来自每个 RF 线圈的相位受到不同的、与时间无关的相位偏移的影响——零时刻时物体上的相位分布。需要识别和删除这种影响以便信号组合。当前有许多方法来实现这一点，既可以用于体积线圈得到的参考数据，也可以用于没有这种数据的情况。

在限定 MR 波长的情况下，相位偏移由物体中的特定位置到接收线圈的 MR 信号的路径长度所支配（Brunner 等，2009；Robinson 等，2011）。如果在两个回波时间上进行测量，则可以明确每个通道的相位偏移（Robinson 等，2011）。移除此类影响并与物体的相位图像匹配，使得它们能够组合。虽然这可能已经是近乎完美的解决方案，但它需要 HR 多回波 SWI[其具有优于单回波 SWI 的 SNR 优势（Denk 和 Rauscher，2009），但由于其他原因可能是需要的]或单独的低分辨率双回波扫描，并且需要相位展开。

最近提出的方法证明，可以通过在所有通

225

道采集图像（如中心）中的点将相位设为 0，以此来重建相位数据从而提供近似匹配（Hammond 等，2008），足以计算组合的虚拟参考线圈（VRC）图像，然后计算 VRC 图像的每个 RF 线圈之间的差异，继而再次减去该差异，匹配整个图像中的相位图像，允许数据组合而不会产生丢失或干扰（Parker 等，2013）。这种方法的优点是它可以应用于单回波数据而不需要基准成像。

3.SWI 计算步骤 2：相位展开

MR 信号测量到的相位只能在完整的圆（360°或 2π 弧度）上定义，意味着超出该范围的真实相位的值将会混叠。如，相位值 -330°、30°和 390°都将测量成 30°。相位展开是识别已经发生混叠的数量的过程，用以恢复真实的相位。

相位展开方法可以分为空间展开或时间展开。空间展开法建立在图像的基础上，在单个回波时间使用相位或复杂数据的一些区域特征（在大多数情况下表现为突然的改变）以识别混叠。另一方面，时间展开法建立在两个或更多个回波时间的基础上，通过每个体素中相位的演变来识别混叠。空间展开法通常采用区域增长算法，这些算法起始于相位稳定区域 [如定义为，通过局部相位相干（Xu 和 Cumming，1999）]，并以 2D 或 3D 方式进行，当相邻体素之间相位差超过 π 时识别混叠。空间展开法，如 PRELUDE（Jenkinson，2003）和 PHUN（Witoszynskyj 等，2009），能够自单一回波时间解析高度混叠的图像。空间展开法的主要缺点是它们往往是计算密集型的，并且在大多数应用中，需要将对象（应该是展开的）与背景（不应该被展开）区分开来。最近从光学领域（Volkov 和 Zhu，2003）采取了快速、确定性的基于傅里叶的替代性空间展开法（Bagher-Ebadian 等，2008），并且这种方法特别适用于 QSM。

时间展开法需要在两个或更多个回波时间获取相位图像。在两次测量之间的相位演变在 +π 和 -π 之间的情况下，可以从两个角度 [复

数及 Hermitian 内积方法（Scharnhorst，2001）] 计算两个图像之间的差异，从而得到非混叠图像。Hermitian 内积方法是一种简单而强大的方法。然而，在 7T 时，回波间隔必须非常短（大约 1ms），以避免在回波间隔期间发生混叠。虽然已经证明使用这种短回波间隔在 3T SWI 中是可行的（Feng 等，2012），但 dB/dt 的限制意味着 7T 或更高场强的 HR 多回波采集还无法实现这一点。在 Dagher 等（2013）和 Robinson 等（2013）最近提出的两种方法中，使用三次回波采集和不均匀间隔的回波已经克服了这种限制。

一旦相位数据以这种方式组合和展开，即被高通滤波后重新调整，使得负相位值都为 1，正相位值从 1 线性减小到 0，增加到特定功率（通常在 3 ～ 6，其中更高的功率代表更多的血管加权）然后乘以幅度。通常在多个层面上计算 mIP。放射科医师通常关注 mIP 和原始 SWI。

4.SWI 中的信息

SWI 对顺磁性物质敏感，如脱氧血液、血液制品和铁沉积物，因此其在许多不同领域得到应用（Hingwala 等，2010；Ong 和 Stuckey，2011；Robinson 和 Bhuta，2010），如 MR 静脉造影方法（Reichenbach 和 Haacke，2001）、动静脉畸形（Essig 等，1999）、隐匿性静脉疾病（Lee 等，1999）、MS（Grabner 等，2011；Tan 等，2000）、肿瘤（Barth 等，2003；Schad，2001）、卒中（Hermier 等，2003,2005）和功能性脑成像（Essig 等，1999）。

SWI 和相位成像已被提出能够在体内对人脑铁存储进行成像（Haacke 等，2005）。Ogg 等（1999）证明了脑内局部储存铁位置处相位值与年龄相关变化之间呈正相关。Haacke 等（2005）表明 SWI 相位与脑组织中的铁浓度成正比，并且对于已知累积铁的区域中，超过 75 名受试者出现平均相位表现（Haacke 等，2007）。Xu 等（2008b）也是用相位信息表明了壳核和红核中年龄相关的铁沉积。

横向弛豫率 R2 和有效横向弛豫率 R2* 均与

脑内铁浓度相关（Langkammer 等，2010）。一种被称为场相关成像（FDRI）的技术分析了两种不同磁场强度下铁引起的 R2 强化，从而定量组织内的铁储存（Bartzokis 等，1993）。FDRI在临床研究中的用途有限，因为需要以两种不同的场强来扫描受试者。

SWI 相位仅间接地反映组织的磁化率，因为它是确定相位的磁偶极子典型模式（取向依赖性）的潜在磁化率的卷积（Pathaketal 等，2008；Schäferetal 等，2008，2009）。如，复杂的几何形状导致非常复杂的空间相位模式（Moser 等，2010；Schäfer 等，2009）。为了克服 SWI 相位与潜在磁化率分布之间的非局部关系，一种称为 QSM 的新方法被提出（Schweser 等，2011；Shmueli 等，2009；Wharton 和 Bowtell，2010）。大脑 QSM 图的计算目前基于复杂的后处理框架，包括相位图像的后处理（Schofield和 Zhu，2003；Schweser 等，2011）、偶极子反演（Schweser 等，2012）及以白质为参照组织的相对值（Schweser 等，2011）计算定量磁敏感信息（Deistung 等，2013）。QSM 提供定量分析（Langkammer 等，2012）以及皮质和深部灰质结构的详细解剖学信息（Deistung 等，2013；Schweser 等，2011，2012）。

5. 临床应用

SWI 对顺磁性结构（如铁沉积物、出血和静脉）敏感，其潜在的应用范围很广。SWI 上对比形成的机制有利于发现脑肿瘤的特性。肿瘤的特性在某种程度上依赖于对血管生成和微出血的理解，这在胶质瘤中尤其重要，可以优化术后治疗。此外，低级别胶质瘤（WHO Ⅰ 级和 Ⅱ 级）通常会进展为高级别胶质瘤（WHO Ⅲ级和 Ⅳ 级），其中病理性微血管的形成是这种恶性转化的标志。在肿瘤成像中使用 SWI 的另一个例子是监测胶质瘤的治疗效果（Grabner 等，2012）。图 11-13 给出了一位男性患者在治疗期间的随访示例，时间间隔为两周，持续四周。

除肿瘤成像外，UHF SWI 还可用于观察血管性痴呆（Theysohn 等，2011）和静脉血管（Grabner 等，2011）中的微出血以及 MS 病变中可能出现的病理性铁含量增加（Hammond 等，2008）。临床 UHF SWI 研究的更广领域是卒中（Chakeres 等，2002）、脑静脉疾病、乳腺成像和神经退行性疾病，这些疾病往往会导致铁沉积，如阿尔茨海默症。

（六）钠 MRI

钠参与许多重要的细胞进程，如离子稳态和渗透平衡（Somjen，2004）。健康组织中细胞内（ISC 为 10 ～ 15 mmol / L）和细胞外（ESC 约为 145 mmol / L）之间的钠高浓度梯度（Robinson 和 Flashner，1979）用于控制其他重要进程，如细胞增殖（Koch 和 Leffert，1979）和细胞能量代谢（Skou，1957）。由于钠在这些关键生化过程中的重要性，在许多研究中，已使用钠 MRI 实施对钠稳态的无创监测从而评估组织活力和治疗效果。

钠 MRI 是一种很有前景的非侵入性方法，但也具有一定的挑战性。由于组织内浓度和 MR 敏感性显著降低，体内钠 MR 信号比常规质子 MRI 约小 22 000 倍。为了获得足够的 SNR，钠 MRI 需要更长的成像时间（15 ～ 40 min）且得到的图像分辨率较低（2 ～ 10 mm）。通过使用 UHF 7 T MR 系统可以弱化钠 MRI 的这一缺点，它可以提供比 3T 高 2.2 ～ 2.7 倍的 SNR（Fleysher 等，2009；Qian 等，2012b）（图 11-14）。7T MR 系统中质子 MRI 的缺点（如射频功率沉积、磁敏感伪影或射频线圈均匀性）在钠 MRI 中不太明显，这些缺点只在 7T（或更高）的场强才存在。采用专用的钠线圈可以额外增加 SNR。通过使用阵列头线圈，Qian 等获得了与体积线圈相比更均匀的图像灵敏度和高于正常 2 倍的 SNR（Qian et al，2012a）。通过使用具有采样密度加权分析的序列可以进一步增加钠的 SNR（Konstandin 和 Nagel，2013）。但是，这种方法只在很短的读出时间（低于 7ms）才起作用。

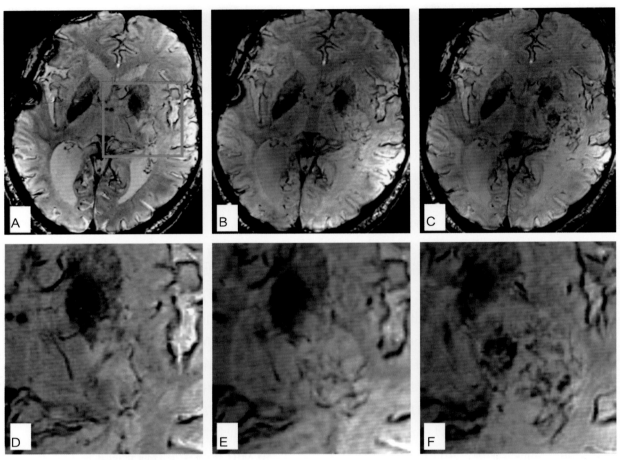

▲ 图 11-13　肿瘤患者治疗期间的随访

A ～ C. 分别显示基线、2 周后和 4 周后的 SWI 图像；D ～ F. 表示各个时间点中红色矩形标记的区域（A）。注意不规则肿瘤内 SWI 低信号的持续增加，其最可能对应于肿瘤微血管生长

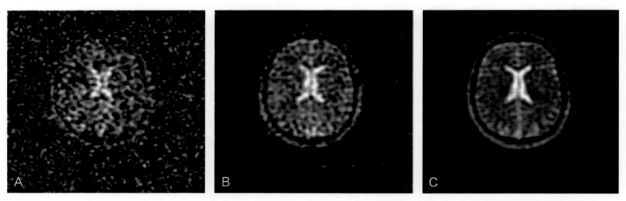

▲ 图 11-14　来自 1.5T（A）、3T（B）和 7T（C）的人脑的轴位钠 MR 图像表明 SNR 随着磁场强度的增加而增加

所有图像均采用相同的 3D 自适应投影重建序列：分辨率 4mm×4mm×4mm，13 000 个投影，T_e 为 0.2ms（@ 1.5T 和 3T）和 0.5ms（@ 7T），T_R 为 50 ms，翻转角为 77°，采集时间为 10 min 50 s

　　脑实质中的钠具有双指数弛豫的特征，其弛豫时间非常短，分别为 T_1（约 37ms）和 T_2（快组分约 3ms，慢组分约 42ms）（Fleysher 等，2013；Nagel 等，2011）。虽然 T_1 弛豫短是有益的（允许更快的平均和改善 SNR），但 T_2 弛豫短会导致快速 MR 信号丢失。为了最大限度地减少这种损失，7T 的许多钠神经成像研究使用非笛卡儿 MR 技术，如采集加权叠加螺旋（Qian

等，2012b）、扭曲投影成像（TPI）（Qian 等，2012a）或 3D 径向（Nagel 等，2011），这些技术能够以超短回波时间（UTE）进行采集。

用 MRI 评估脑组织中钠浓度显示了非常有前景的结果。与健康组织相比，脑肿瘤（Fiege 等，2013）、卒中后完全梗死的区域（Tsang 等，2011）、脱髓鞘 MS 病变（Zaaraoui 等，2012）及亨廷顿病患者（Reetz 等，2012）的脑组织中钠浓度增加。然而，大多数研究是在较低的场强（4.7 T 或小于 4.7 T）中进行的。组织中钠浓度代表细胞内和细胞外空间中钠的体积加权平均值。由于组织中钠浓度的评估不能区分 ISC 升高所反映的早期细胞变化和后期细胞体积分数的变化，因此开发了许多方法来选择性评估 ISC。Fleysher 等使用 7T 三量子滤过（TQF）和常规钠成像，无创地定量了健康人脑中 ISC 和细胞内钠体积分数（Fleysher 等，2013）。不幸的是，TQF MRI 中的信号比传统的钠 MRI 中大约低了 10 倍。Nagel 等采用 IR 和双读出方法抑制大脑中主要的细胞外钠信号（Nagel 等，2011）。与常规钠磁共振成像相比，这些方法对 ISC 更敏感，使进一步区分 WHO Ⅰ-Ⅲ 级和 WHO Ⅳ 级胶质瘤成为可能，且与肿瘤细胞增殖率相关。Benkhedah 等改进了量子过滤方法，并引入了一个序列，用于双指数加权钠成像，其 SNR 比 TQF 法的 SNR 高 2 倍（Benkhedah 等，2012）。同一小组最近仅使用两个而不是三个 RF 脉冲就改进了双指数加权方法。与三脉冲方法相比，减少了最小重复时间并将 SNR 提高到之前的 1.2 倍（Benkhedah 等，2014）。7 T MR 系统的新型钠成像方法为健康和病变大脑在 7 T 时的功能性代谢研究开辟了许多可能性。

（七）神经磁共振波谱

1. 概述

虽然大鼠等动物的 7T 磁共振波谱（MRS）研究可追溯到 20 世纪 90 年代，但直到 2001 年才首次出现使用 7T 对人体大脑进行 MRS 分析（Tkáč 等，2001）。从那时起，尽管进行了大量研究，但直到 2010 年才发表了少数其在临床中应用的研究，而且数量仅在过去几年中有所增加。为了理解这一点，有必要讨论 UHF 下波谱学的优势和局限（Moser 等，2012；Posse 等，2013）。

高场强下进行 MRS 的两个主要优点是信号升高以及与 B_0 成正比的化学位移弥散。在理论上，这使得更多的代谢物可以被检测到，因为邻近共振之间有更好的分离、j 耦合降低和 SNR 增加。此外，脂质和代谢物之间的较高波谱偏移使得脂肪更容易饱和，但也增加了化学位移错误（CSDE），引起代谢物错配和脂质污染。

由于 SAR 与 B_0^2 成正比，脉冲设计受到限制，特别是在抑制脂肪和水分方面。较低的 T_2 值会导致信号丢失，尤其是对于较长的 T_es。B_1 的不均匀性升高导致翻转角的不一致，这也阻碍了反转和抑制技术。更强的磁化率效应增加了 B_0 均匀性的重要性，但是要获得更大容积的良好匀场值需要更好的匀场技术或硬件。

非质子 MRS（主要是 ^{31}P 波谱），在 B_0 较低时灵敏度较低，在 7T 时 SNR 增加，部分是因为固有的 SNR 增加，部分是因为 T_1 值降低，且不受水和脂质的影响。另外，与质子 MRS 相比升高的激发波长降低了线圈设计方面的约束。

应对所有这些局限性，需要设计复杂的序列（可能包括额外的扫描和脉冲、或者额外的硬件）来促进提升后的匀场和抑制方案。可能需要大量的后期处理，而一般的 MRS 问题，如定位、SNR 平衡和成像时间仍然存在。尽管如此，分别比较 3T 和 7T 时的脑 ^1H MRS，发现 7T 时 SNR、定量和波谱分辨率都有所提高（Stephenson 等，2011）。

接下来将概述这些在过去几年中改进 7 T MRS 的方法。

2. MRS 方法

目前已经提出了多种针对 7T MRS 的采集和激励策略，包括自旋回波全强度采集局部

（SPECIAL）波谱的优化，其中 7 T 的 TEs 小于 6 ms（Mekle 等，2009）；点分辨自旋回波波谱（PRESS）用于检测谷氨酸（Glu）、谷氨酰胺（Gln）和谷胱甘肽（GSH）（Choi 等，2010a）；在短 TE 上通过绝热选择性重聚焦（semi-LASER）半定位（Boer 等，2011b）。此外，用于提高薄层翻转角均匀性的 B_1^+ 不敏感复合脉冲（Moore 等，2012）以及 SPECIAL 和 semi-LASER MRS 的组合（Fuchs 等，2013）已经被提出。Snyder 和 Wilman（2010）提出了 7T 同时检测 Glu 和 Gln 的最佳 PRESS 时间。

为了测量 GABA，Mescher-Garwood（MEGA）编辑的 semi-LASER MRS（Andreychenko 等，2012；Arteaga de Castro 等，2013）已被改良。此外，有研究提出 PRESS 序列可用于检测甘氨酸（Choi 等，2009b）和丝氨酸（Choi 等，2009a），MEGA 编辑可用于检测额叶 NAAG（Choi 等，2010b）。

有研究提出使用广义最小二乘算法来组合多通道 MRS 数据以降低控制值（An 等，2013）。一些非常规 MRS 方法也可以使用，如使用快速 Padé 变换（Belkić 和 Belkić，2006）、2D 局部相关波谱（L-COSY）（Verma 等，2013）和单次 Carr–Purcell–Meiboom–Gill 序列来 mapping 单线态共振的 T_2 值（Ronen 等，2013b）。

3. MRSI 方法

磁共振波谱成像（MRSI）结合 MRS 和 MRI 方法，通过单次测量获得多个体积的波谱信息，其最常见的缺点是由于场不均匀性、CSDE 和不完整的外部容积抑制（OVS）而引起的成像时间长。如需实现脑部的 7TMRSI，需要改进序列和脉冲设计。

使用 semi-LASER 定位（Scheenen 等，2008）和波谱缺失脉冲稳态自由进动（Schuster 等，2008）显示了 7T MRSI 在小体素中的高质量波谱。为了获得更大的感兴趣区域，有研究提出了使用绝热空间谱脉冲进行 B_1 不敏感的 MRSI PRESS 序列（Balchandani 等，2008；Xu 等，

2008a）。绝热快速通道重聚焦脉冲提高了灵敏度，且对传输 B_1 不均匀性不敏感（Zhu 等，2013）。

有研究提出了双回波 J 重聚焦相干转移，用以最大限度地减少长 TE 时大分子信号和 J 调节，并用于检测 NAA、Glu 和 Gln（Pan 等，2010）。随着研究的进一步发展，选择性同核极化转移波谱成像被用于 GABA 的成像（Pan 等，2013b）。

由于 7T 缩短了 T_2 弛豫时间，因此需要 TE 尽可能短以使 SNR 损失最小化（Avdievich 等，2009）。宽带或频率调制脉冲是必要的，以克服日益增加的 CSDE 问题。在这两种情况下，脉冲持续时间都延长，从而导致 TE 也延长。为了解决这一矛盾，有研究提出了直接获取自由感应衰减（FID），消除了 CSDE 不利的重聚焦脉冲并实现了非常短的采集延迟（Henning 等，2009）。通过大量 OVS 进行脂质抑制，导致 TR 延长（5s）（Henning 等，2009）。相反，Boer 等使用优化的 B_0 匀场程序，使得能够使用频率选择性脂质抑制。这样，他们可以将 TR 降低到 1s（Boer 等，2011a）。Bogner 等的研究表明，使用 64×64 的 HR 矩阵与空间 Hamming 滤波相结合，也可使图像中的脂质伪影忽略不计（Bogner 等，2012）。

有研究提出了不会降低相关代谢物信号的、新的 B_1 不敏感脂肪抑制脉冲，如用于容积 MRSI 的光谱选择性绝热脉冲和用于多层 MRSI 的空间波谱绝热脉冲（Balchandani 和 Spielman，2008）。使用环形 B_1^+ 激发，可以促进颅外共振的 OVS，且对颅内代谢物的影响可以忽略不计（Hetherington，2011）。有研究使用 3 种双频脉冲和 8 种 OVS 脉冲的组合用于水和脂质抑制，并具有高带宽频率调制的层面选择性脉冲来使 CSDE 最小化（Zhu 等，2013）。

有几种方法已经解决了 B_0 增加不均匀的问题。Snaar 等在 2011 年发现，使用具有高电导常数的垫片也可以减少颞叶位置 B_0 的不均匀性（Snaar 等，2011）。Pan 等通过比较第一和第

二、第一和第三以及第一到第四匀场，发现当使用更高的匀场时全局和局部 B_0 不均匀性均有显著下降（Pan 等，2012）。Boer 等通过在多层 MRSI 成像中分别使每个层面动态匀场化来解决该问题，使得 B_0 不均匀性与第一到第四匀场系统相当（Boer 等，2012a）。Hetherington 等使用第一到第三传统匀场系统与 RF 匀场线圈相结合，能够可靠地量化海马中的 NAA、Cho 和 Cr（Hetherington 等，2014）。Duerst 等基于 B_0 场摄像的结果显示了动态匀场的高度潜力（Duerst 等，2014）。Fillmer 等提出了唯一的基于软件的匀场方法，使用邻近感兴趣区域旁较不感兴趣的匀场区域来减少伪影，如邻近颅骨的脂质影响体素（Fillmer 等，2014a）。

随着最近并行传输硬件的出现，B_1^+ 匀场在过去几年内变得可行。Boer 等使用 8 个传输通道分别对多层成像中的每层进行 B_1^+ 匀场，并使用全局 B_1^+ 匀场进行水抑制，使用环状 B_1^+ 匀场用于脂质抑制（Boer 等，2012a）。Emir 等使用了 16 个传输通道进行 B_1^+ 匀场，可以在脑区深部（如壳核，黑质和脑桥）的单个体素中对 GABA、Glu 和 GSH 进行定量分析（Emir 等，2012a）。

MRS 的一个常见问题是灵敏度低。使用强 B_0 场可以提高灵敏度。通过使用各个通道优化信号组合的阵列线圈，可以进一步改善 SNR。与传统的 MR 成像相反，必须考虑信号的相位以便获得最佳结果。Strasser 等提出了测量与 MRSI 序列相似的参数的短成像序列，以允许来自各个 RF 线圈的波谱的相位匹配和加权，而不需要基准线圈（Strasser 等，2013）。与 Brown 等（2004）提出的标准方法相比，Strasser 等提出的方法使 SNR 增加了 29％。Hall 等建议用信号 / 噪声[2] 对各个通道的信号进行加权，而不是用信号 / 噪声或信号本身加权，使得信噪比分别增加 1.9％ 和 8％（Hall 等，2014）。

7T 质子回波平面波谱成像（PEPSI）的 SNR 增益和线宽减小与预测相符（Otazo 等，2006）。

7 T 的 SNR 升高使成像时间缩短成为可能：Zhu 等（2013）使用 2×2 的 SENSE 加速将成像时间从约 50 min 减少到 12 min，同时仍保持良好的 SNR 和波谱质量。Kirchner 等（2014）提出了 SENSE 加速高达 3×3、矩阵尺寸为 20×16 的可行性，同时优化空间响应函数以减少体素出血。

4. P MRS、diffMRS、fMRS、定量

2003 年有研究首次使用7T ^{31}P MRS（Lei 等，2003），随后研究提高了灵敏度和波谱分辨率（Qiao 等，2006）。为了研究枕叶中 PCr-ATP-Pi 网络的效果，有研究提出了一种使用多个单点磁化转移的 ^{31}P MRS 序列（Du 等，2007）。一种改进的图像选择体内光谱（ISIS）序列被应用于 7T，并被证实其 SNR 升高超过 3T（Bogner 等，2011）。梯度调制 GOIA-WURST 脉冲在 ^{31}P MRSI 中的应用减少了 CSDE，同时保持临床上可接受的成像时间（Chmelik 等，2013a）。弥散加权 MRS 和功能性 MRS 领域为两个有趣但非常专业的进步。MRSI 和弥散加权的组合能够使用纤维追踪来区分扣带束与周围组织的体素（Mandl 等，2012）。有研究提示测量未抑制水峰的 T_2^* BOLD 信号变化是功能性 MRS 的一种应用（Koush 等，2011，2013）。

一般而言，随着 B_0 达到 11.7 T，MRS 的定量分析精度有望大幅提高，同时 J- 偶联代谢物的增益也更高（Deelchand 等，2013）。使用内部水作参考时，有研究提示 7 T MRS 的定量需要的信噪比是 4 T 时的一半，并能获得相同的精度（Tkáč 等，2009）与有限的 RF 脉冲带宽相关的空间伪影可以通过密度矩阵模拟获得的先验知识来量化（Kaiser 等，2008）。

5. 研究应用

为了克服 MRS 在 7 T 时的局限性，一些临床前研究为人类大脑代谢提供了一些见解。代谢物分布区域差异的成像是几个研究的重点。额叶和顶叶白质、岛叶、丘脑和枕叶灰质的成像显示了 NAA、Cr 和 Cho 的区域差异（Grams 等，

2011）。使用分段的 PRESS-MRS，有研究发现额叶和枕叶中的白质和灰质中的 Gly 浓度为 0.1 和 1.1mM（Banerjee 等，2012）。使用 B_1^+ 匀场，有研究在枕叶、运动皮质、基底神经节和小脑内量化了 16 种代谢物和 T_2 弛豫时间（Marjańska 等，2012）。有研究发现枕叶中白质内的大分子信号低于灰质（Schaller 等，2013b）。MRS 在 18 — 31 岁的健康志愿者中发现与年龄相关的内侧额叶皮质的 Glu 变化（0.33 mM / 年）（Marsman 等，2013）。对 STEAM 和 MEGA-PRESS 的重复性研究发现平均变异系数在 10％～ 20％范围内（Wijtenburg 等，2013）。

波谱学已被用于显示由疾病引起的代谢差异（主要采用 7T 的单体素方法），主要研究重点是不同脑区的 GABA：MRS 提示与对照组相比，亨廷顿病灰质中的 NAA 和 Cr 浓度出现显著降低（van den Bogaard 等，2011）。有研究在偏头痛患者中检测到较低的 NAA / Cr（Zielman 等，2014）。有研究在帕金森病的脑桥和壳核中发现 GABA 增加（Emir 等，2012b）。在加巴喷丁治疗期间，有研究成功测量了视觉皮质中 GABA 和 Glu 的增加（Cai 等，2012）。MRS 测量 GABA 时，7T 时体内 T_2 弛豫时间估计为 63 ± 19ms（Intrapiromkul 等，2013）。 此 外，有研究发现在受到良好控制的癫痫中，海马中的 GABA / NAA 升高，在控制不良的癫痫中降低（Pan 等，2013b）。对前扣带皮质不同亚区的 GABA、Glu 和 Gln 的研究显示出不同的相对浓度模式（Dou 等，2013）。在低血糖发作期间，对丘脑和枕叶皮质中的 GABA 进行测量显示下丘脑中 GABA 存在减少的趋势（Moheet 等，2014）。

迄今为止，7T 多体素 MRS（MRSI）的应用受到限制，但仍有很大的潜力。如，与对照组相比，成人 X 连锁的肾上腺脑白质营养不良患者的 MRSI 表现出代谢比的变化，如不同表型的低 NAA / Cr（Ratai 等，2008）。波谱编辑的 MRSI 发现与对照组中的白质相比，其灰质中的 GSH 显著升高，且 MS 患者的灰质和白质病变中 GSH 显著降低。在 MRSI 中使用三阶 B_0 匀场、RF 匀场和 OVS，可以检测到轻度创伤性脑损伤患者海马中 NAA / Cho 和 NAA / Cr 均有降低（Hetherington 等，2014）。NAA / Cr 结果的异常与癫痫手术切除的预后相关（Pan 等，2013a）。初步 MRSI 结果显示，通过 HR 代谢成像研究脑肿瘤有很大的前景（如，图 11-15 7T 获得的低级别神经胶质瘤的 Cho 和 Cho / NAA 图谱）。

由于灵敏度的显著升高，7T 的 MRS 序列也被用于观察功能性代谢变化或代谢弥散加权，其在本质上受限于较低的 B_0：视觉皮质中的功能性 MRS 已被证明可检测大多数代谢物 $\pm0.2\mu$mol/ g 的浓度变化，与刺激引起的变化幅度相似（Mangia 等，2006）。几个研究小组已证实视觉和运动皮质中的代谢变化——主要是乳酸和 Glu 的增加（Lin 等，2012；Mangia 等，2007；Schaller 等，2013a，2014）。视觉皮

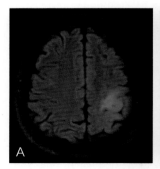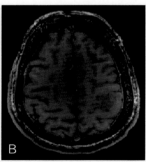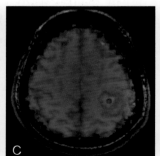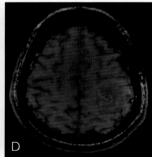

▲ 图 11-15　一位 52 岁患有Ⅱ级胶质瘤的患者：T_2 加权（A）和 T_1 加权（B）MRI 及胆碱图（C）和 Cho / NAA 比例图（D）

代谢图显示肿瘤浸润区域细胞增殖和神经元丢失的增多

质中的功能弥散加权 MRS 研究发现在刺激下，NAA、Cr 和 Cho 的表观扩散系数出现显著变化（Branzoli 等，2013）。此外，弥散加权 PRESS MRS 已被用于测量轴突、胶质微结构（Ronen 等，2013a）和几种代谢物的表观扩散系数，显示了灰质和白质之间的显著差异（Kan 等，2012）。

总之，7T 脑部 MRS 和 MRSI 已成功应用于研究，但需要方法学进一步的完善才能充分发挥其潜力。特别是空间分辨率的提高或低浓度代谢物的定量检测，将有助于研究超出目前低场强的局限。尽管初步的临床应用很少，但由于几乎没有先进的方法能够一次性克服所有技术局限性，因此我们可以预期在不久的将来，其在患者中的研究会增加。7 T 时的 MRS 和 MRSI 在研究多发性硬化症、肿瘤、阿尔茨海默病和精神疾病的特性方面具有巨大潜力。

三、MSK 成像

（一）方法学

1. 成像序列

7T 的 UHF 成像使 SNR 和分辨率显著增加（Ugurbil 等，2003）。原则上，所有临床相关的 T_1、质子密度和 T_2 加权自旋回波序列都可以在 7T 中应用。但是，为了获得最大的 SNR 和 CNR 并解决潜在的安全问题，必须考虑以下几个问题。

（1）化学位移的优缺点：水和脂肪共振的化学位移差异在 7T 时为 1040Hz，而在 3T 时为 440Hz，在 1.5T 时为 220Hz。因此，频率编码方向上的化学位移伪影在 7T 时最为明显，可以通过增加 RF 带宽来减少这种伪影。然而，化学位移的升高具有优势。它使 7 T 时的脂肪抑制更容易实现，并且比 3 T 时的抑制更强大。

（2）更长的重复时间：7T 弛豫时间 T_1 在 20%～35% 的范围内增加，这取决于所检测的组织（Regatte 和 Schweitzer，2007）。因此，T_R 必须在相同的范围内增加以避免饱和效应。更长的重复时间至少解决了部分的 SAR 问题，SAR 随着场强和 RF 功率的增高会增加。较长的重复时间会在较长时间内扩散所施加的能量。

（3）缩短扫描时间：快速自旋回波因子可用于减少采集时间。为了补偿 180°脉冲的较高能量（可能容易超过暴露限制），必须增加重复时间且减少扫描层数。原则上，并行成像可以在较高的场强下使用较高的减速因子，并显著缩短采集时间（Wiesinger 等，2004）。然而，需要大量研究来开发安全可靠的并行传输技术（Moser 等，2012）。

梯度回波序列可以应用于 7T。由于磁化率依赖于场强，一个体素中不同质子的进动差异变得更明显，导致 $T_2{}^*$ 值降低，从而回波时间必须相应缩短。

2. 磁敏感加权成像

在 20 世纪 90 年代后期，Reichenbach 和 Haacke 开发了一种对大脑静脉血管进行成像的方法，利用脱氧血红蛋白对 $T_2{}^*$ 加权梯度回波扫描的相位和幅度的影响作为对比源（Reichenbach 等，1997）。这种静态 BOLD 效应的成像被称为 SWI（Haacke 等，2004）。较高的信噪比和磁场强度（Barth 等，2003）使该方法能够应用于神经成像领域，特别是在高静磁场强度（3T）和 UHF（7T）时。

据我们所知，7T MSK 中使用 SWI 的唯一例子是 Nissi 等的研究，即他们于 2013 年在原位和体内研究仔猪（Nissi 等，2013），在不断增长的软骨骺中显示血管。然而，创建关节高质量 SWI 图像的方法学尚是一个较大的挑战。

除幅度外，SWI 还使用 MR 信号的相位。相位是 MR 信号的固有特性，但是大多数 MR 应用（如传统的解剖成像）并没有使用这个特性。使用多个 RF 处理相位信号是有问题的。新型技术已被开发并公开，用以在不久的将来解决这个问题，并在生长骨中得到无伪影的 SWI（Bagher-Ebadian 等，2008；Parker 等，2013；Robinson 等，2011）。

3. UTE/vTE

在 UHF 中，快速弛豫结缔组织的成像和定量分析也是非常令人感兴趣的。由于肌腱、骨骼、韧带或钙化软骨等组织可能具有 1 ms 或更低的 T_2，因此需要使用特殊的 UTE 序列。使用三维投影重建采集轨迹和毁损梯度与硬脉冲激发的 3D-UTE 脉冲序列已用于皮质骨成像（Krug 等，2011）和肌腱 T_2^* 区域变异分析（Juras 等，2012b）（图 11-16A），尽管该序列在非常短的回波时间（低至 0.064 ms）内的各向同性分辨率有一些缺点，如条纹和模糊伪影。这种方法基本受益于 UHF；尽管衰减具有多成分特性，但较高的 SNR 可以实现更精确的曲线拟合。三维多回波笛卡儿毁损梯度回波（SPGR）技术提供了另一种选择，该技术将可变回波时间（vTE）与第一回波的非对称读出相结合（Deligianni 等，2013）（图 11-16B）。该技术已成功应用于肌腱、韧带和半月板的定量分析（Juras 等，2013a，2014）。径向 UTE 技术的优势在于分辨率更高并且伪影更少。这种傅里叶编码方法具有更高的鲁棒性，并允许在临床可行的扫描时间（2～3 min）内进行 HR 成像。

（1）T_2、T_2^*、T_1 的弛豫速率：通常，与较低的场强相比，UHF MR 的 SNR 增加；然而，将这种优势转化为更高的时间和空间分辨率需要克服一些技术难题（Chang 等，2010）。质子 T_1 随着场强的增加而增加，而 T_2 则减少（由于较大的静磁场中的较大的磁化率效应，T_2^* 的减少甚至更多）（Schmitt 等，2006）。要克服的另一个技术难题是化学位移伪影的升高会导致更大的像素错误重合（Regatte 和 Schweitzer，2007）。用于 UHF MR 的 RF 线圈的构建也具有挑战性，因其 B_1 也变得更加不均匀（Vaughan 等，2001）。为了获得适合于诊断或进一步评估的图像或弛豫常数图，重要的是适当地从较低的场强调整序列参数。在 MSK 领域，T_1 mapping 最常用于延迟钆增强的软骨 MRI，因为它能够量化 Gd-DTPA^2 浓度（间接与蛋白多糖含量成比例）。IR 被广泛用作（Welsch 等，2008）T_1 mapping 的参考方法，尽管有采用更加有效的方法来取代 IR 的趋势，如容积插值屏气检查（VIBE）（Bittersohl 等，2009）或三重回声稳态（Heule 等，2014）。横向弛豫常数（T_2）可以在 UHF 上用各种方法测量，通常是多回波自旋回波（Welsch 等，2008）、完全平衡的稳态自由进动（Krug 等，2007）或双回波稳定状态（Welsch 等，2009）及采集时间更短的三重回波稳态（Heule 等，2014）。为了衡量 T_2^*，特别是对于快速弛豫的组织（肌腱、韧带和骨骼），必须使用 UTE 序列〔3D-UTE（Juras 等，2012b）和 vTE（Deligianni 等，2013）〕。

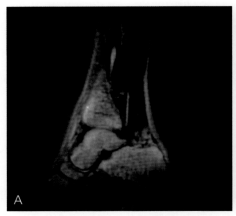 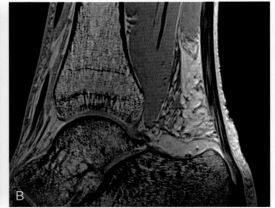

▲ 图 11-16　UTE 和 vTE 图像

A.UTE 图像的一个例子，该图像为 TE 由 0.07 ms 和 9.0 ms 的图像相减得出；由于短 T_2 组分的存在，跟腱信号明显；B.TE 为 0.89 ms 时获得的 vTE 图像，可见明显的肌腱束

（2）钠 MR 成像：糖胺聚糖（GAG）在关节软骨和其他结缔组织的稳态维持中起重要作用。由于阴性的 GAG 与带正电荷的钠离子平衡，因此钠成像是检测 GAG 含量变化的非常灵敏的方法。因此，钠 MR 成像可对各种结缔组织中 GAG 含量实现直接和非侵入性评估。

钠成像是一种具有挑战性的方法。低 MR 敏感性、短 T_2 弛豫时间（Madelin 等，2012）和低浓度钠导致钠 MR 信号比软骨质子 MR 信号小 4000～5000 倍。因此，与形态学质子 MR 成像相比，钠成像需要更长的时间（10～30 min）且所采集图像分辨率更低。尽管使用 UHF（7T 及以上）MR 系统进行质子磁共振成像存在各种挑战（如射频功率沉积、磁敏感伪影和射频线圈的均匀性），但这些问题在钠磁共振成像中不太明显。实际上，UHF MR 系统中的钠成像仅受益于更高的 SNR，以及更高的空间 / 时间分辨率（Regatte 和 Schweitzer，2007；Staroswiecki 等，2010）。钠图像中的另一个 SNR 增益得益于专用相位阵列 RF 线圈（Brown 等，2013；Moon 等，2013）和具有 UTE 采集的 MR 序列（Boada 等，1997；Nagel 等，2009；Nielles-Vallespin 等，2007；Qian 和 Boada，2008）。

几项 7T 研究使用了非侵入性钠磁共振成像评估软骨、软骨修复组织、跟腱或椎间盘的 GAG 含量的病理变化。

（3）gagCEST 成像：化学交换饱和转移（CEST）是一种基于自由水质子和溶质分子间的化学交换在 MR 图像中产生对比度的方法。非共振自旋通过 RF 辐射选择性地预饱和，然后与大量水质子进行化学交换。然后，这种交换减少了 CEST 成像中大量水的 MR 信号（Guivel-Scharen 等，1998）。最常见的 CEST 成像是采集在水共振附近的不同偏移频率处的预饱和度的多组图像和一个无饱和或在非常大的偏移频率处具有饱和度的参考数据（Van Zijl 和 Yadav，2011）。GAG 的酰胺和羟基质子具有可用于 CEST 的可交换性质（Ling 等，2008c）。在牛软骨样品中

进行的实验已经证明，由 GAG 介导的 CEST 对比（gagCEST）可以用作软骨 GAG 含量的生物标志物（Ling 等，2008a，b）。gagCEST 成像受益于 UHF 场强中（7T 及以上）频率差异的增加，其 RF 溢出减少。另一方面，该方法需要良好的匀场、B_0 均匀性校正以及在扫描期间对患者移动的补偿。

gagCEST 已被提议用于各种结缔组织的 GAG 含量变化的非侵入性研究。最初的 7T 实验表明，gagCEST 对软骨修复手术后关节软骨和组织中的 GAG 含量敏感。

（二）临床应用

1. 软骨修复

较高磁场强度下的软骨成像预计可提高软骨病理的可视化水平、软骨的分割以及软骨修复的结果。部分容积效应随着体素尺寸的减小也会减小，与 1.5T 和 3T 相比其可以更可靠地测量软骨体积和厚度。Krug 等（2011）在软骨分割的膝关节的 7T 图像中采用的体素尺寸为（312×312×1000）μ^3，Regatte 和 Schweitzer 使用（254×254×1000）μ^3 的体素尺寸（Regatte 和 Schweitzer，2007）。在手腕等较小的关节中使用特殊设计的线圈，可以实现（190×190×500）μ^3 的分辨率（Raghuraman 等，2013）。

2012 年，Chang 等论述了使用脂肪抑制 3D-FLASH 序列进行形态学 MRI 扫描中新的鸟笼型、28 通道接收线圈和正交线圈的优势。FOV 周边的 SNR 增益为 300％～400％，FOV 中心的股骨和胫骨软骨的增益为 17％（Chang 等，2012b）。

Juras 等比较了 3T 和 7T 中踝关节成像优化临床序列的 SNR 和 CNR。对于 3D GRE 和 2D TSE，7T 的平均 SNR 升高分别了 60.9％ 和 86.7％。相反，在 2D TSE 序列中观察到平均 SNR 降低了近 25％（Juras 等，2012a）。

然而，尚未证实 7T 软骨修复的形态学成像与较低的场强相比存在潜在优势，目前仍缺乏

这两者比较的研究，对于使用 UHF MRI 预测临床结果的研究尤其如此。

2. 骨关节炎

基于上述考虑（软骨修复的形态学成像），可以预期 7T 可改善骨关节炎的可视化成像。然而，目前文献中不存在比较不同场强（包括 7T）下骨关节炎变化显像的准确性临床定向研究。

3. T_2/T_2^*

横向弛豫常数（T_2）和 T_2^*（T_2 加上局部场不均匀性）是反映胶原基质和水分子之间相互作用的有价值的临床参数。由于胶原蛋白含量和方向的改变以及非生理性的带状分层，T_2/T_2^* 可用作软骨修复成熟的定量和定性标记（Welsch 等，2008）（图 11-17）。在 UHF 中，软骨绝对 T_2/T_2^* 值预计会更低，尽管由于多种原因（包括部分容积效应和多个 T_2/T_2^* 组分的影响）很难通过实验验证（Welsch 等，2011）。然而，UHF 的 HR T_2/T_2^*mapping 能够更详细评估各种软骨修复过程，如在修复部位相邻的组织中。结果显示 T_2 的绝对值在修复后软骨（平均为 51.6±7.6 ms）中、健康软骨中（45.9±4.7 ms）和相邻软骨（40.0±3.7 ms）中均明显较高（Chang 等，2013b）。

4. 肌腱

使用波谱方法，有研究已证明跟腱中的 T_2^* 衰变是一个多组分过程[33]。然而，对于临床序列，难以从第二、第三和第四组分别获取信号，因为它们的组分比较小。第一个组分所占比例最大，但它在亚毫秒范围内，故使用常规的回波时间难以获得。3D-UTE 序列具有检测各种快速弛豫的组织（包括肌腱）的 MR 信号的能力。Juras 等使用 7T 3D-UTE 序列估计肌腱中的 T_2^*，用以研究使用该参数标记跟腱的可能性（Juras 等，2013b）。使用 3D-UTE 序列对人体内跟腱进行超短双组分 T_2^* 测量是可行的。7 T 较高的 SNR 可以非常准确地计算两个 T_2^* 组分。此外，HR T_2^* 图适用于区域 T_2^* 差异描述，其有助于了解跟腱中胶原蛋白的含量及方向。最近，基于梯度回波序列的 vTE 已经用于肌腱中的 T_2^*mapping，其具有低模糊和高分辨率图像采集的优点。尽管最短的回波时间仅略低于 1 ms，但可能表明 T_2^* 的短组分可作为跟腱病的稳健标记物，其反映了水含量和胶原蛋白方向的变化，而且较单指数计算的 T_2^* 更加准确（Juras 等，2013b）

5. 半月板

UHF 更高的空间分辨率可能对诸如弯月面的小结构成像是有益的。与健康对照组相比，UHF 7 T MRI 在检测无症状舞蹈者的内侧半月板时可发现其发病频率更高且病变更加严重（Chang 等，2013a）。在未来，由于 UHF 的 SNR 更高，我们可以预期对单组分和多组分 T_2/T_2^* 分析的定量研究将会增加，因为这样可以更

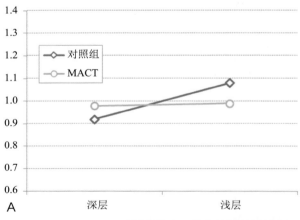
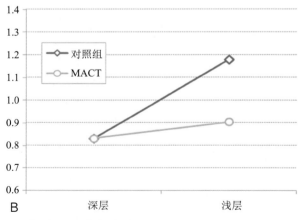

▲ 图 11-17　MACT 后健康软骨和软骨修复组织的相对区域 T_2（A）和 T_2^*（B）评估

健康软骨的平均值（T_2：56.6 ms；T_2^*：18.6 ms）设定为 100%，相对的带状（深层和浅层）T_2 和 T_2^* 值反映了对照软骨和软骨修复组织的带状变化（经许可引自 Welsch, G.H. et al., *Invest. Radiol.*, 43, 619—626, 2008.）

加稳健地计算短 T_2 / T_2^* 组分并可能用作组织退变的临床标志物。

6. 钠 MRI 和 gagCEST 在软骨修复中的应用

几项 7T 研究表明，非侵入性钠磁共振成像可以在原生软骨和修复后软骨中检测 GAG 含量。Trattnig 等的研究表明，在不使用造影剂的基质相关自体软骨细胞移植（MACT）后，钠成像能够区分含有较低 GAG 含量的修复后软骨和患者的原生软骨（Trattnig 等，2010）。Zbyn 等报道，MACT 后患者修复组织中的钠含量显著高于骨髓刺激（BMS）患者，表明对于修复组织而言，MACT 质量高于 BMS（Zbyn 等，2012）。MACT 和 BMS 患者表现出相似的形态学结果，其强调了钠成像的附加价值，并表明钠成像可用于非侵入性评价新软骨修复技术的表现。为了评估关节液的影响，Chang 等使用液体抑制和液体未抑制的钠成像评估软骨修复和原生组织（Chang 等，2012a）。结果表明，使用 IR（Madelin 等，2010）进行液体抑制的钠成像能够更准确地评估修复组织中的钠浓度。钠成像可以非侵入性评估软骨修复方法以及软骨修复术后病人随访。

有研究在 7T 中使用 gagCEST 成像评估关节软骨和修复组织中 GAG 含量的有效性。Schmitt 等比较了微骨折和 MACT 后患者的 gagCEST 和钠值（Schmitt 等，2011）。他们观察到两种技术之间存在相关性，这证实了 gagCEST 对软骨 GAG 含量变化的敏感性。此外，gagCEST 能够区分患者的原生软骨和软骨修复组织。有研究在自体骨软骨移植后患者的修复组织中发现其 gagCEST 值显著降低（Krusche-Mandl 等，2012）。自体骨软骨移植患者的临床预后与形态学评估、钠或 gagCEST 结果无关。这些结果表明，生化 MR 成像提供了软骨修复后原生软骨和组织组成的独特信息。gagCEST 技术非常适用于检测早期病理变化，这些变化与 GAG 含量的初步减少相吻合。

7. 钠 MRI 和 gagCEST 在骨关节炎中的应用

Wang 等发表了第一个使用 7T 钠 MR 成像评估骨关节炎（OA）的研究（2009b）。研究发现，与志愿者（约 260 mmol / L）相比，OA 患者软骨中钠浓度降低了 30％～60％。Madelin 等使用 7T 液体抑制和液体未抑制钠成像计算了志愿者和 OA 患者软骨中的钠浓度（Madelin 等，2013）。液体抑制成像发现志愿者和 OA 患者之间软骨钠浓度的差异很大。作者发现，IR 制备的液体抑制成像测量的软骨中的钠浓度（Madelin 等，2010）是 OA 的重要预测指标。因此，在 7T 中使用液体抑制 MR 成像评估软骨中的钠浓度可能是 OA 的潜在生物标志物。钠 MR 成像可能有助于检测质子 MR 图像上出现形态变化之前的软骨退化的早期迹象。钠成像也可用于 OA 的疾病改善疗法的非侵入性体内评估。

8. 钠 MRI 和 gagCEST 在椎间盘中的应用

虽然有几位作者使用钠磁共振成像对椎间盘（IVD）进行了成像，但到目前为止只发表了一种 7 T MRI 应用。Noebauer-Huhmann 等证明了无症状志愿者中体内的 IVD 钠磁共振成像的可行性（Noebauer-Huhmann 等，2012）。这项研究结果表明，与健康椎间盘相比，退化椎间盘的钠值降低（Pfirrmann 评分更高）。因此，钠成像是用于无创评估椎间盘蛋白多糖含量的变化以及检测 IVD 的早期退行性变化的一种有潜力的方法。

四、代谢

（一）概述

MRS 是一种先进的非侵入性评估人体组织生化和代谢的方法。前文讨论了 7T MRS 的优势和挑战，以及大脑中相关的代谢技术及其应用。在本节中，我们将讨论 7 T 在人体脂肪组织、肌肉、肝脏和心脏代谢中的研究。这些应用以代谢过程中涉及的核进行分组，并可通过 MRS 在 7 T 质子（^1H）、磷（^{31}P）和碳（^{13}C）上检测到。

下述内容将讨论方法学信息（弛豫时间、定位技术、低场强的益处、可用的静态和动态代谢信息）和相关的 7T 研究及神经可塑性病变的代谢和分期方面的评估。

（二）质子 MRS

1. 脂质分析

脂肪组织及其解剖分布与许多疾病的风险有关。^1H MR 信号在较高场强的波谱分辨率得到改善，波谱可以提供脂质成分的信息，包括脂肪酸链饱和度、单元和多元不饱和度。具有良好分辨率的单体素 7 T 波谱在脂肪组织、骨髓（Ren 等，2008）、肌肉（Ramadan 等，2010；Ren 等，2010；Wang 等，2009a）、肝脏（Gajdosik 等，2013）和乳房（Dimitrov 等，2012）中得到了应用。图 11-18 显示了 7T 皮下脂肪组织的单体素 ^1H MRS 波谱。

2. 弛豫时间

适当调整序列时间和准确量化代谢物浓度的基本要求是了解相关的弛豫参数。一般而言，弛豫时间（自旋晶格和自旋 - 自旋）是组织和 B_0 依赖性的，应该在每一个特定的实验设计（包括场强、组织以及病生状态）中进行评估。一些研究评估了脂肪组织、骨髓（Ren 等，2008）、肌肉（Ren 等，2010；Wang 等，2009a）和肝脏（Gajdosik 等，2013）的水和代谢物共振的 ^1H 弛豫时间。表 11-1 和表 11-2 总结了评估的弛豫率（次数），并提供了所使用方法的信息，以及实验中受试者的数量。通常，在较低场强情况下，7T 的 ^1H T_1 弛豫时间较长，T_2 时间较短。

3. 定位

尽管已提出使用纵向行波效应的替代定位方案（Webb 等，2010），但大多数发表的 7 T 代谢的研究使用的是传统的基于回波的刺激定位技术。STEAM 定位方案中包含较短的 90°RF 脉冲（可以通过表面线圈实现），其对 SAR 要求较低，并引起较低的 CSDE（Ren 等，2008,2010）。即使使用容积线圈，7T 中较高的 B_1 不均匀性也会使脉冲校准复杂化。采集的体素应用于脉冲校准（Versluis 等，2010）。一个完全绝热的 LASER 序列可以克服上述问题（B_1 不均匀性、CSDE），但其在 7T 中仍然存在 SAR

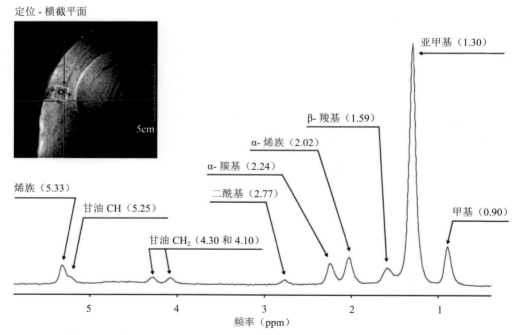

▲ 图 11-18　7T 时年轻健康男性皮下脂肪的 ^1H NMR 波谱
可以分出 10 个波峰，定位图显示获取波谱的体素位于皮下脂肪组织（12mm×12mm×12mm，STEAM，T_e 20ms，T_R 2s，1 avg）

表 11-1　7T 下各种人体组织 [1]H 代谢物的体内 T_1 弛豫时间（平均值 ±SD）（ms）

组织类型	脂质（Ren 等，2008）	骨髓（Ren 等，2008）	肌　肉			肝脏（Gajdosik 等，2013）
			比目鱼肌（Ren 等，2010）	胫骨前肌（Wang 等，2009a）	比目鱼肌（Ramadan 等，2010）	
方法	IR STEAM	IR STEAM	IR STEAM	PS STEAM	PS STEAM	IR STEAM
样本量	n=7	n=7	n=25	n=4	n=6	n=5
甲基 IMCL[a]	1080 ± 50	1160 ± 40	1380 ± 100	1946 ± 606	1735 ± 132	1026 ± 162
（0.9 ppm）EMCL[a]			1200 ± 110	1427 ± 338	1470 ± 102	
亚甲基 IMCL[a]	530 ± 40	550 ± 30	580 ± 40	1494 ± 158	1350 ± 193	514 ± 25
（1.3 ppm）EMCL[a]			570 ± 40	2187 ± 1001	1031 ± 166	
β- 羧基（1.59 ppm）	320 ± 50	390 ± 40	–	–	1343 ± 173	–
α- 烯烃（2.02 ppm）	390 ± 30	420 ± 20	–	1372 ± 239	972 ± 170	488 ± 220
α- 羧基（2.24 ppm）	400 ± 20	440 ± 20	–	1971 ± 235	1420 ± 130	476 ± 89
二酰基（2.77 ppm）	580 ± 30	600 ± 30	–	–	–	479 ± 260
tCr（3.02 ppm）	–	–	950	1632 ± 164	1320 ± 121	–
CCC（3.22 ppm）	–	–	–	1339 ± 40	1216 ± 85	1084 ± 52
水（4.70 ppm）	–	–	1140	–	1514 ± 10	1362 ± 83
烯烃（5.3 ppm）	–	–	–	2036 ± 404	1195 ± 122	–
肌肽（7 ppm）	–	–	–	–	908 ± 165	–
（8 ppm）					1464 ± 210	

a. 肌肉中 IMCL 和 EMCL 分开；EMCL. 向低位移动约 0.2 ppm；IR. 反转恢复；PS. 渐进饱和度

表 11-2　7T 下各种人体组织 [1]H 代谢物的体内 T_2 弛豫时间（平均值 ±SD）（ms）

组织类型	脂质（Ren 等，2008）	骨髓（Ren 等，2008）	肌　肉			肝脏（Gajdosik 等，2013）
			比目鱼肌（Ren 等，2010）	胫骨前肌（Wang 等，2009a）	比目鱼肌（Ramadan 等，2010）	
样本量	n=7	n=7	n=25	n=4	n=6	n=5
甲基 IMCL[a]	67 ± 8	74 ± 6	97 ± 11	42 ± 12	85 ± 23	34 ± 10
（0.9 ppm）EMCL[a]			74 ± 10	53 ± 1	117 ± 28	
亚甲基 IMCL[a]	63 ± 5	69 ± 4	66 ± 5	56 ± 4	78 ± 12	41 ± 8
（1.3 ppm）EMCL[a]			51 ± 4	64 ± 7	64 ± 10	
β- 羧基（1.59 ppm）	30 ± 6	33 ± 6	–	–	65 ± 9	–
α- 烯烃（2.02 ppm）	39 ± 3	42 ± 2	–	28 ± 7	36 ± 5	44 ± 19

（续 表）

组织类型	脂质（Ren 等，2008）	骨髓（Ren 等，2008）	肌 肉			
			比目鱼肌（Ren 等，2010）	胫骨前肌（Wang等，2009a）	比目鱼肌（Ramadan 等，2010）	肝脏（Gajdosik 等，2013）
α- 羧基（2.24 ppm）	55 ± 4	60 ± 3	–	29 ± 8	49 ± 10	39 ± 15
二酰基（2.77 ppm）	58 ± 3	59 ± 3				44 ± 5
tCr（3.02 ppm）				53 ± 6	101 ± 29	
CCC（3.22 ppm）				39 ± 3	93 ± 18	32 ± 9
水（4.70 ppm）					22 ± 2	15 ± 2
烯烃（5.3 ppm）	–	–	–	56 ± 21	72 ± 19	–
肌肽（7 ppm）	–	–	–	59 ± 18	–	–
（8 ppm）				86 ± 19		

a. 肌肉中 IMCL 和 EMCL 分开

限制。有研究应用长回波时间（如 280 ms）与液体未抑制的序列来简化比目鱼肌内肌细胞内脂质（IMCL）的波谱量化（Ren 等，2010）。联合 FID（水信号）和回波（脂肪信号）采集来进行多体素 MRSI 定位可以在一个实验中从各种肌肉类型、骨髓和皮下组织得到高质量 ^{1}H MRS 波谱（Just Kukurova 等，2014）。

4. 应用

骨骼肌 ^{1}H MRS 的主要应用领域是运动生理学与 2 型糖尿病病理生理学。正如在较低场强中的发现，IMCL 池在这方面发挥了双重作用。一方面，有研究已发现胰岛素抵抗和 2 型糖尿病患者人数都在增加（Anderwald 等，2002；Krssak 等，1999），其分解代谢物与骨骼肌葡萄糖转运和利用相互作用。最近的一项关于 UHF 的研究还发现，骨骼肌 IMCL 含量较低的中年人易出现家族性长寿（Wijsman 等，2010）。另一方面，有研究发现训练有素的耐力跑人群的 IMCL 含量增加（Thamer 等，2003；Zehnder 等，2006），他们可以在延长的次极量运动中长时间内有效地利用这种能量池（Krssak 等，2000；Zehnder 等，2006）。如在较低场强中发现，外部细胞脂

质（EMCL）组分的共振位置取决于磁场内的肌肉方向，并且部分与 IMCL 的肌肉方向重叠（Khuu 等，2009）。在 7T 时，增加的波谱分辨率增强了磁场不均匀性分布，这能够影响依赖于方向的频率位置。因此，EMCL 组分的脂质甲基组共振线的频率分布方面有了新的见解（Khuu 等，2009），并且 IMCL 共振的精确波谱去卷积可以改善这一重要代谢池的量化。7T 的 SNR 值（水峰测量）比 3T 测得的值高 90％，IMCL 水平的测试 - 重测试分析发现 7T 时的可重复性比 3T 时（2％ vs 6％）有所提高（Stephenson 等，2011）。

从运动生理学的角度来看，其他 ^{1}H MRS 可见的代谢物（肌肽、肉毒碱、乳酸和肌酸）也很有趣。同样，骨骼肌 MRS 中他们的共振线在较低的场强中已有报道（Meyerspeer 等，2007；Ozdemir 等，2007；Wachter 等，2002），但 7T 升高的灵敏度允许动态评估乙酰肉碱的产生及其在运动和恢复后的衰退（Ren 等，2013），以及在力竭运动后骨骼肌中乳酸积累和排出的实时监测（Ren 等，2012）。骨骼肌肌肽浓度的绝对量化也可得以改善（Kukurova 等，2014），这

使得这种方法能够在更复杂的综合生理学实验中轻松实施。骨骼肌与运动相关的急剧变化还可以通过监测磷酸肌酸 - 肌酸交换来评估。虽然这里选择的方法是 ^{31}P MRS（见下文），但是 Kogan 等所使用的（2014）基于 ^{1}H 的肌酸特异性化学交换饱和转移（Cr-CEST）方法，可以补充这些研究。

（三）磷 MRS

磷（^{31}P）MRS 主要用于在各种生理和病理条件下观察组织生物能量。检测高能量 ^{31}P 代谢物（核苷三磷酸 -NTP、磷酸肌酸 -PCr 和无机磷酸盐 -Pi）、细胞内 pH 和细胞内游离镁浓度（Mg^{2+}）是该方法的分析基础（Gupta 等，1978；Kemp 等，2007；Szendroedi 等，2009）。此外，磷酸单酯（PME；即磷酸胆碱）和磷酸二酯（PDE；即甘油磷酸胆碱）的组织浓度已被提议作为癌症（Ackerstaff 等，2003；Arias- Mendoza 等，2006；Klomp 等，2011b）、炎症性肝病（Dezortova 等，2005）和神经退行性疾病（Forlenza 等，2005）可能的诊断标志物。

7T ^{31}P-MRS 的主要优势是 SNR 增加（Bogner 等，2009a，2011；Qiao 等，2006；Rodgers 等，2013；Valkovic 等，2013a）。由于 ^{31}P 的物理性质，高磁场下的 ^{31}P-MRS 不会出现 ^{1}H-MRS 的问题，也不需要水和脂肪抑制。^{31}P MR 波谱的较高化学位移分散显著提高了 3T 至 7T 的波谱分辨率（Bogner 等，2009a），分离 ^{31}P 代谢物的信号并使 ^{31}P MRS 对 B_0 场不均匀性不敏感。增加的波谱分辨率使得人体肌肉中短 T_1 的碱性无机磷酸盐池能够被检测（Kan 等，2010）。UHFs（7 T）的 ^{31}P-MRS 的进一步优势是较短的 T_1 弛豫时间，能够通过更低的饱和效应实现更快的信号平均（Bogner 等，2009a）。这导致每单位时间 SNR 呈线性增加（Bogner 等，2011；Rodgers 等，2013），有利于增加空间（Chmelik 等，2014；Parasoglou 等，2013b）；Steinseifer 等，2013）和（或）时间分辨率（Parasoglou 等，2013c；

Valkovic 等，2013a）。

应用 ^{31}P-MRS 主要使用敏感表面线圈，由于它们的 B_1^+ / B_1^- 特性，能够提供不均匀的 B_1^+ 激发和近似定位。然而，许多临床研究需要进一步定位 MRS 信号。一些磷代谢物的 T_2 弛豫时间非常短，且随着 B_0 的增加而减少（Bogner 等，2009a），使得激发脉冲后立即进行 FID 采集 ［如，FID-CSI（Brown 等，1982；Maudsley 等，1983）或 ISIS（Ordidge 等，1986）］ 成为首选。短 T_2 导致基于回波法得到的信号显著减少。当需要来自单个容积的 MR 波谱时，ISIS（Ordidge 等，1986）定位是一种选择。最近有研究证明，通过实施宽带反转 GOIA 脉冲 ［E-ISIS（Bogner 等，2011）、goISICS（Chmelik 等，2013a）］ 或实施绝热重聚焦半激光脉冲（Meyerspeer 等，2011）可以克服 7T 的技术限制，如由于梯度层面选择导致的 CSDE。图 11-19 中显示了 7T 中使用优化的定位技术所获得的代表性 ^{31}P 肝脏波谱：7T 中使用 1D-ISIS 模块选择(A 中的白色实线，B)、3D-ISIS 体素（A 中的白色虚线框，C）、2D-CSI（A 中的黄色虚线，d）和 3D-CSI（A 中的红线，E）获得的肝脏 ^{31}P 代表性波谱。B_1^+ 不均匀性的问题可以通过直接测量翻转角分布（Chmelik 等，2013b）或通过绝热脉冲的实施来解决（Tannus 和 Garwood，1997）。

1. 弛豫时间

表 11-3 总结了 7T 中肌肉（Bogner 等，2009a；Rodgers 等，2013）、肝脏（Chmelik 等，2014）和心脏（Rodgers 等，2013）的含 ^{31}P 的代谢物弛豫率（次数），并提供相关方法和实验中所包括的受试者数量。通常，7T 时的 ^{31}P T_1 和 T_2 弛豫时间短于较低磁场。

2. 应用

如上所述，PCr 动力学对 ATP 交换的直接定量是 ^{31}P MRS 应用的主要领域。通过对特定肌肉群的信号进行定位（Meyerspeer 等，2011，2012；Parasoglou 等，2012,2013c）或通过 PCr

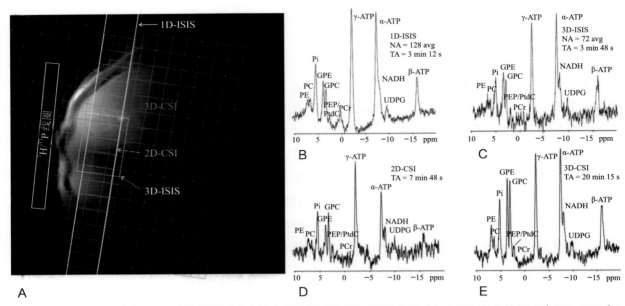

▲ 图 11-19　7T 下通过 1D-ISIS 选择（A 中的白色实线，B）、3D-ISIS 体素（A 中的白色虚线框，C）、2D-CSI（A 中的黄色虚线，D）和 3D-CSI（A 中的红线，E）采集的代表性肝 ^{31}P 波谱

表 11-3　7T 下各种人体组织的 ^{31}P 代谢物在体内 T_1 和 T_2（ms）弛豫时间（平均值 ±SD）

组织类型	T_1				T_2
	肌肉（Bogner 等，2009a）	肌肉（Rodgers 等，2013）	肝脏（Chmelik 等，2014）	心脏（Rodgers 等，2013）	肌肉（Bogner 等，2009a）
方法	IR	LL-CSI	IR 1D-ISIS	LL-CSI	Sel. SE
样本数	n=8	n=2	n=8	n=6	n=8
PE（6.78 ppm）	3.1 ± 0.9	–	4.41 ± 1.55	–	–
PC（5.88 ppm）		–	3.74 ± 1.31		–
2,3-DPG（5.4 和 6.4 ppm）	–	–	–	3.05 ± 0.41	–
Pi（5.02 ppm）	6.3 ± 1.0	6.65 ± 0.23	0.70 ± 0.33	–	109 ± 17
GPE（3.2 ppm）	5.7 ± 1.5	–	6.19 ± 0.91		314 ± 35
GPC（2.76 ppm）		–	5.94 ± 0.73		
PCr（0 ppm）	4.0 ± 0.2	3.96 ± 0.07	–	3.09 ± 0.32	217 ± 14
–ATP（–2.48 ppm）	3.3 ± 0.2	4.12 ± 0.15	0.50 ± 0.08	1.82 ± 0.09	29 ± 3.3
α-ATP（–7.52 ppm）	1.8 ± 0.1	1.70 ± 0.02	0.46 ± 0.07	1.39 ± 0.09	–
β-ATP（–16.26 ppm）	1.8 ± 0.1	1.42 ± 0.12	0.56 ± 0.07	1.02 ± 0.17	–

注：IR. 反转恢复；sel SE. 频率选择性自旋回波；LL-CSI.Look-Locker 化学位移成像

的 动 态 3D 成 像（Meyerspeer 等，2011,2012；Parasoglou 等，2012,2013c），可以将 7T 的 SNR 增益转移到部分容积效应的消除上去。得到的结果表明了其方法学上的优势，增加了动态 PCr 变化的动态时间窗，并证明实验数据和理论模型之间有更好的相关性（Meyerspeer 等，2011，

2012；Parasoglou 等，2012,2013c）。此外，基于精确定位的 ^{31}P MRS 和 T_2^* 加权 MRI，能够观察到骨骼肌 T_2^* 加权信号变化、组织 pH 时间变化以及运动中和运动后能量代谢参数的强相关性（Schmid 等，2014）。

同样的，对于 Pi 和 ATP 的测量，通过观察这两者之间的磁化，发现了与较低场强下相似的结果。同样，SNR 增益可以转换为提升的时间分辨率（Valkovic 等，2013a，b，2014a）或组织特异性定位（Parasoglou 等，2013a；Valkovic 等，2013a，b，2014a）。该方法的应用证实了先前观察到的（Schmid 等，2012）骨骼肌基础和兴奋时 ATP 代谢状态之间的相互关系（Valkovic 等，2013a，b，2014a；Van Oorschot 等，2011），并指出 Pi 与 ATP 流量的降低与非酒精性脂肪肝（NAFLD）患者肝脏脂质积聚增加之间的关系（Valkovic 等，2014b）。

3. ^{13}C MRS

^{13}C MRS 受益于 7T 时 SNR 和波谱分辨率的增加。另一方面，质子去耦合通常用于进一步改善 SNR，并且波谱模式的简化对于 SAR 要求较高。大多数 7 T 研究都侧重于 ^{13}C 线圈的优化，特别是改善 ^1H 和 ^{13}C 联合通道实验中的解耦合效率（McDougall 等，2014；Meyerspeer 等，2013；Roig 等，2014）。 最近，有研究发现，在 7T 时 ^{13}C MRS 能够连续测量糖原水平的动态变化（Stephenson 等，2011），同时时间分辨率和组织特异性分辨率升高（Krssak 等，2014）。此外，来自脂肪组织的 ^{13}C 波谱揭示了脂肪酸链的详细化学特性，如，能够计算 omega-6 /ω-3 脂质比率（Cheshkov 等，2012；Dimitrov 等，2010a）和检测反式脂肪酸（Dimitrov 等，2010b）。

总之，多核体内 MRS 及其应用得益于超高磁场下灵敏度和信号特异性的升高。这些增益通常有利于感兴趣的波谱体积和（或）时间分辨率的定位。更短的采集时间可以进一步促进各种方法更复杂的组合。

五、肿瘤

（一）MRS

虽然目前没有文献报道关于脑肿瘤 7T MRS 的成果，但有许多研究提出了将 ^1H-MRS 或 ^{31}P-MRS 应用于前列腺或乳腺肿瘤研究的初步经验（De Graaf 等，2013；Klomp 等，2009, 2011a, b；Korteweg 等，2011；Lagemaat 等，2014b）。 尽管接受乳腺 MRS 的患者仍然不多，每项研究仅纳入了少数患者（De Graaf 等，2013；Klomp 等，2011b；Korteweg 等，2011），但至少有 2 项较大的患者研究纳入 12 名和 15 名患者（有重叠）进行前列腺 ^{31}P-MRS 的 7T 研究（Lagemaat 等，2014a，b）。第一项 ^1H-MRS 研究分析了衡量前列腺癌中多胺共振的可行性，但仅限于 1 名患者（Klomp 等，2011a）。然而，一些最近的文献显示，特别适用于乳腺癌和前列腺癌的研究的 MRS 技术有了显著改进，其中仍有一些尚未得到应用（Arteaga de Castro 等，2012；Boer 等，2012b；De Graaf 等，2013；Kobus 等，2012；Luttje 等，2013；Van den Bergen 等，2011；Van der Kemp 等，2013；Wijnen 等，2012）。这些研究使用了不同的方法来提高数据质量，包括线圈硬件改进（Arteaga de Castro 等，2012；Kobus 等，2012；Van den Bergen 等，2011）、信号增强技术（如去耦合或核过度增强）（Lagemaat 等，2014a）或解决与 B_0 匀场不足相关的问题（Boer 等，2012b；Van der Kemp 等，2013）。虽然第 1 个结果是有潜力的，其显示了 ^{31}P-MRS 特异性的改善，但空间分辨率低可能是临床使用中面临的一个重要难题（Lagemaat 等，2014b）。

（二）弥散加权成像

由于技术问题限制了 7T 弥散加权成像（DWI）的图像质量，目前使用的 7T 中仅得到了 3 名患者单侧乳房的初步 DWI 结果（Korteweg 等，2011）。但是，第一次会议报告显示了最近乳腺癌 7T DWI 的巨大潜力（Minarikova 等，

2014；Zaric 等）（图 11-20）。由于最近 DWI 和弥散张量成像序列的改进，大大减少了由于长回波时间引起的信号损失和非共振伪影，如失真和模糊，这有利于 DWI 进一步应用于临床（Eichner 等，2014；Heidemann 等，2010,2012；Jeong 等，2013）。

（三）T_1/ 动态对比增强成像

研究发现，使用钆 T_1 加权成像的对比增强序列对 5 名星形细胞瘤患者有效，在 7T 时显示出与 1.5T 时相似的强化效果（Moenninghoff 等，2010）。

此外，在肝脏和肾脏研究中，健康志愿者接受了动态对比增强（DCE）成像。这项研究在 16 名健康志愿者中使用冠状 T_1 加权损毁梯度回波序列（3D-FLASH）进行 DCE MRI，发现肝脏的同质性强化，与非增强 MRI 相比 SNR 显著升高。在 1 名健康志愿者中，该研究检测到 1 个偶发的血管瘤（Umutlu 等，2013）。

既往有研究使用 3D-FLASH 对 10 名健康志愿者进行肾脏成像，图像在预扫描、20 s、70 s 和 120 s 延迟时获得。DCE MRI 显示了肾实质的均匀强化，同时能够在呼吸暂停期间以高时空分辨率成像（Umutlu 等，2011）。

DCE 成像也已成功应用于乳腺癌研究。使用单环线圈对 15 名受试者（其中 5 名乳腺癌患者经组织学确认）成像证实了这种 7T 研究的可行性（Umutlu 等，2010）。

最近的一项研究纳入了 27 名患有乳腺癌的患者，使用双侧线圈和横断面 T_1 加权时间分辨血管造影和随机轨迹序列，结果提示 7T DCE-MRI 在乳腺具有临床适用性（Pinker 等，2014）。

此外，使用 T_1 加权时间分辨血管造影和随机轨迹序列在 3T 和 7T 下乳房 DCE MRI 之间进行比较，结果表明在较高的场强下，时间和空间分辨率得到了改善（Gruber 等，2014）。

图 11-21 给出了在 3T 和 7T 下的乳腺癌患者成像的实例。如先前在 3T 成像试验中所发表的，磁场强度增加可能会引起造影剂剂量减小。然而，关于钆基造影剂在超高磁场强度下的 r1 弛豫变化只有有限的研究数据（Noebauer-Huhmann 等，2010）。

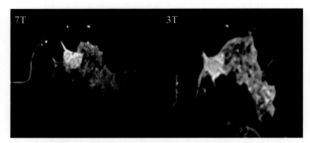

▲ 图 11-21　与图 11-1 为同一患者，恶性病变（DCI G3）的乳房的 DCE MRI

推荐阅读

［1］ Ackerstaff, E., Glunde, K., Bhujwalla, Z.M., 2003. Choline phospholipid metabolism: A target in cancer cells? Journal of Cellular Biochemistry 90, 525–533.

［2］ An, L., Willem van der Veen, J., Li, S., Thomasson, D.M., Shen, J., 2013. Combination of multichannel single-voxel MRS signals using generalized least squares. Journal of Magnetic Resonance Imaging 37, 1445–1450.

［3］ Anderwald, C., Bernroider, E., Krssak, M., Stingl, H., Brehm, A., Bischof, M.G., Nowotny, P., Roden, M., Waldhausl, W., 2002. Effects of insulin treatment in type 2 diabetic patients on intracellular lipid content in liver and skeletal muscle. Diabetes 51, 3025–3032.

［4］ Andreychenko, A., Boer, V.O., Arteaga de Castro, C.S., Luijten, P.R., Klomp, D.W.J., 2012. Efficient spectral editing at 7 T: GABA detection with MEGA-sLASER. Magnetic Resonance in Medicine: Official Journal of the Society of Magnetic Resonance in Medicine/Society of Magnetic Resonance in Medicine 68, 1018–1025.

［5］ Andronesi, O.C., Ramadan, S., Ratai, E.M., Jennings, D., Mountford, C.E., Sorensen, A.G., 2010. Spectroscopic imaging with improved gradient modulated constant

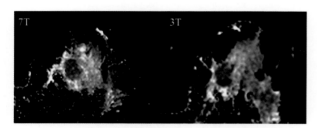

▲ 图 11-20　不同场强下乳房 DWI MRI 构建的 ADC 图
一名 51 岁患有恶性疾病［浸润性导管癌 Ⅲ 级（DCI G3），直径：25 mm，BIRADS 5］的女性，7T（左）和 3T（右）下乳房 DWI MRI 构建的 ADC 图

adiabaticity pulses on high-field clinical scanners. Journal of Magnetic Resonance 203, 283–293.

［6］Arias-Mendoza, F., Payne, G.S., Zakian, K.L., Schwarz, A.J., Stubbs, M., Stoyanova, R., Ballon, D. et al., 2006. In vivo 31P MR spectral patterns and reproducibility in cancer patients studied in a multi-institutional trial. NMR in Biomedicine 19, 504–512.

［7］Arteaga de Castro, C.S., Boer, V.O., Andreychenko, A., Wijnen, J.P., van der Heide, U.A., Luijten, P.R., Klomp, D.W.J., 2013. Improved efficiency on editing MRS of lactate and γ-aminobutyric acid by inclusion of frequency offset corrected inversion pulses at high fields. NMR in Biomedicine 26, 1213–1219.

［8］Arteaga de Castro, C.S., van den Bergen, B., Luijten, P.R., van der Heide, U.A., van Vulpen, M., Klomp, D.W., 2012. Improving SNR and B1 transmit field for an endorectal coil in 7 T MRI and MRS of prostate cancer. Magnetic Resonance in Medicine 68, 311–318.

［9］Avdievich, N.I., Pan, J.W., Baehring, J.M., Spencer, D.D., Hetherington, H.P., 2009. Short echo spectroscopic imaging of the human brain at 7T using transceiver arrays. Magnetic Resonance in Medicine: Official Journal of the Society of Magnetic Resonance in Medicine/Society of Magnetic Resonance in Medicine 62, 17–25.

［10］Bagher-Ebadian, H., Jiang, Q., Ewing, J.R., 2008. A modified Fourier-based phase unwrapping algorithm with an application to MRI venography. Journal of Magnetic Resonance Imaging 27, 649–652.

［11］Balchandani, P., Pauly, J., Spielman, D., 2008. Interleaved narrow-band PRESS sequence with adiabatic spatialspectral refocusing pulses for 1H MRSI at 7T. Magnetic Resonance in Medicine: Official Journal of the Society of Magnetic Resonance in Medicine/Society of Magnetic Resonance in Medicine 59, 973–979.

［12］Balchandani, P., Spielman, D., 2008. Fat suppression for 1H MRSI at 7T using spectrally selective adiabatic inversion recovery. Magnetic Resonance in Medicine: Official Journal of the Society of Magnetic Resonance in Medicine/ Society of Magnetic Resonance in Medicine 59, 980–988.

［13］Banerjee, A., Ganji, S., Hulsey, K., Dimitrov, I., Maher, E., Ghose, S., Tamminga, C., Choi, C., 2012. Measurement of glycine in gray and white matter in the human brain in vivo by 1H MRS at 7.0 T. Magnetic Resonance in Medicine: Official Journal of the Society of Magnetic Resonance in Medicine/ Society of Magnetic Resonance in Medicine 68, 325–331.

［14］Barth, M., Nobauer-Huhmann, I.M., Reichenbach, J.R., Mlynarik, V., Schoggl, A., Matula, C., Trattnig, S., 2003. High-resolution three-dimensional contrast-enhanced blood oxygenation level-dependent magnetic resonance venography of brain tumors at 3 Tesla: First clinical experience and comparison with 1.5 Tesla. Investigative Radiology 38, 409–414.

［15］Bartzokis, G., Aravagiri, M., Oldendorf, W.H., Mintz, J., Marder, S.R., 1993. Field dependent transverse relaxation rate increase may be a specific measure of tissue iron stores. Magnetic Resonance in Medicine 29, 459–464.

［16］Bazin, P.L., Weiss, M., Dinse, J., Schafer, A., Trampel, R., Turner, R., 2013. A computational framework for ultra-high resolution cortical segmentation at 7 Tesla. NeuroImage 93, 201–209.

［17］Beckmann, C.F., DeLuca, M., Devlin, J.T., Smith, S.M., 2005. Investigations into resting-state connectivity using independent component analysis. Philosophical Transactions of the Royal Society of London B Biological Sciences 360, 1001–1013.

［18］Beckmann, C.F., Smith, S.M., 2004. Probabilistic independent component analysis for functional magnetic resonance imaging. IEEE Transactions on Medical Imaging 23, 137–152.

［19］Beisteiner, R., 2013. Improving clinical fMRI: Better paradigms or higher field strength? American Journal of Neuroradiology 34, 1972–1973.

［20］Beisteiner, R., Hollinger, I., Rath, J., Wurnig, M., Hilbert, M., Klinger, N., Geissler, A. et al., 2011a. New type of cortical neuroplasticity after nerve repair in brachial plexus lesions. Archives of Neurology 68, 1467–1470.

［21］Beisteiner, R., Robinson, S., Wurnig, M., Hilbert, M., Merksa, K., Rath, J., Hollinger, I. et al., 2011b. Clinical fMRI: Evidence for a 7T benefit over 3T. NeuroImage 57, 1015–1021.

［22］Beisteiner, R., Windischberger, C., Lanzenberger, R., Edward, V., Cunnington, R., Erdler, M., Gartus, A., Streibl, B., Moser, E., Deecke, L., 2001. Finger somatotopy in human motor cortex. NeuroImage 13, 1016–1026.

［23］Belkić, D., Belkić, K., 2006. In vivo magnetic resonance spectroscopy by the fast Padé transform. Physics in Medicine and Biology 51, 1049–1075.

［24］Benkhedah, N., Bachert, P., Nagel, A.M., 2014. Two-pulse biexponential- weighted (23)Na imaging. Journal of Magnetic Resonance 240, 67–76.

［25］Benkhedah, N., Bachert, P., Semmler, W., Nagel, A.M., 2012. Three-dimensional biexponential weighted (23) Na imaging of the human brain with higher SNR and shorter acquisition time. Magnetic Resonance in Medicine 70, 754–765.

［26］Besle, J., Sanchez-Panchuelo, R.M., Bowtell, R., Francis, S., Schluppeck, D., 2013. Event-related fMRI at 7T reveals overlapping cortical representations for adjacent fingertips in S1 of individual subjects. Human Brain Mapping 35, 2027–2043.

［27］Biswal, B., Yetkin, F.Z., Haughton, V.M., Hyde, J.S., 1995. Functional connectivity in the motor cortex of resting human brain using echo-planar MRI. Magnetic Resonance in Medicine 34, 537–541.

［28］Bittersohl, B., Steppacher, S., Haamberg, T., Kim, Y.J., Werlen, S., Beck, M., Siebenrock, K.A., Mamisch, T.C., 2009. Cartilage damage in femoroacetabular impingement (FAI): Preliminary results on comparison of standard diagnostic vs delayed gadolinium-enhanced magnetic resonance imaging of cartilage (dGEMRIC). Osteoarthritis and Cartilage 17, 1297–1306.

［29］Boada, F.E., Christensen, J.D., Gillen, J.S., Thulborn, K.R., 1997. Three-dimensional projection imaging with half the number of projections. Magnetic Resonance in Medicine 37, 470–477.

［30］Boer, V.O., Klomp, D.W.J., Juchem, C., Luijten, P.R., de Graaf, R.A., 2012a. Multislice ¹H MRSI of the human brain at 7 T using dynamic B0 and B1 shimming. Magnetic Resonance in Medicine: Official Journal of the Society of Magnetic Resonance in Medicine/Society of Magnetic Resonance in Medicine 68, 662–670.

［31］Boer, V.O., Siero, J.C.W., Hoogduin, H., van Gorp, J.S., Luijten, P.R., Klomp, D.W.J., 2011a. High-field MRS of the human brain at short TE and TR. NMR in Biomedicine 24, 1081–1088.

［32］Boer, V.O., van de Bank, B.L., van Vliet, G., Luijten, P.R., Klomp, D.W., 2012b. Direct B0 field monitoring and real-time B0 field updating in the human breast at 7 Tesla. Magnetic Resonance in Medicine 67, 586–591.

［33］Boer, V.O., van Lier, A.L.H.M.W., Hoogduin, J.M., Wijnen, J.P., Luijten, P.R., Klomp, D.W.J., 2011b. 7-T (1) H MRS with adiabatic refocusing at short TE using radiofrequency focusing with a dual-channel volume transmit coil. NMR in Biomedicine 24, 1038–1046.

［34］Bogner, W., Chmelik, M., Andronesi, O.C., Sorensen, A.G., Trattnig, S., Gruber, S., 2011. In vivo 31P spectroscopy by fully adiabatic extended image selected in vivo spectroscopy: A comparison between 3 T and 7 T. Magnetic Resonance in Medicine 66, 923–930.

［35］Bogner, W., Chmelik, M., Schmid, A.I., Moser, E., Trattnig, S., Gruber, S., 2009a. Assessment of (31)P relaxation times in the human calf muscle: A comparison between 3 T and 7 T in vivo. Magnetic Resonance in Medicine 62(3), 574–582.

［36］Bogner, W., Gruber, S., Pinker, K., Grabner, G., Stadlbauer, A., Weber, M., Moser, E., Helbich, T.H., Trattnig, S., 2009b. Diffusion-weighted MR for differentiation of breast lesions at 3.0 T: How does selection of diffusion protocols affect diagnosis? Radiology 253, 341–351.

［37］Bogner, W., Gruber, S., Trattnig, S., Chmelik, M., 2012. Highresolution mapping of human brain metabolites by free induction decay (1)H MRSI at 7T. NMR in Biomedicine 25, 873–882.

［38］Branzoli, F., Techawiboonwong, A., Kan, H., Webb, A., Ronen, I., 2013. Functional diffusion-weighted magnetic resonance spectroscopy of the human primary visual cortex at 7 T. Magnetic Resonance in Medicine: Official Journal of the Society of Magnetic Resonance in Medicine/Society of Magnetic Resonance in Medicine 69, 303–309.

［39］Brown, M.A., 2004. Time-domain combination of MR spectroscopy data acquired using phased-array coils. Magnetic Resonance in Medicine: Official Journal of the Society of Magnetic Resonance in Medicine/Society of Magnetic Resonance in Medicine 52, 1207–1213.

［40］Brown, R., Madelin, G., Lattanzi, R., Chang, G., Regatte, R.R., Sodickson, D.K., Wiggins, G.C., 2013. Design of a nested eight-channel sodium and four-channel proton coil for 7T knee imaging. Magnetic Resonance in Medicine 70, 259–268.

［41］Brown, T.R., Kincaid, B.M., Ugurbil, K., 1982. NMR chemical shift imaging in three dimensions. Proceedings of the National Academy of Sciences of the USA 79, 3523–3526.

［42］Brunner, D.O., De Zanche, N., Frohlich, J., Paska, J., Pruessmann, K.P., 2009. Travelling-wave nuclear magnetic resonance. Nature 457, 994–998.

［43］Bydder, M., Larkman, D.J., Hajnal, J.V., 2002. Combination of signals from array coils using image-based estimation of coil sensitivity profiles. Magnetic Resonance in Medicine 47, 539–548.

［44］Cai, K., Nanga, R.P., Lamprou, L., Schinstine, C., Elliott, M., Hariharan, H., Reddy, R., Epperson, C.N., 2012. The impact of gabapentin administration on brain GABA and glutamate concentrations: A 7T ¹H-MRS study. Neuropsychopharmacology: Official Publication of the American College of Neuropsychopharmacology 37, 2764–2771.

［45］Chakeres, D.W., Abduljalil, A.M., Novak, P., Novak, V., 2002. Comparison of 1.5 and 8 tesla high-resolution magnetic resonance imaging of lacunar infarcts. Journal of Computer Assisted Tomography 26, 628–632.

［46］Chang, G., Diamond, M., Nevsky, G., Regatte, R.R., Weiss, D.S., 2013a. Early knee changes in dancers identified by ultra-high-field 7 T MRI. Scandinavian Journal of Medicine & Science in Sports 24, 678–682.

［47］Chang, G., Madelin, G., Sherman, O.H., Strauss, E.J., Xia, D., Recht, M.P., Jerschow, A., Regatte, R.R., 2012a. Improved assessment of cartilage repair tissue using fluidsuppressed Na-23 inversion recovery MRI at 7 Tesla: Preliminary results. European Radiology 22, 1341–1349.

［48］Chang, G., Wang, L.G., Cardenas-Blanco, A., Schweitzer, M.E., Recht, M.P., Regatte, R.R., 2010. Biochemical and physiological MR imaging of skeletal muscle at 7 Tesla and above. Seminars in Musculoskeletal Radiology 14, 269–278.

［49］Chang, G., Wiggins, G.C., Xia, D., Lattanzi, R., Madelin, G., Raya, J.G., Finnerty, M., Fujita, H., Recht, M.P., Regatte, R.R., 2012b. Comparison of a 28-channel receive array coil and quadrature volume coil for morphologic imaging and T2 mapping of knee cartilage at 7T. Journal of Magnetic Resonance Imaging 35, 441–448.

［50］Chang, G., Xia, D., Sherman, O., Strauss, E., Jazrawi, L., Recht, M.P., Regatte, R., 2013b. High resolution morphologic imaging and T2 mapping of cartilage at 7 Tesla: Comparison of cartilage repair patients and healthy controls. Magnetic Resonance Materials in Physics, Biology, and Medicine 26, 539–548.

［51］Cheshkov, S., Dimitrov, I.E., Rispoli, J.V., 2012. Proton decoupled 13C MRS of the breast at 7T. Proceedings of the 21st Annual ISMRM Meeting, Melbourne, Australia.

［52］Chmelik, M., Kukurova, I.J., Gruber, S., Krssak, M., Valkovic, L., Trattnig, S., Bogner, W., 2013a. Fully adiabatic 31P 2D-CSI with reduced chemical shift displacement error at 7 T--GOIA-1D-ISIS/2D-CSI. Magnetic Resonance in Medicine 69, 1233–1244.

［53］Chmelik, M., Povazan, M., Jiru, F., Just-Kukurova, I., Dezortova, M., Krssak, M., Bogner, W., Hajek, M., Trattnig, S., Valkovic, L., 2013b. Flip-angle mapping of 31P coils by steady-state MR spectroscopic imaging. Journal of Magnetic Resonance Imaging doi:10.1002/ jmri.24401.

［54］Chmelik, M., Povazan, M., Krssak, M., Gruber, S., Tkacov, M., Trattnig, S., Bogner, W., 2014. In vivo (31) P magnetic resonance spectroscopy of the human liver at 7 T: An initial experience. NMR in Biomedicine 27, 478–485.

［55］Choi, C., Dimitrov, I., Douglas, D., Zhao, C., Hawesa, H., Ghose, S., Tamminga, C.A., 2009a. In vivo detection of serine in the human brain by proton magnetic resonance spectroscopy (1H-MRS) at 7 Tesla. Magnetic Resonance in Medicine: Official Journal of the Society of Magnetic Resonance in Medicine/Society of Magnetic Resonance in Medicine 62, 1042–1046.

［56］Choi, C., Dimitrov, I.E., Douglas, D., Patel, A., Kaiser, L.G., Amezcua, C.A., Maher, E.a., 2010a. Improvement of resolution for brain coupled metabolites by optimized (1)H MRS at 7T. NMR in Biomedicine 23, 1044–1052.

［57］Choi, C., Douglas, D., Hawesa, H., Jindal, A., Storey, C., Dimitrov, I., 2009b. Measurement of glycine in human prefrontal brain by point-resolved spectroscopy at 7.0 tesla in vivo. Magnetic Resonance in Medicine: Official Journal of the Society of Magnetic Resonance in Medicine/ Society of Magnetic Resonance in Medicine 62, 1305–1310.

［58］Choi, C., Ghose, S., Uh, J., Patel, A., Dimitrov, I.E., Lu, H., Douglas, D., Ganji, S., 2010b. Measurement of N-acetylaspartylglutamate in the human frontal brain by 1H-MRS at 7 T. Magnetic Resonance in Medicine: Official Journal of the Society of Magnetic Resonance in Medicine/ Society of Magnetic Resonance in Medicine 64, 1247–1251.

［59］Da Costa, S., van der Zwaag, W., Marques, J.P., Frackowiak, R.S., Clarke, S., Saenz, M., 2011. Human primary auditory cortex follows the shape of Heschl's gyrus. The Journal of Neuroscience 31, 14067–14075.

［60］Dagher, J., Reese, T., Bilgin, A., 2013. High-resolution, large dynamic range field map estimation. Magnetic Resonance in Medicine 71, 105–117.

［61］De Graaf, R.A., Klomp, D.W., Luijten, P.R., Boer, V.O., 2013. Intramolecular zero-quantum-coherence 2D NMR spectroscopy of lipids in the human breast at 7 T. Magnetic Resonance in Medicine 71, 451–457.

［62］De Graaf, W.L., Zwanenburg, J.J., Visser, F., Wattjes, M.P., Pouwels, P.J., Geurts, J.J., Polman, C.H., Barkhof, F., Luijten, P.R., Castelijns, J.A., 2011. Lesion detection at seven Tesla in multiple sclerosis using magnetisation prepared 3D-FLAIR and 3D-DIR. European Radiology 22, 221–231.

［63］De Martino, F., Moerel, M., van de Moortele, P.F., Ugurbil, K., Goebel, R., Yacoub, E., Formisano, E., 2013a. Spatial organization of frequency preference and selectivity in the human inferior colliculus. Nature Communications 4, 1386.

［64］De Martino, F., Zimmermann, J., Muckli, L., Ugurbil, K., Yacoub, E., Goebel, R., 2013b. Cortical depth dependent functional responses in humans at 7T: Improved specificity with 3D GRASE. PLoS One 8, e60514.

［65］De Panfilis, C., Schwarzbauer, C., 2005. Positive or negative blips? The effect of phase encoding scheme on susceptibility- induced signal losses in EPI. NeuroImage 25, 112–121.

［66］Deelchand, D.K., Iltis, I., Henry, P.-G., 2013. Improved quantification precision of human brain short echo-time (1) H magnetic resonance spectroscopy at high magnetic field: A simulation study. Magnetic Resonance in Medicine: Official Journal of the Society of Magnetic Resonance in Medicine/Society of Magnetic Resonance in Medicine 72, 20–25.

［67］Deichmann, R., Gottfried, J.A., Hutton, C., Turner, R., 2003. Optimized EPI for fMRI studies of the orbitofrontal cortex. NeuroImage 19, 430–441.

［68］Deichmann, R., Josephs, O., Hutton, C., Corfield, D.R., Turner, R., 2002. Compensation of susceptibility-induced BOLD sensitivity losses in echo-planar fMRI imaging. NeuroImage 15, 120–135.

［69］Deistung, A., Rauscher, A., Sedlacik, J., Stadler, J., Witoszynskyj, S., Reichenbach, J.R., 2008. Susceptibility weighted imaging at ultra high magnetic field strengths: Theoretical considerations and experimental results. Magnetic Resonance in Medicine 60, 1155–1168.

［70］Deistung, A., Schafer, A., Schweser, F., Biedermann, U., Turner, R., Reichenbach, J.R., 2013. Toward in vivo histology: A comparison of quantitative susceptibility mapping (QSM) with magnitude-, phase-, and R2*-imaging at ultra-high magnetic field strength. NeuroImage 65, 299–314.

［71］Deligianni, X., Bar, P., Scheffler, K., Trattnig, S., Bieri, O., 2013. High-resolution Fourier-encoded sub-millisecond echo time musculoskeletal imaging at 3 Tesla and 7 Tesla. Magnetic Resonance in Medicine 70, 1434–1439.

［72］Denk, C., Rauscher, A., 2009. Susceptibility weighted imaging with multiple echoes. Journal of Magnetic Resonance Imaging 31, 185–191.

［73］Dezortova, M., Taimr, P., Skoch, A., Spicak, J., Hajek, M., 2005. Etiology and functional status of liver cirrhosis by 31P MR spectroscopy. World Journal of Gastroenterology 11, 6926–6931.

［74］Dimitrov, I., Ren, J., Douglas, D., Davis, J., Sherry, A.D., Malloy, C.R., 2010a. Composition of fatty acids in adipose tissue by in vivo 13C MRS at 7T. Proceedings of the 18th Annual ISMRM Meeting, Stockholm, Sweden, p. 320.

［75］Dimitrov, I., Ren, J., Douglas, D., Sherry, A.D., Malloy, C.R., 2010b. In vivo detection of trans-fatty acids by 13C MRS at 7T. Proceedings of the 18th Annual ISMRM Meeting, Stockholm, Sweden, p. 374.

［76］Dimitrov, I.E., Douglas, D., Ren, J., Smith, N.B., Webb, A.G., Sherry, A.D., Malloy, C.R., 2012. In vivo determination of human breast fat composition by (1)H magnetic resonance spectroscopy at 7 T. Magnetic Resonance in Medicine 67, 20–26.

［77］Dou, W., Palomero-Gallagher, N., van Tol, M.-J., Kaufmann, J., Zhong, K., Bernstein, H.-G., Heinze, H.-J., Speck, O., Walter, M., 2013. Systematic regional variations of GABA, glutamine, and glutamate concentrations follow receptor fingerprints of human cingulate cortex. The Journal of Neuroscience: The Official Journal of the Society for Neuroscience 33, 12698–12704.

［78］Du, F., Zhu, X.-H., Qiao, H., Zhang, X., Chen, W., 2007. Efficient in vivo 31P magnetization transfer approach for noninvasively determining multiple kinetic parameters and metabolic fluxes of ATP metabolism in the human brain. Magnetic Resonance in Medicine: Official Journal of the Society of Magnetic Resonance in Medicine/Society of Magnetic Resonance in Medicine 57, 103–114.

［79］Duerst, Y., Wilm, B.J., Dietrich, B.E., Vannesjo, S.J., Barmet, C., Schmid, T., Brunner, D.O., Pruessmann, K.P., 2014. Real-time feedback for spatiotemporal field stabilization in MR systems. Magnetic Resonance in Medicine: Official Journal of the Society of Magnetic Resonance in Medicine/ Society of Magnetic Resonance in Medicine 73, 1–10.

［80］Dymerska, B., Fischmeister, F., Geissler, A., Matt, E., Trattnig, S., Beisteiner, R., Robinson, S.D., 2014. Clinical relevance of EPI distortion correction in presurgical fMRI at 7 Tesla. Proceedings of the 23rd Annual Meeting of the ISMRM, Milan, Italy.

［81］Eichner, C., Setsompop, K., Koopmans, P.J., Lutzkendorf, R., Norris, D.G., Turner, R., Wald, L.L., Heidemann, R.M., 2014. Slice accelerated diffusion-weighted imaging at ultra-high field strength. Magnetic Resonance in Medicine 71, 1518–1525.

［82］Emir, U.E., Auerbach, E.J., Van De Moortele, P.-F., Marjańska, M., Uğurbil, K., Terpstra, M., Tkáč, I., Oz, G., 2012a. Regional neurochemical profiles in the human brain measured by ^{1}H MRS at 7 T using local B1 shimming. NMR in Biomedicine 25, 152–160.

［83］Emir, U.E., Tuite, P.J., Öz, G., 2012b. Elevated pontine and putamenal GABA levels in mild-moderate Parkinson disease detected by 7 tesla proton MRS. PLoS One 7, e30918.

［84］Erhardt, A., 2008. Einführung in die Digitale Bildverarbeitung: Grundlagen, Systeme und Anwendungen. Vieweg+Teubner, Wiesbaden, Germany, 1, 2.

［85］Essig, M., Reichenbach, J.R., Schad, L.R., Schoenberg, S.O., Debus, J., Kaiser, W.A., 1999. High-resolution MR venography of cerebral arteriovenous malformations. Magnetic Resonance Imaging 17, 1417–1425.

［86］Feinberg, D.A., Moeller, S., Smith, S.M., Auerbach, E., Ramanna, S., Gunther, M., Glasser, M.F., Miller, K.L., Ugurbil, K., Yacoub, E., 2010. Multiplexed echo planar imaging for sub-second whole brain FMRI and fast diffusion imaging. PLoS One 5, e15710.

［87］Feng, W., Neelavalli, J., Haacke, E.M., 2012. Catalytic multi echo phase unwrapping scheme (CAMPUS) in multi echo gradient echo imaging: Removing phase wraps on a voxel-by-voxel basis. Magnetic Resonance in Medicine 70, 117–126.

［88］Fiege, D.P., Romanzetti, S., Mirkes, C.C., Brenner, D., Shah, N.J., 2013. Simultaneous single-quantum and triplequantum- filtered MRI of 23Na (SISTINA). Magnetic Resonance in Medicine 69, 1691–1696.

［89］Fillmer, A., Kirchner, T., Cameron, D., Henning, A., 2014a. Constrained image-based B0 shimming accounting for "local minimum traps" in the optimization and field inhomogeneities outside the region of interest. Magnetic Resonance in Medicine: Official Journal of the Society of Magnetic Resonance in Medicine/Society of Magnetic Resonance in Medicine 73, 1370–1380.

［90］Fillmer, A., Kirchner, T., Cameron, D., Henning, A., 2014b. Constrained image-based B shimming accounting for "local minimum traps" in the optimization and field inhomogeneities outside the region of interest. Magnetic Resonance in Medicine 73, 1370–1380.

［91］Fleysher, L., Oesingmann, N., Brown, R., Sodickson, D.K., Wiggins, G.C., Inglese, M., 2013. Noninvasive quantification of intracellular sodium in human brain using ultrahigh- field MRI. NMR in Biomedicine 26, 9–19.

［92］Fleysher, L., Oesingmann, N., Stoeckel, B., Grossman, R.I., Inglese, M., 2009. Sodium long-component T(2)(*) mapping in human brain at 7 Tesla. Magnetic Resonance in Medicine 62, 1338–1341.

［93］Forlenza, O.V., Wacker, P., Nunes, P.V., Yacubian, J., Castro, C.C., Otaduy, M.C., Gattaz, W.F., 2005. Reduced phospholipid breakdown in Alzheimer's brains: A 31P spectroscopy study. Psychopharmacology (Berlin) 180, 359–365.

［94］Frahm, J., Merboldt, K., Hänicke, W., Kleinschmidt, A., Boecker, H., 1994. Brain or vein-oxygenation or flow? On signal physiology in functional MRI of human brain activation. NMR in Biomedicine 7, 45–53.

［95］Fuchs, A., Luttje, M., Boesiger, P., Henning, A., 2013. SPECIAL semi-LASER with lipid artifact compensation for 1H MRS at 7 T. Magnetic Resonance in Medicine: Official Journal of the Society of Magnetic Resonance in Medicine/Society of Magnetic Resonance in Medicine 69, 603–612.

［96］Fujimoto, K., Polimeni, J.R., van der Kouwe, A.J., Reuter, M., Kober, T., Benner, T., Fischl, B., Wald, L.L., 2014. Quantitative comparison of cortical surface reconstructions from MP2RAGE and multi-echo MPRAGE data at 3 and 7T. NeuroImage 90, 60–73.

［97］Gajdosik, M., Chmelik, M., Just-Kukurova, I., Bogner, W., Valkovic, L., Trattnig, S., Krssak, M., 2013. In vivo relaxation behavior of liver compounds at 7 tesla, measured by single-voxel proton MR spectroscopy. Journal of Magnetic Resonance Imaging 40, 1365–1374.

［98］Garwood, M., DelaBarre, L., 2001. The return of the frequency sweep: Designing adiabatic pulses for contemporary NMR. Journal of Magnetic Resonance 153, 155–177.

［99］Gati, J.S., Menon, R.S., Ugurbil, K., Rutt, B.K., 1997. Experimental determination of the BOLD field strength dependence in vessels and tissue. Magnetic Resonance in Medicine 38, 296–302.

［100］Ge, Y., Zohrabian, V.M., Grossman, R.I., 2008. Seven-Tesla magnetic resonance imaging: New vision of microvascular abnormalities in multiple sclerosis. Archives of Neurology 65, 812–816.

［101］Geissler, A., Fischmeister, F.P., Grabner, G., Wurnig, M., Rath, J., Foki, T., Matt, E., Trattnig, S., Beisteiner, R., Robinson, S.D., 2013. Comparing the microvascular specificity of the 3 T and 7 T BOLD response using ICA and susceptibility- weighted imaging. Frontiers in Human Neuroscience 7, 474.

［102］Geißler, A., Matt, E., Fischmeister, F., Wurnig, M., Dymerska, B., Knosp, E., Feucht, M. et al., 2014. Differential functional benefits of ultra highfield MR systems within the language network 103, 163–170.

［103］Grabner, G., Dal-Bianco, A., Schernthaner, M., Vass, K., Lassmann, H., Trattnig, S., 2011. Analysis of multiple sclerosis lesions using a fusion of 3.0 T FLAIR and 7.0 T SWI phase: FLAIR SWI. Journal of Magnetic Resonance Imaging 33, 543–549.

［104］Grabner, G., Nobauer, I., Elandt, K., Kronnerwetter, C., Woehrer, A., Marosi, C., Prayer, D., Trattnig, S., Preusser, M., 2012. Longitudinal brain imaging of five malignant glioma patients treated with bevacizumab using susceptibility- weighted magnetic resonance imaging at 7 T. Magnetic Resonance Imaging 30, 139–147.

［105］Grams, A.E., Brote, I., Maderwald, S., Kollia, K., Ladd, M.E., Forsting, M., Gizewski, E.R., 2011. Cerebral magnetic resonance spectroscopy at 7 Tesla: Standard values and regional differences. Academic Radiology 18, 584–587.

［106］Grinstead, J.W., Speck, O., Paul, D., Silbert, L., Perkins, L., Rooney, W., 2010. Whole-brain FLAIR using 3D TSE with variable flip angle readouts optimized for 7 Tesla #3034. Joint Annual Meeting of the ISMRM-ESMRMB. ISMRM, Stockholm, Sweden.

［107］Griswold, M.A., Jakob, P.M., Heidemann, R.M., Nittka, M., Jellus, V., Wang, J., Kiefer, B., Haase, A., 2002. Generalized autocalibrating partially parallel acquisitions (GRAPPA). Magnetic Resonance in Medicine 47, 1202–1210.

［108］Gruber, S., Pinker, K., Zaric, O., Minarikova, L., Chmelik, M., Baltzer, P., Boubela, R.N., Helbich, T., Bogner, W., Trattnig, S., 2014. Dynamic contrast-enhanced magnetic resonance imaging of breast tumors at 3 and 7 T: A comparison. Investigative Radiology 49, 354–362.

［109］Guivel-Scharen, V., Sinnwell, T., Wolff, S.D., Balaban, R.S., 1998. Detection of proton chemical exchange between metabolites and water in biological tissues. Journal of Magnetic Resonance 133, 36–45.

［110］Gupta, R.K., Benovic, J.L., Rose, Z.B., 1978. The determination of the free magnesium level in the human red blood cell by 31P NMR. The Journal of Biological Chemistry 253, 6172–6176.

［111］Haacke, E.M., Ayaz, M., Khan, A., Manova, E.S., Krishnamurthy, B., Gollapalli, L., Ciulla, C., Kim, I., Petersen, F., Kirsch, W., 2007. Establishing a baseline phase behavior in magnetic resonance imaging to determine normal vs. abnormal iron content in the brain. Journal of Magnetic Resonance Imaging 26, 256–264.

［112］Haacke, E.M., Cheng, N.Y., House, M.J., Liu, Q., Neelavalli, J., Ogg, R.J., Khan, A., Ayaz, M., Kirsch, W., Obenaus, A., 2005. Imaging iron stores in the brain using magnetic resonance imaging. Magnetic Resonance Imaging 23, 1–25.

［113］Haacke, E.M., Xu, Y.B., Cheng, Y.C.N., Reichenbach, J.R., 2004. Susceptibility weighted imaging (SWI). Magnetic Resonance in Medicine 52, 612–618.

［114］Hahn, A., Kranz, G.S., Seidel, E.M., Sladky, R., Kraus, C., Kublbock, M., Pfabigan, D.M. et al., 2013. Comparing neural response to painful electrical stimulation with functional MRI at 3 and 7 T. NeuroImage 82, 336–343.

［115］Hajnal, J.V., Bryant, D.J., Kasuboski, L., Pattany, P.M., De Coene, B., Lewis, P.D., Pennock, J.M., Oatridge, A., Young, I.R., Bydder, G.M., 1992. Use of fluid attenuated inversion recovery (FLAIR) pulse sequences in MRI of the brain. Journal of Computer Assisted Tomography 16, 841–844.

［116］Hall, E.L., Stephenson, M.C., Price, D., Morris, P.G., 2014. Methodology for improved detection of low concentration metabolites in MRS: Optimised combination of signals from multi-element coil arrays. NeuroImage 86, 35–42.

［117］Hammond, K.E., Metcalf, M., Carvajal, L., Okuda, D.T., Srinivasan, R., Vigneron, D., Nelson, S.J., Pelletier, D., 2008. Quantitative in vivo magnetic resonance imaging of multiple sclerosis at 7 Tesla with sensitivity to iron. Annals of Neurology 64, 707–713.

［118］Hargreaves, B.A., Cunningham, C.H., Nishimura, D.G., Conolly, S.M., 2004. Variable-rate selective excitation for rapid MRI sequences. Magnetic Resonance in Medicine: Official Journal of the Society of Magnetic Resonance in Medicine/Society of Magnetic Resonance in Medicine 52, 590–597.

［119］Heidemann, R.M., Anwander, A., Feiweier, T., Knosche, T.R., Turner, R., 2012. k-space and q-space: Combining ultrahigh spatial and angular resolution in diffusion imaging using ZOOPPA at 7 T. NeuroImage 60, 967–978.

［120］Heidemann, R.M., Porter, D.A., Anwander, A., Feiweier, T., Heberlein, K., Knosche, T.R., Turner, R., 2010. Diffusion imaging in humans at 7T using readout-segmented EPI and GRAPPA. Magnetic Resonance in Medicine 64, 9–14.

［121］Hennig, J., Scheffler, K., 2001. Hyperechoes. Magnetic

Resonance in Medicine: Official Journal of the Society of Magnetic Resonance in Medicine/Society of Magnetic Resonance in Medicine 46, 6–12.

[122] Henning, A., Fuchs, A., Murdoch, J.B., Boesiger, P., 2009. Sliceselective FID acquisition, localized by outer volume suppression (FIDLOVS) for (1)H-MRSI of the human brain at 7 T with minimal signal loss. NMR in Biomedicine 22, 683–696.

[123] Hermier, M., Nighoghossian, N., Derex, L., Adeleine, P., Wiart, M., Berthezene, Y., Cotton, F. et al., 2003. Hypointense transcerebral veins at T2*-weighted MRI: A marker of hemorrhagic transformation risk in patients treated with intravenous tissue plasminogen activator. Journal of Cerebral Blood Flow & Metabolism 23, 1362–1370.

[124] Hermier, M., Nighoghossian, N., Derex, L., Wiart, M., Nemoz, C., Berthezene, Y., Froment, J.C., 2005. Hypointense leptomeningeal vessels at T2*-weighted MRI in acute ischemic stroke. Neurology 65, 652–653.

[125] Hetherington, H.P., 2011. RF Shimming for spectroscopic localization in the human brain at 7T. Magnetic Resonance in Medicine: Official Journal of the Society of Magnetic Resonance in Medicine/Society of Magnetic Resonance in Medicine 63, 9–19.

[126] Hetherington, H.P., Hamid, H., Kulas, J., Ling, G., Bandak, F., de Lanerolle, N.C., Pan, J.W., 2014. MRSI of the medial temporal lobe at 7 T in explosive b mild traumatic brain injury. Magnetic Resonance in Medicine: Official Journal of the Society of Magnetic Resonance in Medicine/Society of Magnetic Resonance in Medicine 71, 1358–1367.

[127] Heule, R., Ganter, C., Bieri, O., 2014. Triple Echo Steady-State (TESS) relaxometry. Magnetic Resonance in Medicine 71, 230–237.

[128] Hingwala, D., Kesavadas, C., Thomas, B., Kapilamoorthy, T.R., 2010. Clinical utility of susceptibility-weighted imaging in vascular diseases of the brain. Neurology India 58, 602–607.

[129] Hodel, J., Silvera, J., Bekaert, O., Rahmouni, A., Bastuji-Garin, S., Vignaud, A., Petit, E., Durning, B., Decq, P., 2011. Intracranial cerebrospinal fluid spaces imaging using a pulse-triggered three-dimensional turbo spin echo MR sequence with variable flip-angle distribution. European Radiology 21, 402–410.

[130] Hoffmann, M.B., Stadler, J., Kanowski, M., Speck, O., 2009. Retinotopic mapping of the human visual cortex at a magnetic field strength of 7T. Clinical Neurophysiology 120, 108–116.

[131] Intrapiromkul, J., Zhu, H., Cheng, Y., Barker, P.B., Edden, R.a. E., 2013. Determining the in vivo transverse relaxation time of GABA in the human brain at 7T. Journal of Magnetic Resonance Imaging 38, 1224–1229.

[132] Jenkinson, M., 2003. Fast, automated, N-dimensional phaseunwrapping algorithm. Magnetic Resonance in Medicine 49, 193–197.

[133] Jeong, H.K., Gore, J.C., Anderson, A.W., 2013. High-resolution human diffusion tensor imaging using 2-D navigated multishot SENSE EPI at 7 T. Magnetic Resonance in Medicine 69, 793–802.

[134] Jezzard, P., Balaban, R.S., 1995. Correction for geometric distortion in echo planar images from B0 field variations. Magnetic Resonance in Medicine 34, 65–73.

[135] Jubault, T., Brambati, S.M., Degroot, C., Kullmann, B., Strafella, A.P., Lafontaine, A.L., Chouinard, S., Monchi, O., 2009. Regional brain stem atrophy in idiopathic Parkinson's disease detected by anatomical MRI. PLoS One 4, e8247.

[136] Juchem, C., Nixon, T.W., Diduch, P., Rothman, D.L., Starewicz, P., de Graaf, R.A., 2010. Dynamic shimming of the human brain at 7 Tesla. Concepts in Magnetic Resonance Part B Magnetic Resonance Engineering 37B, 116–128.

[137] Juras, V., Apprich, S., Szomolanyi, P., Bieri, O., Deligianni, X., Trattnig, S., 2013a. Bi-exponential T2 analysis of healthy and diseased Achilles tendons: An in vivo preliminary magnetic resonance study and correlation with clinical score. European Radiology 23, 2814–2822.

[138] Juras, V., Apprich, S., Szomolanyi, P., Bieri, O., Deligianni, X., Trattnig, S., 2013b. Bi-exponential T2* analysis of healthy and diseased Achilles tendons: An in vivo preliminary magnetic resonance study and correlation with clinical score. European Radiology 23, 2814–2822.

[139] Juras, V., Apprich, S., Zbyn, S., Zak, L., Deligianni, X., Szomolanyi, P., Bieri, O., Trattnig, S., 2014. Quantitative MRI analysis of menisci using biexponential T-2* fitting with a variable echo time sequence. Magnetic Resonance in Medicine 71, 1015–1023.

[140] Juras, V., Welsch, G., Bar, P., Kronnerwetter, C., Fujita, H., Trattnig, S., 2012a. Comparison of 3 T and 7 T MRI clinical sequences for ankle imaging. European Journal of Radiology 81, 1846–1850.

[141] Juras, V., Zbyn, S., Pressl, C., Valkovic, L., Szomolanyi, P., Frollo, I., Trattnig, S., 2012b. Regional variations of T-2* in healthy and pathologic achilles tendon in vivo at 7 Tesla: Preliminary results. Magnetic Resonance in Medicine 68, 1607–1613.

[142] Just Kukurova, I., Valkovic, L., Bogner, W., Gajdosik, M., Krssak, M., Gruber, S., Trattnig, S., Chmelik, M., 2014. Two-dimensional spectroscopic imaging with combined free induction decay and long-TE acquisition (FIDecho spectroscopic imaging, FIDESI) for the detection of intramyocellular lipids in calf muscle at 7 T. NMR in Biomedicine 27, 980–987.

[143] Kaiser, L.G., Young, K., Matson, G.B., 2008. Numerical simulations of localized high field 1H MR spectroscopy. Journal of Magnetic Resonance (San Diego, CA, 1997) 195, 67–75.

[144] Kan, H.E., Klomp, D.W., Wong, C.S., Boer, V.O., Webb, A.G., Luijten, P.R., Jeneson, J.A., 2010. In vivo 31P MRS detection of an alkaline inorganic phosphate pool

with short T1 in human resting skeletal muscle. NMR in Biomedicine 23, 995–1000.

[145] Kan, H.E., Techawiboonwong, A., van Osch, M.J.P., Versluis, M.J., Deelchand, D.K., Henry, P.-G., Marjańska, M., van Buchem, M.A., Webb, A.G., Ronen, I., 2012. Differences in apparent diffusion coefficients of brain metabolites between grey and white matter in the human brain measured at 7 T. Magnetic Resonance in Medicine: Official Journal of the Society of Magnetic Resonance in Medicine/Society of Magnetic Resonance in Medicine 67, 1203–1209.

[146] Kemp, G.J., Meyerspeer, M., Moser, E., 2007. Absolute quantification of phosphorus metabolite concentrations in human muscle in vivo by 31P MRS: A quantitative review. NMR in Biomedicine 20, 555–565.

[147] Kerchner, G.A., Berdnik, D., Shen, J.C., Bernstein, J.D., Fenesy, M.C., Deutsch, G.K., Wyss-Coray, T., Rutt, B.K., 2014. APOE epsilon 4 worsens hippocampal CA1 apical neuropil atrophy and episodic memory. Neurology 82, 691–697.

[148] Kerchner, G.A., Hess, C.P., Hammond-Rosenbluth, K.E., Xu, D., Rabinovici, G.D., Kelley, D.A., Vigneron, D.B., Nelson, S.J., Miller, B.L., 2010. Hippocampal CA1 apical neuropil atrophy in mild Alzheimer disease visualized with 7-T MRI. Neurology 75, 1381–1387.

[149] Keuken, M.C., Bazin, P.L., Schafer, A., Neumann, J., Turner, R., Forstmann, B.U., 2013. Ultra-high 7T MRI of structural age-related changes of the subthalamic nucleus. Journal of Neuroscience 33, 4896–4900.

[150] Khuu, A., Ren, J., Dimitrov, I., Woessner, D., Murdoch, J., Sherry, A.D., Malloy, C.R., 2009. Orientation of lipid strands in the extracellular compartment of muscle: Effect on quantitation of intramyocellular lipids. Magnetic Resonance in Medicine 61, 16–21.

[151] Kilsdonk, I.D., de Graaf, W.L., Soriano, A.L., Zwanenburg, J.J., Visser, F., Kuijer, J.P., Geurts, J.J. et al., 2012. Multicontrast MR imaging at 7T in multiple sclerosis: Highest lesion detection in cortical gray matter with 3D-FLAIR. American Journal of Neuroradiology 34, 791–796.

[152] Kilsdonk, I.D., Wattjes, M.P., Lopez-Soriano, A., Kuijer, J.P., de Jong, M.C., de Graaf, W.L., Conijn, M.M. et al., 2014. Improved differentiation between MS and vascular brain lesions using FLAIR* at 7 Tesla. European Radiology 24, 841–849.

[153] Kim, S.J., Lyoo, I.K., Lee, Y.S., Lee, J.Y., Yoon, S.J., Kim, J.E., Kim, J.H., Hong, S.J., Jeong, D.U., 2009. Gray matter deficits in young adults with narcolepsy. Acta Neurologica Scandinavica 119, 61–67.

[154] Kirchner, T., Fillmer, A., Tsao, J., Pruessmann, K.P., Henning, A., 2014. Reduction of voxel bleeding in highly accelerated parallel (1) H MRSI by direct control of the spatial response function. Magnetic Resonance in Medicine: Official Journal of the Society of Magnetic Resonance in Medicine/ Society of Magnetic Resonance

in Medicine 73, 1–12.

[155] Klomp, D.W., Bitz, A.K., Heerschap, A., Scheenen, T.W., 2009. Proton spectroscopic imaging of the human prostate at 7 T. NMR in Biomedicine 22, 495–501.

[156] Klomp, D.W., Scheenen, T.W., Arteaga, C.S., van Asten, J., Boer, V.O., Luijten, P.R., 2011a. Detection of fully refocused polyamine spins in prostate cancer at 7 T. NMR in Biomedicine 24, 299–306.

[157] Klomp, D.W., van de Bank, B.L., Raaijmakers, A., Korteweg, M.A., Possanzini, C., Boer, V.O., van de Berg, C.A., van de Bosch, M.A., Luijten, P.R., 2011b. 31P MRSI and 1H MRS at 7 T: Initial results in human breast cancer. NMR in Biomedicine 24, 1337–1342.

[158] Kobus, T., Bitz, A.K., van Uden, M.J., Lagemaat, M.W., Rothgang, E., Orzada, S., Heerschap, A., Scheenen, T.W., 2012. In vivo 31P MR spectroscopic imaging of the human prostate at 7 T: Safety and feasibility. Magnetic Resonance in Medicine 68, 1683–1695.

[159] Koch, K.S., Leffert, H.L., 1979. Increased sodium ion influx is necessary to initiate rat hepatocyte proliferation. Cell 18, 153–163.

[160] Kogan, F., Haris, M., Singh, A., Cai, K., Debrosse, C., Nanga, R.P., Hariharan, H., Reddy, R., 2014. Method for highresolution imaging of creatine in vivo using chemical exchange saturation transfer. Magnetic Resonance in Medicine 71, 164–172.

[161] Kollia, K., Maderwald, S., Putzki, N., Schlamann, M., Theysohn, J.M., Kraff, O., Ladd, M.E., Forsting, M., Wanke, I., 2009. First clinical study on ultra-high-field MR imaging in patients with multiple sclerosis: Comparison of 1.5T and 7T. American Journal of Neuroradiology 30, 699–702.

[162] Konstandin, S., Nagel, A.M., 2013. Performance of sampling density-weighted and postfiltered density-adapted projection reconstruction in sodium magnetic resonance imaging. Magnetic Resonance in Medicine 69, 495–502.

[163] Koopmans, P.J., Barth, M., Orzada, S., Norris, D.G., 2011. Multi-echo fMRI of the cortical laminae in humans at 7 T. NeuroImage 56, 1276–1285.

[164] Koopmans, P.J., Boyacioglu, R., Barth, M., Norris, D.G., 2012. Whole brain, high resolution spin-echo resting state fMRI using PINS multiplexing at 7 T. NeuroImage 62, 1939–1946.

[165] Korteweg, M.A., Veldhuis, W.B., Visser, F., Luijten, P.R., Mali, W.P., van Diest, P.J., van den Bosch, M.A., Klomp, D.J., 2011. Feasibility of 7 Tesla breast magnetic resonance imaging determination of intrinsic sensitivity and high-resolution magnetic resonance imaging, diffusion-weighted imaging, and (1)H-magnetic resonance spectroscopy of breast cancer patients receiving neoadjuvant therapy. Investigative Radiology 46, 370–376.

[166] Koush, Y., Elliott, M.A., Mathiak, K., 2011. Single voxel proton spectroscopy for neurofeedback at 7 Tesla. Materials 4, 1548–1563.

[167] Koush, Y., Elliott, M.A., Scharnowski, F., Mathiak, K.,

2013. Real-time automated spectral assessment of the BOLD response for neurofeedback at 3 and 7T. Journal of Neuroscience Methods 218, 148–160.

［168］Krssak, M., Falk Petersen, K., Dresner, A., DiPietro, L., Vogel, S.M., Rothman, D.L., Roden, M., Shulman, G.I., 1999. Intramyocellular lipid concentrations are correlated with insulin sensitivity in humans: A 1H NMR spectroscopy study. Diabetologia 42, 113–116.

［169］Krssak, M., Gajdosik, M., Valkovic, L., Bogner, W., Krebs, M., Luger, A., Trattnig, S., Chmelik, M., 2014. Detection of hepatic glycogen by 1D ISIS localized 13C MRS at 7T. Proceedings of the 22nd Annual ISMRM Meeting, Milan, Italy, p. 1437.

［170］Krssak, M., Petersen, K.F., Bergeron, R., Price, T., Laurent, D., Rothman, D.L., Roden, M., Shulman, G.I., 2000. Intramuscular glycogen and intramyocellular lipid utilization during prolonged exercise and recovery in man: A 13C and 1H nuclear magnetic resonance spectroscopy study. The Journal of Clinical Endocrinology & Metabolism 85, 748–754.

［171］Krug, R., Carballido-Gamio, J., Banerjee, S., Stahl, R., Carvajal, L., Xu, D., Vigneron, D., Kelley, D.A.C., Link, T.M., Majumdar, S., 2007. In vivo bone and cartilage MRI using fully-balanced steady-state free-precession at 7 Tesla. Magnetic Resonance in Medicine 58, 1294–1298.

［172］Krug, R., Larson, P.E.Z., Wang, C.S., Burghardt, A.J., Kelley, D.A.C., Link, T.M., Zhang, X.L., Vigneron, D.B., Majumdar, S., 2011. Ultrashort echo time MRI of cortical bone at 7 Tesla field strength: A feasibility study. Journal of Magnetic Resonance Imaging 34, 691–695.

［173］Krusche-Mandl, I., Schmitt, B., Zak, L., Apprich, S., Aldrian, S., Juras, V., Friedrich, K.M., Marlovits, S., Weber, M., Trattnig, S., 2012. Long-term results 8 years after autologous osteochondral transplantation: 7 T gagCEST and sodium magnetic resonance imaging with morphological and clinical correlation. Osteoarthritis Cartilage 20, 357–363.

［174］Kuehn, E., Mueller, K., Turner, R., Schutz-Bosbach, S., 2014. The functional architecture of S1 during touch observation described with 7 T fMRI. Brain Structure and Function 219, 119–140.

［175］Kukurova, I.J., Krssak, M., Chmelik, M., Gajdosik, M., Trattnig, S., Valkovic, L., 2014. Carnosine at 7T: Quantification and relaxation times in m. gastrocnemius. Proceedings of the 23rd Annual ISMRM Meeting, Milan, Italy.

［176］Lagemaat, M.W., Maas, M.C., Vos, E.K., Bitz, A.K., Orzada, S., Weiland, E., van Uden, M.J., Kobus, T., Heerschap, A., Scheenen, T.W.,2014a. 31P MR spectroscopic imaging of the human prostate at 7 T: T1 relaxation times, Nuclear Overhauser Effect, and spectral characterization. Magnetic Resonance in Medicine 73, 909–920.

［177］Lagemaat, M.W., Vos, E.K., Maas, M.C., Bitz, A.K., Orzada, S., van Uden, M.J., Kobus, T., Heerschap, A., Scheenen, T.W.J., 2014b. Phosphorus magnetic resonance spectroscopic imaging at 7 T in patients with prostate cancer. Investigative Radiology 49, 363–372.

［178］Langkammer, C., Krebs, N., Goessler, W., Scheurer, E., Ebner, F., Yen, K., Fazekas, F., Ropele, S., 2010. Quantitative MR imaging of brain iron: A postmortem validation study. Radiology 257, 455–462.

［179］Langkammer, C., Schweser, F., Krebs, N., Deistung, A., Goessler, W., Scheurer, E., Sommer, K. et al., 2012. Quantitative susceptibility mapping (QSM) as a means to measure brain iron? A post mortem validation study. NeuroImage 62, 1593–1599.

［180］Larsson, E.G., Erdogmus, D., Yan, R., Principe, J.C., Fitzsimmons, J.R., 2003. SNR-optimality of sum-of-squares reconstruction for phased-array magnetic resonance imaging. Journal of Magnetic Resonance 163, 121–123.

［181］Lee, B.C., Vo, K.D., Kido, D.K., Mukherjee, P., Reichenbach, J., Lin, W., Yoon, M.S., Haacke, M., 1999. MR high-resolution blood oxygenation level-dependent venography of occult (low-flow) vascular lesions. American Journal of Neuroradiology 20, 1239–1242.

［182］Lei, H., Zhu, X.-H., Zhang, X.-L., Ugurbil, K., Chen, W., 2003. In vivo 31P magnetic resonance spectroscopy of human brain at 7 T: An initial experience. Magnetic Resonance in Medicine: Official Journal of the Society of Magnetic Resonance in Medicine/ Society of Magnetic Resonance in Medicine 49, 199–205.

［183］Lin, Y., Stephenson, M.C., Xin, L., Napolitano, A., Morris, P.G., 2012. Investigating the metabolic changes due to visual stimulation using functional proton magnetic resonance spectroscopy at 7T. Journal of Cerebral Blood Flow & Metabolism 32, 1484–1495.

［184］Ling, W., Eliav, U., Navon, G., Jerschow, A., 2008a. Chemical exchange saturation transfer by intermolecular doublequantum coherence. Journal of Magnetic Resonance 194, 29–32.

［185］Ling, W., Regatte, R.R., Navon, G., Jerschow, A., 2008b. Assessment of glycosaminoglycan concentration in vivo by chemical exchange-dependent saturation transfer (gagCEST). Proceedings of the National Academy of Sciences of the USA 105, 2266–2270.

［186］Ling, W., Regatte, R.R., Schweitzer, M.E., Jerschow, A., 2008c. Characterization of bovine patellar cartilage by NMR. NMR in Biomedicine 21, 289–295.

［187］Liu, T., Spincemaille, P., de Rochefort, L., Kressler, B., Wang, Y., 2009. Calculation of susceptibility through multiple orientation sampling (COSMOS): A method for conditioning the inverse problem from measured magnetic field map to susceptibility source image in MRI. Magnetic Resonance in Medicine 61, 196–204.

［188］Lusebrink, F., Wollrab, A., Speck, O., 2013. Cortical thickness determination of the human brain using high resolution 3T and 7T MRI data. NeuroImage 70, 122–131.

［189］Luttje, M.P., Italiaander, M.G., Arteaga de Castro, C.S., van der Kemp, W.J., Luijten, P.R., van Vulpen, M., van der Heide, U.A., Klomp, D.W., 2013. 31P MR spectroscopic imaging combined with H MR spectroscopic imaging in the human prostate using a double tuned endorectal coil at 7T. Magnetic Resonance in Medicine 72, 1516–1521.

[190] Madelin, G., Babb, J., Xia, D., Chang, G., Krasnokutsky, S., Abramson, S.B., Jerschow, A., Regatte, R.R., 2013. Articular cartilage: Evaluation with fluid-suppressed 7.0-T sodium MR imaging in subjects with and subjects without osteoarthritis. Radiology 268, 481–491.

[191] Madelin, G., Jerschow, A., Regatte, R.R., 2012. Sodium relaxation times in the knee joint in vivo at 7T. NMR in Biomedicine 25, 530–537.

[192] Madelin, G., Lee, J.S., Inati, S., Jerschow, A., Regatte, R.R., 2010. Sodium inversion recovery MRI of the knee joint in vivo at 7T. Journal of Magnetic Resonance 207, 42–52.

[193] Mandl, R.C.W., van den Heuvel, M.P., Klomp, D.W.J., Boer, V.O., Siero, J.C.W., Luijten, P.R., Hulshoff Pol, H.E., 2012. Tractbased magnetic resonance spectroscopy of the cingulum bundles at 7 T. Human Brain Mapping 33, 1503–1511.

[194] Mangia, S., Tkác, I., Gruetter, R., Van De Moortele, P.-F., Giove, F., Maraviglia, B., Uğurbil, K., 2006. Sensitivity of singlevoxel 1H-MRS in investigating the metabolism of the activated human visual cortex at 7 T. Magnetic Resonance Imaging 24, 343–348.

[195] Mangia, S., Tkác, I., Gruetter, R., Van de Moortele, P.-F., Maraviglia, B., Uğurbil, K., 2007. Sustained neuronal activation raises oxidative metabolism to a new steadystate level: Evidence from 1H NMR spectroscopy in the human visual cortex. Journal of Cerebral Blood Flow & Metabolism 27, 1055–1063.

[196] Marjańska, M., Auerbach, E.J., Valabrègue, R., Van de Moortele, P.-F., Adriany, G., Garwood, M., 2012. Localized 1H NMR spectroscopy in different regions of human brain in vivo at 7T: T2 relaxation times and concentrations of cerebral metabolites, NMR in Biomedicine 25, 332–339.

[197] Marques, J.P., Gruetter, R., 2013. New developments and applications of the MP2RAGE sequence—Focusing the contrast and high spatial resolution R1 mapping. PLoS One 8, e69294.

[198] Marques, J.P., Kober, T., Krueger, G., van der Zwaag, W., Van de Moortele, P.F., Gruetter, R., 2010. MP2RAGE, a self bias-field corrected sequence for improved segmentation and T1-mapping at high field. NeuroImage 49, 1271–1281.

[199] Marsman, A., Mandl, R.C.W., van den Heuvel, M.P., Boer, V.O., Wijnen, J.P., Klomp, D.W.J., Luijten, P.R., Hilleke E, H.P., 2013. Glutamate changes in healthy young adulthood. European Neuropsychopharmacology: The Journal of the European College of Neuropsychopharmacology 23, 1484–1490.

[200] Martuzzi, R., van der Zwaag, W., Farthouat, J., Gruetter, R., Blanke, O., 2014. Human finger somatotopy in areas 3b, 1, and 2: A 7T fMRI study using a natural stimulus. Human Brain Mapping 35, 213–226.

[201] Maudsley, A.A., Hilal, S.K., Perman, W.H., Simon, H.E., 1983. Spatially resolved high-resolution spectroscopy by 4-dimensional NMR. Journal of Magnetic Resonance 51, 147–152.

[202] McDougall, M.P., Cheshkov, S., Rispoli, J., Malloy, C., Dimitrov, I., Wright, S.M., 2014. Quadrature transmit coil for breast imaging at 7 tesla using forced current excitation for improved homogeneity. Journal of Magnetic Resonance Imaging 40, 1165–1173.

[203] Mekle, R., Mlynárik, V., Gambarota, G., Hergt, M., Krueger, G., Gruetter, R., 2009. MR spectroscopy of the human brain with enhanced signal intensity at ultrashort echo times on a clinical platform at 3T and 7T. Magnetic Resonance in Medicine: Official Journal of the Society of Magnetic Resonance in Medicine/Society of Magnetic Resonance in Medicine 61, 1279–1285.

[204] Merboldt, K.D., Finsterbusch, J., Frahm, J., 2000. Reducing inhomogeneity artifacts in functional MRI of human brain activation-thin sections vs gradient compensation. Journal of Magnetic Resonance 145, 184–191.

[205] Metzger, C.D., Eckert, U., Steiner, J., Sartorius, A., Buchmann, J.E., Stadler, J., Tempelmann, C. et al., 2010. High field FMRI reveals thalamocortical integration of segregated cognitive and emotional processing in mediodorsal and intralaminar thalamic nuclei. Frontiers in Neuroanatomy 4, 138.

[206] Meyerspeer, M., Kemp, G.J., Mlynarik, V., Krssak, M., Szendroedi, J., Nowotny, P., Roden, M., Moser, E., 2007. Direct noninvasive quantification of lactate and high energy phosphates simultaneously in exercising human skeletal muscle by localized magnetic resonance spectroscopy. Magnetic Resonance in Medicine 57, 654–660.

[207] Meyerspeer, M., Robinson, S., Nabuurs, C.I., Scheenen, T., Schoisengeier, A., Unger, E., Kemp, G.J., Moser, E., 2012. Comparing localized and nonlocalized dynamic 31P magnetic resonance spectroscopy in exercising muscle at 7 T. Magnetic Resonance in Medicine 68, 1713–1723.

[208] Meyerspeer, M., Roig, E.S., Gruetter, R., Magill, A.W., 2013. An improved trap design for decoupling multinuclear RF coils. Magnetic Resonance in Medicine doi:10.1002/mrm.24931.

[209] Meyerspeer, M., Scheenen, T., Schmid, A.I., Mandl, T., Unger, E., Moser, E., 2011. Semi-LASER localized dynamic 31P magnetic resonance spectroscopy in exercising muscle at ultra-high magnetic field. Magnetic Resonance in Medicine 65, 1207–1215.

[210] Minarikova, L., Wolfgang, B., Zaric, O., Pinker-Domenig, K., Helbich, T., Trattnig, S., Gruber, S., 2014. Breast Diffusion- Weighted Imaging at 3 and 7 Tesla: Comparison Study. ISMRM-ESMRMB, Milano, Italy, p. 0704.

［211］Moenninghoff, C., Maderwald, S., Theysohn, J.M., Kraff, O., Ladd, M.E., El Hindy, N., van de Nes, J., Forsting, M., Wanke, I., 2010. Imaging of adult astrocytic brain tumours with 7 T MRI: Preliminary results. European Radiology 20, 704–713.

［212］Moheet, A., Emir, U.E., Terpstra, M., Kumar, A., Eberly, L.E., Seaquist, E.R., Öz, G., 2014. Initial experience with seven tesla magnetic resonance spectroscopy of hypothalamic GABA during hyperinsulinemic euglycemia and hypoglycemia in healthy humans. Magnetic Resonance in Medicine: Official Journal of the Society of Magnetic Resonance in Medicine/Society of Magnetic Resonance in Medicine 71, 12–18.

［213］Moon, C.H., Kim, J.H., Zhao, T., Bae, K.T., 2013. Quantitative (23) Na MRI of human knee cartilage using dual-tuned (1) H/(23) Na transceiver array radiofrequency coil at 7 tesla. Journal of Magnetic Resonance Imaging 38, 1063–1072.

［214］Moore, J., Jankiewicz, M., Anderson, A.W., Gore, J.C., 2012. Slice-selective excitation with B1+-insensitive composite pulses. Journal of Magnetic Resonance (San Diego, CA, 1997) 214, 200–211.

［215］Moser, E., Meyerspeer, M., Fischmeister, F.P.S., Grabner, G., Bauer, H., Trattnig, S., 2010. Windows on the human body—In vivo high-field magnetic resonance research and applications in medicine and psychology. Sensors (Basel, Switzerland) 10, 5724–5757.

［216］Moser, E., Stahlberg, F., Ladd, M.E., Trattnig, S., 2012. 7-T MR—From research to clinical applications? NMR in Biomedicine 25, 695–716.

［217］Mugler, J.P., 3rd, Brookeman, J.R., 1990. Three-dimensional magnetization-prepared rapid gradient-echo imaging (3D MP RAGE). Magnetic Resonance in Medicine 15, 152–157.

［218］Nagel, A.M., Bock, M., Hartmann, C., Gerigk, L., Neumann, J.O., Weber, M.A., Bendszus, M. et al., 2011. The potential of relaxation-weighted sodium magnetic resonance imaging as demonstrated on brain tumors. Investigative Radiology 46, 539–547.

［219］Nagel, A.M., Laun, F.B., Weber, M.A., Matthies, C., Semmler, W., Schad, L.R., 2009. Sodium MRI using a densityadapted 3D radial acquisition technique. Magnetic Resonance in Medicine 62, 1565–1573.

［220］Nielles-Vallespin, S., Weber, M.A., Bock, M., Bongers, A., Speier, P., Combs, S.E., Wohrle, J., Lehmann-Horn, F., Essig, M., Schad, L.R., 2007. 3D radial projection technique with ultrashort echo times for sodium MRI: Clinical applications in human brain and skeletal muscle. Magnetic Resonance in Medicine 57, 74–81.

［221］Nissi, J., Toth, F., Zang, J., Schmitter, S., Benson, M., Carlson, C., Ellermann, J., 2013. Susceptibility weighted imaging of cartilage canals in porcine epiphyseal growth cartilage ex vivo and in vivo. Magnetic Resonance in Medicine 71, 2197–2205, doi:10.1002/mrm.24863.

［222］Noebauer-Huhmann, I.M., Juras, V., Pfirrmann, C.W., Szomolanyi, P., Zbyn, S., Messner, A., Wimmer, J. et al., 2012. Sodium MR imaging of the lumbar intervertebral disk at 7 T: Correlation with T2 mapping and modified Pfirrmann score at 3 T—Preliminary results. Radiology 265, 555–564.

［223］Noebauer-Huhmann, I.M., Szomolanyi, P., Juras, V., Kraff, O., Ladd, M.E., Trattnig, S., 2010. Gadolinium-based magnetic resonance contrast agents at 7 Tesla: In vitro T1 relaxivities in human blood plasma. Investigative Radiology 45, 554–558.

［224］Noll, D.D., Nishimura, D.G., Makovski, A., 1991. Homodyne detection in magnetic resonance imaging. IEEE Transactions on Medical Imaging 10, 154–163.

［225］O'Brien, K.R., Magill, A.W., Delacoste, J., Marques, J.P., Kober, T., Fautz, H.P., Lazeyras, F., Krueger, G., 2013. Dielectric pads and low-B1+ adiabatic pulses: Complementary techniques to optimize structural T1 w whole-brain MP2RAGE scans at 7 tesla. Journal of Magnetic Resonance Imaging 40, 804–812.

［226］Ogg, R.J., Langston, J.W., Haacke, E.M., Steen, R.G., Taylor, J.S., 1999. The correlation between phase shifts in gradientecho MR images and regional brain iron concentration. Magnetic Resonance Imaging 17, 1141–1148.

［227］Olman, C.A., Harel, N., Feinberg, D.A., He, S., Zhang, P., Ugurbil, K., Yacoub, E., 2012. Layer-specific fMRI reflects different neuronal computations at different depths in human V1. PLoS One 7, e32536.

［228］Olman, C.A., Van de Moortele, P.F., Schumacher, J.F., Guy, J.R., Ugurbil, K., Yacoub, E., 2010. Retinotopic mapping with spin echo BOLD at 7T. Magnetic Resonance Imaging 28, 1258–1269.

［229］Ong, B.C., Stuckey, S.L., 2011. Susceptibility weighted imaging: A pictorial review. Journal of Medical Imaging and Radiation Oncology 54, 435–449.

［230］Ordidge, R.J, Connelly, A., Lohman, J.A.B., 1986. Imageselected in vivo spectroscopy (ISIS)—A new technique for spatially selective NMR-spectroscopy. Journal of Magnetic Resonance 66, 283–294.

［231］Ordidge, R.J., Wylezinska, M., Hugg, J.W., Butterworth, E., Franconi, F., 1996. Frequency offset corrected inversion (FOCI) pulses for use in localized spectroscopy. Magnetic Resonance in Medicine: Official Journal of the Society of Magnetic Resonance in Medicine/Society of Magnetic Resonance in Medicine 36, 562–566.

［232］Otazo, R., Mueller, B., Ugurbil, K., Wald, L., Posse, S., 2006. Signal-to-noise ratio and spectral linewidth improvements between 1.5 and 7 Tesla in proton echo-planar spectroscopic imaging. Magnetic Resonance in Medicine: Official Journal of the Society of Magnetic Resonance in Medicine/Society of Magnetic Resonance in Medicine 56, 1200–1210.

［233］Ozdemir, M.S., Reyngoudt, H., De Deene, Y., Sazak, H.S., Fieremans, E., Delputte, S., D'Asseler, Y., Derave, W., Lemahieu, I., Achten, E., 2007. Absolute quantification of carnosine in human calf muscle by proton magnetic resonance spectroscopy. Physics in Medicine and Biology 52, 6781–6794.

[234] Pan, J.W., Avdievich, N., Hetherington, H.P., 2010. J-refocused coherence transfer spectroscopic imaging at 7 T in human brain. Magnetic Resonance in Medicine: Official Journal of the Society of Magnetic Resonance in Medicine/Society of Magnetic Resonance in Medicine 1246, 1237–1246.

[235] Pan, J.W., Duckrow, R.B., Gerrard, J., Ong, C., Hirsch, L.J., Resor, S.R., Zhang, Y. et al., 2013a. 7T MR spectroscopic imaging in the localization of surgical epilepsy. Epilepsia 54, 1668–1678.

[236] Pan, J.W., Duckrow, R.B., Spencer, D.D., Avdievich, N.I., Hetherington, H.P., 2013b. Selective homonuclear polarization transfer for spectroscopic imaging of GABA at 7T. Magnetic Resonance in Medicine: Official Journal of the Society of Magnetic Resonance in Medicine/Society of Magnetic Resonance in Medicine 69, 310–316.

[237] Pan, J.W., Lo, K.-M., Hetherington, H.P., 2012. Role of very high order and degree B0 shimming for spectroscopic imaging of the human brain at 7 tesla. Magnetic Resonance in Medicine: Official Journal of the Society of Magnetic Resonance in Medicine/Society of Magnetic Resonance in Medicine 68, 1007–1017.

[238] Parasoglou, P., Feng, L., Xia, D., Otazo, R., Regatte, R.R., 2012. Rapid 3D-imaging of phosphocreatine recovery kinetics in the human lower leg muscles with compressed sensing. Magnetic Resonance in Medicine 68, 1738–1746.

[239] Parasoglou, P., Xia, D., Chang, G., Convit, A., Regatte, R.R., 2013a. Three-dimensional mapping of the creatine kinase enzyme reaction rate in muscles of the lower leg. NMR in Biomedicine 26, 1142–1151.

[240] Parasoglou, P., Xia, D., Chang, G., Regatte, R.R., 2013b. 3D-mapping of phosphocreatine concentration in the human calf muscle at 7 T: Comparison to 3 T. Magnetic Resonance in Medicine 70, 1619–1625.

[241] Parasoglou, P., Xia, D., Chang, G., Regatte, R.R., 2013c. Dynamic three-dimensional imaging of phosphocreatine recovery kinetics in the human lower leg muscles at 3T and 7T: A preliminary study. NMR in Biomedicine 26, 348–356.

[242] Parker, D.L., Payne, A., Todd, N., Hadley, J.R., 2013. Phase reconstruction from multiple coil data using a virtual reference coil. Magnetic Resonance in Medicine 72, 563–569.

[243] Pathak, A.P., Ward, B.D., Schmainda, K.M., 2008. A novel technique for modeling susceptibility-based contrast mechanisms for arbitrary microvascular geometries: The finite perturber method. NeuroImage 40, 1130–1143.

[244] Piguet, O., Petersen, A., Yin Ka Lam, B., Gabery, S., Murphy, K., Hodges, J.R., Halliday, G.M., 2011. Eating and hypothalamus changes in behavioral-variant frontotemporal dementia. Annals of Neurology 69, 312–319.

[245] Pinker, K., Bogner, W., Baltzer, P., Trattnig, S., Gruber, S., Abeyakoon, O., Bernathova, M., Zaric, O., Dubsky, P., Bago-Horvath, Z., Weber, M., Leithner, D., Helbich, T.H., 2014. Clinical application of bilateral high temporal and spatial resolution dynamic contrast-enhanced magnetic resonance imaging of the breast at 7 T. European Radiology 24, 913–920.

[246] Polimeni, J., Bhat, H., Benner, T., Feiweier, T., Inati, S., Thomas, W., Heberlein, K., and Wald, L., 2013. Sequentialsegment multi-shot auto-calibration for GRAPPA EPI: Maximizing temporal SNR and reducing motion sensitivity. Proceedings of the 23 Annual Meeting of the ISMRM, Salt Lake City, UT, #2646.

[247] Polimeni, J.R., Fischl, B., Greve, D.N., Wald, L.L., 2010. Laminar analysis of 7T BOLD using an imposed spatial activation pattern in human V1. NeuroImage 52, 1334–1346.

[248] Poser, B.A., Barth, M., Goa, P.E., Deng, W., Stenger, V.A., 2013. Single-shot echo-planar imaging with Nyquist ghost compensation: Interleaved dual echo with acceleration (IDEA) echo-planar imaging (EPI). Magnetic Resonance in Medicine 69, 37–47.

[249] Posse, S., Otazo, R., Dager, S.R., Alger, J., 2013. MR spectroscopic imaging: Principles and recent advances. Journal of Magnetic Resonance Imaging 37, 1301–1325.

[250] Pruessmann, K., Weiger, M., Scheidegger, M., Boesiger, P., 1999. SENSE: Sensitivity encoding for fast MRI. Magnetic Resonance in Medicine 42, 952–962.

[251] Qian, Y., Boada, F.E., 2008. Acquisition-weighted stack of spirals for fast high-resolution three-dimensional ultrashort echo time MR imaging. Magnetic Resonance in Medicine 60, 135–145.

[252] Qian, Y., Zhao, T., Wiggins, G.C., Wald, L.L., Zheng, H., Weimer, J., Boada, F.E., 2012a. Sodium imaging of human brain at 7 T with 15-channel array coil. Magnetic Resonance in Medicine 68, 1807–1814.

[253] Qian, Y., Zhao, T., Zheng, H., Weimer, J., Boada, F.E., 2012b. High-resolution sodium imaging of human brain at 7 T. Magnetic Resonance in Medicine 68, 227–233.

[254] Qiao, H., Zhang, X., Zhu, X.-H., Du, F., Chen, W., 2006. In vivo 31P MRS of human brain at high/ultrahigh fields: A quantitative comparison of NMR detection sensitivity and spectral resolution between 4 T and 7 T. Magnetic Resonance Imaging 24, 1281–1286.

[255] Raghuraman, S., Mueller, M.F., Zbyn, S., Baer, P., Breuer, F.A., Friedrich, K.M., Trattnig, S., Lanz, T., Jakob, P.M., 2013. 12-channel receive array with a volume transmit coil for hand/wrist imaging at 7 T. Journal of Magnetic Resonance Imaging 38, 238–244.

[256] Ramadan, S., Ratai, E.M., Wald, L.L., Mountford, C.E., 2010. In vivo 1D and 2D correlation MR spectroscopy of the soleus muscle at 7T. Journal of Magnetic Resonance 204, 91–98.

[257] Ratai, E., Kok, T., Wiggins, C., Wiggins, G., Grant, E., Gagoski, B., O'Neill, G., Adalsteinsson, E., Eichler, F., 2008. Seven- Tesla proton magnetic resonance spectro-

scopic imaging in adult X-linked adrenoleukodystrophy. Archives of Neurology 65, 1488–1494.

[258] Rauscher, A., Sedlacik, J., Barth, M., Mentzel, H.J., Reichenbach, J.R., 2005. Magnetic susceptibility-weighted MR phase imaging of the human brain. American Journal of Neuroradiology 26, 736–742.

[259] Reetz, K., Romanzetti, S., Dogan, I., Sass, C., Werner, C.J., Schiefer, J., Schulz, J.B., Shah, N.J., 2012. Increased brain tissue sodium concentration in Huntington's Disease—A sodium imaging study at 4 T. NeuroImage 63, 517–524.

[260] Regatte, R.R., Schweitzer, M.E., 2007. Ultra-high-field MRI of the musculoskeletal system at 7.0T. Journal of Magnetic Resonance Imaging 25, 262–269.

[261] Reichenbach, J.R., Haacke, E.M., 2001. High-resolution BOLD venographic imaging: A window into brain function. NMR in Biomedicine 14, 453–467.

[262] Reichenbach, J.R., Venkatesan, R., Schillinger, D.J., Kido, D.K., Haacke, E.M., 1997. Small vessels in the human brain: MR venography with deoxyhemoglobin as an intrinsic contrast agent. Radiology 204, 272–277.

[263] Ren, J., Dean Sherry, A., Malloy, C.R., 2012. Noninvasive monitoring of lactate dynamics in human forearm muscle after exhaustive exercise by (1) H-magnetic resonance spectroscopy at 7 tesla. Magnetic Resonance in Medicine 70, 610–619.

[264] Ren, J., Dimitrov, I., Sherry, A.D., Malloy, C.R., 2008. Composition of adipose tissue and marrow fat in humans by 1H NMR at 7 Tesla. The Journal of Lipid Research 49, 2055–2062.

[265] Ren, J., Lakoski, S., Haller, R.G., Sherry, A.D., Malloy, C.R., 2013. Dynamic monitoring of carnitine and acetylcarnitine in the trimethylamine signal after exercise in human skeletal muscle by 7T 1H-MRS. Magnetic Resonance in Medicine 69, 7–17.

[266] Ren, J., Sherry, A.D., Malloy, C.R., 2010. 1H MRS of intramyocellular lipids in soleus muscle at 7 T: Spectral simplification by using long echo times without water suppression. Magnetic Resonance in Medicine 64, 662–671.

[267] Robinson, J.D., Flashner, M.S., 1979. The (Na+ + K+)-activated ATPase. Enzymatic and transport properties. Biochimica et Biophysica Acta 549, 145–176.

[268] Robinson, R.J., Bhuta, S., 2010. Susceptibility-weighted imaging of the brain: Current utility and potential applications. Journal of Neuroimaging 21, e189–e204.

[269] Robinson, S., Grabner, G., Witoszynskyj, S., Trattnig, S., 2011. Combining phase images from multi-channel RF coils using 3D phase offset maps derived from a dual-echo scan. Magnetic Resonance in Medicine 65, 1638–1648.

[270] Robinson, S., Jovicich, J., 2011. B0 mapping with multi-channel RF coils at high field. Magnetic Resonance in Medicine 66, 976–988.

[271] Robinson, S., Pripfl, J., Bauer, H., Moser, E., 2008. The impact of EPI voxel size on SNR and BOLD sensitivity in the anterior medio-temporal lobe: A comparative group study of deactivation of the Default Mode. Magnetic Resonance Materials in Physics 21, 279–290.

[272] Robinson, S.D., Schopf, V., Cardoso, P., Geissler, A., Fischmeister, F.P., Wurnig, M., Trattnig, S., Beisteiner, R., 2013. Applying independent component analysis to clinical FMRI at 7 T. Frontiers in Human Neuroscience 7, 496.

[273] Rodgers, C.T., Clarke, W.T., Snyder, C., Vaughan, J.T., Neubauer, S., Robson, M.D., 2013. Human cardiac P magnetic resonance spectroscopy at 7 tesla. Magnetic Resonance in Medicine 72, 304–315.

[274] Roemer, P.B., Edelstein, W.A., Hayes, C.E., Souza, S.P., Mueller, O.M., 1990. The NMR phased array. Magnetic Resonance in Medicine 16, 192–225.

[275] Roig, E.S., Magill, A.W., Donati, G., Meyerspeer, M., Xin, L., Ipek, O., Gruetter, R., 2014. A double-quadrature radiofrequency coil design for proton-decoupled carbon-13 magnetic resonance spectroscopy in humans at 7T. Magnetic Resonance in Medicine doi:10.1002/mrm.25171.

[276] Ronen, I., Ercan, E., Webb, A., 2013a. Axonal and glial microstructural information obtained with diffusion-weighted magnetic resonance spectroscopy at 7T. Frontiers in Integrative Neuroscience 7, 13.

[277] Ronen, I., Ercan, E., Webb, A., 2013b. Rapid multi-echo measurement of brain metabolite T2 values at 7T using a singleshot spectroscopic Carr-Purcell-Meiboom-Gill sequence and prior information. NMR in Biomedicine 26, 1291–1298.

[278] Rossi, M., Ruottinen, H., Elovaara, I., Ryymin, P., Soimakallio, S., Eskola, H., Dastidar, P., 2010. Brain iron deposition and sequence characteristics in Parkinsonism: Comparison of SWI, T2* maps, T2-weighted-, and FLAIR-SPACE. Investigative Radiology 45, 795–802.

[279] Sanchez-Panchuelo, R.M., Besle, J., Mougin, O., Gowland, P., Bowtell, R., Schluppeck, D., Francis, S., 2013. Regional structural differences across functionally parcellated Brodmann areas of human primary somatosensory cortex. NeuroImage 93, 221–230.

[280] Sanchez-Panchuelo, R.M., Francis, S., Bowtell, R., Schluppeck, D., 2010. Mapping human somatosensory cortex in individual subjects with 7T functional MRI. Journal of Neurophysiology 103, 2544–2556.

[281] Satpute, A.B., Wager, T.D., Cohen-Adad, J., Bianciardi, M., Choi, J.K., Buhle, J.T., Wald, L.L., Barrett, L.F., 2013. Identification of discrete functional subregions of the human periaqueductal gray. Proceedings of the National Academy of Sciences of the USA 110, 17101–17106.

[282] Schad, L.R., 2001. Improved target volume characterization in stereotactic treatment planning of brain lesions by using high-resolution BOLD MR-venography. NMR in Biomedicine 14, 478–483.

[283] Schäfer, A., Wharton, S., Gowland, P., R., B., 2009. Using magnetic field simulation to study susceptibility-related phase contrast in gradient echo MRI. NeuroImage doi:10.1016/j.neuroimage.2009.05.093.

[284] Schäfer, A., Wharton, S., R., B., 2008. Calculation of susceptibility maps from phase image data. Proceedings of the 16th Annual Meeting of the ISMRM, Toronto, Canada, p. 641.

[285] Schaller, B., Mekle, R., Xin, L., Kunz, N., Gruetter, R., 2013a. Net increase of lactate and glutamate concentration in activated human visual cortex detected with magnetic resonance spectroscopy at 7 tesla. Journal of Neuroscience Research 91, 1076–1083.

[286] Schaller, B., Xin, L., Gruetter, R., 2013b. Is the macromolecule signal tissue-specific in healthy human brain? A (1) H MRS study at 7 tesla in the occipital lobe. Magnetic Resonance in Medicine: Official Journal of the Society of Magnetic Resonance in Medicine/Society of Magnetic Resonance in Medicine 72, 1–7.

[287] Schaller, B., Xin, L., O'Brien, K., Magill, A.W., Gruetter, R., 2014. Are glutamate and lactate increases ubiquitous to physiological activation? A (1)H functional MR spectroscopy study during motor activation in human brain at 7 Tesla. NeuroImage 93 Pt 1, 138–145.

[288] Scharnhorst, K., 2001. Angles in complex vector spaces. Acta Applicandae Mathematicae 69, 95–103.

[289] Scheenen, T.W.J., Heerschap, A., Klomp, D.W.J., 2008. Towards 1H-MRSI of the human brain at 7T with slice-selective adiabatic refocusing pulses. Magma (New York, NY) 21, 95–101.

[290] Schindler, S., Schonknecht, P., Schmidt, L., Anwander, A., Strauss, M., Trampel, R., Bazin, P.L. et al., 2013. Development and evaluation of an algorithm for the computerassisted segmentation of the human hypothalamus on 7-Tesla magnetic resonance images. PLoS One 8, e66394.

[291] Schlamann, M., Maderwald, S., Becker, W., Kraff, O., Theysohn, J.M., Mueller, O., Sure, U. et al., 2010. Cerebral cavernous hemangiomas at 7 Tesla: Initial experience. Academic Radiology 17, 3–6.

[292] Schmid, A.I., Schewzow, K., Fiedler, G.B., Goluch, S., Laistler, E., Wolzt, M., Moser, E., Meyerspeer, M., 2014. Exercising calf muscle T2* changes correlate with pH, PCr recovery and maximum oxidative phosphorylation. NMR in Biomedicine 27, 553–560.

[293] Schmid, A.I., Schrauwen-Hinderling, V.B., Andreas, M., Wolzt, M., Moser, E., Roden, M., 2012. Comparison of measuring energy metabolism by different (31) P-magnetic resonance spectroscopy techniques in resting, ischemic, and exercising muscle. Magnetic Resonance in Medicine 67, 898–905.

[294] Schmitt, B., Zbyn, S., Stelzeneder, D., Jellus, V., Paul, D., Lauer, L., Bachert, P., Trattnig, S., 2011. Cartilage quality assessment by using glycosaminoglycan chemical exchange saturation transfer and (23)Na MR imaging at 7 T. Radiology 260, 257–264.

[295] Schmitt, F., Potthast, A., Stoeckel, B., Triantafyllou, C., Wiggins, C.J., Wiggins, G., Wald, L.L., 2006. Aspects of clinical imaging at 7 T. Ultra High Field Magnetic Resonance Imaging 26, 59–103.

[296] Schofield, M.A., Zhu, Y., 2003. Fast phase unwrapping algorithm for interferometric applications. Optics Letters 28, 1194–1196.

[297] Schuster, C., Dreher, W., Stadler, J., Bernarding, J., Leibfritz, D., 2008. Fast three-dimensional 1H MR spectroscopic imaging at 7 Tesla using "spectroscopic missing pulse— SSFP." Magnetic Resonance in Medicine: Official Journal of the Society of Magnetic Resonance in Medicine/Society of Magnetic Resonance in Medicine 60, 1243–1249.

[298] Schweser, F., Deistung, A., Lehr, B.W., Reichenbach, J.R., 2011. Quantitative imaging of intrinsic magnetic tissue properties using MRI signal phase: An approach to in vivo brain iron metabolism? NeuroImage 54, 2789–2807.

[299] Schweser, F., Sommer, K., Deistung, A., Reichenbach, J.R., 2012. Quantitative susceptibility mapping for investigating subtle susceptibility variations in the human brain. NeuroImage 62, 2083–2100.

[300] Setsompop, K., Gagoski, B.A., Polimeni, J.R., Witzel, T., Wedeen, V.J., Wald, L.L., 2012. Blipped-controlled aliasing in parallel imaging for simultaneous multislice echo planar imaging with reduced g-factor penalty. Magnetic Resonance in Medicine 67, 1210–1224.

[301] Shimony, J.S., Zhang, D., Johnston, J.M., Fox, M.D., Roy, A., Leuthardt, E.C., 2009. Resting-state spontaneous fluctuations in brain activity: A new paradigm for presurgical planning using fMRI. Academic Radiology 16, 578–583.

[302] Shmueli, K., de Zwart, J.A., van Gelderen, P., Li, T.Q., Dodd, S.J., Duyn, J.H., 2009. Magnetic susceptibility mapping of brain tissue in vivo using MRI phase data. Magnetic Resonance in Medicine 62, 1510–1522.

[303] Siero, J.C., Petridou, N., Hoogduin, H., Luijten, P.R., Ramsey, N.F., 2011. Cortical depth-dependent temporal dynamics of the BOLD response in the human brain. Journal of Cerebral Blood Flow & Metabolism 31, 1999–2008.

[304] Skou, J.C., 1957. The influence of some cations on an adenosine triphosphatase from peripheral nerves. Biochimica et Biophysica Acta 23, 394–401.

[305] Sladky, R., Baldinger, P., Kranz, G.S., Trostl, J., Hoflich, A., Lanzenberger, R., Moser, E., Windischberger, C., 2013. High-resolution functional MRI of the human amygdala at 7 T. European Journal of Radiology 82, 728–733.

[306] Snaar, J.E.M., Teeuwisse, W.M., Versluis, M.J., van Buchem, M.A., Kan, H.E., Smith, N.B., Webb, A. G., 2011. Improvements in high-field localized MRS of the medial temporal lobe in humans using new deformable highdielectric materials. NMR in Biomedicine 24, 873–879.

［307］Snyder, J., Wilman, A., 2010. Field strength dependence of PRESS timings for simultaneous detection of glutamate and glutamine from 1.5 to 7T. Journal of Magnetic Resonance (San Diego, CA, 1997) 203, 66–72.

［308］Somjen, G.G., 2004. Ions in the Brain: Normal Function, Seizures, and Stroke. Oxford University Press, New York. Srinivasan, R., Ratiney, H., Hammond-Rosenbluth, K.E., Pelletier, D., Nelson, S.J., 2010. MR spectroscopic imaging of glutathione in the white and gray matter at 7 T with an application to multiple sclerosis. Magnetic Resonance Imaging 28, 163–170.

［309］Staroswiecki, E., Bangerter, N.K., Gurney, P.T., Grafendorfer, T., Gold, G.E., Hargreaves, B.A., 2010. In vivo sodium imaging of human patellar cartilage with a 3D cones sequence at 3 T and 7 T. Journal of Magnetic Resonance Imaging 32, 446–451.

［310］Steinseifer, I.K., Wijnen, J.P., Hamans, B.C., Heerschap, A., Scheenen, T.W., 2013. Metabolic imaging of multiple x-nucleus resonances. Magnetic Resonance in Medicine 70, 169–175.

［311］Stephenson, M.C., Gunner, F., Napolitano, A., Greenhaff, P.L., Macdonald, I.A., Saeed, N., Vennart, W., Francis, S.T., Morris, P.G., 2011. Applications of multi-nuclear magnetic resonance spectroscopy at 7T. World Journal of Radiology 3, 105–113.

［312］Strasser, B., Chmelik, M., Robinson, S.D., Hangel, G., Gruber, S., Trattnig, S., Bogner, W., 2013. Coil combination of multichannel MRSI data at 7 T: MUSICAL. NMR in Biomedicine 26, 1796–1805.

［313］Stringer, E.A., Chen, L.M., Friedman, R.M., Gatenby, C., Gore, J.C., 2011. Differentiation of somatosensory cortices by high-resolution fMRI at 7 T. NeuroImage 54, 1012–1020.

［314］Swisher, J.D., Gatenby, J.C., Gore, J.C., Wolfe, B.A., Moon, C.H., Kim, S.G., Tong, F., 2010. Multiscale pattern analysis of orientation-selective activity in the primary visual cortex. Journal of Neuroscience 30, 325–330.

［315］Szendroedi, J., Chmelik, M., Schmid, A.I., Nowotny, P., Brehm, A., Krssak, M., Moser, E., Roden, M., 2009. Abnormal hepatic energy homeostasis in type 2 diabetes. Hepatology 50, 1079–1086.

［316］Talagala, S.L., Sarlls, J.E., Inati, S.J., 2013. Improved temporal SNR of accelerated EPI using a FLASH based GRAPPA reference scan. Proceedings of the 23rd Annual Meeting of the ISMRM, Utah, U.S.A #2658.

［317］Tallantyre, E.C., Morgan, P.S., Dixon, J.E., Al-Radaideh, A., Brookes, M.J., Morris, P.G., Evangelou, N., 2010. 3 Tesla and 7 Tesla MRI of multiple sclerosis cortical lesions. Journal of Magnetic Resonance Imaging 32, 971–977.

［318］Tan, I.L., van Schijndel, R.A., Pouwels, P.J., van Walderveen, M.A., Reichenbach, J.R., Manoliu, R.A., Barkhof, F., 2000. MR venography of multiple sclerosis. American Journal of Neuroradiology 21, 1039–1042.

［319］Tannus, A., Garwood, M., 1997. Adiabatic pulses. NMR in Biomedicine 10, 423–434.

［320］Thamer, C., Machann, J., Bachmann, O., Haap, M., Dahl, D., Wietek, B., Tschritter, O. et al., 2003. Intramyocellular lipids: anthropometric determinants and relationships with maximal aerobic capacity and insulin sensitivity. Journal of Clinical Endocrinology & Metabolism 88, 1785–1791.

［321］Theysohn, J.M., Kraff, O., Maderwald, S., Barth, M., Ladd, S.C., Forsting, M., Ladd, M.E., Gizewski, E.R., 2011. 7 tesla MRI of microbleeds and white matter lesions as seen in vascular dementia. Journal of Magnetic Resonance Imaging 33, 782–791.

［322］Theysohn, N., Qin, S., Maderwald, S., Poser, B.A., Theysohn, J.M., Ladd, M.E., Norris, D.G., Gizewski, E.R., Fernandez, G., Tendolkar, I., 2013. Memory-related hippocampal activity can be measured robustly using FMRI at 7 tesla. Journal of Neuroimaging 23, 445–451.

［323］Tkáč, I., Andersen, P., Adriany, G., 2001. In vivo 1H NMR spectroscopy of the human brain at 7 T. Magnetic Resonance in Medicine: Official Journal of the Society of Magnetic Resonance in Medicine/Society of Magnetic Resonance in Medicine 456, 451–456.

［324］Tkáč, I., Oz, G., Adriany, G., Uğurbil, K., Gruetter, R., 2009. In vivo 1H NMR spectroscopy of the human brain at high magnetic fields: metabolite quantification at 4T vs. 7T. Magnetic Resonance in Medicine: Official Journal of the Society of Magnetic Resonance in Medicine/Society of Magnetic Resonance in Medicine 62, 868–879.

［325］Tognin, S., Rambaldelli, G., Perlini, C., Bellani, M., Marinelli, V., Zoccatelli, G., Alessandrini, F. et al., 2012. Enlarged hypothalamic volumes in schizophrenia. Psychiatry Research 204, 75–81.

［326］Trattnig, S., Welsch, G.H., Juras, V., Szomolanyi, P., Mayerhoefer, M.E., Stelzeneder, D., Mamisch, T.C., Bieri, O., Scheffler, K., Zbyn, S., 2010. 23Na MR imaging at 7 T after knee matrix-associated autologous chondrocyte transplantation preliminary results. Radiology 257, 175–184.

［327］Triantafyllou, C., Hoge, R.D., Krueger, G., Wiggins, C.J., Potthast, A., Wiggins, G.C., Wald, L.L., 2005. Comparison of physiological noise at 1.5 T, 3 T and 7 T and optimization of fMRI acquisition parameters. NeuroImage 26, 243–250.

［328］Tsang, A., Stobbe, R.W., Asdaghi, N., Hussain, M.S., Bhagat, Y.A., Beaulieu, C., Emery, D., Butcher, K.S., 2011. Relationship between sodium intensity and perfusion deficits in acute ischemic stroke. Journal of Magnetic Resonance Imaging 33, 41–47.

［329］Ugurbil, K., Adriany, G., Andersen, P., Chen, W., Garwood, M., Gruetter, R., Henry, P.G. et al., 2003. Ultrahigh field magnetic resonance imaging and spectroscopy. Magnetic Resonance Imaging 21, 1263–1281.

［330］Ulmer, J.L., Hacein-Bey, L., Mathews, V.P., Mueller, W.M., DeYoe, E.A., Prost, R.W., Meyer, G.A., Krouwer, H.G., Schmainda, K.M., 2004. Lesion-induced

Pseudodominance at functional magnetic resonance imaging: Implications for preoperative assessments. Neurosurgery 55, 569–581.

[331] Umutlu, L., Bitz, A.K., Maderwald, S., Orzada, S., Kinner, S., Kraff, O., Brote, I. et al., 2013. Contrast-enhanced ultrahigh- field liver MRI: A feasibility trial. European Journal of Radiology 82, 760–767.

[332] Umutlu, L., Kraff, O., Orzada, S., Fischer, A., Kinner, S., Maderwald, S., Antoch, G. et al., 2011. Dynamic contrast- enhanced renal MRI at 7 Tesla: Preliminary results. Investigative Radiology 46, 425–433.

[333] Umutlu, L., Maderwald, S., Kraff, O., Theysohn, J.M., Kuemmel, S., Hauth, E.A., Forsting, M. et al., 2010. Dynamic contrast-enhanced breast MRI at 7 Tesla utilizing a single-loop coil: A feasibility trial. Academic Radiology 17, 1050–1056.

[334] Valkovic, L., Bogner, W., Gajdosik, M., Povazan, M., Kukurova, I.J., Krssak, M., Gruber, S., Frollo, I., Trattnig, S., Chmelik, M., 2014a. One-dimensional image-selected in vivo spectroscopy localized phosphorus saturation transfer at 7T. Magnetic Resonance in Medicine 72, 1509–1515.

[335] Valkovic, L., Chmelik, M., Just Kukurova, I., Krssak, M., Gruber, S., Frollo, I., Trattnig, S., Bogner, W., 2013a. Time-resolved phosphorous magnetization transfer of the human calf muscle at 3 T and 7 T: A feasibility study. European Journal of Radiology 82, 745–751.

[336] Valkovic, L., Gajdosik, M., Traussnigg, S., Wolf, P., Chmelik, M., Kienbacher, C., Bogner, W. et al., 2014b. Application of localized P MRS saturation transfer at 7 T for measurement of ATP metabolism in the liver: reproducibility and initial clinical application in patients with non-alcoholic fatty liver disease. European Radiology 24, 1602–1609.

[337] Valkovic, L., Ukropcova, B., Chmelik, M., Balaz, M., Bogner, W., Schmid, A.I., Frollo, I. et al., 2013b. Interrelation of 31P-MRS metabolism measurements in resting and exercised quadriceps muscle of overweight-to-obese sedentary individuals. NMR in Biomedicine 26, 1714–1722.

[338] Van den Bergen, B., Klomp, D.W., Raaijmakers, A.J., de Castro, C.A., Boer, V.O., Kroeze, H., Luijten, P.R., Lagendijk, J.J., van den Berg, C.A., 2011. Uniform prostate imaging and spectroscopy at 7 T: Comparison between a microstrip array and an endorectal coil. NMR Biomedicine 24, 358–365.

[339] Van den Bogaard, S.J.A., Dumas, E.M., Teeuwisse, W.M., Kan, H.E., Webb, A., Roos, R.A. C., van der Grond, J., 2011. Exploratory 7-Tesla magnetic resonance spectroscopy in Huntington's disease provides in vivo evidence for impaired energy metabolism. Journal of Neurology 258, 2230–2239.

[340] Van der Kemp, W.J., Boer, V.O., Luijten, P.R., Stehouwer, B.L., Veldhuis, W.B., Klomp, D.W., 2013. Adiabatic multi-echo (3)(1)P spectroscopic imaging (AMESING) at 7 T for the measurement of transverse relaxation times

and regaining of sensitivity in tissues with short T(2) values. NMR in Biomedicine 26, 1299–1307.

[341] Van der Zwaag, W., Francis, S., Head, K., Peters, A., Gowland, P., Morris, P., Bowtell, R., 2009. fMRI at 1.5, 3 and 7 T: Characterising BOLD signal changes. NeuroImage 47, 1425–1434.

[342] Van der Zwaag, W., Gentile, G., Gruetter, R., Spierer, L., Clarke, S., 2011. Where sound position influences sound object representations: A 7-T fMRI study. NeuroImage 54, 1803–1811.

[343] Van der Zwaag, W., Kusters, R., Magill, A., Gruetter, R., Martuzzi, R., Blanke, O., Marques, J.P., 2012. Digit somatotopy in the human cerebellum: A 7T fMRI study. NeuroImage 67, 354–362.

[344] Van der Zwaag, W., Kusters, R., Magill, A., Gruetter, R., Martuzzi, R., Blanke, O., Marques, J.P., 2013. Digit somatotopy in the human cerebellum: A 7T fMRI study. NeuroImage 67, 354–362.

[345] Van Oorschot, J.W., Schmitz, J.P., Webb, A., Nicolay, K., Jeneson, J.A., Kan, H.E., 2011. 31P MR spectroscopy and computational modeling identify a direct relation between Pi content of an alkaline compartment in resting muscle and phosphocreatine resynthesis kinetics in active muscle in humans. PLoS One 8, e76628.

[346] Van Zijl, P.C., Yadav, N.N., 2011. Chemical exchange saturation transfer (CEST): What is in a name and what isn't? Magnetic Resonance in Medicine 65, 927–948.

[347] Vaughan, J.T., Garwood, M., Collins, C.M., Liu, W., DelaBarre, L., Adriany, G., Andersen, P. et al., 2001. 7T vs. 4T: RF power, homogeneity, and signal-to-noise comparison in head images. Magnetic Resonance in Medicine 46, 24–30.

[348] Verma, G., Hariharan, H., Nagarajan, R., Nanga, R.P.R., Delikatny, E.J., Albert Thomas, M., Poptani, H., 2013. Implementation of two-dimensional L-COSY at 7 tesla: An investigation of reproducibility in human brain. Journal of Magnetic Resonance Imaging 40, 1319–1327.

[349] Versluis, M.J., Kan, H.E., van Buchem, M.A., Webb, A.G., 2010. Improved signal to noise in proton spectroscopy of the human calf muscle at 7 T using localized B1 calibration. Magnetic Resonance in Medicine 63, 207–211.

[350] Voigt, T., Katscher, U., Doessel, O., 2011. Quantitative conductivity and permittivity imaging of the human brain using electric properties tomography. Magnetic Resonance in Medicine 66, 456–466.

[351] Volkov, V.V., Zhu, Y., 2003. Deterministic phase unwrapping in the presence of noise. Optics Letters 28, 2156–2158.

[352] Wachter, S., Vogt, M., Kreis, R., Boesch, C., Bigler, P., Hoppeler, H., Krahenbuhl, S., 2002. Long-term administration of L-carnitine to humans: effect on skeletal muscle carnitine content and physical performance. Clinica Chimica Acta 318, 51–61.

[353] Wang, L., Salibi, N., Wu, Y., Schweitzer, M.E., Regatte,

R.R., 2009a. Relaxation times of skeletal muscle metabolites at 7T. Journal of Magnetic Resonance Imaging 29, 1457–1464.

[354] Wang, L., Wu, Y., Chang, G., Oesingmann, N., Schweitzer, M.E., Jerschow, A., Regatte, R.R., 2009b. Rapid isotropic 3D-sodium MRI of the knee joint in vivo at 7T. Journal of Magnetic Resonance Imaging 30, 606–614.

[355] Webb, A.G., Collins, C.M., Versluis, M.J., Kan, H.E., Smith, N.B., 2010. MRI and localized proton spectroscopy in human leg muscle at 7 Tesla using longitudinal traveling waves. Magnetic Resonance in Medicine 63, 297–302.

[356] Weiss, M., Geyer, S., Lohmann, G., Trampel, R., Turner, R., 2013. Quantitative T1 mapping at 7 Tesla identifies primary functional areas in the living human brain. Proceedings of the 19th Annual Meeting of the Organisation for Human Brain Mapping, Seattle, WA, p. 2360.

[357] Welsch, G.H., Apprich, S., Zbyn, S., Mamisch, T.C., Mlynarik, V., Scheffler, K., Bieri, O., Trattnig, S., 2011. Biochemical (T2, T2* and magnetisation transfer ratio) MRI of knee cartilage: Feasibility at ultra-high field (7T) compared with high field (3T) strength. European Radiology 21, 1136–1143.

[358] Welsch, G.H., Mamisch, T.C., Hughes, T., Zilkens, C., Quirbach, S., Scheffler, K., Kraff, O., Schweitzer, M.E., Szomolanyi, P., Trattnig, S., 2008. In vivo biochemical 7.0 Tesla magnetic resonance—Preliminary results of dGEMRIC, zonal T2, and T2* mapping of articular cartilage. Investigative Radiology 43, 619–626.

[359] Welsch, G.H., Scheffler, K., Mamisch, T.C., Hughes, T., Millington, S., Deimling, M., Trattnig, S., 2009. Rapid estimation of cartilage T2 based on Double Echo at Steady State (DESS) with 3 Tesla. Magnetic Resonance in Medicine 62, 544–549.

[360] Wharton, S., Bowtell, R., 2010. Whole-brain susceptibility mapping at high field: A comparison of multiple- and single-orientation methods. NeuroImage 53, 515–525.

[361] Wharton, S., Schafer, A., Bowtell, R., 2010. Susceptibility mapping in the human brain using threshold-based k-space division. Magnetic Resonance in Medicine 63, 1292–1304.

[362] Wiesinger, F., Boesiger, P., Pruessmann, K.P., 2004. Electrodynamics and ultimate SNR in parallel MR imaging. Magnetic Resonance in Medicine 52, 376–390.

[363] Wiggins, G.C., Potthast, A., Triantafyllou, C., Wiggins, C.J., Wald, L.L., 2005. Eight-channel phased array coil and detunable TEM volume coil for 7 T brain imaging. Magnetic Resonance in Medicine 54, 235–240.

[364] Wijnen, J.P., van der Kemp, W.J., Luttje, M.P., Korteweg, M.A., Luijten, P.R., Klomp, D.W., 2012. Quantitative 31P magnetic resonance spectroscopy of the human breast at 7 T. Magnetic Resonance in Medicine 68, 339–348.

[365] Wijsman, C.A., van Opstal, A.M., Kan, H.E., Maier, A.B., Westendorp, R.G., Slagboom, P.E., Webb, A.G., Mooijaart, S.P., van Heemst, D., 2010. Proton magnetic resonance spectroscopy shows lower intramyocellular lipid accumulation in middle-aged subjects predisposed to familial longevity. American Journal of Physiology Endocrinology and Metabolism 302, E344–E348.

[366] Wijtenburg, S.A., Rowland, L.M., Edden, R.a. E., Barker, P.B., 2013. Reproducibility of brain spectroscopy at 7T using conventional localization and spectral editing techniques. Journal of Magnetic Resonance Imaging 38, 460–467.

[367] Witoszynskyj, S., Rauscher, A., Reichenbach, J.R., Barth, M., 2009. Phase unwrapping of MR images using Phi UN—A fast and robust region growing algorithm. Medical Image Analysis 13, 257–268.

[368] Xin, L., Schaller, B., Mlynarik, V., Lu, H., Gruetter, R., 2013. Proton T1 relaxation times of metabolites in human occipital white and gray matter at 7 T. Magnetic Resonance in Medicine 69, 931–936.

[369] Xu, D., Cunningham, C.H., Chen, A.P., Li, Y., Kelley, D.A. C., Mukherjee, P., Pauly, J.M., Nelson, S.J., Vigneron, D.B., 2008a. Phased array 3D MR spectroscopic imaging of the brain at 7 T. Magnetic Resonance Imaging 26, 1201–1206.

[370] Xu, W., Cumming, I., 1999. A region-growing algorithm for InSAR phase unwrapping. IEEE Transactions on Geoscience and Remote Sensing 37, 124–134.

[371] Xu, X., Wang, Q., Zhang, M., 2008b. Age, gender, and hemispheric differences in iron deposition in the human brain: An in vivo MRI study. NeuroImage 40, 35–42.

[372] Yacoub, E., Harel, N., Ugurbil, K., 2008. High-field fMRI unveils orientation columns in humans. Proceedings of the National Academy of Sciences of the USA 105, 10607–10612.

[373] Yacoub, E., Shmuel, A., Logothetis, N., Ugurbil, K., 2007. Robust detection of ocular dominance columns in humans using Hahn Spin Echo BOLD functional MRI at 7 Tesla. NeuroImage 37, 1161–1177.

[374] Yacoub, E., Shmuel, A., Pfeuffer, J., Van De Moortele, P.F., Adriany, G., Andersen, P., Vaughan, J.T., Merkle, H., Ugurbil, K., Hu, X., 2001. Imaging brain function in humans at 7 Tesla. Magnetic Resonance in Medicine 45, 588–594.

[375] Zaaraoui, W., Konstandin, S., Audoin, B., Nagel, A.M., Rico, A., Malikova, I., Soulier, E. et al., 2012. Distribution of brain sodium accumulation correlates with disability in multiple sclerosis: A cross-sectional 23Na MR imaging study. Radiology 264, 859–867.

[376] Zaitsev, M., Hennig, J., Speck, O., 2004. Point spread function mapping with parallel imaging techniques and high acceleration factors: Fast, robust, and flexible method for echo-planar imaging distortion correction. Magnetic Resonance in Medicine 52, 1156–1166.

[377] Zaric, O., Pinker-Domenig, K., Gruber, S., Porter, D., Helbich, T., Trattnig, S., Bogner, W., 2013. Diffusion Weighted Imaging of the Breast at 7T—Ready for Clinical Application? ISMRM, Salt Lake City, UT, p. 6203.

［378］Zbyn, S., Stelzeneder, D., Welsch, G.H., Negrin, L.L., Juras, V., Mayerhoefer, M.E., Szomolanyi, P. et al., 2012. Evaluation of native hyaline cartilage and repair tissue after two cartilage repair surgery techniques with 23Na MR imaging at 7 T: Initial experience. Osteoarthritis Cartilage 20, 837–845.

［379］Zehnder, M., Christ, E.R., Ith, M., Acheson, K.J., Pouteau, E., Kreis, R., Trepp, R., Diem, P., Boesch, C., Decombaz, J., 2006. Intramyocellular lipid stores increase markedly in athletes after 1.5 days lipid supplementation and are utilized during exercise in proportion to their content. European Journal of Applied Physiology 98, 341–354.

［380］Zeng, H., Constable, R.T., 2002. Image distortion correction in EPI: Comparison of field mapping with point spread function mapping. Magnetic Resonance in Medicine 48, 137–146.

［381］Zhang, D., Johnston, J.M., Fox, M.D., Leuthardt, E.C., Grubb, R.L., Chicoine, M.R., Smyth, M.D., Snyder, A.Z., Raichle, M.E., Shimony, J.S., 2009. Preoperative sensorimotor mapping in brain tumor patients using spontaneous fluctuations in neuronal activity imaged with functional magnetic resonance imaging: Initial experience. Neurosurgery 65, 226–236.

［382］Zhu, H., Soher, B.J., Ouwerkerk, R., Schär, M., Barker, P.B., 2013. Spin-echo magnetic resonance spectroscopic imaging at 7 T with frequency-modulated refocusing pulses. Magnetic Resonance in Medicine: Official Journal of the Society of Magnetic Resonance in Medicine/Society of Magnetic Resonance in Medicine 69, 1217–1225.

［383］Zielman, R., Teeuwisse, W., Bakels, F., Van der Grond, J., Webb, A., van Buchem, M., Ferrari, M., Kruit, M., Terwindt, G., 2014. Biochemical changes in the brain of hemiplegic migraine patients measured with 7 tesla 1H-MRS. Cephalalgia: An International Journal of Headache 34, 1–9.

［384］Zwanenburg, J.J., Hendrikse, J., Visser, F., Takahara, T., Luijten, P.R., 2010. Fluid attenuated inversion recovery (FLAIR) MRI at 7.0 Tesla: Comparison with 1.5 and 3.0 Tesla. European Radiology 20, 915–922.

Chapter 12
鼻腔鼻窦病变（感染性与肿瘤性）

Pathology of the Paranasal Sinuses (Infective – Neoplastic)

Ellen Hoeffner, 著

李真珍，译

目录　CONTENTS

一、概述

由于计算机断层扫描（CT）的高分辨率及其骨算法对骨结构最佳的显像效果，使 CT 成为评估鼻窦疾病的主要成像方式[1]。磁共振成像（MRI）在鼻窦疾病中的作用主要是评估鼻窦炎性病变的颅内和眶内并发症，对侵袭性感染或炎性病变与肿瘤进行鉴别，评估肿瘤的累及范围[1,2]。

大多数鼻窦疾病患者无须影像学检查。对药物治疗无反应者、因单侧症状或临床症状反复发作而怀疑肿瘤者或计划做手术的患者，一般首选 CT 检查[2]。免疫抑制的患者更应积极地进行影像学检查以排除侵袭性炎症[3]。侵袭性炎症 / 感染或肿瘤的 CT 表现包括骨侵蚀、重塑或新生骨、整个单侧窦腔的密度增高、广泛的软组织肿块、坏死和淋巴结肿大[4-6]。在这些情况下应进一步行鼻窦 MRI 检查，作为对 CT 检查的补充（图 12-1）。CT 可以很好地评估骨质结构、纤维骨性病变的内部结构以及眶内脂肪。MRI 则可以更好地鉴别肿瘤和炎性黏膜病变以及分泌物，可以明确周围结构的受累程度以及发现肿瘤的神经周播散（perineural tumor spread，PNTS）[3,7,8]。

鼻窦 MRI 检查应采用轴位、冠状位、矢状位三个层面的薄层扫描（3mm 层厚或更小），范围包含鼻窦、腭、眼眶、颅底以及邻近的颅内结构。因为鼻腔鼻窦分泌物的信号强度取决于它们的蛋白质浓度，因此应进行 T_1 加权和 T_2 加权序列两个序列的采集。多平面、薄层的增强图像应进行脂肪抑制[3,7,8]。为完整显示病变的范围，必须包含相邻的结构，范围包括每个窦腔以及周围和面部软组织的受累区域、眼眶、上腭、翼腭窝（pterygopalatine fossa，PPF）以及颅前窝和颅中窝[7,8]。

二、鼻腔鼻窦恶性肿瘤

鼻腔鼻窦肿瘤很少见，占全身恶性肿瘤的 3.6%，约 0.2% 为男性，约 0.1% 为女性（不包括非黑色素瘤皮肤癌）[9,10]。因为肿瘤在空腔内生长可无症状，且症状与感染或炎症类似，没有特异性，并可伴发感染，所以肿瘤发现时常为局部晚期[9,11,12]；最常见的症状是鼻塞，通常是单侧、鼻出血、肿胀和面部或牙齿疼痛[13-15]。疼痛和麻木往往提示神经周扩散且病变处于晚期[8]。大多数鼻腔鼻窦恶性肿瘤患者被确诊时已有 50 多岁或更晚且大部分是男性[16]。发生鼻腔鼻窦恶性肿瘤的危险因素主要是职业暴露，包括木屑、皮尘、镍化合物、镭 -226 和镭 -228 及其衰变化合物，以及用于生产异丙醇的酸；其他可能的相关因素包括暴露于甲醛、纺织粉尘和铬化合物中。吸烟也会增加患病风险，相对于腺癌来说鳞癌更多见于此类癌中。在内翻性

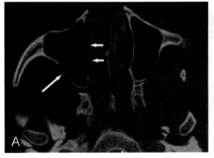
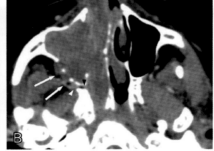
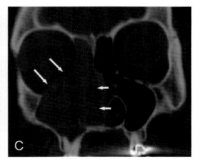

▲ 图 12-1　侵袭性鼻腔鼻窦病变的 CT 特点

A. 轴位 CT 平扫骨窗显示位于右侧上颌窦和鼻腔的单侧病变，伴有上颌窦后壁（长箭）及内壁（短箭）的骨质破坏；B. 相应层面的 CT 软组织窗显示软组织肿块累及窦后脂肪间隙（箭），翼上颌裂（白箭头）和翼腭窝（黑箭头）；C. 冠状位 CT 平扫显示软组织肿块破坏上颌窦内壁突入右侧鼻腔（短白箭），破坏眼眶下壁突入右侧眼眶（长白箭），破坏筛骨纸样板（短黑箭）伴邻近筛窦窦腔密度增高。这种侵袭性表现需要进一步的 MRI 检查。活检证实为鳞状细胞癌

乳头状瘤（inverted papilloma，IP）和相关伴发的鳞状细胞癌（squamous cell carcinoma，SSC）中可以发现人乳头瘤病毒（HPV）[10, 13]。其治疗通常采用手术联合放疗[17-19]。化疗可用于进一步降低局部复发的风险。对于不能手术切除的患者或不适合手术的患者，通常使用放疗或放疗加化疗。5 年生存率在过去 30 ～ 40 年间仅略有增加，从 1973 年的 49.7% 增加到 2001 年的 56.4%[16]。

正常鼻腔中包含多种组织类型（上皮、间质、肌肉、神经和血管），因此可有多种类型的原发性肿瘤起源于鼻腔。上皮源性的肿瘤最为常见，包括 SCC（52%）、腺癌（12%）、腺样囊性癌（adenoid cystic carcinoma，ACC）（6%）及嗅神经母细胞瘤（6%）[16]，其他常见的组织类型包括鼻窦未分化癌（sinonasal undifferentiated carcinoma，SNUC）、黑色素瘤、淋巴瘤和肉瘤[1,7,16]。最常见的受累区域是上颌窦（36% ～ 80%）和鼻腔（24% ～ 44%），其次是筛窦（10%）；蝶窦和额窦很少受累，分别约为 3% 和 1%[3,16,19]。

三、影像

不同组织学类型的鼻腔鼻窦恶性肿瘤的影像学表现存在明显交叉重叠，所以仅通过影像学来进行确诊很困难[7]。放射科医师的主要贡献是确定肿瘤范围的定位，这会影响有关治疗方案的选择及预后的决策[7,8,20]。除骨质受累情况的评估外，MRI 还用来准确描述肿瘤累及每个鼻窦情况以及描述肿瘤浸润到影响治疗方案选择的重要结构的最佳成像方式[7]。这些重要区域包括肿瘤颅内累及、延伸至颅前窝和颅中窝、翼腭窝、眼眶、上腭、颅底和神经周肿瘤播散[8,20,21]。

MRI 是鉴别肿瘤与其伴发的急性和亚急性炎症分泌物和组织的最佳成像方式。这种分泌物和炎性黏膜因其高含水量一般在 T_2 加权图像上呈高信号，而大多数肿瘤由于其细胞密度高而在 T_2 加权图像上呈中等至低信号[8,20,22,23]。在增强后的 T_1 加权像上，炎性黏膜通常表现为边缘强化，而肿瘤则有更多的实性强化[20]（图 12-2）。这种成像方法存在一些缺陷，小的鼻腔鼻窦肿瘤可能被邻近 T_2 高信号的炎症所掩盖[7]。少数鼻窦肿瘤在 T_2 加权像上可能表现为高信号，包括小涎腺起源的多形性腺瘤、神经鞘瘤、血管瘤、IPs 和软骨肉瘤[3,8,21]（图 12-3）。鼻腔鼻窦黑色素瘤在平扫 T_1 加权像上常呈高信号，这是由于顺磁性黑色素的存在和有时伴发出血导致的[20,24]（图 12-4）。此外，因为分泌物慢性阻塞，蛋白质浓度和黏度增加，自由水减少，鼻腔分泌物的信号强度在 T_1 和 T_2 加权图像上可多种多样。通常鼻腔鼻窦分泌物95% 为水，其余 5% 主要由蛋白质组成，导致上述的 T_2 加权图像上的高信号和 T_1 加权图像上的低信号。当蛋白质

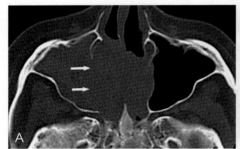
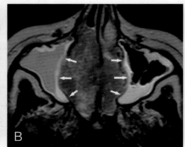
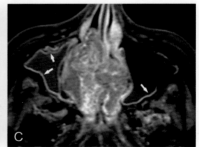

▲ 图 12-2　鼻腔鳞状细胞癌患者的 CT 及 MRI 图像

A. 鼻腔鳞状细胞癌患者的轴位 CT 图像，鼻腔肿块破坏右侧上颌窦内侧壁（箭），伴有整个右侧上颌窦密度增高，肿块边缘和上颌窦受累范围难以界定；B. 轴位 T_2 加权 MR 图像显示肿块呈中等信号（箭），在高信号的增厚的炎性黏膜与上颌窦分泌物的衬托下，肿瘤边界显示清楚；C. 轴位增强后压脂的 T_1 加权成像显示肿块呈实性强化，增厚的炎性黏膜表现为边缘强化（箭），伴等低信号分泌物不强化

浓度为 20%～25% 时，分泌物在 T_2 加权图像上仍为高信号，并在 T_1 加权图像上变成高信号。随着蛋白质浓度进一步增加，分泌物在 T_2 加权图像上变成低信号（图 12-5）。当蛋白质浓度高于 35%～40% 时，分泌物在 T_1 和 T_2 加权图像上均呈明显低信号[20,25]。

具有表观扩散系数（ADC）图的弥散加权成像（DWI）可能有助于区分恶性鼻窦肿瘤与良性肿瘤及炎性病变。有研究者针对一小部分患者进行研究得出结论，恶性肿瘤中的 ADC 值显著低于良性或炎性病变（图 12-6）。同一研究者表明，使用 ADC 图和动态增强 MRI 检查的时间 - 信号强度曲线进行多参数 MR 成像可以为区分恶性和非恶性鼻窦疾病提供额外的益处[26,27]。

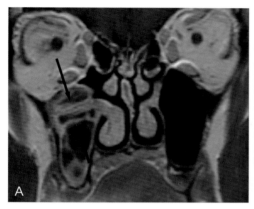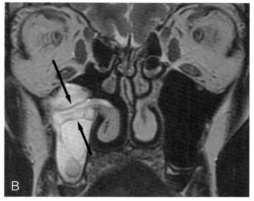

▲ 图 12-3　内翻性乳头状瘤在 T_2 加权图像上信号较高

A. 增强后的 T_1 加权图像显示右侧上颌窦上部的一个不均匀强化的肿块（箭）；B. 肿块（箭）在 T_2 加权图像上呈高信号，和周围分泌物难以区分，活检肿块为内翻性乳头状瘤

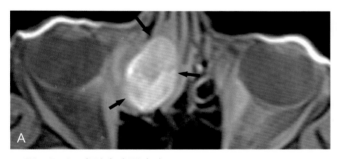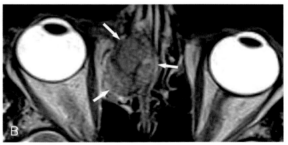

▲ 图 12-4　鼻腔鼻窦黑素瘤

A. 轴位平扫 T_1 压脂加权成像显示位于右筛窦区域的高信号肿块（箭）；B. 轴位 T_2 加权图像显示肿块（箭）呈等低信号

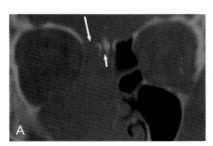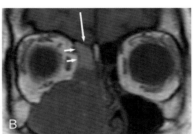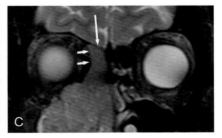

▲ 图 12-5　右上颌窦、筛窦及右鼻腔鳞状细胞癌患者

A. 冠状位 CT 图像显示占据整个右侧上颌窦、筛窦及右侧鼻腔的侵袭性病变，伴右侧筛板（短箭）和筛骨凹（长箭）骨质不完整，怀疑可能有颅内蔓延；B. 右侧筛窦内高蛋白含量的分泌物在 T_1WI 上呈高信号（短箭），并延伸至筛骨凹（长箭），肿瘤呈等信号，可将两者区别开；C. T_2WI 上分泌物呈等低信号（箭），难以与肿块区分，筛活检显示无肿瘤侵犯

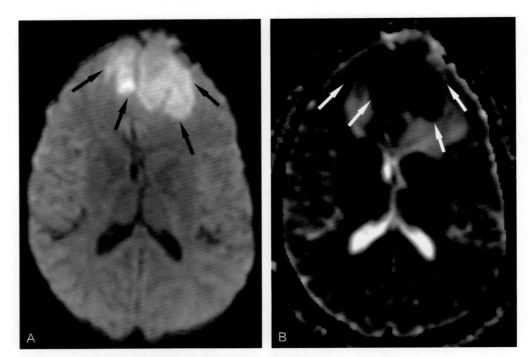

▲ 图 12-6　鼻窦未分化肿瘤伴颅内扩散显示弥散受限
A. 轴位弥散加权成像（DWI）示肿块颅内部分呈高信号（箭）；B. 相应的表观扩散系数（ADC）
图显示肿块弥散受限呈低信号（箭），周边有高信号的血管源性水肿

四、播散方式

鼻腔鼻窦癌多通过直接扩散或沿神经周蔓延。对于上颌窦来说，影响治疗和预后的最重要解剖结构是上颌窦的上方和后方。上方是筛窦气房和眼眶，后方是翼板、PPF 和咀嚼肌间隙。向下、向内方蔓延至牙槽和鼻腔的肿块更适合根治性切除（图 12-7）。因为筛窦上部的筛板和筛凹对颅内扩散几乎没有抵抗力；外侧的薄筛骨纸板受累时，导致病变的眶内受累；所以筛窦上方和外侧的扩散更应关注。向内侧累及鼻腔和向下累及上颌窦较少令人担忧（图 12-8）。尽管蝶窦癌很少见，但其位于颅底中央，被重要的结构包围，使得切除困难。其上方是蝶鞍和视束；外侧为颈内动脉和海绵窦；下方是翼管神经、斜坡和鼻咽；前方为后筛窦气房（图 12-9）。额窦虽然是恶性肿瘤的罕见部位，但其与下方的眼眶及后方的颅脑相邻[13,20]。

（一）骨髓侵犯

虽然 CT 在显示骨重塑或侵蚀方面具有优势，但 MRI 也可以检测到骨髓侵犯，尤其是在颅底。在评估骨结构方面，CT 和 MRI 联合可以有更高的准确性[28]。在平扫 T_1 加权图像上骨髓脂肪的正常高信号消失可认为是成人的骨髓侵犯。在颅底出现正常的骨髓脂肪通常是颅底未受侵犯的指征。然而，平扫 T_1 加权像上的低信号可能是骨髓侵犯也可能是反应性变化、血液病或水肿[20,21,28]。脂肪抑制后增强 T_1 加权像伴有强化可助于区别肿瘤与其他引起骨髓异常信号的病变[29,30]（图 12-10）。

（二）眼眶侵犯

由于鼻旁窦紧邻眼眶，有多个孔隙和穿行的血管和神经，并被包括泪腺窝和筛骨纸板在内的薄层骨性结构包绕，使得鼻窦肿瘤有多种途径进入眼眶[21]。眼眶侵犯最常见于筛窦肿瘤，在筛窦恶性肿瘤患者中，眶壁侵犯占 66%～82%，眶骨膜侵犯占 30%～50%。在上颌窦恶性肿瘤中，骨侵蚀占 60%～80%[31-34]。需要区分骨性眶壁侵蚀、眶骨膜（眼眶的骨膜）

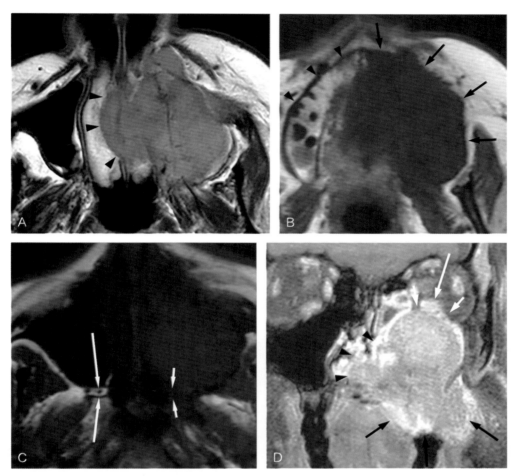

▲ 图 12-7　上颌窦肿瘤局部扩散方式

A. 轴位 T_2 加权像显示左侧上颌窦中等信号的肿块，向内扩散至鼻腔（箭头）；B. 平扫 T_1 加权像示病变向下累及上颌骨，肿块浸润并替代左侧上颌骨正常骨髓脂肪的高信号（箭），右侧上颌骨中可见骨髓脂肪的正常高信号（箭头）；C. 轴位平扫 T_1 加权图像示病变向后累及左侧翼腭窝，呈等信号（短箭），代替如右翼腭窝中见到的正常脂肪信号（长箭）；D. 冠状位增强后脂肪抑制的 T_1 加权像显示病变向内扩散至鼻腔（黑箭头），向下累及上颌骨和颊间隙（黑箭），向上扩散至眼眶（短白箭），浸润毗邻下直肌（长白箭），活检为腺癌

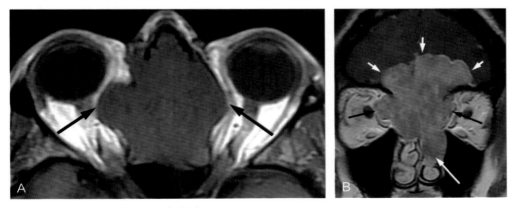

▲ 图 12-8　筛窦肿瘤局部扩散方式

A. 以筛窦为中心的等信号肿块向外延伸至双侧眼眶（箭），在轴位平扫 T_1 加权图像上可较好地观察眼眶受累情况；B. 冠状位平扫 T_1 加权像显示通过筛板和双侧筛骨凹处向上的颅内蔓延（短白箭），并向外累及眼眶（黑箭）和向下累及鼻腔（长白箭），活检为鼻腔鼻窦未分化癌

受累和深部眼眶软组织受累[28]。眶骨膜是一种弹性结构，可为眼眶内容物的深部侵犯提供屏障[21,28,34]。如果肿瘤没有突破眶骨膜，通常可以保眼治疗，同时确保肿瘤安全性并保留眼功能[34,35]。平扫 T_1 加权图像为等信号肿瘤和高信号眼眶脂肪之间提供了极好的对比。眶骨膜在 T_1 和 T_2 加权序列上为低信号，强化程度低于眼外肌（图 12-11）。在 CT 和 MRI 上已经提出了各种成像标准用于预测肿瘤对眼眶的侵犯。这些标准包括肿瘤与眶骨膜的关系（邻接、移位或向外弯曲），肿瘤和眶骨膜之间的界面（结节或光滑），眼外肌（移位、增粗或异常信号 / 密度）和眶壁的完整性。在 MRI 上，肿瘤突破增厚或破坏的眶骨膜也被认为是眶内累及的标志[36,37]

（图 12-12）。然而，眶骨膜的确切评估必须通过术中冰冻切片分析[28,37]。

（三）硬脑膜和颅内侵犯

由于鼻腔鼻窦与颅前窝和颅中窝关系密切，鼻腔鼻窦肿瘤常蔓延至这些结构，一旦穿过骨质就会侵入硬脑膜和脑实质[8]，这对于治疗计划和预后很重要[28]。通常，肿瘤最常累及颅前窝，而累及颅中窝或同时累及颅前窝、颅中窝的概率较低。如需手术切除延伸到颅前窝的肿瘤，通常需要采用经颅面入路的广泛手术切除[38]。硬膜和颅内受侵与无复发生存率、特定疾病生存率和总生存率呈显著的负相关[39]。MRI 对颅内蔓延尤其是硬脑膜、软脑膜和脑实质侵犯的

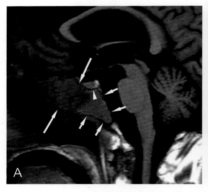
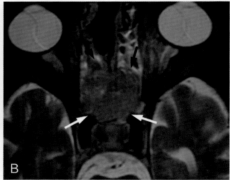
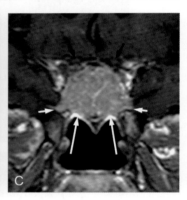

▲ 图 12-9 蝶窦肿瘤的局部扩散方式

A. 矢状位平扫 T_1 加权图像示中等信号蝶窦肿块（长白箭），延伸至蝶骨和斜坡（短白箭），取代正常骨髓脂肪，紧邻的蝶鞍没有明确的受累（白箭头）；B. 轴位 T_2 加权图像示肿块与两侧颈内动脉（白箭）海绵窦段相邻，向前延伸至筛窦（黑箭）；C. 冠状位增强后 T_1 加权图像示肿块累及双侧圆孔（短白箭）和翼管（长白箭），肿块向上邻近视神经（黑箭）

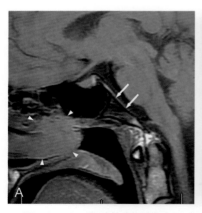
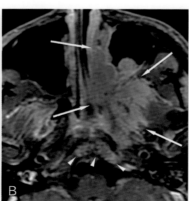
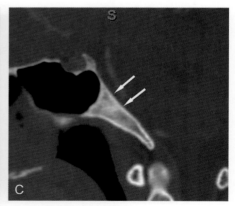

▲ 图 12-10 脂肪抑制后增强 T_1 加权像伴有强化有助于区别肿瘤与其他引起骨髓异常信号的病变

A. 左侧鼻腔腺癌（白箭头）患者矢状位平扫 T_1 加权图像显示异常的骨髓低信号（箭），取代了斜坡的正常脂肪骨髓；B. 轴位增强后压脂 T_1 加权图像显示斜坡（箭头）强化，左侧鼻腔肿块向后延伸（箭），需注意的是肿瘤浸润到斜坡；C. 在矢状位重建的 CT 图像上，仅可看到斜坡骨质轻度硬化（箭）

检测优于 CT[20]。已有各种影像学征象被认为是硬脑膜侵犯的标志。与肿瘤相邻的线状薄的硬脑膜强化可能由邻近肿瘤引起的血管增多、炎症或硬脑膜增生引起的反应性硬脑膜强化；特别是如果硬脑膜强化与肿瘤通过 MRI 上的薄层低信号区域分开（图 12-13）。这个低信号区被认为是骨皮质和硬膜外间隙[40,41]。对于硬膜受侵特异性更强的表现包括肿瘤与强化硬脑膜之

间的低信号区域的消失以及硬脑膜结节状增厚。强化的硬脑膜厚度也是一个重要因素。2012 年的一项研究表明，≥ 2mm 的硬脑膜增厚可以预测硬脑膜浸润，而一项较早的研究提示硬膜增厚 > 5 mm 提示侵袭[40-42]。然而，程度较轻的硬脑膜强化也可能与侵袭有关（图 12-14）。这些因素和潜在的硬脑膜活检冰冻切片的假阴性结果使得许多外科医师会切除所有可能受累

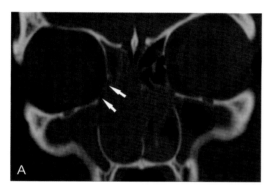
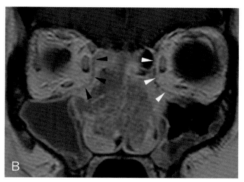

▲ 图 12-11　眶骨膜在 T₁ 和 T₂ 加权序列上为低信号，强化程度低于眼外肌

A. 冠状位 CT 重建图像示鼻腔鳞状细胞癌患者的眼眶壁（箭）骨质侵蚀；B. 同一患者的冠状位增强 T₁ 加权图像示在眼眶和鼻窦之间的线状低信号影（白箭头），包括 CT 上的骨质侵蚀区域（黑箭头），这种表现提示眶骨膜是完整的，术中对眶骨膜进行活检未发现肿瘤侵袭，术中切除了一部分筛板而保留了眼眶其余结构

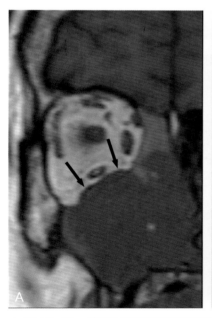
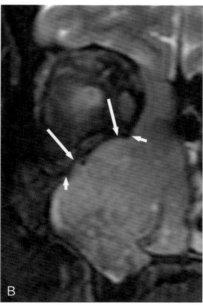
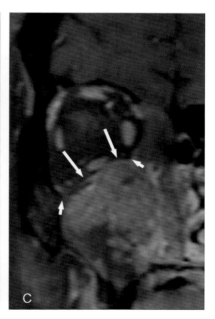

▲ 图 12-12　肿瘤突破增厚或破坏的眶骨膜被认为是眶内累及的标志

A. 右上颌窦鳞状细胞癌患者的冠状位平扫 T₁ 加权像示肿瘤与眶骨膜之间交界面有结节状突起，并延伸至眶脂肪（箭）；B. 冠状位 T₂ 加权像显示眶骨膜和眶脂肪的交界面呈结节状（长箭），且在肿块边缘（短箭）眶骨膜显示更正常；C. 冠状位增强后 T₁ 压脂图像显示结节状的交界面（长箭），伴眶骨膜正常低信号消失（短箭），术中活检证实为眶骨膜侵犯，并进行右眼眶剜除术

的硬脑膜，而不是留下残余肿瘤的风险[28,40-42]。T₂加权像上的软脑膜强化和邻近脑实质的高信号提示硬脑膜侵犯[28]。

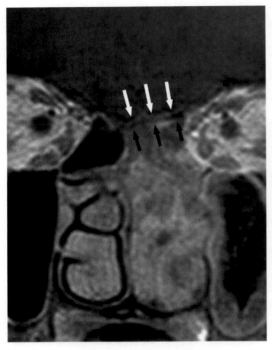

▲ 图 12-13　MRI 上的硬脑膜的反应性强化
线状硬脑膜强化（白箭）通过由骨皮质和邻近硬膜外间隙组成的薄的线状低信号与相邻的左侧鼻腔和筛窦畸胎瘤（黑箭）分开，硬脑膜活检表明肿瘤未累及硬脑膜，MRI 上的硬脑膜强化是反应性的

（四）神经周肿瘤播散

神经周浸润（perineural invasion,PNI）是发生于原发肿瘤部位的组织学改变，是指肿瘤细胞侵入、围绕并穿过小神经，肿瘤细胞位于神经鞘的任意层中或至少 33% 的神经周被肿瘤细胞包绕。最新的关于发病机制的理论认为 PNI 涉及肿瘤细胞和神经之间的信号传递。如果癌细胞具备适当的受体，神经细胞表达信号蛋白，可以启动并维持肿瘤侵袭[28,43,44]。2009 年的一项回顾性单中心研究显示，20% 的鼻窦癌存在 PNI，其中以未分化肿瘤、ACC 和 SCC 中的倾向最高[44]。尽管 PNI 的预后意义具有争议，但通常认为它与局部复发风险增加有关，许多肿瘤学家认为 PNI 特别是广泛的 PNI 是辅助放疗的适应证[45]。

相反，PNTS 是指肿瘤使用神经或神经鞘作为导管从原发病灶扩散的能力。虽然始于显微镜下，但这个术语反映了影像学上可见的大神经的肿瘤累及，是一种转移方式而不是镜下表现[45,46]。在 40% 的患者中，PNTS 无症状；因此，影像学和仔细评估图像对诊断这种扩散至关重要，这可以改变治疗和预后[47]。有症状的患者可能出现受累神经支配区域的疼痛、麻木、

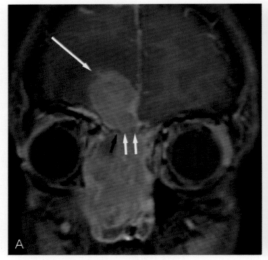
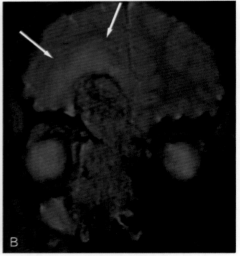

▲ 图 12-14　硬脑膜浸润
A. 鼻腔腺癌患者冠状位增强脂肪抑制 T₁ 加权图像示一个大的向颅内延伸的结节状肿块，伴局灶性的软脑膜强化延伸到脑沟内（长箭），肿瘤和颅内病变之间的低信号区域（白箭）消失，更外侧可以看到正常的低信号线（黑箭）；B. 冠状位 T₂ 加权图像显示邻近脑组织的高信号水肿（箭），硬膜活检证实有硬脑膜浸润

灼痛和感觉迟钝以及运动去神经改变[46]。有经验的外科医师可以将粗大的周围神经播散切除到颅底孔道的水平，但通常需要大范围的根治性切除。播散到海绵窦和更近端通常是根治性手术的禁忌证，在这些情况下，通常任何手术都是姑息治疗[20,21,28,48]。PNTS 患者通常会复发，与长期生存率呈负相关。治疗失败可能与最初未发现的神经周围播散有关[48]。

翼腭窝位于上颌骨和蝶骨的翼突之间，是检测鼻腔鼻窦恶性肿瘤神经周播散的重要解剖结构。肿瘤可以从 PPF 通过翼上颌裂扩散到咀嚼肌间隙，通过蝶腭孔进入鼻腔，通过眶下裂入眼眶，并沿着圆孔或翼管进入海绵窦并进一步扩散至颅内[20,21]。PPF 在平扫 T₁ 加权图像上评估最佳，正常情况可以看到翼腭窝内高信号脂肪，正常脂肪的消失确认为肿瘤（图 12-15）。逆行和顺行播散均可沿神经播散。通常情况下，肿瘤可逆行播散入脑干。一旦到达神经节或另一个神经近端，PNTS 可累及神经的其他分支并顺行传播[47]。

神经周播散的 MRI 检查需要行沿整个神经轴（从最外周分支到其脑干核）的薄层（≤ 3mm）增强 T₁ 加权成像。通常使用脂肪抑制提高轻微强化区域的检出率。然而，脂肪抑制会增加颅底磁敏感性伪影的可能性；特别是邻近蝶窦区域，

这可能会使圆孔、卵圆孔、翼管和海绵窦模糊不清。为了防止这种可能的缺陷，一些放射科医师建议使用无脂肪抑制的增强前 - 后的 T₁ 加权图像[28,48-50]（图 12-16）。PNTS 的 MRI 表现包括 PPF 中脂肪的消失、神经孔下方神经周围脂肪的消失、孔道的扩大、神经增粗以及由于血 - 神经屏障的破坏引起的神经强化（图 12-17 和图 12-18）。关于海绵窦受累的表现包括 Meckel 腔内正常液体信号的消失、海绵窦的增强和增厚以及海绵窦的向外侧隆起或凸出[21,28,45,48-51]（图 12-19，译者注：原著中图序引用有误，已修改）。

五、分期

（一）上皮源性恶性肿瘤

分期系统用于估计疾病的范围并为判断预后提供一定的依据。最常用的鼻腔鼻窦肿瘤的分期系统是由美国癌症联合委员会（AJCC）发布的肿瘤、淋巴结、转移（TNM）分期系统，该系统最近一次更新是 2010 年。上颌窦肿瘤和鼻腔、筛窦肿瘤有各自分期系统。由于额窦和蝶窦肿瘤罕见，因此其没有专属 TNM 分期[52]。这种分期主要适用于最常见的上皮源性鼻腔鼻窦恶性肿瘤。嗅神经母细胞瘤（ONB）和鼻窦黑色素瘤有单独的分期系统，稍后将对此进行讨论。

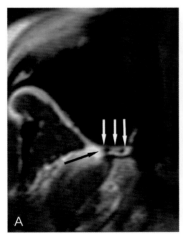
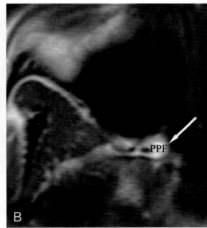
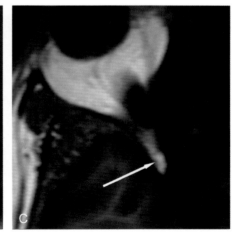

▲ 图 12-15　正常翼腭窝和相邻结构
A. 轴位平扫 T₁ 加权图像上正常 PPF（白箭）主要是高信号脂肪，PPF 外侧是通向咀嚼肌间隙的翼上颌裂（黑箭）；B. 更上层面的轴位平扫 T₁ 加权图像显示 PPF 内侧的蝶腭孔（箭）；C. 轴位平扫 T₁ 加权图像显示上方眶下裂（箭）中的正常脂肪

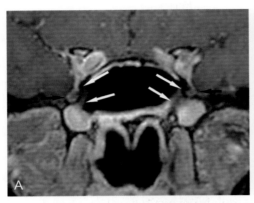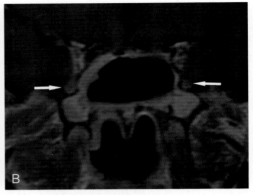

▲ 图 12-16　使用无脂肪抑制的增强前后的 T_1 加权图像可防止图像显示不清

A. 冠状位增强后脂肪抑制 T_1 加权像，磁敏感伪影（白箭）部分遮盖双侧圆孔（黑箭）；B. 在冠状位不压脂的增强后 T_1 加权像，双侧圆孔（白箭）没有被遮盖

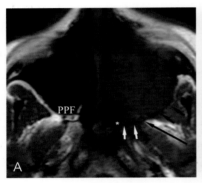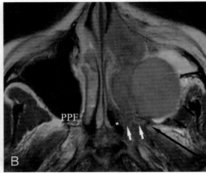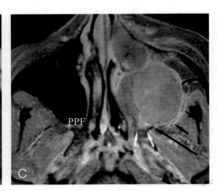

▲ 图 12-17　左侧鼻腔和上颌窦腺样囊性癌累及 PPF 的患者

A. 轴位平扫 T_1 加权像，等信号组织取代了左侧翼腭窝（PPF）中的正常脂肪（白箭），延伸至蝶腭孔（＊），并通过翼上颌裂（长黑箭）进入窦后脂肪（短黑箭），可以看到右侧是正常的翼腭窝（PPF）；B、C. 在轴位 T_2 加权像（B）和增强后脂肪抑制 T_1 加权成像（C）也可以看到左侧 PPF（白箭）、蝶腭孔（＊）、翼上颌裂（长黑箭）和上颌窦后脂肪（短黑箭）的受累，但不明显

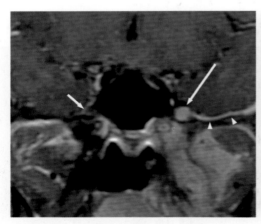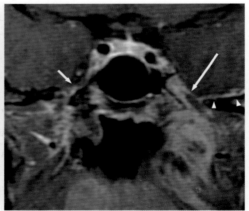

▲ 图 12-18　海绵窦受累的表现

A. 冠状位增强后脂肪抑制的 T_1 加权像示在扩大的圆孔（长箭）中的第Ⅴ对脑神经的上颌支（V_2）增粗并强化，符合左侧上颌窦 ACC 伴 PNTS 的表现，右侧为正常圆孔（短箭），左侧颅中窝也可看到异常的硬脑膜增强（箭头）；B. 在同一位患者中，在卵圆孔（长箭）的水平可见第Ⅴ对脑神经的下颌支（V_3）的增粗和强化，符合神经周侵犯的表现，右侧为正常卵圆孔（短箭），可见异常增强的硬脑膜（箭头）

Ohngren 线，在侧位 X 线片从眼眶内眦延伸到下颌角，以前被用于上颌窦癌分期。它将上颌窦分成前下部和后上部，后上部肿瘤由于更接近 PPF、眼眶和颅底，因此预后较差[8]。目前对上颌窦肿瘤、鼻腔和筛窦肿瘤的分期见表 12-1 和表 12-2[52]。

在初次就诊时，鼻腔鼻窦恶性肿瘤的淋巴结转移很少见，不到 15% 的患者出现淋巴结转移，上颌窦肿瘤相较筛窦肿瘤淋巴结转移更常见。与无淋巴结转移的患者相比，淋巴结转移（无论是就诊时出现还是病变进展期出现）与预后不良和总体生存率降低有关[53,54]。来自鼻腔前半部分的淋巴引流到 1b 区淋巴结，而来自后半部分的淋巴引流到咽后组和 2 ～ 5 区淋巴结。额窦和筛窦淋巴引流至 1 区淋巴结。蝶窦淋巴流入咽后组淋巴结。来自上颌窦的淋巴引流到 1b 和 2 ～ 4 区和咽后组淋巴结。由于反复发作的儿童感染可能会导致咽后淋巴结的淋巴管消失，1 区和 2 区可能是鼻腔鼻窦恶性肿瘤转移的主要淋巴结站[21]。

淋巴结受累的 AJCC 分期是基于受累淋巴结的大小、数目和位置（同侧、对侧或双侧）。除了大小之外，还有其他与转移有关的淋巴结影像特征，它们与大小无关，不包括在 N- 分期系统中。这些特征包括局灶性内部信号不均（通常由于坏死），圆形（典型的细长形态消失），不规则的边缘强化，伴有邻近脂肪或软组织结构的浸润 [暗示包膜外浸润（extracapsular spread, ECS）] 和在原发肿瘤部位的第一或第二淋巴结引流区有 ≥ 3 个交界性淋巴结的聚集[55]。在疑似或确诊头颈部癌症患者中，内部不均信号 > 3 mm 是淋巴结转移最可靠的依据[56]。最近的一项回顾性研究表明 CT 检测 ECS 的准确性差，使用的标准是包膜轮廓不规则、界限不清以及相邻脂肪浸润[57]。在钆造影剂静脉给药之前，正常淋巴结在 T_1 加权像上与肌肉相比呈等信号，在 T_2 加权和短 T_1 反转恢复（STIR）图像上呈不同程度的高信号，并在给药后均匀强化[55]。2012 年一篇 Meta 分析显示 MRI 诊断头颈部鳞状细胞癌

淋巴结转移的敏感性和特异性（分别为 67% 和 79%）与 CT 相似（分别为 64% 和 75%）。然而，联合 PET-CT 比单独使用 CT 或 MRI 检查具有更高的灵敏度和特异性[58,59]。PET-CT 也可用于发现高危患者的远处转移[3]。目前的 N 和 M 分期

表 12-1　上颌窦原发肿瘤的分期

T_X：	原发肿瘤无法评估
T_0：	没有原发肿瘤的证据
Tis：	原位癌
T_1：	肿瘤局限在窦内黏膜，无骨质侵蚀或破坏
T_2：	肿瘤引起骨侵蚀或破坏，包括破坏硬腭和（或）中鼻道，但未侵及上颌窦后壁和翼板
T_3：	肿瘤侵犯以下任何部位：上颌窦后壁骨、皮下组织、眶窝底或内壁、翼突窝或筛窦
T_{4a}：	局部中度进展期 肿瘤侵犯前部眼眶内容物、面颊皮肤、翼板、颞下窝、筛板或蝶窦或额窦
T_{4b}：	局部晚期 肿瘤侵犯以下任何部位：眶尖、硬脑膜、脑、颅中窝、除三叉神经（V_2）以外的脑神经、鼻咽或斜坡

引自 Edge, S.B. et al. (eds.), *American Joint Committee on Cancer Staging Manual*, 7th ed., Springer, New York, 2010.

表 12-2　鼻腔筛窦原发肿瘤的分期

T_X：	原发肿瘤无法评估
T_0：	没有原发肿瘤的证据
Tis：	原位癌
T_1：	肿瘤限于任何一个亚位点，伴或不伴骨侵蚀
T_2：	肿瘤侵入单个区域的两个亚位点或延伸到鼻腔鼻窦复合体内的邻近区域，伴或不伴骨侵蚀
T_3：	肿瘤延伸到眼眶的内侧壁和下壁、上颌窦、硬腭或筛板
T_{4a}：	局部中度进展期 肿瘤侵犯以下任何部位：前部眼眶内容物、鼻或颊皮肤、小范围的颅前窝、翼板或蝶窦或额窦
T_{4b}：	局部晚期 肿瘤侵犯以下任何部位：眶尖、硬脑膜、脑、颅中窝、除（V_2）以外的脑神经、鼻咽或斜坡

引自 Edge, S.B. et al. (eds.), *American Joint Committee on Cancer Staging Manual*, 7th ed., Springer, New York, 2010.

如表 12-3 所示 [52]。

表 12-3　鼻腔鼻窦癌的区域淋巴结转移和远处转移

区域淋巴结（N）
N_x：区域淋巴结无法评估
N_0：无区域淋巴结转移
N_1：同侧单个淋巴结转移，最大径 ≤ 3cm
N_2：同侧单个淋巴结转移，最大径＞3cm 但≤ 6cm，或同侧多个淋巴结转移，最大径≤ 6cm，或双侧或对侧淋巴结转移，最大径≤ 6cm
N_{2a}：同侧单个淋巴结转移，最大径＞3cm 但≤ 6cm
N_{2b}：同侧多个淋巴结转移，最大径≤ 6 cm
N_{2c}：双侧或对侧淋巴结转移，最大径≤ 6 cm
N_3：淋巴结转移最大径＞ 6 cm
远处转移（M）
M_0：无远处转移
M_1：有远处转移

引自 Edge, S.B. et al. (eds.), *American Joint Committee on Cancer Staging Manual*, 7th ed., Springer, New York, 2010.

表 12-4　嗅神经母细胞瘤分期系统

改良 Kadish 分期系统 [a]
A：肿瘤局限于鼻腔
B：肿瘤局限于鼻腔和鼻窦
C：肿瘤累及鼻腔和鼻窦以外区域，包括筛板、颅底、眼眶或颅内
D：肿瘤发生颈部淋巴结转移或远处转移
Dluguerov 分期 [b]
T_1：肿瘤累及鼻腔和（或）鼻窦（不包括蝶窦），上部的筛窦不受累
T_2：肿瘤累及鼻腔和（或）鼻窦（包括蝶窦），伴筛板受侵
T_3：肿瘤侵入眼眶内或突入颅前窝，无硬脑膜浸润
T_4：肿瘤累及脑内
N_1：任何形式的颈部淋巴结转移
M_0：无转移
M_1：有远处转移

a.Morita, A. et al., *Neurosurgery*, 32, 706–714, 1993.

b.Dulguerov, P. and Calcaterra, T., *Laryngoscope*, 102, 843–849, 1992.

（二）ONB（嗅神经母细胞瘤）

　　Kadish 分期系统在 1976 年引入了 ONB 的分期 [60]。1993 年 Morita 提出了一种改良版本，其中 A 期肿瘤局限于鼻腔，B 期肿瘤向鼻旁窦延伸，C 期肿瘤延伸至鼻腔和鼻旁窦以外的区域，D 期肿瘤具有区域淋巴结或远处转移 [61]。虽然已有其他类型的分期，即 Dulguerov 分类 [62]（表 12-4），但经常使用的还是改良的 Kadish 分期。Kadish 分期系统也可适用于 SNUC[63]。

（三）鼻腔鼻窦黑色素瘤

　　头颈部黏膜黑色素瘤的 AJCC 分期系统（表 12-5）通常用于鼻腔鼻窦黑素瘤分期。分期系统从 T_3 和 Ⅲ 期疾病开始，反映了这种恶性肿瘤的预后不好。T_3 是限于黏膜的疾病，T_{4a} 是中度进展期，肿瘤累及深部软组织、软骨、骨或覆盖皮肤，T_{4b} 是极晚期，肿瘤累及颅底、硬脑膜、脑、下组脑神经（Ⅸ - Ⅻ）、咀嚼肌间隙、颈动脉、椎前间隙或纵隔结构 [64,65]。

表 12-5　头颈部黏膜黑色素瘤分期

原发肿瘤（T）
T_3：黏膜病变
T_{4a}：中度进展期。肿瘤累及深部软组织、软骨、骨，或覆盖皮肤
T_{4b}：极晚期。肿瘤累及颅底、硬脑膜、脑、下组脑神经（Ⅸ - Ⅻ）、咀嚼肌间隙、颈动脉、椎前间隙或纵隔结构
区域淋巴结（N）
N_x：区域淋巴结无法评估
N_0：无区域淋巴结转移
N_1：有区域淋巴结转移
远处转移（M）
M_0：无远处转移
M_1：有远处转移

引自 Edge, S.B. et al. (eds.), *American Joint Committee on Cancer Staging Manual*, 7th ed., Springer, New York, 2010.

六、肿瘤

（一）鳞状细胞癌

尽管报道中鳞状细胞癌发病率差异很大，占鼻腔鼻窦恶性肿瘤的 38%～80%[8,10,16]，但其仍是累及鼻腔鼻窦的最常见的组织学类型。这种差异部分与收集数据的时间段以及收集数据的地理分布有关；然而，总的来说，随着时间的推移，鳞状细胞型有所下降[10,16]。

男性 SCC 的比例高于女性[10]。职业接触木屑发生鼻腔鼻窦 SCC 的风险会增加 20 倍；吸烟会增加 2～3 倍。HPV 也与 IP 的恶变有关[10,13,66]。SCC 最常见于上颌窦，其次是鼻腔。初诊时，10%～20% 的患者存在淋巴结转移，特别是如果肿瘤侵袭上颌骨牙龈[66]。

（二）非涎腺腺癌

腺癌和涎腺型癌共占鼻腔鼻窦恶性肿瘤的 10%～20%。非唾液腺型鼻窦腺癌已由世界卫生组织（WHO）分类为肠型腺癌（intestinal-type adenocarcinoma，ITAC）和非 ITAC，后者被分为低级和高级腺癌[67]。它们在男性中更为常见，ITAC 的男女的发病比例约为 6∶1，可能是由于男性的职业危害更大。职业接触木屑导致 ITAC 发病风险增加 500～990 倍。40% 的 ITAC 发现于筛窦，27% 在鼻腔和 20% 在上颌窦。在非 ITAC 中，低级别肿瘤好发于筛窦，而高级别肿瘤好发于上颌窦[66,67]。不同于其他组织学类型的鼻腔鼻窦癌，在过去的 40 年中，非涎腺腺癌生存率从大约 50% 增加到了 66%[16]。

（三）涎腺型癌

数百个唾液腺排列在鼻腔鼻窦中；因此，在该区域可以出现各种唾液腺肿瘤，大多数是恶性的。腺样囊性癌（ACC）最常见，占所有鼻腔鼻窦恶性肿瘤约 6%[16]，最常发生在上颌窦（约60%），其次是鼻腔（约 25%）。ACC 容易发生周围神经播散，约占肿瘤的 60%。据报道，复发率超过 60%，并可在治疗后 15 年内发生。大约 50% 的患者有远处转移，最常见的是肺、脑和骨。长期预后较差，10 年生存率为 7%。大多数患者死于局部播散而不是转移[67-69]。在鼻腔鼻窦区域出现的其他类型涎腺型癌较少见，包括腺泡细胞癌和黏液表皮样癌等细胞类型[67]。

（四）黑色素瘤

尽管鼻腔鼻窦黑色素瘤仍然是一种罕见的恶性肿瘤，约占所有鼻腔鼻窦恶性肿瘤的 6%，但其发病率在过去 40 年中一直在增加[16]。黑色素瘤通常发生在鼻腔特别是鼻中隔而不是鼻窦[68]。30%～40% 的患者存在淋巴结转移，对生存率影响不大[20,70]。无论如何治疗，总生存率都很差，5 年生存率约为 30%[68,70]。手术是治疗的首选。放疗可能有助于局部控制，但不能提高总体存活率[70]。

（五）鼻腔鼻窦未分化癌

鼻腔鼻窦未分化癌（sinonasal undifferentiated carcinoma，SNUC）是一种未分化的上皮源性肿瘤，组织学起源不确定，具有高度侵袭性，通常表现为局部的大范围性疾病。SNUC 占鼻腔鼻窦恶性肿瘤的约 3%，男性是女性的 2～3 倍[16,67,71]。尽管在某些情况下，由于肿瘤的大小及其解剖边界的破坏难以确定起源部位，鼻腔、上颌窦和筛窦通常单独或联合受累。与其他鼻腔鼻窦肿瘤相比，症状的持续时间相对较短（数周至数月）[67,71]。10%～30% 的患者有淋巴结转移，远处转移不常见。AJCC 和 Kadish 分期系统都已用于 SNUC[62]。治疗通常是手术加辅助放化疗；然而，预后较差，5 年生存率只有 18%～35%[16,67]。

（六）嗅神经母细胞瘤

嗅神经母细胞瘤（ONB）起源于鼻腔鼻窦的嗅膜。ONB 起源最常见的部位是覆盖在筛板、上鼻中隔和上鼻甲的上皮，占鼻腔鼻窦肿瘤的 3%～6%，在过去的 40 年中发病率不断增加[16,67]。发病性别无明显差异；尽管以往认为其发病率在 10 多岁和 50 多岁存在双峰，但大多数肿瘤在 40 和 50 多岁出现[67,72,73]。淋巴结转移很少见，发生于约 20% 的患者[72]。通过手术和放射治疗可获得最佳生存率[74]。相对其他鼻腔鼻窦恶性肿瘤，其预后相对较好，5 年生存率 70% 以上[16,67]。虽然影像学特征一般是非特异性的，但一个哑铃状肿块穿过筛板，伴有颅内成分上缘的瘤周囊肿提示 ONB[75]。

（七）其他

各种其他不太常见的恶性肿瘤也可累及鼻腔鼻窦区域，其中包括淋巴瘤、浆细胞瘤、肉瘤（包括软骨肉瘤、骨肉瘤、纤维肉瘤和横纹肌肉瘤）和神经内分泌肿瘤[67]。

（八）影像随访

治疗后特别是在治疗后的前 2 年影像随访的目的是监测肿瘤复发。对 ACC、ONB、黑色素瘤和软骨肉瘤常进行长期随访，这些肿瘤都有延迟复发的倾向[11,20]。早期发现复发使得一些病人具有治愈的可能性并可获得生存益处[76,77]。局部复发通常发生在手术患者的切除边缘和放射治疗患者的原发部位；因此，当评估治疗后图像时，与先前图像进行比较且了解前期治疗是必要的。增大的颈部淋巴结或出现新的异常

结节也应注意复发的可能性[11,78]。一些作者建议在治疗完成后 3～6 个月行基线 MRI 扫描，随后的随访中若手术区域出现 T_2 加权图像中 - 高信号并体积增加的强化肿块考虑复发。软组织大小不变或变小考虑治疗后的改变。手术区域中 T_2 加权信号减低的肿块提示是瘢痕或纤维化组织[78-80]（图 12-20 和图 12-21）。然而，头颈部癌患者的复发和治疗后变化在影像表现中存在交叉重叠。使用传统的 MRI 和 CT 常规成像检测复发的灵敏度和特异性较差，报道中敏感性低于 80%，特异性低于 60%[81-83]。已证明 DWI 可以提高监测头颈癌复发的敏感性和特异性，尽管据报道 ADC 阈值不同，并且复发和治疗后的 ADC 值存在交叉重叠，复发性肿瘤的 ADC 值低于治疗后的变化[83,84]。与常规 MRI 和 CT 相比，PET / CT 在检测复发性头颈癌方面也有一定前景[59,81,85,86]。

七、鼻腔鼻窦良性肿瘤和肿瘤样病变

在鼻腔鼻窦区域可发生多种良性肿瘤，其中最常见的是乳头状瘤、骨瘤、纤维异常增生（FD）和神经源性肿瘤。本章将讨论那些 MRI 在其诊断和治疗中发挥作用的或者可以在 MRI 上类似侵袭性病变的部分[13,67,68,87]。

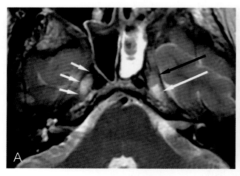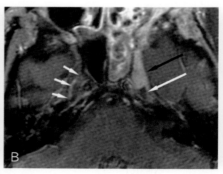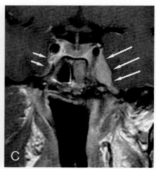

▲ 图 12-19　腺样囊性癌患者伴海绵窦受侵
A. 轴位 T_2 加权图像显示左侧中等信号肿瘤（长黑箭）延伸到 Meckel 腔的前部，左侧 Meckel 腔后部（长白箭）及右侧 Meckel 腔（短白箭）可见正常的液体信号；B. 轴位增强后脂肪饱和的 T_1 加权图像显示在左侧的 Meckel 腔前部强化的肿瘤（长黑箭），左侧的 Meckel 腔其余部分（长白箭）和右侧的整个 Meckel 腔（短白箭）具有正常的液体信号；C. 冠状位增强后 T_1 加权图像显示增厚的、向外侧突出和异常强化的左侧海绵窦（长白箭），可以看到右侧正常的海绵窦（短白箭）

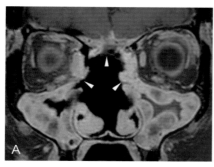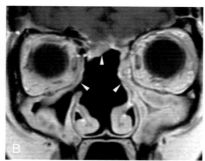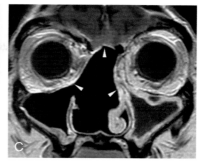

▲ 图 12-20 鼻腔鳞状细胞癌患者经颅底切除术和术后放射治疗后变化

A. 手术后 5 个月和放疗后 1.5 个月的冠状位增强后 T₁ 加权图像显示沿术腔边缘（箭头）的强化软组织；B、C. 手术后 1 年（B）和手术后 2 年（C）的随访图像显示沿术腔边缘（箭头）的强化软组织逐渐减少

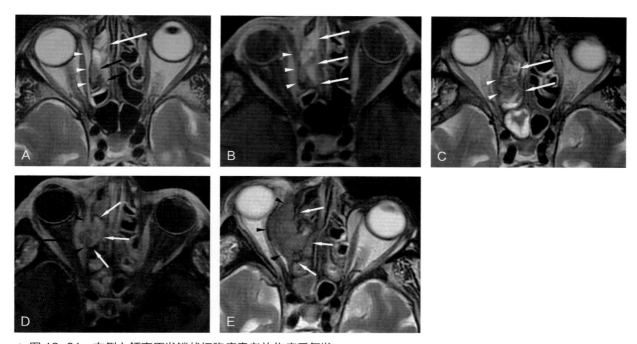

▲ 图 12-21 右侧上颌窦原发鳞状细胞癌患者放化疗后复发

A. 右侧筛窦内软组织影，在轴位 T₂ 加权图像上前部为高信号（长白箭），后部为等信号（短黑箭），眼眶脂肪（白箭头）未受累；B. 在轴位增强后抑脂的 T₁ 加权图像上可见右筛窦（白箭）的不均匀强化，没有看到病变延伸到眼眶的征象（箭头）；C.3 个月后随访的轴位 T₂ 加权图像显示右侧筛窦中的低信号病变（白箭）的进展，并浸润到邻近眼眶的内直肌（白箭头）；D. 相应的轴位增强后压脂的 T₁ 加权图像显示右侧筛窦（白箭）中的强化肿块延伸至眼眶内侧（黑箭头）和内侧直肌（黑箭）的移位；E. 进一步随访显示尽管患者接受化疗，但在轴位 T₂ 加权图像上增大的肿块（白箭）进一步向眼眶延伸（黑箭头）

（一）内翻乳头状瘤

乳头状瘤起源于鼻腔的 Schneiderian 黏膜，占所有鼻腔鼻窦肿瘤的 0.4% ～ 4.7%，内翻乳头状瘤（IP）是最常见的，占 Schneiderian 乳头状瘤的近一半。它的名字来源于它的病理外观，其上皮向下方的基质陷入并增生。尽管 HPV 和 EB 病毒在 IP 病因学中的确切作用尚不确定，在 IP 中可检测到 HPV 和 EB 病毒。IP 最常发生在 40 － 70 岁，并且男性是女性的 2 ～ 5 倍。典型的 IP 起自中鼻甲附近的鼻腔侧壁，并且常延伸到上颌窦和筛窦 [3,4,67]，可以表现为侵袭性，据报道复发率为 13% ～ 67%[3]。另外，内翻伴恶变的发病率为 3% ～ 27%，并且可以与 IP 同时发生或由 IP 发展而来。SCC 是最常见的，但也可出现其他类型[8,67]。

影像学表现为非特异性和多样性，从小息肉样病变到膨胀性鼻腔肿块，伴有骨重塑和侵蚀。IP 通常在 T_1 加权图像上呈等信号，而 T_2 加权图像上呈低至等信号[1,7,8] 伴实性强化。T_2 加权图像上的条纹征或增强后 T_1 加权图像上的卷曲脑回征，即具有低信号和高信号的交替区域提示 IP（图 12-22）。然而，这种方式并不是在所有 IP 中均可见，且在其他肿瘤中也有可看到，例如腺癌、SCC、ONB、黑色素瘤和未分化癌[88-90]（图 12-23）。在被认为是 IP 的肿块中，伴有坏死区域或邻近浸润性骨侵蚀应怀疑共存癌的可能性[8]。CT 可以在 IP 的影像学评估中起到补充作用，在 90% 的病例中骨质增生区域与肿瘤起源部位相关[91]。

（二）纤维发育不良

纤维发育不良（fibrous dysplasia，FD）是一种良性的特发性疾病，其中髓质骨组织被排列不良的纤维骨组织和未成熟的编织骨代替；分为单骨型（MFD）和多骨性型（PFD），25% 的 MFD 病例和 40%～50% 的 PFD 会累及颅面骨。尽管一些病变会持续增长，但新生病变通常在生长板融合后停止发展。早期成年期病变逐渐稳定[3,8]。FD 可以侵犯鼻窦、鼻腔、眼眶和神经血管孔道从而产生症状。额窦和蝶窦受累可导致黏液囊肿的形成。恶变发生率不到 1%[9]。在 MRI 上，FD 可表现为侵袭性，与肿瘤相似。根据纤维组织和囊性成分比例的不同，它在 T_1 和 T_2 加权图像上表现出不同的信号。由于纤维成分的富血供，它通常会强化（图 12-24）[3,8,67]。CT 通常可以明确 FD 的诊断。FD 的影像学表现可与其他良性纤维骨性病变交叉重叠[3]。

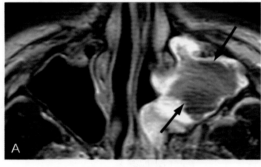
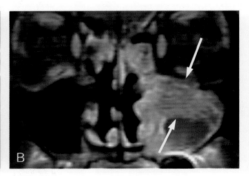

▲ 图 12-22　内翻性乳头状瘤
A. 轴位 T_2 加权图像显示左侧上颌窦肿块呈条纹状改变（箭），高信号和低信号交替出现；B. 冠状位增强后脂肪抑制的 T_1 加权图像显示左侧上颌窦（箭）肿块呈卷曲脑回样，具有较高和较低信号的交替区域

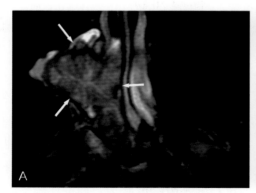
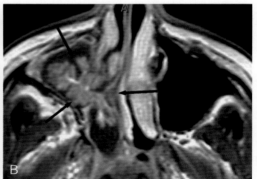

▲ 图 12-23　鳞状细胞癌
A. 轴位 T_2 加权图像显示右侧上颌窦肿块的条纹征（箭）；B. 在轴位增强后 T_1 加权图像上可看到脑回样改变（箭），活检显示为鳞状细胞癌，对于内翻乳头状瘤，条纹征和脑回征并不特异

（三）青少年鼻咽纤维血管瘤

青少年鼻咽纤维血管瘤（juvenile nasopharyngeal angiofibroma，JNA）是由血管和纤维组织构成的病变，占所有头颈部肿瘤的不到 1%，有些人认为它是血管畸形或错构瘤而不是肿瘤。JNA 可能与激素相关，因为它几乎全部发生于 10 – 18 岁之间的男性[8,87]。一般认为它起源于 PPF 和蝶腭孔附近的后鼻孔组织；然而，最近一些人认为它起源于翼管[8,92]。蝶腭孔、鼻咽和鼻腔通常受累。在近 90% 的病例中，病变向 PPF 播散导致上颌窦后壁凹陷和弯曲。它可以通过翼上颌裂进一步向外蔓延。大约有 60% 的病例有蝶窦受累。上颌窦和筛窦受累分别占 43% 和 35%。PPF 可以通过眶下裂累及眼眶，随后通过眶上裂向颅内扩散。它通常在 T_1 加权图像上为等信号，在 T_2 加权图像上为中等到高信号。MRI 上的血流流空和明显强化反映 JNA 的富血供[8,68,87,92]。影像检查的主要目的是为外科医师描绘肿瘤，特别是对颅内累及的评估提供依据（图 12-25）。手术是主要的治疗方法，而无法切除的颅内疾病则采用放射治疗[8]。据报道，复发率从 10% 到 61% 不等，通常与手术切除不完整有关[93]。

八、鼻腔鼻窦感染性和炎症性病变

（一）急性鼻窦炎并发症

虽然急性和亚急性炎性黏膜和分泌物在 T_2 加权信号呈高信号并有黏膜的边缘强化，对无并发症的急性鼻腔鼻窦炎患者的影像学评估 MRI 并不重要[2,25]。虽然 CT 扫描更快更普及，因此首选 CT 检查，但 MRI 确实在评估急性鼻腔鼻窦炎的并发症特别是颅内并发症中有重要作用[2]。

鼻窦炎的并发症是由于鼻窦与眼眶、面部和颅内紧密相邻，通过引流鼻窦和颅内隔室的无瓣静脉的逆行血栓性静脉炎播散，或通过骨性不连续区域（正常的骨缝和孔道，先天性或后天性裂或感染性骨炎）直接蔓延[94-96]。并发症的确切患病率很难确定，但推测应该是低的，并且随着抗生素在治疗中的应用和 CT、MRI 的

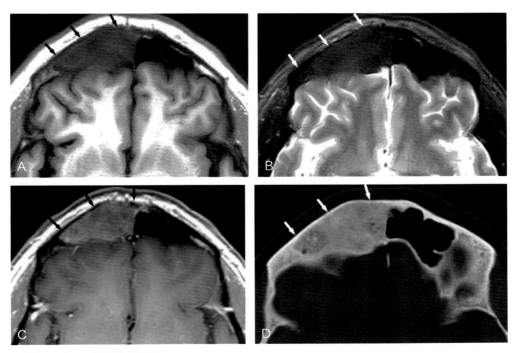

▲ 图 12-24　纤维发育不良
累及右侧额骨和额窦的膨胀性病变（箭）在 T_1 加权图像（A）上为等信号，在 T_2 加权图像（B）上为低信号，并且在增强后（C）均匀强化。病变在 CT（D）上具有纤维异常增生的典型表现

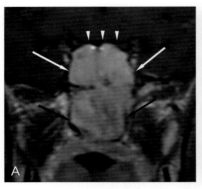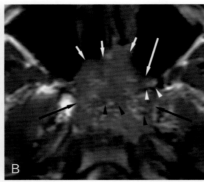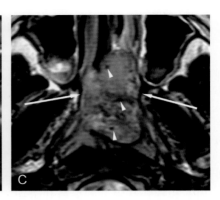

▲ 图 12-25　青少年鼻咽纤维血管瘤

A. 轴位增强后 T_1 加权图像显示蝶窦（白箭）和鼻腔（黑箭）的肿块明显强化，没有延伸到颅内（白箭头）；B. 在轴位平扫 T_1 加权图像上，肿块（黑箭）呈轻度不均匀的等信号，占据鼻咽腔并延伸到后鼻孔（短白箭）和左侧 PPF（白箭头），左侧上颌窦后壁弯曲（长白箭），其内可见流空信号（黑箭头）；C. 在轴位 T_2 加权图像上，肿块（白箭）呈不均匀高信号伴流空信号（白箭头）

早期诊断，并发症逐渐减少。易发生并发症的因素包括治疗延迟、细菌对抗生素的耐药性、治疗不完全和免疫抑制[25]。发生并发症的主要原因是感染累及筛窦和额窦[94]。相对于成人，急性鼻窦炎更好发于儿童，且儿童中复杂病例所占比例更高。眼眶并发症通常发生于年龄较小的儿童（3－8 岁），而颅内并发症通常发生于年龄较大的儿童和青少年（12－15 岁）。另外，并发症在健康男性中也较常见，占复杂病例的 60%～70%。年轻男性的这种易感体质可能与这个年龄组的板障间隙的丰富血供和额窦的持续发展有关[95-97]。致病微生物最常见于急性细菌性鼻窦炎，包括肺炎链球菌、流感嗜血杆菌和卡他莫拉菌[97]。并发症可分为颅外和颅内。颅外并发症包括眼眶蜂窝织炎、眼眶脓肿和骨膜下脓肿。颅内并发症包括硬膜下积脓、硬膜外脓肿、脑膜炎、脑脓肿和硬脑膜静脉窦血栓。眼眶和颅内并发症在多达 45% 的复杂病例中共存[7]。

（二）眼眶并发症

筛窦炎是导致眼眶并发症的最常见原因，因为筛窦气房和眼眶是通过薄的筛骨纸样板分隔，且前筛和后筛静脉无静脉瓣，导致病变可以快速进入眼眶[25]。眶隔是从眶缘骨膜到睑板的结缔组织延伸，将眼眶并发症分为眶隔前（眶周）或眶隔后（眼眶），并作为感染从眶隔前播散至眶隔后的屏障[97]。临床上，眼眶感染患者的症状是眶周水肿、结膜水肿、视力丧失、眼球运动受限和眼球突出，后三种表现常见于眶隔后感染[95]。

当怀疑鼻窦炎的眼眶并发症时，眼眶的增强 CT 通常是首选的影像检查[96]。然而，有一些病例报告显示 MRI 在检测蜂窝织炎的眼眶并发症方面优于 CT[98,99]。此外，相对于 CT，MRI 没有辐射。

眶隔前蜂窝织炎的 MRI 表现为眼睑和眶周软组织的水肿浸润，T_2 加权图像为高信号，增强后强化。形成眶隔前脓肿时可以看到边缘强化的积液。眶隔后并发症可由蜂窝织炎、骨膜下脓肿和眼眶脓肿组成。与眶隔前类似，眶内脂肪的水肿浸润和强化可以视为眶隔后蜂窝织炎，可以累及肌锥内和肌锥外脂肪，可以是弥漫的或局部的，通常与病变鼻窦相邻[96]。当鼻窦感染扩散到眶内时，坚硬的眶骨膜是感染传播的屏障。如果感染发展成脓肿，会将骨膜从骨头上剥离，并将其向内移位，这被称为骨膜下脓肿，通常发生于从筛窦向眼眶内壁播散的感染。不太常见的是，感染可能从额窦蔓延到眼眶上壁或从上颌窦蔓延到眼眶下壁，呈细长或凸透镜形的边缘强化的积液，通常在积液和眼外肌之间可见脂肪平面。如果积脓突破了眶骨膜，则可形成肌锥内或肌锥外的眼眶脓肿[96]。除常规序列外，DWI 可提高诊断眼眶脓肿的可信度，脓肿表现为弥散受限[100]（图 12-26）。除了轻度的眶隔前蜂窝织炎可以口服抗生素治疗，大多数的其他眼眶蜂窝织炎需要注射（肠外）抗生素。小脓肿可先用肠外抗生素试验治疗，但如果在 24～48h 内无好转，脓肿应手术引流；大脓肿应行手术引流[94, 97]。

（三）颅内并发症

鼻窦炎的颅内并发症通常由额窦炎引起，因为引流额窦的板障静脉无静脉瓣，额窦特别容易引起感染的颅内传播。血栓性静脉炎可通过这些静脉扩散到硬脑膜丛，导致硬膜外脓肿、硬膜下积脓、脑膜炎、脑脓肿和硬脑膜窦血栓形成[96]。

现在，硬膜外脓肿已取代硬膜下积脓成为最常见的颅内并发症，发生在颅骨内板和硬脑膜之间。由于硬脑膜对颅骨的紧密粘连，这些病变发展缓慢，导致慢性头痛并且缺乏中枢神经系统体征[96,101]。硬膜外脓肿呈凸透镜状，不跨越骨缝。它们在 T_2 加权图像上为高信号，并且可出现弥散受限和边缘强化。根据蛋白质和出血多少的不同，它们在 T_1 加权图像上可有不同的信号[96]（图 12-27）。

硬膜下积脓是第二常见的颅内并发症。一旦感染进入硬膜下腔，它就会迅速播散到脑凸面，因此患者可能会很早地出现局灶性神经系

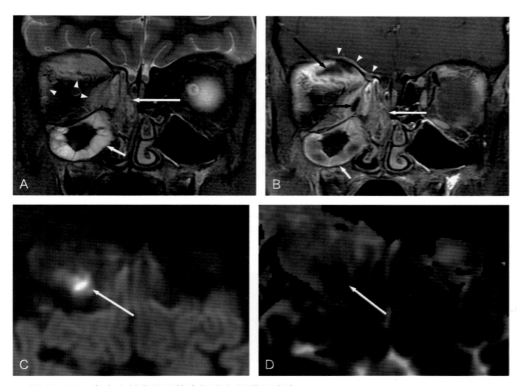

▲ 图 12-26　鼻窦炎并发眼眶蜂窝织炎和骨膜下脓肿
冠状位 T_2 加权图像（A）显示隔膜后软组织的水肿浸润，主要累及肌锥外（白箭头）、筛窦（长白箭）和上颌窦黏膜（短白箭）并致其呈炎性改变；冠状位增强后脂肪饱和的 T_1 加权图像（B）显示眼眶内的弥漫强化，其中可以看到上部（长黑箭）和内侧（短黑箭）的不强化病灶，符合骨膜下脓肿改变，这在手术中得到证实，在筛窦（长白箭）和上颌窦（短白箭）中存在炎性黏膜的增厚和强化，由于患者没有颅内感染的证据，沿颅前窝底的硬脑膜强化（白箭头）可能是反应性的，上部脓肿的弥散受限在 DWI（C）上呈高信号（箭），在 ADC 图（D）上呈低信号（箭），在眶内侧脓肿中也观察到弥散受限，图中未显示

统症状[96,101]。这些新月形的积液可以跨颅缝。信号特点类似于硬膜外脓肿。弥散受限是硬膜下积脓的重要表现，将其与硬膜下积液区别开来。硬膜下积脓通常发生脑膜炎。相对于 CT，在 MRI 上更容易看到伴发的脑膜强化。由于蛋白质和细胞含量升高，可看到脑脊液在液体衰减反转恢复序列上的信号消失的缺失，脑积水也可出现如此现象[96]（图 12-28）。

感染扩散到大脑导致脑炎和脓肿形成，可表现出无发热、头痛和局灶性神经系统症状的典型临床三联征，并且脓肿同样可能伴有或不伴有局灶性征象[96,101,102]。在 T₁ 加权图像上，脑炎相对正常脑组织呈明显低信号，在 T₂WI 表现为具有占位效应的高信号（图 12-29）。随着脓肿的发展和机化，周围水肿形成 T₂ 加权图像上的低信号包膜。脓肿内部呈明显的弥散受限伴边缘强化[96,103]。

海绵窦血栓形成作为颅内并发症，可伴或不伴眼眶蜂窝织炎。典型症状是发热、头痛和眼眶症状和体征（包括眶周肿胀、复视、结膜水肿和眼球突出症），是由于眼眶静脉引流受损和海绵窦内脑神经受累导致。可能存在第Ⅲ对至第 6 对脑神经的麻痹，最常见的是第 6 对脑神经麻痹。在 MRI 上，海绵窦强化低于正常，并出现局灶性无强化区域，海绵窦通常大于 7mm。其他表现包括异常信号、T₁ 加权像上的等信号（与灰质相比）、沿海绵窦外侧边缘的异常突出和沿海绵窦侧壁的硬脑膜强化[96-104]（图 12-30）。眼上静脉、眼下静脉、蝶顶窦和岩下窦可因血栓导致扩张、不完全强化和充盈缺损。也可看到海绵窦和眼上静脉的弥散受限[104,105]。

除单发的脑膜炎外，颅内并发症的治疗需手术联合静脉抗生素治疗。海绵窦血栓形成采用外科清创术和静脉注射抗生素治疗。尽管抗

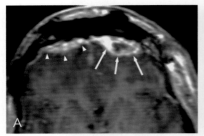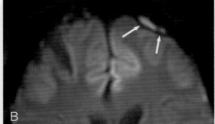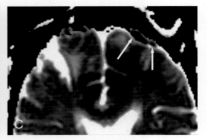

▲ 图 12-27　既往行颅底切除和放射治疗的鼻腔鼻窦癌患者，慢性额窦和蝶窦炎并发硬膜下脓肿和蜂窝织炎
轴位 T₁ 增强图像（A）显示厚壁、边缘强化的梭形积液，凸向左侧额部凸面（长白箭）为硬膜外脓肿，梭形硬膜外强化（白箭头）凸向右侧额叶凸面为蜂窝织炎；结果均经手术证实。左额叶硬膜外脓肿的弥散受限在 DWI（B）上为高信号（箭），在 ADC 图（C）上为低信号（箭）

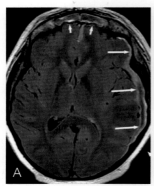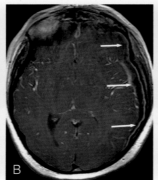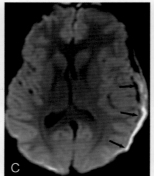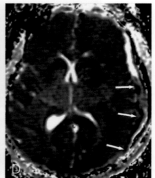

▲ 图 12-28　急性鼻窦炎并发硬膜下积脓
轴位液体衰减反转恢复（FLAIR）图像（A）显示与左侧额颞部凸面跨冠状缝的高信号新月形脑外积液（长白箭）为硬膜下积脓。额窦呈炎性改变（短白箭）；轴位增强后 T₁ 加权图像（B）显示硬膜下积液边缘强化（箭）。大部分硬膜下积脓的弥散受限在 DWI（C）上为高信号（箭），在 ADC 图（D）上为低信号（箭）

凝药的使用可能会降低发病率，但是抗凝治疗的作用是值得商榷的[96,106]。

九、真菌性鼻–鼻窦炎

真菌性鼻腔鼻窦炎是鼻腔鼻窦的感染，其中真菌是主要病原体或由真菌引起鼻腔鼻窦内炎症反应。组织学上，真菌性鼻腔鼻窦炎分为非侵袭性或侵袭性。非侵袭性疾病包括变应性真菌性鼻窦炎和真菌性定植导致的真菌球。侵袭性疾病包括急性侵袭性真菌性鼻腔鼻窦炎、慢性侵袭性真菌性鼻腔鼻窦炎和肉芽肿性鼻腔鼻窦炎[25,87,107,108]。尽管最常见的病原体是曲霉菌，但是感染可由任何真菌引起。

（一）真菌球

真菌球由紧密堆积的真菌菌丝组成，通常累及单个窦腔，最常见的是上颌窦[7,25,107]。这些

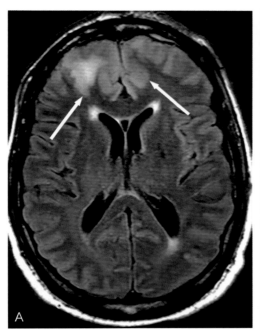
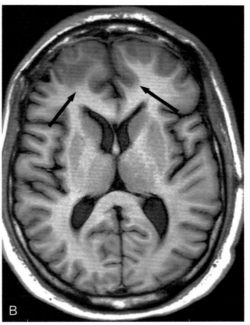

▲ 图 12-29　鼻窦炎合并脑炎
与图 12-27 为同一患者。A. 在轴位 FLAIR 图像上可以看到额叶（箭）皮质和皮质下白质的高信号；B. 相应层面的平扫 T_1 加权图像上可以看到低信号（箭），伴脑沟消失的轻微的占位效应

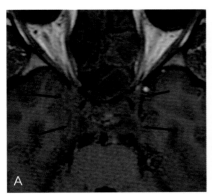
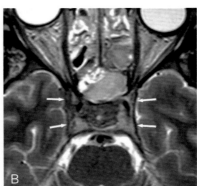
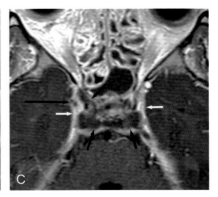

▲ 图 12-30　急性鼻窦炎并发海绵窦血栓形成
A. 轴位平扫 T_1 加权图像显示异常的等软组织信号使海绵窦增宽（黑箭）；B. 相应的轴位 T_2 加权图像显示呈不均匀高信号的异常软组织影（白箭）；C. 轴位增强后 T_1 加权图像显示融合的无强化病灶（短黑箭），右侧海绵窦轮廓异常凸起（长黑箭）和沿着海绵窦侧缘增厚、强化的硬脑膜（短白箭）

病变可发生在免疫功能正常的患者中，经常发生在如手术、牙髓治疗或放射治疗之后导致的局部微环境改变的情况。可有慢性鼻窦炎的症状或无症状[25,107,109]。患者可有鼻息肉和细菌性鼻窦炎[110]。尽管可能发生鼻窦再种植，治疗主要是手术切除[25,107]。在 MRI 上，真菌球在 T_1WI 上是等 - 低信号，在 T_2WI 上，由于钙化、顺磁性金属的存在和缺乏自由水而呈显著低信号。真菌球没有强化。周围的炎性黏膜在 T_2WI 呈高信号,增强后可强化,无鼻窦外软组织浸润[7,111-113]。

（二）变应性真菌性鼻 - 鼻窦炎

当遗传易患真菌过敏症的人吸入霉菌孢子时,就会发生变应性真菌性鼻 - 鼻窦炎（AFR）,这种孢子会避免鼻腔内清除出去,从而发芽。发芽增加了真菌的抗原性,导致免疫介导的黏膜炎症和更大的黏性过敏黏蛋白的产生,其中真菌继续生长。

炎症和黏蛋白导致正常鼻腔鼻窦引流通路的阻塞[107,114]。通常累及多个鼻窦,通常是双侧并在鼻腔内[115]。患者有免疫功能,但有过敏性鼻炎、鼻腔鼻窦息肉、哮喘和嗜酸性粒细胞增多症的病史。常见的症状是鼻塞和头痛[25,110,112]。治疗包括切除息肉和过敏性黏蛋白以及手术后 2 ～ 4 周的全身性类固醇治疗。长期使用鼻内局部皮质类固醇和鼻腔灌洗是有帮助的,免疫治疗可能有助于治疗 AFR[107,110]。在 MRI 上，T_1 加权图像上呈不同信号的窦腔填充,范围从低信号到高信号,通常是混杂信号。鼻窦中心通常没有增强。在 T_2 加权图像上,通常存在明显低信号。可见周围炎性黏膜。窦腔呈膨胀性改变,伴有骨性变薄和平滑压力相关的平滑的骨质破坏,可累及眼眶和颅内,通常是硬膜外受累[112-114]。

（三）侵袭性真菌性鼻 - 鼻窦炎

真菌成分侵入黏膜、黏膜下层、骨和血管是侵袭性真菌性鼻 - 鼻窦炎的特征,并将其与非侵袭性真菌疾病区分开来。急性侵袭性和慢性侵袭性真菌性鼻 - 鼻窦炎具有相似的影像学特征，这两种侵袭形式之间的主要差异是临床病程[7,87,110]。

急性侵袭性疾病发生在免疫功能低下的严重中性粒细胞减少症和糖尿病患者中；尤其是糖尿病控制不佳和糖尿病酮症酸中毒的患者。在前一组人群中，曲霉属菌占感染的 80%，而在糖尿病患者中，80% 的感染是由真菌中的接合菌引起的，其中包括毛霉菌[107,110,113,116]。在不到 4 周的病程中，真菌从鼻旁窦扩散到黏膜、骨和血管，这是一个暴发性的疾病进展。从鼻窦向外播散可能是直接入侵或血源性扩散，延伸到眼眶内和颅内。血管壁侵犯可导致血栓形成和动脉和（或）静脉梗死。鼻腔经常受累，可能是感染的原发部位，尤其是中鼻甲。对于鼻窦没有特定的好发部位[7,110,112-114,116]。其首发症状与急性鼻窦炎相似，其他症状包括化脓性血性流涕、视力障碍、头痛、精神状态改变、癫痫发作和神经功能缺陷。在检查时，患者可能有无痛性坏死性溃疡，或腭、鼻中隔结痂[25,110,113]。治疗包括外科清创术、全身性抗真菌治疗，最重要的是逆转免疫抑制的根本原因。据报道，历史上死亡率为 50% ～ 80%，最近的研究表明死亡率下降了 7% ～ 18%，这归因于早期的诊断和干预[116,117]。

尽管患有糖尿病或免疫功能低下的患者也存在风险，慢性侵袭性疾病更常影响的是免疫功能正常的患者[7,113,114]，最常见的致病微生物是烟曲霉菌。菌丝密集堆积，偶有血管侵入，炎症反应较小[7,108]。这是一种缓慢进展的疾病，持续时间超过 12 周。在几个月到几年内，定植在鼻腔鼻窦中的吸入性真菌病原体侵入鼻窦区域的黏膜、骨壁和血管，筛窦和蝶窦最常见。患者通常有慢性鼻 - 鼻窦炎的病史和症状。与侵袭性疾病相关的症状，包括神经系统症状、局部软组织肿胀和视觉症状，可能需要数月至数年才会发生。治疗包括手术和全身抗真菌治疗[7,108,113,114]。

急性侵袭性和慢性侵袭性鼻 - 鼻窦炎 CT 上

通常都存在侵蚀性窦壁的骨质破坏、黏膜增厚以及鼻窦和鼻腔密度增高。在慢性侵袭性疾病中，受累窦腔的高密度更为常见。与鼻窦肿瘤性病变一样，骨质改变在 CT 上显示最佳，软组织范围显示在 MRI 上效果最佳。在 MRI 上，T₂ 加权像上略低信号的黏膜增厚可能是最早的影像学表现之一；更典型的表现是鼻窦的更广泛的黏膜增厚和鼻窦软组织影，通常在 T₂ 加权图像上呈低信号。周围脂肪的浸润是窦外侵袭的征兆 [7,113,114]。一项研究表明 MRI 上鼻窦外软组织异常是评估急性侵袭性真菌性鼻窦炎最敏感和特异的一个征象 [118]。鼻腔鼻窦黏膜正常强化的消失已有报道，可能与黏膜缺血和坏死有关 [87,118]（图 12-31）可出现邻近结构包括眼眶、海绵窦和颅前窝的侵袭（图 12-32）。颅内延伸

可导致海绵窦血栓形成、颈动脉侵犯、血栓形成或假性动脉瘤形成，导致梗死和出血、脑膜炎、脑外和脑实质脓肿及血行播散 [113]。

肉芽肿性侵袭性鼻 - 鼻窦炎是一种持续时间超过 12 周的慢性过程，主要累及免疫功能正常的患者。该病主要发生在苏丹、沙特阿拉伯、巴基斯坦和印度。致病微生物通常是黄曲霉菌。病理上有非干酪性的肉芽肿性反应、显著的纤维化、血管炎、血管增生和血管周围纤维化。随着时间的推移，侵袭可以跨越窦腔累及眼眶和颅脑。临床上，患者有慢性鼻窦炎的症状，通常在脸颊、眼眶、鼻或鼻窦有肿大的肿块。眼球突出是一种常见的临床特征。治疗是外科手术和系统性抗真菌治疗。有限的文献报道了侵袭眶壁的软组织肿块伴有鼻腔和 PPF 浸润 [7,107,108,110,113,114,119]。

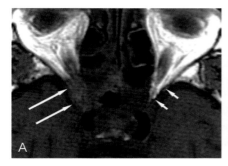
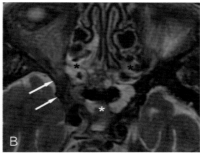
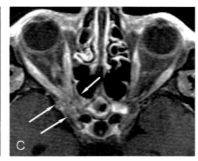

▲ 图 12-31　急性淋巴细胞白血病和急性右眼视力丧失的患者发现鼻腔鼻窦区域存在侵袭性曲霉菌感染
A. 在轴位平扫 T₁ 加权图像上，与正常侧（短白箭）相比；右侧眶尖区和前部海绵窦（长白箭）有异常的等信号软组织，伴有相邻的窦腔软组织影填充；B. 轴位 T₂ 加权图像显示右侧眶尖和前部海绵窦（白箭）中相应的异常低信号，伴有筛窦（黑色星号）和蝶窦（白色星号）窦腔软组织影填充；C. 在轴位增强后脂肪饱和的 T₁ 加权图像上存在眶尖、前部海绵窦和邻近蝶窦的强化（白箭）

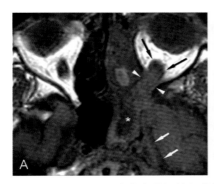
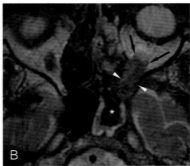
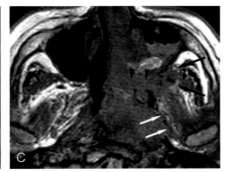

▲ 图 12-32　糖尿病患者的慢性侵袭性曲霉菌鼻窦炎
由于肾功能衰竭，不能行增强。A. 轴位平扫 T₁ 加权图像显示左侧筛窦和蝶窦的不均匀软组织影，蝶窦中央（星号）的信号低。左眶下裂（白箭头）、眶尖（黑箭）和 Meckel 腔（白箭）被浸润；B. 眶下裂（白箭头）和眶尖（黑箭）的异常软组织在轴位 T₂ 加权图像上呈低信号。左侧蝶窦（星号）中央呈显著低信号，符合真菌疾病；C. 更下层面的轴位 T₁ 加权图像显示上颌窦外的 PPF（黑箭头）受累，通过翼上颌裂延伸至窦后脂肪间隙（黑箭）和咽旁脂肪（白箭）

十、传染性和非传染性肉芽肿病变

有多种感染性和非感染性肉芽肿病变可能累及鼻腔鼻窦结构。放线菌病是最常见的感染原，通常是由牙周脓肿引起的。其他感染原包括诺卡菌、肺结核、麻风病和梅毒。非感染性原因包括肉芽肿性多血管炎（GPA，旧称韦格纳肉芽肿病）、结节病和可卡因滥用。症状通常是非特异性的，并且因肉芽肿病变的病因不同而不同。然而，这些疾病具有相同的影像特点。鼻腔特别是鼻中隔受累通常先于鼻窦。窦腔受累常见于上颌窦和筛窦，很少累及蝶窦，不累及额窦。骨质改变可以从硬化，到膨胀性骨质重塑（特别是在鼻腔中），到侵蚀。在 MRI 上，肉芽肿病变中的窦腔软组织影通常在 T_1 加权图像上呈低至等信号，在 T_2 加权图像上呈中 - 高信号并可强化。据报道，GPA 可以蔓延到眼眶、PPF 和眶下裂，也可看到第 V 对和第Ⅶ对脑神经的增粗、强化。病变累及与肿瘤病变相似，并且诊断通常需要活检[2,25,87,120-122]。

推荐阅读

[1] Dym RJ, Masri D, Shifteh K. Imaging of the paranasal sinuses. Oral Maxillofacial Sug Clin N Am 2012;24:175–89.

[2] Madani G, Beale TJ. Sinonasal inflammatory disease. Semin Ultrasound CT MRI 2009;30:17–24.

[3] Hartman MJ, Gentry LR. Aggressive inflammatory and neoplastic processes of the paranasal sinuses. Magn Reson Imaging Clin N Am 2012;20:447–71.

[4] Madani G, Beale TJ. Differential diagnosis in sinonasal disease. Semin Ultrasound CT MRI 2009;30:39–45.

[5] Yong Lee J. Unilateral paranasal sinus disease: Analysis of the clinical characteristics, diagnosis, pathology and computed tomography findings. Acta Otolaryngol 2008;128:621–26.

[6] Ahsan F, El-Hakim H, Ah-See KW. Unilateral opacification of paranasal sinus CT scans. Otolaryngol Head Neck Surg 2005;133:178–80.

[7] Mossa-Basha M, Blitz AM. Imaging of the paranasal sinuses. Seminars in Roentgenology 2013;48:14–34.

[8] Som PM, Brandwein-Gensler MS, Kassel EE et al. Tumors and Tumor-like Conditions of the Sinonasal Cavities. In: Som PM, Curtain HD, editors. Head and Neck Imagining, 5th edition. St. Louis, MO: Elsevier Mosby; 2011. pp. 253–410.

[9] Muir C, Weiland L. Upper aerodigestive tract cancers. Cancer 1995;75(1 Suppl):147–53.

[10] Youlden DR, Cramb SM, Peters S et al. International comparisons of the incidence and mortality of sinonasal cancer. Cancer Epidemiology 2013;37:770–9.

[11] Madani G, Beale TJ, Lund VJ. Imaging of sinonasal tumors. Semin Ultrasound CT and MRI 2009;30:25–36.

[12] Harrison D. The management of malignant tumors of the nasal sinuses. Otolaryngol Clin North Am 1971;4:159–77.

[13] Weymuller EA, Davis GE. Malignancies of the Paranasal Sinuses. In: Flint PW, Haughey BH, Lund VJ et al., editors. Cummings Otolaryngology Head and Neck Surgery, 5th edition. Philadelphia, PA: Elsevier Mosby; 2010. pp. 1121–32.

[14] Guntinas-Lichius O, Kreppel MP, Stuetzer H et al. Single modality and multimodality treatment of nasal and paranasal sinuses cancer: A single institution experience of 229 patients. Eur J Surg Oncol 2007;33:222–8 (Up to date).

[15] Blanco AI, Chao KS, Ozyigit G et al. Carcinoma of peranasal sinuses: Long-term outcomes with radiotherapy. Int J Radiat Oncol Biol Phys 2004;59:41–8.

[16] Turner JH, Reh DD. Incidence and survival in patients with sinonasal cancer: A historical analysis of population-based data. Head and Neck 2012;34:877–85.

[17] Katz TS, Mendenhall WM, Morris CG et al. Malignant tumors of the nasal cavity and paranasal sinuses. Head Neck 2002;24:821–9.

[18] Michel J, Fakhry N, Mancini J et al. Sinonasal squamous cell carcinomas: Clinical outcomes and predictive factors. Int J Oral Maxillofacc Surg 2014;43:1–6.

[19] Myers LL, Nussenbaum B, Bradford CR et al. Paranasal sinus malignancies: An 18-year single institution experience. Laryngoscope 2002;112:1964–69.

[20] Loevner LA, Sonners AI. Imaging of neoplasms of the paranasal sinuses. Magn Reson Imaging Clin N Am 2002;10:467–93.

[21] Raghavan P, Phillips CD. Magnetic resonance imaging of sinonasal malignancies. Top Magn Reson Imaging 2007;18:259–67.

[22] Som PM, Shapiro MD, Biller HF et al. Sinonasal tumors and inflammatory tissues: Differentiation with MR imaging. Radiology 1988;167:803–8.

[23] Kraus DH, Lanzieri CF, Wanamaker JR et al. Complementary use of computed tomography and magnetic resonance imaging in assessing skull base lesions. Laryngoscope 1992;102:623–9.

[24] Yousem DM, Cheng L, Montone KT et al. Primary malignant melanoma of the sinonasal cavity: MR imaging evaluation. RadioGraphics 1996;16:1101–10.

[25] Som PM, Brandwein MS, Wang BY. Inflammatory Diseases of the Sinonasal Cavities. In: Som PM, Curtain HD, editors. Head and Neck Imagining, 5th edition. St. Louis, MO: Elsevier Mosby; 2011. pp. 167–251.

[26] Sasaki M, Eida S, Sumi M et al. Apparent diffusion coef-

ficient mapping for sinonasal diseases: Differentiation of benign and malignant lesions. AJNR Am J Neuroradiol 2011;32:1100–6.

[27] Sasaki M, Sumi M, Eida S et al. Multiparametric MR imaging of sinonasal diseases: Time-signal intensity curve—and apparent diffusion coefficient-based differentiation between benign and malignant lesions. AJNR Am J Neuroradiol 2011;32:2154–9.

[28] Singh N, Eskander A, Huang SH et al. Imaging and resectability issues of sinonasal tumors. Expert Rev Anticancer Ther 2013;13:297–312.

[29] Chong VFH, Fan YF. Skull base erosion in nasopharyngeal carcinoma: Detection by CT and MRI. Clinical Radiology 1996;51:625–31.

[30] Barakos JA, Dillon WP, Chew WM. Orbit, skull base and pharynx: Contrast-enhanced fat suppression imaging. Radiology 1991;179:191–8.

[31] Ganly I, Patel SG, Singh B et al. Craniofacial resection for malignant paranasal sinus tumors: Report of an international collaborative study. Head Neck 2005;27:575–584.

[32] Suárez C, Llorente JL, Fernández de León R, Maseda E. Prognostic factors in sinonasal tumors involving the anterior skull base. Head Neck 2004;26:136–144.

[33] Carrau RL, Segas J, Nuss DW et al. Squamous cell carcinoma of the sinonasal tract invading the orbit. Laryngoscope 1999;109:230–235.

[34] Suarez C, Ferlito A, Lund VJ et al. Management of the orbit in malignant sinonasal tumors. Head Neck 2008;30:242–50.

[35] McCary WS, Levine PA, Cantrell RW. Preservation of the eye in the treatment of sinonasal malignant neoplasms with orbital involvement. A confirmation of the original treatise. Arch Otolaryngol Head Neck Surg 1996;122:657–59.

[36] Eisen MD, Yousen DM, Loevner LA et al. Preoperative imaging to predict orbital invasion by tumor. Head Neck 2000;22:456–62.

[37] Kim HJ, Lee TH, Lee HS et al. Periorbita: Computed tomography and magnetic resonance imaging findings. Am J Rhinol 2006;20:371–4.

[38] Taghi A, Ali A, Clarke P. Craniofacial resection and its role in the management of sinonasal malignancies. Expert Rev Anticancer Ther 2012;12:1169–76.

[39] Patel SG, Singh B, Polluri A et al. Craniofacial surgery for malignant skull base tumors. Report of an international collaborative study. Cancer 2003;98:1179–87.

[40] Eisen MD, Yousem DM, Montone KT et al. Use of preoperative MR to predict dural, perineural and venous sinus invasion of skull base tumors. AJNR Am J Neuroradiol 1996;17:19337–45.

[41] Ahmadi J, Hinton DR, Segall HD et al. Dural invasion by craniofacial and calvarial neoplasms: MR imaging and histopathologic evaluation. Radiology 1993;188:747–9.

[42] McIntyre JB, Perez C, Penta M et al. Patterns of dural involvement in sinonasal tumors: Prospective correlation of magnetic resonance imaging and histopathologic findings.

Int Forum Allergy Rhinol 2012;2:336–41.

[43] Liebig C, Ayala G, Wilks JA et al. Perineural invasion in cancer: A review of the literature. Cancer 2009;115:3379–91.

[44] Gil Z, Carlson DL, Gupta A et al. Patterns and incidence of neural invasion in patients with cancers of the paransal sinuses. Arch Otolaryngol Head Neck Surg 2009;135:173–9.

[45] Johnston M, Yu E, Kim J. Perineural invasion and spread in head and neck cancer. Expert Rev Anticancer Ther 2012;12:359–71.

[46] Moonis G, Cunnane MB, Emerick K et al. Patterns of perineural tumor spread in head and neck cancer. Magn Reson Imagin Clin N Am 2012;20:435–46.

[47] Catalano PJ, Sen C, Biller HF. Cranial neuropathy secondary to perineural spread of cutaneous malignancies. Am J Otol 1995;16:772–7.

[48] Nemzek WR, Hecht S, Gandour-Edwwards R et al. Perineural spread of head and neck tumors: How accurate is MR imaging. AJNR Am J Neuroradiol 1998;19:701–6.

[49] Parker GD, Harnsberger HR. Clinical-radiologic issues in perineural spread of malignant diseases of the extracranial head and neck. RadioGraphics 1991;11:383–99.

[50] Curtin HD. Detection of perineural spread: Fat suppression versus no fat suppression. AJNR Am J Neuradiol 2004;25:1–3.

[51] Laine FJ, Braun IF, Jensen ME et al. Perineural tumor extension through the foramen ovale: Evaluation with MR imaging. Radiology 1990;174:65–71.

[52] Edge SB, Byrd DR, Compton CC et al., editors, American Joint Committee on Cancer Staging Manual, 7th ed, New York: Springer, 2010.

[53] Dulguerov P, Jacobsen MS, Allal AS. Nasal and paranasal sinus carcinoma: Are we making progress? Cancer 2001;92(12)3012–29.

[54] Cantu G, Bimbi G, Miceli R, et al. Lymph node metastases in malignant tumors of the paranasal sinuses. Prognostic value and treatment. Arch Otolaryngol Head Neck Surg 2008;134:170–7.

[55] Forghani R, Yu E, Levental M et al. Imaging evaluation of lymphadenopathy and patterns of lymph node spread in head and neck cancer. Expert Rev Anticancer Ther 2014;15:207–224.

[56] van den Breckel MW, Stel HV, Castelijns JA et al. Cervical lymph node matastasis: Assessment of radiologic findings. 1990;177:379–84.

[57] Chai RL, Rath TJ, Johnson JT et al. Accuracy of computed tomography in the prediction of extracapsular spread of lymph node metastases in squamous cell carcinoma of the head and neck. JAMA Otolaryngol Head Neck Surg 2013;139:1187–94.

[58] Wu LM, Xu JR, Liu MJ et al. Value of magnetic resonance imaging for nodal staging in patients with head and neck squamous cell carcinoma: A meta-analysis. Acad Radiol 2012;19:331–40.

[59] Johnson JT, Branstetter BF. PET/CT in head and neck oncology: State-of-the-art 2013. Laryngoscope 2014;

124:913–5.

［60］Kadish S, Goodman W, Wang CC. Olfactory neuroblastoma: A clinical analysis of 17 cases. Cancer 1976;37:1571–6.

［61］Morita A, Ebersold MJ, Olsen KD et al. Esthesioneuroblastoma: Prognosis and management. Neurosurgery 1993;32:706–14.

［62］Dulguerov P, Calcaterra T. Esthesioneuroblastoma: The UCLA experience 1970–1990. Laryngoscope 1992;102:843–9.

［63］Mendenhall WM, Mendenhall CM, Riggs CE et al. Sinonasal undifferentiated carcinoma. Am J Clin Oncol 2006;29:27–31.

［64］Edge SB, Byrd DR, Compton CC et al. (eds.) Mucosal Melanoma of the Head and Neck. In: American Joint Committee on Cancer Staging Manual, 7th ed. New York: Springer; 2010. p. 97.

［65］Kiovunen P, Back L, Pukkila M et al. Accuracy of the current TMN classification in predicting survival in patients with sinonasal mucosa melanoma. Laryngoscope 2013;122:1734–8.

［66］Llorente JL, Lopez F, Suarez C et al. Sinonasal carcinoma: Clinical, pathological, genetic and therapeutic advances. Nat Rev Clin Oncol 2014;11:460–72.

［67］Franchi A, Santucci M, Wenig BM. Adenocarcinoma. WHO histological classification of tumors of the nasal cavity and paranasal sinuses. In: Barnes L, Eveson JW, Reichardt P et al., editors. Pathology and Genetics, Head and Neck Tumors. Lyon, France: IARC Press; 2005. pp. 20–3.

［68］Eggesbo HB. Imaging of sinonasal tumors. Cancer Imaging 2012;12:136–52.

［69］Godivkar SM, Gadbail AR, Chole R et al. Adenoid cystic carcinoma: A rare clinical entity and literature review. Oral Oncol 2011;47:231–6.

［70］Gal TJ, Silver N, Huang B. Demographics and trends in sinonasal mucosal melanoma. Laryngoscope 2011;121;2026–33.

［71］Bell D, Hanna EY. Sinonasal undifferentiated carcinoma: Morphological heterogeneity, diagnosis, management and biological markers. Expert Rev Anticancer Ther 2013;13:285–9.

［72］Malouf GG, Casiraghi O, Deutssch E et al. Low- and high-grade esthesioneuroblastomas display a distinct natural history and outcome. Eur J Cancer 2013;49:1324–34.

［73］Elkon D, Hightower SI, Lim ML et al. Esthesioneuroblastoma. Cancer 1979;44:1087–94.

［74］Platek ME, Merzianu M, Mashtare TL et al. Improved survival following surgery and radiation therapy for olfactory neuroblastoma: An analysis of SEER database. Radiat Oncol 2011;6:41.

［75］Schuster JJ, Phillips CD, Levine PA. MRI of olfactory neuroblastoma and appearance after craniofacial resection. AJNR Am J Neuroradiol 1994;15:1169–77.

［76］Goodwin WJ Jr. Salvage surgery for patients with recurrent squamous cell carcinoma of the upper aerodigestive tract: When do the ends justify the means? Laryngoscope 2000;110(Suppl 93):1–18.

［77］Jeong WJ, Jung YH, Kwon SK et al. Role of surgical salvage for regional recurrence in laryngeal cancer. Laryngoscope 2007;117:74–77.

［78］Hudgins PA, Burson JG, Gussack GS et al. CT and MR appearance of recurrent malignant head and neck neoplasms after resection and flap reconstruction. AJNR Am J Neuroradiol 1994;15:1689–94.

［79］Hermans R. Post-treatment imaging of head and neck cancer. Cancer Imaging 2004;4:S6–S15.

［80］Lell M, Baum U, Greess H et al. Head and neck tumors: Imaging recurrent tumor and post-therapeutic changes with CT and MRI. Eur J Radiol 2000;33:239–47.

［81］Gandhi D, Falen S, McCartney W et al. Value of 2-[18F]-fluoro-2-deoxy-D-glucose imaging with dualhead gamma camera in coincidence mode. Comparison with computed tomography/magnetic resonance imaging in patients with suspected recurrent head and neck cancers. J Comput Assit Tomogr 2005;29:513–19.

［82］Klabbers BM, Lammertsma AA, Slotman BJ. The value of positron emission tomography for monitoring response to radiotherapy in head and neck cancer. Mol Imaging Biol 2003;5:257–70.

［83］Tshering Vogel DW, Zbaeren P, Geretschlaeger A et al. Diffusion-weighted MR imaging including bi- exponential fitting for the detection of recurrent or residual tumour after (chemo)radiotherapy for laryngeal and hypopharyngeal cancers. Eur Radiol 2013;23:562–9.

［84］Abdel Razak AAK, Kandeel AY, Soliman N et al. Role of diffusion-weighted echo-planar MR imaging in differentiation of residual or recurrent head and neck tumors and posttreatment changes. AJNR Am J Neuroradiol 2007;28:1146–52.

［85］Al-Ibraheem A, Buck A, Krause BJ et al. Clinical applications of FDG PET and PET/CT in head and neck cancer. J Oncol 2009;20:872–5.

［86］Rangaswamy B, Fardanesh MR, Genden EM et al. Improvement in the detection of locoregional recurrence in head and neck malignancies: F-18 fluorodeoxyglusocepoitron emission tomography/computed tomography compared to high resolution contrast-enhanced computed tomography and endoscopic examination. Laryngoscope 2013;123:2664–9.

［87］Maroldi R, Ravanelli M, Borghesi A et al. Paranasal sinus imaging. Eur J Radiol 2008;66:372–86.

［88］Yousem DM, Fellows DW, Kennedy DW et al. Inverted papilloma: Evaluation with MR imaging. Radiology 1992;185:501–5.

［89］Ojiri H, Ujita M, Tada S, Fukuda K. Potentially distinctive features of sinonasal inverted papilloma on MR imaging. Am J Roentgenol 2000;175:465–8.

［90］Jeon TY, Kim HJ, Chung SK et al. Sinonasal inveted papilloma: Value of convoluted cerbriform pattern on MR imaging. AJNR Am J Neuroradiol 2008;29:1556–60.

［91］Lee DK, Chung SK, Dhong HJ et al. Focal hyperostosis on

CT of sinonasal inverted papilloma as a predictor of tumor origin. AJNR Am J Neuroradiol 2007;28:618–21.

[92] Liu ZF, Wang DH, Sun XC et al. The site of origin and expansive routes of juvenile nasopharyngeal angiofibroma (JNA). Int J Pediatr Otorhinolaryngol 2011;75:1088–92.

[93] Lloyd G, Howard D, Phelps P et al. Juvenile angiofibroma: The lessons of 20 years of modern imaging. J Laryngol Otol 1999;113:127–34.

[94] DeMuri GP, Wald ER. Sinusitis. In: Bennett JE, Dolin R, Blaser MJ, editors. Mandell, Douglas and Bennett's Principles and Practice of Infectious Disease, 8th ed. Philadelphia, PA: Elsevier Saunders; 2015. pp. 774–784.e2.

[95] Osborn MK, Steinberg JP. Subdural empyema and other supperative complications of paranasal sinusitis. Lancet Infect Dis 2007;7:62–7.

[96] Hoxworth JM, Glastonbury CM. Orbital and intracranial complications of acute sinusitis. Neuroimg Clin N Am 2010;20:511–26.

[97] DeMuri GP, Wald ER. Complications of acute bacterial sinusitis in children. Pediatr Infect Dis J 2011;30:701–2.

[98] McIntosh D, Mahadevan M. Acute orbital complications of sinusitis: The benefits of magnetic resonance imaging. J Laryngol Otol 2008;122:324–6.

[99] McIntosh D, Mahadevan M. Failure of contrast enhanced computed tomography scans to identify an orbital abscess. The benefit of magnetic resonance imaging. J Laryngol Otol 2008;122:639–40.

[100] Sepahdari AR, Aakalu VK, Kapur R et al. MRI of orbital cellultis and orbital abscess: The role of diffusion-weighted imaging. AJR Am J Roentgenol 2009;193:W244–W250.

[101] Germiller JA, Monin DL, Sparano AM et al. Intracranial complications of sinusitis in children and adolescents and their outcome. Arch Otolaryngol Head Neck Surg 2006;132:969–76.

[102] Adame N, Hedlund G, Byington CL. Sinogenic intracranial empyema in children. Pediatrics 2005;116:e461–7.

[103] Chiang IC, Hsieh TJ, Chiu ML et al. Distinction between pyogenic brain abscess and necrotic brain tumour using 3-tesla MR spectroscopy, diffusion and perfusion imaging. Br J Radiol 2009;82:813–20.

[104] Schuknecht B, Simmen D, Yuksel C et al. Tributary venous occlusion and septic cavernous sinus thrombosis: CT and MR findings. AJNR Am J Neuroradiol 1998;19:617–26.

[105] Parmar H, Gandhi D, Mukherji SK et al. Restricted diffusion in the superior ophthalmic vein and cavernous sinus in a case of cavernous sinus thrombosis. J Neuroophthalmol 2009;29:16–20.

[106] Desa V, Green R. Cavernous sinus thrombosis: Current therapy. J Oral Maxillofac Surg 2012;70:2085–91.

[107] Ferguson BJ. Fungal rhinosinusitis. In: Flint PW, Haughey BH, Lund VJ et al., editors. Cummings Otolaryngology Head and Neck Surgery, 5th ed. Philadelphia, PA: Elsevier Mosby; 2010. pp. 709–16.

[108] Chakrabarti A, Denning DW, Ferguson BJ et al. Fungal rhinosinusitis: A categorization and definitional schema addressing current controversies. Laryngoscope 2009;119:1809–18.

[109] Grosjean P, Weber R. Fungus balls of the paranasal sinuses: A review. Eur Arch Otorhinolaryngol 2007;264:461–470.

[110] deShazo RD, Chapin K, Swain RE. Fungal sinusitis. N Engl J Med 1997;337:254–9.

[111] Seo YJ, Kim J, Kim K et al. Radiologic characteristics of sinonasal fungus ball: An analysis of 119 cases. Acta Radiolociga 2011;52:790–5.

[112] Ilica AT, Mossa-Basha M, Maluf F et al. Clinical and radiologic features of fungal disease of the paranasal sinuses. J Comput Assist Tomogr 2012;36:570–6.

[113] Aribandi M, McCoy VA, Bazan C. Imaging features of invasive and noninvasive fungal sinusitis: A review. RadioGraphics 2007;27:1283–96.

[114] Mossa-Basha M, Ilica AT, Maluf F et al. The many faces of fungal disease of the paranasal sinuses: CT and MRI findings. Diagn Interv Radiol 2013;19:195–200.

[115] Mukherji SK, Figueroa RE, Ginsberg LE et al. Allergic fungal sinusitis: CT findings. Radiology 1998;207:417–22.

[116] Gillespie MB, O'Malley BW Jr, Francis HW. An approach to fulminant invasive fungal rhinosinusitis in the immunocompromised host. Arch Otolaryngol Head Neck Surg 1998;124:520–6.

[117] DelGaudio JM, Clemson LA. An early detection protocol for invasive fungal sinusitis in neutropenic patients successfully reduces extent of disease at presentation and long term morbidity. Laryngoscope 2009;119:180–3.

[118] Groppo ER, El-Sayed IH, Aiken AH et al. Computed tomography and magnetic resonance imaging characteristics of acute invasive fungal sinusitis. Arch Otolaryngol Head Neck Surg 2011;37:1005–10.

[119] Stringer SP, Ryan MW. Chronic invasive fungal rhinosinusitis. Otolaryngol Clin North Am 2000;33:375–87.

[120] Muhle C, Reinhold-Keller E, Richter C et al. MRI of the nasal cavity, the paranasal sinuses and orbits in Wegener's granulomatosis. Eur Radiol 1997;7:566–70.

[121] Keni SP, Wiley EL, Dutra JC, Mellott AL, Barr WG, Altman KW. Skull base Wegener's granulomatosis resulting in multiple cranial neuropathies. Am J Otolaryngol 2005;26:146–9.

[122] Marsot-Dupuch K, De Givry SC, Ouayoun M. Wegener granulomatosis involving the pterygopalatine fossa: An unusual case of trigeminal neuropathy. AJNR Am J Neuroradiol 2002;23:312–5.

Chapter 13
耳部 MRI

Magnetic Resonance Imaging of the Ear

Ravi Kumar Lingam , Ram Vaidhyanath，著

王 英 译

目录　CONTENTS

13

一、解剖

（一）外耳

耳郭、外耳道（external auditory canal, EAC）和鼓膜构成外耳结构（图 13-1）。所有这些结构的表面解剖在临床和耳镜检查中都可以很容易地看到，因此许多外耳疾病的诊断依靠临床诊断。耳郭是位于头部外侧的耳朵的可见部分，并且基本上是皮肤覆盖的软骨瓣。它将声音放大并汇集到外耳道中。

EAC 包括外 1/3 的纤维软骨部和内 2/3 的骨部。骨部的长度约为 16mm，走行朝向内、下和前方[1]。峡部是外耳道最窄的部分，位于骨部和软骨部交界处的内侧。外耳道的功能是保护鼓膜并充当共振器以向鼓膜提供 10dB 的增益。外耳道的外侧软骨部分的皮肤具有大量皮下层，其具有毛囊、脂腺和耳垢腺。这里有许多小孔、Santorini 裂，外耳道炎症可经其进入相邻的颈深部间隙和颞下颌关节。相比之下，骨部的皮肤非常薄并且没有附属结构。在高分辨 CT 上可以最好地评估骨性外耳道壁，因此 CT 是评估各外耳道疾病中骨性外耳道壁完整性的首选影像

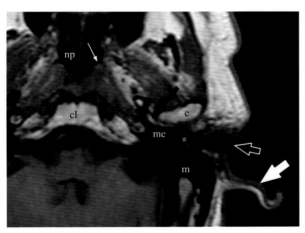

▲ 图 13-1　外耳解剖和关系

轴位 T₁W 图像显示主要的外耳解剖结构包括耳郭（大白色箭）、外耳道软骨部（空心箭）和外耳道骨部（白色 *）。重要的解剖关系包括中耳腔（me）、乳突（m）、颞下颌关节中的下颌骨髁突（c）、内侧髁突脂肪间隙（黑色箭）、具有高信号骨髓的枕骨基底部的斜坡（cl）、咽旁脂肪间隙（黑 *）和鼻咽部（np）的咽鼓管圆枕（小白色箭）

学检查。骨性外耳道前下部、鼓室孔（Hushcke 孔）、颞下颌关节后内侧有骨质缺陷，因此使炎症从外耳道扩散到颞下颌关节并非罕见[2]。鼓膜将外耳道与中耳腔分开。鼓膜由四个脑神经支配：耳颞神经（三叉神经的一个分支）、耳后神经（面神经的一个分支）、迷走神经的 Arnolds 神经和 Jacobsen 神经（舌咽神经的分支）。因此，来自这些脑神经支配区域的疼痛可以被称为耳痛。

（二）中耳

中耳位于每个颞骨内，包括中耳腔、乳突窦和乳突气房。中耳腔可分为 3 个部分：上鼓室（鼓室隐窝）、中鼓室（中耳的中间部分）和下鼓室（低于鼓膜下缘水平）[3,4]。上鼓室高于鼓膜上缘水平，并通过狭窄的窦口向后与乳突窦相通。由于在 MRI 中不能很好地观察到窦入口的前后界，一些作者使用更便于观察的相邻的外半规管的前后脚作为间接标志[3]（图 13-22）。中耳的顶部（鼓室盖）形成颅底的一部分，其骨膜和相邻的脑膜呈低信号，在冠状面和矢状面上最易观察（图 13-34）。乳突颅内的后壁（乙状窦骨板）与乙状窦相贴。向前，中耳腔通过咽鼓管与鼻咽相通。咽鼓管的前部软骨端突向鼻咽腔的后外侧，是咽鼓管圆枕（图 13-1）。

听骨链位于中耳腔内，包括锤骨、砧骨和镫骨。锤骨柄附着在鼓膜上。锤骨的头部与上鼓室的砧骨体形成关节。砧骨在中鼓室与镫骨形成关节。镫骨脚板和内耳迷路的前庭窗相连，从而完成从鼓膜到内耳的声音传导通道。听骨链最好用高分辨率 CT 成像。在 MRI 上，并不能看到听骨，除非中耳内充满液体，液体在 T₂WI 呈高信号，而听骨呈高信号中的低信号。

（三）内耳

内耳位于颞骨岩部的耳囊内，并从中耳听骨链接收声音传导。每个内耳包括骨迷路（耳蜗、前庭、半规管和前庭导水管），其内部包绕一封闭的充满液体的系统 - 膜迷路，以及位于两者之

间的外淋巴液[5]（图 13-2）。膜迷路被相互连接的流体填充，构成内淋巴腔，包括蜗管（在耳蜗）、椭圆囊和球囊（在前庭）、半规管（在半规管中）和内淋巴管（在前庭导水管中）[6,7]。骨迷路的外淋巴腔通过耳蜗导水管（图 13-2A）与蛛网膜下腔相连，从耳蜗底周延伸至颈静脉孔外侧缘。由于内耳充满液体，它在 T_2 加权图像上呈高信号，因此高分辨率（薄层：通常小于 1mm 厚度）、重 T_2 加权图像将很好地描绘其解剖结构，当使用具有较高磁场的扫描仪时细节显示得更好[8]。

耳蜗（图 13-2），由外淋巴填充的骨迷路的前部，是一个螺旋状缠绕的管状结构，围绕蜗轴约有两圈半，锥形的中央骨嵴有来自螺旋神经节的神经组织。耳蜗被起于蜗轴的间隔分为底周、中周及蜗顶 3 个部分。从蜗轴伸出的骨性螺旋板，为耳蜗基底膜提供支撑，它们一起将耳蜗分为 2 个几乎相等的外淋巴囊，即前庭阶和鼓阶，可以在薄层 T_2 加权像上很好地显示[1,8,9]（图 13-3）。蜗管包含 Corti 器，负责传导听力的听毛

细胞位于 Corti 器上。目前为止，Corti 器在影像学上不可见。从 Corti 器和螺旋神经节发出的轴突穿过蜗轴的中心部形成蜗神经，是前庭蜗神经的耳蜗分支（图 13-4 和图 13-5）。圆窗是位于耳蜗基底周后外侧的小开口，被覆蜗窗膜，将耳蜗与中耳分隔开。

前庭（图 13-3）是骨迷路中卵圆形的腔，位于耳蜗的后上方，包含由两个内淋巴组成的膜前庭：球囊和椭圆囊。前庭有两个开口：前庭窗和前庭导水管，前庭窗是镫骨底板附着的地方[10]。3 个半规管起自于前庭，并且互成直角。骨半规管容纳了起自于椭圆囊的膜性半规管。每个半规管一端都有轻微的结节状突起，称为壶腹。前半规管形成一斜矢状面，与岩骨（尖部）的长轴大致垂直。前半规管的顶部形成弓状隆起，是岩尖上表面的标志。后半规管形成斜冠状面，与岩骨（尖部）的长轴大致平行。半规管的椭圆囊、球囊和壶腹嵴的囊斑（图 13-3）包含了介导平衡的感觉器官（毛细胞），在高场强 3.0T 磁共振扫描仪上比在 1.5T 扫描仪上显示

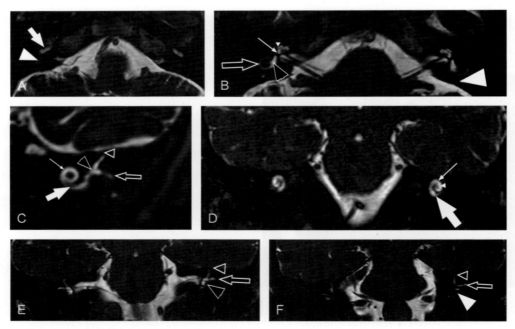

▲ 图 13-2 内耳解剖
内耳的高分辨率重 T_2WI。图 A 和图 B 是轴位，其中图 A 是图 B 下方的层面。图 C 是通过内耳的矢状位图像。从前部（D）到中间（E），在内听道层面到最后的层面（F）均为穿过内耳的冠状位图像。耳蜗顶周（小白色箭头），中周（小白色箭），底周（大白箭），并蜗轴。前庭（黑箭头）。半规管：上（空心箭头），外（空心白色箭），后（大白箭）

得好[8]。来自囊斑和壶腹嵴的传入轴突终止于内耳道底部的前庭神经节，前庭蜗神经的前庭神经支起源于此。前庭神经节分上支和下支，上支接受来起自上方、外侧的壶腹嵴和椭圆囊囊斑、穿经前庭上神经的轴突；下支接受来自下方壶腹嵴和球囊的前庭下神经[11,12]。

内淋巴管起自膜前庭，穿经前庭导水管终止于内淋巴囊。内淋巴囊填充大部分的导水管，

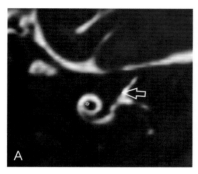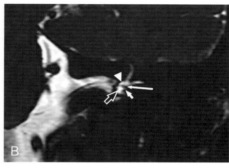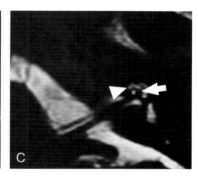

▲ 图 13-3 内耳（微细结构）
高分辨重 T₂ 加权图像的矢状位（A）、冠状位（B）、内耳层面轴位（C）像。耳蜗：蜗轴（白色 *），鼓阶（白色大箭头），前庭阶（白色大箭），前半规管壶腹部（大空心箭）。前庭：椭圆囊（白色小箭头），球囊（小空心箭），椭圆囊囊斑（白色长箭），球囊囊斑（白短箭）

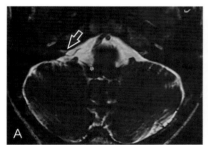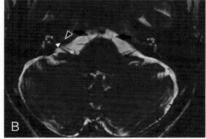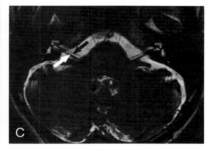

▲ 图 13-4 桥小脑角区和内耳道
经过颅后窝与内耳道层面的高分辨重 T₂ 加权轴位像。A. 在延髓上部层面，蜗神经核的位置被标记出来（白色 *），注意耳蜗导水管的位置（白色空心箭所示）；B. 在脑桥 - 延髓连接处、前庭蜗神经和面神经出口层面，注意小脑绒球（白色 **）与神经的关系，还应该注意右侧内耳道下方的右侧蜗神经（黑箭头）与前庭下神经（白箭头）；基底动脉（黑色 *）和外展神经（黑空心箭）位于与桥小脑角相互沟通的桥前池内；C. 在内听道层面，前庭蜗神经（白箭）位于面神经（黑箭）的后方，它们都穿经桥小脑角进入到内耳

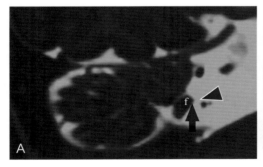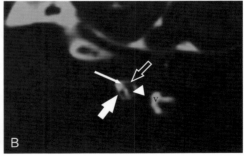

▲ 图 13-5 前庭蜗神经
矢状位高分辨率重 T₂ 加权图像上的前庭蜗神经和面神经。A. 在桥小脑角区，前庭蜗神经（黑箭）显得较粗，它位于面神经（黑箭头）的后方；B. 在内耳道内，前庭蜗神经分为前方的蜗神经（大白箭）及后方的前庭上神经（空心白箭）和前庭下神经（白箭头）。面神经（小白箭）位于前庭上神经的前方。注意观察小脑绒球（f）和内耳前庭（v）

突出于导水管的开口处，位于岩骨的骨膜与颅后窝的硬脑膜之间。通常情况下，前庭导水管在高分辨 MRI 上不可见或几乎不可见，当其病理性扩大时，前庭导水管变得突出并大于邻近的后半规管[1]。

（四）前庭蜗神经

在内耳道内，前庭神经和蜗神经形成了第Ⅷ对脑神经：前庭蜗神经[11]。内耳道直径 2～8mm[1]。前庭蜗神经和面神经通过内耳道到达内耳道口并进入桥小脑角，最终进入脑干。内耳道层面的薄层 T₂ 加权成像上，前庭神经及其分支，前庭上、下神经和蜗神经都能够很好地显示；尤其是在矢状面上观察，可以评估面神经和其他神经的直径（图 13-4 和图 13-5）。在内耳道内，面神经位于前上象限，蜗神经在前下象限，前庭上、下神经分别位于后上和后下象限。在内耳道内的小血管襻（通常起自于小脑前下动脉）并不罕见（图 13-6）。

桥小脑角是位于脑桥和小脑前外侧与岩骨后方之间的三角形间隙[13]（图 13-4 和图 13-6）。它还包含其他脑神经，比如三叉神经、上方的外展神经、小脑上动脉、小脑前下动脉以及数量不等的引流静脉和小脑绒球（图 13-4 和图 13-5）。它也可能包含由第四脑室 Luschka 侧孔突出的脉络丛。下组脑神经，包括舌咽神经、迷走神经，且副神经位于其下部。

（五）中枢听觉和前庭通路

前庭蜗神经在脑桥 - 延髓交界处进入脑干。蜗神经分为两支，分别进入到延髓上部的背侧与腹侧蜗神经核。来自背侧神经核的轴突沿着第四脑室髓纹下方的菱形窝走行并进入到对侧的外侧丘系。来自腹侧耳蜗核的轴突在斜方体中延伸到上橄榄核和斜方体的细胞核，并最终上升至对侧外侧丘系中的脑桥（图 13-7）。腹侧听觉通路的第二部分不会交叉，在同侧外侧丘系中上升。外侧丘系连接下丘［尾部在四叠体板隆起（图 13-8）］。从下丘发出的轴突连接到内侧膝状体，并最终通过听觉辐射连接到颞横回的（Herschl）初级听觉皮质[14]（图 13-8）。

第Ⅷ对脑神经前庭部分的轴突在脑桥 - 延髓交界和小脑的绒球小结叶处分别进入到四个前庭核中（上、下和内、外侧）（图 13-4）。前庭神经核也接收来自脊髓、网状结构及小脑的传入信息。传出纤维在前庭脊髓束和内侧纵束中走行，连接大量眼球、颈部、躯干和四肢的运动神经元。向上与大脑连接（丘脑和顶间沟周围的顶叶皮质区）[15]。

影响中枢听觉通路的病变（图 13-9）会导致特征性的双侧感音神经性聋（sensorineural hearing loss, SNHL），在对侧耳中更严重。高级听觉皮质的损伤可以导致复杂的听觉处理障碍，如听觉失认症。

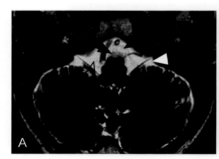
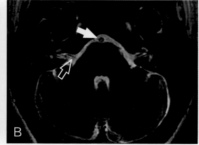
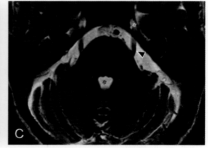

▲ 图 13-6　桥小脑角
通过桥小脑角层面的高分辨率轴位重 T₂ 加权像。A. 在双侧桥小脑角下部层面，可以看到迷走舌咽神经复合体（空心黑箭）走行至颈静脉窝的神经部（白箭头），椎动脉（黑箭）位于脑池的前部；B. 在内听道水平，可以看到前庭蜗神经，在内听道口区域，可以看到小血管襻，基底动脉（白箭）由双侧椎动脉汇合形成；C. 在三叉神经层面，可以看到每条三叉神经（黑箭头）进入 Meckel 腔（白 *），注意观察第四脑室（黑 *）

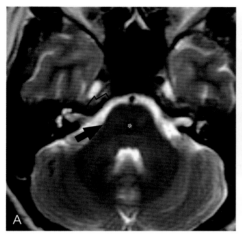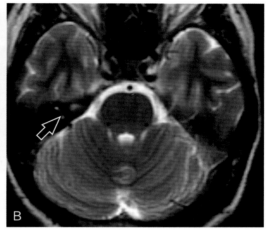

▲ 图 13-7　中枢听觉传导通路

通过脑干层面的轴位 T$_2$ 加权像显示了内耳道（空心黑箭），延髓 - 脑桥交界处的耳蜗和前庭神经核（黑箭）、斜方体（白 *）和外侧丘系（黑 *）的位置。图 B 显示右侧前半规管的位置（空心白箭）

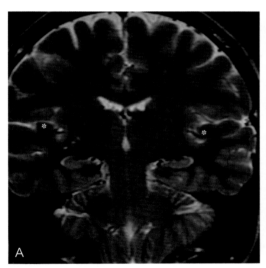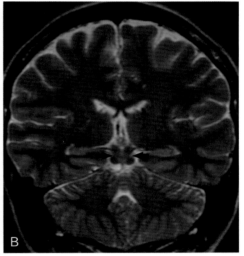

▲ 图 13-8　中枢听觉通路

颞叶层面的冠状位 T$_2$ 加权像（A）显示内侧膝状体（黑 *）及颞横回前部的听觉皮质（白 *）的位置。后方层面的冠状位 T$_2$ 加权像（B）显示了中脑四叠体双侧下丘（黑箭）的位置，位于双侧上丘的下方

（六）面神经

　　面神经是由分别来自 3 个脑干神经核的运动、感觉和副交感纤维组成。最大的运动神经核位于腹侧脑桥背盖部，为面部表情肌肉、镫骨肌、甲状腺肌肉和二腹肌的后腹提供传出的运动纤维[15]。运动纤维在外展神经的背侧环绕，在第四脑室的底部形成突起，成为面神经丘。上唾液核位于运动核的背侧，并通过岩浅大神经为泪腺提供副交感神经运动纤维，通过鼓索

至舌下、下颌下腺及口腔内的小唾液腺。位于上髓质的孤束核通过其鼓索支接受来自舌前 2/3 的传入纤维。副交感神经运动纤维与孤束核的特殊感觉纤维连合，形成 Wrisberg 中间神经。面神经和中间神经从脑干发出，在脑桥 - 延髓交界处进入到小脑角[16]（图 13-4）。

　　面神经在桥小脑角区沿着脑池走行于前庭蜗神经的前方[10,11]。在桥小脑角区，高分辨 T$_2$ 加权图像显示面神经走行在较粗的前庭蜗神经

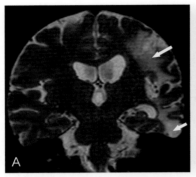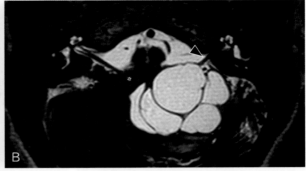

▲ 图 13-9　中枢听觉通路病变

A. 脑卒中后表现为非对称性右侧感音神经性聋患者的冠状位 T_2 加权像，显示左侧颞叶广泛脑梗死（白箭），位于上颞叶的颞横回前部的听觉皮质（黑 *）及其连接纤维位于梗死区域内；B. 第四脑室复发性脉络丛乳头状瘤，累及了左侧前庭蜗神经（黑箭头）、神经出口区以及左侧上延髓的蜗神经核，患者表现为左侧感音神经性聋。需要与右侧上延髓处的蜗神经核及神经出口部位进行比较观察

前方（图 13-4 和图 13-5）。面神经继续向前进入到内耳道，位于前庭上神经前方，蜗神经和前庭下神经上方（图 13-5）。

面神经离开内耳道底进入到骨性面神经管，在平扫 MR 上不可见。在面神经管内的面神经在高分辨 CT 上显示最佳。面神经管分为迷路段、鼓室段和乳突段，通过第一膝和第二膝分隔开。膝状神经节位于第一膝部。面神经的第一个主要分支是岩浅大神经，通过面神经裂孔离开膝状神经节。面神经管鼓室段沿着鼓室内壁走行，与外侧半规管下部关系密切。乳突段从第二或后膝部垂直延伸到茎乳孔。鼓索支和支配镫骨肌的神经起源于面神经的乳突段。

当面神经离开茎乳孔进入到腮腺内形成腮腺丛时，是面神经颅外段的开始。在腮腺内，面神经的终末分支是多样的，大多分叉为 5 个运动分支，即颞支、颧支、颊支、下颌支和颈部分支[16]。

在增强后 MR 图像上，正常的面神经呈多样强化；尤其是乳突段、鼓室段和膝状神经节[17]（图 13-10 和图 13-34）。面神经的脑池段、颅内段、迷路段和腮腺段通常不强化。

（七）岩尖

岩尖是位于颞骨内侧的锥形的结构，斜行构成颅底的一部分[18]（图 13-11），其尖部指向前内侧，基底部位于后外侧。岩尖的内侧为枕骨嵴，前侧为蝶岩裂，外侧为内耳和岩鳞裂，后侧为颅后窝[19]。它形成了颅中窝底的一部分，在其底部有一个明显的凹陷，形成 Meckel 腔的前内壁。在前方，它包含岩浅大神经的凹槽，形成颈内动脉管的后壁。外展神经沿着岩尖的内侧走行在 Dorello 管中。在下部，它与乳突部的内表面相延续，与枕骨基底部相连，并且与颈静脉球与岩下窦关系密切。其下表面形成颅底外部的一部分，用于连接腭帆提肌与咽鼓管的软骨部分[20]。

岩尖被内听道分为前后两部分。来自耳囊的较小的后部较致密。岩尖前部的较大部分主要包含骨髓，根据病人年龄的不同，在核磁上的信号也多种多样。在年轻患者中，当红骨髓含量较多时，在常规序列上表现为等信号，但是在老年患者，因骨髓内脂肪的存在呈 T_1 高信号[21]（图 13-11）。在 1/3 的患者中，岩尖通过与中耳裂直接沟通产生汽化，如果岩尖内充气，则表现为低信号；如果岩尖内充满液体，则表现为高信号。因此，岩尖区正常不对称性信号可能会被误认为肿块（假象），岩尖的气化还为疾病从中耳裂扩散提供了直接途径[22]。

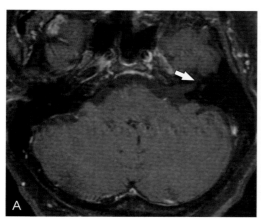
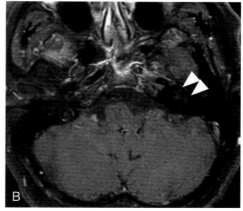

▲ 图 13-10 面神经正常强化模式

A. 迷路段（白箭）正常不强化；B. 鼓室段（白箭头）和乳突段由于神经外膜和神经束膜内的血管分布，从而表现为轻度强化

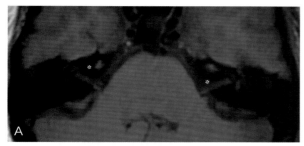
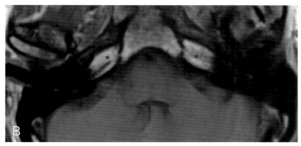

▲ 图 13-11 骨髓内脂肪的存在致岩尖区呈 T_1 高信号

轴位 T_1 加权像（A）显示双侧岩尖区低信号与硬化或气化的岩尖骨髓信号保持一致。将其与图像（B）进行比较，岩尖区的高信号与脂肪化的骨髓信号保持一致

二、临床应用和影像检查策略

由于耳部结构、颞骨和颅内听觉通路复杂的解剖结构和关系，横断面成像的选择对于显示解剖结构和相关病理学至关重要。通常选择 MRI、CT 检查或同时使用这两种检查方法。

在研究听力丧失时，MRI 是 SNHL 首选的检查方式，CT 主要用于诊断传导性听力缺失。对于感音神经聋、眩晕和非搏动性耳鸣患者，

可以采用通过内耳、内耳道和桥小脑角层面的高分辨（薄层）容积扫描重 T_2 加权自旋回波［例如，驱动平衡（DRIVE）和可变翻转角的快速自旋回波序列（SPACE）］或梯度回波［稳态进动结构相干序列 (CISS) 以及稳态快速进度成像序列（FISP）］进行检查。这些序列可以极好地描绘出低信号骨内高信号液体填充的内耳结构和高信号脑脊液中的低信号前庭蜗神经。T_1 增强图像可对其进行补充，以显示内耳或神经的炎症改变或小肿瘤。为了检查的完整性，MRI 序列需要来评估中枢听觉通路和其他相关的颅内结构。对于耳镜检查正常的搏动性耳鸣患者，可以采用 CT 或 MR 动脉造影和静脉造影进行影像学评估 [22,23]。在评估先天性内耳畸形及人工耳蜗植入的适应证时，高分辨 CT 或锥形束螺旋 CT 可以辅助内耳薄层 MRI 检查。

CT 也是评估先天性外耳和中耳畸形的首选检查方式。CT 对于显示外耳和中耳炎性病变至关重要，MR 对于恶性外耳道炎和中耳胆脂瘤的诊断有着重要作用。后者需要完善非平面回波弥散加权及 ADC 图成像。对于耳痛的影像学检查，多平面 MRI 成像非常适用于帮助检查颞下颌关节、颈深部间隙、口腔、咽腔和颅底等部位的潜在病变。

MRI 优越的软组织分辨率和增强检查经常用来补充 CT 的骨显像，以用来对外耳道、内耳

和岩尖肿瘤进行分期。类似地，MRI 的弥散加权和对比增强序列可以在显示和精确诊断岩尖各种病变中为 CT 提供补充，在许多情况下不需要侵入性组织活检[19]。

面神经复杂的走行需保证使用 CT 或 MRI 或两者一起进行影像学评估，这取决于神经病变所在的位置。在面神经麻痹或相关症状的影像检查中，如果怀疑病变是在近端或伴发其他神经麻痹，则需要使用静脉注射钆造影剂的 MRI 序列检查，范围包括全脑、内耳道和颅底。为了评估颞骨病变的病因，比如骨折或中耳病变，高分辨颞骨 CT 检查首选检查。对于诸如恶性腮腺肿瘤的颅外病变，推荐细针穿刺活检的超声和颅外头颈部增强 MRI 检查。

三、先天性耳畸形

（一）先天性中耳和外耳畸形

外耳和中耳先天畸形最好的评估方法是 CT 检查，且外中耳畸形可能是疾病综合征的一部分。有时，在诊断外淋巴脑脊液漏时[1]（图 13-12），MRI 可作为 CT 的补充具有重要价值，在这种情况下，会出现鼓室盖先天性缺损。这在少数情况下可以导致脑膜膨出、脑膜脑膨出和瘘，在成年人通常表现为脑脊液耳漏。需通过神经外科修复缺陷的骨和脑膜进行治疗。

（二）先天性内耳畸形

薄层容积扫描重 T_2 加权 MRI 序列可以很好

地显示内耳解剖结构，特别是在具有高场强的扫描仪上，它非常适合评估先天性内耳畸形。MRI 在显示内耳精细结构比如鼓阶和前庭阶（图 13-3）时优于 CT 检查。使用 3.0TMRI 扫描仪可以更好地显示更为精细的解剖结构，如椭圆囊斑、球囊斑、壶腹嵴。迄今为止，Corti 器的微细解剖结构在影像上无法显示，因此相关的畸形如 Ging-Siebenmann 畸形和最常见的遗传变异 Scheibe 畸形在影像学上无法检测[24]。大约 20% 的先天性 SNHL 患者在影像学上有先天性内耳畸形[24]。MRI 上解剖结构显示不明显可能并不一定代表先天性发育不全，它可能是由于正常发育的内耳中的液体被纤维和骨组织取代而导致的（称迷路硬化或骨化）（图 13-26）。在这些情况下，需使用高分辨率 CT 进行明确。

先天性耳畸形病因可以是遗传性的也可以是非遗传性的，遗传原因可能是全身综合征的一部分，如 Klippel-Feil 综合征，也可能单独发生[24]。非遗传性疾病包括母体感染，如弓形虫病和风疹，以及耳毒性药物。多年来，已经提出并修改了用于内耳畸形的各种分类；然而，没有一种分类是全面的[24-28]。

内耳在妊娠的第 4 周到第 8 周发育；胚胎损伤和发育停止越早，畸形就越严重。罕见的完全性内耳发育不全（Michel 畸形）是由妊娠第 3 周发育停滞和第 4 周未分化的共腔畸形导致。在此之后，可发生不太严重的发育不全、分化和分裂异常。晚期发育畸形是单发的，多会累及后期发育的结构，如外侧半规管和前庭水管。血管沟与窗前小裂融合有助于生长期的

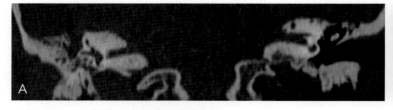
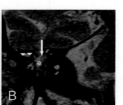

▲ 图 13-12　外淋巴瘘导致脑脊液耳漏
A. 冠状位 CT 图像显示右侧乳突盖的骨缺损（黑箭）及乳突内的高密度影（黑 *）；B. 冠状位 T_2 加权像显示邻近脑组织的膨出，通过乳突盖缺陷处（白箭）疝至乳突内（白 *），与脑膜脑膨出表现一致。注意观察完整的顶盖（白箭头）在 MRI 上显示为低信号线

完成，有 14 个骨化中心的骨化在妊娠第 24 周内完成[29-31]。

单发外侧半规管的畸形是最常见的内耳畸形之一[23]，管腔短粗多见，有时可见管腔狭窄。少数情况下，它可能伴有前庭或其他半规管的发育不良（图 13-13）。较罕见的所有半规管的发育不全多伴发 CHARGE 综合征。在大多数情况下，前庭导水管畸形会伴发其他内耳畸形，通常伴有耳蜗分隔畸形，如 Mondini 畸形。前庭导水管通常扩大（前庭水管扩张综合征），横径超过 1.5 mm[24]。在影像上，它比相邻的后半规管粗大（图 13-14）。

耳蜗发育不全和发育不良（图 13-13）分别是由于第 5 和第 6 周的胚胎发育停滞所致。较常见的 Mondini 畸形是一种分隔畸形，其特征表现是耳蜗小，基底圈正常，但是由于蜗轴发育不良和间隔的缺失导致中间圈和顶圈减少（图 13-15）。它是因第 7 周胚胎发育停止导致的，并且常见于患有支气管 - 肾综合征的患者。较轻的

分隔畸形也有报道，例如蜗轴畸形、中间间隔缺损和蜗轴不对称，可以在 MRI 上显示[24]。在蜗轴不对称患者中，前方的前庭阶通常比后方的鼓阶大。耳蜗矮小也被描述为小耳蜗，但转数正常。

内耳道畸形可伴发内耳或前庭蜗神经的畸形。内耳道扩大是 X 连锁混合聋的一个特征，伴发蜗轴缺失，耳蜗发育不全但圈数正常，前庭导水管扩大及镫骨固定[24]。直径小于 2mm 的内耳道闭锁或狭窄可能伴有前庭蜗神经和面神经的发育不良（图 13-16）。

（三）先天性前庭蜗神经和面神经畸形

MRI 在评估前庭蜗神经发育不全或发育不良时比 CT 有优势（图 13-17）。已报道有 3 种类型的前庭蜗神经发育不良和发育不全[24]。1 型前庭蜗神经缺如伴发内耳道狭窄。2 型，前庭蜗神经形成一总干，伴蜗神经发育不全或发育不良：

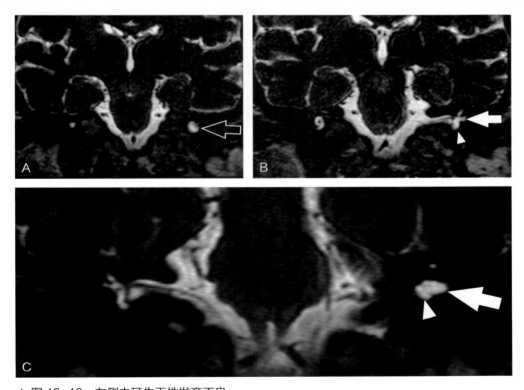

▲ 图 13-13 左侧内耳先天性发育不良
内耳的冠状位重 T_2 加权图像显示前庭（箭头）和半规管（白色箭）发育不良。左侧耳蜗也发育不良，没有看到蜗轴（空心箭）。与右侧正常内耳结构对比观察

2A 型伴发内耳畸形，而 2B 型则不伴。可伴发面神经的异常走行，面神经可以在内耳道中间 1/3 处离开内耳道，在与内耳道平行的独立管道中走行，或者在颞骨和脑颞叶之间通过[24]。先天性面神经畸形可累及迷路段、鼓室段和乳突段，也可伴发内耳道畸形，在高分辨率 CT 上显示最佳。

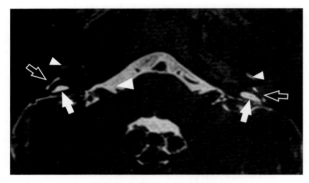

▲ 图 13-14　前庭导水管扩大综合征
通过内耳层面的轴位高分辨重 T$_2$ 加权像显示双侧扩大的前庭导水管（白箭），恰好位于后半规管（空心箭）的后内侧。注意耳蜗的基底圈（箭头）

四、炎性病变

（一）外耳道炎性病变

1. 单纯性外耳道炎

EAC 在临床上很容易检查，对于单纯性的外耳道炎很少需要进行影像学检查。当进行影像学检查时，CT 是首选检查方式，因为它可以可靠地显示疾病的范围、骨质解剖以及病变累及和邻近中耳受累情况。在恶性外耳道炎时，MRI 在评估外耳道炎症累及颈深部间隙或颅内时有重要作用。

2. 恶性（坏死性）外耳道炎

恶性外耳道炎（坏死性外耳道炎）是一种少见但严重的外耳道炎性疾病，通常见于老年糖尿病患者。患者出现严重的单侧耳痛和分泌物，对局部用药没有反应。最常见的致病菌是铜绿假单胞菌。尽管少见，但是据报道恶性外耳炎可见于艾滋病患者，其中也有烟曲霉感染[32]。这些患

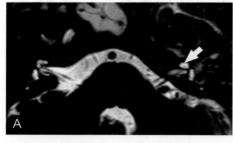
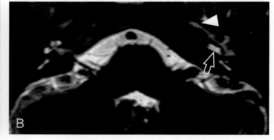

▲ 图 13-15　Mondini 畸形
内耳的轴位高分辨率 T$_2$W 图像（A）显示左侧小耳蜗（白箭）的顶圈和中间圈分隔不良，伴有蜗轴发育不全（与正常右侧内耳相比），但左侧基底圈（B）正常（空心箭）。注意在左侧咽鼓管（箭头）内的液体

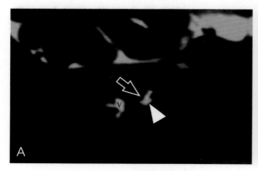
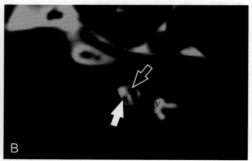

▲ 图 13-16　右侧蜗神经发育不全
通过远端内耳道层面的冠状位高分辨 T$_2$ 加权像显示前庭神经（空心箭）。A. 右侧蜗神经缺如（箭头）；B. 用于比较观察的左侧正常蜗神经。注意内耳的前庭（v）

者更年轻，且不是糖尿病患者。

恶性外耳道炎通常始于外耳道骨与软骨交界处，并通过软骨底部的微小裂缝（Santorini 裂缝）迅速扩散到外耳道外。它易渗入到相邻的骨骼内，累及深颈部间隙和颞下颌关节（图 13-18），并且在脑神经的颅底出口孔道处或周围累及邻近的脑神经（通常为Ⅶ、Ⅸ、Ⅹ、Ⅻ、Ⅸ）（图 13-19）。范围广泛的外耳道炎可发生颈内动脉闭塞[34]。通过岩骨斜坡的软骨连接处可发生颅内侵犯，可能导致如脑膜疾病和静脉窦血栓形成等颅内并发症。虽然对于抗生素抵抗者需要积极的清创和高压氧辅助治疗，长期使用抗生素仍是主要治疗方法。

早期 CT 可以显示相关的骨管和（或）邻近的颅底侵蚀和破坏，从而帮助确诊[35]。由于 MRI 软组织分辨率高，因此可以显示病变累及

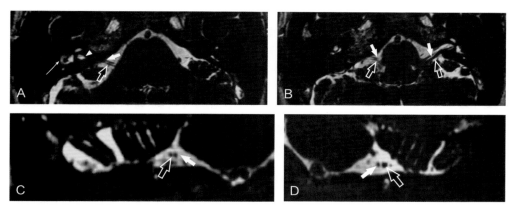

▲ 图 13-17 右侧内耳道狭窄伴前庭蜗神经发育不全
通过桥小脑角层面的轴位（A、B）和斜矢状位（C、D）高分辨率重 T₂ 加权像，可以显示面神经（粗白色箭）和前庭神经蜗（空心箭）。右侧前庭蜗神经较对侧变细，并且与相邻的右侧面神经粗细相当。右侧内耳道狭窄（白箭头），右侧外半规管发育不良（细白箭）

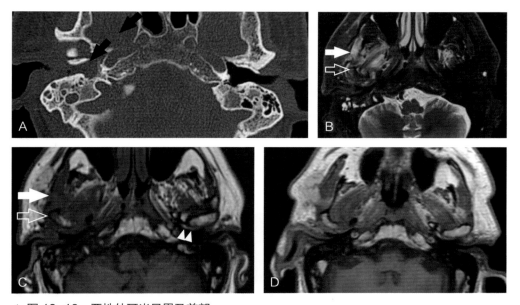

▲ 图 13-18 恶性外耳炎且累及前部
CT（A）显示右侧外耳道内软组织影（*），外耳道前壁局灶性骨质破坏（黑箭）。STIR 像（B）显示邻近咀嚼肌间隙（白箭）内异常高信号炎性软组织影，其对应于 T₁ 加权像（C）上的等信号。注意左侧未受累的髁后脂肪（白箭头）信号仍然存在。在下颌骨髁突处还可见骨髓水肿，表现为 STIR 高信号 T₁ 低信号（空心箭）。在治疗之后，轴位 T₁ 加权像（D）显示在咀嚼肌间隙和下颌骨髁突处的软组织影吸收

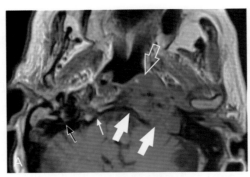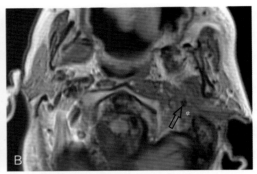

▲ 图 13-19　左侧恶性外耳道炎，向内侧延伸，累及同侧面神经和舌下神经，致其麻痹

轴位 T_1 加权像（A、B）显示左侧外耳道内异常的等 T_1W 软组织信号影，向内侧进入到咽旁茎突后间隙和咽后间隙（黑 *）并侵入颅底及其孔道（大白色箭）。左侧茎乳孔区及其周围软组织影累及左侧面神经（白 *）。鼻咽部软组织不对称（空心白箭），类似鼻咽恶性肿瘤表现。注意茎突（空心黑箭）、右颈静脉窝（小黑箭）和右舌下神经孔（小白箭）的位置

的颈深部间隙、骨髓和颅腔内，因此在显示疾病的范围方面优于 CT、^{99}Tc- 骨扫描和 ^{67}Ga- 枸橼酸盐扫描 [35,36]。髁后脂肪浸润被认为是恶性外耳道炎患者最常见的诊断征象之一（图 13-18）[33]。为了最好地显示疾病扩散范围，应该采用包含 T_1 加权，短时反转恢复序列（STIR）和脂肪抑制对比增强 T_1 加权序列的多平面图像。MR 在检测治疗反应时优于 CT，因为它没有辐射，能够更好地显示软组织、骨髓和颅内变化。为了优化其应用，需要行治疗前的基线 MR 检查，可以与治疗后的扫描进行比较（图 13-18）。外耳道中的异常软组织影，并不总是存在，并且可在早期消退 [34]。颞下窝软组织和颅底骨髓异常通常随着治疗而有所改善，但持续时间会很长（超过 1 年）并且不会完全消失 [34,35]。因此，在决定改变或停止治疗方案时，临床和红细胞沉降率（ESR）的生物学检查对于补充影像学检

查结果至关重要 [32,34]。

3. 复发性多软骨炎

在耳郭处，软骨的炎症可与复发性多软骨炎相关，通常不累及 EAC，但是可能累及鼻、上呼吸道和外周关节的软骨。耳郭的受累在临床上表现为明显的红色、柔软，MRI 可用于明确诊断、发现头颈部的其他部位受累，并监测治疗反应（图 13-20）。

（二）中耳炎性病变

1. 中耳炎

由于对中耳和颞骨解剖结构显示欠佳，常规磁共振成像在评估中耳炎性疾病中的应用受限，其主要用于怀疑有脑膜疾病、颅内脓肿和静脉窦血栓形成等颅内并发症的罕见病例中。

2. 中耳胆脂瘤

胆脂瘤，是排列有复层鳞状上皮和充满角

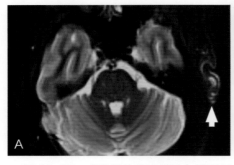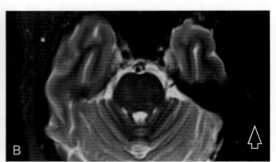

▲ 图 13-20　多发性软骨炎累及左侧耳郭

轴位 STIR 图像显示（A）左侧耳郭（白箭）处的高信号，其在治疗之后（B）完全缓解（空心箭）

蛋白碎片的囊，通常是反复中耳感染的后遗症。它可以侵蚀局部体部结构、引起耳漏、听力丧失和眩晕，需通过手术治疗。在静脉钆造影剂给药延迟 45min 后的对比增强 MRI 或通过弥散加权成像（DWI）MRI 可显示病变的影像特征。在增强 MRI 上，胆脂瘤表现为无强化或边缘环形强化的软组织影，而肉芽组织可强化（图 13-58）。由于含有角蛋白，胆脂瘤在 b 值为 800 或 1000 s / mm^2 的 DWI 图像上显示为高信号，在相应的表观扩散系数（ADC）图上显示为低信号（图 13-21）。胆脂瘤在弥散加权图像上的高信号是分子扩散受限制的结果，也是由于 T$_2$ 高信号的组织产生 T$_2$ 穿透效应的结果，且 ADC 值低于脑组织[37,38]。

由于原发性中耳胆脂瘤主要依赖临床或耳镜诊断，其并发症（骨性和听骨链侵蚀）和严重程度可以很好地用 CT 进行评估；DWI 在原发性中耳胆脂瘤中的应用尚未得到广泛研究。然而，在 CT 上整个中耳和乳突呈高密度影的患者中，DWI 可定性共存的胆脂瘤并确定累及范围，并随后制定手术入路[39]（图 13-22）。另外一项小样本的观察性研究表明，虽然原发性中耳胆脂瘤具有较低的 ADC 值，但中耳脓肿等其他病变也可具有较低的 ADC 值[40]。

对比之下，DWI 现已成为检测和管理术后中耳胆脂瘤的检查方法，主要是在乳突根治术后，并为二次或再次手术提供非侵袭性的替代方案。特别是单次非平面回波序列 DWI 已经证明在检测胆脂瘤中具有很高的诊断性能，其使用现已取代 CT、延迟对比增强 MRI 和

平面回波 DWI[37,38,41]。使用单次激发非平面回波 DWI，可以获得 2 mm 层厚，获取的 b0 和 b1000 图像对齐，并且在采集后重建 ADC 图。相应的 T$_1$ 和 T$_2$ 加权图像可进行补充，用于显示解剖细节和影像学特征。它的性能优于平面回波，因为它具有更高的空间分辨率，没有气骨界面伪影和失真[37,38]（图 13-23）。冠状面成像显示中耳空间解剖，最有利于疾病的定位[39]（图 13-21 和图 13-22）。

许多关于使用单次激发非平面回波 DWI 的研究已经证实其在胆脂瘤检测中的敏感性和特异性为 80%～100%，并且能够检测到小至 2~3 mm 胆脂瘤[37,38,42-44]。术后中耳胆脂瘤的 ADC 值显著低于非胆脂瘤组织，可以帮助定性诊断胆脂瘤[44]。假阳性结果包括骨粉、硅橡胶片、胆固醇肉芽肿和耳道中的耳垢[37,38]（图 13-24）。然而，它的主要不足是在检测小于 2～3mm 的胆脂瘤及空胆脂瘤囊时敏感性低[37,38,43]。因此，DWI 扫描阴性并不能排除少量残留或复发性胆脂瘤，并且应用 DWI 来代替二次手术时，需要在出院前一段时间内进行多次序列扫描[38]。需要进一步的研究以评估随访的持续时间、成本效益和不进行二次手术的风险。不进行手术会带来经济效益并降低潜在的手术发病率，但主要的缺点是在残余胆脂瘤患者的随访中存在失访的风险。除了监测术后胆脂瘤外，非平面回波 DWI 还可以通过评估胆脂瘤的大小和位置来进行手术方案的制订[45]。它还可以为患者提供详细的知情服务从而可以更好地了解他 / 她的疾病。

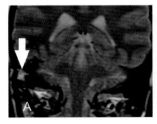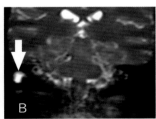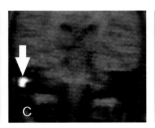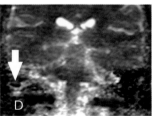

▲ 图 13-21 右侧乳突术后残余胆脂瘤
冠状位 T$_2$ 加权像（A）显示右侧乳突内软组织影（箭），其在 HASTE DWI b0 图像（B）和 HASTE DWI b1000 图像（C）上呈持续高信号，ADC 图（D）上呈低信号，符合胆脂瘤的典型的弥散受限改变。左侧乳突无异常信号

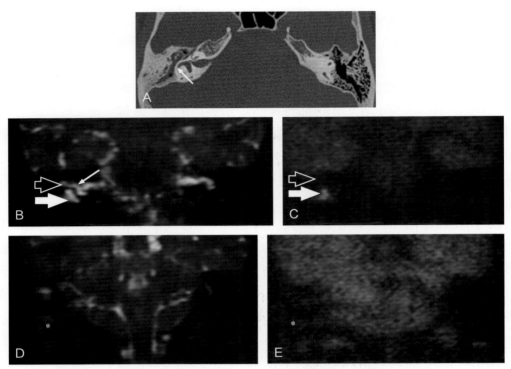

▲ 图 13-22　非平面回波 DWI 显示原发性胆脂瘤的分期范围，以用于术前评估
轴位 CT（A）显示充满右侧中耳腔的高密度软组织影（黑色 *）。外半规管（小白箭）可用于在 DWI（B）上定位乳头入口的标记。冠状位 HASTE DWI b0 图像（B）显示在中鼓室（大白箭）和乳突口（空心箭）中的异常高信号软组织影。中耳软组织（大白箭）在冠状位 HASTE b1000 图像（C）上保留高信号，符合胆脂瘤信号，但乳突内软组织（空心箭）信号丢失，符合非胆脂瘤的信号。冠状位 HASTE DWI b0 图像（D）显示乳突内的异常高信号软组织影（白 *），在相应的 b1000 图像（E）上信号丢失，符合非胆脂瘤信号。因此，DWI 将胆脂瘤定位局限于中耳腔内，而没有累及乳突

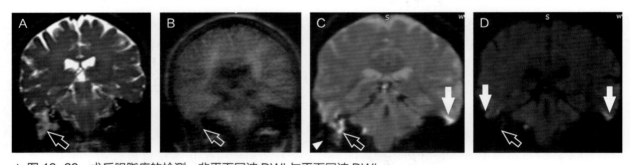

▲ 图 13-23　术后胆脂瘤的检测：非平面回波 DWI 与平面回波 DWI
同一患者冠状位非平面回波 DWIb0 图像（A）、b1000 图像（B）、平面 DWIb0 图像（C）和 b1000 图像（D）显示乳突内的异常高 b0 信号软组织影（空心箭），在 b1000 图像上高信号消失，与非胆脂瘤软组织弥散信号一致。平面回波序列图像质量较差，在乳突（箭头）处有图像变形，乳突盖处的形成伪影（白箭），可能被误诊成胆脂瘤（假阳性发现）

（三）内耳炎性病变

1. 迷路炎

内耳炎症、迷路炎，可由感染、外伤或自身免疫性疾病引起。内耳感染可继发于中耳感染、脑膜炎或血源性传播[46]。脑膜炎是儿童获得性 SNHL 最常见的原因，高达 35% 的儿童脑膜炎患者发展为 SNHL[47-49]。自身免疫性疾病可以累及内耳，包括风湿性关节炎、系统性红斑狼疮和结节性多动脉炎。临床上，迷路炎可伴新发的 SNHL 和眩晕。薄层增强 MRI 可显示

正常不强化的内耳结构出现异常强化（图 13-25）。耳蜗强化可在脑膜炎开始后持续 2 个月，与 SNHL 发病率密切相关[50]。此外，还需要进行平扫 T_1W 扫描，以显示迷路内可能伴发的迷路出血（高铁血红蛋白）或富含蛋白积液形成的高信号影[46]。

2. 迷路硬化和骨化

炎症发生后，修复期包括纤维化和骨化，特别是化脓性细菌性迷路炎。如果迷路管腔发生闭塞，通常在脑膜炎发生后的第 1 周内开始，迷路的骨化可在脑膜炎后数月内形成[49, 51]。迷路纤维化和迷路骨化导致内耳内正常的液体被取代，从而导致 T_2W 信号减低，在薄层 3D 重 T_2W 序列上显示佳，其敏感性为 92%～100%[49]（图 13-26）。高分辨率 CT 敏感性较低，但可通过特征性的内耳骨性密度或白色密度发现迷路骨化来区分这些病变（图 13-26）。耳蜗纤维化

或骨化可阻塞耳蜗腔并妨碍人工电子耳蜗植入（双侧感音神经性耳聋患者的首选治疗方法）。耳蜗骨化闭塞是人工耳蜗植入的绝对禁忌证[46]。患者最好在耳蜗闭塞前进行影像学检查并尽快完成电子耳蜗植入[49]。MRI 和 HRCT 的结合可提高外科医生对于耳蜗通畅的术前认识。

（四）面神经炎

像迷路炎一样，面神经炎可能是感染、血管炎或免疫反应的结果。面神经含有支配面部肌肉的传出纤维和来自舌头、泪腺和唾液腺的传入纤维，因此面神经炎的症状包括面瘫、面部撕裂感、味觉减退、听觉过敏和耳后疼痛。虽然面神经炎被认为与特发性单纯疱疹病毒感染有关，但是，最常见的原因是特发性面神经麻痹或 Bell 麻痹[52, 53]。大多数 Bell 麻痹的患者

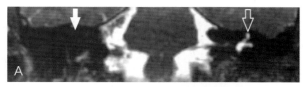
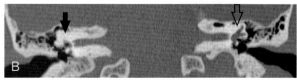

▲ 图 13-26 迷路硬化和骨化，在创伤后表现出右侧感音神经性聋

A. 薄层冠状位 T_2 加权像显示左侧前庭和半规管的正常形态（空心箭），但是右侧相应的结构不可见（白箭）；B. CT 显示左侧正常的前庭和半规管（空心黑箭），但右侧的相应结构明显骨化（黑箭）。注意右侧前庭（黑*）可以看到低密度硬化

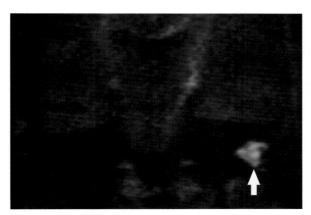

▲ 图 13-24 术后胆脂瘤的假阳性病例

冠状位 HASTE DWI b1000 图像显示左侧外耳道中的高信号耳垢影，与胆脂瘤信号相似。因此，准确定位异常信号对于降低假阳性率非常重要

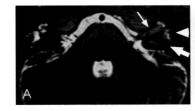
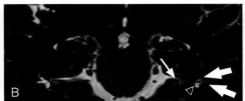
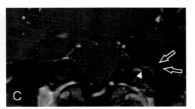

▲ 图 13-25 HIV 和脑弓形虫病患者的急性迷路炎，突发左侧感音神经性耳聋

轴位（A）和冠状位高分辨率重 T_2 加权像（B）显示左侧半规管（大白箭）的正常 T_2W 信号减低和左侧内耳道（小白箭）的 T_2W 信号稍减低。椭圆囊（黑箭头）也表现为增厚的低信号。右侧为正常内耳和内耳道。冠状位钆增强图像（C）显示左侧囊斑、半规管（空心箭）和内耳道（白箭头）的异常强化，符合炎症组织的异常强化

不需要在急性期进行影像学检查，仅适用于非典型进程以及需要排除导致神经麻痹的其他原因[54]。因此 MRI 检查具有双重目的：排除面神经麻痹的其他原因，并积极地显示面神经炎。在 MRI 上，正常面神经可以正常或强化方式多样，管内段和迷路段强化时多为病理性强化（图 13-27）[55,56]。与对侧相比，伴或不伴鼓室段和乳突段增厚的不对称性线状强化都应该被认为是异常[56]。在较少见的继发于带状疱疹感染的 Ramsay Hunt 综合征中（图 13-28），面神经异常的线性强化会伴有前庭和耳蜗神经的强化，这是因炎症从面神经蔓延到前庭蜗神经导致的[57]。

（五）桥小脑角区炎性病变

脑膜炎可累及桥小脑角和内耳道，因此可

引起面神经麻痹或 SNHL[58]。感染和非感染性脑膜炎都可以发生，前者可能因脓肿的形成而使病变复杂化（图 13-29）[59]。通常，脑膜炎依靠的是临床和微生物学诊断，而影像学检查在非典型和复杂病例中是有价值的。炎性脑膜疾病在增强 MRI 上表现为弥漫性脑膜增厚和强化。脑膜疾病可继发于结核病或神经结节病（图 13-30），通常表现为更局限的结节或肿块，类似脑膜瘤、淋巴瘤或转移性病变[60]。

五、肿瘤

（一）外耳道肿瘤

外耳肿瘤易于观察并且通常在临床上即可做出诊断，也可以很容易地活检以进行组织学诊断。CT 和 MRI 可以相互补充用于明确肿瘤深

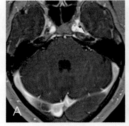
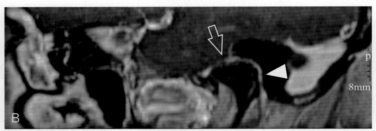

▲ 图 13-27　左侧 Bell 麻痹的患者
增强后 MRI 显示迷路（A）（白箭）、面神经鼓室段（B）（空心白箭）和乳突段（B）（白箭头）强化

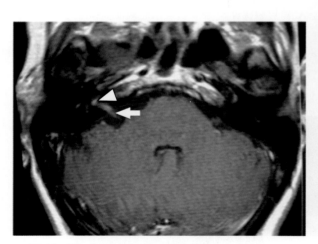

▲ 图 13-28　Ramsay Hunt 综合征
右侧前庭蜗神经（白箭）和右侧面神经迷路段强化

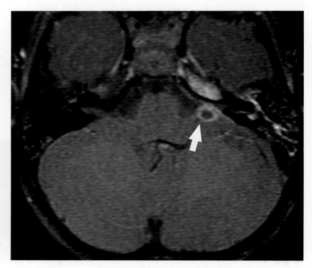

▲ 图 13-29　年轻患者继发于细菌性脑膜炎的左侧桥小脑角区小脓肿（白箭），患者在没有手术干预的情况下康复

度、并发症和分期（图 13-31）。

外耳道最常见的良性肿瘤是外生骨疣和骨瘤：这些骨肿瘤最好采用 CT 检查[61]。不常见的良性软组织肿瘤包括耵聍腺瘤和神经鞘瘤（图 13-32）。外耳道鳞状细胞癌虽然不常见，但却是恶性肿瘤中最常见的，可能有长期慢性耳部感染的病史；可以蔓延到中耳，预后较差。这种疾病经常侵蚀邻近的骨壁，并累及周围的软组织[62]。某些感染如坏死性外耳道炎可与恶性肿瘤的影像学表现相似（图 13-19）。CT 是首选的影像学检查方法，因为它可以很好地显示外耳道内病变和骨质破坏；如果在外耳道或中耳的范围之外存在广泛的累及，则可以采用对比增强 MR 来补充。

（二）中耳肿瘤

中耳肿瘤并不常见，最常见的鼓室肿瘤是

副神经节瘤或血管球瘤，不太常见的良性中耳肿瘤包括胆固醇肉芽肿、面神经鞘瘤、腺瘤和血管瘤。胆固醇肉芽肿在 MRI 上表现为特征性的 T_1 高信号，并且在 DWI 上弥散受限。较罕见的恶性原发性中耳肿瘤包括鳞状细胞癌和横纹肌肉瘤。在所有这些肿瘤中，增强 MRI 软组织分辨率高，而 CT 上骨组织分辨率高，两者可以相互补充，以进行全面的影像学评估[61]。

中耳血管球瘤

中耳血管球瘤的典型临床表现为耳镜下搏动性耳鸣伴有鼓室后肿块。如果病变局限在鼓室内，它沿着舌咽神经（Jacobson 神经）的鼓室分支走行，并被归类为鼓室血管球瘤。小鼓室肿瘤通常位于耳蜗岬，而较大的病变延伸到中耳腔而不破坏听骨链[61,62]。虽然高分辨率 CT 可以很好地显示中耳肿瘤及其与骨的关系、骨质改变（图 13-33），但中耳腔内较大的软组织影仍需行钆增

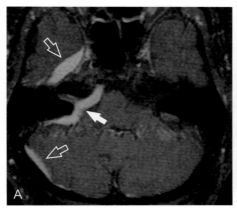
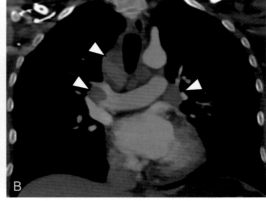

▲ 图 13-30　一位 42 岁男性患者，突发右侧感音神经性聋
增强后 MRI（A）显示右侧桥小脑角区的硬脑膜病变（白箭）。注意其他区域的硬脑膜强化（空心箭）。冠状位增强 CT（B）显示纵隔和肺门淋巴结肿大（箭头）。纵隔淋巴结的内镜活检证实了结节病的诊断

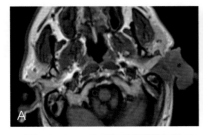
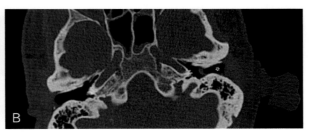

▲ 图 13-31　左侧耳郭鳞状细胞癌
A. 轴位 T_1W 图像显示左耳郭异常软组织影（黑 *），延伸到耳后区域；B. CT 显示邻近的骨质未受累。左侧外耳道（白 *）也未受累

强 MRI 检查以在共存的液体或其他强化程度较低的软组织衬托下勾勒出明显强化的血管球瘤（图 13-34）。在影像上，还需要将其与其他血管病变区分开来，例如颈动脉异位或颈静脉球裂，或者鼓室颈静脉球瘤（起自颈静脉球累及中耳

腔，通常位于下鼓室）。虽然 CT 可以显示典型的颈静脉孔区骨侵蚀和浸润，MRI 和 MR 血管造影（MRA）序列可以帮助显示颈静脉窝肿块，将其与正常或高位的颈静脉球区分开 [63]。MRA 还可以帮助明确异位颈动脉和其他少见颈动脉异常的诊断（图 13-35）[61]。在 MRI 上，大血管球瘤表现为独特的盐 - 胡椒征，在 T_1 和 T_2 加权像上软组织内呈散在高信号和低信号灶（图 13-36）；也可见瘤内呈流空的迂曲血管影支持诊断。CT 可以显示骨质改变及其与肿瘤关系，MRI 可较好地显示迷路软组织影而对 CT 加以补充 [61]。动态增强 MRI 扫描能显示肿瘤呈早期流出效应，使血管球瘤与其他肿瘤区别开来 [64]。

（三）内耳肿瘤

内耳肿瘤并不常见，其包括迷路内神经鞘瘤和罕见的内淋巴囊肿瘤。

1. 迷路内神经鞘瘤

迷路内神经鞘瘤主要起源于耳蜗、前庭或

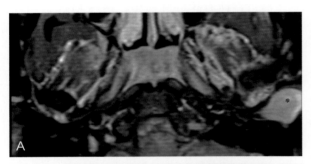

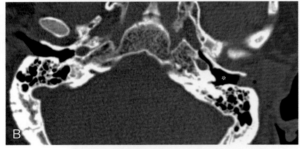

▲ 图 13-32 外耳道神经鞘瘤

左侧外耳道的外软骨部分可见肿块影（黑 *）。A. 在脂肪抑制增强 T_1 加权像上，肿块表现为均匀强化；B. 在 CT 上，病变充填邻近含气的外耳道外侧部（白 *），不伴有骨质侵蚀

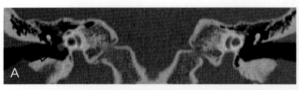

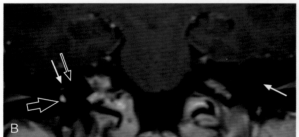

▲ 图 13-33 鼓室球瘤

A. 冠状位 CT 显示仅在耳蜗外侧（黑 *）的小软组织结节影（空心黑箭），右侧中耳腔充气良好；B. 冠状位增强 T_1 加权像显示中耳内软组织强化（空心白箭）与鼓室球瘤强化方式一致。注意面神经迷路段（黑箭）正常不强化，鼓室段（白箭）轻度强化

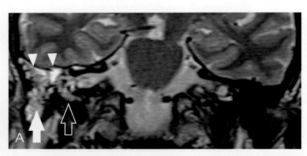

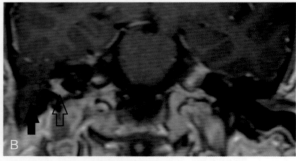

▲ 图 13-34 鼓室球瘤

A. 冠状位 T_2 加权像显示右侧乳突（白箭）和中下半鼓室（空心白箭）的异常 T_2 高信号，注意顶盖是完整的（白箭头）；B. 相应的冠状位 T_1 加权像显示乳突内异常信号影不强化（黑箭）且与液体信号一致，而中下鼓室的软组织明显强化，与鼓室球瘤强化方式一致（空心黑箭）

半规管内的前庭蜗末梢神经，并根据其位置 [65,66] 进行分类。迷路内神经鞘瘤在薄层重 T_2 加权像 [65] 上表现为局灶性低信号，被周围正常的迷路液体所包绕，并在钆造影剂增强表现为均匀强化（图 13-37）。最重要的鉴别诊断是迷路炎，MRI

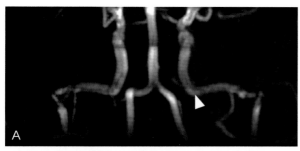

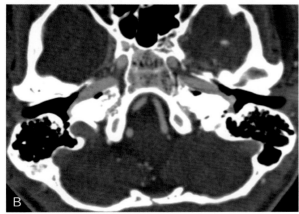

▲ 图 13-35　一位 17 岁的左侧搏动性耳鸣患者的影像
临床检查显示鼓室内红色肿块，诊断为鼓室球瘤。MR 血管造影（A）（白箭头）和 CT 血管造影（B）显示左侧中耳腔中的异位颈内动脉。右侧岩部的颈内动脉也为异位

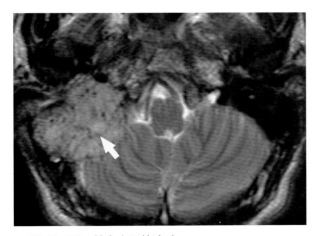

▲ 图 13-36　鼓室内颈静脉球
轴位 T_2 加权像显示右侧颈静脉窝巨大肿块影，蔓延至邻近中耳腔。肿瘤表现出典型的盐 - 胡椒征

表现为弥漫性，而不是局灶性强化，边缘模糊，T_2 加权图像无信号丢失。强化也会在随访的成像中逐渐消失。骨化性迷路炎，在其纤维骨化期，也可以显示 T_2 高信号和强化，但可以在 CT 上进行区分，膜迷路的骨质侵犯是重要的鉴别点 [65,66]。

2. 内淋巴囊肿瘤

内淋巴囊肿瘤少见，是位于迷路后 - 岩骨中的侵袭性乳头状囊腺瘤。可累及乳突内侧，侵犯面神经或颅后窝。伴发 von Hippel–Lindau 综合征的内淋巴囊肿瘤是双侧发生的 [61]。治疗采用广泛的局部切除。

（四）桥小脑角和内耳道肿瘤

约 10% 的颅内肿瘤发生于桥小脑角或累及桥小脑角。

这些肿瘤绝大多数是前庭神经鞘瘤；脑膜瘤、表皮样囊肿和蛛网膜囊肿占剩余病变的 10% 左右，其次是更少见的各种类型肿瘤，包括其他脑神经的神经鞘瘤、脂肪瘤、血管瘤、软骨瘤、脊索瘤和转移瘤 [61]。

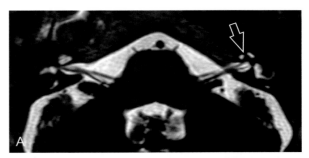

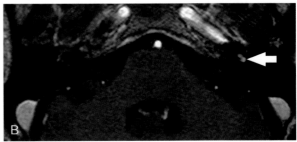

▲ 图 13-37　迷路内神经鞘瘤
经内耳和内听觉听道层面的高分辨率（薄层）T_2W 图像（A）显示左耳蜗蜗轴和中周的异常软组织影（空心箭），在轴位增强 T_1W 图像（B）上可见强化（白色箭）

1. 前庭神经鞘瘤

前庭神经鞘瘤占颅内肿瘤的 8% ～ 10%，前庭 - 蜗神经的前庭支受累远比耳蜗支更常见，因其名称而得名[61]。其发病率约为每年 100 万病例中有 13 例患者[67,68]，但可能被低估[69]。大多数病例发生在 30 － 70 岁之间。95% 的病例为散发性，5% 的病例伴发 2 型神经纤维瘤病（NF-2）。NF-2 以早期发病和双侧前庭神经鞘瘤为特征，通常伴发其他神经鞘细胞、多发脑膜瘤、神经纤维瘤和胶质瘤[61]。

前庭神经鞘瘤几乎完全由施万细胞、外周神经系统的髓鞘细胞组成[70]，通常生长于囊内并外周附着于母神经上。组织学上，肿瘤是由相互交织的梭形细胞束组成，细胞核呈雪茄状，具有不同的 Antoni A 和 Antoni B 区：Antoni A 区细胞密集并相互交织，是大多数神经鞘瘤主要的组成成分；而 Antoni B 区细胞和结构较少，且一般含有微囊变区和出血区域[71]。大多数肿瘤以每年 0.02 ～ 0.2cm 的慢速至中等速度生长，但少数肿瘤以每年 1cm 或更高的惊人速度增长[61]。

前庭神经鞘瘤通常伴有单侧 SNHL、耳鸣和眩晕，偶尔只会出现这些症状中的一种症状[61]；也可表现为语言辨别能力下降。面神经症状相对少见，在大肿瘤时可出现三叉神经症状。包含薄层轴位和冠状重 T_2 加权序列的平扫 MRI 是筛查前庭神经鞘瘤的首选检查方法（图 13-38），检测小的内耳道病变的灵敏度是 100%，且观察者间一致性较好[72]。静脉造影增强扫描可以很好地显示肿瘤，可准确测量其大小（图 13-39）。

由于神经的胶质 - 雪旺鞘膜结合部位于内耳门附近，因此肿瘤可能出现在内耳道、内耳门，有时出现在桥小脑角内。当它们位于内耳道时（脑内），肿瘤比较小，且均匀强化，呈卵圆形或柱形，内侧缘凸起（图 13-40）。随着肿瘤的生长，它常常延伸到桥小脑角池中，在那里它可以膨胀生长而不受内耳道的骨质约束，因此呈锥形冰淇淋状外观，锥体代表了颅内成分（图 13-40）。类圆形脑池部分通常中心位于内耳门并

与岩骨形成锐角（图 13-41 和图 13-42）。由于肿瘤生长缓慢，骨管可能会扩张并重新塑形，特别是在内耳门附近。随着肿瘤的扩大，内部坏死和出血的区域可以形成囊变，囊变位于中心，不强化（图 13-43）。较大的桥小脑区病变可以对脑干和小脑产生明显的占位效应，导致中线移位和脑积水（图 13-44）。

前庭神经鞘瘤的筛查是现代耳科和放射科的一个重要难题。然而，结合治疗专业知识，早期发现随访、治疗，可降低发病率和死亡率[61,73,74]。前庭神经鞘瘤有 2 种治疗方法：显微外科手术、

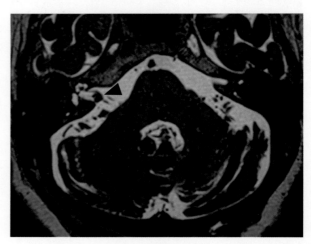

▲ 图 13-38　使用稳态进动干扰序列（CISS）获得的轴位像是右侧不对称性听力丧失 MRI 检查的一部分

小前庭神经鞘瘤（黑箭头）在桥小脑角中高信号的脑脊液背景衬托下被很好地显示出来

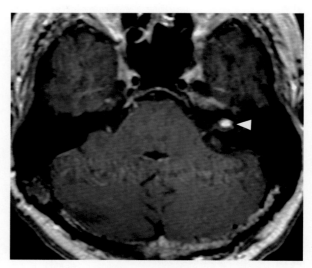

▲ 图 13-39　增强后 T_1 加权脂肪抑制图像显示小的有强化的前庭神经鞘瘤（白箭头）

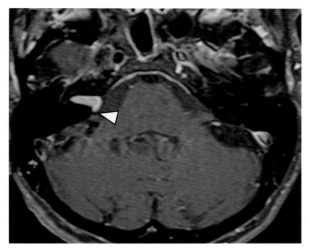

▲ 图 13-40 右侧内听道前庭神经鞘瘤（白箭头），内侧缘呈凸形

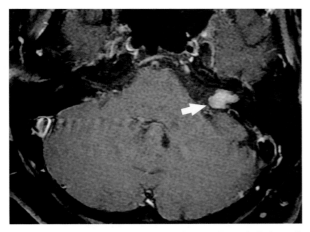

▲ 图 13-41 另一前庭神经鞘瘤的患者，肿瘤内听道外部分突入桥小脑角池（白箭）

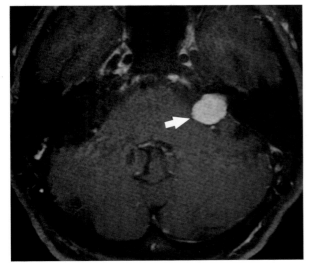

▲ 图 13-42 左前庭神经鞘瘤进入桥小脑角，但没有造成明显的占位效应

立体定向放射外科手术（γ 刀）。手术的目的是在保留面神经功能的前提下切除肿瘤，并在可能的情况下保留听力。迷路信号正常且无强化与术后的听力保留相关[61]。多种因素影响手术入路的选择，包括术前双耳听力水平、肿瘤大小和位置、患者年龄和个人偏好。一般使用的主要手术方式是乙状窦后、颅中窝和经迷路手术[75]。立体定向放射外科手术已成为中小前庭神经鞘瘤外科手术切除的有效的替代性微创手术[76]（图 13-45）。高级的剂量规划、软件优化以及机器人的引入（自动定位系统）提高了瞄准和聚焦目标的能力，并减少了附带损伤。在某些病例中，通常是老年人或医学上体弱的患者或肿瘤非常小的患者，可以通过每年的临床和 MRI 检查来观察肿瘤的潜在生长[61]。

前庭神经鞘瘤切除后鉴别内耳道瘢痕组织和残留肿瘤组织需要密切、长期的随访（图 13-46）。内耳道结节和渐进性强化表明是残余的肿瘤。前庭神经鞘瘤切除术后，内耳道内线性强化是常见表现，与残余肿瘤组织无关[77,78]（图 13-47）。切除的完整性、术后基线 MRI 表现为病变的复发风险提供了有价值信息，这可有助于临床医生制订合适的术后 MRI 监测计划[79]。

2. 脑膜瘤

脑膜瘤是发生于桥小脑角和内耳道的仅次于前庭神经鞘瘤的第 2 常见的肿瘤。所有颅内脑膜瘤中有 10% 出现在颅后窝。在 MRI 上，脑膜瘤在 T_1 上与脑灰质比呈等或稍低信号。在 T_2 序列中，大部分呈等信号，但也可以是高信号或低信号，内可见斑点状异常信号。增强后大多数病变明显强化，并有特征性的硬脑膜尾征（图 13-48）。脑膜瘤起源于蛛网膜颗粒，很难与前庭神经鞘瘤区别开来，诊断通常需要手术确诊[80]。

3. 表皮样囊肿

表皮样囊肿是罕见的生长缓慢的良性病变，在胚胎发育的第 3 周和第 5 周之间神经管闭合过程中由异位外胚层细胞产生[81]。占所有颅内肿瘤的 1%，这些囊肿中约有 40% 位于桥小脑角，

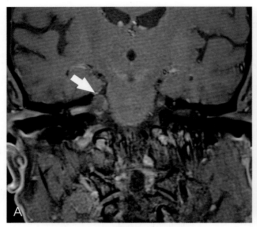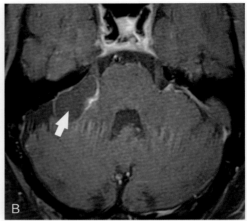

▲ 图 13-43　囊变不强化

冠状位（A）和轴位（B）T₁ 压脂增强图像。前庭神经鞘瘤中的囊变比较常见，并且在该病例中，囊性成分多于肿瘤的实性成分。囊变部分也可见于图 13-4B

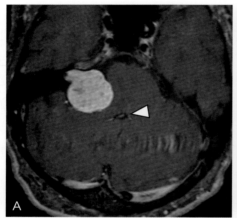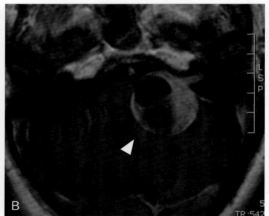

▲ 图 13-44　神经鞘瘤对脑组织产生明显的占位效应

两个不同的前庭神经鞘瘤患者，对脑组织产生明显的占位效应。注意两名患者的第四脑室受压（白箭头）

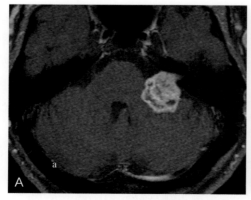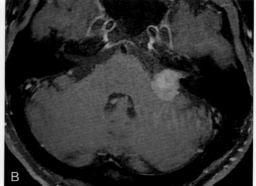

▲ 图 13-45　较大的左侧前庭神经鞘瘤（A）的患者应用立体定向放射外科手术治疗后，显示肿块变小（B）

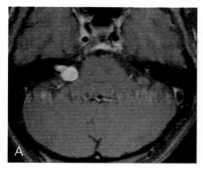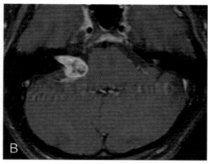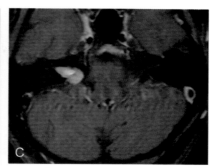

▲ 图 13-46　在立体定向放射外科治疗后，前庭神经鞘瘤可发生囊变，而不应认为是肿瘤的增大

在做治疗后 MRI 检查诊断报告时，弄清其治疗细节至关重要。在该患者中，肿瘤（A）在立体定向放射外科手术后出现囊变（B），随后病情缓解（C）

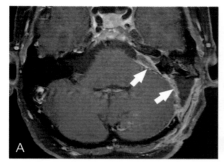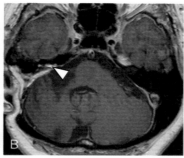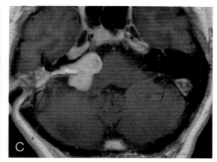

▲ 图 13-47　三名不同患者的术后变化

手术后立即进行初始 MR 成像扫描（A），注意术后改变（白箭）。在随访影像检查中，线性强化（B）不应被误诊为残余肿瘤（呈结节样强化）（C）

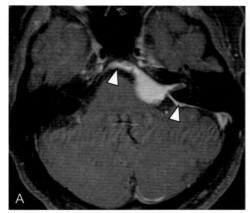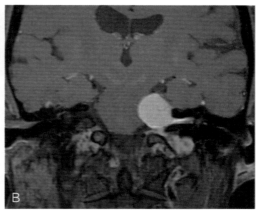

▲ 图 13-48　桥小脑角区脑膜瘤

轻度共济失调但没有听力损失患者的轴位（A）和冠状位增强 T₁ 加权像（B）显示左侧桥小脑角区异常强化的病变，符合脑膜瘤表现。注意硬脑膜强化（白箭头）也称为硬脑膜尾征（A）

是该区域第 3 常见的病变 [82]。它们沿着阻力最小的路径扩散并包裹神经和血管结构，可能引起三叉神经痛、面肌痉挛和耳聋 [83]。表皮样囊肿在 T₁ 加权像上相对于脑实质呈低信号，且在 T₂ 加权像上呈高信号（图 13-49）。在弥散加权成像中，表皮样囊肿表现为特征性的弥散（图

13-49），这可以与蛛网膜囊肿区分开来，增强后没有强化。

4. 蛛网膜囊肿

蛛网膜囊肿是先天性良性病变，发生在从胚胎脑膜分离出来的蛛网膜下腔。其内含有脑脊液，因此在 MRI 上与脑脊液信号相似（图 13-

50）。它们约占所有颅内肿瘤的1%，大部分位于颅中窝，仅约10%位于颅后窝中[84]。它们通常无症状且一般因偶然发现。蛛网膜囊肿的症状是由囊肿液体成分导致渗透梯度增加和随后的囊肿扩大引起的[85]。

5. 脂肪瘤

颅内脂肪瘤仅占所有颅内肿瘤的约0.3%，很少发生在桥小脑角或内耳道[86,87]。大多数病例是无症状或因偶然发现，但可以与前庭神经鞘瘤症状相似[88]。与脑实质信号比较，脂肪瘤在 T_1 和 T_2 加权像呈明显高信号。在脂肪抑制序列上信号被均匀抑制，并且在增强后不会强化（图13-51）[89]。手术治疗仅适用于一小部分有顽固性前庭症状的患者，大多数病例仅需要影像学随访[90]。

6. 转移瘤

桥小脑角区和内耳道的转移瘤很少见，多与乳腺癌或肺癌有关[91,92]。也可发生继发于腺癌、白血病或淋巴瘤的软脑膜转移瘤（图13-52）。

7. 面神经肿瘤

面神经鞘瘤是来自施旺细胞的罕见良性肿瘤，仅占所有岩骨病变的0.8%[93]。临床表现随其解剖位置和相邻结构的受累而变化。面神经功能障碍是由于面神经受压迫而不是受侵犯所引起。如果病变位于桥小脑角或内耳道，可能会导致感音神经性聋，如果病变在鼓室段，可能会导致传导性聋。其他症状包括面肌痉挛、眩晕和耳痛[93-95]。临床观察是首选治疗方法，当面部功能丧失至 House-Brackmann Ⅳ 级时才考虑面部功能重建术[96,97]。

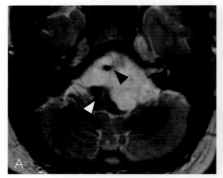
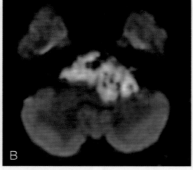
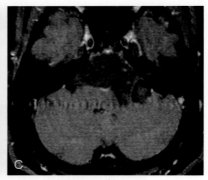

▲ 图 13-49　桥小脑角区表皮样囊肿，左三叉神经痛患者的 MRI
轴位 T_2 加权像（A）显示左侧桥小脑区的较大的分叶状肿块，并蔓延到桥小脑池。基底动脉被病变（黑箭头）包绕，并压迫脑干（白箭头）。肿块表现为弥散受限（B）且没有强化（C），符合较大的表皮样囊肿表现

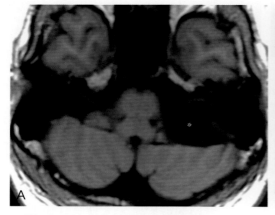
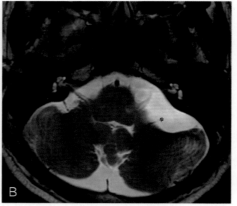

▲ 图 13-50　桥小脑角区蛛网膜囊肿
左侧桥小脑角区中较大的均匀脑脊液信号影，诊断为蛛网膜囊肿。病变在 T_1 加权像上（A）与脑实质比呈低信号，在 T_2 加权像上（B）呈高信号。病变没有弥散受限和强化（图像上未显示出来）

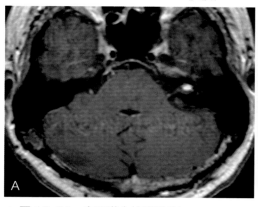 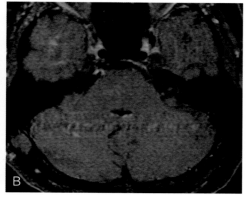

▲ 图 13-51　内耳道内的脂肪瘤

T₁ 加权像（A）显示左侧桥小脑区小结节状高信号影。它表现为均匀的脂肪被抑制、无强化（B）。如果扫描方案中不包括 T₁ 平扫和压脂后增强图像则该病变可能会被误诊为小前庭神经鞘瘤

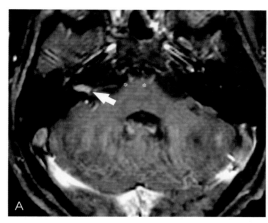 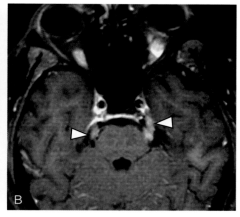

▲ 图 13-52　脑膜白血病

急性白血病治疗中的患者发生双侧听力损失，最初被认为与药物有关。增强 MRI 图像显示右侧内耳道中神经的强化。第Ⅵ对脑神经（*）和三叉神经（箭头）强化提示是白血病浸润

面神经鞘瘤可以表现为局灶性或多节段性异常强化的肿块。在桥小脑角或内耳道内，面神经鞘瘤在 MRI 上呈一强化的肿块，与前庭神经鞘瘤表现非常相似。然而，其他表现如肿瘤延伸并膨胀邻近迷路段面神经管，以及内耳门区域的偏心性肿块，这些表现都提示是面神经鞘瘤的诊断（图 13-53）[94-96]。膝状神经节神经鞘瘤可以表现为与脑膜瘤或大脑颞叶的肿块相似的表现[61]。在面神经管内，肿瘤表现为强化的香肠状，使面神经管呈长节段的膨胀。

面神经肿块的其他原因包括血管瘤 / 血管畸形、表皮样囊肿 / 先天性胆脂瘤，绒毛膜瘤或副神经节瘤较少见[61]。血管瘤和表皮样囊肿通常很小。前者通常发生于在膝状神经节且其内可能含有骨针，因此在 MRI 上表现为低信号，而后者弥散受限且不强化。多节段面神经鞘瘤（图 13-54）应与恶性肿瘤的神经周围扩散相鉴别

六、岩尖病变

许多病变可以累及岩尖，大多偶然在影像学上发现且无症状。由于岩尖位于颅底部的深部，因此对于在影像学上可靠地描述病变征象至关重要，从而避免了对良性病变和正常变异这些"不用管病变"进行侵入性活检或手术（表 13-1 和表 13-2）。包括弥散加权和对比增强成像的 MRI 和 CT 在评估岩尖病变时可以相互补充。

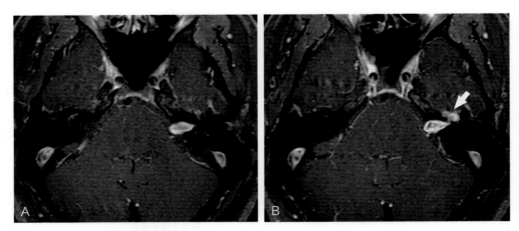

▲ 图 13-53　左侧面神经鞘瘤
面神经管（白箭）迷路段（B）的受累有助于区分面神经鞘瘤和前庭神经鞘瘤

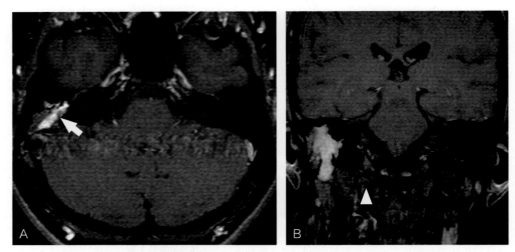

▲ 图 13-54　面神经神经鞘瘤不仅可以累及岩骨段（A）（白箭），还可以累及面神经（B）的颞下段（白箭头）

（一）岩尖常见的正常变异

双侧岩尖不对称气化和骨髓信号不对称较常见，发生于一侧岩尖时容易被不知情的放射科医师误诊为是病理改变（图 13-55）。前者是一种正常的解剖变异，可出现在近 10%～30% 的人群中，乳突气化程度与岩尖气化程度存在正相关[98]。在气化的情况下，在 MR 所有序列上都是低信号。相反，岩尖区不对称的骨髓脂肪信号在 T_1 和 T_2 加权像上都表现为明显的高信号。如果在诊断工作中不应用脂肪抑制序列，那么很容易被误诊为 T_1 高信号的胆固醇肉芽肿。如果没有平扫 T_1 加权像作对比，在增强图像上岩尖的非对称性高信号也可能被误认为是异常

强化的病理改变[99]。

表 13-1　不用处理病变的 MRI 特征

诊　断	T_1-MRI	T_2-MRI
骨髓不对称	高	等 / 高
液体积聚	低	高
高蛋白液体积聚	高	高

表 13-2　原发岩尖病变的 MRI 特征

病　变	MRI-T_1	MRI-T_2	强化	膨胀
胆固醇肉芽肿	高	高	否	是
胆脂瘤	低	高	否	是
黏液腔	低	高	否	是
岩尖炎	低	高	是	否

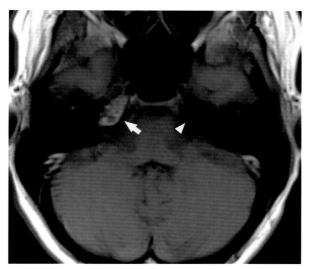

▲ 图 13-55　与左侧岩尖的气化 / 硬化（箭头）进行比较，岩尖的不对称气化使右侧岩尖的脂肪信号（白色箭）更加突出

（二）岩尖积液

岩尖气腔内残留液体被认为是中耳炎的后遗症，由于引流障碍而无法排出，通常在没有耳科症状的患者中偶然发现[100]。在 MRI 上，一般 T_2 呈脑脊液高信号影（图 13-56）且易化扩散，但 T_1 加权像的信号可能根据液体内蛋白质含量的变化而变化。T_1 弛豫时间缩短可导致 T_1 加权像上的等信号或高信号，可能会混淆影像上的诊断。因此，密切关注信号特征至关重要。由于缺乏占位效应和脂肪抑制序列上的脂肪抑制，所以可以排除非气化性岩尖中骨髓的脂肪信号的典型 T_1 高信号，从而使胆固醇肉芽肿成为唯一需要的鉴别诊断。胆固醇肉芽肿的 T_1 加权信号通常比周围骨髓的脂肪信号更高。高分辨率 CT 可以为积聚液体提供诊断支持，证实没有骨重塑、皮质破坏或骨小梁侵蚀[101,102]。

（三）岩尖区脑膨出

岩尖区脑膨出比较罕见，表现 Meckel 腔囊状扩张并疝至岩尖区。原因可能是岩尖顶部的先天性骨质薄弱和慢性 CSF 搏动联合而逐渐形成发育性骨裂，导致 Meckel 腔内容物的疝出。冠状位高分辨 T_2 加权序列是显示 Meckel 腔内上

方沟通的最佳序列[103-105]（图 13-57）。

（四）先天性岩尖区胆脂瘤

先天性胆脂瘤被认为是由鳞状细胞脱落引起，形成由复层鳞状上皮排列的囊。囊壁上皮内部脱屑导致角化碎片的累积，形成高度组织化的结构。胆脂瘤逐渐扩大，随着上皮增生与宿主炎症反应，胆脂瘤逐渐增大，导致周围骨质吸收[100]。在这方面，它们类似于颅内表皮样囊肿。由于其缓慢生长，因此岩尖的先天性胆脂瘤往往是无症状的。然而，胆脂瘤逐渐扩张随之产生占位效应可能会产生临床症状，如头痛、SNHL 和脑神经麻痹，从而需要手术治疗[101]。胆脂瘤在 MRI T_1 加权像上表现为低信号，在 T_2 加权像上为高信号，并且显示特征性弥散受限和轻微的边缘强化（图 13-58）[102]。

（五）岩尖炎

岩尖炎指的是岩尖区的临床感染，通常是中耳乳突炎的并发症。仅发生于气化的与鼓室相通的岩尖[106]。通常，在岩尖中有碎屑和积液，破坏骨性分隔（类似于融合性乳突炎），表现为 T_1 低信号、T_2 高信号。通常也会看到伴发炎症

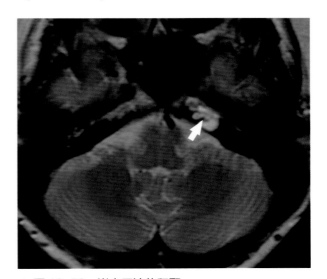

▲ 图 13-56　岩尖区液体积聚
在 T_2 加权像左侧岩尖为高信号（白箭）。颞骨 CT（未示出）显示左侧岩尖没有骨质异常改变，明确是液体积聚的诊断

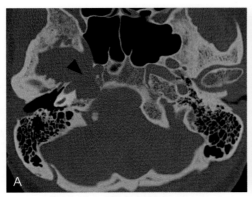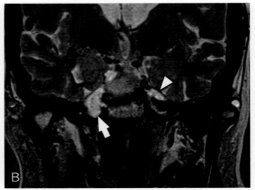

▲ 图 13-57　岩尖脑膨出

A. 非耳部症状患者进行的 CT 检查，显示右侧岩尖区（黑箭头）明显的病灶；B. 冠状位 T₂ 加权 MRI 像证实了右侧 Meckel 腔（白箭）疝的诊断，白色箭头显示对侧正常的 Meckel 腔

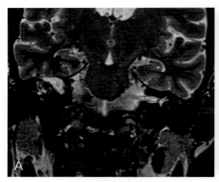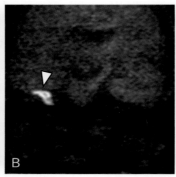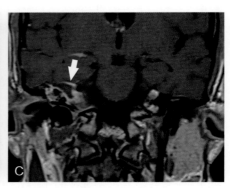

▲ 图 13-58　岩尖胆脂瘤

因头痛就诊患者的冠状位 T₂ 加权 MR 图像（A）。右侧岩尖（黑箭）可见边界清楚的局灶性高信号影，呈弥散受限（B）（白箭头）和边缘环形强化（C）（箭）

的骨和硬脑膜强化（图 13-59）。弥散成像可以显示岩尖脓肿 [107,108]。骨皮质破坏可导致颅内并发症，其可通过 MRI 更好地评估。这可能会导致经典的乳突炎三联征、第 Ⅵ 对脑神经麻痹和第 Ⅴ 对脑神经分布区疼痛，尽管患者很少出现这 3 种症状 [109,110]。重要的是将这种疾病过程与偶然的液体聚积或岩尖的渗出区分开来；与前者不同，后者并没有表现出 MRI 的强化和 CT 上的骨侵蚀。

（六）黏液囊肿

岩尖气囊可阻塞，导致阻塞的气囊内黏液积聚。从而形成边界清楚，边缘光滑的肿块 [111]。随着骨边界的扩展，黏液囊肿可以向周围延伸并压迫相邻结构。患者通常出现局部疼痛和（或）

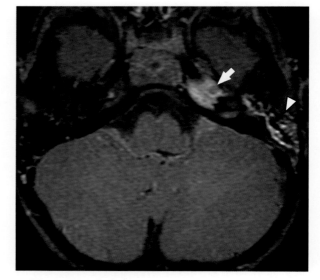

▲ 图 13-59　岩尖炎

年轻患者，出现头痛，眼球后疼痛和复视。增强后 MRI 图像显示左侧岩尖区异常强化，可见小的局灶性非强化区（白箭）与脓液信号一致。注意左侧乳突的病变（箭头）

脑神经受累的症状。MRI 表现为边界清楚的 T_1 加权低信号、T_2 加权高信号的肿块，虽然由于炎症反应病变周围强化，但是增强之后病变本身不强化（图 13-60）。然而，岩尖黏液囊肿的 MRI 表现可能会根据内容物的水合程度或浓缩程度的变化而变化[112]。

（七）胆固醇肉芽肿

岩尖胆固醇肉芽肿是呈膨胀性生长的含有胆固醇结晶的囊性病变。被认为是异物巨细胞对胆固醇结晶的反应。如果出现症状，听力丧失、耳鸣和面肌痉挛是最常见的表现。在 MRI 上，胆固醇肉芽肿在 T_1 和 T_2 加权序列上通常表现为高信号，并且表现为弥散受限（图 13-61）。这是出血和蛋白质碎片聚集的反映。小病灶信号

可能相对均匀，但是较大的病灶信号不均匀[113]。由于含铁血黄素沉积，它们通常在 T_2 加权像上具有明显的低信号环。一般来说，胆固醇肉芽肿增强后不强化，但是据报道，病灶周边的轻微强化是由于炎症引起的[114,115]。

（八）岩尖血管病变

岩尖颈动脉瘤是罕见的，通常无症状。患者可出现听力损失、搏动性耳鸣、头痛、复视和可能危及生命的出血表现[116,117]。被认为是由动脉壁薄弱而引起。然而，颈内动脉的创伤是另一个主要原因。假性动脉瘤的 MR 表现可能与黏液囊肿或胆固醇肉芽肿相似[118]。MR 上表现为混杂信号影，增强后有不规则强化的留空血管影（图 13-62）。CT 可以显示岩骨段颈动脉

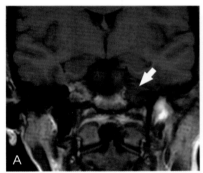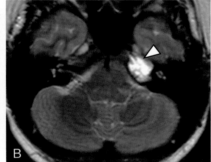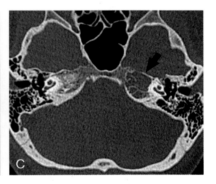

▲ 图 13-60　岩尖黏液囊肿
患有头痛和左侧第 Ⅵ 对脑神经麻痹的患者呈现 T_1 加权低信号（A）、T_2 加权高信号（B）的病灶。相应的 CT 显示膨胀性生长的边缘光滑的病变（C）

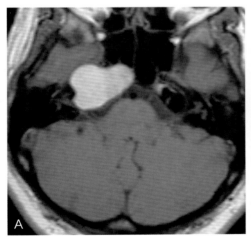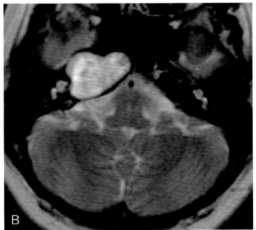

▲ 图 13-61　岩尖胆固醇肉芽肿
轴位 T_1 加权像（A）和 T_2 加权像（B）显示右侧岩尖区高信号的病变，具有胆固醇肉芽肿的特征性表现

319

管的扩张。CT 血管造影是诊断岩骨段颈内动脉动脉瘤的最佳方法。

硬脑膜动静脉瘘是脑膜血管和硬脑膜窦之间的异常分流[119]。在岩尖区，主要由颈外和颈内动脉的脑膜分支供血[120]。

（九）岩尖肿瘤

岩尖的原发性骨肿瘤并不常见，包括软骨肉瘤和脊索瘤。岩骨斜坡软骨肉瘤倾向于发生于旁中线区，沿着岩枕缝和岩蝶骨缝走行。在 MR 成像上，表现为特征性的 T1 加权低信号和 T2 加权高信号，并且通常明显强化[121,122]。脊索瘤，起源于脊索残余结构，通常发生在中线区，

由脊索残余引起的脊索瘤通常发生在中线，其内可能有钙化。随着中线区肿瘤向上、向外侧侵犯[123,124]，随后会发生岩尖区受累。岩尖也可以被内耳和中耳恶性肿瘤累及，例如血管球瘤和内淋巴囊肿瘤。

岩尖是颞骨转移瘤最常发生的部位，发生岩尖转移的常见肿瘤是乳腺癌，肺癌，前列腺癌和肾癌[125,126]（图 13-63）。岩尖转移瘤可能是由于远处肿瘤的血源性扩散，颅外或颅内肿瘤的直接扩散，或远处及颅内肿瘤的软脑膜受累所致[127]。岩尖对血源性转移的易感性被认为是由于通过岩尖区的血流缓慢，从而导致肿瘤细胞的滤过和沉积[128]。

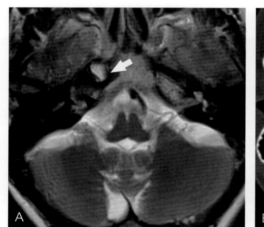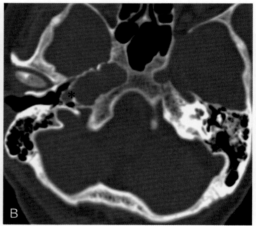

▲ 图 13-62　MR 上表现为混杂信号影，增强后有不规则强化的留空血管影
右侧岩尖岩蝶骨区颈内动脉瘤表现为轴位 T2 加权像（A）（黑箭头）上大的血管流空影，并且与 ICA（白箭）相连续。同一患者的 CT（B）显示右侧颈动脉管（黑色 *）与扩张的动脉瘤相连续

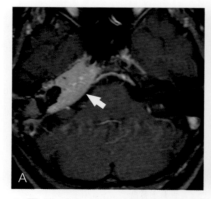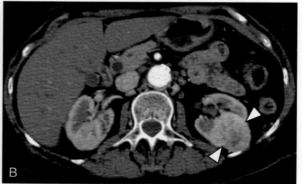

▲ 图 13-63　岩尖区来自肾癌的转移瘤
临床表现为右侧听力损失和耳鸣患者的 CT 图像显示右侧岩尖骨质破坏。增强 MRI（A）显示岩尖病变强化（白箭）。腹部 CT（B）显示左肾的原发肿瘤（白箭头）

推荐阅读

［1］Curtin HD, Sanelli P, and Som PM. Temporal bone: Embryology and anatomy. In: Som PM, Curtin HD, eds. Head and Neck Imaging. St. Louis, MO: Mosby; 2003: pp. 1057–1091.

［2］Lacout A, Marsot-Dupuch K, Smoker WR, and Lasjaunias P. Foramen tympanicum, or foramen of Huschke: Pathologic cases and anatomic CT study. American Journal of Neuroradiology 2005; 26(6):1317–23.

［3］Majithia A, Lingam RK, Nash R, Khemani S, Kalan A, and Singh A. Staging primary middle ear cholesteatoma with non-echoplanar (half-Fourier-acquisition single shot turbo-spin-echo) diffusion-weighted magnetic resonance imaging helps plan surgery in 22 patients: Our experience. Clinical Otolaryngology 2012; 37(4):325–30.

［4］Valvassori GE. Imaging of the temporal bone. In: Mafee MF, Valvassori, GE, and Becker, M, eds. Imaging of the Head and Neck. Stuttgart, Germany; New York: Thieme; 2005: pp. 3–133.

［5］Swartz JD, and Loevner LA, eds. Imaging of the Temporal Bone, Thieme, 2009: pp. 299–302.

［6］Harnsberger HR et al. Diagnostic and surgical imaging anatomy: Brain, head & neck, spine. American Journal of Neuroradiology 2007; 28(4):795.

［7］Shah LM, and Wiggins RH III. Imaging of hearing loss. Neuroimaging Clinics of North America 2009; 19(3):287–289.

［8］Pyykkö I, Zou J, Poe D, Nakashima T, and Naganawa S. Magnetic resonance imaging of the inner ear in Meniere's disease. Otolaryngologic Clinics of North America. 2010; 43(5):1059–80.

［9］Abele TA, and Wiggins RH, Imaging of the temporal bone. Radiologic Clinics of North America 2015; 53(1):15–18.

［10］Davidson HC. Imaging of the temporal bone. Neuroimaging Clinics of North America 2004; 14(4):721–725.

［11］Mitsuoka H et al. Microanatomy of the cerebellopontine angle and internal auditory canal: Study with new magnetic resonance imaging technique using three-dimensional fast spin echo. Neurosurgery 1999; 44(3):561–566.

［12］Arnold B, Jäger L, and Grevers G. Visualisation of inner ear structures by three-dimensional high-resolution magnetic resonance imaging. Otology & Neurotology 1996; 17(3):480–485.

［13］Held, P et al. MRI of inner ear anatomy using 3D MP-RAGE and 3D CISS sequences. The British Journal of Radiology 1997; 70(833):465–472.

［14］Kretschmann HJ, and Weinrich W. Cranial Neuroimaging and Clinical Neuroanatomy (2nd edition). Stuttgart, Germany; New York: Thieme; 1992.

［15］Phillips CD, and Bubash LA. The facial nerve: Anatomy and common pathology. Seminars in Ultrasound, CT and MRI 2002; 23:202–205.

［16］Jäger L, and Reiser M. CT and MR imaging of the normal and pathologic conditions of the facial nerve. European Journal of Radiology 2001; 40(2):133–135.

［17］Hong HS, Yi B-H, Cha J-G, Park S-J, Kim DH, Lee HK, and Lee J-D. Enhancement pattern of the normal facial nerve at 3.0 T temporal MRI. British Journal of Radiology. 2010; 83(986):118–121.

［18］Connor SEJ, Leung R, and Natas S. Imaging of the petrous apex: A pictorial review. Imaging 2008; 81(965):427–435.

［19］Razek AA, and Huang BY. Lesions of the petrous apex: Classification and findings at CT and MR imaging. RadioGraphics 2011; 32(1):151–173.

［20］Sennaroglu L, and Slattery WH. Petrous anatomy for middle fossa approach. The Laryngoscope 2003; 113(2):332–342.

［21］Virapongse C et al. Computed tomography of temporal bone pneumatization: 1. Normal pattern and morphology. American Journal of Roentgenology 1985; 145:473–48.

［22］Mundada P, Singh A, and Lingam RK. CT arteriography and venography in the evaluation of pulsatile tinnitus with normal otoscopic examination. Laryngoscope 2015 Apr;125(4):979–984.

［23］Shweel M, and Hamdy B. Diagnostic utility of magnetic resonance imaging and magnetic resonance angiography in the radiological evaluation of pulsatile tinnitus. American Journal of Otolaryngology. 2013; 34: 710–717.

［24］Romo LV, Casselman JW, and Robson CD. Temporal bone: Congenital anomalies. In: Som PM, Curtin HD, eds. Head and Neck Imaging. 4th ed. Vol 2. St Louis, MO: Mosby, 2003: pp. 1119–1140.

［25］Peck JE. Development of hearing. Part I: Phylogeny. Journal of the American Academy of Audiology 1994; 5(5):291–299.

［26］Jackler RK, and Dillon WP. Computed tomography and magnetic resonance imaging of the inner ear. Otolaryngology—Head and Neck Surgery 1988; 99(5): 494–504.

［27］Marangos N, and Aschendorff A. Congenital deformities of the inner ear: Classification and aspects regarding cochlear implant surgery. 1997; 52:52–56.

［28］Sennaroglu L, and Saatci I. A new classification for cochleovestibular malformations. Laryngoscope 2002; 112:2230–2241.

［29］Peck JE. Development of hearing. Part II. Embryology. Journal of the American Academy of Audiology 1994; 5(6):359–365.

［30］Joshi VM et al. CT and MR imaging of the inner ear and brain in children with congenital sensorineural hearing loss. RadioGraphics 2012; 32(3):683–685.

［31］Jackler RK, Luxfor WM, and House WF. Congenital malformations of the inner ear: A classification based on embryogenesis. The Laryngoscope 1987; 97(S40):2–14.

［32］Grandis RJ, Branstetter BF, and Yu VL. The changing face of malignant (necrotizing) external otitis: Clinical, radiological and anatomic correlation. Lancet Infectious Disease 2004; 4:34–39.

［33］Mehrotra P, Elbadawey MR, and Zammit-Maempel I. Spectrum of radiological appearances of necrotising external otitis: A pictorial review. The Journal of Laryngology and Otology 2011; 125:1109–1115.

［34］Al-Noury K, and Lotfy A. Computed tomography and magnetic resonance imaging findings before and after treatment of patients with malignant external otitis. European Archives of Otorhinolaryngology 2011; 268:1727–1734.

［35］Grandis JR, Curtin HD, and Yu VL. Necrotizing (malignant)external otitis: Prospective comparison of CT and MR imaging in diagnosis and follow-up. Radiology 1995;196:499–504.

［36］Gherini SG, Brackmann DE, and Bradley WG. Magneticresonance imaging and computerized tomography inmalignant external otitis. Laryngoscope 1986; 96:542–48.

［37］Mas-Estelles F, Mateos-Fernandez M, Carrascosa-Bisquet B, Facal de Casro F, Puchades-Roman I, and Morera-Perez C. Contemporary non-echoplanar diffusion-weightedimaging of middle ear cholesteatomas. RadioGraphics2012; 32:1197–1213.

［38］Khemani S, Singh A, Lingam RK, and Kalan A. Imaging of postoperative middle ear cholesteatoma. Clinical Radiology 2011; 66(8):760–767.

［39］Majithia A, Lingam RK, Nash R, Khemani S, Kalan A,and Singh A. Staging primary middle ear cholesteatoma with non-echoplanar (half-Fourier-acquisition singleshot turbo-spin-echo) diffusion-weighted magnetic resonance imaging helps plan surgery in 22 patients: Ourexperience. Clinical Otolaryngology 2012; 37(4): 325–30.

［40］Thiriat S, Riehm S, Kremer S, Martin E, and Veillon F.Apparent diffusion coefficient values of middle ear cholesteatoma differ from abscess and cholesteatoma admixed infection. American Journal of Neuroradiology 2009; 30(6):1123–6.

［41］De Foer B et al. Middle ear cholesteatoma: Non-echoplanardiffusion-weighted MR imaging versus delayed gadolinium-enhanced T1-weighted MR imaging-valuein detection. Radiology 2010; 255(3):866–872.

［42］Li PM, Linos E, Gurgel RK, Fischbein NJ, and Blevins NH. Evaluating the utility of non-echoplanar diffusion-weighted imaging in the preoperative evaluation of cholesteatoma: A meta-analysis. Laryngoscope 2013;123(5):1247–1250.

［43］Huins CT, Singh A, Lingam RK, and Kalan A. Detectingcholesteatoma with non-echo planar (HASTE) diffusion-weighted magnetic resonance imaging. Otolaryngology—Head and Neck Surgery 2010; 143:141–6.

［44］Lingam RK, Khatri P, Hughes J, and Singh A.Apparent diffusion coefficients for detection of post operative middle ear cholesteatoma on non-echoplanar diffusion weighted images. Radiology 2013(Nov);269(2):504–510.

［45］Khemani S, Lingam RK, Kalan A, and Singh A. The value of non-echo planar HASTE diffusion-weighted MR imaging in the detection, localisation and prediction of extent of postoperative cholesteatoma. Clinical Otolaryngology 2011; 36(4):306–12.

［46］Nemzek WR, and Swartz JD. Temporal Bone: Inflammatory Disease. In: Som PM, Curtin HD, eds. Headand Neck Imaging. St. Louis, MO: Mosby; 2003:pp. 1205–1229.

［47］Koomen I, Grobbee DE, Roord JJ, Donders R, Jennekens-Schinkel A, and van Furth AM. Hearing loss at schoolage in survivors of bacterial meningitis: Assessment,incidence, and prediction. Pediatrics 2003; 112: 1049–53.

［48］Fortnum HM. Hearing impairment after bacterial meningitis:A review. Archive of Disease in Childhood 1992;67(9):1128–33.

［49］Isaacson B, Booth T, Kutz JW Jr, Lee KH, and Roland PS.Labyrinthitis ossificans: How accurate is MRI in predicting cochlear obstruction? Otolaryngology—Head Neckand Surgery 2009; 140:692–6.

［50］Van Loon MC, Hensen EF, de Foer B, Smit CF, Witte B,and Merkus P. Magnetic resonance imaging in the evaluation of patients with sensorineural hearing loss causedby meningitis: Implications for cochlear implantation.Otology & Neurotology 2013; 34(5):845–54.

［51］Durisin M et al. Cochlear osteoneogenesis after meningitisin cochlear implant patients: A retrospective analysis. Otology & Neurotology 2010; 31:1072–8.

［52］Gilden DH. Bell's palsy. New England Journal of Medicine 2004; 351(13):1323–1331.

［53］Peitersen E. Bell's palsy: The spontaneous course of 2,500 peripheral facial nerve palsies of different etiologies.Acta Oto-Laryngologica 2002; 122(7):4–30.

［54］Saatci I et al. MRI of the facial nerve in idiopathic facialpalsy. European Radiology 1996; 6(5):631–636.

［55］Saremi F et al. MRI of cranial nerve enhancement.American Journal of Roentgenology 2005; 185(6):1487–1497.

［56］Martin-Duverneuil N et al. Contrast enhancement of the facial nerve on MRI: Normal or pathological?Neuroradiology 1999; 39:207–212.

［57］Iwasaki H et al. Vestibular and cochlear neuritis in patients with Ramsay Hunt syndrome: A Gd-enhanced MRI study. Acta Oto-Laryngologica 2013; 133(4):373–377.

［58］Lutz J, and L Jäger. Inflammatory lesions of the brainstem and the cerebellopontine angle. Der Radiologe 2006;46(3):205–215.

［59］Bonneville F et al. Unusual lesions of the cerebellopontine angle: A segmental approach 1. RadioGraphics 2001;21(2):419–438.

［60］Smith JK, Matheus MG, and Castillo M. Imaging manifestations of neurosarcoidosis. American Journal of Roentgenology 2004; 182(2):289–295.

［61］Maya MM, Lo WWM, and Kovanlikaya, I. Temporal bone tumors and cerebellopontine angle lesions. In:Som PM, and Curtin HD, eds. Head and Neck Imaging.St. Louis, MO: Mosby; 2003: pp. 1275–1360.

［62］De Foer B, Kenis C, Vercruysse, JP, Somers T, Pouillon M, Offeciers E, and Casselman JW. Imaging of temporal bone tumors. Neuroimaging Cliniccs of North America2009; 19:339–366.

[63] Vogl TJ, Juergens M, Balzer JO, Mack MG, Bergman C,Grevers G, Lissner J, and Felix R. Glomus tumors of the skull base: Combined use of MR angiography and spin-echoimaging. Radiology 1994; 192(1):103–10.

[64] Vogl TJ, Mack MG, Juergens M, Bergman C, Grevers G,-Jacobsen TF, Lissner J, and Felix R. Skull base tumors:Gadodiamide injection-enhanced MR imaging-drop-out effect in the early enhancement pattern of paragangliomas versus different tumors. Radiology 1993;188(2):339–46.

[65] Salzman KL et al. Intralabyrinthine schwannoma:Imaging diagnosis and classification. American Journal of Neuroradiology 2012; 33(1):104–109.

[66] Zhu AF, and McKinnon BJ. Transcanal surgical excision of an intracochlear schwannoma. American Journal of Otolaryngology 2012; 33(6):779–781.

[67] Moffat DA, Hardy DG, and Baguley DM. Strategy andbenefits of acoustic neuroma searching. The Journal of Laryngology and Otology 1989; 103(01):51–59.

[68] Gal TJ, Shinn J, and Huang B. Current epidemiology andmanagement trends in acoustic neuroma. Otolaryngology— Head and Neck Surgery 2010; 142(5): 677–81.

[69] Tos M et al. What is the real incidence of vestibularschwannoma? Archives of Otolaryngology— Head and Neck Surgery 2004; 130(2):216–220.

[70] Pilch BZ, ed. Head and Neck Surgical Pathology. Lippincott Williams & Wilkins, 2001; pp. 72–73.

[71] Thompson LDR. Head and neck pathology: A volume inthe series: Foundations in diagnostic pathology. Elsevier Health Sciences 2012; 17(2).

[72] Abele TA et al. Diagnostic accuracy of screening MR-imaging using unenhanced axial CISS and coronal T2WI for detection of small internal auditory canal lesions. American Journal of Neuroradiology 2014;35(12):2366–2370.

[73] Murphy MR, and Selesnick SH. Cost-effective diagnosis of acoustic neuromas: A philosophical, macroeconomic,and technological decision. Otolaryngology— Head and Neck Surgery; 2002; 127:253–259.

[74] Hoistad DL et al. Update on conservative management of acoustic neuroma. Otology & Neurotology 2001;22(5):682–685.

[75] Silk PS, Lane JI, and Driscoll CL. Surgical approaches to vestibular schwannomas: What the radiologist needs to know 1. RadioGraphics 2009; 29(7):1955–1970.

[76] Leksell L. Stereotaxis and Radiosurgery: An Operative System. Springfield, IL: Charles C Thomas; 1971.

[77] Brors D et al. Postoperative magnetic resonance imaging findings after transtemporal and translabyrinthine vestibular schwannoma resection. The Laryngoscope 2003;113(3):420–426.

[78] Carlson ML et al. Magnetic resonance imaging surveillance following vestibular schwannoma resection. The Laryngoscope 2012; 122(2):378–388.

[79] Carlson ML et al. Nodular enhancement within the internal auditory canal following retrosigmoid vestibulars chwannoma resection: A unique radiological pattern:Clinical article. Journal of Neurosurgery 2011; 115(4):835–841.

[80] Samii M and Gerganov V. Surgery of Cerebellopontine Lesions. Springer; 2013: pp. 417–418.

[81] David EA, and Chen JM. Posterior fossa epidermoid cyst. Otology & Neurotology 2003; 24(4):699–700.

[82] Di Giustino F et al. Cerebellopontine angle epidermoid cyst: Case Report. International Journal of Otolaryngology— Head and Neck Surgery 2013; 2:5.

[83] Son DW, Choi CH, and Cha SH. Epidermoid tumors inthe cerebellopontine angle presenting with trigeminal neuralgia. Journal of Korean Neurosurgical Society 2010;47(4):271–277.

[84] Helland CA, Morten Lund-Johansen, and Knut Wester. Location, sidedness, and sex distribution of intracranial arachnoid cysts in a population-based sample: Clinical article. Journal of Neurosurgery 2010; 113(5):934–939.

[85] Samii M et al. Arachnoid cysts of the posterior fossa.Surgical Neurology 1999; 51(4):376–382.

[86] Bacciu A et al. Lipomas of the internal auditory canal and cerebellopontine angle. Annals of Otology, Rhinology and Laryngology 2014; 123(1):58–64.

[87] White JR et al. Lipomas of the cerebellopontine angle and internal auditory canal. The Laryngoscope 2013;123(6):1531–1536.

[88] Mukherjee P, Street I, and Irving RM. Intracranial lipomas affecting the cerebellopontine angle and internalauditory canal: A case series. Otology & Neurotology 2011;32(4):670–675.

[89] Méndez J et al. Lipoma of the internal auditory canal:MR findings. European Radiology 2002; 12(3):703–704.

[90] Maiuri S, Cirillo S, Simonetti L et al. Intracranial lipomas:Diagnostic and therapeutic considerations. Journal of Neurosurgical Science 1998; 32:161–167.

[91] Chiong Y et al. Isolated metastasis to the cerebellopontine angle secondary to breast cancer. Canadian Journal of Surgery 2009; 52(5):E213.

[92] Huang T-W, and Young Y-H. Differentiation between cerebellopontine angle tumors in cancer patients.Otology & Neurotology 2002; 23(6):975–979.

[93] Kirazli T et al. Facial nerve neuroma: Clinical, diagnostic,and surgical features. Skull Base 2004; 14(2):115.Wiggins RH et al. The many faces of facial nerve schwannoma. American Journal of Neuroradiology 2006;27(3):694–699.

[94] Thompson AL et al. Magnetic resonance imagingof facial nerve schwannoma. The Laryngoscope 2009;119(12):2428–2436.

[95] Martin-Duverneuil N, Behin A, and Chiras J. Imaging of facial nerve pathology. Radiology of the Petrous Bone. Springer, Berlin, Heidelberg; 2004: pp. 181–190.

[96] Günther M et al. Surgical treatment of patients with facial neuromas— A report of 26 consecutive operations.Otology & Neurotology 2010; 31(9):1493–1497.

[97] Andrea B et al. Intraoperatively diagnosed cerebellopon-

tineangle facial nerve schwannoma: How to deal with it. Annals of Otology, Rhinology and Laryngology 2014; 123:647–653.

[98] Isaacson B, Kutz JW, and Roland PS. Lesions of the petrous apex: Diagnosis and management. OtolaryngologicClinics of North America 2007; 40(3):479–519.

[99] Moore KR et al. 'Leave me alone' lesions of the petrous apex. American Journal of Neuroradiology 1998; 19(4):733–738.

[100] Profant M, and Steno J. Petrous apex cholesteatoma. Acta Oto-Laryngologica 2000; 120(2):164–167.

[101] Atlas MD, Moffat David A, and Hardy David G.Petrous apex cholesteatoma: Diagnostic and treatment dilemmas. The Laryngoscope 1992; 102(12):1363–1368.

[102] Magliulo G. Petrous bone cholesteatoma: Clinical longitudinal study. European Archives of Oto-Rhino-Laryngology 2007; 264(2):115–120.

[103] Moore KR et al. Petrous apex cephaloceles. American Journal of Neuroradiology 2001; 22(10):1867–1871.

[104] Isaacson B et al. Invasive cerebrospinal fluid cysts andcephaloceles of the petrous apex. Otology & Neurotology 2006; 27(8):1131–1141.

[105] Lin BM, Aygun N, and Agrawal Y. Cystic lesions of the petrous apex: Identification based on magnetic resonance imaging characteristics. Otology & Neurotology2012; 33(9):75–76.

[106] Gadre AK et al. Venous channels of the petrous apex: Their presence and clinical. Otolaryngology—Head and Neck Surgery 1997; 116(2):168–174.

[107] Ibrahim M, Shah G, and Parmar H. Diffusion-weighted MRI identifies petrous apex abscess in Gradenigo syndrome. Journal of Neuro-Ophthalmology 2010; 30(1):34–36.

[108] Lee YH et al. CT, MRI and gallium SPECT in the diagnosis and treatment of petrous apicitis presenting as multiple cranial neuropathies. Brtish Journal of Radiology 2005; 78:948–951.

[109] Chole RA, and Donald PJ. Petrous apicitis. Clinical considerations. The Annals of Otology, Rhinology, and Laryngology 1982; 92(6 Pt 1):544–551.

[110] Kohan D, Heman-Ackah S, and Chandrasekhar S.Neurotology. Oxford University Press; 2014.

[111] Memis A et al. Petrous apex mucocele: High resolution CT. Neuroradiology 1994; 36(8):632–633.

[112] Larson TL, and Wong ML. Primary mucocele of the petrous apex: MR appearance. American Journal of Neuroradiology 1992; 13(1):203–204.

[113] Jackler RK, and Cho M. A new theory to explain the genesis of petrous apex cholesterol granuloma. Otology & Neurotology 2003; 24(1):96–106.

[114] Royer MC, and Pensak ML. Cholesterol granulomas. Current Opinion in Otolaryngology and Head and Neck Surgery 2007; 15(5):319–322.

[115] Connor, SEJ, Leung R, and Natas S. Imaging of the petrous apex: A pictorial review. The British Journal of Radiology 2008; 81(965):427–435.

[116] Liu JK et al. Aneurysms of the petrous internal carotid artery: Anatomy, origins, and treatment. Neurosurgical Focus 2004; 17(5):1–9.

[117] Moonis G et al. Otologic manifestations of petrous carotid aneurysms. American Journal of Neuroradiology 2005; 26(6):1324–1327.

[118] Jackler RK, and Parker DA. Radiographic differential diagnosis of petrous apex lesions. American Journal of Otology 1992; 13(6): 561–74.

[119] McDougall CG, Halbach VV, Dowd CF, Higashida RT, Larsen DW, and Hieshima GB. Dural arteriovenous fistulas of the marginal sinus. American Journal of Neuroradiology 1997; 18(8):1565–1572.

[120] Jung C et al. Intraosseous cranial dural arteriovenous fistula treated with transvenous embolisation. AmericanJournal of Neuroradiology 2009; 30(6):1173–1177.

[121] Andrew ER et al. Chondrosarcoma of the base of the skull: A clinicopathologic study of 200 cases with emphasison its distinction from chordoma. The American Journalof Surgical Pathology 1999; 23(11):1370.

[122] Neff B et al. Chondrosarcoma of the skull base. The Laryngoscope 2002; 112(1):134–139.

[123] Erdem E et al. Comprehensive review of intracranial chordoma 1. RadioGraphics 2003; 23(4): 995–1009.

[124] Gehanne C et al. Skull base chordoma: CT and MRI features.Journal Belge De Radiologie 2005; 88(5):325.

[125] Isaacson B, Kutz JW, and Roland PS. Lesions of the petrous apex: Diagnosis and management. Otolaryngolog icClinics of North America 2007; 40(3): 479–519.

[126] Pontious MB, Kim YS, and Backous DD. Metastasis to the petrous apex: A report of an uncommon case. Otolaryngology—Head and Neck Surgery 2003;129(6):751–753.

[127] Cureoglu S et al. Otologic manifestations of metastatic tumours to the temporal bone. Acta Oto-Laryngologica 2004; 124(10):1117–1123.

[128] Razek AA, and Huang BY. Lesions of the petrous apex: Classification and findings at CT and MR imaging.RadioGraphics 2011; 32(1):151–173.

Chapter 14
耳部磁共振成像的鉴别诊断

Differential Diagnosis in Magnetic Resonance Imaging of the Ear

Gabriele A. Krombach，著

王　倩，译

目录　CONTENTS

一、概述

磁共振成像（MRI）在耳鼻喉科诊断中具有重要作用。在过去 20 年 MRI 技术发展到了亚毫米级的分辨率，该分辨率能够显示内耳结构，诊断直径仅有几毫米的前庭神经鞘瘤，并且能够评估迷路炎患者的迷路强化模式 [1]。由于与周围骨质密度差异很小，计算机断层扫描（CT）不能够区分迷路内的液体及软组织密度，而 MRI 对迷路内纤维化或小肿瘤的精细评估具有较大优势。

目前，应用于多种中耳疾病的影像检查已被纳入临床常规，如肿瘤、中耳炎伴并发症或血管变异 [2]。外耳道很容易进行临床检查。对于恶性外耳道炎及鳞状细胞癌的患者，MRI 可能是明确疾病范围所必需的 [3,4]。包括手术路径在内的治疗方案的制订需要明确病变和解剖结构之间的位置关系 [5-7]。放射科医师需要了解患者的病史和临床检查结果。从耳部疾病的几种可能的鉴别诊断中，再结合疾病的临床表现、病变位置、不同加权像的信号强度和增强方式，通常可以给出正确的诊断。本章系统地介绍了不同病变的鉴别诊断，并为读者提供了典型的影像学征象，以便从一系列可能性诊断中选出可能性最大的诊断。

二、适应证

外耳道几乎不需要 MRI 检查。由于被覆的薄层皮肤与骨膜直接接触，之间没有结缔组织或皮下脂肪并且密质骨中缺少质子，使得正常的外耳道在 MR 图像上不能充分显示。外耳道可以通过耳镜检查进行评估，如果出现狭窄或"冲浪者耳"时，CT 是首选的影像检查方法。另外，肿瘤扩散比如小鳞状细胞癌或恶性外耳炎患者的累及范围也是 CT 的适应证，CT 可以很容易地显示骨质侵蚀情况。MRI 可能适用于浸润深度较深的患者，如果 CT 怀疑病变侵及颅内，则需要 MRI 检查。在这种情况下，需要应用与中耳和颅后窝成像相似的成像方案。

MRI 是内耳及颞骨成像的首选检查方法。扫描协议必须适用于该部位和需要解决的临床问题。推荐的扫描协议如表 14-1 所示。

至于临床症状，如果鼓室正常，MRI 是评估眩晕和客观性耳鸣的首选方式。如果鼓室镜显示鼓室有病变，则 CT 是首选方式，如果 CT 不能提供明确的诊断，则需要 MRI 进一步检查提供更多信息。

三、耳部的磁共振解剖

外耳道的外 1/3 由纤维软骨组成，在 T_1/T_2 加权像可以显示（图 14-1）。外耳道走行略向后，直到中间 1/3 开始之后向前弯曲。中部和内部 1/3 是由致密骨组成的，由于缺乏自由质子，在 MRI 上不产生信号。鼓膜朝向中耳是外耳道的边界，从上向下延伸相对于外耳道的上壁形成大约 140° 的角度。中耳由气体和听骨链组成，正常情况下在 MRI 图像上无信号。乳突在外耳道后下方，生理情况下乳突气腔的范围个体差异较大。乳突气房内被覆薄层黏液上皮，其内充满气体。与上述结构类似，由于黏膜太薄而无法提供足够的信号，所以生理状态下的乳突在 MRI 上无信号。在大多数情况下，乳突气房内的液体只含有很小比例的蛋白质，因此在 T_2 加权像上通常表现为高信号。由于邻近骨质信号的缺失，导致对比度很高，一旦乳突气房及中耳内有液体积聚时即可显示（图 14-1D）。单侧或双侧乳突气房积液提示咽鼓管无功能或功能障碍 [10]，如果确实存在功能障碍，同样应该检查中耳是否有积液。

内耳由骨迷路及紧密套在其内的膜迷路组成。骨迷路由密质骨组成，并且是人体最坚硬的骨质。由于骨迷路缺乏自由质子，所以生理状态下骨迷路在 MRI 上无信号。只有在病理状态下，如耳硬化症（一种自身免疫性疾病，其中部分骨迷路为散在炎性组织浸润），如果炎症持续进展，则可以在 T_1WI 及增强扫描图像进行

表 14-1　改编自德国放射学会[8] 和法国放射学会[9] 指南的序列推荐

内耳及桥小脑角

高分辨率 3D-T_2WI 用来显示解剖结构，扫描方向：轴位，层厚 ≤ 0.7mm，矩阵 521

T_1WI 自旋回波序列（SE）、不用脂肪抑制，扫描方向轴位，层厚 ≤ 3mm，矩阵 512（过采样，缩小视野）

在静脉注射造影剂后，重复 T_1WI，扫描方向：轴位和冠状位，必要时加用脂肪抑制

中耳 / 后颅底

快速自旋回波 T_2WI（TSE）序列，扫描方向：冠状位、轴位，层厚：2 ~ 3mm，矩阵 512

T_1WI-SE 序列：轴位，层厚 ≤ 2mm，矩阵 512

T_1WI-SE 增强序列：轴位、冠状位，必要时加用脂肪抑制序列

附加序列

怀疑胆脂瘤或表皮样囊肿

DWI（弥散加权成像）

颈静脉孔肿瘤、颈内动脉异常、永存镫骨动脉

MRA（对比增强 MR 血管造影）

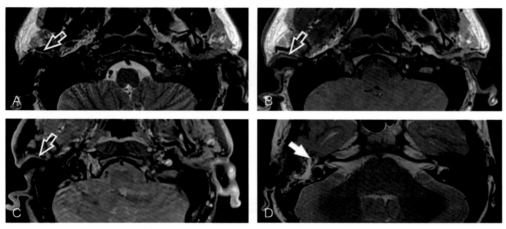

▲ 图 14-1　外耳道和中耳

外耳道和中耳 T_2-TSE（A）、T_1-TSE（B）、静脉注射造影剂（Gd-DTPA）后的 T_1 加权像（C）显示外耳道的远端 1/3 表现为一条细线样管道（空心箭），而近端部分和中耳正常情况不显示。在 T_2-TSE（D）上可见由于咽鼓管功能障碍导致的中耳内充满液体，使中耳得以显示。听小骨在液体高信号的背景下表现为信号丢失（箭）

评估[11-13]。在 CT 上可以很容易地显示密质骨，相对于骨迷路的高密度，膜迷路内的液体及实性病变如肿瘤或纤维组织由于其密度差异较小而不能区分[14]。MRI 则可以很好地区分内耳的液体及软组织，所以两种检查方法互为补充。

由于膜迷路由外淋巴及内淋巴充填，在重 T_2WI 上显示最佳（图 14-2 和图 14-3）。内淋巴、外淋巴系统均为封闭的管道，所以两者不可能混合。外淋巴与脑脊液的化学成分相似[15]，其内高钠低钾。内淋巴成分类似于细胞内液，高钾低钠[16]。内淋巴填充的结构称蜗管，包括螺旋器及前庭内的球囊和椭圆囊、半规管，这些结构位于外淋巴系统内。后者阻止了声波直接向内淋巴系统传递，并介导声波传导至螺旋器的感觉上皮细胞。耳蜗中的声波传导主要依赖外淋巴系统。在蜗窗层面的横断面可以显示排列组合为三角形的三个管道结构（图 14-4）。底部为鼓阶，充填外淋巴液，中间为充填内淋巴液的蜗管，顶端为前庭阶。声波由鼓膜传导听骨链再到前庭窗（图 14-5）。前庭窗将声波传导至充满外淋巴液的前庭阶。声波通过前庭阶经过蜗窗传导。根据频率，声波引起前庭膜的偏转，

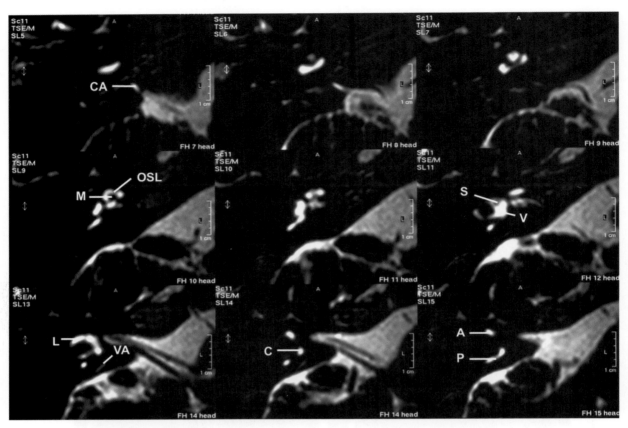

▲ 图 14-2　T₂WI-TSE，连续层面

CA. 蜗管；OSL. 骨螺旋板；M. 蜗轴；V. 前庭；S. 球囊；L. 外半规管；VA. 前庭导水管；C. 总脚；A. 前半规管；P. 后半规管

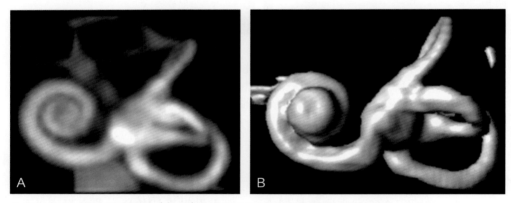

▲ 图 14-3　最大密度投影（MIP）和 T₂WI TSE 数据集的三维容积重建

A.MIP 像显示耳蜗周数 2.5 周；B. 三维容积重建显示半规管的方向

从而传播到耳蜗管，引起覆膜的弯曲，这引起螺旋器的细胞兴奋。声波传播的位置完全取决于声波的频率（图 14-5）。经过耳蜗底周、中周到达耳蜗顶周。前庭阶在耳蜗顶周与其平行走行的鼓阶在耳蜗顶周汇合，蜗管走行于耳蜗各周内并终止于圆窗，外接中耳。蜗窗是声波在内耳传导的减压门户。

前庭位于耳蜗后、背侧（图 14-2）。由于其呈卵圆形，故在 MRI 上易辨认。前庭容纳球囊及椭圆囊，内含内淋巴液，两者通过椭圆球囊管连接。球囊和囊体感应头部的空间位置，因此被称为静迷路。来自椭圆囊的神经纤维形成了前庭

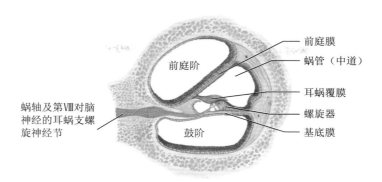

▲ 图 14-4　耳蜗的横断面观
鼓阶、前庭阶都含外淋巴液，蜗管内含内淋巴液

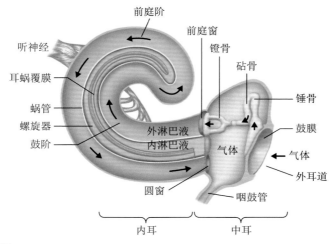

▲ 图 14-5　耳蜗
蜗管的一端是盲端，位于鼓阶和前庭阶之间。低频声音在顶周编码

神经上支。来自球囊的神经纤维形成了前庭神经下支。三个半规管呈 240° C 形且互相垂直。前半规管的后脚与后半规管的上脚合成一总骨脚。半规管内的毛细胞感受各种加速度的刺激，从而构成动迷路。毛细胞位于壶腹部。每管均有一端略膨大，称壶腹，分别位于前半规管和后半规管的分叉处和外侧半规管前支末端（图 14-3）。前半规管、外半规管的神经纤维汇入前庭上神经，后半规管的神经纤维汇入前庭下神经。充填内淋巴的膜半规管约为外淋巴管直径的 1/3。尽管目前重 T_2 加权像分辨率很高，但由于内淋巴和外淋巴系统之间的分隔太薄无论场强如何，仍然无法区分两者[17]。蜗管也无法与外淋巴系统区分。

耳蜗旋转 2.5 周（图 14-3），顶周朝向前、下（图 14-2）。蜗管内充填内淋巴液，蜗管附着于骨螺旋板，并与基底膜相融合。两者将外淋巴系统分为前庭阶和鼓阶。神经纤维穿过骨螺旋板进入位于耳蜗中央的蜗轴（图 14-2）。神经纤维汇集为蜗神经，蜗神经在内听道起始处离开蜗轴。（图 14-6 和图 14-7）。

耳蜗导水管包含外淋巴液，起源于耳蜗底周的鼓阶，走行平行于内听道且位于内听道下方到达颅后窝。耳蜗导水管狭窄，其内充填网状结构的纤维组织。耳蜗导水管属于亚显微结构，通常仅能在 CT 上显示其全貌。MRI 的高分辨率 T_2WI 可以显示耳蜗导水管的末端（图 14-2）。相比于前庭导水管，耳蜗导水管畸形很少见[18]。

前庭导水管含有内淋巴，并且对于维持内淋巴的化学成分及内淋巴、内淋巴囊的压力起着重要作用。前庭导水管从前庭到颅后窝呈倒 J

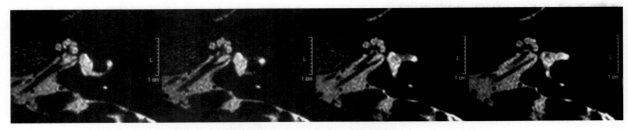

▲ 图 14-6　T₂-TSE，连续四层（由左到右）显示了内听道内的神经分支

耳蜗附近可以见到前庭神经下支及蜗神经位于内听道下部。由于耳蜗位于前方，蜗神经位于前方，前庭下神经位于后方。内听道上部走行面神经（前）和前庭上神经。由于前庭位置靠后，前庭上神经位于后部。前庭上神经及前庭下神经在内听道中 1/3 处汇合为前庭神经，前庭神经与蜗神经在内听道远端汇合形成第Ⅷ对脑神经

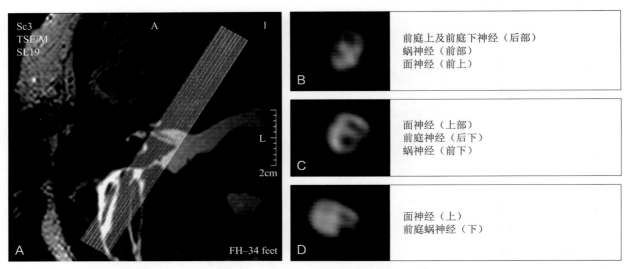

▲ 图 14-7　前庭神经的两个分支在内听道中 1/3 汇合，随后蜗神经与前庭神经汇合

A. 内听道神经多平面重建（MPR），重建方向应该垂直于内听道，层厚 0.3mm；B ～ D. 通过内听道的三个重建层面、近耳蜗部（B）、内听道中 1/3（C）、近脑干部（D）

形，并通向内淋巴囊。内淋巴囊与硬脑膜相同，10 ～ 15mm 宽。内淋巴正常不显示。仅在大前庭导水管综合征的患者，用 T₂WI 可以显示。

　　内耳道内被覆硬脑膜，其内充满脑脊液。内听道远端 1/3 内走行前庭上、下神经，蜗神经及面神经。前庭神经的两个分支在内听道中 1/3 汇合，随后蜗神经与前庭神经汇合（图 14-7）。成年人第Ⅷ对脑神经的直径平均为 1.3mm[19]。基底动脉的分支小脑前下动脉发出迷路动脉，走行于内听道下部。迷路动脉供应耳蜗及迷路。

四、正常变异

　　所谓的正常变异即变异本身并不引起临床症状。主要鉴别诊断是畸形，其可引起受累结构的功能损伤并产生相应的症状。如果存在正常变异的情况，其必须体现在报告中，因为如果进行手术或组织活检，由于与正常解剖结构存在差异有可能损伤这些结构。最坏的情况下，正常变异可能被误诊为病态，导致不必要的过度治疗。比如内听道内襻状动脉诊断为神经血管冲突（图 14-8A）。25% 的人小脑前下动脉在内听道内形成血管襻，与第Ⅷ对脑神经关系密切[20-24]。大部分情况下，血管襻呈双侧对称。在前庭施旺细胞瘤患者中，这种变异可能会有术中出血的风险。另一方面，临床相关的神经压迫症状，通常发生在神经的入口或出口处（图 14-8B），而不是内听道的中部[25, 26]。在动脉接触点处的神经变细是神经压迫的另一个标志。由于脑神经直径小，平均直径为 1mm，同样责任血管的

直径也很小，可能需要高分辨率 3D-T$_2$WI 图像多平面重组来证实神经压迫症状。另外，紧密结合临床及影像可能有助于鉴别是无效血管襻还是真的存在神经压迫。

颞骨岩尖的气化程度各异，无任何病理意义[27]。在 CT 上很容易识别，在 MRI 上，未气化部分含有黄骨髓，表现为 T$_1$WI（TSE/FSE）及 T$_2$WI（TSE/FSE）高信号（图 14-9）。图像的不对称可能会使气化部分被误诊为炎症或肿瘤侵犯[28]。了解这些变异通常有助于避免这些错误的发生。

颈静脉球是颈静脉的局限性膨大，通常位于颈静脉孔内。双侧可能不对称，一侧大、一侧小[29]。大多数情况下右侧比左侧大。同样，乙状窦通常也不对称，一侧几乎不显示，另一侧膨大，这种变异是无关紧要的。其最高风险是误诊及过度治疗[30]。如果血流的 T$_1$WI 图像信号改变，则颈静脉球的不对称性难以解释，可能要考虑颈静脉血栓或第Ⅸ～第Ⅻ对脑神经起源的神经鞘瘤。颈静脉球不对称，通常伴随乙状窦、颈静脉的不对称，颈静脉孔区的施旺细胞瘤观察不到。毫无疑问，3D-TOG 序列或相位血管造影可能有助于证实成像发现的血管性质，并最终排除血栓或颈静脉孔神经鞘瘤。

颈静脉球通常不会超过外半规管水平。颈静脉球位置超过耳蜗底周，则称为颈静脉球高位，可以有或没有骨壁（图 14-10）。无骨壁覆盖的开放性颈静脉球在耳镜下类似血管源性肿瘤，临床鉴别诊断包括中耳副神经节瘤。副神经节瘤需要经鼓膜活检，若是开放性的颈静脉球则会导致出血。肿瘤与血管变异的鉴别需要术前 MRI 检查进行评估。必须谨慎观察颈静脉孔周围骨皮质边缘完整性这一重要影像学征象。颈静脉孔的副神经节瘤会侵蚀骨皮质边缘。这种征象不会在颈静脉孔神经鞘瘤中出现。两者在增强扫描 T$_1$WI 均表现为明显强化，在 T$_2$WI 均为明显高信号。

颈静脉球状憩室是颈静脉球局部突入颅骨的囊袋状盲端[31]。由这种变异所致的患者的搏动性耳鸣主要是由疝出部颈静脉球内血流湍流造成的[30]。

颈静脉球的所有变异均应被报告，因为在制订其他病变的治疗计划时必须仔细考虑这些变异[32]。

颈动脉变异是另一种耳镜表现类似于中耳副神经节瘤的富血供性肿瘤的正常变异[33,34]。这种罕见的变异是由于颈内动脉段穿过颈动脉管垂直部的先天性发育不全。咽升动脉的分支鼓室下动脉作为替代穿过中耳（图 14-11）。颈动脉通过下鼓室进入中耳，向前弯曲，并跨过岬部。通过颈动脉骨板缺损区进入颈动脉管的水平部[35]。在血管再入点可能会导致管腔狭窄，从而引起搏动性耳鸣。若无管腔狭窄，就不会有症状。无论如何不能误诊为强化的肿瘤，因为组织活检会引起大量出血。这种变异必须报告，因为所有中耳/内耳的侵入性治疗均有极大的出血风险。由于 MRI 图像不显示骨质信号，颈内动脉变异在常规横断位 MRI 图像很难识别。MRA 图

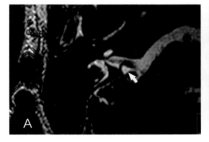
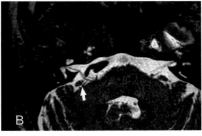
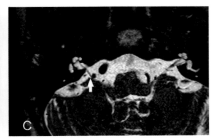

▲ 图 14-8　血管襻及血管受压患者的典型表现

A. 内听道内小脑前下动脉血管襻（箭）存在于约 25% 的人群，对神经病无大影响；B、C. 第Ⅷ对脑神经受压的 78 岁患者的血管冲突部位靠近脑干（箭），这是压迫患者的典型表现

像 MIP 重建显示血管的异常走行，并且多数病例是单侧的。最近的一项研究直接比较 CT 及 MRI 成像对于显示颈内动脉血管变异的差异，发现 CT 的敏感性（100%）略高于 MRA（92%）[36]。

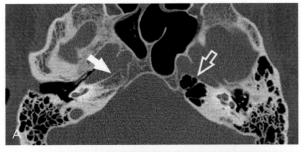
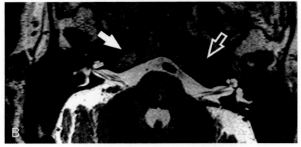

▲ 图 14-9 岩尖的气化或未气化部分的 CT 和 MRI
A.CT 显示右侧岩尖含脂肪（箭），左侧岩尖气化（空心箭）；B.T₂WI 显示右侧岩尖为高信号（箭），左侧岩尖信号丢失（空心箭）

永存镫骨动脉是另一种罕见的血管变异，同样在常规 MRI 难以显示 [37,38]。临床表现及鉴别诊断类似于颈动脉变异。镫骨动脉通常仅在妊娠的前 3 个月持续存在。正常情况下，发育为供应上颌及下颌的血管及脑膜中动脉。如果镫骨动脉持续存在，则会通过镫骨闭孔进入中耳，穿过中耳闭合或通过镫骨进入面神经管，导致面神经管轻度增宽（图 14-12）。随后延续为脑膜中动脉。由于血管与镫骨关系密切，可引起耳鸣，但多数情况无症状 [39]。

颈动脉变异及永存镫骨动脉两种变异由于阻碍了中耳的血流而引起中耳炎的情况仅在个案报道中报道过 [40,41]。

五、先天性发育畸形

成年人的耳朵是由高度分化和复杂的机械和神经元结构组成的功能单元。主要由外、中及内耳三部分组成，分别由 3 个不同部分在不同时间发育成熟：外耳和外耳道由外胚层来源的第一鳃裂和第一、第二鳃弓形成。外耳开始

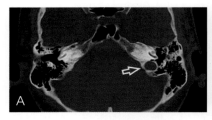
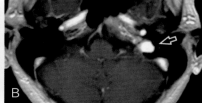
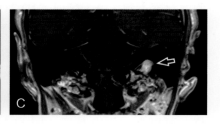

▲ 图 14-10 单侧颈静脉球憩室
A. 轴位 CT：颈静脉球憩室（箭）位于耳蜗导水管后方；B.T₁WI 增强扫描；C. 冠状位

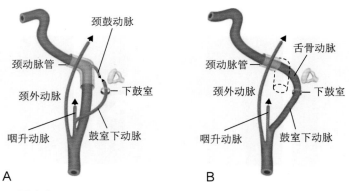

▲ 图 14-11 颈动脉
A. 正常颈动脉；B. 颈动脉变异，走行穿过中耳。颈动脉管垂直段缺失

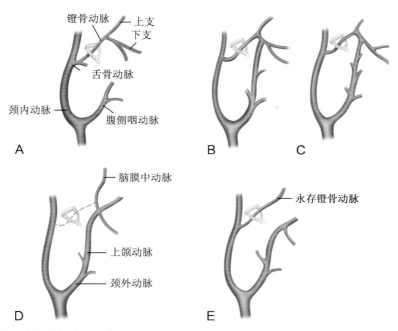

▲ 图 14-12　永存镫骨动脉发育过程示意

A. 最初，舌骨动脉起源于颈内动脉，镫骨动脉是舌骨动脉的第一分支，并通过镫骨之后分为上、下两支，在这一发育时期，存在腹侧咽动脉，随后发育为颈外动脉；B. 在腹侧咽动脉和镫骨动脉的下支之间，出现吻合；C. 镫骨动脉收缩；D. 镫骨动脉完全退化后的正常血管树；E. 永存镫骨动脉

出现于妊娠第 8 周至第 12 周结束。在外耳发育开始时，一小部分上皮细胞向第一咽囊移行并开始形成外耳道。外耳道从胚胎第 6 — 7 个月开始从中耳侧开始分裂溶解，变成管状。膜化骨沿着这个管道覆盖在上皮周围形成外耳道的内 2/3。中耳包括鼓室腔及咽鼓管，由内胚层发育而来。来源于前肠头端向外膨出的第一咽囊。内耳来自于位于第一鳃沟和后脑之间的神经外胚层。三部分中内耳最先发育，从胚胎的第 4 — 8 周开始发育。由于起源和发育时间不同，三部分的组合畸形很少见，仅发生在不到 10% 的畸形患者中。这些患者中大多数间充质受发育障碍的影响。外耳畸形通常合并中耳畸形，因为两者同时发育、形成处于两者的交界区的鼓膜，其发育情况取决于外耳道及鼓室的成熟情况。中耳畸形很少合并内耳发育障碍。

　　外耳畸形在临床上最容易评估[42]。外耳缺失或发育不全可以通过外科手术重建，具有良好的功能和美学效果。如果外耳道闭合或完全缺如，则中耳也可能受到影响[43]。中耳畸形可以从鼓室腔和听骨链的发育不全到听小骨完全不发育[44]。通常中耳与外耳的发育并行：如果外耳完全缺失，则中耳发育不全且听骨链缺如的概率很高。手术重建的可能性取决于鼓膜腔的大小。CT 是描述外耳道闭锁患者的中耳情况的首选方法[44]。由于起源及发育时间的不同，内、中耳畸形很少同时出现。然而，应在重建中耳之前进行 MRI 检查，以显示内耳道并评估第Ⅷ对脑神经的情况。

六、内耳

　　内耳的畸形与宏观或微观的形态变化有关，并且在大多数情况下伴随功能的退化或完全丧失。形态学异常的严重程度不一定与听力损失的严重程度相关。这些畸形可能是产前获得的或遗传所致。在大多数获得性先天性听力缺陷中，弓形虫病、风疹、巨细胞病毒经胎盘感染或耳毒性药物经胎盘传输，如耳毒性抗生素或氨基糖苷类药物，这些都是发病因素。在这些情况下，螺旋器发育受影响，而内耳结构的形态学发育维持正常。因此，MRI 图像表现正常。如果先天性听力缺陷是遗传性传播的，则所有已知的遗传方式都是可能的。该疾病可能是常染色体显性遗传、常染色体隐性遗传或 X 染色体连锁隐性遗传。内耳的遗传性畸形可以是综合征。在表 14-2 中，总结了可能的综合征和可检测到的听觉损失相关的形态学的概率。

高达 40% 的先天性感音性耳聋的患者的病因不明[45]。在这些患者中，未被确诊的迷路炎所致的 SNHL 为其主要的鉴别诊断。

迷路在第 4－8 周发育。如上所述，神经外胚层的丘状突起，称为耳板，位于第一鳃沟和后脑之间，是膜迷路的起源。第一步，耳板内陷形成听窝。听窝体积增大最后闭合形成听囊，表面相互独立。下一步，听囊形成背侧囊及腹侧囊。腹侧囊发育为耳蜗及球囊，背侧囊发育为椭圆囊及半规管。第 3 个源于听囊背内侧的结构是内淋巴囊前体。在妊娠第 8 周结束时，包括 2.5 圈的耳蜗在内的迷路已形成。第 8－16 周膜迷路体积增大，第 16－24 周听囊骨化。从第 8－24 周，感觉上皮在听囊的生长和骨化期间成熟。在第 24 周后，胎儿能够听到。在第 8－24 周发生的任何伤害都可能导致感觉神经性听力缺陷，但可能不会产生明显的内耳畸形。据估计，仅有 20％～30％的先天性内耳缺陷会伴随明显的迷路畸形[46]。

显示内耳畸形是 MRI 的优势。在大多数情况下，CT 是显示中耳及耳囊的首选影像方法。对于骨质和神经结构的详细显示，CT 和 MRI 起到相互补充的作用[47]。MRI 能够更好地显示充满液体的内耳及前庭结构，而 CT 则主要显示骨性结构。如果计划使用人工耳蜗或脑干植入物

表 14-2　感音性神经性耳聋综合征

综合征	遗传方式	累及部位	MRI 能否发现
Alagile（肝动脉性发育不良）	常染色体显性遗传	内耳	能
Alport（眼 - 耳 - 肾综合征）	X 染色体显性遗传病	内耳	否
Apert（尖头并指综合征）	常染色体显性遗传	内 / 中耳	能
BOR（腮 - 耳 - 肾综合征）	常染色体显性遗传	外、中及内耳	能
CHARGE（视网膜缺损，先天性心脏病，后鼻孔闭锁，生长迟缓，生殖器官发育不全，耳畸形）	常染色体显性遗传	内耳	能
Crouzon（颅面骨发育不全）	常染色体显性遗传	外耳，中耳	否（CT：能）
Franceschetti–Treacher–Collins（下颌骨颜面发育不全综合征）	常染色体显性遗传	外、中及内耳	能
Goldenhar（眼 - 耳 - 脊椎综合征）	散发	外、中及内耳	能
Klippel–Feil	常染色体隐性遗传	外、中及内耳	能
Pendred	常染色体隐性遗传	内耳	能
Trisomia 13，18，21	染色体畸变	外、中及内耳	能
Waaredenburg	常染色体显性遗传	内耳	能
Wildervanck（颈 - 眼 - 耳发育不良）	多数情况常染色体隐性遗传	内耳	能

对畸形进行手术矫正，将 CT 与高分辨率 MRI 相结合至关重要[48,49]。

大约 65% 的内耳畸形双侧发生且范围一致。这一发现提出假设：即胚胎发生过程中（第 4－8 周）的损伤是造成大多数畸形的原因。由 Jackler 首先提出的基本原则是，损伤发生越早，畸形就越严重，程度从迷路完全缺失（Michel 畸形）到半规管短粗[50]。

为了更好地理解畸形疾病谱，介绍了几种畸形的类型[51]。然而，在临床常规中，畸形的类型并不受重视。描述受累的结构及畸形的范围对于评估治疗方案至关重要。由于可能会考虑耳蜗植入，所以耳蜗及蜗轴的情况应该描述。蜗神经发育不良可能仍与耳蜗植入后的听力改善有关[52]。并非所有的畸形都伴随蜗神经缺失。原则上，耳蜗畸形的严重程度越高，蜗神经缺失的可能性就越大[53]。

七、Michel 畸形

迷路及第Ⅷ对脑神经完全缺如，由 P. Michel 于 1863 年首先描述[51]。妊娠第 3 周发育受阻则会导致 Michel 畸形。这种畸形非常少见，仅占内耳畸形的 1%。患者出生时即表现为完全性感音神经性耳聋。鉴别诊断为迷路炎所致的完全性纤维化或骨化。可用 CT 来进行鉴别，外半规管的骨壁凸向中耳。若为迷路炎所致的迷路骨化，骨性轮廓仍在。而 Michel 畸形，中耳的内壁是平直的。大多数患者的颞骨岩部由于缺乏内耳而相对较小。这些表现在 CT 上更容易发现。

面神经一般是存在的，因此内耳道也同样存在，但通常是狭窄的，其内仅走行一根面神经。临床上，Michel 畸形的患者不伴有面瘫。

八、共腔畸形

共腔畸形为妊娠第 4－5 周发育停止所致。此时听板已分化呈听囊，但前庭、半规管及耳蜗尚未形成（图 14-13）。Corti 器、前庭及半规管形成一个囊腔。依赖已分化的少量的听神经细胞，患者可残存部分听力。通常存在第Ⅷ对脑神经的共腔畸形患者可以进行耳蜗植入治疗。

九、耳蜗未发育

耳蜗发育不良可以通过半规管或残存的半规管与 Michel 畸形鉴别。与 Michel 畸形类似，此型也较少见，仅占耳蜗发育畸形的 3%[54]。如果在听囊形成过程中受损，则可能导致腹侧和背侧囊耳蜗不发育。主要的鉴别诊断是骨化性迷路炎。耳蜗未发育者至少会轻度累及半规管，表现为半规管短粗，由此可以鉴别两者（图 14-14）。由于前庭起源于腹侧囊、背侧囊，大多数耳蜗未发育患者的前庭也会受累，多数情况下表现为前庭较小。

十、耳蜗发育不全

耳蜗发育不全约占内耳畸形的 15%。发生在第 6 周的损伤使耳蜗仅存 1 圈。与耳蜗未发育相似，多数患者会伴随前庭、半规管畸形[50]。耳蜗发育不良常常与 Mondini 畸形混淆，但如果能够观察到细节便可明确区分。耳蜗发育不全可以出现在腮 - 耳 - 肾综合征患者中。

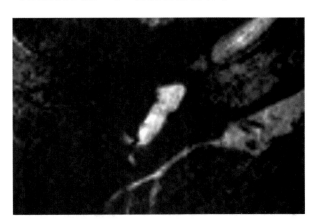

▲ 图 14-13　共腔畸形
高分辨率 T₂WI 示耳蜗内部结构消失并与前庭融合

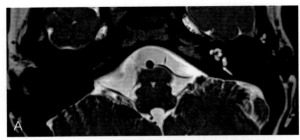
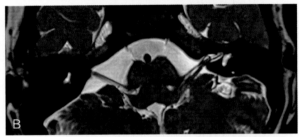
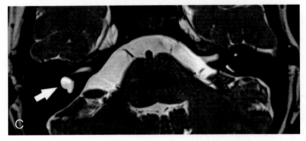

▲ 图 14-14　T₂WI 显示右侧耳蜗未发育并半规管发育不良，左侧内耳正常

A. 耳蜗缺失；B、C. 半规管短小（箭）

十一、Mondini 畸形

Mondini 畸形又称为不完全分隔型，是最常见的耳蜗畸形，约占内耳畸形的 55%[55]。此型是在胚胎发育第 7 周停止所致，耳蜗发育仅 1.5 圈[56]。底周存在，但顶中周之间无间隔。耳蜗底周的存在是其与耳蜗发育不全鉴别的关键影像特征。蜗轴缺如。约 1/5 的 Mondini 畸形患者伴前庭、半规管畸形。

由于耳蜗底周仍存在，多数患者的高频听力得以保留[57]。Mondini 畸形常伴发大前庭导水管，由此，初始听力可能会随着时间的推移而恶化（见下文"大前庭导水管 / 内淋巴管综合征"章节）。另外，部分 Mondini 畸形的患者会出现脑脊液耳漏。这部分患者表现为反复发作性细菌性脑膜炎[58-61]。Mondini 畸形的患者可以通过耳蜗植入治疗。

大前庭导水管 / 内淋巴管综合征

前庭导水管起源于妊娠第 4 周的听囊，它最初很宽、直线走行。随着颅后窝的发育，前庭导水管变窄，在成人时呈倒转的 J 形。若前庭导水管中部的直径＞ 1.5mm，则确定为前庭导水管扩大[62,63]。内淋巴囊只能在 MRI 上显示，也可能扩大（图 14-15）。这种畸形是目前所有内耳畸形中最常见的畸形，具有明显的相关性。患者通常在出生时听力正常，但在青春期听力逐渐退化。在多数情况下，轻微的创伤，例如在运动期间发生的创伤，会导致轻微却永久性的听力损伤。这种轻微创伤或压力变化后听力逐渐退化的模式产生了这样一种假设，即内部瘘管与内淋巴囊功能紊乱共同对 Corti 器造成损害。据报道，内淋巴囊的手术闭塞可防止听力进一步恶化[64]。大多数患者用耳蜗植入物来恢复听力[65]。

十二、半规管未发育

从妊娠第 6 周开始，前半规管及后半规管先发育，胚胎发育遵循种系发育的规律：早期的脊椎动物只有上、后半规管。外半规管在之后的进化过程中出现。胚胎形成过程模仿了种系发育的进化过程。根据发育的时间点，个体发育受到干扰，或只有后半规管或外侧半规管的发育可能受到影响（图 14-16）。鉴别诊断为骨化性迷路炎。骨化性迷路炎所致的闭塞通常是局限性的，很少引起半规管完全闭塞。另外，多数半规管未发育的患者伴发前庭轻度畸形。

十三、半规管发育不全

半规管发育不全最轻的一种类型是外半规管短、粗。由于从出生开始就适应了平衡感，患者通常无症状。

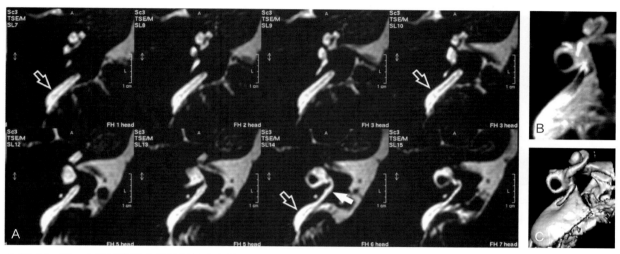

▲ 图 14-15　内淋巴囊综合征及其扩大程度
A. 大前庭导水管内淋巴囊综合征，T_2WI 连续 8 层，前庭导水管增宽（箭），连续多层可以见到内淋巴囊扩大（空心箭），
MIP（B）3D VR（C）显示内淋巴囊的扩大程度

十四、半规管裂

1998 年，Minor 等提出前半规管裂综合征是眩晕的形态学原因[66]。前半规管裂是指由于将前半规管与颅中窝分开的覆盖于前半规管的骨质发生缺裂所致。硬脑膜是前半规管与颅内脑脊液之间的唯一间隔。骨质缺损区成为迷路除了圆窗及前庭窗的第 3 条通路[67]。任一部分（外耳、中耳及颅内）的压力变化均可通过此缺损区传播。在实验动物中已经证实这些压力的传递可以增加前庭神经传入率[68]。这类患者表现为反复发作性刺激性眩晕，这类刺激包括强声刺激、咳嗽或 Valsalva 动作等可导致颅内或内耳压力变化[69,70]。此外，已发现无意识的垂直或旋转型眼震可由前半规管的兴奋或抑制来解释。几年后，发现了后半规管裂[71]。前半规管或后半规管裂综合征的诊断基于典型的临床症状和体征，并且必须通过断层成像确认，如 CT[66]。然而，部分患者前半规管裂无症状。这部分患者是在颞骨的断层成像或在手术期间暴露颞骨时偶然发现的[72]。在症状严重的患者中，通过手术填塞前半规管或封闭骨质缺损来改善患者的症状[73, 74]。如果临床怀疑半规管裂，应首选 CT 检查。上 / 后半规管裂在高分辨 T_2WI 上很容易

显示[75, 76]。半规管的高信号与脑脊液的高信号融合（图 14-17）。因为临床常规不会进行半规管裂所需的临床试验，并且可能会出现与半规管无关的临床问题，所以认识这一征象很重要。最重要的鉴别诊断是薄骨覆盖，其厚度可能低于成像分辨率。鉴别仅能依赖临床试验。

内听道狭窄，第Ⅷ对脑神经发育不良

内耳道狭窄在几毫米的范围内可伴有前庭蜗神经的发育不良，这在高分辨率 T_2WI 上很容易发现（图 14-18）。如果内听道内仅显示一根神经，则通常为面神经。临床检查可以证实面神经功能正常。前庭蜗神经发育不良通常可伴发耳蜗的严重畸形。

十五、外耳道炎

外耳炎是一种常见病，不需要影像学检查。对于对治疗反应不佳的复发性或慢性疾病的患者，第一鳃裂的异常、第一鳃裂囊肿并与外耳道之间形成窦道可能是其根本病因[77]。MRI 的 T_2WI 显示瘘管呈片状高信号。窦道壁在增强 T_1WI 可见强化。这种窦道可以沟通外耳道与腮腺或耳后软组织中的囊肿。手术切除可以消退

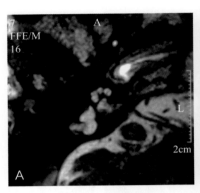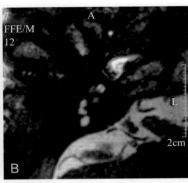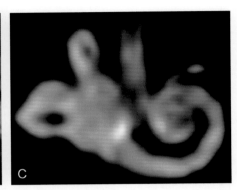

▲ 图 14-16　后半规管未发育，前、外半规管短、粗

A. 外半规管；B. 前半规管；C.MIP

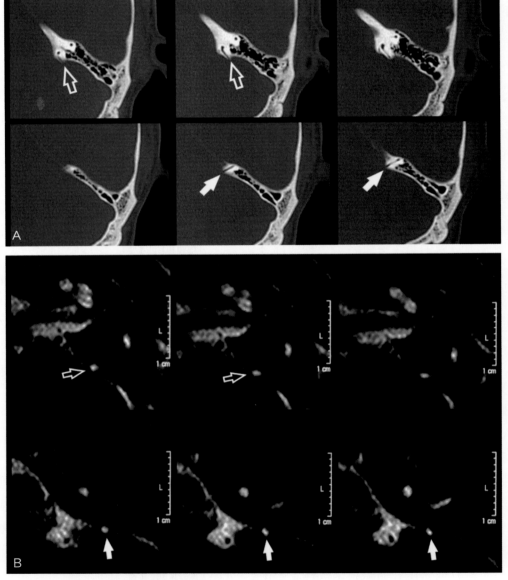

▲ 图 14-17　前半规管和后半规管裂

A.CT 连续断面，前半规管（箭）和后半规管（空心箭）的骨壁缺失；B. 对应的同一患者的 T_2WI，前半规管（箭）和后半规管（空心箭）直接与颅后窝的脑脊液相邻（硬脑膜未显示）

炎症，是首选的治疗方法。已经发表了几篇报道第一鳃裂囊肿中癌发展的病例描述 [78, 79]。CT通常用来精确显示与外耳道连接的窦道以及制订手术方案。仅有少数几个鉴别诊断。插入外耳道壁的异物可表现为 T_1WI 增强图像上的通道状强化和 T_2WI 上的高信号。这种情况下，腮腺正常且通道有一盲端。腮腺脓肿可能是由于唾液导管结石引起的阻塞导致的腮腺炎的最终后果。这些患者的腮腺导管增宽且腮腺肿大。在腮腺炎或脓肿中通常不会形成外耳道瘘管。

反复接触冷水可导致外耳道内纤维组织增生，形成外生骨疣，导致外耳道狭窄和慢性炎症 [80,81]；这种情况被称为冲浪者或游泳者耳。鉴别诊断很容易从患者的病史中得出。CT 是制订外生骨疣切除方案的首选影像检查方法 [82]。

十六、坏死性 / 恶性外耳道炎

2 型糖尿病控制不佳的老年有患恶性外耳炎的风险。少数免疫抑制的中性粒细胞减少的年轻患者也可能会患此病。铜绿假单胞菌是主要的致病菌。最初累及软组织；随后累及骨质，最后播散到颅内 [83]。如果没有抗生素治疗，这种疾病就会致命。MRI 能够显示炎症的累及范围，包括颅底的骨髓炎及颅内的播散 [84]。磁共振的典型表现为受累组织由于水肿而呈 T_2WI 高信号。如果颅底骨质在 T_2WI-FS 序列呈高信号，则提示骨髓炎。在 T_1WI-FS 像上，炎性组织可强化。由于坏死，中央部分可能不会增强，这使其与鳞状细胞癌的鉴别困难，恶性肿瘤（主要是鳞状细胞癌和可能性较小的淋巴瘤）是主要的鉴别诊断。在某些情况下，仅单用 MRI 或其他影像方式，来鉴别恶性外耳道炎与恶性肿瘤是不可能的。尤其是两者均累及邻近结构并伴有周围组织水肿时更难鉴别。这种情况下，必须进行组织活检。同样重要的是要认识到骨髓信号的变化（T_2WI 高信号，增强 T_1WI 强化）可能在成功治疗后持续长达 7 个月。

中耳炎、肉芽组织、中耳胆固醇肉芽肿及胆脂瘤

中耳炎不需进行影像检查。如果怀疑有并发症，首选 CT 检查。对于出现头痛或脑神经麻痹等神经系统症状的患者，首选 MRI 来评估颅内并发症（包括脑膜炎、静脉窦窦血栓形成，硬膜外或硬膜下脓肿形成或脑炎）[85,86]。如果在乳突蜂房气化良好的成人出现单侧中耳浆液性

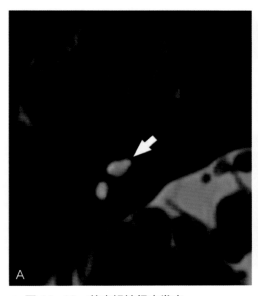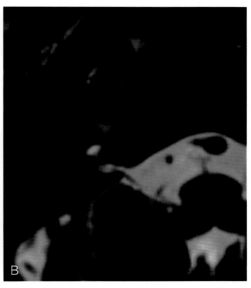

▲ 图 14-18 前庭蜗神经未发育
A. 耳蜗发育不良（箭）；B. 内听道狭窄，其内仅能见一根面神经

渗出，则可能是由于咽隐窝内肿瘤生长导致咽鼓管单侧功能障碍引起的[10]。由于该区域在临床上难以评估，因此 MRI 可用于排除肿瘤（图14-19）。

中耳炎是咽鼓管功能障碍的常见后果，可能伴发的并发症有肉芽组织、胆固醇肉芽肿和胆脂瘤。肉芽组织是对炎症及修复过程的反应。肉芽组织血供丰富，在增强 T₁WI 可见强化，平扫 T₁WI 呈低信号（图 14-20）。

胆脂瘤不强化，并且在 DWI 上表现为弥散受限，在 T₂WI 呈高信号，并且在 FLAIR 像信号不减低（图 14-21）[87]。在组织学上为异位的角化鳞状上皮细胞。在大多数情况下（99％的患者），胆脂瘤为获得性，并且在大多数患者中是由咽鼓管功能异常和中耳炎所致的。尽管胆脂瘤是一种良性疾病，但会侵蚀邻近的骨质。可引起内淋巴瘘，这种并发症在大多数情况下发生在鼓岬受侵后的外半规管。这种并发症的发生率高，另一可能的并发症是迷路炎（如下所示）。

如果未能识别并完全切除，胆脂瘤可以扩展到岩尖或超过岩尖的范围以及侵犯到颅内。以及渗透到颅内空间。恶性肿瘤是胆脂瘤最重要的鉴别诊断。在增强 T₁WI 上，胆脂瘤不强化，由于病变邻近组织受压或受累，仅在病变周边可以见到轻度强化。而鳞癌尽管常见中央坏死，但肿瘤周边明显强化。如上所述，胆脂瘤的突出表现是在 DWI 像上弥散受限（图 14-21）。

由于咽鼓管功能失常，中耳长期积液后就会形成胆固醇肉芽肿[88,89]。这种情况会导致黏膜水肿、新生血管生成，血管破裂出血。引流不畅导致中耳腔内红细胞的连续降解和胆固醇结晶积聚，成为异物。随后多核巨细胞堆积。胆固醇肉芽肿仍然是高度黏性的流体，与岩尖胆固醇肉芽肿不同，不会引起膨胀性骨质破坏；然而，MRI 不能表现出这一特征。胆固醇肉芽肿本身会导致黏膜的新生血管形成，从而引发反复出血，依此反复恶性循环。与胆脂瘤及肉芽组织相比，胆固醇

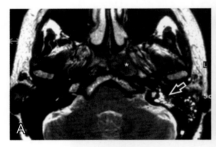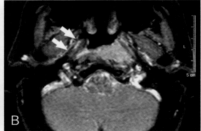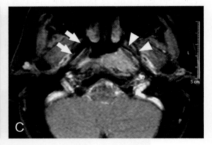

▲ 图 14-19 左侧侧隐窝鳞癌
A.T₂-TSE，肿瘤为低信号（*），乳突蜂房内积液（空心箭）；B. 快速 T₁ 梯度成像，对侧咽鼓管关闭（箭）；C.Valsalva 动作后右侧咽鼓管开放（箭），而左侧咽鼓管由于肿瘤的浸润仅在近开口处开放（箭头）

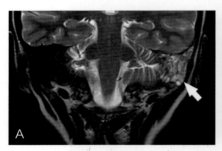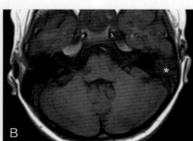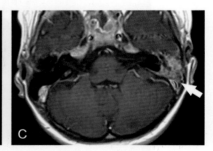

▲ 图 14-20 慢性中耳炎伴肉芽组织形成
A.T₂WI 显示中耳及乳突蜂房内积液（箭）；B.T₁WI 显示肉芽组织表现为低信号；C.T₁WI 增强扫描显示明显强化，且强化范围不局限在黏膜（箭）

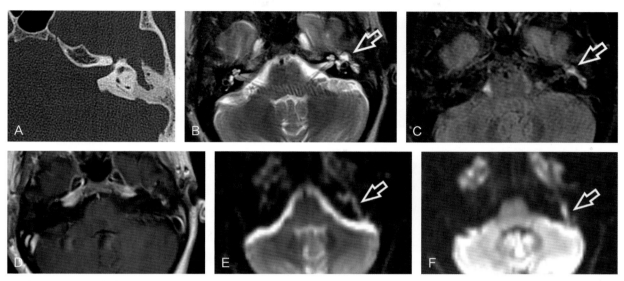

▲ 图 14-21　胆脂瘤

A.CT 示骨质破坏；B.T$_2$WI 示胆脂瘤表现为高信号（箭）；C.FLAIR 像信号无衰减（箭）；D.T$_1$WI 增强扫描显示胆脂瘤无强化；E.DWI（b=0）；F.DWI（b=1000）；胆脂瘤弥散受限

肉芽肿在所有的 SE 序列上均表现为高信号，这一特征可以明确地与胆脂瘤和肉芽组织鉴别。肉芽组织在平扫 T$_1$WI 呈低信号。耳镜下，中耳胆固醇肉芽肿类似于像鼓室球瘤、迷走颈动脉及颈静脉球高位等富血供的结构。因此，需要 MRI 对上述这些病症进行鉴别。关于鉴别，需要记住胆固醇肉芽肿是中耳的少见病。

十七、迷路炎

迷路炎可在中耳炎后经中耳传播或颞骨骨折后经脑膜或血源性传播。如果感染通过中耳传播，多为单耳发病。如上所述，由于胆脂瘤的膨胀性溶骨性破坏所致的迷路瘘可引起迷路炎。术后可能发生医源性迷路炎。在绝大多数情况下，脑膜感染会引起双侧迷路炎。脑膜炎源性迷路炎在儿童中发病率高。多数情况下会导致永久性耳聋。在成人患者中，难以评估与儿童脑膜炎的明确联系，最重要的鉴别诊断是先天性畸形。

急性迷路炎由于血管的病理性渗透性增加使得迷路在增强 T$_1$WI 像可见强化[90]。由于迷路

炎多为节段性，增强扫描可见耳蜗或半规管呈节段性强化（图 14-22），并且强化程度低于迷路内神经鞘瘤[90]。与其他炎症类似，在治疗成功和临床症状消失后 6 个月仍可见强化。永久性听力损伤是迷路炎的不良结局，只有通过人工耳蜗植入来治疗。炎症可导致耳蜗的纤维化，并可能在骨化之前出现，使耳蜗植入物无法插入。纤维化是由于存在于骨迷路中的未分化的间充质细胞分化为成纤维细胞和成骨细胞以及这些细胞的增殖所致的。纤维组织可在迷路炎发作后 12 周内开始形成，在某些情况下甚至可以更早。纤维化仅可在 T$_2$WI 上显示（图 14-23），但却无法与骨化鉴别[91]。CT 图像由于其软组织对比度低，无法显示耳蜗内的纤维组织（图 14-24）。可是 CT 却能够鉴别出纤维化与骨化，提示能否进行电极植入[92]。

十八、肿瘤

耳部肿瘤的定位是鉴别诊断最重要的特征之一。外耳肿瘤只有在已浸润周围软组织并且临床上无法评估浸润深度时才需要进行影像检查。只有恶性肿瘤才有这种生长方式。鳞状细

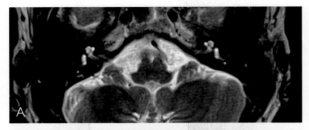
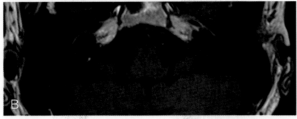
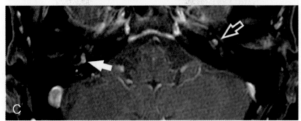

▲ 图 14-22　急性迷路炎

A.T₂WI 示迷路内充满液体；B. 平扫 T₁WI；C. 增强 T₁WI。左侧前庭（箭）及右侧耳蜗（空心箭）强化

胞癌（图 14-25）、基底细胞癌、恶性黑素瘤和淋巴瘤是最常见的鉴别诊断。由于基底细胞癌可深度浸润却不会转移，所以认为基底细胞癌为交界性肿瘤。这些情况下制订精确的治疗计划需要明确病变的范围及受累的结构。外耳鳞状细胞癌，肿瘤的病理学分级，大小和浸润深度为颈部淋巴结转移的危险因素[93]。多数情况下，MRI 并不能取代组织活检，但活检组织很容易取得。

十九、中耳肿瘤

鼓室球瘤和颈静脉鼓室球瘤

中耳肿瘤中先天性胆脂瘤最常见，之后为鼓室球瘤，第 3 是神经鞘瘤，三者均为良性。鼓室球瘤的转移极少见，关于其报道均见于文献病例中，但这些报道仍有待考证。副神经节瘤可以是多中心的，尤其是有家族史时，这些情况下多达 1/4 为多中心性。

先天性胆脂瘤起源于鼓室内外胚层的残留组织，发生在没有中耳炎或咽鼓管功能缺陷史的儿童或年轻人中。如上所述，胆脂瘤可侵蚀骨质，并且大多数并发症是由于重要功能结构的受累。胆脂瘤与鼓室球瘤临床表现不同，依此可以直接鉴别两者。在耳镜检查中，胆脂瘤表现为鼓膜后白色肿物，而鼓室球瘤透过鼓膜前下象限呈红色肿物。胆脂瘤的患者传导性听力耳聋，并且多数情况下有中耳炎和长期的咽鼓管功能缺陷的病史，因此乳突气化不良。由于肿瘤高度血管化，多达 90% 的副神经节瘤的患者可有搏动性耳鸣的临床症状。鼓室球瘤和颈静脉鼓室球瘤均由咽升动脉的分支供血。在鼓室镜检查中，面神经鞘瘤表现为鼓膜的上半部的白色肿物。因此，副神经节瘤的鉴别诊断主要考虑血管变异，而非其他肿瘤。临床上无法将鼓室球瘤及颈静脉鼓室球瘤鉴别。由于治疗首选完全切除，并且两种肿瘤的手术方法不同，术前 CT 和 MRI 可帮助鉴别两者[94]。

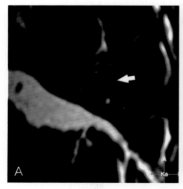
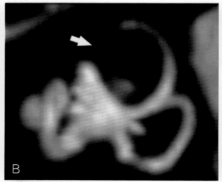
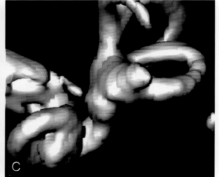

▲ 图 14-23　迷路炎后半规管部分闭塞（箭）

A. 轴位；B.MIP；C. 三维 VR、MIP 和 VR 全面观

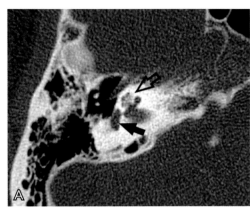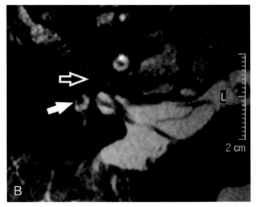

▲ 图 14-24　CT 图像由于其软组织对比度低，无法显示耳蜗内的纤维组织
A.CT 示迷路炎后耳蜗内的骨化（空心箭），耳蜗底周未骨化，耳蜗底周及前庭内（箭）的软组织与液体密度无法鉴别；B. 与 CT 像相对应的 T_2WI 像，耳蜗（空心箭）完全闭塞，前庭内局部可见纤维组织（箭）信号

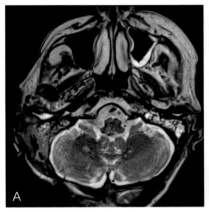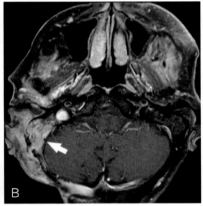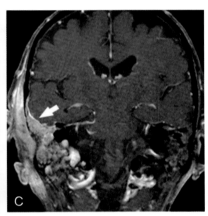

▲ 图 14-25　右侧内耳、中耳鳞癌，肿瘤累及硬脑膜
A. 轴位 T_2WI；B. 轴位增强 T_1WI；C. 冠状位增强 T_1WI

　　鼓室球瘤起源于下鼓室神经（Jacobson 神经，面神经第 9 分支）的球体，属于化学感受器，在中耳位于耳蜗鼓岬部，因此中耳鼓室球瘤仅能发生于此。球瘤可发生在有化学感受器存在的任何部位。除了耳蜗鼓岬部，在近中线区颈静脉球处还有 2 个位置：其中 1 个也来自 Jacobson 神经并导致颈前副神经节瘤；而第 2 个位于与第一个相对的位置，来源于面神经的乳突分支（第 10 个分支）的化学感受器细胞（也称为 Arnolds 神经）。来源于这两个部位的肿瘤可以向中耳方向生长，这个部位的副神经节瘤成为颈静脉鼓室球瘤。如果肿瘤向下生长，则称为颈静脉球瘤。其他位置还有颈动脉分叉处及喉部。副神经节瘤在平扫 T_1WI 上与肌肉呈等信号，增强后明显强化 [95]，在 T_2WI 通常表现为高信号（图 14-26）。肿瘤较大直径超过 1cm 时，其内可见粗大的流空信号（图 14-27）。鉴别诊断的关键特征是典型的强化模式和肿瘤的位置 [96]。主要的鉴别诊断包括颈静脉球高位及颈静脉球憩室；两者在增强 T_1WI 同样表现为明显强化。两者与颈静脉相续，由此可与副神经节瘤鉴别。增强后的信号与颈静脉相同。另一重要的鉴别诊断为迷走颈内动脉。通过与其颈动脉的连续性，颈动脉的异常走行和位置，可以将其与肿瘤鉴别。

　　中耳的神经鞘瘤源于面神经及其分支，如上所述，鼓室镜下为白色肿物。与其他部位的神经鞘瘤相似，在增强 T_1WI 明显强化 [97]，这一点与胆脂瘤明显不同。不同于副神经节瘤，在 T_2WI 上，神经鞘瘤即使再大也不会出现血管流空信号。小的神经鞘瘤仅能通过临床症状及鼓室镜的表现与副神经节瘤鉴别。

其他可能发生在中耳的肿瘤有成人的脑膜瘤和腺瘤，儿童的横纹肌肉瘤。

脑膜瘤可从颈静脉孔或颞骨的后壁延伸到中耳[98]。病变延续了脑膜瘤经典的影像学表现（硬膜尾征，增强 T_1WI 明显强化，肿瘤较大时内部可见低信号的囊变及钙化）时，即可诊断。在极少数情况下，脑膜瘤直接起源于中耳内，此时诊断比较困难[99]。此时，鼓室球瘤为最重要的鉴别诊断。鼓室镜下脑膜瘤表现为极富血供肿物。与副神经节瘤相比，脑膜瘤颜色偏蓝，而前者颜色偏红。然而对于患者本身来讲可能无法区别。由于手术切除是首选治疗方法，所以影像检查的主要目的是准确描述肿瘤的范围。当肿瘤浸润骨质时，复发率很高，需要完全切除以防残余细胞生长。肿瘤好发于中年女性，

最常见的症状为传导性耳聋。

中耳横纹肌肉瘤在儿童中好发，是儿童最常见的中耳恶性肿瘤[100]，但是肿瘤极为罕见[101]。中耳横纹肌肉瘤来自颞骨附近（咽鼓管）的骨骼肌，或源于中耳的间充质干细胞[100]。骨质破坏是中耳横纹肌肉瘤的典型特征。临床症状类似于伴血性溢液的中耳炎，可能延误诊断[102]。面神经管受累可引起面瘫，但这是肿瘤晚期的征象。横纹肌肉瘤在 T_1WI 表现为低 - 等信号，增强扫描均匀强化，T_2WI 呈高信号。为评估肿瘤是否累及颅内，必须描述肿瘤邻近的脑膜情况。另外，局部淋巴结的转移对于肿瘤分期很重要。组织细胞增生症 X 是儿童侵袭性肿瘤的主要的鉴别诊断[103]。由于组织细胞增生症 X 表现为在中耳或颞骨内的侵袭性生长（图 14-28）并且与横纹肌肉瘤信号密度特点相同，所以单靠影像表现无法鉴别两者[104]。

中耳腺瘤极为罕见，但由于在文献中的关注度提高并且可作为中耳肿瘤的鉴别诊断，因

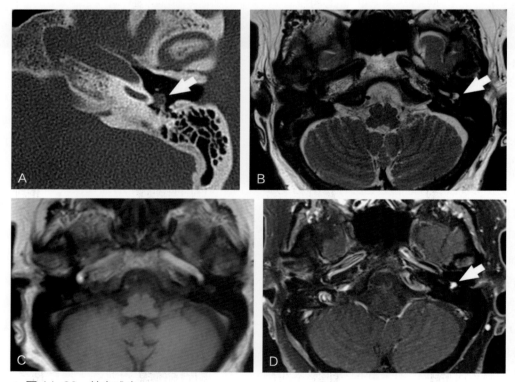

▲ 图 14-26　鼓室球瘤

A.CT 示鼓岬处的副神经节瘤（箭）；B.T_2WI 示鼓室球瘤为高信号；C. 平扫 T_1WI 示肿瘤为低信号；D. 增强 T_1WI 示增强后明显强化

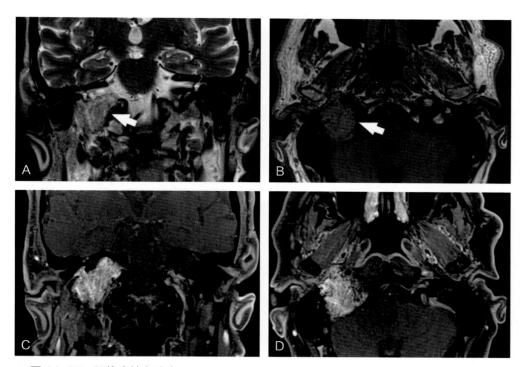

▲ 图 14-27 颈静脉鼓室球瘤

A.T$_2$-TSE 示肿瘤呈高信号，其内可见低信号的血管流空，范围从颈静脉孔区达鼓室内，上邻内听道；B. 平扫 T$_1$WI；C、D. 增强 T$_1$WI 示肿瘤明显强化

此在此提及[105,106]。源于呼吸上皮细胞，好发于中年人。由于肿瘤为良性、生长缓慢、无骨质破坏，传导性耳聋是最常见的临床症状。鼓室镜下，肿瘤表现为粉色或苍白色肿块[107]。腺瘤在 T$_2$WI 为高信号，T$_1$WI 与肌肉信号相等，增强 T$_1$WI 可见强化，最后一点可与先天性胆脂瘤鉴别。

其他不是特发于耳部但可发生在颞骨的病变包括转移瘤及颞部组织起源的恶性肿瘤，比如：骨肉瘤、脂肪瘤及脂肪肉瘤、软骨肉瘤，尤因肉瘤（图 14-29）及淋巴瘤[108]。影像学特征与身体其他部位起源的肿瘤相同[109]。

二十、内耳肿瘤

耳蜗及前庭常见的肿瘤为神经鞘瘤[110]，源于蜗神经及前庭神经末梢的神经鞘[111]。

患者表现为单侧持续、缓慢进展的感音性神经性耳聋，并可持续数十年。在高分辨 T$_2$WI 上，充满液性信号的迷路内可见局灶性类圆形低信号，增强扫描明显强化[112,113]。最重要的鉴别诊断为迷路炎的纤维化期。迷路炎时，迷路内的强化不是局限性的而是累了大部分迷路，T$_2$WI 表现为相应部位的信号丢失[90]。

累及迷路的面神经鞘瘤很多容易与迷路内的神经鞘瘤鉴别，因为面神经鞘瘤可引起面神经管增宽，增强扫描可见强化[114,115]。

由于手术切除迷路内神经鞘瘤会引起单侧听力完全丧失，所以如果肿瘤局限于耳蜗内且有残存听力，则可不进行任何治疗。迷路内神经鞘瘤是一种生长缓慢的肿瘤，如果不进行任何处理，在填满耳蜗后，肿瘤一般会停止生长。采取随诊观察的治疗方案，患者患侧残存听力可保留几年甚至数十年。若眩晕为主要症状，则必须完全切除肿瘤，术后可能导致患侧耳聋。

内淋巴囊肿瘤源于内淋巴囊上皮，是一种具有局部侵袭性的良性肿瘤（腺瘤）[116]。典型的发病部位为颞骨后缘[117]。尽管肿瘤为良性，但却可以侵犯颞骨后壁且可累及迷路。内淋巴肿瘤在 T$_1$WI 及 T$_2$WI 上信号不均，T$_1$WI 病变内部

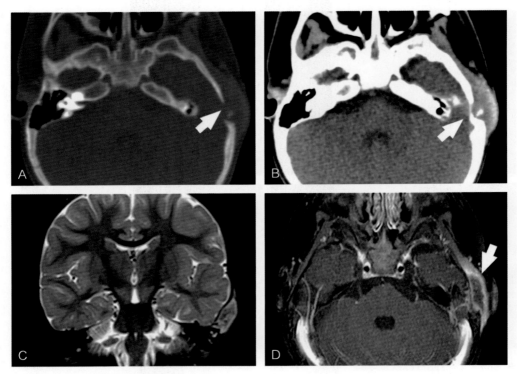

▲ 图 14-28　组织细胞增生症 X

A、B.CT 示强化的肿瘤的溶骨性骨质破坏；C.T₂-TSE：肿瘤表现为高信号；D. 增强扫描 T₁WI-FS 示肿瘤边缘强化

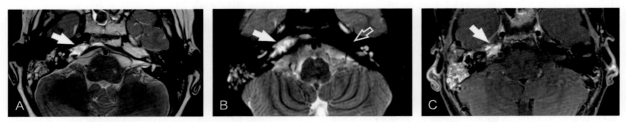

▲ 图 14-29　尤因肉瘤

A.T₂WI 示肿瘤表现为高信号（箭）；B.T₂WI-FS 示肿瘤仍为高信号（箭），而对侧岩尖为低信号（空心箭）；C. 增强扫描 T₁WI 示肿瘤强化（箭）

可见局部极高信号，增强扫描后相应部位均匀强化。内淋巴囊肿瘤与 von-Hippel–Lindau（VHL）病相关[118]。鉴别诊断包括发生于此的脑膜瘤，但脑膜瘤强化均匀，肿瘤较大时内部可有囊变、钙化，导致强化不均。即使脑膜瘤很大，但其边缘光滑，而内淋巴囊肿瘤边界不规则。

内听道及桥小脑角区肿瘤

前庭神经鞘瘤是内听道最常见的肿瘤，起源于前庭神经鞘。多数患者为单发。90% 神经纤维瘤病 2 型（NF2）的前庭神经鞘瘤为双侧。

由于肿瘤压迫了蜗神经，可导致单侧缓慢进展的感音神经性耳聋[119, 120]。单发前庭神经鞘瘤好发年龄为 40 － 60 岁，无性别倾向。NF2 型发病高峰约为 25 岁。

前庭神经鞘瘤在 T₂WI 上表现为内听道内的充盈缺损（图 14-30）。在 T₁WI 呈中等信号，增强扫描后约 85% 明显均匀强化。肿瘤较大时可充填内耳道并能凸向桥小脑角区，呈冰淇淋形（图 14-30）[121]。

最重要的鉴别诊断是桥小脑角脑膜瘤，其信号特点类似于前庭神经鞘瘤，根据肿瘤的形状可将两者鉴别。脑膜瘤与硬脑膜宽基底相连，边缘光滑，邻近脑膜增厚（硬膜尾征）（图 14-31）。前庭神经鞘瘤背向硬脑膜[120]。

由其他神经的神经鞘瘤累及内耳道非常罕见，其信号及生长方式与前庭神经鞘瘤相同（图 14-32）。

桥小脑角区的其他病变可以很容易地鉴别，包括表皮样囊肿和蛛网膜囊肿。表皮样囊肿起源于妊娠第 3 — 第 5 周神经管闭合期间的外胚层细胞。表皮样囊肿生长极为缓慢，且可数十年无症状。出现临床症状的年龄范围为 20 — 60 岁，症状的类型取决于病变的位置。可能的临床表现包括：感音神经性耳聋、头痛、三叉神经或面神经痛。表皮样囊肿与皮样囊肿不同，其内不含皮脂腺、脂肪或毛囊。表皮样囊肿的内容物主要为角化细胞碎屑和胆固醇结晶。由于这些成分的存在，表皮样囊肿在 T₁WI 与脑脊液相比可表现为等 / 高信号，在 T₂WI 上可为等 / 低信号，FLAIR 像信号不变或略低，增强扫描无强化[122,123]。DWI 像表现为弥散受限，是其典型的影像表现[124]。另一特征性表现是表皮样囊肿包绕邻近的血管及神经，与蛛网膜囊肿对周围神经、血管的压迫移位不同[125]。桥小脑角区的蛛网膜囊肿在包括 DWI 在内的 MRI 所有序列信号均与脑脊液相似。表皮样囊肿与囊性肿瘤的鉴别很简单，比如囊性脑膜瘤（通常很大），肿瘤的实性部分可见强化。

二十一、迷路内出血

迷路内出血可由肿瘤、外伤（有 / 无骨折）所致，或可以是手术并发症。在凝血功能障碍的患者中也有报道。由于迷路内出血可致突聋（感音性），通常在出现症状后需要 MRI 检查进行早期诊断。根据平扫 T₁WI 迷路内的高信号，可以明确为亚急性期出血（高铁血红蛋白降解）（图 14-33）[126]。这一特点可有助于迷路出血与迷路炎、迷路内神经鞘瘤鉴别，后两者在 T₁WI 为低信号，增强后可见强化[127]。

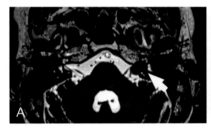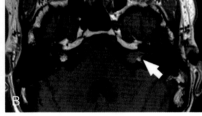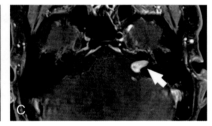

▲ 图 14-30　前庭神经鞘瘤
A.T₂WI 示肿瘤完全充填左侧内听道（箭）；B.T₁WI 示前庭神经鞘瘤与脑实质呈等信号；C. 增强扫描示前庭神经鞘瘤明显强化

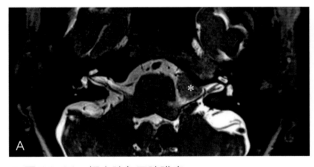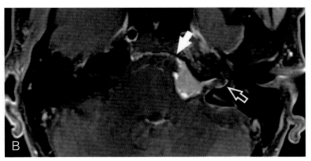

▲ 图 14-31　桥小脑角区脑膜瘤
A.T₂WI 示脑膜瘤与硬脑膜宽基底相连（＊）；B. 增强扫描 T₁WI 示脑膜瘤明显强化，肿瘤与硬脑膜交界区硬脑膜增厚、强化（白箭），这一征象称为硬膜尾征，内听道被覆硬脑膜，由于邻近脑膜瘤，内听道硬脑膜强化（空心箭）

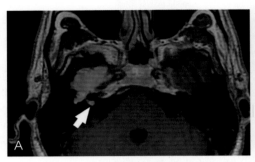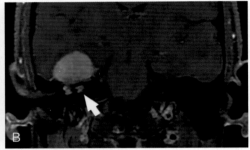

▲ 图 14-32　神经鞘瘤通过面神经管累及内听道

轴位（A）及冠状位（B）增强 T_1WI 示除了颞叶下方的巨大肿瘤外，面神经管及内听道内的小肿瘤也可见强化（箭）

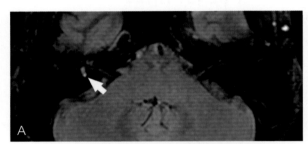

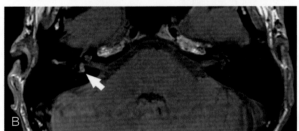

▲ 图 14-33　镫骨术后迷路出血

FLAIR（A）和 T_1WI（B）示迷路内局灶性高信号（箭）

二十二、总结

　　在过去的 20 年里，由于技术的进步，我们见证了耳部磁共振成像的巨大进步。主要由于信噪比的增加，使分辨率有可能提高到亚毫米级别。这一特征为显示复杂的内耳结构（内耳与前庭系统加起来总共有 1.5cm）提供支持。已经能够评估累及迷路结构的畸形及后天疾病。适应证范围包括先天性和后天性耳聋、眩晕或疼痛。能够反映这些症状的疾病范围涵盖了畸形、炎症、外伤及肿瘤和骨营养不良的后遗症。根据症状、临床检查和实验室检查，选取不同的影像方法。内耳充满液体，非常适合用重 T_2WI 高分辨率成像。先天性畸形可导致迷路结构畸形，

而肿瘤或炎性纤维化则导致迷路内的充盈缺损。若中耳被病变充填，则 MRI 检查同样适用。强化模式、精确定位及病变轮廓有助于不同疾病之间的鉴别。外耳及外耳道的临床检查很容易。在评估恶性外耳道炎的范围和肿瘤的局部分期时需要进行 MRI 检查。

推荐阅读

[1] Gao Z, Chi FL: The clinical value of three-dimensional fluid-attenuated inversion recovery magnetic resonance imaging in patients with idiopathic sudden sensorineural hearing loss: A meta-analysis. Otol Neurotol 2014; 35: 1730–1735.

[2] Maroldi R, Farina D, Palvarini L, Marconi A, Gadola E,Menni K, Battaglia G: Computed tomography and magnetic resonance imaging of pathologic conditions of themiddle ear. Eur J Radiol 2001; 40:78–93.

[3] Bruninx L, Govaere F, Van DJ, Forton GE: Isolated synchronous meningioma of the external ear canal and the temporal lobe. B-ENT 2013; 9:157–160.

[4] Chin RY, Nguyen TB: Synchronous malignant otitis externa and squamous cell carcinoma of the external auditory canal. Case Rep Otolaryngol 2013; 2013:837169.

[5] Pietrantonio A, D'Andrea G, Fama I, Volpini L, Raco A,Barbara M: Usefulness of image guidance in the surgical treatment of petrous apex cholesterol granuloma. Case Rep Otolaryngol 2013; 2013:257263.

[6] Young JY, Ryan ME, Young NM: Preoperative imaging of sensorineural hearing loss in pediatric candidates for cochlear implantation. Radio Graphics 2014; 34:E133–E149.

[7] Migirov L, Greenberg G, Eyal A, Wolf M: Imaging prior to endoscopic ear surgery: Clinical note. Isr Med Assoc J2014; 16:191–193.

[8] Dammann F, Grees H, Kösling S, Kress B, Lell M.Algorithmen für die Durchführung radiologischer Untersuchungen der Kopf-

Hals-Region. AWMF Online.2015. http://www.awmf.org/uploads/tx_szleitlinien/039-093l_S1_Radiologische_Diagnostik_Kopf_Hals-Bereich_2015-05.pdf.

［9］Vergez S, Morinière S, Dubrulle F, Salaun PY, De Monès E, Bertolus C, Temam S et al. Initial staging of squamous cell carcinoma of the oral cavity, larynx and pharynx (excluding nasopharynx). Part I: Locoregional extension assessment: 2012 SFORL guidelines. Eur Ann Otorhinolaryngol Head Neck Dis 2013 Feb;130:39–45.

［10］Lukens A, Dimartino E, Gunther RW, Krombach GA:Functional MR imaging of the Eustachian tube in patients with clinically proven dysfunction: Correlation with lesions detected on MR images. Eur Radiol 2012; 22:533–538.

［11］Purohit B, Hermans R, Op de BK: Imaging in otosclerosis:A pictorial review. Insights Imaging 2014; 5:245–252.

［12］Stimmer H, Arnold W, Schwaiger M, Laubenbacher C:Magnetic resonance imaging and high-resolution computed tomography in the otospongiotic phase of otosclerosis.ORL J Otorhinolaryngol Relat Spec 2002; 64:451–453.

［13］Goh JP, Chan LL, Tan TY: MRI of cochlear otosclerosis.Br J Radiol 2002; 75:502–505.

［14］Czerny C, Gstoettner W, Franz P, Baumgartner WD,Imhof H: CT and MR imaging of acquired abnormalities of the inner ear and cerebellopontine angle. Eur J Radiol 2001; 40:105–112.

［15］Adachi N, Yoshida T, Nin F, Ogata G, Yamaguchi S,Suzuki T, Komune S, Hisa Y, Hibino H, Kurachi Y: The mechanism underlying maintenance of the endocochlear potential by the K+ transport system in fibrocytes of the inner ear. J Physiol 2013; 591:4459–4472.

［16］Kim SH, Marcus DC: Regulation of sodium transport in the inner ear. Hear Res 2011; 280:21–29.

［17］van der Jagt MA, Brink WM, Versluis MJ, Steens SC,Briaire JJ, Webb AG, Frijns JH, Verbist BM: Visualization of Human Inner Ear Anatomy with High-Resolution MR Imaging at 7T: Initial Clinical Assessment. AJNR Am J Neuroradiol 2014; 36:378–383.

［18］Stimmer H: Enlargement of the cochlear aqueduct: Does it exist? Eur Arch Otorhinolaryngol 2011; 268:1655–1661.

［19］Nakamichi R, Yamazaki M, Ikeda M, Isoda H, Kawai H, Sone M, Nakashima T, Naganawa S: Establishing normal diameter range of the cochlear and facial nerves with 3D-CISS at 3T. Magn Reson Med Sci 2013;12:241–247.

［20］Hoekstra CE, Prijs VF, van Zanten GA: Diagnostic yield of a routine magnetic resonance imaging in tinnitus and clinical relevance of the anterior inferior cerebellar artery loops. Otol Neurotol 2015; 36:359–365.

［21］Erdogan N, Altay C, Akay E, Karakas L, Uluc E, Mete B, Oygen A et al.: MRI assessment of internal acoustic canal variations using 3D-FIESTA sequences. Eur Arch Otorhinolaryngol 2013; 270:469–475.

［22］Gorrie A, Warren FM, III, de la Garza AN, Shelton C,Wiggins RH, III: Is there a correlation between vascular loops in the cerebellopontine angle and unex plained unilateral hearing loss? Otol Neurotol 2010;31:48–52.

［23］McDermott AL, Dutt SN, Irving RM, Pahor AL, Chavda SV: Anterior inferior cerebellar artery syndrome: Fact or fiction. Clin Otolaryngol Allied Sci 2003; 28:75–80.

［24］Chadha NK, Weiner GM: Vascular loops causing otologicalsymptoms: A systematic review and meta-analysis.Clin Otolaryngol 2008; 33:5–11.

［25］van der Steenstraten F, de Ru JA, Witkamp TD: Is microvascular compression of the vestibulocochlear nerve a cause of unilateral hearing loss? Ann Otol Rhinol Laryngol 2007; 116:248–252.

［26］Herzog JA, Bailey S, Meyer J: Vascular loops of the internal auditory canal: A diagnostic dilemma. Am J Otol 1997; 18:26–31.

［27］Razek AA, Huang BY: Lesions of the petrous apex:Classification and findings at CT and MR imaging.RadioGraphics 2012; 32:151–173.

［28］Chapman PR, Shah R, Cure JK, Bag AK: Petrous apex lesions: Pictorial review. AJR Am J Roentgenol 2011;196:WS26–WS37.

［29］Friedmann DR, Eubig J, Winata LS, Pramanik BK,Merchant SN, Lalwani AK: A clinical and histopathologic study of jugular bulb abnormalities. Arch Otolaryngol Head Neck Surg 2012; 138:66–71.

［30］Friedmann DR, Le BT, Pramanik BK, Lalwani AK:Clinical spectrum of patients with erosion of the inner ear by jugular bulb abnormalities. Laryngoscope 2010;120:365–372.

［31］Pappas DG, Jr., Hoffman RA, Cohen NL, Holliday RA, Pappas DG, Sr.: Petrous jugular malposition (diverticulum). Otolaryngol Head Neck Surg 1993; 109:847–852.

［32］Lin YY, Wang CH, Liu SC, Chen HC: Aberrant internal carotid artery in the middle ear with dehiscent high jugular bulb. J Laryngol Otol 2012; 126:645–647.

［33］McKiever ME, Carlson ML, Neff BA: Aberrant petrous carotid artery masquerading as a glomus tympanicum.Otol Neurotol 2014; 35:e228–e230.

［34］Nicolay S, de FB, Bernaerts A, Van DJ, Parizel PM:Aberrant internal carotid artery presenting as a retrotympanic vascular mass. Acta Radiol Short Rep 2014; 3:1–3.

［35］Hitier M, Zhang M, Labrousse M, Barbier C, Patron V,Moreau S: Persistent stapedial arteries in human: From phylogeny to surgical consequences. Surg Radiol Anat2013; 35:883–891.

［36］Cappabianca S, Scuotto A, Iaselli F, Pignatelli di SN,Urraro F, Sarti G, Montemarano M, Grassi R, Rotondo A: Computed tomography and magnetic resonance angiography in the evaluation of aberrant origin of the external carotid artery branches. Surg Radiol Anat 2012;34:393–399.

［37］Hatipoglu HG, Cetin MA, Yuksel E, Dere H: A case of a coexisting aberrant internal carotid artery and persistent stapedial artery: The role of MR angiography in the diagnosis. Ear Nose Throat J 2011; 90:E17–E20.

［38］Yilmaz T, Bilgen C, Savas R, Alper H: Persistent stapedialartery: MR angiographic and CT findings. AJNR AmJ Neuroradiol 2003; 24:1133–1135.

［39］Roll JD, Urban MA, Larson TC, III, Gailloud P, Jacob P,Harnsberger HR: Bilateral aberrant internal carotid arteries with bilateral persistent stapedial arteries and bilateral duplicated internal carotid arteries. AJNR Am J Neuroradiol 2003; 24:762–765.

［40］Stott CE, Kuroiwa MA, Carrasco FJ, Delano PH: Recurrent acute otitis media as the manifestation of an aberrant internal carotid artery. Otol Neurotol 2013; 34:e117–e118.

［41］Arena P, Portmann D: Persistent stapedial artery and chronic otitis: CT scan aspects, a clinical report. Rev Laryngol Otol Rhinol (Bord) 2005; 126:33–36.

［42］Bartel-Friedrich S, Wulke C: Classification and diagnosis of ear malformations. GMS Curr Top Otorhinolaryngol Head Neck Surg 2007; 6:Doc05.

［43］Luquetti DV, Heike CL, Hing AV, Cunningham ML,Cox TC: Microtia: epidemiology and genetics. Am J Med Genet A 2012; 158A:124–139.

［44］Kosling S, Omenzetter M, Bartel-Friedrich S: Congenital malformations of the external and middle ear. Eur J Radiol 2009; 69:269–279.

［45］Huang BY, Zdanski C, Castillo M: Pediatric sensorineural hearing loss, part 2: Syndromic and acquired causes.AJNR Am J Neuroradiol 2012; 33:399–406.

［46］Huang BY, Zdanski C, Castillo M: Pediatric sensorineural hearing loss, part 1: Practical aspects for neuroradiologists. AJNR Am J Neuroradiol 2012; 33:211–217.

［47］Mukerji SS, Parmar HA, Ibrahim M, Mukherji SK:Congenital malformations of the temporal bone.Neuroimaging Clin N Am 2011; 21:603–19, viii.

［48］Joshi VM, Navlekar SK, Kishore GR, Reddy KJ, Kumar EC: CT and MR imaging of the inner ear and brain in children with congenital sensorineural hearing loss.RadioGraphics 2012; 32:683–698.

［49］Kachniarz B, Chen JX, Gilani S, Shin JJ: Diagnostic yield of MRI for pediatric hearing loss: A systematic review. Otolaryngol Head Neck Surg 2015; 152:5–22.

［50］Jackler RK, Luxford WM, House WF: Congenital malformations of the inner ear: A classification based on embryogenesis. Laryngoscope 1987; 97:2–14.

［51］Giesemann AM, Goetz F, Neuburger J, Lenarz T,Lanfermann H: Appearance of hypoplastic cochleae in CT and MRI: A new subclassification. Neuroradiology 2011; 53:49–61.

［52］Wu CM, Lee LA, Chen CK, Chan KC, Tsou YT, Ng SH:Impact of cochlear nerve deficiency determined using3-dimensional magnetic resonance imaging on hearingoutcome in children with cochlear implants. Otol Neurotol 2015; 36:14–21.

［53］Giesemann AM, Kontorinis G, Jan Z, Lenarz T,Lanfermann H, Goetz F: The vestibulocochlear nerve:Aplasia and hypoplasia in combination with inner ear malformations. Eur Radiol 2012; 22:519–524.

［54］Kontorinis G, Goetz F, Giourgas A, Lanfermann H,Lenarz T, Giesemann AM: Aplasia of the cochlea:Radiologic assessment and options for hearing rehabilitation.Otol Neurotol 2013; 34:1253–1260.

［55］Kontorinis G, Goetz F, Giourgas A, Lenarz T, Lanfermann H, Giesemann AM: Radiological diagnosis of incompletepartition type I versus type II: Significance for cochlear implantation. Eur Radiol 2012; 22:525–532.

［56］Mondini C. Anatomia surdi nati sectio: De Bononiensi Scientiarum et Artium Institute atque Academia commentarii. Bononiae. 1791; 7:419–428.

［57］Lo WW: What is a "Mondini" and what difference does a name make? AJNR Am J Neuroradiol 1999; 20:1442–1444.

［58］Iseri M, Ucar S, Derin S, Ustundag E: Cerebrospinal fluid otorrhea and recurrent bacterial meningitis in a pediatric case with Mondini dysplasia. Kulak Burun Bogaz Ihtis Derg 2013; 23:57–59.

［59］Lien TH, Fu CM, Hsu CJ, Lu L, Peng SS, Chang LY:Recurrent bacterial meningitis associated with Mondini dysplasia. Pediatr Neonatol 2011; 52:294–296.

［60］Lin CY, Lin HC, Peng CC, Lee KS, Chiu NC: Mondini dysplasia presenting as otorrhea without meningitis.Pediatr Neonatol 2012; 53:371–373.

［61］Gharib B, Esmaeili S, Shariati G, Mazloomi NN,Mehdizadeh M: Recurrent bacterial meningitis in a child with hearing impairment, Mondini dysplasia: Acase report. Acta Med Iran 2012; 50:843–845.

［62］Spencer CR: The relationship between vestibular aqueduct diameter and sensorineural hearing loss is linear: A review and meta-analysis of large case series. J Laryngol Otol 2012; 126:1086–1090.

［63］Connor SE, Siddiqui A, O'Gorman R, Tysome JR, Lee A, Jiang D, Fitzgerald-O'Connor A: Magnetic resonance imaging features of large endolymphatic sac compartments:Audiological and clinical correlates. J Laryngol Otol 2012; 126:586–593.

［64］Wilson DF, Hodgson RS, Talbot JM: Endolymphatic sac obliteration for large vestibular aqueduct syndrome. AmJ Otol 1997; 18:101–106.

［65］Ko HC, Liu TC, Lee LA, Chao WC, Tsou YT, Ng SH,Wu CM: Timing of surgical intervention with cochlear implant in patients with large vestibular aqueduct syndrome.PLoS One 2013; 8:e81568.

［66］Minor LB, Solomon D, Zinreich JS, Zee DS: Sound- and/or pressure-induced vertigo due to bone dehiscence of the superior semicircular canal. Arch Otolaryngol Head Neck Surg 1998; 124:249–258.

［67］Merchant SN, Rosowski JJ: Conductive hearing loss caused by third-window lesions of the inner ear. Otol Neurotol 2008; 29:282–289.

［68］Hirvonen TP, Carey JP, Liang CJ, Minor LB: Superior canal dehiscence: Mechanisms of pressure sensitivity in a chinchilla model. Arch Otolaryngol Head Neck Surg 2001; 127:1331–1336.

［69］Minor LB, Cremer PD, Carey JP, Della Santina

CC,Streubel SO, Weg N: Symptoms and signs in superior canal dehiscence syndrome. Ann N Y Acad Sci 2001;942:259–273.

[70]Streubel SO, Cremer PD, Carey JP, Weg N, Minor LB:Vestibular-evoked myogenic potentials in the diagnosis of superior canal dehiscence syndrome. Acta Otolaryngol Suppl 2001; 545:41–49.

[71]Krombach GA, Dimartino E, Schmitz-Rode T, Prescher A, Haage P, Kinzel S, Gunther RW: Posterior semicircular canal dehiscence: A morphologic cause of vertigo similar to superior semicircular canal dehiscence. Eur Radiol 2003; 13:1444–1450.

[72]Brantberg K, Bergenius J, Mendel L, Witt H, Tribukait A, Ygge J: Symptoms, findings and treatment in patients with dehiscence of the superior semicircular canal. Acta Otol aryngol 2001; 121:68–75.

[73]Carter MS, Lookabaugh S, Lee DJ: Endoscopicassisted repair of superior canal dehiscence syndrome.Laryngoscope 2014; 124:1464–1468.

[74]Yew A, Zarinkhou G, Spasic M, Trang A, Gopen Q, Yang I: Characteristics and management of superior semicircular canal dehiscence. J Neurol Surg B Skull Base 2012;73:365–370.

[75]Krombach GA, Schmitz-Rode T, Haage P, Dimartino E,Prescher A, Kinzel S, Gunther RW: Semicircular canal dehiscence: Comparison of T_2-weighted turbo spin-echo MRI and CT. Neuroradiology 2004; 46:326–331.

[76]Krombach GA, Di ME, Martiny S, Prescher A, Haage P, Buecker A, Gunther RW: Dehiscence of the superior and/or posterior semicircular canal: Delineation on T_2-weighted axial three-dimensional turbo spin-echo images, maximum intensity projections and volume-rendered images. Eur Arch Otorhinolaryngol 2006; 263:111–117.

[77]Triglia JM, Nicollas R, Ducroz V, Koltai PJ, Garabedian EN: First branchial cleft anomalies: A study of 39 casesand a review of the literature. Arch Otolaryngol Head Neck-Surg 1998; 124:291–295.

[78]Ida JB, Stark MW, Xiang Z, Fazekas-May MM: Laryngeal cancer involving a branchial cleft cyst. Head Neck 2011;33:1796–1799.

[79]Roche JP, Younes MN, Funkhouser WK, Weissler MC:Branchiogenic carcinoma of a first branchial cleft cyst. Otolaryngol Head Neck Surg 2010; 143:167–8, 168.

[80]Kroon DF, Lawson ML, Derkay CS, Hoffmann K,McCook J: Surfer's ear: external auditory exostoses are more prevalent in cold water surfers. Otolaryngol Head Neck Surg 2002; 126:499–504.

[81]Kujundzic M, Braut T, Manestar D, Cattunar A, Malvic G, Vukelic J, Puselja Z, Linsak DT: Water related otitis externa. Coll Antropol 2012; 36:893–897.

[82]Hajioff D, Mackeith S: Otitis externa. Clin Evid (Online)2010; 2010.

[83]Lee JE, Song JJ, Oh SH, Chang SO, Kim CH, Lee JH:Prognostic value of extension patterns on follow-up-magnetic resonance imaging in patients with necrotiz-ing otitis externa. Arch Otolaryngol Head Neck Surg 2011;137:688–693.

[84]Kwon BJ, Han MH, Oh SH, Song JJ, Chang KH: MRI findings and spreading patterns of necrotizing external otitis: Is a poor outcome predictable? Clin Radiol 2006; 61:495–504.

[85]Minks DP, Porte M, Jenkins N: Acute mastoiditis—Therole of radiology. Clin Radiol 2013; 68:397–405.

[86]Santos VM, Oliveira ER, Barcelos MS, Figueiredo NC,Santos FH, Bergerot PG: Transverse sinus thrombosis associated with otitis media and mastoiditis. J Col lPhysicians Surg Pak 2012; 22:470–472.

[87]Cavaliere M, Di Lullo AM, Caruso A, Caliendo G,Elefante A, Brunetti A, Iengo M: Diffusion-weighted intensity magnetic resonance in the preoperative diagnosis of cholesteatoma. ORL J Otorhinolaryngol Relat Spec 2014; 76:212–221.

[88]Martin C, Faye MB, Bertholon P, Veyret C, Dumollard JM, Prades JM: Cholesterol granuloma of the middle ear invading the cochlea. Eur Ann Otorhinolaryngol Head Neck Dis 2012; 129:104–107.

[89]Pisaneschi MJ, Langer B: Congenital cholesteatoma and cholesterol granuloma of the temporal bone: Role of magnetic resonance imaging. Top Magn Reson Imaging 2000; 11:87–97.

[90]Peng R, Chow D, De SD, Lalwani AK: Intensity of gadolinium enhancement on MRI is useful in differentiation of intracochlear inflammation from tumor. Otol Neurotol 2014; 35:905–910.

[91]Booth TN, Roland P, Kutz JW, Jr., Lee K, Isaacson B: Highresolution3-D T_2- weighted imaging in the diagnosis of labyrinthitis ossificans: Emphasis on subtle cochlear involvement. Pediatr Radiol 2013; 43:1584–1590.

[92]Verbist BM: Imaging of sensorineural hearing loss:A pattern-based approach to diseases of the inner ear and cerebellopontine angle. Insights Imaging 2012;3:139–153.

[93]Wermker K, Kluwig J, Schipmann S, Klein M, Schulze HJ, Hallermann C: Prediction score for lymph node metastasis from cutaneous squamous cell carcinoma of the external ear. Eur J Surg Oncol 2015; 41:128–135.

[94]Amin MF, El Ameen NF: Diagnostic efficiency of multidetector computed tomography versus magnetic resonance imaging in differentiation of head and neck paragangliomas from other mimicking vascular lesions:Comparison with histopathologic examination. Eur Arch Otorhinolaryngol 2013; 270:1045–1053.

[95]Vogl T, Bruning R, Schedel H, Kang K, Grevers G,Hahn D, Lissner J: Paragangliomas of the jugular bulb and carotid body: MR imaging with short sequences and Gd-DTPA enhancement. AJR Am J Roentgenol 1989;153:583–587.

[96]Mafee MF, Raofi B, Kumar A, Muscato C: Glomus faciale, glomus jugulare, glomus tympanicum, glomus vagale, carotid body tumors, and simulating lesions.Role of MR imaging. Radiol Clin North Am 2000; 38:1059–1076.

[97]Karandikar A, Tan TY, Ngo RY: Diagnosing features of

Jacobson's nerve schwannoma. Singapore Med J 2014; 55:e85–e86.

[98] Nicolay S, de FB, Bernaerts A, Van DJ, Parizel PM:A case of a temporal bone meningioma presenting as a serous otitis media. Acta Radiol Short Rep 2014;3:2047981614555048.

[99] Stevens KL, Carlson ML, Pelosi S, Haynes DS: Middle ear meningiomas: A case series reviewing the clinical presentation, radiologic features, and contemporary management of a rare temporal bone pathology. Am J Otolaryngol 2014; 35:384–389.

[100] Viswanatha B: Embryonal rhabdomyosarcoma of the temporal bone. Ear Nose Throat J 2007; 86:218, 220–218, 222.

[101] Vegari S, Hemati A, Baybordi H, Davarimajd L,Chatrbahr G: Embryonal rhabdomyosarcoma in mastoid and middle ear in a 3-year-old girl: A rare case report. Case Rep Otolaryngol 2012; 2012:871235.

[102] Muranjan M, Karande S, Parikh S, Sankhe S: A mistaken identity: Rhabdomyosarcoma of the middle ear cleft misdiagnosed as chronic suppurative otitis media with temporal lobe abscess. BMJ Case Rep 2014; 2014.

[103] Marioni G, De FC, Stramare R, Carli M, Staffieri A:Langerhans' cell histiocytosis: Temporal bone involvement.J Laryngol Otol 2001; 115:839–841.

[104] Angeli SI, Luxford WM, Lo WW: Magnetic resonance imaging in the evaluation of Langerhans' cell histiocytosis of the temporal bone: Case report. Otolaryngol Head Neck Surg 1996; 114:120–124.

[105] Almuhanna K: Neuroendocrine adenoma of the middle ear with the history of otitis media and carcinoma of the cheek: A case report. BMC Res Notes 2014; 7:532.

[106] Isenring D, Pezier TF, Vrugt B, Huber AM: Middle ear adenoma: Case report and discussion. Case Rep Otolaryngol 2014; 2014:342125.

[107] Verhage-Damen GW, Engen-van Grunsven IA, van der Schans EJ, Kunst HP: A white mass behind the tympanic membrane: Adenoma of the middle ear with neuroendocrine differentiation. Otol Neurotol 2011;32:e38–e39.

[108] de FB, Kenis C, Vercruysse JP, Somers T, Pouillon M,Offeciers E, Casselman JW: Imaging of temporal bone tumors. Neuroimaging Clin N Am 2009; 19:339–366.

[109] Pusiol T, Franceschetti I, Bonfioli F, Barberini F, Scalera GB, Piscioli I: Middle ear metastasis from dormant breast cancer as the initial sign of disseminated disease 20 years after quadrantectomy. Ear Nose Throat J 2013; 92:121–124.

[110] Bouchetemble P, Heathcote K, Tollard E, Choussy O,Dehesdin D, Marie JP: Intralabyrinthine schwannomas:A case series with discussion of the diagnosis and management.Otol Neurotol 2013; 34:944–951.

[111] Casselman JW: Diagnostic imaging in clinical neurootology.Curr Opin Neurol 2002; 15:23–30.

[112] Donnelly MJ, Daly CA, Briggs RJ: MR imaging features of an intracochlear acoustic schwannoma. J Laryngol Otol 1994; 108:1111–1114.

[113] Hegarty JL, Patel S, Fischbein N, Jackler RK, Lalwani AK: The value of enhanced magnetic resonance imaging in the evaluation of endocochlear disease. Laryngoscope 2002; 112:8–17.

[114] Belli E, Rendine G, Mazzone N: Schwannoma of the facial nerve: Indications for surgical treatment. J Craniofac Surg 2013; 24:e396–e398.

[115] Parnes LS, Lee DH, Peerless SJ: Magnetic resonance imaging of facial nerve neuromas. Laryngoscope 1991;101:31–35.

[116] Butman JA, Nduom E, Kim HJ, Lonser RR: Imaging detection of endolymphatic sac tumor-associated hydrops. J Neurosurg 2013; 119:406–411.

[117] Bastier PL, de ME, Marro M, Elkhatib W, Franco-VidalV, Liguoro D, Darrouzet V: Endolymphatic sac tumors:Experience of three cases. Eur Arch Otorhinolaryngol 2013; 270:1551–1557.

[118] Eze N, Huber A, Schuknecht B: De novo development and progression of endolymphatic sac tumour in von Hippel-Lindau disease: An observational study and literature review. J Neurol Surg B Skull Base 2013; 74:259–265.

[119] Lee SH, Choi SK, Lim YJ, Chung HY, Yeo JH, Na SY, Kim SH, Yeo SG: Otologic manifestations of acoustic neuroma.Acta Otolaryngol 2015; 135:140–146.

[120] Heier LA, Comunale JP, Jr., Lavyne MH: Sensorineural hearing loss and cerebellopontine angle lesions. Not always an acoustic neuroma—A pictorial essay. Clin Imaging 1997; 21:213–223.

[121] Mulkens TH, Parizel PM, Martin JJ, Degryse HR, Vande Heyning PH, Forton GE, De Schepper AM: Acoustic schwannoma: MR findings in 84 tumors. AJR Am J Roentgenol 1993; 160:395–398.

[122] Liu P, Saida Y, Yoshioka H, Itai Y: MR imaging of epidermoids at the cerebellopontine angle. Magn Reson Med Sci2003; 2:109–115.

[123] Nguyen JB, Ahktar N, Delgado PN, Lowe LH: Magnetic resonance imaging and proton magnetic resonance spectroscopy of intracranial epidermoid tumors. Crit Rev Comput Tomogr 2004; 45:389–427.

[124] Dechambre S, Duprez T, Lecouvet F, Raftopoulos C,Gosnard G: Diffusion-weighted MRI postoperative assessment of an epidermoid tumour in the cerebellopontine angle. Neuroradiology 1999; 41:829–831.

[125] Bonneville F, Savatovsky J, Chiras J: Imaging of cerebellopontine angle lesions: An update. Part 2: Intra-axiallesions, skull base lesions that may invade the CPA region, and non-enhancing extra-axial lesions. Eur Radiol 2007; 17:2908–2920.

[126] Rosado WM, Jr., Palacios E: Sudden onset of sensorineural hearing loss secondary to intralabyrinthine hemorrhage:MRI findings. Ear Nose Throat J 2008; 87:130–131.

[127] Dubrulle F, Kohler R, Vincent C, Puech P, Ernst O: Differential diagnosis and prognosis of T_1-weighted post-gadolinium intralabyrinthine hyperintensities. Eur Radiol 2010; 20:2628–2636.

Chapter 15
涎腺磁共振成像

Magnetic Resonance Imaging of the Salivary Gland

Takashi Nakamura, Misa Sumi ，著

李 婷，译

目录　CONTENTS

涎腺可发生多种起源自腺体或非腺体组织的良性肿瘤、恶性肿瘤及腺体内外的炎性病变。此外，作为外分泌腺，涎腺在很多代谢相关性疾病及全身性疾病中都出现形态及功能的改变。尽管临床检查提示存在涎腺疾病，但这些检查结果通常不足以检测或确诊疾病。然而，影像学检查有助于诊断疾病，而且磁共振（MR）成像是首选，因其具有高组织对比度并且可以通过不同成像序列获得多的信息。在本章中，我们将介绍健康涎腺及涎腺疾病的 MR 影像特征。

一、涎腺的功能及神经分布

大涎腺包括腮腺、下颌下腺及舌下腺，分泌口腔 90% 的唾液。另外，在包括口腔在内的整个上消化道的黏膜下分布着大量小涎腺（600～1000 个）。涎腺间质及神经起源于神经嵴，而涎腺上皮起源于胚胎外胚层的多能前体[1]。功能支配以及影响神经 - 上皮沟通的因素对于维持上皮前体池和诱导神经管分化至关重要；因此，这些元素对于涎腺的形态发生及损伤修复很重要[2-4]。

涎腺的主要生理功能是产生唾液，用以润滑口腔和上消化道以便进食和发声、pH 缓冲以及免疫所必需的[1,2,5]。唾液分泌受副交感神经和交感神经自主支配。涎腺由两种类型的上皮实质细胞组成：腺泡细胞（80%）和导管细胞（20%）。腺泡细胞产生浆液性或黏液性唾液，其含有 99.3% 的水、0.4% 的蛋白质和 0.3% 的盐；而导管细胞主要通过重吸收盐来改进分泌物。包绕在腺泡外面及穿插在导管内的受神经支配的星形肌上皮细胞通过挤压上述两种细胞促进分泌。导管细胞可根据形态和组织学表现分为 3 种类型：插入型、条纹型和颗粒型。

腮腺受舌咽神经（第 IX 对脑神经）的副交感神经纤维支配，该神经起自延髓的下涎核（ISN）并且在位于颅底卵圆孔下方的耳神经节

（OG）换元[2]。然后，节后纤维从神经节发出并通过第 V 对脑神经的耳颞神经进入腮腺，支配浆液性唾液分泌。下颌下腺和舌下腺由副交感神经纤维支配，该神经起源于脑桥上涎核（SSN），并且在内耳道加入到面神经（第 VII 对脑神经）内。此神经纤维通过乳突内的鼓索神经进入颞下窝并在此进入舌神经［三叉神经（第 V 对脑神经）下颌支的边缘分支］内。此纤维随后在下颌下神经节（SG）换元，节后纤维出神经节后进入颌下腺和舌下腺，并分别刺激浆液 - 黏液和黏液唾液分泌。

胸神经节（ThG）发出上行交感神经纤维至颈上神经节（SCG）。节后交感神经纤维自 SCG 发出并加入颈外动脉及其分支（包括面动脉）周围的神经丛[2]。来自颈外动脉丛的节后交感神经纤维的分支延伸到所有 3 对大涎腺中。

二、正常涎腺的磁共振成像

（一）腮腺

颈深筋膜的浅层在舌骨上方外侧颈部构成腮腺间隙。咽旁间隙和咀嚼肌间隙分别位于腮腺内侧和前方。咽旁间隙充满脂肪组织，咀嚼肌间隙包含下颌支、下颌骨体的后部、四种类型的咀嚼肌（咬肌、颞肌、翼内肌、翼外肌）、三叉神经分支（V_3）及下牙槽动脉和静脉。二腹肌的后腹位于腮腺间隙的上部和颈动脉间隙之间。腮腺间隙（因此也是腮腺）上缘达乳突尖端、向下达下颌角以下。

腮腺较其他大涎腺（下颌下腺和舌下腺）含有更多脂肪组织；所以腮腺的 MR T_1 信号高于相邻咀嚼肌并且低于皮下脂肪组织（图 15-1A）。因此，脂肪抑制序列腮腺的 T_2 MR 信号明显降低（图 15-1B）。

腮腺的外分泌导管系统由腺外主导管（Stensen 导管）、腺内主导管和小导管组成。Stensen 导管穿过筋膜，沿咬肌前缘向前走行，

穿过颊肌，最后在上磨牙水平开口于颊黏膜。在脂肪抑制的 T_2 加权图像上导管系统表现为沿咬肌表面走行的弧线形高信号（Stensen 导管），并在腺实质内呈放射状高信号（腺内主导管和小导管）（图 15-1B）；而 MR 涎管造影更清楚地显示了腮腺导管系统的整个结构（图 15-2）。

腮腺有丰富的血供，与邻近的咬肌相比，注射造影剂后强化更明显。作为腮腺血管标志的下颌后静脉沿着下颌支的后缘垂直走行（图15-1）。颈外动脉也走行于下颌支后面、下颌后静脉内侧。

面神经通过茎乳孔出颅，进入腮腺后即分为颞面和颈面分支；常见情况下，神经进一步分为五个末梢分支（颞支、颧支、颊支、下颌支和颈支）。面神经走行于下颌后静脉外侧的腮腺浅叶和深叶之间。了解面神经腮腺段的走行情况有助于制定腮腺肿瘤的手术计划。然而，由于面神经结构精细、解剖复杂，对面神经腮腺段进行成像是非常有挑战性的。当使用如稳态采集快速成像（FIESTA）和超快平衡场回波（bTFE）序列等平衡稳态自由进动 MR 成像技术时，面神经腮腺段与小血管以及腮腺内导管信号不同，因此可以进行鉴别[6,7]（图 15-3）。

腮腺含有淋巴结（约 20 个）。因为浅叶的体积大约是深叶的 2 倍，所以浅叶比深叶含有更多的淋巴结[8]。腮腺的淋巴结引流外耳及外侧头皮的淋巴，在腮腺感染时，如腮腺炎病毒、人类免疫缺陷病毒（HIV）以及青少年复发性腮腺炎（JRP）时，MR 影像检查可以检出肿大的淋巴结，而这在正常的腺体中通常不可见。

（二）下颌下腺

下颌下腺较大的浅叶位于深颈筋膜浅层下方面动脉后方[9]。面静脉和面神经的颈支穿过浅叶。较小的下颌下腺深叶（称为舌部延伸）包绕着舌骨肌后缘，并向前延伸，达舌下腺的后缘。下颌下腺深叶在下颌舌骨肌（外侧）和舌下肌（内侧）之间走行（图 15-4）。两侧颌下间隙相通，表明筋膜没有分隔左右下颌下腺。此外，舌下腺后部和下颌下腺之间没有筋膜分界。

下颌下腺的外分泌导管系统由腺外主导管（Wharton 导管）和腺内主导管和小导管组成。Wharton 导管从腺体的舌延伸部出来，在与舌下动脉和舌神经密切相关的腺体内侧的舌下间隙的外侧向前延伸，并且开口于舌下腺乳头。MR 涎管造影可以显示腺外和腺内主导管的全程以及腺体内树突状分叉导管（图 15-5）。

与腮腺相比，下颌下腺内脂肪组织较少。因此，下颌下腺的 T_1 信号强度低于腮腺，但高于肌肉。在脂肪抑制的 T_2 加权 MR 图像上，下

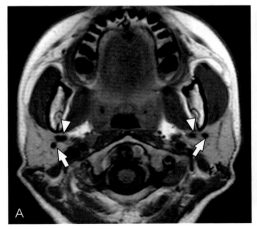
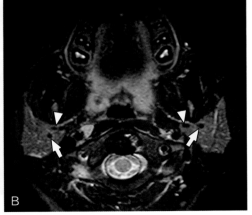

▲ 图 15-1　1 名 23 岁女性的正常腮腺
轴位 T_1 加权图像（A）以及脂肪抑制 T_2 加权图像（B）显示正常腮腺结构。白箭指示下颌后静脉；箭头指示颈外动脉

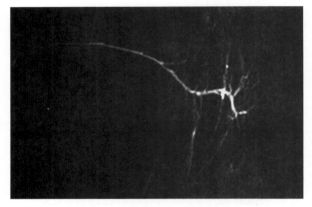

▲ 图 15-2　1 名 36 岁女性的正常腮腺
MR 涎管造影显示腮腺的正常导管分支（Stensen 导管、腺内主导管和腮腺内小导管）

颌下腺的信号强度高于肌肉（图 15-6）。

　　与腮腺不同，下颌下腺内不含淋巴结。取而代之的是下颌下腺周围环绕着的卫星淋巴结（前方、外侧及后方淋巴结）（图 15-4）。下颌下淋巴结（颈部 I B 区）负责面前部的淋巴引流，包括口腔、前组鼻旁窦及眼眶。

（三）舌下腺

　　舌下腺是口腔感染扩散易累及的常见部位，而且该部位恶性肿瘤的发生率高于其他大唾液腺。舌下腺紧邻神经（舌神经、三叉神经的感觉支及面神经的鼓索神经、舌咽神经、副神经）、血管（舌动脉和舌静脉）、舌头及在消化和语言中起重要作用的肌肉[10]。因此，术前了解舌下腺和口底肿瘤和感染的累及范围至关重要。

　　舌下腺抵着下颌骨舌面的舌下凹陷、靠在舌下肌上，其与颏舌肌通过 Wharton 导管分隔开[10]（图 15-7）。舌下间隙无筋膜包裹，位于舌内（下颌舌骨肌、颏舌肌和内侧的颏舌骨肌之间）通过舌系带下方的峡部相通；因此，双侧舌下腺也彼此相通。舌下间隙及下颌下间隙之间无筋膜，使得舌下腺向后可与下颌下腺的舌部相邻。在 T_1 加权成像上，舌下腺表现为中等信号强度，低于周围脂肪组织的信号强度，但比邻近肌肉信号高[10]（图 15-7）。在 T_2 加权成像上，

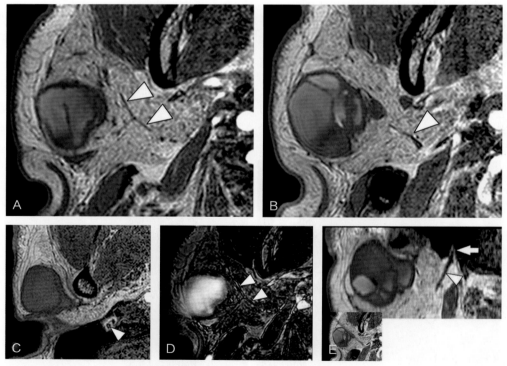

▲ 图 15-3　1 名 26 岁男性患有腮腺淋巴上皮囊肿
MR 成像显示了面神经腮腺段（箭头）。A ～ C. 轴位三维 T_1 加权快速场回波（FFE）MR 图像；D. 轴位三维脂肪抑制超快平衡场回波（bTFE）MR 图像；E. 经轴位三维 T_1 加权 FFE 重建的冠状位图像。箭示茎乳孔

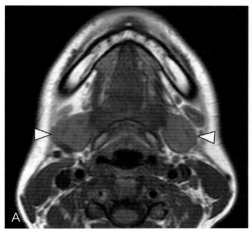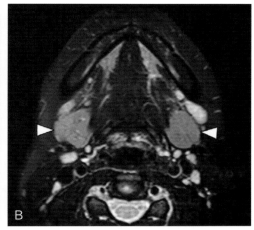

▲ 图 15-4　1 名 29 岁女性的正常下颌下腺

轴位 T_1 加权图像（A）以及脂肪抑制 T_2 加权图像（B）显示下颌下腺的正常结构。箭头所指为下颌下腺

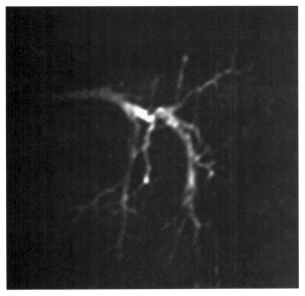

▲ 图 15-5　1 名 36 岁男性的正常下颌下腺

MR 涎腺造影显示正常的下颌下腺分支导管（Wharton 导管、腺内主导管及腺内小导管）

原发或累及口底的癌与舌下腺体相比呈等信号或高信号。Sumi 等的研究结果显示，钆增强后 21 例癌与舌下腺相比呈低信号，17 例癌与舌下腺相比呈等信号或高信号，这经常导致肿瘤和腺体之间对比度减低[10]。

舌下腺体积随着年龄增大而减小。然而，舌下腺的信号强度不随年龄而变化。与之相反，在计算机断层扫描（CT）图像上，腮腺密度随年龄增加而降低。下颌下腺的信号强度也不随

年龄而变化。年龄相关的变化和反应性改变（包括肿瘤细胞增殖、鳞状化生和黏液化生、增生、萎缩和退变）可能导致腮腺 MR 信号强度水平的变化[11]。

舌下腺有数根外分泌管，从腺小叶引流至舌下皱襞的，而最大的小叶引流至 Wharton 导管外侧的舌下肉阜。

（四）小涎腺

小涎腺分布于舌的前 2/3、腭黏膜、颊黏膜、咽部黏膜、磨牙后三角和嘴唇[12]。小唾液腺总数约为 600 ～ 1000 个。尽管相对于唾液分泌总量来说小涎腺的唾液分泌量较小（小涎腺产生所有唾液的 6% ～ 10%），但小涎腺的广泛分布在保护口腔免受病原体侵袭、调节味觉、润湿口腔黏膜和顺畅发音等方面起着重要作用。与大涎腺不同，小涎腺没有分支状的引流导管系统；而是每个涎腺小叶都有自己的简单导管。大多数小涎腺是黏液腺；而 Ebner 腺（即位于舌轮廓乳头内的浆液腺）是一个例外。

关于小涎腺影像特征的文献很少，可能主要是因为它们体积小以及对其在维持口腔环境中作用的低估。然而，适当的应用高分辨率磁共振成像技术与表面线圈可以成功显示正常小涎腺及其疾病状态。例如，本章将介绍唇腺和

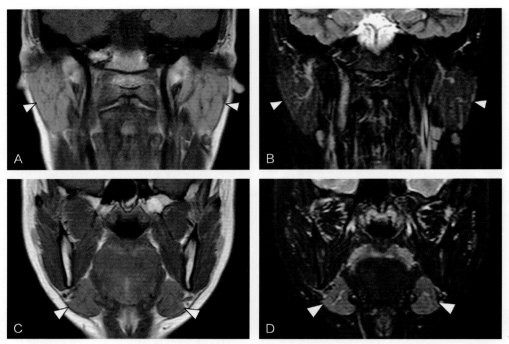

▲ 图 15-6　1 名 29 岁女性的正常腮腺和颌下腺

冠状位 T_1 加权成像（A、C）和 STIR 图像（B、D）所示的腮腺（A 和 B 图的箭头）和下颌下腺（图 C 和图 D 中的箭头）显示腮腺中脂肪含量高于颌下腺

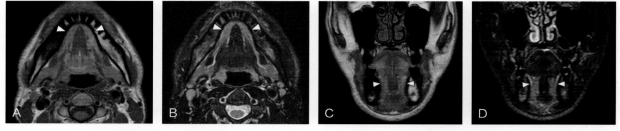

▲ 图 15-7　1 名 36 岁男性的正常舌下腺

轴位 T_1 加权成像（A）、脂肪抑制 T_2 加权成像（B）、冠状位 T_1 加权成像（C）和 STIR 图像（D）显示舌下腺的正常结构（箭头）

腭腺的 MR 成像特征。

　　唇腺位于固有层的结缔组织中，从黏膜深入到口轮匝肌；然而，有些腺体可能存在于肌层[12]。该腺体在 T_1 加权成像和脂肪抑制 T_2 加权成像上呈高信号（图 15-8）。注射针造影剂后腺体实质增强，提示该腺体具有丰富的血管，类似于大涎腺。在上唇和下唇中，该腺贯穿遍布于切牙至前磨牙区域，并且后部比前部更厚。每个上唇腺和下唇腺分别包含 1～2 层和 1～3 层的腺体；因此，下唇腺的最大厚度（女性 4.1±1.1mm，男性 4.2±1.1mm）大于上唇腺体（女

性 2.5±0.8mm，男性 2.9±1.2mm）[12]。

　　腭腺分布于硬腭的后 2/3 和软腭。腺体的前部比后部薄，并且在硬腭的中间 1/3 处由单层腺体组成，在硬腭的后 1/3 及软腭由多层腺体组成（图 15-9）。

三、涎腺肿瘤的磁共振成像

　　涎腺肿瘤占头颈部肿瘤的 3%～5%，其中 54%～79% 是良性的。世界卫生组织（WHO）对涎腺肿瘤的分类见表 15-1[13]。如表中所示，大

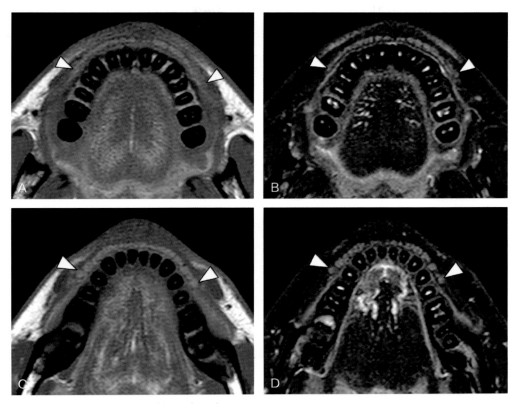

▲ 图 15-8　1 名 33 岁男性的正常唇腺

轴位 T_1 加权成像（A、C）和脂肪抑制 T_2 加权成像（B、D）显示了上唇腺（A、B）和下唇腺（C、D）（箭头）的正常结构和分布

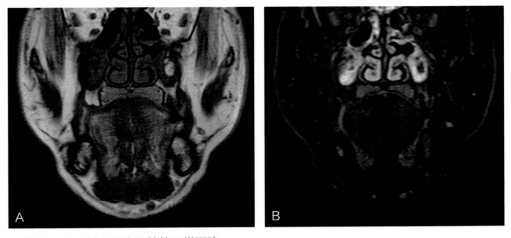

▲ 图 15-9　1 名 53 岁男性的正常腭腺

冠状位 T_1 加权成像（A）和 STIR 图像（B）显示腭腺的正常分布

多数涎腺肿瘤是上皮源性肿瘤，起源自涎腺的上皮细胞。其他涎腺肿瘤包括淋巴瘤和血管瘤。因此，MR 成像检查的主要目的是区分良性和恶性肿瘤。在为制订肿瘤切除方案而进行的术前 MR 检查中，腮腺肿瘤和面神经之间的空间关系十分重要（图 15-3）。延伸至颈深部的涎腺肿瘤可能

需要鉴别涎腺原发肿瘤与邻近器官和组织起源的肿瘤（图 15-10）。在含有淋巴结并且富含淋巴组织的腮腺中，在鉴别诊断时也应该考虑淋巴结转移、淋巴瘤和淋巴上皮肿瘤。然而，因为涎腺肿瘤可能具有特征性的 MR 成像特征，所以这种技术可用于区分某些具有不同组织学特征的肿瘤。

表 15-1　WHO 涎腺肿瘤的组织学分类 [13]

良性上皮性肿瘤
　多形性腺瘤
　基底细胞腺瘤
　腺淋巴瘤
　嗜酸性细胞瘤
　管状腺瘤
　皮脂腺瘤
　淋巴腺瘤
　导管乳头状瘤
　囊腺瘤

恶性上皮性肿瘤
　腺泡细胞癌
　黏液表皮样癌
　腺样囊性癌
　多形性低度恶性腺癌
　上皮 - 肌上皮癌
　透明细胞癌，未另行说明
　基底细胞腺癌
　皮脂腺癌
　皮脂腺淋巴腺癌
　囊腺癌
　低度恶性筛状囊腺癌
　黏液腺癌
　涎腺嗜酸性粒细胞腺癌
　导管癌
　腺癌，未另行说明
　肌上皮癌
　多形性腺瘤癌变
　癌肉瘤
　转移性多形性腺瘤
　鳞状细胞癌
　小细胞癌
　大细胞癌
　淋巴上皮癌
　涎腺母细胞瘤

软组织肿瘤
　血管瘤

血液淋巴肿瘤
　霍奇金淋巴瘤
　结外边缘区 B 细胞淋巴瘤
　继发性肿瘤

（一）常规磁共振成像

T_1 和 T_2 加权 MR 图像所示涎腺肿瘤的边缘形态可能有助于区分良性或低度恶性肿瘤（明确的边界）和中等至高度恶性肿瘤（边界不清或浸润性边界）。实际上，大多数良性涎腺肿瘤在组织学上有完整的包膜，因此在 MR 图像上具有锐利的边缘。然而，58％的原发性恶性腮腺肿瘤和 38％的转移性肿瘤边缘也锐利，并且大多数淋巴瘤边缘锐利 [14]。因此，在 MR 图像上具有锐利的边缘不一定提示良性肿瘤。

肿瘤的均质性可能提示其组织学性质，因此可能反映涎腺肿瘤的分级。几乎所有的涎腺肿瘤在 T_1 加权成像上表现为均匀信号。包含黏蛋白或蛋白质性液体囊性区域的肿瘤和具有出血性坏死的肿瘤除外；在 T_1 加权成像上这些肿瘤内可见大片很高信号区。54％的良性肿瘤（多形性腺瘤和 Warthin 瘤）和 77％的恶性涎腺肿瘤在 T_2 加权 MR 图像上可见不均匀肿瘤基质 [14]。因此，不均匀性本身也不能确定涎腺肿瘤的良恶性；此外，在具有不同组织学分级（低、中、高等级）的多种类型的恶性肿瘤中都可观察到不均匀性，表明不均匀性不一定反映肿瘤等级。

最近，Thoeny 等的团队分析了腮腺肿瘤的 MR 影像学表现以确定鉴别恶性病变和良性病变的有效标志物，发现 T_2 低信号和增强后 T_1 加权图像中肿瘤边界不清为恶性病变的最佳指标 [15]。据报道，增强前的图像上肿瘤边界不清对于诊断恶性病变不太有效；而囊性 / 坏死区域对于鉴别良性和恶性肿瘤没有帮助。如果存在神经周围的扩散，可以作为恶性肿瘤的有力指标。下面概述了几种主要的原发性良性和恶性涎腺肿瘤的临床病理和常规 MR 成像特征。

多形性腺瘤是涎腺最常见的良性肿瘤。多形性腺瘤包膜完整，其主要成分是上皮细胞构成的腺体、导管或实性结构 [13]。肿瘤还含有间充质组织伴软骨或纤维黏液组织。含有大量纤维黏液基质的肿瘤区域在 T_2 加权成像上显示为高信号，

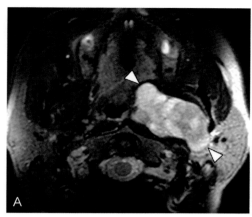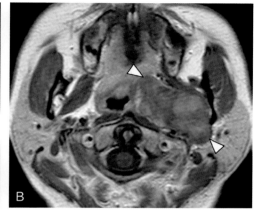

▲ 图 15-10　1 名 51 岁男性患有腮腺多形性腺瘤

A. 轴位脂肪抑制 T_2 加权图像显示从腮腺深叶延伸至邻近咽旁间隙的不均匀肿瘤（箭头）；B. 轴位增强 T_1 加权图像显示肿瘤不均匀强化

并且在动态增强扫描中表现为逐渐强化[16-19]（图 15-11）。然而，由密集增生的肿瘤上皮细胞构成的区域在 T_2 加权图像上呈低信号，并且仅可见轻度强化。病变可能存在囊肿、出血、坏死或钙化。

Warthin 瘤是涎腺中第 2 常见肿瘤。肿瘤由腺体和囊性成分组成，可表现为乳头状囊性结构，并且被覆双层上皮细胞，内层为柱状嗜酸性粒细胞，表面被覆较小的基底细胞[13]。肿瘤基质包含不等量的淋巴样组织伴有生发中心。肿瘤仅发生于腮腺，并可能双侧发生（10%～15%）。与其他淋巴组织相似，肿瘤的实性部分呈快速强化及高流出率（WR）[17-20]。在 T_1 加权成像上，

此肿瘤可能会显示多个高信号区，对应于含有蛋白质液体的囊性区域（图 15-12）。

其他良性涎腺肿瘤比上述多形性腺瘤及 Warthin 瘤特征更少，而且关于这些良性肿瘤的 MR 成像特征的报道非常有限。肌上皮瘤和基底细胞腺瘤边界清楚，T_2 加权成像上偶见边缘低信号环，病变中央区可能包含坏死或囊变区；坏死囊变的周边可能强化，对应增殖的肌上皮细胞或基底细胞[17,18,21-23]。肿瘤也有大的囊变区。由肌上皮细胞或者基底细胞组成的实性区呈中度强化，但无 Warthin 瘤中常见的特征性快速强化和高流出率（图 15-13）。囊腺瘤组织学上

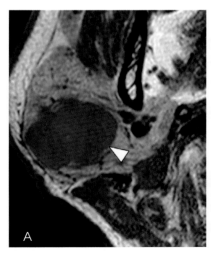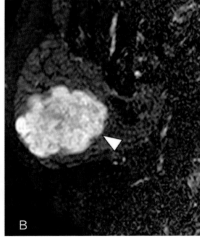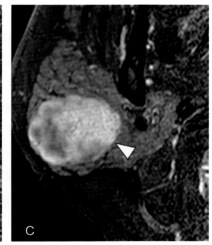

▲ 图 15-11　1 名 50 岁女性患有腮腺多形性腺瘤

A. 轴位 T_1 加权成像显示右侧腮腺内信号均匀的肿瘤（箭头）；B. 轴位脂肪抑制 T_2 加权成像显示不均匀高信号肿瘤（箭头）；C. 轴位增强后脂肪抑制 T_1 加权成像显示肿瘤不均匀强化（箭头）

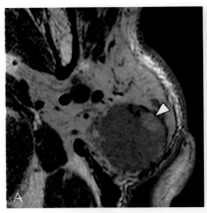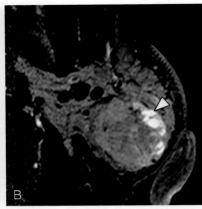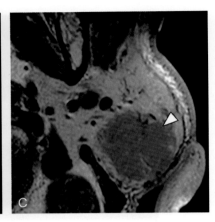

▲ 图 15-12　1 名 58 岁男性患有 Warthin 瘤

A. 轴位 T_1 加权成像显示左腮腺中度高信号灶（箭头）；B. 轴位脂肪抑制 T_2 加权图像显示高信号灶（箭头）与 T_1 加权成像（A）上的高信号（囊性）区域大致对应；C. 轴位增强后 T_1 加权成像显示未增强区域与图 A 和图 B 高信号区域相对应（箭头）

由多个小囊和（或）大囊组成，周围包绕涎腺小叶或结缔组织[13]。因此，其 MR 成像特征是多发［中央和（或）外周］T_1 低信号区以及 T_2 信号不均匀。肿瘤基质区主要呈缓慢强化，伴有小片状快速强化。良性涎腺肿瘤中相对特殊的是嗜酸性细胞瘤，由富含线粒体的瘤细胞组成。嗜酸性细胞瘤在 T_1 加权成像上呈低信号，但与脂肪抑制 T_2 加权成像和增强后 T_1 加权成像的腮腺实质相比呈等信号。这些 MR 影像表现在任何其他良性或恶性涎腺肿瘤中均未观察到[24]。

黏液表皮样癌约占涎腺恶性肿瘤的 30%，并且在腮腺中最常见（约 50%），小涎腺是其第 2（约 45%）常见的发生部位。低度恶性肿瘤界限清楚，多包含较大的囊性区域，内含黏液成分[13]，在 T_1 加权成像和 T_2 加权成像上均表现为肿瘤内的斑片状高信号[19]。囊变区内含丰富的黏液细胞，这些黏液细胞内衬表皮细胞。黏液细胞体积大，细胞质苍白和细胞核向外周移位。高级别肿瘤边界不清，具有浸润性，主要由增生的表皮样细胞组成。与低级的肿瘤相反，黏液细胞在高级别黏液表皮样癌中很少见。通常，由于存在大量纤维结缔组织，肿瘤实性区域在 T_2 加权成像上呈低信号[19]（图 15-14）。

腺样囊性癌占所有涎腺肿瘤的 4%～ 15%。

肿瘤边界清晰，但只有部分包膜，并且总是具有浸润性[25]。在这种恶性肿瘤中罕见囊变或出血。在组织病理学上，腺样囊性癌分为管状、筛状或实体型。管状型的腺样囊性癌由内衬上皮细胞和外覆肌上皮细胞的小管组成。筛状型最常见，内含特征性的细胞巢、胞质内含微囊间隙。这些间隙充满透明或嗜碱性黏液成分。实体型由多发片状均匀的基底细胞组成，缺乏管状结构或细胞质中的微囊性改变。虽然从管状型到实体型细胞比例增加，但每个腺样囊性癌都是混合型。在 MR 图像上，很多腺样囊性癌边缘模糊、具有浸润性[14]（图 15-15）。此肿瘤没有可鉴别的 MR 信号强度特征。在 T_1 加权图像上，大多数肿瘤表现出与肌肉相似的均匀信号强度；在 T_2 加权图像上肿瘤呈不同均匀度的低 - 高信号[25]（图 15-15）。T_2 加权图像上呈低信号的肿瘤区域对应于组织学上细胞致密（实体型）的区域，而 T_2 加权图像上高信号的区域对应于细胞较少的区域（筛状型或管状型）。然而，这些 MR 影像特征也可以在良性涎腺肿瘤（如多形性腺瘤）中观察到，并且仅凭 MR 图像表现对这些肿瘤进行区分是很困难的。在较大的腺样囊性癌中，肿瘤的实性部分内可观察到出血坏死导致的高信号，为区分这种恶性涎腺肿瘤提供了线索[19]。腺样囊性癌有沿着神经扩

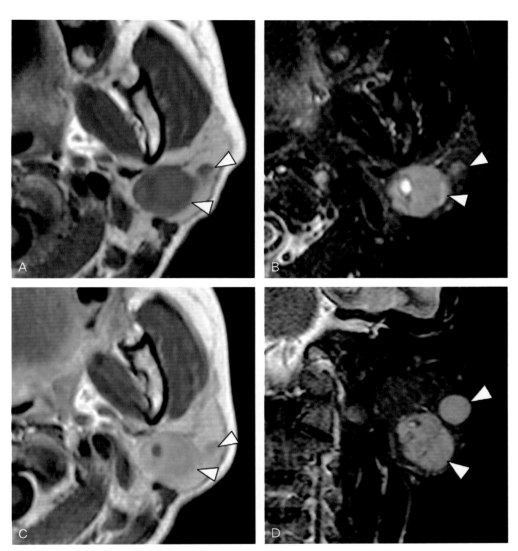

▲ 图 15-13　1 名 49 岁女性患有基底细胞腺瘤

A. 轴位 T_1 加权成像显示左腮腺的多个信号均匀的肿瘤（箭头）；B. 轴位 STIR 图像示肿瘤呈等信号强度（箭头），注意较大的肿瘤包含局灶性高信号和低信号边缘；C. 轴位增强后 T_1 加权成像显示肿瘤呈等程度强化（箭头）；D. 冠状位 STIR MR 图像显示多个等信号强度的肿瘤（箭头）

散的倾向（图 15-16）。Sigal 等报道，27 例腺样囊性癌患者中有 6 例发生神经周围扩散[25]。虽然神经元本身对肿瘤具有抗性，但肿瘤向心性生长和离心性生长可导致神经周围扩散。在 MR 图像上，肿瘤的神经周围扩散可表现为神经增粗或强化，或两者皆有。神经周围扩散的其他 MR 影像征象包括自然孔道的扩大和肿瘤通过的孔道内脂肪被肿瘤替代。

腺泡细胞癌最常见于腮腺（80% ～ 90%），大约 4% 位于下颌下腺，少于 1% 位于舌下腺[13,26]。3% 的此类肿瘤患者双侧受累[26]。肿瘤为实性或

部分囊性。在组织学上，腺泡细胞癌内含特征性的浆液性细胞，泡状嗜碱性粒细胞胞质内含酶原颗粒[13]。尽管 MR 影像特征无特异度，但肿瘤内出血可能在 T_1 和 T_2 加权图像上表现为高信号区[27]。常见区域淋巴结转移。

唾液导管癌的特征是具有很强的侵袭性，如转移到区域淋巴结、早期远处转移、局部复发及高死亡率（> 50%）[28]。在组织学上，肿瘤由非典型上皮细胞组成，这些细胞以不同比例的筛状、乳头状或实性生长模式排列，伴有纤维基质，有时呈鳞状外观，类似高级别黏液

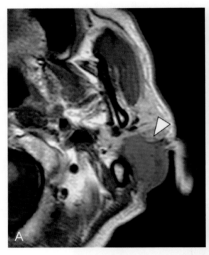
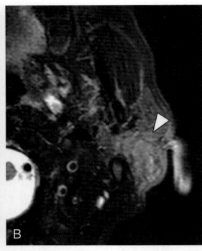
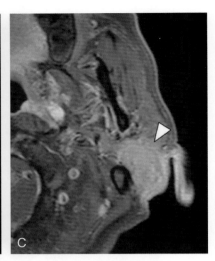

▲ 图 15-14　1 名 67 岁男性患有黏液表皮样癌

A. 轴位 T$_1$ 加权图像显示左腮腺内信号均匀的肿瘤（箭头），注意肿瘤延伸至皮下组织；B. 轴位脂肪抑制 T$_2$ 加权图像显示肿瘤信号不均匀（箭头），伴有斑片状分布的点状高信号；C. 轴位增强后脂肪抑制 T$_1$ 加权图像显示中度近似均匀强化的肿瘤（箭头）

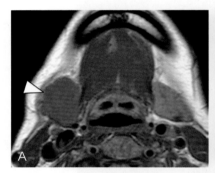
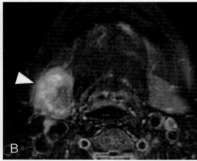
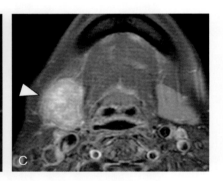

▲ 图 15-15　1 名 52 岁女性患有腺样囊性癌

A. 轴位 T$_1$ 加权图像显示右下颌下腺内信号均匀的肿瘤（箭头），注意不规则的肿瘤边缘；B. 轴位脂肪抑制 T$_2$ 加权图像显示信号不均匀的肿瘤（箭头）；C. 轴位增强后脂肪抑制 T$_1$ 加权图像显示不均匀强化的肿瘤（箭头）

表皮样癌或鳞状细胞癌 [13]。唾液管癌的边缘不清楚，T$_2$ 信号极不均匀 [28,29]（图 15-17）。肿瘤通常包含单个或多个坏死区域，伴有边缘不规则环形强化 [29]。可观察到肿瘤内钙化，并且通常会发生神经周围扩散 [30]。淋巴结转移并不少见（图 15-17）。

多形性腺瘤恶变（多形性腺瘤癌变）发生在多形性腺瘤长期病史、肿瘤突然快速生长和复发之后。与原发肿瘤相比，多形性腺瘤癌变通常边缘不清楚。然而，多形性腺瘤具有如上所述的多种 MR 影像特征（图 15-18）。因此，多形性腺瘤癌变与良性多形性腺瘤之间的鉴别往往具有挑战性 [31]。

（二）动态增强 MR 图像

某些类型的涎腺肿瘤在常规 T$_1$ 加权成像和 T$_2$ 加权成像具有特异性的影像特征，并且可用于区分良性和恶性肿瘤。然而，传统的 MR 成像表现基本上都是非特异性的，并且在许多情况下难以区分恶性肿瘤。区分良性和恶性涎腺肿瘤的另一个方法是通过使用造影剂来反映肿瘤血管生成。一致认为恶性涎腺肿瘤富含血管，以满足肿瘤不断增长的需求。

为了定量涎腺肿瘤的血供，动态增强扫描（DCE MR 成像）已被用来评估肿瘤组织中的造影剂含量在注射后随时间出现的变化。涎腺肿

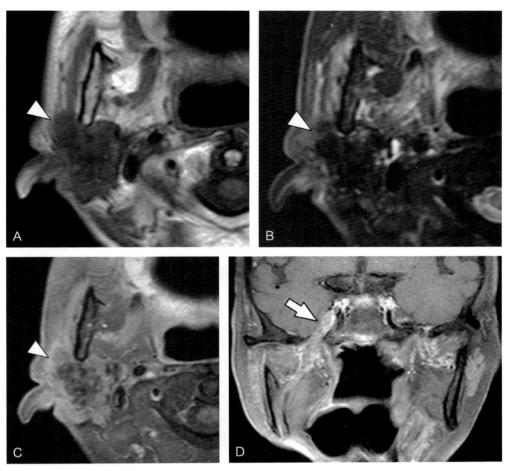

▲ 图 15-16　1 名 65 岁女性患有腺样囊性癌

A. 轴位 T_1 加权图像显示右腮腺内边缘不规则的不均匀低信号肿瘤（箭头）；B. 轴位脂肪抑制 T_2 加权图像显示肿瘤呈不均匀低信号（箭头）；C. 轴位增强后脂肪抑制 T_1 加权图像显示肿瘤不均匀强化（箭头）；D. 冠状位增强后脂肪抑制 T_1 加权图像显示肿瘤通过卵圆孔沿神经周扩散到中脑

瘤最常规的 DCE MR 成像评估包括时间 - 信号强度曲线（TIC）的分析。可以通过 TIC 模式评估肿瘤的灌注特性（图 15-19）；早期斜坡相对应于造影剂向组织内转移，且在很大程度上取决于血流速率、流入血容量和毛细血管通透性[18]。强化峰值的幅度代表血管外 - 细胞外间隙的容积，而达峰时间与造影剂从血管外 - 细胞外间隙转移到组织内有关。尽管肿瘤的毛细血管密度和血容量与增强的动力学密切相关，但细胞密度也与肿瘤早期强化有关。在癌症中，高毛细血管通透性和淋巴引流不良导致了细胞密度非常有限[32]。因此，低细胞密度可能导致摄取造影剂缓慢。另一方面，流出率可能取决于组织学类型，例如恶性表型和基质特性；因此，影响这些肿瘤中造影剂流出率的机制是复杂的。一些研究人员提出，增强后强化模式是基于病变的血管通透性，并且与血管通透性相比，毛细血管密度对 TIC 曲线差异的影响更小[33,34]。

可以使用几个参数来表征 TIC 曲线。第 1 个是峰值时间，它表示达到峰值信号强度（SI_{peak}）所需的时间；是扫描时间内测量的第 1 个信号强度。第 2 个是强化指数（IR），其通过以下公式计算：$(SI_{peak} - SI_{pre}) / SI_{pre}$，其中 SI_{pre} 表示在注射造影剂之前测量的信号强度。第 3 个是流出率（WR），其通过以下公式计算：$(SI_{peak} - SI_{180}) \times 100 / (SI_{peak} - SI_{pre})$，其中 SI_{180} 表示在最后扫描时测量的信号强度（在此例中为第 1 次扫描后 180s）[17,18]。还可以使用其他的

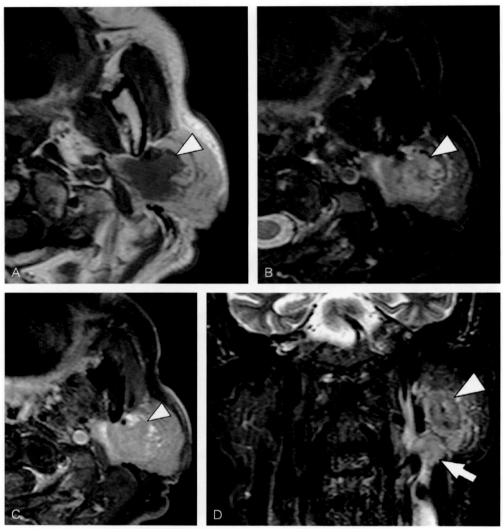

▲ 图 15-17　　1 名 81 岁男性患有涎腺导管癌
A. 轴位 T_1 加权图像显示左侧腮腺内边缘不规则的均匀低信号肿瘤（箭头）；B. 轴位脂肪抑制 T_2 加权图像显示信号不均匀的肿瘤（箭头）；C. 轴位增强后脂肪抑制 T_1 加权图像显示肿瘤周边呈不规则形强化（箭头）；D. 冠状位 STIR 图像显示肿瘤信号不均匀（箭头）和区域淋巴结转移（箭）

TIC 参数，例如斜率，表示增强早期曲线斜坡上升的角度。然而，这些参数中的两个——即峰值时间和 WR，基本上足以有效地表征涎腺肿瘤的 TIC。通过使用这两个参数，涎腺肿瘤的 TIC 可分为 1 型～ 5 型：1 型 TIC 是 IR 等于或小于 20％（扁平型）；2 型 TIC 是 IR 大于 20％且峰值时间等于或大于 120 s（缓慢摄取型）；3 型 TIC 的 IR 大于 20％，峰值时间短于 120s，WR 小于 30％（快速摄取 / 低流出型）；4 型 TIC 的 IR 大于 20％，峰值时间短于 120s 且 WR 等于或大于 30％（快速摄取 / 高流出型）。

此外，5 型 TIC 可以与其他 TIC 相区分，其 IR 大于 20％，峰值时间等于或小于 120 s，WR 等于或大于 70％ [35]（图 15-19）。

基于以上 TIC 分类标准，2 型 TIC 是多形性腺瘤的特征性表现 [18,21]（图 15-20）。相反，Warthin 瘤的特征性表现是 4 型 TIC。显示 2 型 TIC 的唾液腺肿瘤包括多形性腺瘤、腺样囊性癌、多形性腺瘤癌变、肌上皮瘤和腺癌。显示 3 型 TIC 的唾液腺肿瘤包括黏液表皮样癌、腺癌、涎腺导管癌、鳞状细胞癌和上皮 - 肌上皮细胞癌。表现为 4 型 TIC 的涎腺肿瘤包括 Warthin 瘤、嗜

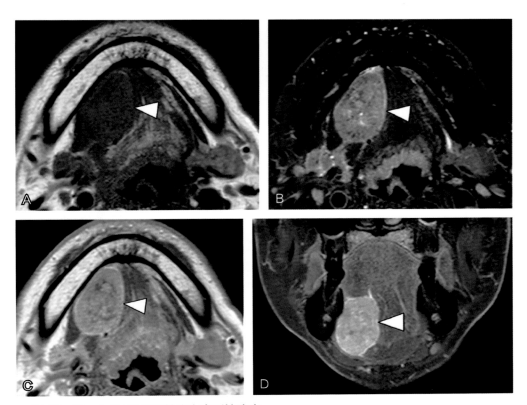

▲ 图 15-18　1 名 58 岁男性患有多形性腺瘤
A. 轴位 T_1 加权 MR 像显示右舌下腺内均匀低信号的肿瘤（箭头）；B. 轴位脂肪抑制 T_2 加权图像显示肿瘤呈信号不均匀（箭头）；C. 轴位增强后脂肪抑制 T_1 加权图像显示不均匀强化的肿瘤（箭头）；D. 冠状位增强后脂肪抑制 T_1 加权图像显示不均匀强化的肿瘤（箭头），舌骨肌受压移位，但并未受累

酸性细胞瘤和淋巴瘤。因此，TIC 分析不能有效区分良恶性涎腺肿瘤[18]。良性涎腺肿瘤的整体 TIC 是测定肿瘤的最大层面，而忽略肿瘤中较小的组织成分。另一方面，大片的间质区或囊性区掩盖了涎腺癌的肿瘤细胞致密区。因此，涎腺癌的整体 TIC 或许不能与多形性腺瘤相区分。此外，Warthin 瘤和恶性淋巴瘤的整体 TIC 曲线差异并不明显。

涎腺肿瘤内包含多种不同的组织成分，包括增生的肿瘤细胞、黏液组织、淋巴组织、坏死区和囊变区[13]。因此，在组织成分不均匀的肿瘤上使用一个大的感兴趣区域（ROI）进行 TIC 分析可能会导致在肿瘤组织学分析上出现错误的结果。为了避免这种潜在的错误，应该在像素水平分析肿瘤血供（图 15-20）。在二维 TIC 分析中，最终的 ROI 为单个像素。因此，通过

分析每个像素的 TIC（反映了每个像素内造影剂浓度随时间的变化），可以获得涎腺肿瘤的基本功能变化特点。在这里，我们简要地描述了生成二维 TIC 的方法[18]。采用 ImageJ（http://rsbweb.nih.gov/ij/）和 Mathematica（Wolfram Research）或 MATLAB®（MathWorks）软件分析医学数字成像和通信（DICOM）格式的连续动态 MR 图像。在增强前或增强后 T_1 加权 MR 图像上手工放置初始 ROI 并通过 ImageJ 软件保存，使其包含尽可能多的肿瘤区域。不需要从 ROI 中去除不强化的囊变或坏死区域。然后，通过使用 ImageJ 软件重复复制和粘贴初始 ROI，将相同的 ROI 自动放置到其他动态 MR 图像上。通过使用 Mathematica 或 MATLAB 软件从整个病变（整体 TIC）和逐个像素（TIC）两方面进行 TIC 分析，并且每个 TIC 根据达峰时间和 WR

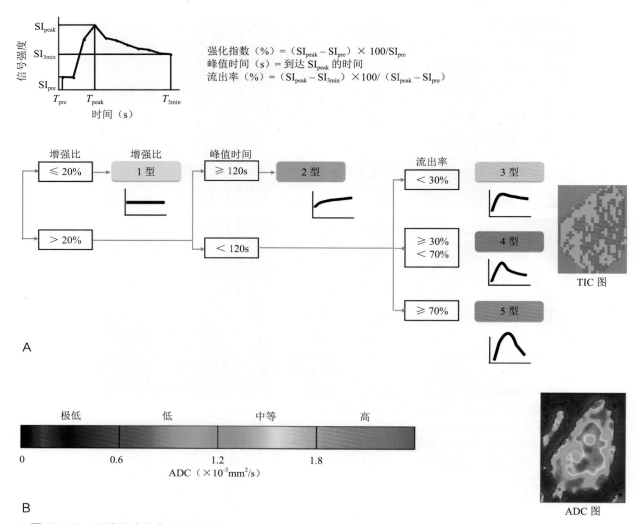

A

B

▲ **图 15-19　涎腺肿瘤的多参数 MRI**

A.TIC 图：根据上图中的公式，基于强化指数、峰值时间和流出率，可以将总体 TIC 和肿瘤区域每个像素中的 TIC 分为五种类型（类型 1～5）；SI_{peak}. 峰值信号强度；SI_{pre}. 增强前信号强度；SI_{3min}. 造影剂注射开始后 180s 的信号强度；T_{pre}. 增强前的时间；T_{3min}. 造影剂开始注射后 180s；T_{peak}. 达到峰值信号强度所需的时间，彩色 TIC 显示一名 58 岁男性的多形性腺瘤恶变；B.ADC 图：灰度 ADC 图被转换为彩色 ADC 图。ADC 分为极低（$0×10^{-3}～0.6×10^{-3}mm^2/s$）、低（$0.6×10^{-3}～1.2×10^{-3}mm^2/s$）、中等（$1.2×10^{-3}～1.8×10^{-3}mm^2/s$）、高（$1.8×10^{-3}～2.6×10^{-3}mm^2/s$）。彩色 ADC 图显示的与图 A 是同一个肿瘤

　　自动分类。进行 TIC 图谱分析时，计算对应于 5 种 TIC 模式的肿瘤区域百分比并显示为彩色 TIC（图 15-20）。多形性腺瘤大部分区域属于 2 型 TIC（31%～97%）（图 15-20）。该区域对应于黏液样或致密的纤维结缔组织。在多形性腺瘤中，3 型 TIC 肿瘤区域（常见于在基质含增殖性肿瘤细胞的区域）小于 2 型 TIC 的肿瘤区域。4 型 TIC 的区域对应于包含致密增殖细胞（如淋巴组织、透明细胞和表皮样细胞）的肿瘤，构

成该良性肿瘤中的很小一部分。在一些多形性腺瘤中，1 型 TIC 的区域可能较大，对应于多形性腺瘤中存在大的囊变区。与多形性腺瘤形成鲜明对比的是，Warthin 瘤内包含较多具有 4 型 TIC 的区域（41%～93%），而 2 型 TIC 区域占肿瘤的很小一部分（图 15-20）。肌上皮瘤的 TIC 与多形性腺瘤的 TIC 相似。乳头状囊腺瘤包含大片状对应于囊性成分的 1 型 TIC 区域。

　　与良性涎腺肿瘤相反，恶性涎腺肿瘤由大

面积的 3 型 TIC 区域构成（图 15-20）。散在分布的癌细胞巢组成的肿瘤区域显示为 2 型或 3 型 TIC，取决于相对于细胞成分的基质成分的多少。与多形性腺瘤相比，恶性肿瘤中具有 4 型 TIC 的肿瘤区域范围更大，但是比 Warthin 瘤中的范围小得多。具有 4 型 TIC 的肿瘤区域在恶性淋巴瘤中占优势，占肿瘤区域的 93%～98%。此外，Warthin 瘤包含 1 型或 2 型 TIC 的小片实质区域，但这些肿瘤区域在恶性淋巴瘤中很少见（约 0.3%）。与良性涎腺肿瘤相比，恶性涎腺肿瘤中的坏死区域范围更大，表现为 1 型 TIC。恶

性涎腺肿瘤也可能含有由于出血造成的明显的血红蛋白沉积区，其显示为 1 型 TIC。

（三）弥散加权成像

在液体中，水分子不停地移动，且不断地相互碰撞并且与其他分子碰撞。由此产生的水分子运动是随机的，其速度和方向都不能预测。布朗首先报道了这种现象（尽管 Ingenhousz 比布朗更早发现了这种现象），而 Einstein 随后提供了合理的数学描述和物理解释[36]。在没有边界的均匀环境中，（水）分子简单地与其他类似

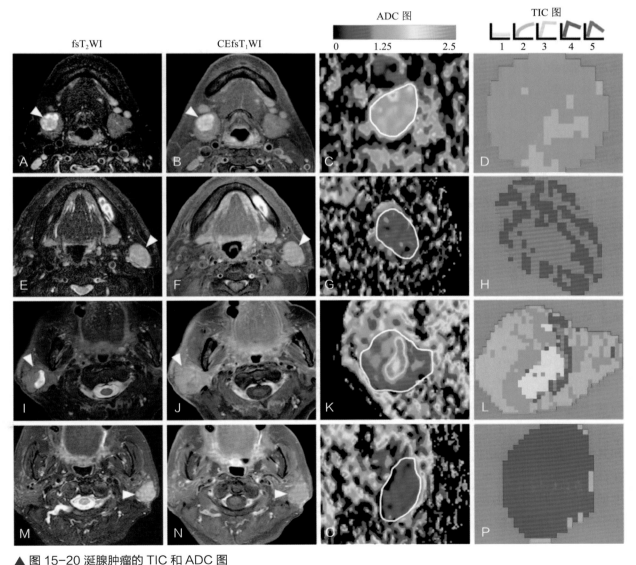

▲ 图 15-20　涎腺肿瘤的 TIC 和 ADC 图
A ～ D.58 岁女性，患有多形性腺瘤；E ～ H.70 岁男性，患有 Warthin 瘤；I ～ L.65 岁男性，患有腺癌；M ～ P.74 岁女性，患有 MALT 淋巴瘤

分子碰撞。找到先前处于原始位置（$r=0$）的特定分子的概率取决于两个定律：$<r>=0$ 和 $<r^2>=6Dt$（符号＜＞被定义为平均值）。第 1 条定律指出分子将在原始位置周围扩散，但不会作为一个整体移动。第 2 条定律指出，在距离原始位置一定距离处找到分子的概率随着时间而增加。这种随机运动发生的速度可以用扩散因子 D 来表现。

我们通常利用自旋回波脉冲序列来获取弥散加权（DW）图像。此序列基本上由第 1（90°）和第 2（180°）射频（RF）脉冲和 2 个具有相同大小的矩形梯度脉冲组成，这些脉冲在 180° RF 脉冲之前和之后产生[36,37]。弥散加权成像（DWI）的基础是通过 RF 和其他两个梯度脉冲的移动分子的信号衰减。磁场梯度内的累积相位偏移与磁场强度、梯度的持续时间以及分子的位置成比例。在第 1 个 90° RF 脉冲之后，水分子开始累积相位。当分子在第 1 和第 2 梯度之间保持静止时，随后的 180° RF 脉冲（与第 1 脉冲大小相同）围绕垂直轴旋转矢量。在这种情况下，分子将在第 2 梯度结束时呈同相位，但初始相位偏移通过 180° RF 脉冲反转。然而对于移动中的分子来说，其旋转在第 1 和第 2RF 脉冲之间发生变化。这种相位偏移的分散导致信号振幅的衰减，其幅度取决于梯度强度、梯度持续时间和两个梯度之间的间隔。这 3 个参数可以合并成一个参数，称为 b 值。

通过 DWI，我们可以观察每个体素内水分子的非相干运动[36,37]。完全自由扩散过程完全取决于流体的温度和黏度。然而，体内水分子的环境不均匀，因为它含有膜、大分子、纤维和其他严重妨碍其自由扩散过程的结构。此外，在体素内存在另一个非相干运动可导致信号强度的降低。对于灌注尤其如此。毛细血管中的水分子被认为在组织内迂曲的毛细血管中进行伪随机运动。这使得我们需要采用表观扩散系数（ADC）替代 D 值来描述生物组织中的扩散过程。ADC 基于以下公式计算：

$$S_b = S_0 \cdot \exp(-b \cdot D)$$

表明信号强度的衰减随 b 值和 D 值呈指数变化。

此成像技术的临床应用仅限于大脑，主要是由于其固有的运动灵敏度和易感性伪影[38]。然而，最近的技术创新（特别是更快的成像技术）使得 DWI 能够有效应用于颅外器官疾病的诊断[35]。扩散过程取决于水分子所处的生物环境。因此，DWI 可以在病理条件下评估远低于 MR 图像的空间分辨率的生物组织中的变化。

在不同类型的大涎腺中，分泌腺泡的相对含量、小叶内和小叶外脂肪组织的相对含量不同。腮腺含有丰富的脂肪组织，而其他腺体则没有。不同的腺体类型由各种类型（浆液性或黏液性分泌细胞）和不同密度的外分泌细胞组成。因此，各种类型的大涎腺具有不同的 ADC 值水平；例如，使用 2 个 b 值（500 和 1000s/mm²）评估的下颌下腺的 ADC 值 $[(0.87\pm0.05) \times 10^{-3}$ mm²/s] 大于腮腺 $[(0.63\pm0.11) \times 10^{-3}$mm²/s]并且小于舌下腺 $[(0.97\pm0.09 \times 10^{-3})$ mm²/s][39]（图 15-1、图 15-4 和图 15-7）。值得注意的是，健康的大涎腺的 ADC 值在各项报道中存在相当大的差异，这些差异可能是由于在这些研究中使用了不同的 b 值。因此，应该慎重解释使用不同 b 值的不同研究的结果[40]。

涎腺肿瘤的成分不均匀，包括癌巢、黏液组织、淋巴组织，坏死和囊变。因此，涎腺肿瘤中的不同组织和细胞成分将极大地影响肿瘤的 ADC 水平。基于像素的涎腺肿瘤 ADC 分析使我们能够了解具有不同 ADC 值肿瘤区域的 2D 分布[39]（图 15-19）。ADC 水平可以暂时分为四类：极低 ADC 值的区域（$< 0.6\times10^{-3}$mm²/s）；低 ADC 值的区域（0.6×10^{-3}mm²/s $\leq$ ADC $< 1.2\times10^{-3}$ mm²/s）；中等 ADC 值的区域（1.2×10^{-3}mm²/s $\leq$ ADC $< 1.8\times10^{-3}$mm²/s）和高 ADC 值的区域（$\geq 1.8\times10^{-3}$mm²/s）。获得的 ADC 图可以表示为肿瘤总体面积内具有特定 ADC 水平的百分

比区域,并且可以进一步与组织学样本进行比较。

一般而言,涎腺癌中具有增殖和密集的肿瘤细胞的区域,恶性淋巴瘤和 Warthin 瘤中具有淋巴组织的区域具有极低的 ADC。此外,包含分散在纤维结缔组织中的表皮样细胞或透明细胞的癌巢区具有低 ADC 值。最后,含有小囊变或坏死区的肿瘤增殖区具有中等 ADC 值,而纤维黏液样组织和大囊变或坏死区域都具有高 ADC 值[36]。

在多形性腺瘤中,与囊性或黏液性病变相对应的高 ADC 值的区域占据肿瘤的主体(约 54%)(图 15-20)。具有中等 ADC 值的区域(其对应于增殖的肿瘤细胞的区域)几乎占据剩余全部的肿瘤区域(45%)。Warthin 瘤通常表现出不均匀的 ADC 值分布;这些肿瘤由具有极低 ADC 值的区域(提示淋巴组织)和具有高 ADC 值的区域(提示淋巴基质中囊腔形成)构成(图 15-20)。其他良性涎腺肿瘤也包含大量高 ADC 值的区域;例如,28% 的乳头状囊腺瘤区域具有高 ADC 值。与之相反,恶性涎腺肿瘤中高 ADC 值区域非常少,黏液表皮样癌、涎腺导管癌、淋巴瘤、腺样囊性癌和腺癌中 0%~3% 的肿瘤区域具有高 ADC 值。相反,这些恶性涎腺肿瘤主要由极低或低 ADC 值区域构成(图 15-20)。因此,具有大片的高 ADC 区域可能是良性涎腺肿瘤的特征,并且存在大片低或极低 ADC 区域可能是恶性唾液腺肿瘤的标志。然而在不同组织学亚型的涎腺肿瘤之间,ADC 存在很大重叠,并且良性肿瘤组和恶性肿瘤组的组内和组间都存在着这种重叠[39,41]。如 Warthin 瘤也有大片的低或极低 ADC 的区域。因此,使用低或极低 ADC 的标准不能有效区分良性和恶性涎腺肿瘤。

Eida 等介绍了 MR 成像系统的使用,以便有效区分良性和恶性唾液腺肿瘤的问题[21]。该系统包含多个步骤,其中包括 DW 和 DCE MR 成像的联合应用。通过适当地对 DWI 和 DCE MR 成像参数进行基于肿瘤(整体 ADC 和 TIC)和基于像素(ADC 和 TIC 图谱)的联合分析可以有效地区分良性和恶性涎腺肿瘤,并且这种方法正确地鉴别了 52 种良性和 18 种恶性涎腺肿瘤[21](图 15-21)。最佳标准表明,恶性肿瘤具有小面积 1 型 TIC 区域(< 30%)以及以下 MR 成像特征之一:3 型整体 TIC(癌)或 4 型整体 TIC,以及极低的(< 0.60×10⁻³mm²/s)整体 ADC 值(淋巴瘤),或 2 型整体 TIC 和大面积(> 40%)低或极低 ADC 区域(< 1.2×10⁻³ mm²/s)(癌)[21]。

(四)体素内不相干运动成像

肿瘤的扩散和灌注特性是物理和生物学上独特现象,而评估这两种不同的现象可能对于患者的术前诊断和管理很重要。由于组织的扩散特性在很大程度上取决于细胞密度,因此 ADC 可用于预测某些类型的恶性肿瘤[39,41,42]。另一方面,灌注可作为生物标志物用于预测某些类型肿瘤对化疗的反应性[43,44]。然而,DCE MR 成像和 DWI 的联合应用在临床上可能不适用,因为检查时间和成像后数据处理时间较长。

DWI 提供有关组织扩散特性的信息。然而,扩散系数 ADC 不能区分肿瘤分子扩散与毛细管网中水分子的运动[36]。因此,所获得的扩散数据被血液微循环影响,而且在低 b 值时尤为显著。为避免这种情况,我们通常使用一对高 b 值(> 200s/mm²),其具体数值取决于感兴趣的组织。对于自身组织 ADC 值较高的器官(如前列腺),需要更高的 b 值以使病变呈现良好对比。但是,使用较高的 b 值将导致较低的信噪比(SNR)。因此,应谨慎解释在高 b 值下获得的 ADC 值,因为这些值可能已接近或低于噪声水平,并且可能不可靠。在这种情况下,诸如灵敏度编码(SENSE)的并行成像技术可以通过减少 TE 以及图像获取时间来改善 SNR。

体素内非相干运动成像(IVIM)可以在 MR 图像中定量测量单个体素中的分子扩散及毛细血管网中的微循环,前提是使用包含低 b 值

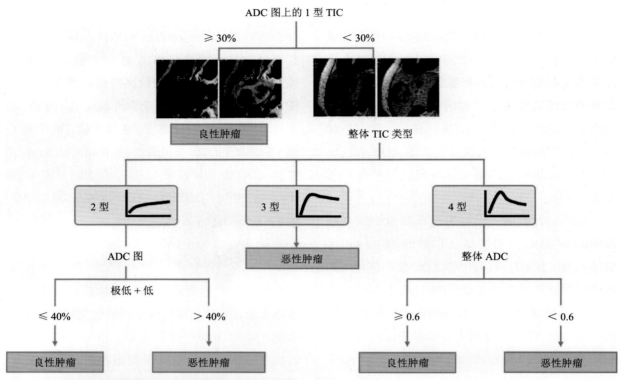

▲ 图 15-21　多参数磁共振成像对涎腺良恶性肿瘤的鉴别诊断
路线图显示通过使用表观扩散系数（ADC）分界点和时间 - 信号强度曲线（TIC）可有效鉴别良性和恶性涎腺肿瘤

（＜ 200s/mm²）和高 b 值（＞ 200s/mm²）的多个 b 值[45]。IVIM 成像通过使用以下等式计算信号强度和 b 值之间的关系：

$$\frac{S_b}{S_0} = (1-f)\cdot\exp(-bD) + f\cdot\exp[-b(D+D^*)]$$

（公式 15-1）

其中，f 是灌注分数，表示与微循环相关的扩散分数，D 是表示纯的分子扩散（即扩散系数）参数，D* 是代表微循环的不相干运动，S_0 和 S_b 分别是 b=0 和 b ＞ 0s/mm² 时的信号强度[46]。尽管可以使用各种 b 值的组合，但应使用足够数量的 b 值（＜ 200s/mm²）来模拟双指数 IVIM 曲线以评估肿瘤灌注。在我们的机构中，我们使用包括 b=0s/mm² 的 11 个 b 值，（0、10、20、30、50、80、100、200、300、400、800s/mm²）[47]。因为 D* 远大于 D，所以可以忽略 D* 对大 b 值（＞ 200s/mm²）信号衰减的影响。因此，D 值可以通过线性回归算法（如通过使用 200、300、400

和 800s/mm² 的 b 值的最小二乘法）获得。因此，公式 15-1 可以简化如下：

$$\frac{S_{b1}}{S_{b2}} = \exp[(b_2 - b_1)\cdot D]$$　（公式 15-2）

其中，S_{b1} 和 S_{b2} 是在两个不同的 b 值下的信号强度（＞ 200s/mm²）。

给定使用线性回归算法估计的 D 值，可以使用基于公式 15-1 的非线性回归算法计算相应的 f 和 D* 值，其中在 Levenberg-Marquardt 算法中替换初始 f 和 D* 之后可以获得拟合 f 和 D*

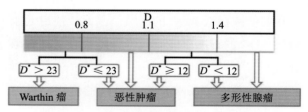

▲ 图 15-22　基于 IVIM 参数的多形性腺瘤、Warthin 瘤及恶性腮腺肿瘤的鉴别
联合应用 D 值（×10⁻³mm²/s）和 D* 值（×10⁻³mm²/s）的临界点可以有效鉴别腮腺肿瘤

值[47,48]。

区分良性和恶性唾液腺肿瘤是 IVIM 成像的成功应用[47]。使用 D 和 D* 临界点的阶梯式分类有效地区分了 20 个良性和 11 个恶性唾液腺肿瘤，而且还区分了 12 个多形性腺瘤和 8 个 Warthin 瘤。因此，Warthin 瘤具有非常小的 D 值（D ≤ 0.8×10⁻³mm²/s）以及较大的 D* 值（D* > 23×10⁻³mm²/s），而多形性腺瘤具有较大 D 值（D ≥ 1.4×10⁻³mm²/s），或者中等程度的 D 值（1.1×10⁻³mm²/s ≤ D < 1.4×10⁻³mm²/s），以及非常小的 D* 值（D* < 12×10⁻³mm²/s）。此外，恶性涎腺肿瘤具有非常小的 D 值（D ≤ 0.8×10⁻³mm²/s）以及非常小的 D* 值（D* ≤ 12×10⁻³mm²/s），小的 D 值（0.8×10⁻³mm²/s < D < 1.1×10⁻³mm²/s），或者中等 D 值（1.1×10⁻³mm²/s < D < 1.4×10⁻³mm²/s），以及中等的 D* 值（12×10⁻³mm²/s ≤ D* ≤ 23×10⁻³mm²/s）（图 15-22）。恶性肿瘤的 D 值小于多形性腺瘤的 D 值，但 Warthin 瘤的 D 值甚至小于恶性唾液腺肿瘤的 D 值。Warthin 瘤非常小的 D 值可归因于肿瘤中丰富的淋巴组织，内含密集的小淋巴样细胞。因此，肿瘤细胞密度可能是多形性腺瘤、Warthin 瘤和恶性涎腺肿瘤中 D 值水平不同的主要因素。多形性腺瘤的 D* 阈值较低，但 Warthin 瘤的较高。D* 被认为与平均毛细血管长度和平均血流速度成正比[37]。因此，两种良性涎腺肿瘤的 D* 值标准的差异可能反映了肿瘤的血供。恶性涎腺肿瘤中的 D* 值变化范围较广，可能是由于不同类型和不同大小肿瘤之间肿瘤血供有差异。

公式 15-1 可以转换如下：

$$S_b = S_0 \cdot (1-f) \cdot \exp(-bD) + S_0 \cdot f \cdot \exp[-b(D+D^*)]$$

（公式 15-3）

其中，$S_0 \cdot (1-f)$ 代表肿瘤的信号强度（$=S_{ti}$），$S_0 \cdot f$ 代表毛细血管的信号强度（$=S_{ca}$）。

因此我们得出以下公式：

$$f = \frac{S_{ca}}{(S_{ca} + S_{ti})}$$

（公式 15-4）

公式 15-4 表明 f 值被定义为毛细血管和肿瘤组织的信号强度[47]。在 IVIM 分析中，基于组织和毛细血管弛豫时间相似的假设，我们忽略弛豫效应。然而，来自肿瘤组织和毛细血管的 T₂ 贡献可能大不相同。因此，如果忽略 S_{ca} 和 S_{ti} 的 T₂ 成分，则在某些类型的肿瘤中将错误地估计 f 值。因此，应仔细地解释肿瘤的 f 值。

使用最小二乘法从多指数信号衰减曲线确定 IVIM 参数（D，f 和 D*）很烦琐，并且可能不适合常规临床使用。或者，我们可以通过使用有限数量的 b 值（如 b=0、200 和 800s/mm²）来估计 IVIM 参数[49]。与使用最小二乘法的评估相似，D 值也可以估计为 b=200 和 800s/mm² 之间的下降，计算为 ln（S_{200}/S_{800}）/600。D 值的估算使得我们可以估计组织灌注参数 fas1−S_{inter}/S_0（S_{inter} 是使用 200 和 800s/mm² 的 b 值获得的对数回归线的 y 轴截距）。D* 可以通过公式 D*=ln（S_0/S_{inter}）/200 估算。与使用更多 b 值的 IVIM 成像相比，使用有限数量的 b 值的简化 IVIM 成像的优点是可以获得更高质量的 DWMR 图像以及在单次扫描中包含的头颈部范围更广。例如，使用 11 个 b 值的 IVIM 成像需要 1 分 53 秒以获得每个患者 10 层 DWI；另一方面，使用 3 个 b 值的 IVIM 成像需要 26s 以获得每个患者相同数量的 DWI。与真实的 IVIM 成像相比，简化的 IVIM 成像为腮腺、咬肌和头颈部肿瘤提供了显著更大（+2%）的 D 值，更小（-7%）的 f 值和更小的（-96%）D* 值。然而，逐步回归显示联合使用简化的 IVIM 成像获得的 D 和 D* 值鉴别诊断多形性腺瘤、Warthin 瘤和恶性涎腺肿瘤具有相同的效能［准确度 =91%（21/23）］。此外，与最小二乘法相比，使用简化方法测量误差较小，这说明简化方法具有临床可行性。因此，简化方法似乎比最小二乘法更不容易出错。然而，简化的 IVIM 技术可能丢失关于组织灌注的重要信息。例如，3 个 b 值 IVIM 成像技术放弃了使用低 b 值（< 100s/mm²）的想法。DWI 用于精细分析具有不同血管大小的不同血管成分。

与高 b 值的 DWI 相比，低 b 值的 DWI 具有高 SNR 并且对水流敏感[50]。此外，低 b 值 DWI 还可以允许对患病区域进行视觉评估。因此，低 b 值 DWI 有助于区分某些类型的涎腺肿瘤，例如在高 b 值图像中表现出低信号的那些肿瘤。

四、干燥综合征及涎腺功能损伤的 MR 影像

干燥综合征（SS）是一种系统性自身免疫性疾病，主要影响外分泌腺，临床特征是唾液腺和（或）泪腺功能受损。然而，SS 可能伴发腺外表现，如雷诺现象、关节炎和血管炎，并且还可能出现肝、肺和肾病变。SS 可作为原发病变出现或伴发其他自身免疫疾病（继发病变）——包括类风湿关节炎（RA）、系统性红斑狼疮（SLE）和系统性硬化症（SSc），这些使 SS 患者的临床特征复杂化。SS 患者的诊断基于主观症状（干燥症状：口干和干眼症）和客观体征［唾液和泪液流动试验，血清学检测抗 SS-A/Ro 和（或）抗 SS-B/La 抗体，或类风湿因子和抗核抗体，以及唇腺活检标本的组织学评估］[51]。

美国 - 欧洲共识组（AECG）的干燥综合征标准已在临床实践和研究中被广泛接受（表15-2）[51]。许多干燥综合征患者的血清学检查结果为阴性，其中原发性干燥综合征患者中抗 SS-A 和抗 SS-B 抗体的阳性率分别为 33％～ 74％和23％～ 52％。值得注意的是，抗 SS-A 抗体可能在没有抗 SS-B 抗体的情况下存在，但相反的情况很少发生[52]。除了出现肌上皮岛之外，干燥综合征患者的唇腺会出现 SS 患者大涎腺所有可出现的所有病理变化，如淋巴细胞的浸润和聚集伴腺泡细胞破坏。因此，唇腺活检标本的组织学检查已成为诊断干燥综合征的最特异的方法。然而，一些研究反对这一概念，反驳说唇腺活检不比涎管造影更敏感，涎管造影和唇腺活检都是确诊涎腺疾病所必需的。

另一方面，一些研究者声明 AECG 标准的严格性以及在分类遗漏了预后指标[53-55]。值得注意的是，干燥综合征患者必须具有抗 SS-A/Ro 和抗 SS-B/La 自身抗体，或者唇腺活检结果呈阳性，或上述两者皆有。因此，即使是很多非干燥综合征患者，但与 AECG 阳性患者有相似的结果，即使唇腺活检和自身抗体检查结果是阴性也必须进行侵入性检查。

成像技术也被纳入 AECG 标准中的分类项目[51]。Rubin 和 Holt 首先描述了干燥综合征患者大涎腺的涎管造影的改变[56]。实际上，涎管造影的表现与疾病的严重程度密切相关[57]。然而，涎管造影需要暴露在射线下，并且该技术非常复杂，因为它需要碘造影剂和导管套管或将注射器针头插入腺外主导管中。所以，患者可能拒绝接受涎管造影和（或）临床医生可能不愿意开涎管造影检查。鉴于这些问题，诊断 SS 的非侵入性方法可能使患者受益，因为如果疾病得到有效诊断，现在可以使用毒蕈碱拮抗剂（西维美林或毛果芸香碱）进行治疗，有望改善干燥症状[58]。

MR 成像技术的最新进展使我们可以对干燥症患者的大涎腺进行无辐射及无造影剂检查。该技术能够评估腺体实质和导管异常，进一步显示暂时性干燥综合征患者受累腺体疾病状态的特征，从而有助于将干燥综合征累及涎腺与感染性或代谢性疾病相区分。此外，该技术允许对腺体疾病进行分级，因此可用于预测干燥综合征患者的治疗效果[58]。

（一）传统 MR 成像

干燥综合征患者腮腺的 MR 成像特征是在 T_1 和 T_2 加权 MR 图像上有多个高信号区[57]（图15-23）。使用短时反转恢复序列（STIR）或者脂肪抑制 MR 图像可以降低 T_1 加权图像上高信号区的信号强度，表明干燥综合征患者的腮腺在 T_1 加权图像上的高信号区是由于腺体脂肪浸润所致[59]。T_1 加权图像上的高信号脂肪区域在疾病的早期阶段为小斑点，随疾病进展逐渐增

表 15-2　美国 - 欧洲共识组干燥综合征分类标准

（1）眼部症状：以下至少有一个问题的答案为"是"

①你是否有每日持续性的、令人苦恼的干眼症达 3 个月以上？

②你是否感觉眼睛里像有沙粒或沙砾？

③你是否每日使用人工泪液超过 3 次？

（2）口腔症状：以下至少有一个问题的答案为"是"

①你是否每天感觉口干达 3 个月以上？

②作为成年人，你是否有反复出现或持续性涎腺肿胀？

③你是否经常通过喝液体来辅助吞咽干的食物？

（3）眼部体征— 即眼部受累的客观证据，定义为以下两种测试中至少一种的结果为阳性

① Schirmer 测试，实施无需麻醉（5min 内 ≤ 5 mm）

②玫瑰红评分或其他干眼评分（根据 van Bijsterveld 的评分系统 ≥ 4）

（4）病理：在小涎腺局灶性淋巴细胞性涎腺炎中，由一个病理学专家评估，焦点评分 ≥ 1，定义为每 4mm^2 腺体组织内有很多的淋巴细胞灶（与正常黏液腺泡相邻，含有 50 个以上的淋巴细胞）

（5）涎腺受累：涎腺受累的客观证据定义为以下诊断试验至少有一种的结果为阳性

①未受刺激情况下的唾液总量（15min 内 < 1.5 ml）

②腮腺造影显示存在弥漫性涎腺导管扩张，而无主导管梗阻证据

③涎腺闪烁扫描显示示踪剂摄取延迟、浓度减低和（或）延迟排泄

（6）自身抗体：血清中出现以下自身抗体

①针对 Ro（SS-A）或 La（SS-B）抗原或两者的自身抗体

分类的原则：

对原发性干燥综合征：

在没有任何潜在相关疾病的患者中，原发性干燥综合征可定义如下：

a. 六项里出现任意四项即提示为原发性干燥综合征，只要任意一项为（4）或（6）即为阳性

b. 出现四项客观分类标准中的任意三项 [（3）、（4）、（5）、（6）]

对继发性干燥综合征

在具有潜在相关疾病的患者（如另一种明确诊断的结缔组织疾病）中，项目（1）或项目（2）的存在再加上项目（3）、（4）和（5）中的任何两项可被视为提示继发性干燥综合征

排除标准

既往头颈部放射治疗

丙型肝炎感染

艾滋病

之前存在淋巴瘤

结节病

移植物抗宿主病

使用抗胆碱能药物（时间短于药物半衰期的 4 倍）

引自 Vitali C, Bombardieri S, Jonsson R, et al. (2002) Classification criteria for Sjögren's syndrome: A revised version of the European criteria proposed by the American–European Consensus Group. Ann Rheum Dis 61:554–558.

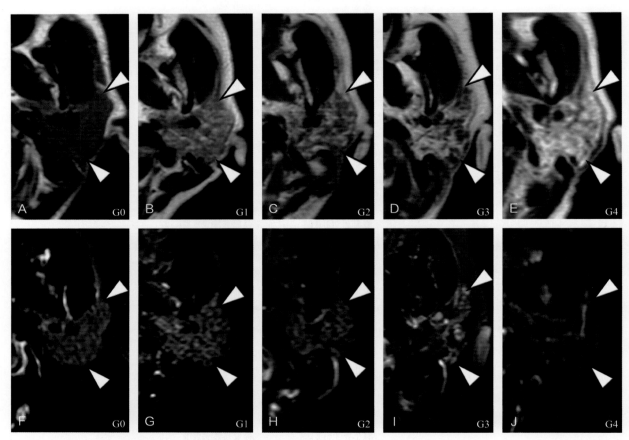

▲ 图 15-23　干燥综合征（SS）患者腺体疾病的 MR 分级

A～E. 根据腺体中高信号的脂肪区域的数量，SS 患者腮腺（箭头）的轴位 T_1 加权 MR 图像被分为 0 级（A）、1 级（B）、2 级（C）、3 级（D）或 4 级（E）[60]；F～J. 根据腺体内等信号的完整腺叶区域的大小，SS 患者的腮腺（箭头）的轴位脂肪抑制 T_2 加权 MR 图像被分为 0 级（F）、1 级（G）、2 级（H）、3 级（I）或 4 级（J）

加（图 15-22）。因此，当根据 T_1 加权图像上高信号区域将腮腺分为五个等级时，该等级与唾液流速受损的严重程度、涎管造影的分级、唇腺活检的分级有较好的相关性。使用小尺寸表面线圈及高分辨率 T_1 加权图像和脂肪抑制 T_2 加权图像可以进行定量 MR 成像，用以在 T_1 加权图像上评估脂肪浸润的程度、在脂肪抑制 T_2 加权图像上评估腺体组织破坏[60]。检测脂肪或完整腺体小叶的定量 MR 与疾病严重程度显著相关，将脂肪面积≥ 5％作为干燥综合征腺体累及的最佳临界点，灵敏度为 93％，特异度为 89％，准确度为 92％。此外，鉴别口干症非 SS 患者和 SS 的患者时，将完整小叶面积≤ 90％作为干燥综合征累及腺体的最佳临界点，灵敏度为 93％，特异度为 100％，准确度为 95％。

然而，由于腮腺的老年性改变与脂肪变性有关（图 15-24），因此基于 MR 影像诊断干燥综合征时，鉴别干燥综合征与老年性萎缩非常重要。实际上，腮腺的 CT 值随着年龄的增长而降低，50 — 70 岁的健康受试者的腮腺 CT 值与早期干燥综合征患者的腺体 CT 值相似（G_1-G_2 级腺体）[59]。这些结果表明，尽管腮腺中的脂肪浸润随着年龄的增长而发展，但其程度与 SS 患者相比要小得多。在正常老年受试者的腺体中，脂肪沉积发生在分泌细胞和导管细胞中，而干燥综合征患者腺体中的分泌细胞被破坏并被脂肪组织取代。

（二）MR 涎管造影

MR 涎管造影通常基于重 T_2 加权的二维或

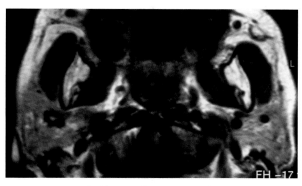

▲ 图 15-24　轴位 T_1 加权图像所示为一例 78 岁老年女性的腮腺变化，伴有不规则脂肪浸润

三维自旋回波序列，因此可观察腺体的水含量。MR 涎管造影最初由 Lomas 等应用于双侧涎腺导管扩张的可疑干燥综合征患者 [61]。之后，MR 涎管造影应用于大样本量干燥综合征患者的研究 [62-64]。MR 涎管造影可以克服常规（X 射线）涎腺造影的缺点，如辐射暴露、烦琐的插管技术和注射造影剂。MR 涎管造影是评估包括干燥综合征在内的涎腺疾病的有前景的技术。然而，MR 涎腺造影的早期应用有一些缺点；它需要很长的成像时间，并且经常受到来自相邻结构的背景噪声的影响——如颈部的血管和肌肉。这些缺点限制了 MR 涎管造影，使其在诊断干燥综合征患者的涎腺疾病时成为其他影像技术（如超声检查）的辅助手段。此后，引入了使用小尺寸（47mm）表面线圈及 1.5TMR 成像仪的快速和高分辨率 MR 涎管造影技术 [65]。高分辨率 MR 涎管造影基于单次激发单层涡轮自旋回波（TSE）技术，我们目前使用以下序列：TR/TE/ 信号采集次数 =8000ms/800ms/1；成像时间为 8s；矩阵大小为 192×149；FOV 为 7cm；TSE 因子为 150；回波间隙 10.6ms。该技术实现了二阶分支的可视化。虽然增加信号采集数量（NSA）（最多 8 个）改善了三阶分支的可视化，但是增加了背景噪声并且延长了成像时间（最多 100s）。以延长成像时间为代价，将 TE 增加到 1000ms 可通过抑制背景信号来改善腺体图像质量。使用较小尺寸（23mm）的线圈可以在不增加背景信号的情况下改善涎管造影图像，但由于线圈尺寸较小，因此腺体周边的导管不能很好地显示。此外，3D 高分辨率 MR 涎腺造影也可实现（TR/TE/NSA=6000ms/1000ms/4），层厚为 0.5mm，矩阵大小为 256×256，视野为 7cm，TSE 因子为 200，回波间隔时间为 9.8ms。尽管 3D 高分辨率 MR 涎管造影改善了腺体内分支导管的光滑度，但成像时间增加（≥ 5min）。另一方面，使用较大的线圈（170mm 表面线圈）导致图像质量差，在所使用的任何成像序列中导管信号都非常微弱。

腮腺的 MR 涎管造影显示干燥综合征特征性的涎腺导管扩张（图 15-25）。依据图像中大小不同的高信号斑点，MR 涎管造影可以用类似经典 X 射线涎管造影的方式进行分类：0 级，没有高信号病灶；1 级，多个点状高信号病灶（< 1mm）；2 级，多个球状（1 ～ 2mm）高信号病灶；3 级，囊腔状高信号病灶（> 2mm）；4 级，体积较大但数量较少的破坏型高信号病灶伴狭窄、扩张或缩短的腺体内分支导管 [66]。虽然 MR 涎管造影分级与经典 X 线涎管造影结果一致性较好，但 MR 涎管造影并不与传统涎管造影完全一致；同一个病人在涎腺疾病的终末期（4级）获得的 MR 涎管造影图像与常规涎管造影图像并不相同。在传统的涎管造影图像中，高级别腺体的涎管扩张病灶较大，但是在 MR 涎管造影图像中，与 3 级相比，4 级病变腺体的涎管扩张病灶数量减少、范围减小。此外，MR 涎管造影为 0 级的腺体包含了很多在常规涎管造影检查诊断为 1 级的腺体。这些差异可能反映了两种涎管造影技术描述了受累腺体的不同病理变化。MR 涎管造影基本上是一种水成像技术，描绘了富含水的病灶。因此，在终末期腺体内很多大的涎管扩张病灶在 MR 涎管造影图像上不可见是由于在异常导管内没有唾液或液体。

结合上述 MR 涎管造影的诊断误差，我们建议同时使用常规 MR 成像（T_1 和脂肪抑制 T_2 加权 MR 成像）和 MR 涎管造影来评估口腔干

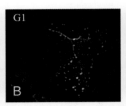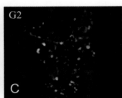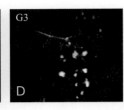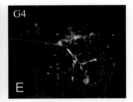

▲ 图 15-25 干燥综合征（SS）患者腺体病变的 MR 涎管造影分级

根据常规涎管造影的等级，SS 患者腮腺 MR 涎管造影分为 0 级（A）、1 级（B）、2 级（C）、3 级（D）或 4 级（E）[60]。除了 4 级腺体外，MR 涎管造影等级与常规涎管造影有很好的一致性，4 级腺体内涎管扩张病灶的数量和大小与 3 级腺体相比有所减小

燥症患者的涎腺[65]。联合使用 MR 涎管造影和常规 T1 或脂肪抑制 T2 加权成像提高了鉴别诊断干燥综合征患者和非干燥综合征口干症患者的腮腺的能力。折中的 MR 涎管造影标准（≥6 个涎管扩张病灶可诊断为干燥综合征腺体）对于鉴别干燥综合征患者的灵敏度为 80%，特异度为 100%。然而，联合应用 MR 涎管造影标准以及常规 T1 或脂肪抑制的 T2 加权 MR 成像可提高鉴别能力，灵敏度为 96%，特异度为 100%，准确度为 98%。

MR 涎管造影也可以通过使用 bTFE 序列来实现，bTFE 序列是一种平衡的、稳态自由进动 MR 技术，用于实现快速和高 SNR 成像[66,67]（图 15-26）。bTFE 序列可使血管和体液呈高信号，并且联合脂肪抑制前脉冲（如光谱预饱和与反转恢复）可有效区分水分和脂肪组织。bTFE 的这些特性适合于显示腮腺的腺内导管，因其腺体实质内含有大量的脂肪组织。

（三）弥散加权 MR 成像

Sumi 及 Regier 等发现早期、中期 SS 患者腮腺的 ADC 值大于健康人[68,69]（图 15-27）。然而，晚期 SS 患者的腮腺 ADC 值明显低于健康人。SS 患者泪腺亦有相似的 ADC 值改变[70]。更重要的是，SS 患者腮腺的 ADC 值与唾液流速及 T1WI 上评估的腺体损伤严重程度相关，但与涎腺造影的分级无关。唾液腺的病变使其发生淋巴细胞浸润并伴细胞凋亡。这使得腺体中的细胞外间隙增大，导致 ADC 值增大。然而，在 SS 的晚期阶段，受损腺体中脂肪浸润的作用

逐渐超过胞外间隙增加的作用，因此显著限制了腺体中水分子的移动性。腺体中广泛聚集的淋巴细胞和淋巴滤泡可进一步降低腺体的 ADC 值，因为水分子弥散受到细胞膜和小细胞内颗粒的限制。因此，DWI 可以显示 SS 患者唾液腺病变的分期。

唾液腺在静止期会产生少量唾液；然而，味觉刺激会导致唾液流速增加。因此，味觉刺激期间考虑使用 DWI 来描述唾液量的变化是有必要的。Thoeny 等研究了味觉刺激后腮腺 ADC 值的动态变化，发现在涎腺受刺激后的前 5～7min 内 ADC 值首次出现下降，在随后的 15～20min 内隐匿性增加[71]。他们推测，最初的 ADC 值降

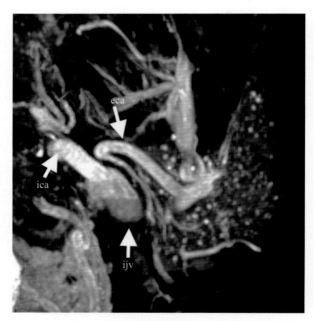

▲ 图 15-26 1 名 55 岁女性患有干燥综合征（SS）

轴位最大密度投影（MIP）bTFEMR 图像显示腮腺内多发点状高信号影，为 SS 的特征性表现。eca. 颈外动脉；ica. 颈内动脉；ijv. 颈内静脉

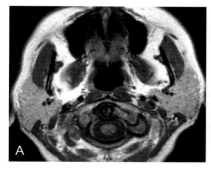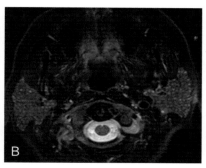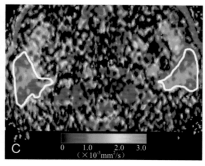

▲ 图 15-27　1 名 44 岁女性患有干燥综合征（SS）

A、B. 轴位 T_1WI（A）及脂肪抑制 T_2WI（B）MR 图像显示腮腺内弥漫性脂肪浸润，脂肪抑制 T_2WI（B）图像上显示的点状高信号影为涎腺导管扩张所致；C. 轴位 ADC 图显示与健康人腮腺 [（0.63±0.11）×$10^{-3}mm^2/s$] [39] 相比，患者腮腺 ADC 值较高（左侧腺体为 0.88×$10^{-3}mm^2/s$；右侧腺体为 0.93×$10^{-3}mm^2/s$）

低是由于腺体内的唾液排空造成的。但是，Kato 等研究健康受试者味觉刺激后的 ADC 值动态变化发现在刺激后的前 2min 内出现 ADC 值首次快速增加并随后逐渐减少 [72]。动态变化可以通过计算 ADC 的 IR 值和 ADC 达峰时间（T_{max}）来表示。口干症患者腮腺和下颌下腺的 IR 值低于健康人，而 T_{max} 值高于健康人。两篇报告间的差异可以通过用于计算 ADC 的 b 值的差异来解释：Thoeny 等使用的 b 值为 400、600、800 和 1000s/mm²，而 Kato 等使用的 b 值为 0 和 1000s/mm²。因此，ADC 值最初的增长可能受到小血管中血量的快速增加及味觉刺激后腺体内灌注增加的影响。因此，在小 b 值（0～200s/mm²）和大 b 值（400～1000s/mm²）之间获得的 ADC 值可能与在 2 个不同的较大 b 值（如 500 和 1000s/mm²）之间获得的 ADC 值不同。

（四）动态增强 MR 成像

动态增强 MR 成像是评估唾液腺功能的另一种方法，根据房室示踪剂动力学模型可以定量评估腺体的血供情况 [73]。示踪动力学模型根据以下公式得到转移常数（K^{trans}），细胞外血管外间隙（v_e）和血管外间隙与血浆之间的速率常数（K_{ep}）等动力学参数：

$$C_t(t) = v_p C_p(t) + K^{trans} \int_0^t C_p(t') \exp\left(\frac{K^{trans}(t-t')}{v_e}\right) dt'$$

其中，$C_t(t)$ 是造影剂浓度随时间的变化，v_p 是血管内血浆容积，t 是时间，t' 是整合变量时间，$C_p(t)$ 是动脉输入函数，$C_p(t')$ 是血浆中造影剂的浓度随时间的变化 [74]。

钆增强后腮腺的时间 - 信号强度曲线也可以通过造影剂浓度 - 时间曲线下的初始面积（IAUC）来确定。Roberts 等发现与健康受试者相比，SS 患者的造影剂跨毛细血管转移常数（K^{trans}）和细胞外血管外间隙（v_e）水平更高 [74]。此外，SS 患者腺体的 IAUC 升高。这些结果与上述通过 DWI 获得的数据一致，表明 SS 患者腺体间质增加，这是由腺泡细胞凋亡、腺体小叶破坏及由内皮细胞与活化的淋巴细胞相互作用引起的血管通透性和内皮依赖性血管舒张增加所致的。

（五）动脉自旋标记成像

诸如 IAUC 之类的灌注评估及通过动态增强 MR 得到的血浆和细胞外血管外间隙之间的转移常数测定有助于评估 SS 患者唾液腺血供情况。然而，由于血流量和血管通透性造成的组织强化，使以上这些技术对腺体灌注的评估并不完全准确 [75]。动脉自旋标记（ASL）技术可以无创定量评估组织灌注，且无须注射造影剂 [76,77]。在 ASL 中，血液中的质子被磁性标记并用作内在示踪剂以测量组织血流量。应用 ASL 技术通过评估使用和不使用标记获得的图像之间的差异可评估组织灌注水平。ASL 的主要优点是，因为无须静脉造影剂注射，该技术可以直接测定组织灌注水平而不受血管通透性影响，并且可以在同一患者中进行大量采集[75]。ALS 主要有两种类型：连续 ASL（CASL）和脉冲 ASL（PASL）[78]。在 CASL 技术中，将长 RF 脉冲（1～2s）施加到近端成像平面上，从而产生流驱动绝热反转。相反，PASL 技术使用单个反转脉冲。尽管 CASL 技术中较长的稳态标记提供了与 PASL 相比在理论上更高的 SNR，但标记效率可能受到流速变化的限制。此外，CASL 技术对计算机硬件有要求（RF 连续传输模式），而 PASL 则没有。最近开发的伪连续 ASL（pCASL）使用一系列离散射频脉冲来模拟流驱动绝热反转技术，它利用了 CASL 较高的 SNR 和 PASL 较高的标记效率[78]。

我们使用 pCASL 进行的初步研究表明，与健康的腺体相比，SS 患者腮腺的血流（SBF）动力学具有更高的基础 SBF，SBF 峰值时间更长，并且在达峰时间具有更高的 IR。这些结果与通过动态增强 MR 获得的结果一致，这意味着 ASL 技术有望用于评估功能受损的唾液腺的血供情况。

五、与 SS 相似的唾液腺疾病

（一）IgG₄ 相关 Mikulicz 病

Mikulicz 病（MD）是以唾液腺和泪腺对称性肿胀为特征的疾病。该病之前被认为是 SS 的一种亚型。然而，最近已建立了一个独立的与之前诊断和治疗均不同的 IgG₄ 相关性疾病，包括自身免疫性胰腺炎和 MD[79,80]。这些疾病具有共同的特性，例如血清 IgG₄ 水平升高及受累器官和组织中 IgG₄ 阳性浆细胞浸润造成的纤维化。通常可见到下颌下腺和泪腺的腺泡细胞破坏。具有生发中心的淋巴滤泡的形成也是该疾病的常见组织学特征[81]。对皮质类固醇的良好反应

是 IgG₄ 相关性疾病的另一个临床特征，也是区分 SS 和 IgG₄ 相关性 MD 的重要依据[80]。

最近报道了 IgG₄-MD 患者的唾液腺和泪腺的超声（US）特征：受累腺体增大，其内有多发大小不等、形状各异的低回声区。这些超声特征与 SS 的腺体非常相似。在口服皮质类固醇后，超声异常表现将迅速变化，并且在许多情况下几乎完全消失。然而，传统的 MR 影像无特征性，有时 T₁WI 及脂肪抑制 T₂WI 呈不均匀高信号[83]（图 15-28）。MR 涎腺造影可以显示正常的涎腺特征[84]。在受累腮腺中从未观察到明显的脂肪浸润。因此，常规 MR 和（或）MR 涎腺造影可用于区分 IgG₄-MD 和 SS。

（二）高脂血症

高脂血症是最常见的血脂异常，其血清学特征是血浆三酰甘油、总胆固醇升高或两者均升高。一些高脂血症患者（高胆固醇血症和高甘油三酯血症）与 SS 造成的干燥症状有关[85-87]。一些研究强调了血脂水平与唾液腺异常之间的相关性。例如，Izumi 等证实血浆三酰甘油水平与腮腺肿胀之间具有相关性，以及血浆总胆固醇水平与唾液流速之间具有相关性[88]。Ramos-Casala 等发现与年龄和性别匹配的无自身免疫性疾病的患者相比，原发性 SS 患者血脂异常、糖尿病及高尿酸血症的患病率更高[89]。他们还证明高胆固醇血症与抗 SS-A/Ro 抗体和抗 SS-B/La 抗体的阳性率较低有关，并且高三酰甘油血症与肾脏、肝脏及血管病变的高发病率有关。Izumi 等报道 24 例高脂血症和干燥症状患者中有 83% 发生腮腺肿胀，唾液流量受损或两者兼有[88]。MR 图像显示增大的腮腺内不同程度脂肪浸润；但是，腺体大小正常伴有高脂血症的患者 MR 图像特征与健康人腺体类似。24 例高脂血症患者中 33% 出现颌下腺异常。然而，与腮腺相比，颌下腺受疾病影响较小，表现为腺体轻度肿胀，T₁WI 呈稍高信号。这些 MR 特征与 SS 无法鉴别。与 SS 累及腮腺不同，高脂血症和干燥症状患者

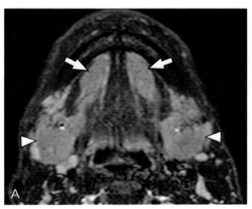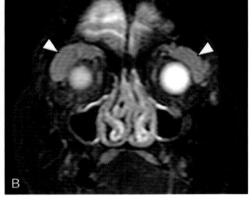

▲ 图 15-28　IgG₄ 相关 Mikulicz 病（IgG₄-MD）

A. 一位 63 岁男性 IgG₄-MD 患者，轴位 STIRMR 图像显示增大的下颌下腺（箭头）和舌下腺（箭），注意局部淋巴结肿大；B.1 名 60 岁女性 IgG₄-MD 患者，冠状位 STIRMR 图像显示泪腺增大（箭头）

的腺体没有 SS 的涎腺造影特征（图 15-29）。此外，在 24 例高脂血症和干燥症状患者中，58％的患者腮腺最大面积超过了健康受试者的腺体大小；然而，SS 患者的腺体最大径并未超过正常上限。唇腺的特征也可以区分高脂血症患者与 SS。高三酰甘油血症患者的唇腺显示在腺叶中存在广泛的脂肪浸润，但在高胆固醇血症的患者中脂肪浸润少见。SS 特有的淋巴细胞浸润和聚集在三酰甘油血症患者中少见，但仅在高胆固醇血症患者的腺体中观察到多灶性淋巴细胞聚集。相反，在 SS 患者的唇腺中很少观察到脂质浸润。与 Ramos-Casala 等的结果一致，在高脂血症患者中未观察到血清抗 SS-A/Ro 或抗 SS-B/La 抗

体阳性；单个高脂血症患者的抗核抗体和类风湿因子水平升高[88,89]。

六、唾液腺病毒感染

（一）人类免疫缺陷病毒

一些证据表明，逆转录病毒感染在 SS 的发病机制中起到了重要作用，包括人类 T 细胞白血病病毒（HTLV-I），人类免疫缺陷病毒（HIV），人类体内 A 型逆转录病毒颗粒（HIAP-I）和人类逆转录病毒 -5（HRV-5）[90]。与 HIV 感染相关的干燥综合征被定义为弥漫性浸润性淋巴细胞增多症（DILS）[91]。DILS 在临床上与 SS 无

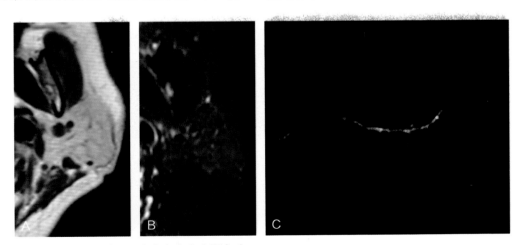

▲ 图 15-29　1 名 54 岁患者患有高脂血症

A、B. 轴位 T₁WI（A）与 STIR（B）图像显示腮腺增大伴弥漫性脂肪浸润；C.MR 涎腺造影显示正常管道分支

法区分，患者表现出与口腔干燥症和干眼症相关的双侧腮腺和泪腺肿胀。该疾病与 SS 的不同之处在于浸润在唾液腺中的淋巴细胞主要是 $CD8^+$（$CD4^+$ 淋巴细胞主要见于 SS 患者的腺体中），且自身抗体（抗 SS-A/Ro 和抗 SS-B/La 抗体，RF 和 ANA）阳性率要低得多[90]。最近，高效抗逆转录治疗（HAART）已经降低了 HIV 感染患者 DILS 的发生率[91]。

关于腮腺受累的 MR 影像特征的报道很少；然而，一些报道描述了腺体中存在多个实性或囊性淋巴上皮性病变[92-95]。

（二）人类 T 细胞白血病病毒相关脊髓病

HTLV-I 感染与多种疾病相关，包括成人 T 细胞白血病和炎性疾病如葡萄膜炎和关节炎。HTLV-I 相关性脊髓病（HAM）是另一种 HTLV-I 相关非肿瘤性炎性疾病[96]。HAM 是一种以累及双侧锥体束伴括约肌功能障碍的慢性脊髓病。HAM 患者的临床症状为进行性，主要包括下肢痉挛、膀胱功能紊乱和下肢肌无力。HAM 偶尔会因严重的干燥症状而复杂化，临床症状与 SS 相似。尽管在 HTLV-I 血清阳性 / HAM 阴性患者中 SS 患病率较高，但是 HAM 患者外周血单核细胞中的病毒载量通常很高[97]。

Izumi 等发现 31 例 HAM 患者中约有 40% 被诊断为 SS 阳性[98]。HAM 阳性 /SS 阳性患者

的唾液流速显著下降，其水平与 HAM 阴性 /SS 阳性患者相似。然而，与 HAM 阴性 /SS 阳性患者相比，HAM 阳性 /SS 阳性患者淋巴细胞聚集的数量较少，92% 的 HAM 阳性 /SS 阳性患者完全无 SS 的影像特征，包括 MR 图像和常规涎腺造影。因此，这些研究结果表明，伴有 HAM 的 SS 患者可能通过发病机制与 HAM 阴性的 SS 患者相鉴别。

（三）腮腺炎

腮腺炎病毒是一种有包膜的单链 RNA 病毒，属于副黏病毒科，主要在儿童和年轻人中引起急性传染病。腮腺炎以双侧腮腺肿胀为临床特征。从感染到腮腺出现特征性肿胀的潜伏期为 15 ～ 24 天[99]。传染期在腮腺炎发病前几天开始，并持续数天。受累腮腺的 MR 影像特征为双侧腺体对称性肿胀，脂肪抑制 T_2WI 为均匀高信号（图 15-30）。炎症常累及腺体外邻近皮下软组织。在非特异性慢性炎症中常见的腺体内导管扩张很少见。

（四）丙型肝炎病毒

丙型肝炎病毒（HCV）是属于黄病毒科（Flaviviridae）的有包膜的单链 RNA 病毒。HCV 感染可能与干燥症有关[100]。已在唾液和唾液腺组织（唾液上皮细胞的细胞质）中发现 HCVRNA[101]。在约 50% 的 HCV 感染患者

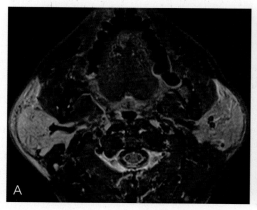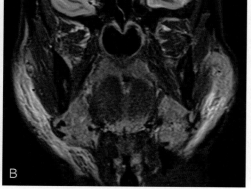

▲ 图 15-30　1 名 28 岁男性患有腮腺炎
A. 轴位 STIRMR 图像显示腮腺增大并呈高信号；B. 冠状位 STIRMR 图像显示感染累及腺体外（皮下）

中可见到与淋巴细胞（CD4+T 细胞）浸润和聚集相关的慢性局灶性涎腺炎，其组织病理学特征类似于 SS 的腺体。然而，血清中自身抗体如 ANA，SS-A/Ro 和 SS-B/La 的阳性结果较罕见[102]。这些发现引发了关于 HCV 至少参与某些类型 SS 的发病机制的可能性的长期争论。然而，最近一项研究显示，唾液或唾液腺组织中 HCVRNA 的检测与唾液腺疾病的严重程度无关，如口腔干燥症、唾液流速受损或涎腺炎[103]。此外，Vitali 等发现原发性 SS 患者 HCV 感染的患病率与正常人群相似，先前报道的过高评估可能是由于不同研究中的不同分类标准或 SS 患者常出现的高球蛋白血症所致[104]。

比 HCV 感染者和 SS 患者的临床症状和血清学相似更重要的一个问题是这些患者易发生 B 细胞淋巴瘤［主要是黏膜相关淋巴组织（mucosa-associated lymphoid tissue，MALT）；弥漫性大 B 细胞淋巴瘤和滤泡中心细胞淋巴瘤］[102]。HCV 感染者常伴有腮腺肿大、血管炎及 RA 阳性和混合 II 型冷球蛋白阳性，B 细胞淋巴瘤的发病率高于正常人群[105]。患有干燥症的 HCV 感染患者中，唾液腺和肝脏是淋巴瘤的首发部位。HCV 感染者的唾液腺淋巴瘤 MR 表现与 SS 和非 SS 患者的唾液腺淋巴瘤相似。

七、唾液腺炎症

（一）涎石病

虽然唾液腺炎症的最常见原因是细菌和病毒感染，但是诸如肿瘤和涎石病等阻塞性疾病也可引起涎腺炎。涎石造成的不完全阻塞可能引起继发性感染，大涎石完全并长时间的阻塞可能导致腺体萎缩。涎石病最常见于下颌下腺（80%～95%）[106]。X 线片和 CT 的主要目的是定位并测量导管中可能存在的涎石。可以进行常规的涎腺造影来检查导管的状态；然而，大涎石造成的完全阻塞会干扰邻近导管的观察。在涎腺造影上可看到非钙化或部分钙化涎石。然而，这

些技术无法评估受涎石病影响的腺体组织情况。

Sumi 等报道，根据临床症状和 MR 特征，下颌下腺可分为 3 种不同类型[107]。I 型腺体在 T_1WI 图像上呈低信号，在脂肪抑制 T_2WI 图像上呈高信号（图 15-31）。I 型腺体的患者常表现为疼痛和（或）肿胀。腺体增大、信号异常和临床症状均表明 I 型腺体处于炎症期。组织病理学上，I 型腺体表现为不同程度的炎性细胞浸润，伴有腺体结构的破坏和纤维化。在继发于涎石症的涎腺炎中，这种类型最常见（56%）。在这一类型的患者中，舌下腺也受累。I 型腺体的随访研究显示，手术切除涎石 4～5 个月后，腺体的大小及信号恢复至与对侧相同水平，表明腺体受炎症影响较小，并且在切除涎石后可以保持腺体功能。感染向腺外延伸可能发生在该腺体类型的患者中，表现为皮下组织和腺体外间隙中蜂窝织炎和脓肿形成。

与 I 型腺体的患者相比，II 型腺体患者没有任何临床症状或在下颌下区域有任何疼痛或肿胀病史。II 型腺体在 T_1WI 图像上呈高信号（图 15-32）。在脂肪抑制 T_2WI 图像上腺体呈低信号，表明受累腺体中存在脂肪浸润。在 75% 的 II 型腺体中，受累腺体较对侧体积减小。一位患者切除的下颌下腺显示腺体组织被大量脂肪替代。涎石的平均大小大于 I 型腺体（9.2±1.6mm vs. 5.8±2.9mm）。值得注意的是，这种腺体类型的所有涎石都位于主导管的近端 1/3 处，而 I 型腺体中的涎石也可位于导管远端和中间的 1/3 处。

III 型腺体与对侧的健康腺体无法区分。III 型腺体患者无临床症状，无相关病史。涎石位于主导管的中间或近端的 1/3 处，平均大小为 4.0±1.0mm。

因此，I 型腺体是由主导管不完全阻塞引起的继发感染[107]。II 型腺体为慢性和完全阻塞而没有继发感染，III 型腺体为非阻塞或部分阻塞，不会引起继发感染。CT 可以显示一些涎石病累及腺体的特征，例如由于 I 型腺体中的活

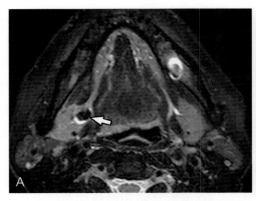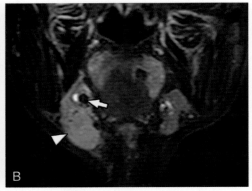

▲ 图 15-31　1 名 59 岁女性患有下颌下腺涎石病

A. 轴位脂肪抑制 T_2WI 图像显示下颌下腺呈高信号并可见大涎石（箭）,1 型腺体；B. 冠状位 STIRMR 图像显示下颌下腺增大（箭头）。箭所示为涎石

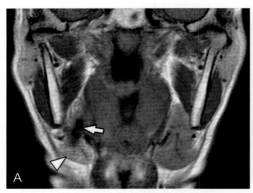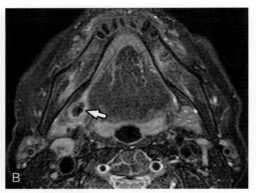

▲ 图 15-32　1 名 64 岁女性患有下颌下腺涎石病

冠状位 T_1WI（A）与轴位脂肪抑制 T_2WI（B）MR 图像显示下颌下腺萎缩（箭），伴有大涎石（箭头）。2 型腺体。注意右侧下颌下腺脂肪浸润

动性炎症引起的强化，以及由于萎缩性 Ⅱ 型腺体中脂肪浸润导致的密度降低。尽管 CT 有助于确定涎石的位置和大小，但是通过 MR 可以更容易地评估受累腺体的情况。

MR 涎腺造影可以代替传统的涎腺造影来显示扩张的导管和及导管内涎石。在这种情况下，不同研究表明 MR 涎腺造影对于涎石（或涎石病）有足够的诊断能力[108,109]。Becker 等表明 MR 唾液造影利用重 T_2 加权单次快速自旋回波序列（3D-EXPRESS）发现涎石的灵敏度为 91%，特异度为 94%～97%，检测导致狭窄的灵敏度为 100%，特异度为 93%～98%。但是，Kalinowski 等表明数字减影涎腺造影的诊断准确度优于 MR 涎腺造影[110]。

因此，联合 MR（T_1WI 和脂肪抑制 T_2WI 或 STIR）及平扫或增强 CT 可以相互补充不足，并且可以为涎石病患者的治疗和随访提供更好建议。

（二）青少年复发性腮腺炎（JRP）

JRP 是继腮腺炎后儿童期第 2 常见的炎症性疾病，发病率高峰为 3—7 岁[111]，男孩较女孩多见。在患者中每年腮腺肿胀的发生次数不同（最多约 100 次），每次发作持续 3～7 天。JRP 的诊断通常基于临床有单侧或双侧腮腺复发性肿胀伴有压痛和发热病史。受累的腮腺在涎腺造影表现为特征性外周涎腺炎，在超声上表现为大小不等的低回声区[112,113]。在疾病的活动期，唾液流速可能会减低。这些涎腺 X 线造影和超声表现与青少年 SS（JSS）无法鉴别，其血清学检查及临床症状较成人 SS 更多样[113-115]。

　　受累腺体的 MR 图像显示腺体结构正常，或有多发点状低（T_1WI 图像上）或高（脂肪抑制 T_2WI 图像）信号[112,113]（图 15-33）。MR 涎腺造影特征性地显示分布在整个腺体实质中的多个点状或球状导管扩张，与 SS 患者的腮腺 MR 造影结果相似（图 15-33）。然而，正常腺体结构保留及脂肪浸润为 SS 的特征，JRP 患者无此特征。

（三）放射性损伤

　　当唾液腺位于头颈部恶性肿瘤和转移性淋巴结的放疗区域时，将不可避免地发生放射性唾液腺损伤。唾液腺放射性损伤导致唾液腺功能受损，可导致口干症和吞咽困难。目前，调强放疗（intensity-modulated radiotherapy，IMRT）已用于头颈部癌症患者，以减少腮腺和颌下腺的辐射剂量[116-118]。然而，这些腺体完全不受辐射影响，特别是减小下颌下腺的辐射剂量是具有挑战性的，因为它们体积小并且接近原发病灶和颈部的转移淋巴结。因此，MR 成像技术可客观评估放疗和随访期间的唾液腺损伤情况。

　　据报道，在口咽癌患者中，位于放疗区域的腮腺和颌下腺体积分别减少 17%～26% 和 20%～23%[119,120]。腺体 T_1WI 信号降低，T_2WI 信号升高[120]（图 15-34）。T_2 信号强度变化与平均辐射剂量之间存在显著相关性，但在 T_1 信号强度变化和平均剂量之间无相关性。此外，在照射后唾液腺的灌注水平会发生变化[121,122]。DCE

　　磁共振成像的定量评估显示，受照射的腮腺和颌下腺中，细胞外血管外间隙增加，血管通透性降低，与未照射的腺体相比，强化峰值和达峰时间增加。腺体体积的减小是由于受辐射腺体中腺泡和导管细胞的减少和（或）细胞体积的减小。在这方面，Dirix 等应用，6 个高 b 值（400、500、600、700、800 和 1000s/mm²）得到受照射的腮腺和下颌下腺的 ADC 值，发现较对侧腺体 ADC 值升高，表明受辐射腺体的体积减小至少部分归因于腺体中的细胞减少[123]。

　　MR 唾液造影可用于评估辐射后唾液腺功能的损害情况。于静息状态下对腮腺和颌下腺导管进行显示度评分，Astreinidou 等发现在放疗 6 周后，腺体的显示度降低[124]。另外一项研究表明，受照射的腮腺和下颌下腺主导管和腺体内分支显示不清，并且对分泌刺激的反应减低[125]。

（四）邻近间隙感染累及唾液腺

　　尽管颈深筋膜是限制感染的屏障，但是在筋膜间隙中感染仍然可以延伸累及邻近间隙。影像检查的主要作用是确定感染部位并评估累及范围。累及腮腺或下颌下腺间隙的感染最常见于牙源性感染。一项牙源性感染传播途径的研究显示，腮腺和下颌下腺间隙分别占下颌骨感染的 45% 和 61%，并且 43% 的上颌骨感染患者有腮腺受累[126]。可以通过颌骨的 X 线片和患者的临床病史来确认牙源性感染的起源。在一些患者中，X 线片和（或）CT 上可见到感染牙

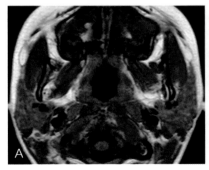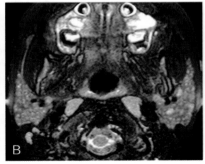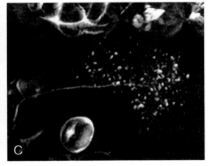

▲ 图 15-33　1 名 5 岁女孩患有青少年复发性腮腺炎
A. 轴位 T_1WI 图像显示腮腺增大并多发点状低信号；B. 轴位脂肪抑制 T_2WI 图像显示腮腺增大并呈弥漫性高信号，伴有局灶性高信号；C. MR 造影显示点状或球形导管扩张，导管分支基本正常

根周围不同程度的骨炎或骨髓炎。与沿垂直方向（咽旁、咽后和椎旁间隙）扩散的感染相比，累及非垂直方向的间隙（如腮腺和下颌下腺间隙）而产生需积极治疗的并发症的风险较低[127]。虽然 CT 是评估颈深部感染的首选方法，但 MR 成像可用于监测感染从水肿到蜂窝织炎及进一步发展为脓肿的过程，这对于患者的治疗极为重要（图 15-35）。

（五）木村病

木村病（Kimura's disease，KD）是一种罕见的慢性炎症性疾病，通常表现为头颈部区域（特别是腮腺和下颌下腺区域）单个/多个皮下无痛、固定结节，血液和组织嗜酸性粒细胞增多及血清 IgE 水平显著升高三联征。尽管大多数 KD 患者存在皮下病变，但该病常常累及大涎腺和局部淋巴结。组织学上，KD 以致密性纤维化，毛细血管增生，淋巴细胞浸润，反应性淋巴滤泡形成和嗜酸性粒细胞聚集为特征[128]。外周血中嗜酸性粒细胞和 IgE 水平表明 KD 具有过敏或自身免疫背景，其由未知刺激物引发。病毒感染或毒素被假定为致病因素，其改变 T 细

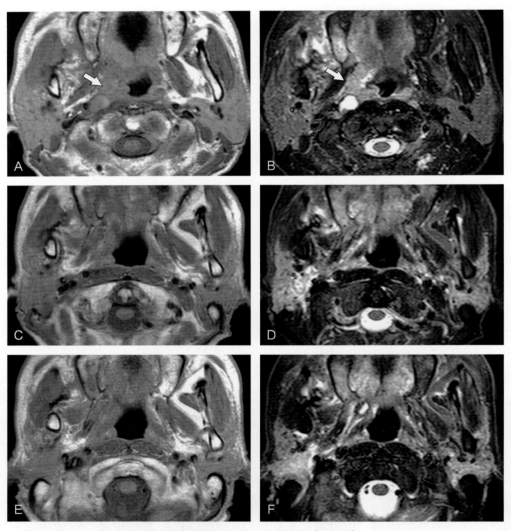

▲ 图 15-34　1 名 69 岁男性患者患有口咽部鳞状细胞癌（SCC）
轴位 T_1WI（A）和脂肪抑制 T_2WI（B）MR 图像显示腮腺（箭）和 SCC（箭）；轴位 T_1WI（C）和脂肪抑制 T_2WI（D）MR 图像显示放疗（59.4Gy）6 周后的腮腺，注意腺体 T_1WI 信号降低，脂肪抑制 T_2WI 信号增高；轴位 T_1WI（E）和脂肪抑制 T_2WI（F）MR 图像显示放疗 14 周后的腮腺，注意腺体萎缩且信号异常

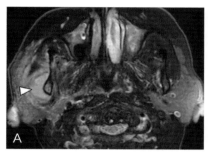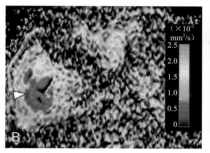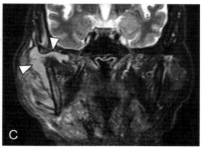

▲ 图 15-35 1 名 70 岁男性下颌骨骨髓炎患者，病变累及咀嚼肌间隙并脓肿形成

脓肿从下颌骨骨髓炎延伸出来，轴位脂肪抑制 T_2WI MR 图像（A）和冠状位 STIR 图像（C）显示右侧咀嚼肌间隙（箭头）脓肿形成。轴位 ADC 图像（B）显示由于病变黏度较高，脓肿（箭头）ADC 值较低

胞免疫调节或诱导 IgE 介导的 I 型超敏反应发生 [128,129]。尽管 KD 的临床过程是进展性的，但该疾病为良性且具有自限性。然而，KD 可因肾脏受累而复杂化，患者可能出现尿蛋白（发生率为 12%～16%）和肾病综合征 [128,130]。

与邻近肌肉相比，腮腺病变通常 T_1WI 呈低信号，脂肪抑制的 T_2WI 呈高信号，且由于病变的纤维化及富血管性，增强后呈中度到明显强化 [131,132]（图 15-36）。MR 图像可显示病变内纤曲的流空信号，提示病变富血供 [128]。可能会有局灶性淋巴结肿大，淋巴结通常均匀强化，内部无坏死区域 [133]。

唾液腺 KD 可以与 IgG_4 相关 MD、嗜酸性肉芽肿、恶性淋巴瘤和唾液腺肿瘤类似，并且 KD 经常被诊断为这些疾病。用于评估外周血嗜酸性粒细胞和血清 IgE 水平升高的实验室检查和包括 MR 成像在内的影像学检查可以避免患者

接受可能有害和不必要的有创性诊断方法。

八、唾液腺囊肿

大涎腺及小涎腺的囊性病变包括舌下囊肿、黏液囊肿和淋巴上皮性病变。非唾液腺来源的囊性病变，如淋巴管瘤、甲状舌管囊肿、鳃裂囊肿、皮样囊肿和表皮样囊肿，可能发生在大涎腺附近，且需要与大涎腺来源的囊性病变相鉴别 [134]。囊性病变在 MR 图像上表现为脂肪抑制 T_2WI 高信号的富含液体的无强化区，囊壁可有轻微强化，但是如出现感染，则囊肿增大，囊壁可以广泛增厚、强化。然而，囊性病变的 MR 影像特征无特异性。

囊性病变中的液体含有细胞碎片、大分子和炎症细胞，黏度不一。因此，囊性病变的特点可以通过 ADC 值表征 [135]。例如，舌下囊肿、

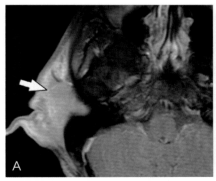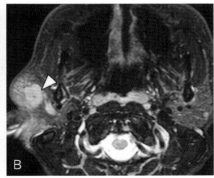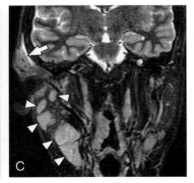

▲ 图 15-36 1 名 32 岁男性患有木村病（KD）

A. 轴位脂肪抑制增强 T_1WI 图像显示皮下肉芽组织（箭）；B. 轴位脂肪抑制 T_2WI 图像显示腮腺结节样增大（箭头）；C. 冠状位 STIR 图像显示颈部及皮下肉芽组织（箭）中多发肿大淋巴结（箭头）

淋巴上皮囊肿和黏液囊肿是具有较高 ADC 值的颈部囊肿（图 15-37 至图 15-39）；唾液腺源性囊肿、淋巴管瘤和甲状舌管囊肿的 ADC 值[（2.38±0.26）×10^{-3}mm^2/s；范围为（1.97～2.93）×10^{-3}mm^2/s]较鳃裂囊肿、表皮样囊肿和脓肿[（0.73±0.37）×10^{-3}mm^2/s；范围为（0.11～1.53）×10^{-3}mm^2/s]高（图 15-40 和图 15-41）。颈部囊肿的 ADC 值较高，且显著重叠。然而，如果使用

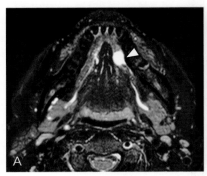
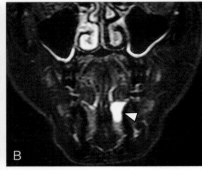
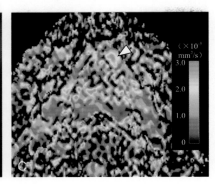

▲ 图 15-37　1 名 51 岁女性患有单纯舌下囊肿

A、B. 轴位脂肪抑制 T$_2$WI（A）和轴位 STIR（B）图像显示单纯舌下囊肿（箭头）；C. 轴位 ADC 图显示舌下间隙单纯舌下囊肿 ADC 值高（2.5×10^{-3}mm^2/s）

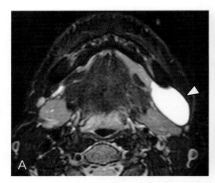
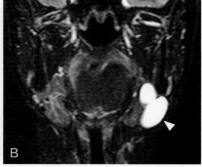
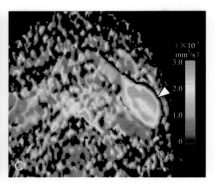

▲ 图 15-38　1 名 29 岁女性患有哑铃型舌下囊肿

A、B. 轴位脂肪抑制 T$_2$WI（A）和冠状位 STIR（B）图像显示哑铃型舌下囊肿自颌下腺至下颌下腺间隙（箭头）；C. 轴位 ADC 图像显示哑铃型舌下囊肿 ADC 值较高（2.4×10^{-3}mm^2/s）

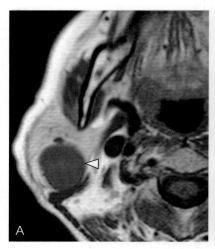
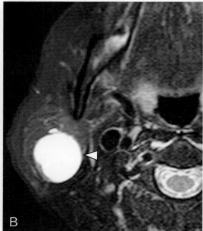
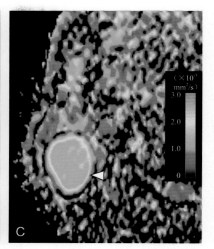

▲ 图 15-39　1 名 63 岁女性患有淋巴上皮囊肿

A、B. 轴位 T$_1$WI（A）和脂肪抑制 T$_2$WI（B）图像显示右侧腮腺内淋巴上皮囊（箭头）；C. 轴位 ADC 图像显示淋巴上皮囊肿具有较高 ADC 值（2.5×10^{-3}mm^2/s）

适当的 ADC 阈值，ADC 值可以有效地区分这五种不同类型的颈部囊肿。例如，淋巴管瘤由于具有＞ 2％的极低 ADC 值区（＜ 0.8×10⁻³mm²/s）可以区别于其他病变，淋巴上皮囊肿低 ADC 值区域＜ 40％（0.8×10⁻³mm²/s）且＞ 0％的中间 ADC 值（1.6×10⁻³mm²/s ≤ ADC ＜ 2.4×10⁻³ mm²/s），甲状舌管囊肿中间 ADC 值区为 40％～ 77％，

黏液囊肿中间 ADC 值≥ 77％。在具有低 ADC 值的颈部囊肿中，脓肿可区别于总体 ADC 小于 0.65×10⁻³mm²/s 的病变；鳃裂囊肿可区别于 ADC 极低值区域＜ 42％的病变。

（一）舌下囊肿

舌下囊肿是一种由舌下腺或舌下间隙小唾

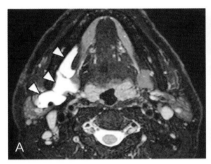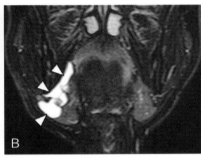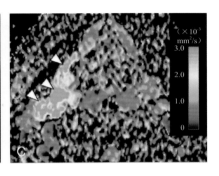

▲ 图 15-40　1 名 30 岁男性患有淋巴管瘤（囊状水瘤）
A、B. 轴位脂肪抑制 T₂WI（A）和冠状位 STIR（B）图像显示位于下颌下腺、腮腺及咽旁间隙的淋巴管瘤（箭头）；C. 轴位 ADC 图显示淋巴管瘤具有较高 ADC 值（2.9×10⁻³mm²/s）

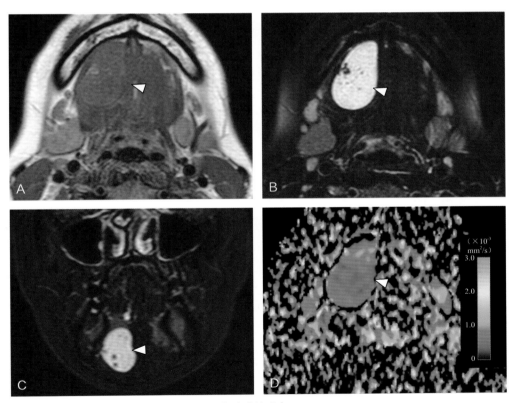

▲ 图 15-41　1 名 15 岁女性患有皮样囊肿（箭头）
轴位 T₁WI（A）、脂肪抑制 T₂WI（B）及冠状位 STIR（C）图像显示位于舌下间隙的皮样囊肿，推移舌下腺。囊性区域包含 T₁WI 高信号（A）及 T₂WI 低信号（B，C）区。轴位 ADC 图（D）显示皮样囊肿（箭头）ADC 值较低（0.6×10⁻³mm²/s）

液腺的炎症或创伤引起的囊肿。舌下囊肿可分为单纯型和哑铃型。单纯型舌下囊肿源于舌下腺或舌下间隙小涎腺炎症，囊腔完全由上皮细胞被覆，局限于在舌骨肌上方的舌下间隙（图15-37）。哑铃型舌下囊肿是由舌下腺的假性囊肿外渗所致，并延伸到下颌下腺间隙，然后进入更深的颈部间隙，如咽旁间隙[95,135]（图15-38）。哑铃型舌下囊肿通常通过裂孔或舌骨肌缺损处进入下颌下腺间隙[136-138]。裂孔或缺损非常常见，一般位于舌骨肌和下颌骨的连接处。因此，在传统的 MR 图像中，哑铃型舌下囊肿经常表现为彗星状，其尾部位于舌下间隙，其头部位于下颌下腺间隙（图15-38）。

一些哑铃型舌下囊肿可以包绕舌骨肌后缘并进入下颌下腺间隙。与舌下囊肿类似，舌下腺和相关组织可能会疝出并引起有症状的颌下腺肿胀[136,137]。在冠状位脂肪抑制 T_2WI 图像上可以很好地显示哑铃型舌下囊肿经舌骨肌疝出。

舌下囊肿和淋巴管瘤有时在临床上无法区分。然而，淋巴管瘤可以是多房的，充满含有淋巴细胞的液体，由一层内皮细胞分隔。此外，淋巴管瘤不累及舌下间隙。由于舌下囊肿不具有这些影像和组织学特征，它们可以作为这两种囊性病变的鉴别点[95]。虽然 Coit 等报道单纯型舌下囊肿和表皮样囊肿在 CT 上无法区分[134]，但是我们现在知道 ADC 值可以明确区分舌下囊肿与表皮样（皮样）囊肿。

（二）良性淋巴上皮病变

良性淋巴管上皮病变可能与 SS、HIV 感染和 JRP 有关[139,140]（图15-42）。良性淋巴上皮病变在 MR 影像上表现多样，从几乎完全充满液体的肿块到实性及液性混合性病变[141]。病变通常伴有颈部淋巴结肿大。在声像图上，SS 或 HIV 患者腮腺和颌下腺实质变化可能与良性淋巴上皮病变相似[142]。然而，MR 图像可以很轻松地区分良性淋巴上皮病变和受累腺体实质的变化。

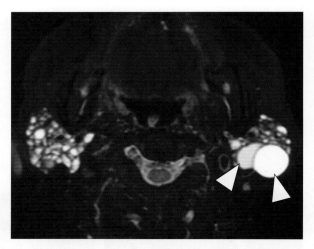

▲ 图 15-42　1 名 77 岁女性患有 SS 及淋巴上皮病变
轴位脂肪抑制 T_2WI 图像显示双侧腮腺多发性淋巴上皮病变（箭头）

推荐阅读

[1] Patel VN, Hoffman MP (2013) Salivary gland development:A template for regeneration. Semin Cell Dev Biol 25–26:52–60.

[2] Ferreira JN, Hoffman MP (2013) Interactions between developing nerves and salivary glands. Organogenesis 9:199–205.

[3] Knox SM, Lombaert IMA, Reed X et al. (2010) Parasynpathetic innervation maintains epithelial progenitor cells during salivary organogenesis. Science 329:1645–1647.

[4] Knox SM, Lombaert MA, Haddox CL et al. (2013) Parasynpathetic stimulation improved epithelia lorgan regeneration. Nat Commun 4:1494. doi:10.1038/ncommuns2493.

[5] Tucker AS (2007) Salivary gland development. Semin Cell Dev Biol 18:237–244.

[6] Qin Y, Zhang J, Li P et al. (2011) 3D double-ehco steadystate with water excitation MR imaging of the intraparotid facial nerve at 1.5T: A pilot study. AJNR Am JNeuroradiol 32:1167–1172.

[7] Chu J, Zhou Z, Hong G et al. (2013) High-resolution MRI of the intraparotid facial nerve based on a microsurface coil and a 3D reversed fast imaging with steady-state precession DWI sequence at 3T. AJNR Am J Neuroradiol34:1643–1648.

[8] Ergün SS, Gayretli Ö, Büyükpinarbasili et al. (2013) Determining the number of intraparotid lymph nodes:Postmortem examination. J Craniomaxillofacial Surg42:657–460. doi: 10.1016/j.jcms.2013.09.011.

[9] Gervasio A, D' Orta G, Mujahed I et al. (2011) Sonographic anatomy of the neck: The supra hyoid region. J Ultrasound14:130–135.

[10]Sumi M, Izumi M, Yonetsu K, Nakamura T (1999)

Sublingual gland: MR features of normal and diseased states. AJR Am J Roentgenol 172:717–722.

[11] Martinez-Madrigal F, Micheau C (1989) Histology of the major salivary glands. Am J Surg Pathol 13:879–899.

[12] Sumi M, Yamada T, Takagi Y, Nakamura T (2007) MR imaging of labial glands. AJNR Am J Neuroradiol 28:1552–1556.

[13] Barnes L, Eveson JW, Reichart P, Sidransky D (2005) Pathology and Genetics of Head and Neck Tumors. IARC Press, Lyon, France.

[14] Freling NJM, Molenaar WM, Vermey A et al. (1992) Malignant parotid tumors: Clinical use of MR imaging and histologic correlation. Radiology 185:691–696.

[15] Christe A, Waldherr C, Hallett R, Zbaeren P, Thoeny H (2011) MR imaging of parotid tumors: Typical lesion characteristics in MR imaging improve discrimination between benign and malignant disease. AJNR Am J Neuroradiol 32:1202–1207.

[16] Joe VQ, Westesson PL (1994) Tumors of the parotid gland: MR imaging characteristics of various histologic types. AJR Am J Roentgenol 163:433–438.

[17] Yabuuchi H, Fukuya T, Tajima T, Hachitanda Y, Tomita K, Koga M (2002) Salivary gland tumors: Diagnostic value of gadolinium-enhanced dynamic MR imaging with histologic correlation. Radiology 226:345–354.

[18] Eida S, Ohki M, Sumi M, Yamada T, Nakamura T (2008) MR factor analysis: Improved technology for the assessment of 2D dynamic structures of benign and malignant salivary gland tumors. J Magn Reson Imaging 27:1256–1262.

[19] Okahara M, Kiyosue H, Hori Y, Matsumoto A, Mori H,Yokoyama S (2003) Parotid tumors: MR imaging with pathological correlation. Eur Radiol 13:L25–L33.

[20] Ikeda M, Motoori K, Hanazawa T et al. (2004) Warthintumor of the parotid gland: Diagnostic value of MR imaging with histopathologic correlation. AJNR Am J Neuroradiol 25:1256–1262.

[21] Eida S, Sumi M, Nakamura T (2010) Multiparametric magnetic resonance imaging for the differentiation between benign and malignant salivary gland tumors J Magn Reson Imaging 31:673–679.

[22] Jang M, Park D, Lee SR et al. (2004) Basal cell adenoma in theparotid gland: CT and MR findings. AJNR Am J Neuroradiol 25:631–635.

[23] Lee DK, Chung KW, Baek CH, Jeong HS, Ko YH, SonYI (2005) Basal cell adenoma of the parotid gland:Characteristics of 2-phase helical computed tomography and magnetic resonance imaging. J Comput Assist Tomogr 29:884–888.

[24] Patel ND, van Zante A, Eisele DW, Harnsberger HR,Glastonbury CM (2011) Oncocytoma: The vanishing parotid mass. AJNR Am J Neuroradiol 32:1703–1706.

[25] Sigal R, Monnet O, de Baere T et al. (1992) Adenoid cystic carcinoma of the head and neck: Evaluation with MR imaging and clinical-pathologic correlation in 27 patients.

Radiology 184:95–101.

[26] Lee YYP, Wong KT, King AD, Ahuja AT (2008) Imaging of salivary gland tumours. Eur J Radiol 66:419–436.

[27] Suh S, Seol HY, Kim TK et al. (2005) Acinic cell carcinoma of the head and neck: Radiologic-pathologic correlation.J Comput Assist Tomogr 29:121–126.

[28] Weon TC, Park SW, Kim HJ, et al. (2012) Salivary duct carcinomas: Clinical and CT and MR imaging featuresin 20 patients. Neuroradiol 54:631–640.

[29] Mooori K, Iida Y, Nagai Y et al. (2005) MR imaging of salivary duct carcinoma. AJNR Am J Neuroradiol 26:1201–1206.

[30] Nemzek WR, Hecht S, Gandour-Edwards, Donald P,McKennan K (1998) Perineural spread of head and neck tumors: How accurate is MR imaging? AJNR Am J Neuroradiol 19:701–706.

[31] Kato H, Kanematsu M, Mizuta K, Ito Y, Hirose Y (2008) Carcinoma ex pleomorphic adenoma of the parotid gland: Radiologic-pathologic correlation with MR imaging including diffusion-weighted imaging. AJNR Am J Neuroradiol 29:865–867.

[32] Donahue KM, Weisskoff RM, Parmelee DJ et al. (1995) Dynamic Gd-DTPA enhanced MRI measurement of tissue cell volume fraction. Magn Reson Med 34:423–432.

[33] Knopp WV, Weiss E, Sinn HP, et al. (1999) Pathophysiologic basis of contrast enhancement in breast tumors. J Magn Reson Imaging 10:260–266.

[34] Oshida K, Nagashima T, Ueda T et al. (2005)Pharmacokinetic analysis of ductal carcinoma in situ of the breast using dynamic MR mammography. Eur Radiol 15:1353–1360.

[35] Sasaki M, Sumi M, Kaneko K, Ishimaru K, Takahashi H, Nakamura T (2013) Multiparametric MR imaging for differentiating between benign and malignant thyroid nodules: Initial experience in 23 patients. J Magn Reson Imaging 38:64–71.

[36] Nakamura T, Sumi M, Van Cauteren M (2010) Salivary gland tumors: Preoperative tissue characterization with apparent diffusion coefficient mapping. In: Hayat MA(ed) Methods of Cancer Diagnosis, Therapy, and Prognosis.Vol. 7 General overviews, head and neck cancer and thyroid cancer. Springer.

[37] Le Bihan D, Breton E, Lallemand D, Aubin ML, Vignaud J, Laval-Jeantet (1988) Separation of diffusion and perfusionin intravoxel incoherent motion MR imaging.Radiology 168:497–505.

[38] Le Bihan D (2003) Looking into the functional architecture of the brain with diffusion MRI. Nat Rev Neurosci 4:469–480.

[39] Eida S, Sumi M, Sakihama N, Takahashi H, Nakamura T (2007) Apparent diffusion coefficient mapping of salivary gland tumors: Prediction of the benignancy and malignancy. Am J Neuroradiol 28:116–121.

[40] Thoeny HC, De Keyzer F, Boesch C, Hermans R (2004) Diffusion-weighted imaging of the parotid gland:Influence

of the choice of b-values on the apparent diffusion coefficient value. J Magn Reson Imaging 20:786–790.

[41] Harbermann CR, Arndt C, Graessner J et al. (2009)Diffusion-weighted echo-planar MR imaging of primary parotid gland tumors: Is a prediction of different histologic subtypes possible? Am J Neuroradiol 30:591–596.

[42] Sumi M, Nakamura T (2009) Diagnostic importance of focal defects in the apparent diffusion coefficient-based differentiation between lymphoma and squamous cell carcinoma nodes in the neck. Eur Radiol 19:975–981.

[43] Zima A, Carlos R, Gandhi D, Case I, Teknos T, Mukherji SK (2007) Can pretreatment CT perfusion predict response of advanced squamous cell carcinoma of the upper digestive tract treated with induction chemotherapy?AJNR Am J Neuroradiol 28:328–334.

[44] Lewin M, Fartoux L, Vignaud A, ArrivéL, Menu Y,Rosmorduc O (2011) The diffusion-weighted imaging perfusion fraction f is a potential marker of sorafenib treatment in advanced hepatocellular carcinoma: a pilot study. Eur Radiol 21:281–290.

[45] Le Bihan D (2008) Intravoxel incoherent motion perfusion MR imaging: A wake-up call. Radiology 249:748–752.

[46] Luciani A, Vignaud A, Cavet M et al. (2008) Liver cirrhosis:Intravoxel incoherent motion MR imaging—Pilot study. Radiology 249:891–899.

[47] Sumi M, Van Cauteren M, Sumi T, Obara M, Ichikawa Y,Nakamura T (2012) Salivary gland tumors: Use of intravoxel incoherent motion MR imaging for assessment of diffusion and perfusion for the differentiation of benign from malignant tumors. Radiology 263:770–777.

[48] Gao Q, Srinivasan G, Magin RL, Zhou XJ (2011)Anomalous diffusion measured by a twice-refocused spin echo pulse sequence: Analysis using fractional order calculus. Magn Reson Imaging 33:1177–1183.

[49] Sumi M, Nakamura T (2013) Head and neck tumors:Assessment of perfusion-related parameters and diffusion coefficients based on the intravoxel incoherent motion model. Am J Neuroradiol 34:410–416.

[50] Takahara T, Kwee TC (2012) Low b-value diffusion-weighted imaging: Emerging applications in the body. J Magn Reson Imaging 35:1266–1273.

[51] Vitali C, Bombardieri S, Jonsson R, et al. (2002) Classification criteria for Sjögren's syndrome: A revised version of theEuropean criteria proposed by the American–European Consensus Group. Ann Rheum Dis 61:554–558.

[52] Bournia VK, Vlachoyiannopoulos PG (2012) Subgroups of Sjögren syndrome patients according to serological profiles. J Autoimmun 39:15–26.

[53] Ramos-Casals M, Brito-Zerón P, Perez-De-Lis M et al.(2010) Sjögren syndrome or Sjögren disease? The histological and immunological bias caused by the 2002 criteria.Clinc Rev Allerg Immunol 38:178–185.

[54] Baldini C, Talarico R, Tzioufas AG, Bombardieri S (2012) Classification criteria for Sjögren's syndrome: A critical review. J Autoimmun 39:9–14.

[55] Goules AV, Tzioufas AG, Moutsopoulos M (2014)Classification criteria of Sjögren's syndrome. doi.org/10.1016/j.jaut.2014.01.013.

[56] Rubin P, Holt JF (1957) Secretory sialography in diseaseof the major salivary glands. AJR Am J Roentgenol 77:575–598.

[57] Izumi M, Eguchi K, Ohki M, Uetani M, Hayashi K, Kita M, Nagataki S, Nakamura T (1996) MR imaging of the parotid gland in Sjögren's syndrome: A proposal for new diagnostic criteria. AJR Am J Roentgenol 166:1483–1487.

[58] Izumi M, Eguchi K, Nakamura H, Takagi Y, Kawabe Y,Nakamura T (1998) Corticosteroid irrigation of parotid gland for treatment of xerostomia in patients with Sjögren's syndrome. Ann Rheum Dis 57:464–469.

[59] Izumi M, Eguchi K, Nakamura H, Nagataki S, Nakamura T (1997) Premature fat deposition in the salivary glands associated with Sjögren syndrome: MR and CT evidence. Am J Neuroradiol 18:951–958.

[60] Takagi Y, Sumi M, Sumi T, Ichikawa Y, Nakamura T(2005) MR microscopy of the parotid glands in patients with Sjögren's syndrome: Quantitative MR diagnostic criteria. Am J Neuroradiol 26:1207–1214.

[61] Lomas DJ, Carroll NR, Johnson G, Antoun NM, Freer CEL (1996) MR sialography—Work in progress. Radiology 200:129–133.

[62] Ohbayashi N, Yamada I, Yoshino N, Sasaki T (1998) Sjögren syndrome: Comparison of assessment with MR sialography and conventional sialography. Radiology 209:683–688.

[63] Tonami H, Ogawa Y, Matoba M et al. (1998) MR sialography in patients with Sjögren syndrome. AJNR Am J Neuroradiol 19:1199–1203.

[64] Niemelä RK, Pääkkö E, Suramo I, Takalo R, Hakala M(2001) Magnetic resonance imaging and magnetic resonancesialography of parotid glands in primary Sjögren's syndrome. Arthritis Care Res 45:512–518.

[65] Takagi Y, Sumi M, Van Cauteren M, Nakamura T (2005) Fast and high-resolution MR sialography using a small surface coil. J Magn Reson Imaging 22:29–37.

[66] Sumi M, Van Cauteren M, Takagi Y, Nakamura T (2007) Balanced turbo field-echo sequence for MRI of parotidgland diseases. AJR Am J Roentgenol 188:228–232.

[67] Chavhan GB, Babyn PS, Fankharia BG, Cheng HLM,Shroff MM (2008) Steady-state MR imaging sequences:Physics, classification and clinical applications. RadioGraphics 28:1147–1160.

[68] Sumi M, Takagi Y, Uetani M, Morikawa M, Hayashi K,Kabasawa H, Aikawa K, Nakamura T (2002) Diffusion-weighted echoplanar MR imaging of the salivary glands. AJR Am J Roentgenol 178:959–965.

[69] Regier M, Ries T, Arndt C et al. (2009) Sjögren's syndrome of the parotid gland: Value of diffusion-weighted echo-planar MRI for diagnosis at an early stage basedon MR sialography grading in comparison with healthy volunteers. Fortschr Röntgenstr 181:242–248.

[70] Kawai Y, Sumi M, Kitamori H, Takagi Y, Nakamura T(2005) Diffusion-weighted MR microimaging of the lacrimal glands in patients with Sjögren's syndrome. AJR Am J Roentgenol 184:1320–1325.

[71] Thoeny HC, De Keyzer F, Claus FG, Sunaert S, Hermans R (2005) Gustatory stimulation changes the apparent diffusion coefficient of salivary glands: Initial experience. Radiology 235:629–634.

[72] Kato H, Kanematsu M, Toida M et al. (2011) Salivary gland function evaluated by diffusion-weighted MR imaging with gustatory stimulation: Preliminary results. J Magn Reson Imaging 34:904–909.

[73] Tofts PS, Brix G, Buckley DL et al. (1999) Estimating kinetic parameters from dynamic contrast-enhanced T_1-weighted MRI of a diffusable tracer: Standardized quantities and symbols. J Magn Reson Imaging 10:223–232.

[74] Roberts C, Parker GJ, Rose CJ et al. (2008) Glandular function in Sjögren syndrome: Assessment with dynamic-contrast-enhanced MR imaging and tracer kinetic modeling—Initial experience. Radiology 246:845–853.

[75] Lanzman RS, Robson PM, Sun MR et al. (2012) Arterial-spin-labeling MR imaging of renal masses: Correlation-with histopathologic findings. Radiology 265:799–808.

[76] Williams DS, Detre JA, Leigh JS, Koretsky AP (1992) Magnetic resonance imaging of perfusion using spin inversion of arterial water. Proc Natl Acad Sci USA89:212–216.

[77] Alsop DC, Detre JA (1998) Multisection cerebral blood flow MR imaging with continuous arterial spin labeling. Radiology 208:410–416.

[78] Wu WC, Fernández-Seara M, Detre JA, Wehrli FW, Wang J (2007) A theoretical and experimental investigation of the tagging efficiency of psuedocontinuous arterial spin labeling. Magn Reson Med 58:1020–1027.

[79] Masaki Y, Sugai S, Umehara H (2010) IgG4-related diseases including Mikulicz's disease and sclerosing pancreatitis:Diagnostic insights. J Rheumatol 37:1380–1385.

[80] Masaki Y, Dong L, Kurose N et al. (2009) Proposal for a new clinical entity, IgG4-positive multiorgan lymphoproliferative syndrome: Analysis of 64 cases of IgG4-related disorders. Ann Rheum Dis 68:1310–1315.

[81] Yamamoto M, Harada S, Ohhara M et al. (2005) Clinical and patological differences between Mikulicz's disease and Sjögren's syndrome. Rheumatology 44:227–224.

[82] Takagi Y, Nakamura H, Origuchi T, Miyashita T,Kawakami A, Sumi M, Nakamura T (2013) IgG4-related Mikulicz's disease: Ultrasonography of the salivary and lacrimal glands for monitoring the efficacy of corticosteroidt herapy. Clin Exp Rheumatol 31:773–775.

[83] Fujita A, Sakai O, Chapman MN, Sugimoto H (2012) IgG4-related disease of the head and neck: CT and MR imaging manifestations. RadioGraphics 32:1945–1958.

[84] Sumi T, Takagi Y, Ichikawa Y, Sumi M, Kimura Y,Nakamura T (2012) Imaging features of the lacrimal and salivary glands of patients with IgG4-related Mikulicz's disease: A report of three cases. Oral Radiol 28:140–145.

[85] Kaltreider BH, Talal N (1969) Bilateral parotid enlargement and hyperlipoproteinemia. JAMA 210:2067–2070.

[86] Sheikh JS, Sharma M, Kunath A, Frit DA, Glueck CJ, Hess EV (1996) Reversible parotid enlargement and pseudo-Sjögren's syndrome secondary to hypertriglyceridemia. J Rheumatol 23:1288–1291.

[87] Goldman JA, Julian EH (1977) Pseudo-Sjögren syndrome with hyperlipoproteinemia. JAMA 237:1582–1584.

[88] Izumi M, Hida A, Takagi Y, Kawabe Y, Eguchi K,Nakamura T (2000) MR imaging of the salivary glands in sicca syndrome: Comparison of lipid profiles and imaging in patients with hyperlipidemia and patients with Sjögren's syndrome. AJR Am J Roentgenol 175:829–834.

[89] Ramos-Casals M, Brito-Zerón P, SisóA et al. (2007) High prevalence of serum metabolic alterations in primary Sjögren's syndrome: Influence on clinical and immunological expression. J Rheumatol 34:754–761.

[90] Sipsas NV, Gamaletsou MN, Moutsopoulos HM (2011) Is Sjögren's syndrome a retroviral disease? Arthritis Res Ther 13:212–219.

[91] Basu D, Williams FM, Ahn CW, Reveille JD (2006)Changing spectrum of the diffuse infiltrative lymphocytosis syndrome. Arthritis Care Res 55:466–472.

[92] Shugar JM, Som PM, Jacobson AL, Ryan JR, Bernard PJ, Dickman SH (1988) Multicentric parotid cysts ad cervical adenopathy in AIDS patients. A newly recognized entity: CT and MR manifestations. Laryngoscope 98:772–775.

[93] Kirshenbaum KJ, Nadimpalli SR, Friedman M,Kirshenbaum GL, Cavallino RP (1991) Benign lymphoepithelail parotid tumors in AIDS patients: CT and MR findings in nine cases. AJNR Am J Neuroradiol 12:271–274.

[94] Gottesman RI, Som PM, Mester J, Silvers A (1996)Observations on two cases of apparent submandibular gland cysts in HIV positive patients: MR and CT findings.J Comput Assist Tomogr 20:444–447.

[95] Harnsberger HR (2004) Diagnostic imaging. Head and Neck. AMIRSYS, Salt Lake City, UT.

[96] Osame M, Usuku K, Izumo S et al. (1986) HTLV-1associated myelopathy, a new clinical entity. Lancet327:1031–1032.

[97] Terada K, Katamine S, Eguchi K et al. (1994) Prevalence of serum and salivary antibodies to HTLV-1 in Sjögren's syndrome. Lancet 344:1116–1119.

[98] Izumi M, Nakamura H, Nakamura T, Eguchi K,Nakamura T (1999) Sjögren's syndrome (SS) in patients with human T cell leukemia virus I associated myelopathy:Paradoxical features of the major salivary glands compared to classical SS. J Rheumatol 26:2609–2614.

[99] Gupta RK, Best J, MacMahon E (2005) Mumps and the UK epidemic 2005. BMJ 330:1132–1135.

[100] Jorgensen C, Legouffe MC, Perney P et al. (1996) Sicca syndrome associated with hepatitis C virus infection.Arthritis Rheum 39:1166–1171.

[101] Arrieta JJ, Rodríguez-Iñigo E, Ortiz-Movilla N et

al.(2001) In situ detection of hepatitis C virus RNA in salivary glands. Am J Pathol 158:259–264.

[102] Ramos-Casals M, De Vita S, Tzioufas AG (2005)Hepatitis C vitrus, Sjögren's syndrome and B-cell lymphoma:Linking infection, autoimmunity and cancer. Autoimmunity Rev 4:8–15.

[103] Grossmann Sde M, Teixeira R, Oliveira GC et al. (2010) Xerostomia, hyposalivation and sialadenitis in patients with chronic hepatitis C are not associated with the detection of HCV RNA in saliva or salivary glands. J Clin Pathol 63:1002–1007.

[104] Vitali C (2011) Immunopathologic differences of Sjögren's syndrome versus sicca symdrome in HCV and HIV infection. Arthritis Res Ther 13:233–239.

[105] Ramos-Casals M, La Civita L, De Vita S et al. (2007) Characterization of B cell lymphoma in patients with Sjögren's syndrome and hepatitis C virus infection.Arthritis Care Res 57:161–170.

[106] Som PM, Brandwein M (1996) Salivary glands. In: Som PM, Curtin HD (eds.) Head and Neck Imaging, 3rd edn.,- Mosby, St. Louis, MO.

[107] Sumi M, Izumi M, Yonetsu K, Nakamura T (1999) The MR imaging assessment of submandibular gland sialoadenitis secondary to sialolithiasis: Correlation with CT and histopathologic findings. AJNR Am J Neuroradiol 20:1737–1743.

[108] Becker M, Marchal F, Becker CD et al. (2000) Sialolithiasis and salivary ductal stenosis: Diagnostic accuracy of MR sialography with a three-dimensional extendedphase conjugate-symmetry rapid spin-echo sequence.Radiology 217:347–358.

[109] Jäger L, Menauer F, Holzknecht N, Scholz V, Grevers G, Reiser M (2000) Sialolithiasis: MR sialography of the submandibular duct—An alternative to conventional sialography and US? Radiology 216:665–671.

[110] Kalinowski M, Heverhagen JT, Rehberg E, Klose KJ,Wagner HJ (2002) Comparative study of MR sialography and digital subtraction sialography for benign salivary gland disorders. Am J Neuroradiol 23:1485–1492.

[111] Leerdam CM, Martin HCO, Isaacs D (2005) Recurrent parotitis of childhood. J Paediatr Child Health 41:631–634.

[112] Gadodia A, Seith A, Sharma R, Thakar A (2010) MRI and MR sialography of juvenile recurrent parotitis. Pediatr Radiol 40:1405–1410.

[113] Kimura Y, Hotokezaka Y, Sasaki M, Takagi Y, Eida S,Katayama I, Sumi M, Nakamura T (2011) Magnetic resonance imaging-based differentiation between juvenile recurrent parotitis and juvenile Sjögren's syndrome. Oral Radiol 27:73–77.

[114] Civilibal M, Canpolat N, Yurt A et al. (2007) A child with primary Sjögren syndrome and a review of the literature. Clin Pediatrics 46:738–742.

[115] Singeer NG, Tomanova-Soltys I, Lowe R (2008) Sjögrens syndrome in childhood. Cur Rheumatol Rep 10:147–155.

[116] Kam MKM, Leung SF, Zee B et al. (2007) Prospective randomized study of intensity-modulated radiotherapyon salivary gland function in early-stage nasopharyngeal carcinoma patients. J Clin Oncol 25:4873–4879.

[117] Murdch-Kinch CA, Kim HM, Vineberg KA, Ship JA,Eisbruch A (2008) Dose-effect relationship for the submandibular salivary glands and implications for their sparing by intensity modulated radiotherapy. Int J Rad Oncol Biol Phys 72:373–382.

[118] Houweling AC, van den Berg CAT, Roesink JM, Terhaard CHJ, Raaijmakers CPJ (2010) Magnetic resonance imagingat 3.0 T for submandibular gland sparing radiotherapy.Radiother Oncol 97:239–243.

[119] Osorio EMV, Hoogeman MS, Al-Mamgani A, Teguh DN, levendag PC, Heijmen BJM (2008) Local anatomic changes in parotid and submandibular glands during radiotherapy for oropharynx cancer and correlation with dose, studied in detail with nonrigid registration.Int J Radiation Oncol Biol Phys 70:875–882.

[120] Houweling AC, Schakel T, van den Berg CAT et al. (2011) MRI to quantify early radiation-induced changes in the salivary glands. Radiother Oncol 100:386–389.

[121] Lee FK, King AD, Kam MK, Ma BB, Yeung DK (2011) Radiation injury of the parotid glands during treatment of head and neck cancer: Assessment using dynamic contrast-enhanced MR imaging. Radiat Res 175:291–296.

[122] Juan CJ, Chen CY, Jen YM et al. (2009) Perfusion characteristics of late radiation injury of parotid glands:Quantitative evaluation with dynamic contrast-enhanced MRI. Eur Radiol 19:94–102.

[123] Dirix P, De Keyzer F, Vandecaveye V, Stroobants S,Herman R, Nuyts S (2008) Diffusion-weighted magnetic resonance imaging to evaluate major salivary gland function before and after radiotherapy. Int J Rad Oncol Biol Phys 71:1365–1371.

[124] Astreinidou E, Roesink JM, Raaijmakers CPJ et al. (2007)3D MR sialography as a tool to investigate radiation induced xerostomia: Feasibility study. Int J Radiation Oncol Biol Phys 68:1310–1319.

[125] Wada A, Uchida N, Yokokawa M, Yoshizako T, Kitagaki H (2009) Radiation-induced xerostomia: Objective evaluation of salivary gland injury using MR sialography. AJNR Am J Neuroradiol 30:53–58.

[126] Yonetsu K, Izumi M, Nakamura T (1998) Deep facial infections of odontogenic origin: CT assessment of pathways of space involvement. AJNR Am J Neuroradiol 19:123–128.

[127] Maroldi R, Farina D, Ravanelli M, Lombardi D, Nicolai P (2010) Emergency imaging. Assessment of deep neck space infections. Semin Ultrasound CT MRI 33:432–442.

[128] Shetty AK, Beaty MW, McGuirt WF, Woods CR, Givner LB (2002) Kimura's disease: A diagnostic challenge. Pediatrics 110: e39.

［129］Armstrong WB, Allison G, Pena F, Kim JK (1998)Kimura's disease: Two case reports and a literature review. Ann Oto Rhinol Laryngol 107:1066–1071.

［130］Atar S, Oberman AS, Ben-Izhak O, Flatau E (1994)Recurrent nephritic syndrome associated with Kimura's disease in a young non-oriental male. Nephron68:259–261.

［131］Oguz KK, Ozturk A, Cila A (2004) Magnetic resonance imaging findings in Kimura's disease. Neuroradiology46:855–858.

［132］Park SW, Kim HJ, Sung KJ, Lee JH, Park IS (2012) Kimura disease: CT and MR imaging findings. AJNR Am J Neuroradiol 33:784–788.

［133］Takahashi S, Ueda J, Furukawa T et al. (1996) Kimura disease: CT and MR findings. AJNR Am J Neuroradiol17:382–385.

［134］Coit W, Harnsberger HR, Osborn AG, Smoker WRK,Stevens MH, Lufkin RB (1987) Ranulas and their mimics:CT evaluation. Radiology 163:211–216.

［135］Ichikawa Y, Sumi M, Eida S, Takagi Y, Tashiro S,Hotokezaka Y, Katayama I, Nakamura T (2012) Apparent diffusion coefficient characterization of fluid areasin cystic and abscess lesions of the neck. Oral Radiol 28:62–69.

［136］Keberle M, Eulert S, Relic A, Hahn D (2005) Functional MR imaging of submandibular herniation of sublingual tissues through a gap of the mylohyoid muscle in two cases of submandibular "masses." Eur Radiol15:1326–1328.

［137］Kiesler K, Gugatschka M, Friedrich G (2007) Incidence and clinical relevance of herniation of the mylohyoid muscle with penetration of the sublingual gland. Eur Arch Otorhinolaryngol 264:1071–1074.

［138］Jain P, Jain R, Morton RP, Ahmad Z (2010) Plunging ranulas: High-resolution ultrasound for diagnosis and surgical management. Eur Radiol 20:1442–1449.

［139］Hamilton BE, Salzman KL, Wiggins RH, Harnsberger HR (2003) Earing lesions of the parotid tail. AJNR Am J Neuroradiol 24:1757–1764.

［140］Ma Q, Song H (2011) Diagnosis and management of lymphoepithelial lesion of the parotid gland. Rheumatol Int 31:959–962.

［141］Kirschenbaum KJ, Nadimpalli SR, Friedman M,Kirschenbaum GL, Cavallino RP (1991) Benign lymphoepithelial patorid tumors in AIDS patients: CT and MR findings in nine cases. AJNR Am J Neuroradiol 12:271–274.

［142］Martinoli C, Pretolesi F, Del Bono V, Derchi LE, Mecca D, Chiaramondia M (1995) Benign lymphoepithelial parotid lesions in HIV-positive patients: Spectrum of findings at gray-scale and Doppler sonography. AJR Am J Roentgenol 165:975–979.

Chapter 16
颈部感染性疾病

Infective Pathology of the Neck

Naoko Saito, Joan Cheng, Akifumi Fujita, Hiroyuki Fujii, Osamu Sakai, 著

李　晴，黄彩云，张莉晨，译

目录　CONTENTS

一、概述

头颈部的感染性疾病可能危及生命。及早确定感染部位和病原体对于尽早使用适当的抗微生物治疗是必要的。尽管通过体格检查和临床病史可明确诊断，但影像学检查对于明确感染部位、累及范围至关重要。了解典型的影像特征可以快速准确地诊断并指导后续治疗。

评估头颈部感染性疾病有多种影像学检查方法：超声、X 线片、透视、计算机断层扫描（CT）和磁共振成像（MRI）。MRI 是观察头颈部感染的有效方式。与 CT 相比，MRI 具有更好的软组织对比度；能更好地描绘眼眶、颅内和脊柱病变及软组织感染，包括唾液腺和甲状腺。弥散加权成像（DWI）对诊断脓肿形成高度敏感。MR 血管造影（MRA）和 MR 静脉造影（MRV）也已被提议用于评估血管受累情况，如静脉或静脉窦血栓形成。尽管具有这些优势，但在急诊中 MRI 可能仍然不会成为首选检查方式，因为它耗时较长并且体内有金属异物的患者无法进行检查。

本章的重点是阐述头颈部感染的典型 MRI 表现。将讨论的感染部位包括颞骨（中耳炎、迷路炎），鼻旁窦（鼻窦炎、真菌感染），眼眶（眶周和眶内感染、泪囊炎），咽和口腔（急性扁桃体炎、扁桃体周围脓肿、牙源性感染、咽后脓肿），唾液腺（涎腺炎），脊柱和椎前间隙（硬膜外脓肿）和颈淋巴结（化脓性淋巴结病、结核性淋巴结病）。

二、颞骨与耳

（一）急性中耳炎与急性乳突炎

1. 定义

急性中耳炎被定义为中耳内含有液体，具有中耳炎症的体征和症状。通常在病毒性上呼吸道感染之前引起鼻和鼻咽的黏膜水肿，从而导致咽鼓管功能障碍。其在 0 — 5 岁的儿童中最常见[1-3]。

2. 病理

急性中耳炎的病原菌大部分为肺炎链球菌和流感嗜血杆菌[3,4]。其他细菌包括卡他莫拉菌、化脓性链球菌和金黄色葡萄球菌[4]。

3. 临床表现

急性中耳炎患者通常表现为耳痛和耳漏，但非特异性的烦躁症状和进食或睡眠困难在幼儿中也很常见。诊断主要依赖是耳镜检查发现鼓膜膨胀[1-3]。

大多数患者用抗生素治疗后症状改善。

4. 影像表现

无并发症的急性中耳炎患者不必进行影像学检查。如果进行 MRI 检查，T_2WI 图像显示中耳和乳突蜂房内被高信号影填充，可能有气液平面[1-3]（图 16-1）。MRI 对识别鼓室腔和乳突蜂房高信号敏感；但是，中耳炎和乳突炎主要通过临床诊断，而不是通过影像学诊断。并发症可发生于颞骨内或颅内；MRI 比 CT 更适合确诊颅内并发症。

（二）中耳炎并发症

大约 18％ 的中耳炎病例会发生并发症[1]，颞骨 MRI 在这些病例的诊断中起着至关重要作用。急性中耳炎有各种并发症，包括乳突炎、迷路炎、岩尖炎、颅外脓肿（Bezold 脓肿和骨膜下脓肿）、颅内脓肿和静脉窦血栓形成。

1. 乳突炎

急性乳突炎（图 16-1）是由乳突窦阻塞引起的。患该病的儿童长期有耳后疼痛、红斑和肿胀。

2. 岩尖炎

乳突蜂房和中耳腔的感染延伸至岩尖，可引起岩尖炎[1-3]。临床症状包括耳痛和眼眶后疼痛。T_2 加权图像显示液体信号（图 16-2），增强后岩尖边缘强化。

Gradenigo 综合征是一种罕见病变，其特征为三联征：化脓性中耳炎，由于炎症沿 Meckel 腔蔓延而导致的三叉神经第一和第二分支疼痛，以及继发于 Dorello 受累的外展神经麻痹[1-3]。

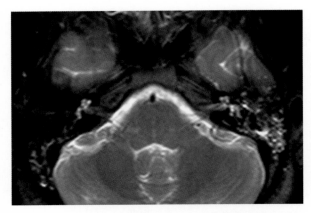

▲ 图 16-1　急性中耳炎和乳突炎患者乳突蜂房信号增高

轴位 T_2WI 图像显示左侧中耳和乳突蜂房内信号增高。还可以看到右侧乳突蜂房信号轻度升高

3. 融合性乳突炎

如果急性中耳乳突炎治疗失败，可能会出现乳突间隔的酶促吸收并造成乳突内积脓，这被称为融合性乳突炎[1-3]。感染可能通过破坏骨皮质或通过静脉扩散到皮下组织。通过被破坏乳突尖扩散到颈部被称为 Bezold 脓肿[2,3]。并发症还包括骨膜下脓肿（图 16-3）、颅内扩大感染和静脉窦血栓形成[1-3]。

4. 颅内并发症

脑膜炎、静脉窦血栓形成（图 16-4）和耳源性脑脓肿（图 16-5）是中耳炎最常见的颅内并发症[5]。

耳源性脑脓肿是一种威胁生命的中耳炎并发症，患者可出现头痛、发热、恶心、呕吐、癫痫发作以及意识障碍。耳源性颅内脓肿通常由

肺炎链球菌、A 群链球菌、金黄色葡萄球菌或变形杆菌引起[6]。这些病原菌可以直接进入颅内，通常通过鼓室盖或 Trautmann 三角骨质缺损处（在脑脓肿的情况下）进入颅内[7]。脑脓肿的 MRI 表现包括中心液体信号（T_2WI 呈高信号，T_1WI 呈低信号），静脉内给予钆造影剂后周围强化以及病变周围血管源性水肿。在 DWI 上，脑脓肿的弥散受限导致呈明显高信号[8]（图 16-5）。

静脉窦血栓形成可能通过感染直接蔓延或由逆行性血栓性静脉炎引起[3]。静脉窦旁炎症通常引起附壁血栓形成，其掉落使窦腔阻塞[3]。由于解剖学上接近乙状窦和横窦，使其最易受累[8,9]。临床症状包括头痛、高热、外展神经麻痹和精神状态改变。静脉窦血栓形成可造成自旋回波图像上血管流空信号消失和梯度回波序列上无强化（图 16-4）。MR 静脉血管成像可用于检测静脉窦血栓形成[9,10]。

（三）迷路炎

1. 定义

迷路炎是内耳，特别是膜迷路的炎症。骨化性迷路炎被认为是迷路炎的慢性期，其特征在于内耳的感染或炎性损伤后造成内耳膜迷路结构的病理性骨化[3]。

2. 病理

迷路炎最常见的病因是病毒感染[3]。病毒

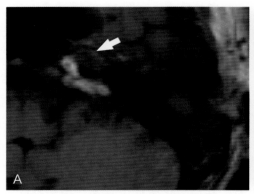

▲ 图 16-2　岩尖炎

A. 轴位 T_1WI 图像显示左侧岩尖（箭）失去正常骨髓高信号，呈低信号；B. 轴位脂肪抑制 T_2WI 图像显示高信号（箭），为岩尖。左侧鼓室腔和乳突蜂房信号增高，与急性中耳炎和乳突炎一致

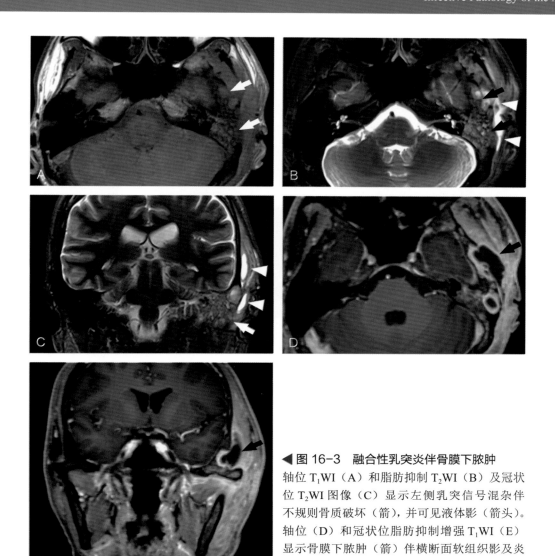

◀ 图 16-3　融合性乳突炎伴骨膜下脓肿
轴位 T_1WI（A）和脂肪抑制 T_2WI（B）及冠状
位 T_2WI 图像（C）显示左侧乳突信号混杂伴
不规则骨质破坏（箭），并可见液体影（箭头）。
轴位（D）和冠状位脂肪抑制增强 T_1WI（E）
显示骨膜下脓肿（箭）伴横断面软组织影及炎
性浸润

感染通常通过血源性传播至内耳。病毒性迷路
炎可能是全身性病毒感染的结果，如单纯疱疹、
水痘 - 带状疱疹、巨细胞病毒、流感、麻疹、风
疹和腮腺炎。细菌性迷路炎较少见，但可由细菌
性脑膜炎、中耳炎（图 16-6）、胆脂瘤（图 16-
7）、创伤和手术的直接蔓延引起。肺炎链球菌和
流感嗜血杆菌是细菌性迷路炎最常见的病原体 [3]。

3. 临床表现

迷路炎的主要症状是眩晕和感音神经性耳聋。

4. 影像表现

在高分辨率颞骨 MRI 图像上，薄层增强
T_1WI 图像的典型影像学表现为膜迷路轻微、弥
漫性强化 [3]。迷路脉管系统的破坏允许钆造影剂

在发炎的膜迷路内积聚，被认为是迷路强化的
原因 [11-13]。单独的影像学检查可能无法区分病因；
但是，脑膜炎通常会累及双耳，而耳源性感染
通常只引起单侧症状 [11-13]。

Ramsay Hunt 综合征（图 16-8）也称为耳带
状疱疹，是由于水痘 - 带状疱疹病毒感染引起的
病毒性迷路炎 [3]。Ramsay Hunt 综合征的主要症
状是面部麻痹、听力丧失、眩晕及外耳道囊泡。
Ramsay Hunt 综合征中面神经、内耳道和迷路的
强化为典型征象 [3]。

迷路强化的鉴别诊断包括迷路神经鞘瘤，
尤其是节段性和明显增强的神经鞘瘤，以及迷
路出血，其平扫 T_1WI 呈高信号 [3,11-13]。

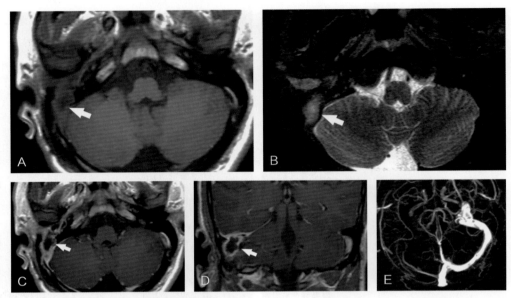

▲ 图 16-4　急性中耳炎伴乙状窦血栓形成

轴位 T_1WI（A）与脂肪抑制 T_2WI 图像（B）显示右侧乳突蜂房信号混杂，炎症直接蔓延至乙状窦（箭）。轴位（C）和冠状位增强 T_1WI 图像（D）显示右侧乙状窦和横窦内不规则充盈缺损伴边缘强化，管径增粗（箭），与急性血栓形成和炎症一致。MR 静脉血管成像（E）显示右侧乙状窦和横窦完全无血流信号

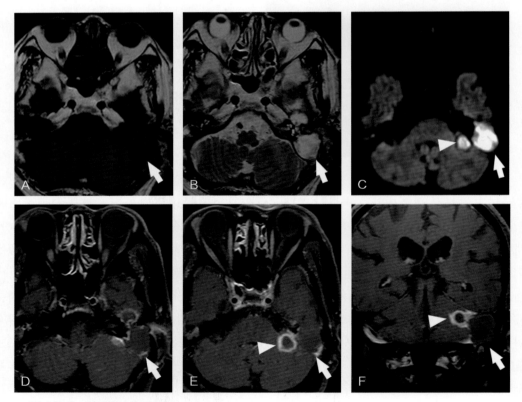

▲ 图 16-5　胆脂瘤与脑脓肿

轴位 T_1WI（A）和 T_2WI 图像（B）分别显示左侧中耳和乳突蜂房中 T_1 低信号和 T_2 高信号（箭）的区域。轴位弥散加权图像（C）（b = 1000）显示乳突内的高信号提示胆脂瘤（箭）。注意左侧小脑胆脂瘤附近的高信号区域（箭头），为脑脓肿。轴位（D 和 E）及冠状位（F）增强压脂 T_1WI 图像显示胆脂瘤（箭）呈薄壁环形强化，小脑脓肿呈厚壁不规则环形强化（箭头）

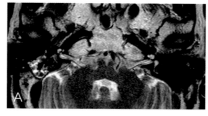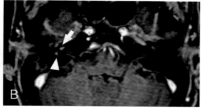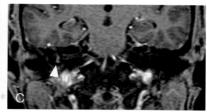

▲ 图 16-6 继发于细菌感染的迷路炎伴急性中耳炎

轴位 T_2WI 图像（A）显示右侧中耳和乳突蜂房呈高信号。轴位（B）和冠状位增强压脂 T_1WI 图像（C）显示右侧耳蜗底周（箭）、前庭及外半规管（箭头）强化

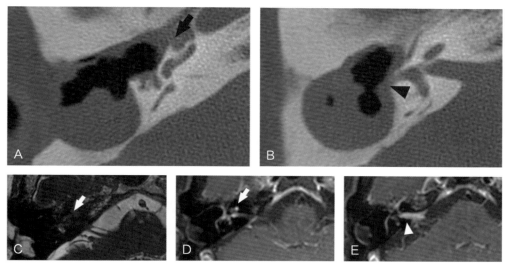

▲ 图 16-7 胆脂瘤患者伴有迷路炎

A、B. 轴位 CT 显示残留的软组织侵蚀耳蜗（箭）和外半规管（箭头）；C. 轴位高分辨 T_2WI 图像显示膜迷路中正常高信号消失（箭）；D、E. 轴位增强压脂 T_1WI 图像显示耳蜗（箭）、前庭、外半规管及内听道（箭头）强化

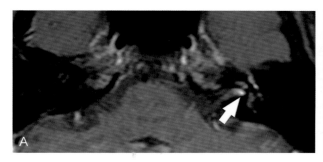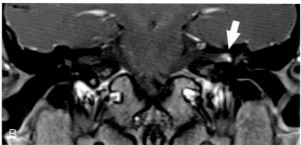

▲ 图 16-8 Ramsay Hunt 综合征

轴位（A）和冠状位（B）增强压脂 T_1WI 图像显示左侧面神经内听道段（箭）强化

骨化性迷路炎是膜迷路的病理性骨化，包括耳蜗、前庭和半规管[3]。高分辨率 T_2WI 图像，例如稳态相长干涉和驱动平衡射频复位脉冲序列，迷路中的正常 T_2 高信号消失（图 16-9）。高分辨率颞骨 CT 显示膜迷路的钙化或骨化[3]。

（四）面神经炎

1. 定义

Bell 麻痹是继发于面神经功能障碍导致无法控制患侧面部肌肉的急性特发性周围性面瘫。

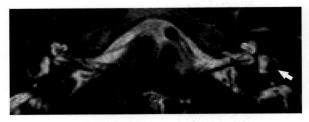

▲ 图 16-9　骨化性迷路炎

轴位高分辨 T$_2$WI 图像显示左侧外半规管失去正常高信号（箭）

2.病理

根据定义，Bell 麻痹是特发性的；然而，膝状神经节内单纯疱疹病毒的再激活被认为是主要病因 [3]。Ramsay Hunt 综合征，又称耳带状疱疹，是继发于水痘 - 带状疱疹病毒感染的面神经炎 [3]。面神经炎的微生物病因包括各种病毒和非病毒感染，如伯氏疏螺旋体、EB 病毒和巨细胞病毒 [14-16]。

3.临床表现

面瘫是面神经炎的典型临床表现，面神经炎临床可明确诊断，并且电生理学检查可佐证诊断。通常不需要进行影像学检查，除非患者出现不典型表现或接受治疗后仍存在顽固性麻痹 [17]。除了面神经麻痹外，Ramsay Hunt 综合征患者还可有听力损失、眩晕及外耳道囊泡 [3]。

4.影像表现

受累的面神经异常强化，包括 Bell 麻痹的内听道段和迷路段（图 16-10）[18]。在 Ramsay Hunt 综合征（图 16-8）中，除了面神经的显著强化外，还有内听道和迷路的异常强化 [3]。

面神经异常强化的鉴别诊断包括面神经鞘

瘤和沿面神经走行的肿瘤 [3,19,20]。

三、鼻旁窦

（一）鼻腔鼻窦炎

1.定义

鼻窦炎是鼻旁窦黏膜的炎症，它很少在没有鼻腔黏膜受累的情况下存在；因此，鼻腔鼻窦炎一词可能更准确。鼻窦炎可以分为急性和慢性两种。慢性鼻窦炎定义为炎症持续超过 12 周 [2,21]。

2.病理

急性和慢性鼻窦炎最常由细菌引起，如肺炎链球菌、流感嗜血杆菌、卡他莫拉菌、金黄色葡萄球菌，其他链球菌菌株和厌氧菌 [22]。免疫抑制患者存在其他细菌感染的风险，如假单胞菌属 [22]。

3.临床表现

急性和慢性鼻窦炎的患者具有相似的症状，通常表现为鼻塞、脓性分泌物、头痛、面部疼痛或上颌牙齿不适及嗅觉和味觉减退。

急性鼻窦炎通常用抗生素治疗而不需要手术，而慢性鼻窦炎可能需要手术干预来打开鼻腔鼻窦通道。

4.影像表现

在急性鼻腔鼻窦炎中，通常不需要影像检查，因为临床表现可明确诊断。如果进行 MRI 检查，可发现鼻旁窦腔内的气液平面或气泡，伴或不伴有黏膜增厚 [2,21]（图 16-11）。液体在 T$_1$WI 上呈低信号，在 T$_2$WI 上呈高信号。然而，鼻腔鼻窦炎

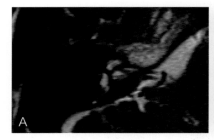
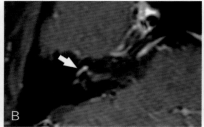
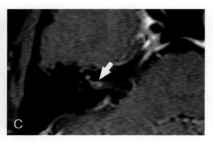

▲ 图 16-10　Bell 麻痹

A. 轴位高分辨 T$_2$WI 图像显示右侧内耳未见异常；B、C. 轴位增强压脂 T$_1$WI 图像显示左侧面神经（箭）内听道段及膝关节异常强化

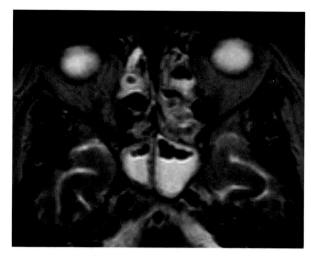

▲ 图 16-11 急性鼻窦炎
轴位脂肪抑制的 T_2WI 图像显示双侧筛窦黏膜增厚且信号混杂，蝶窦内可见气液平面

应由临床诊断，而不是单独影像学诊断。

当怀疑有颅内或眼眶并发症时，可行 MRI 进行评估。T_2 加权像和短时间反转恢复（STIR）序列可鉴别窦腔内液体或脓液与黏膜增厚[2,21,23]。如果有阻塞性肿瘤，则与黏膜增厚相比呈低信号[2,21,23]。

慢性鼻腔鼻窦炎的影像学表现与急性鼻腔鼻窦炎相似[2,21,23]。此外，长期鼻窦炎会导致鼻窦分泌物凝结。鼻腔鼻窦分泌物的 MR 信号的变化与分泌物的性质有关，如黏度、蛋白质浓度、脂肪含量、温度、顺磁性真菌及出血[2,21,23]。随着蛋白质含量的增加，T_1WI 信号增高，T_2WI 最初为高信号但随后逐渐下降[2,21,23]（图 16-12）。

（二）鼻腔鼻窦炎并发症

鼻腔鼻窦炎有两种主要并发症，即眼眶和颅内并发症。眼眶并发症比颅内并发症更常见，大约存在于 3% 的鼻窦炎患者中[24]。眼眶并发症包括眶周/眼眶内蜂窝织炎、脓肿、骨膜下脓肿和海绵窦血栓形成[2,21]。筛窦感染最常引起眼眶并发症[21]。筛板骨质菲薄和无静脉瓣的筛骨静脉导致感染易扩散到眼眶[21]。

鼻腔鼻窦炎的颅内并发症很少见，包括脑膜炎、硬膜外脓肿、硬膜下脓肿和脑脓肿。脑脓肿可能是由于鼻窦感染的直接蔓延累及或由于脓毒性栓塞引起的血源性扩散[21]。直接颅内蔓延是鼻窦炎的罕见并发症，最常见于额窦感染。感染可累及骨质（骨炎或骨髓炎）并在颅内扩散形成脑脓肿[21]（图 16-13）。鼻窦感染也可形成颅外骨膜下蜂窝织炎或脓肿（图 16-14）。波特头皮肿瘤是急性额窦炎合并骨髓炎和骨膜下脓肿，导致前额肿胀，并不是真的肿瘤[2]。

海绵窦血栓形成是一种罕见的鼻窦炎的颅内并发症，多以筛窦或蝶窦炎为诱发因素[21]。

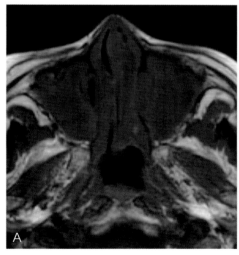
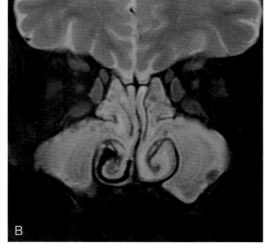

▲ 图 16-12 慢性鼻窦炎
轴位 T_1WI 图像（A）及冠状位脂肪抑制 T_2WI 图像（B）显示双侧上颌窦及筛顶信号异常

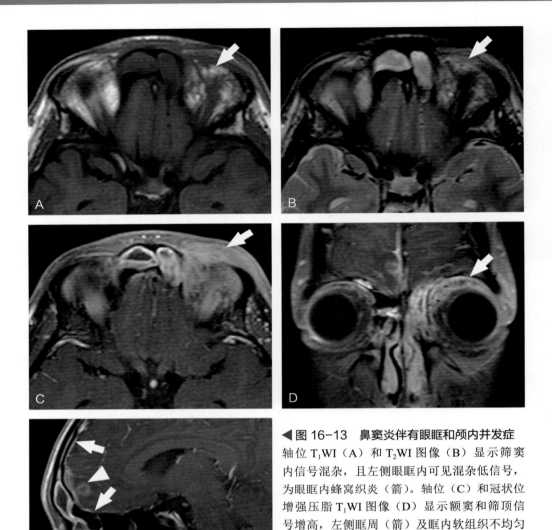

◀图 16-13　鼻窦炎伴有眼眶和颅内并发症

轴位 T_1WI（A）和 T_2WI 图像（B）显示筛窦内信号混杂，且左侧眼眶内可见混杂低信号，为眼眶内蜂窝织炎（箭）。轴位（C）和冠状位增强压脂 T_1WI 图像（D）显示额窦和筛顶信号增高，左侧眶周（箭）及眶内软组织不均匀强化。这些表现证实了继发于筛窦和额窦炎的眶周和眼眶蜂窝织炎。矢状位增强 T_1WI 图像（E）显示脑膜强化（箭），脑实质脓肿环形强化（箭头）

（三）真菌感染

1. 定义

鼻旁窦的真菌感染可分为非侵袭性和侵袭性[25,26]。在非侵袭性真菌性鼻窦炎中，真菌局限于受累的窦腔内，而在侵袭性鼻窦炎中，真菌穿过黏膜累及血管和骨质，并且可能累及眼眶和颅内结构[25,26]。非侵袭性真菌性鼻窦炎又分为真菌球和变应性真菌性鼻窦炎[25,26]。侵袭性真菌性鼻窦炎又分为急性侵袭性真菌性鼻窦炎、慢性侵袭性真菌性鼻窦炎和慢性肉芽肿性侵袭性真菌性鼻窦炎[25,26]。

2. 病理

真菌球通常由烟曲霉引起，其他真菌如阿利什霉菌和交链孢菌属亦可引起[27]。

变应性真菌性鼻窦炎的常见致病真菌是暗色（有色）真菌，如双极霉、弯孢霉、交链孢菌以及透明霉菌，如曲霉菌和镰刀菌[25,27]。

侵袭性真菌感染80%发生在糖尿病患者中，尤其是糖尿病酮症酸中毒患者，是由接合菌纲的真菌引起的，如根霉、根毛霉、犁头霉和毛霉菌[28]。在患有严重中性粒细胞减少症的免疫功能低下患者中,曲霉菌可感染约80%的患者[28]。

慢性侵袭性真菌性鼻窦炎的常见致病菌毛

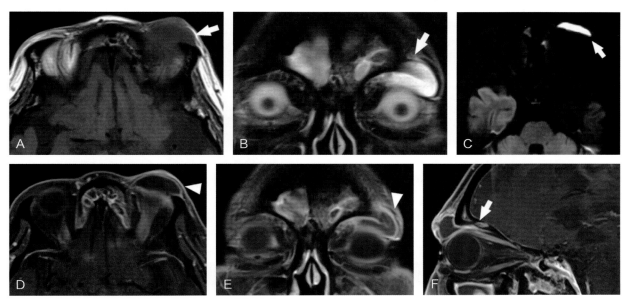

▲ 图 16-14　继发于额窦炎的眶周脓肿
轴位 T_1WI（A）和冠状位脂肪抑制 T_2WI 图像（B）显示左侧额窦内和眶周液体信号影（箭）。轴位 DWI 图像（C）显示病变（箭）呈高信号。轴位（D）、冠状位（E）及矢状位（F）增强压脂 T_1WI 图像显示眶周脓肿环形强化（箭头）。额窦底部 / 眼眶上壁的骨质缺损可见（箭）

霉菌、根霉菌、曲霉菌、双极霉菌和念珠菌[25,27,28]。

3. 临床表现

真菌球好发于老年女性，受累人群通常具有正常免疫功能[25,26]。患者通常无症状或症状轻微。

变应性真菌性鼻窦炎是最常见的真菌性鼻窦炎[25,26]。在所有进行手术的慢性肥厚性鼻窦疾病患者中，变应性真菌性鼻窦炎的发病率为 5%～10%[29]。该病是由易感个体中 IgE 介导的超敏反应。变应性真菌性鼻窦炎往往发生于年轻人，发病年龄为 20 — 30 岁[25,26]。患者通常会有数年的慢性头痛、鼻塞和慢性鼻窦炎病史。

急性侵袭性真菌性鼻窦炎是一种快速发展的感染，主要见于免疫功能低下的患者和糖尿病控制不佳的患者，很少见于健康人群。它是一种最致命的真菌性鼻窦炎，死亡率为 50%～80%[30]。症状包括发热、面部疼痛或麻木、鼻塞、血清样分泌物和鼻出血。累及眼眶内、颅内或颌面常导致眼球突出、视觉障碍、头痛、精神状态改变、癫痫发作、神经功能缺损、昏迷和颌面部软组织肿胀。在慢性感染中，潜在的病变进展可由数月至数年。

4. 影像表现

真菌球表现为鼻旁窦腔内肿块，通常局限于一个鼻旁窦内。上颌窦是最常见的发病部位，其次是蝶窦[25]。由于没有游离水分子，真菌球在 T_1WI 和 T_2WI 图像上呈低信号（图 16-15）。钙化和顺磁性物质（如铁、镁和锰）也会在 T_2WI 图像上产生低信号区[23,25]。

变应性真菌性鼻窦炎往往累及双侧多个鼻窦，并且经常有鼻腔受累。大多数鼻窦腔信号混杂且窦腔扩大。在 T_2WI 图像上存在特征性的低信号或流空信号[23,31]。T_2 低信号是因为金属含量较高，如由真菌生物浓缩的铁、镁和锰。T_2 低信号由过敏性黏蛋白的高蛋白质和低游离水含量所致[25]（图 16-16）。

侵袭性真菌性鼻窦炎好发于单侧筛窦或蝶窦[23,25]。窦壁侵袭性骨破坏后可迅速发生颅内和眶内受累（图 16-17）[23,25]。蝶窦病变的颅内受累可导致海绵窦血栓形成甚至侵犯颈动脉，导致动脉闭塞或假性动脉瘤，最终形成致命的脑梗死或出血。

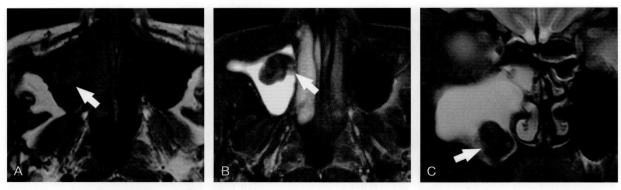

▲ 图 16-15　真菌性鼻窦炎：真菌球
轴位 T_1WI（A）、轴位（B）及冠状位脂肪抑制 T_2WI 图像（C）显示右侧上颌窦黏膜增厚且信号混杂，内部可见 T_1WI 及 T_2WI 呈混杂低信号病变，为真菌球（箭）

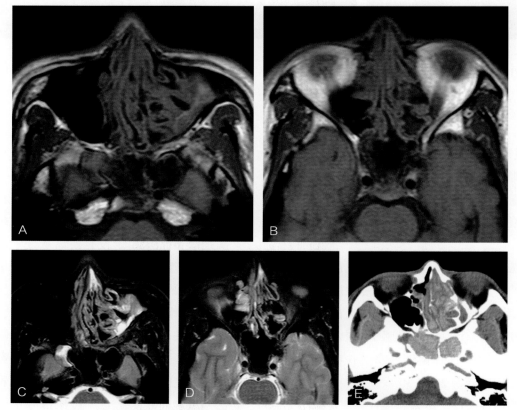

▲ 图 16-16　真菌性鼻窦炎：过敏性真菌性鼻窦炎
轴位 T_1 加权像（A、B）和脂肪抑制 T_2 加权像（C、D）显示筛窦和蝶窦内明显的低信号。相应的平扫 CT（E）显示筛窦和蝶窦内高密度影

四、眼眶

（一）眶周及眶内蜂窝织炎（脓肿）

1. 定义

眼眶感染的位置描述取决于眼眶隔膜，如隔膜前（眶周）或隔膜后（眼眶）[32]。眼眶隔膜是一条薄带状纤维组织，起源于眼眶骨膜，沿睑板进入眼睑组织。眶隔可阻止眶周感染进入眼眶[33]。

2. 病理

眶周蜂窝织炎最常见于邻近结构（如面部、牙齿和眼附属器）感染的直接蔓延。它也可由

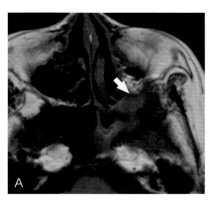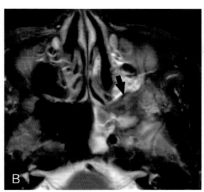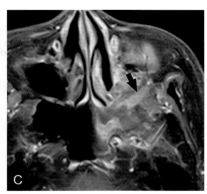

▲ 图 16-17 真菌性鼻窦炎：急性侵袭性真菌性鼻窦炎
轴位 T_1 加权像（A）、T_2 脂肪抑制（B）和增强后 T_1 脂肪抑制图像（C）显示左侧蝶窦炎侵犯蝶窦窦壁骨质。左侧翼腭窝受累（箭）

局部创伤所致[32-34]。

眼眶蜂窝织炎常继发于鼻窦炎，很少继发于异物。炎症通过血管周围间隙扩散到眼眶[33]，并且通常无骨质破坏[32]。

3. 临床表现

眶周蜂窝织炎患者出现眼部红肿、结膜炎、发热和疼痛。眼眶蜂窝织炎与之症状类似，同时伴有突眼和视力受损。

区别眶周和眼眶蜂窝织炎对临床很重要，因为眼眶感染需要积极的治疗，以预防海绵窦血栓形成和脑膜炎等严重并发症的发生[32,33]。

眶周蜂窝织炎通常通过口服抗生素治疗。然而，眼眶蜂窝织炎通常需要静脉注射抗生素。一旦形成脓肿，应及时进行手术引流，以避免眼眶内压力的迅速增加和由此造成的视力损害[32]。

4. 影像表现

MRI 可以很好地显示眼眶的对比分辨率。虽然目前广泛使用 T_1 增强压脂图像作为检查和描述眼眶病理的金标准，但 T_2 脂肪抑制序列对

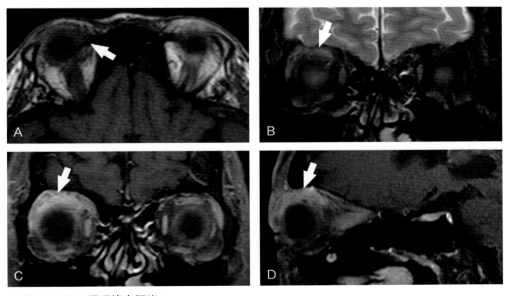

▲ 图 16-18 眼眶蜂窝织炎
轴位 T_1 加权（A）和冠状位脂肪抑制 T_2 加权图像（B）显示右侧眶内脂肪呈 T_1 混杂低信号，T_2 信号轻度增高。冠状位（C）和矢状位（D）增强后 T_1 图像显示右侧眶内脂肪不均匀强化，为蜂窝织炎的影像表现

检查眼眶病变敏感性与之相似，并易于识别眶隔后疾病[35]。然而，增强扫描对于鉴别脓肿、水肿和蜂窝织炎也至关重要[34]。

眶周蜂窝织炎的典型 MRI 表现为眶隔前方弥漫性软组织增厚、强化并位于眼眶隔前方。眼眶蜂窝织炎的影像学表现为肌锥内间隙的脂肪呈炎性表现，肌锥内外间隙的软组织肿块、眼外肌水肿、眶内及骨膜下脓肿[32-36]（图 16-13 和图 16-18）。眶内骨膜下脓肿的进展常与筛窦炎相关[32,33]（图 16-19）。

眼眶蜂窝织炎的并发症包括骨膜下脓肿、眼眶脓肿、眼上静脉血栓、海绵窦血栓形成、细菌性动脉瘤、脑膜炎和颅内脓肿[32,33]。

（二）泪囊炎

1. 定义

泪囊位于内眦部，泪囊炎是由泪道阻塞引起的[37]，阻塞可能是由于泪腺结石引起的。

2. 病理学

最常见的分离菌株是肺炎链球菌（23%）、化脓性链球菌（14.3%）、金黄色葡萄球菌（12.1%）、草绿色链球菌（9.9%）和流感嗜血杆菌（9.9%）[38]。

3. 临床特征

泪囊炎患者表现为可触及的内眦肿块、结膜炎和流脓[37]。临床检查通常足以诊断，但是，肿胀的眼睑可能会使病变显示不清。眶周蜂窝织炎和极少数情况下的眼眶蜂窝织炎会引起上述情况。泪囊炎可进展为慢性病变或反复发作。

治疗方案可根据临床表现及症状制定为药物治疗或手术治疗[37]。

4. 影像表现

典型的影像学表现为位于泪腺窝的边界清晰、边缘强化的圆形肿块[37]（图 16-20）。

鉴别诊断包括先天性黏液囊肿、前组筛窦炎和皮样囊肿。

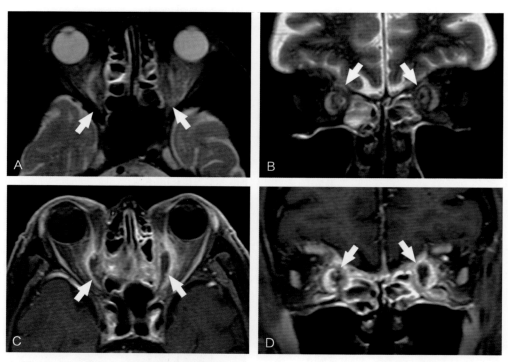

▲ 图 16-19　继发于筛窦炎的眶骨膜下脓肿

轴位（A）和冠状位脂肪抑制的 T_2 压脂图像（B）显示沿双侧眼眶内壁可见信号混杂区域（箭），邻近筛房黏膜增厚。轴位（C）和冠状位脂肪抑制 T_1 增强图像（D）显示了骨膜下脓肿，双眼眶内侧壁边缘强化，从而压迫内直肌，致其侧移

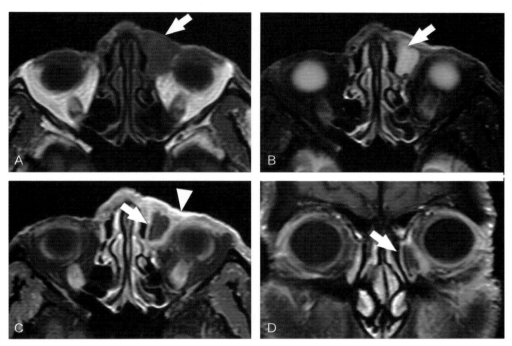

▲ 图 16-20 泪囊炎

轴位 T_1 加权（A）和脂肪抑制的 T_2 加权图像（B）显示左泪囊扩张（箭）。轴位（C）和冠状位 T_1 增强压脂图像（D）显示左泪腺边缘强化（箭）。还应注意到相关的眶前炎症（箭头）

五、咽、口腔和喉

（一）急性扁桃体炎和扁桃体周围脓肿

1. 定义

扁桃体感染是青少年和年轻人中最常见的颈深部感染[2,39]。并发症包括蜂窝织炎和脓肿。扁桃体周围脓肿源于腭扁桃体与包膜之间[2,39]。

2. 病理学

急性扁桃体炎一般由草绿色溶血性链球菌、金黄色葡萄球菌、肺炎链球菌和流感嗜血杆菌感染引起[39,40]。

3. 临床特征

扁桃体感染患者伴有发热、咽喉痛和吞咽困难。

由于症状与病毒性咽炎相似，需要结合临

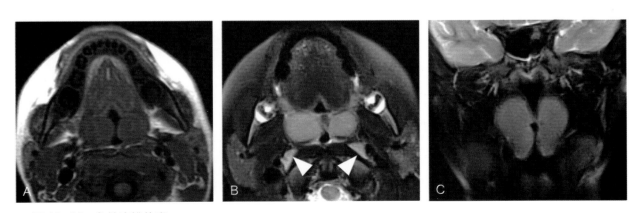

▲ 图 16-21 急性扁桃体炎

轴位 T_1（A）、轴位（B）和冠状位脂肪抑制 T_2 加权图像（C）显示双侧腭扁桃体增大，边缘光滑，内部信号均匀。双侧咽后淋巴结肿大（箭头）

床表现和实验室检查用于确认患者是否需要抗生素治疗。扁桃体周围脓肿通常需外科引流治疗。

4. 影像学表现

在 MRI 上，急性扁桃体炎表现为扁桃体的弥漫性增大和强化[2,39]（图 16-21）。扁桃体周围脓肿的 MRI 表现包括中央 T_2 高信号和 T_1 低信号，增强后边缘强化（图 16-22）。由于化脓性脓肿在 DWI 上显示弥散受限，因此 DWI 对脓肿的鉴别非常敏感[8]。

扁桃体肿大的鉴别诊断包括淋巴增生、传染性疾病如单核细胞增多、扁桃体肿瘤如鳞状细胞癌和淋巴瘤，以及炎性疾病，如川崎病继发的血管性水肿和黏膜炎[2]。

（二）牙源性感染

1. 定义

牙周脓肿和骨髓炎是牙源性感染的常见表现。牙周炎由细菌过度生长和卫生不良导致牙龈慢性炎症引起，会引发牙周韧带破坏、炎症和骨质受侵。骨质受侵表现为根尖周牙变薄，骨质的穿透会导致邻近软组织瘘管形成、骨外脓肿形成和蜂窝织炎[2,41]。

2. 病理学

牙源性感染中最常见的细菌是厌氧革兰阳

性链球菌和消化链球菌[42]。厌氧革兰阴性杆菌，如类杆菌（普鲁菌），也发挥了重要作用[42]。

3. 临床表现

急性骨髓炎和牙周脓肿患者症状为发热、牙痛、面部肿胀、吞咽困难、牙关紧闭，可能合并呼吸困难。

在可引流脓肿存在和有受损牙齿的明确治疗史（根管或拔除）的情况下主要为抗生素治疗[2,43]。急性骨髓炎通常会对抗生素有反应，而慢性骨髓炎通常需要手术治疗，如刮除坏死骨和肉芽组织及切除手术。

4. 影像表现

牙周感染可能导致骨髓炎，颌内或牙周外伤或颌周围的蜂窝织炎（图 16-23 和图 16-24）。牙周脓肿（图 16-25）沿皮质（骨膜下）或邻近软组织内聚集，周围强化[41,43]。

在下腭周围发现软组织肿胀时，仔细检查牙根很重要。牙周脓肿最好用增强 CT 评估[41]。

由于水成分的增加，MRI 可以很好地显示骨髓水肿或炎症，它会取代正常骨髓的脂肪信号。MRI 上骨髓的这种信号改变在急性期就可以观察到，比 X 线片中观察到的骨性改变要早。急性骨髓炎在 T_1 加权像上表现为骨髓低信号，在 T_2 加权像或 STIR 图像上表现出明显的高信号。在慢

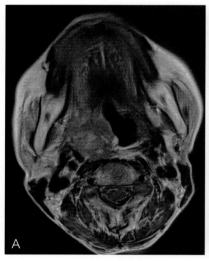
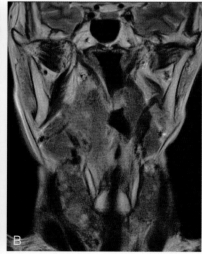
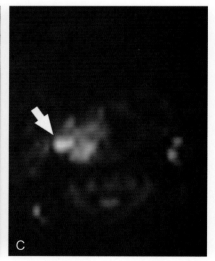

▲ 图 16-22　扁桃体脓肿

轴位（A）和冠状位 T_2 加权像（B）显示右侧扁桃体增大，边缘不规则。轴位弥散加权图像（C）显示扁桃体外侧高信号区（箭），代表脓肿

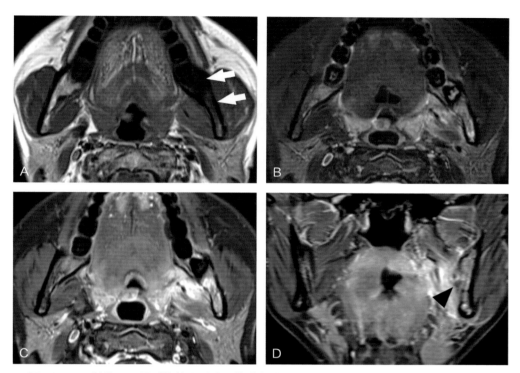

▲ 图 16-23 继发于牙周感染的骨髓炎和蜂窝织炎

轴位 T_1 加权像（A）显示低信号，后方骨质及左下颌支正常骨髓脂肪高信号消失（箭）。轴位脂肪抑制 T_2 加权像（B）显示在同一区域和邻近翼内肌高信号。轴位（C）和冠状位增强脂肪抑制 T_1 加权图像（D）显示左侧下颌骨及邻近软组织和肌肉强化。下颌骨可见骨皮质裂开（箭头）

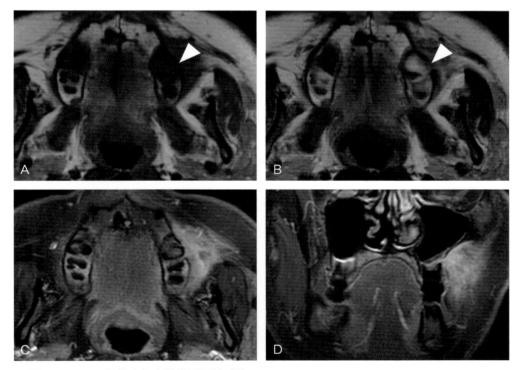

▲ 图 16-24 面部蜂窝织炎继发牙源性感染

轴位 T_1 加权图像（A）显示左上牙龈的低信号。轴位 T_2 加权图像（B）在同一位置上为高信号。上颌骨骨皮质不连续（箭头）。轴位（C）和冠状位增强脂肪抑制 T_1 加权图像（D）显示病灶和邻近颊部软组织强化

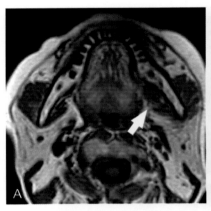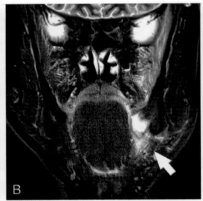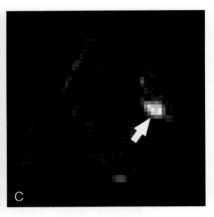

▲ 图 16-25　牙周脓肿

轴位 T_1 加权图像（A）显示左侧翼内肌增厚（箭）。冠状位脂肪抑制 T_2 加权图像（B）在同一位置可见局灶性高信号影以及下颌下间隙的弥漫高信号影（箭）。轴位弥散加权图像（C）显示高信号灶（箭），代表脓肿

性期，可见 T_1 和 T_2 加权像图像上的低信号区[41,43]。

　　咽峡炎是牙源性感染的常见并发症。咽峡炎是一种口腔底部坏死性感染，可累及双侧下颌下间隙[44]。感染主要是由第二和第三颗下颌磨牙的炎症引起，因为这些牙齿尖端向下延伸到下颌骨舌肌的下颌骨附着处[45]，因此使感染直接扩展到颌下腺间隙。

（三）咽后脓肿

1. 定义

　　咽后间隙是位于椎前和内脏间隙、颈深筋膜中层和深层之间的潜在空间。

　　咽部或牙源性感染可扩散到咽后淋巴结，导致化脓性淋巴结炎。化脓淋巴结可能破裂并导致咽后脓肿或咽后蜂窝织炎[2,39]。据推测，幼儿（小于 6 岁）[2,46] 更易发生脓肿，因为 5 岁以后咽后淋巴结会自行消失[47]。在成人中，咽后间隙的感染通常是由穿透性损伤造成。

2. 病理学

　　咽后脓肿常由金黄色葡萄球菌、副流感嗜血杆菌和 β- 溶血性链球菌感染引起[39]。

3. 临床表现

　　临床症状包括喉咙痛、发热、斜颈、吞咽困难和颈部肿块。由于压迫呼吸道和感染扩散至中纵隔（图 16-26）可能会导致危及生命的并发症发生，因此认识咽后脓肿非常重要。

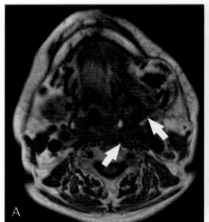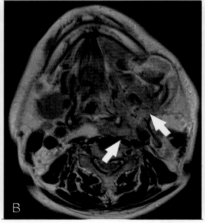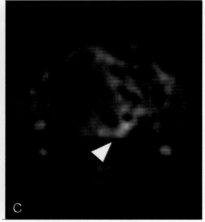

▲ 图 16-26　咽后间隙脓肿伴纵隔炎

轴位增强的脂肪抑制图像（A）显示广泛的咽后炎症伴脓肿形成（箭）。冠状位（B）和矢状位增强脂肪抑制图像（C）显示蜂窝织炎和脓肿，累及纵隔（箭头）

通常用静脉内抗生素治疗咽后蜂窝织炎和小咽后脓肿。大脓肿常需切开引流[2,39]。

4. 影像表现

在感染的情况下，咽后间隙呈现一个领结形的结构，前方为咽部，后方为椎前肌，双侧为颈内动脉[2,39,44,47]。

咽后蜂窝织炎表现为咽后间隙对称的长T_1长T_2信号。咽后脓肿表现为脓液的聚集，增强后边缘强化[2,39,44,47]。这造成了咽后壁从椎前肌位置明显前移。这种病变也可能不对称（图16-27）。咽后水肿、蜂窝织炎与脓肿的鉴别非常重要，但在没有环形强化的情况下也十分困难[39]。

六、唾液腺

唾液腺炎

1. 定义

唾液腺炎是指唾液腺的炎症。细菌感染更常见于单侧腺体受累，而病毒感染通常是双侧受累。结石也常诱发炎症[39,48,49]。

在成人中，细菌性腮腺炎在老年人和疲劳过度的人中最常见。有脱水史和气管插管术后患者也可发生[39,48,49]。病毒性腮腺炎在5—9岁的患者中最常见[39]。

2. 病理学

唾液腺炎中最常见的病原体是金黄色葡萄球菌、草绿色链霉菌、肺炎链球菌、流感嗜血杆菌、化脓性链球菌和大肠埃希菌[39,49,50]。

病毒性腮腺炎与全身性病毒感染相关，75％的病例为双侧受累。下颌下腺和舌下腺也可受累[39]。腮腺炎病毒（副黏病毒）是最常见的病原体。其他病原体包括流感病毒、副流感病毒、柯萨奇病毒、巨细胞病毒和腺病毒[39]。

3. 临床特征

急性唾液腺炎患者常有受累唾液腺的疼痛、肿胀。进食加剧以上症状，这通常称为唾液腺绞痛[39,49]。

唾液腺炎的治疗包括水化和抗生素治疗。形成脓肿则需要引流。[39,49]。

4. 影像表现

唾液腺炎在CT和MRI的表现包括受累腺体的增大和强化，以及周围脂肪的炎性改变（图16-28至图16-30）。常见结石阻塞伴导管扩张（图16-29）。结石最常见于颌下腺导管，因为其管径大，上行，其内有较厚的、更多的黏液和碱性唾液成分，以及唾液淤滞的存在[39,49]。脓肿偶发（图16-30）。

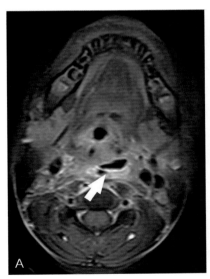
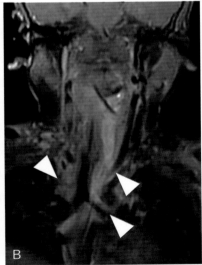
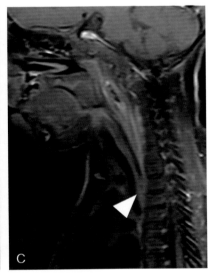

▲ 图 16-27 来源于颌下腺感染的咽后间隙脓肿

轴位增强T_1加权（A）和冠状位T_1加权（B）显示左下颌下、咽旁间隙、左咽后间隙（箭和箭头）不均匀强化。矢状位增强后T_1加权（C）显示咽后间隙病灶（箭头）明显强化［译者注：原图注有误，已修改］

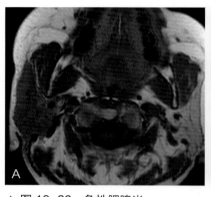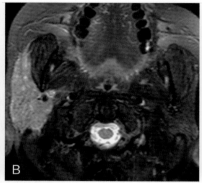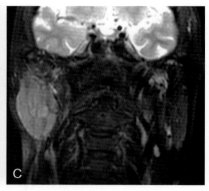

▲ 图 16-28　急性腮腺炎

轴位 T_1 加权（A）、轴位（B）和冠状位脂肪抑制 T_2 加权图像（C）显示右腮腺增大，信号异常，表现为无局灶性异常的 T_1 低信号和 T_2 高信号

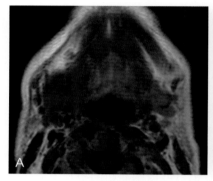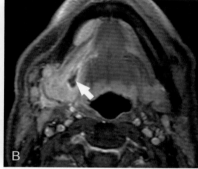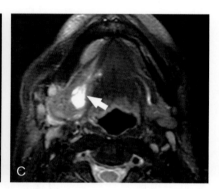

▲ 图 16-29　唾液腺炎：颌下腺感染

轴位 T_1 加权（A）和脂肪抑制的 T_2 加权图像（B）显示右下颌下腺增大，信号异常，周围结构炎性改变。注意下颌下（Wharton）管道的局部扩张（箭），轴位增强脂肪抑制的 T_1 加权图像（C）显示右下颌下腺及周围软组织弥漫强化，请注意扩张导管的边缘强化（箭），其中包含涎石（未显示）

七、脊柱和椎体周围间隙

脊柱硬膜外脓肿

1. 定义

脊髓硬膜外间隙是硬脊膜、黄韧带和椎体、椎弓根和椎板的骨膜之间的间隙。

大多数脊髓硬膜外脓肿患者有一种或多种诱因：①基础疾病（糖尿病、酒精中毒或人类免疫缺陷病毒感染）；②脊柱异常（退行性关节病、创伤、手术、治疗性药物注射或者置管）；③潜在的局部或全身性感染源（皮肤和软组织感染、骨髓炎、尿路感染、败血症、血管内置管、静脉注射吸毒、针灸、文身、硬膜外镇痛或神经阻滞）[51]。

2. 病理学

细菌通过直接扩散或血行播散进入硬膜外腔[51]。由于大部分感染是由皮肤入侵导致，所以金黄色葡萄球菌引起大约2/3的感染病例[51-53]。少见的致病病原体包括表皮葡萄球菌（通常与脊柱手术相关，包括镇痛用置管、糖皮质激素注射或手术治疗）和革兰阴性细菌，特别是大肠埃希菌（通常在尿路感染后）和铜绿假单胞菌（特别是注射吸毒者）[51-54]。

3. 临床特征

脊髓硬膜外脓肿的患者最常出现感染部位相应水平的颈部和背部疼痛、发热和神经功能缺损[51]。

有脊髓压迫或椎体不稳，或尽管患者已进行药物治疗，但临床上仍有进展的情况下需要手术减压治疗[51]。

4. 影像表现

当怀疑脊柱或脊髓病变时，一般选择 MRI

Chapter 17
颈部肿瘤性病变

Neoplastic Pathology
of the Neck

Ahmed Abdel Khalek Abdel Razek，著

张莉晨，黄彩云，译

目录　CONTENTS

一、概述

头颈部肿瘤分为两大组。最大的一组是上消化道黏膜上皮恶性肿瘤，称为头颈部鳞状细胞癌（HNSCC），占所有头颈部肿瘤的90%。第二个较小但很重要的组群是腺癌，起源于甲状腺和唾液腺。罕见的头颈部肿瘤包括局限性淋巴瘤、软组织肿瘤、周围神经鞘瘤和神经外胚层肿瘤[1]。

头颈部肿瘤每年占美国所有新发癌症（40 000例）的3%～5%。肿瘤分期（T）、淋巴结转移（N）和远处转移（M）的分期模式根据肿瘤的亚型而不同[2-6]。美国癌症联合委员会（AJCC）和国际癌症联合会（UICC）于2010年发表了最新的第七版肿瘤 - 淋巴结 - 转移（TNM）分期[7,8]。表17-1显示了头颈部肿瘤的淋巴结分期（N）。表17-2至表17-4显示了咽癌、喉癌、腮腺癌和甲状腺癌的肿瘤分期。

头颈部恶性肿瘤影像学的目标是将恶性肿瘤与正常软组织、炎性病灶和良性肿瘤鉴别开。此外，磁共振成像对于确定肿瘤的范围、对周围结构的累及和淋巴结远处转移十分重要。由于肿瘤分期可辅助治疗方案的制订并可对预后进行预估，因此准确的肿瘤分期对病人的治疗十分重要。最后可用影像学预测患者的治疗情况，鉴别放疗后改变与复发，监测化疗后患者的情况[9-15]。

当患者在临床上出现可疑的头颈部肿瘤时，通常使用计算机断层扫描（CT）扫描或MR的横断面成像来评估病变。常规和高级的CT技术，如CT灌注和双能量CT可以评估头颈部肿瘤，但它们常与辐射曝光量有关，在治疗后的随访中价值有限[16-21]。常规的MR平扫和增强扫描可以显示头颈部肿瘤的形态。在常规MR图像中添加先进的MR序列，如弥散加权MR图像，灌注MR图像和MR光谱（MRS），可在单次MR检查中进行头颈肿瘤的形态学和功能成像[10-15]。

二、MR成像技术

（一）常规MR成像

颈部的MR成像通常使用专用的颈部线圈，成像应包括整个颈部以评估淋巴结转移。视野通常为20～25cm²，层厚为4mm。头颈部标准MR扫描方案应包括T_2加权快速自旋回波序列、脂肪抑制T_2加权或短时间反转恢复（STIR）序列和T_1加权自旋回波序列。STIR序列不受金属硬件产生的磁场差异的影响，可能会优于脂肪饱和的T_2加权序列。成像平面通常是横断面或冠状面和矢状面。三个平面的增强扫描为注射钆造影剂后的脂肪饱和T_1序列。脂肪抑制序列使强化的肿瘤更加清晰，并能将肿瘤从整个颈部的正常T_1脂肪高信号中鉴别出来[10-13,22]。

（二）弥散加权MRI

头部和颈部的弥散加权MR成像可以使用单次回波平面成像或多光子回波平面成像完成。应用自动匀场和化学位移选择性脂肪抑制技术来减少弥散加权MR图像中的伪影。应用的b值为0、500和1000 mm²/s。恶性肿瘤通常表现为弥散受限，表观扩散系数（ADC）值低，良性肿瘤通常无弥散受限，ADC值较高。然而，良性和恶性病变的ADC值存在重叠[23-26]。

（三）动态增强扫描T_1加权成像

在静脉注射钆 -DTPA（每千克体重注射0.1ml）后获取动态增强扫描T_1加权MR成像。MR图像可以每隔30秒获取一次，连续获取5min，一次创建时间信号强度曲线（TIC）。曲线可分为4种类型：A型（持续型）：注射造影剂后流出率高（＞30%），峰值＜120s；B型（流出型），流出率低（＜30%），峰值＜120s；C型：平台型，峰值＞120s；D型：平台型，无强化。A、B、C三种曲线都提示良性病变，然而C型则对诊断恶性病变的灵敏度高[27-30]。

（四）动态磁化率对比 T_2^* 加权灌注磁共振成像

在推注注射钆 -DTPA 后进行动态灵敏度对比 T_2^* 加权灌注磁共振成像。用自动注射器以 4ml/s 的速率进行注射，然后注射 20ml 盐水。每 2 秒采集一次，共采集 2min。TIC 被自动构建出来，然后计算出动态磁化率对比度百分比（DSC%）。DSC% 的阈值为 30.7%，并且鉴别恶性和良性头颈部肿瘤的准确度为 84.6%[31,32]。

（五）MR 波谱成像

最近颈部的多体素 MRS 已应用于 3T 扫描仪。适当的匀场、抑水和脂肪抑制对于颈部病变波谱成像非常重要。 MRS 可以检测肿瘤内的代谢变化。质子 MRS 可用于鉴别 HNSCC 和正常组织，监测 HNSCC 患者的治疗情况。该技术尚未在临床中常规应用[33,34]。

（六）动态对比增强 MRA

用自动注射器在颈动脉推注造影剂后得到动态增强 MR 血管造影。增强 MR 可用来术前定位头颈部肿瘤的供血血管和流出血管，比如副神经节瘤和富血供血管畸形[35]。

三、影像学在颈部肿瘤病变中的作用

（一）鳞状细胞癌与正常肌肉的鉴别

HNSCC 以黏膜下方式生长为主，因此在临床上和内镜检查中探测不到患者的病灶，在 MR 检查中易检出。肿瘤与肌肉相比为 T_1 等低信号，T_2 高信号，增强后可见强化（图 17-1）。虽然 T_2 和增强扫描中观察病变较明显，但在 T_2 图像中显示的肿瘤的范围可能大于实际范围，这是因为周围的水肿、炎性改变与肿瘤的信号特点类似。DWI 图像中，因为恶性肿瘤的细胞致密，所以鳞癌表现为弥散受限，ADC 值降低，而周围肌肉没有弥散受限，进而将鳞癌与周围肌肉鉴别开来。在质子 MRS 上，HNSCC 的胆碱 / 肌酸（Cho / Cr）比率（平均值：5.2）相对于正常肌肉（平均值：0.9）显著升高[23,31,33,36,37]。

（二）恶性与良性病变的鉴别

虽然单一的常规成像通常难以区分恶性肿瘤和良性病变，但是某些成像特征如病变在 T_2 上呈低信号，边界不清以及强化不均匀提示恶性。此外，良性病变一般 T_2 上相对高信号，边界清楚，轻度强化或没有强化。但是良恶性肿瘤在常规影像检查中的特征有重叠。在某些情况下，先进的 MR 序列可能会区分恶性和良性病变。在弥散加权 MR 成像中，除了 Warthin 瘤和脂肪瘤外，大多数良性肿瘤无弥散受限，ADC 值高（图 17-2）；除腺样囊性癌外，大多数恶性肿瘤的 ADC 值低，弥散受限（图 17-3）。在不同的文献中，头颈部良性和恶性肿瘤的 ADC 值的平均值和范围存在差异。在动态增强 MR 成像中，曲线的形态可以为病变类型提供指导：良性（速升平台）或恶性（有流出）。此外，与恶性肿瘤的高 DSC% 相比，良性肿瘤的 DSC% 低（24.3%±10.3%）的动态 T_2^* 加权 MR 成像的 DSC% 有显著差异（39.3%±9.6%）。最后，良性和恶性肿瘤之间 MRS 的 Cho / Cr 比值存在显著差异；然而，它的作用也是有局限的[31,33,38,39]。

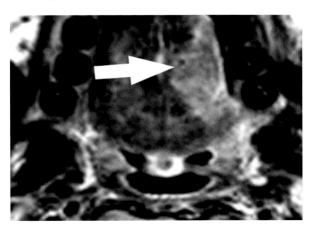

▲ 图 17-1　舌癌
轴位 T_2 加权图像显示舌体左侧占位，T_2 呈高信号，与周围舌肌信号分界清楚

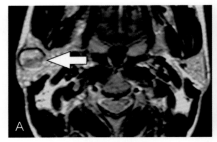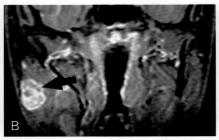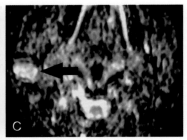

▲ 图 17-2　腮腺多形性腺瘤

A. 轴位 T_2 加权像显示在右侧腮腺中可见边界清晰的局灶性肿块（箭）；B. 冠状位增强 T_1 加权像显示占位均匀强化（箭）；C.ADC 图显示肿物（箭）无弥散受限，高 ADC 值提示良性病变

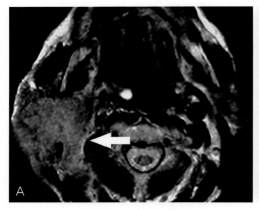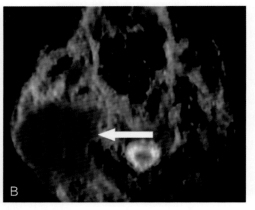

▲ 图 17-3　腮腺癌

A. 轴位 T_2 加权图像显示在右侧腮腺区一个较大的混杂信号的浸润性肿物,边界不清（箭）；B.ADC
图显示 ADC 值低，弥散受限（箭）

（三）恶性肿瘤与炎症性疾病的鉴别

　　早期正确区分恶性肿瘤和头颈部炎性病变对于治疗计划的制订至关重要。在增强 MR 成像中，脓肿通常表现为边界清晰、边缘强化，而恶性肿瘤则强化不均匀，边界不清晰；然而，在某些情况下，常规检查方法很难鉴别两者。DWI 序列可以辅助鉴别。由于脓液中有大分子，限制了脓肿中水分子的运动，所以脓肿表现为弥散受限；然而肿瘤内的大部分坏死是血性液体，黏度较小，因此分子自由度增加。质子 MRS 可能在脓肿中表现出高的醋酸盐峰[40-43]。

（四）头颈部肿瘤的局部肿瘤分期

1. 血管侵犯

　　颈动脉的包绕情况是判定 HNSCC 4b 级的标准，并通常被认为是不可切除的。在 MR 成像上，有 180° 周围血管壁受累作为血管受侵的指标。然而这个指标既不敏感也无特异性。相反，有 270° 周围血管壁受累时提示血管受侵的特异性高，此时肿瘤不能从受累血管周围剥离。当在影像上发现颈动脉变形、包绕＞ 180°、肿瘤与颈动脉之间脂肪节段性闭塞同时存在时，高度提示血管受侵[15,44-47]（图 17-4）。

2. 沿神经周播散

　　原发肿瘤沿神经播散是肿瘤转移的一种形式。这仅限于肿瘤主体部分。相反，肿瘤的神经周播散会与大部分的肿瘤主体相分离。第 Ⅴ 和第 Ⅶ 对脑神经因其分布广泛最易受累。由于这种播散方式不利于治疗和预后，所以认识它十分重要。许多治疗方法的失败是由于对神经周播散的认识不足。总之，沿神经周播散对预后有不良影响，并不利于患者长期存活。在腺样囊性癌和鳞癌中可见沿神经周播散，该扩散也可见于淋巴瘤和恶性黑色素瘤中。由于大量的神经周围血管丛可能会促进造影剂大量摄取，所以在没有神经增厚或孔道改变时要注意神经的强化 [48-52]（图 17-5）。

3. 软骨受侵

喉和下咽癌的软骨侵犯是一个重要的影像学表现，因为它会自动归为 T_4 期。磁共振成像中的软骨侵袭显示 T_2 信号强度增加，T_1 加权图像上的等低信号，以及增强后有强化。如果没有以上影像学表现，可以排除软骨浸润。然而，软骨侵袭的 MR 成像结果可能出现假阳性结果，因为反应性炎症、水肿和纤维化与肿瘤性病变难以鉴别。在甲状软骨中最常见的是肿瘤周围

的炎症变化，而 MR 检测甲状腺侵犯的特异性仅为 56%，而环状软骨和杓状软骨分别为 87% 和 95%。最近的研究报道，弥散加权磁共振成像检查甲状腺叶内、外的侵犯非常高效、准确。这对喉部肿瘤治疗方案的制订有重要意义 [53-57]（图 17-6）。

4. 骨受侵

术前准确地明确下颌骨受累情况对于治疗计划的制订和分期至关重要，骨转移至少要分为 T_{4a} 期。口腔癌在发生部位侵入下颌骨，并且可以通过皮质累及骨质，或者更易通过牙周韧带或在先前拔牙的部位侵入。确定骨侵犯的存在和范围对于确定手术计划至关重要。骨膜受

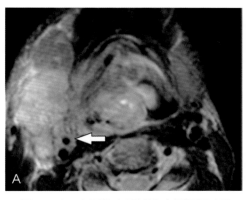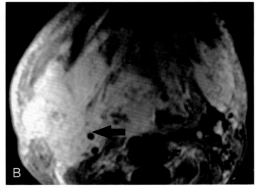

▲ 图 17-4 右侧杓会厌皱襞癌侵犯颈动脉

A. 轴位 T_2 加权图像显示起自右侧杓会厌皱襞的巨大肿物，可见增大的转移淋巴结，肿块包绕右侧颈动脉（箭）；B. 增强扫描后肿物强化并包绕右侧颈动脉血管流空信号（箭）

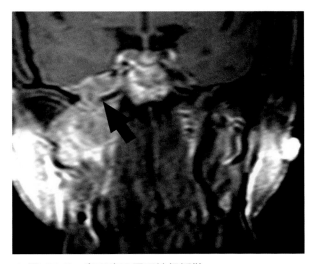

▲ 图 17-5 鼻咽癌沿周围神经播散

冠状位脂肪抑制的 T_1 加权图像显示一较大的鼻咽肿块通过扩大的卵圆孔（箭）沿 V_2 神经走行播散至右侧海绵窦

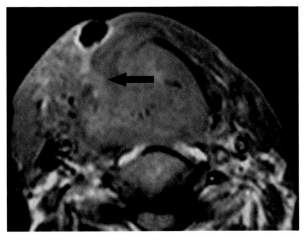

▲ 图 17-6 跨声门癌侵犯软骨

轴位 T_2 加权图像显示一个巨大的占位使正常的喉部气道结构消失。肿块侵犯甲状腺右叶（箭）并向喉外延伸。注意右侧窦道皮肤缺损

累而无明显骨皮质受累时一般用边缘下颌骨切除术，这样可保留骨的完整性。当有明显的皮髓质受累时需要分段切除 - 整段切除下颌骨的受累节段[10-15]。

磁共振成像在检测骨髓浸润方面有明显优势。T$_1$加权像最能显示骨髓浸润的范围，以低信号代替髓质脂肪的高信号。骨髓入侵在 T$_2$加权图像上为高信号，脂肪抑制增强图像上可见强化。在 T$_1$加权像和 T$_2$加权像上以肿瘤信号替代骨皮质的低信号强烈提示皮质受累。假阳性病例归因于牙齿感染或手术引起的炎症改变，以及 T$_1$加权像上骨髓脂肪引起的化学位移伪影[58-61]（图 17-7）。

5. 椎前受侵

在患有下咽或口咽癌的患者中，一个重要的分期问题是出现肿瘤的椎前筋膜固定，通常提示不能切除。T$_1$图像上看到肿瘤和椎前间隙之间咽后脂肪层存在可能是椎前间隙消失的指征。咽后脂肪带 T$_1$高信号被取代是椎前筋膜或肌肉受侵的标志。然而，不能通过影像检查确定椎前受侵是否真正存在，最好是通过手术确定[62,63]（图 17-8）。

6. 食管受侵

MR 成像可以准确显示甲状腺和下咽癌患者食管颈段受累情况。MR 检查对显示食管壁

增厚，相邻脂肪层的消失，以及食管壁 T$_2$信号异常的灵敏度为 100%。而肿块浸润食管超过 270° 表示其侵蚀食管的特异度为 100%[64]（图 17-9）。

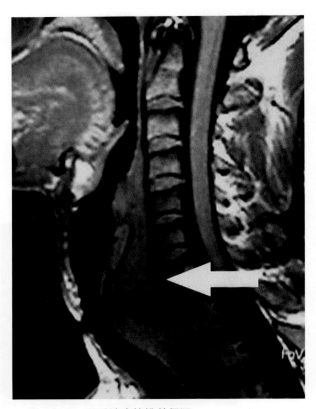

▲ 图 17-8 环后肿瘤的椎前侵犯
矢状位 T$_1$加权图像显示一个巨大的环后区肿块（箭）浸润了椎前脂肪层，经手术证实为椎间脂肪浸润

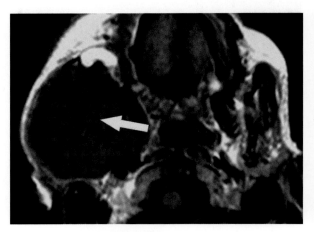

▲ 图 17-7 肉瘤的骨髓浸润
轴位 T$_1$加权图像显示一个较大的等 - 低信号强度肿物，累及范围包括下颌骨皮质的低信号区以及下颌骨的髓腔（箭）

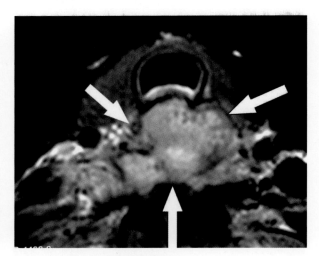

▲ 图 17-9 下咽癌食管浸润
轴位 T$_2$加权图像显示一个巨大的边界不清的占位（箭）浸润食管，起源于下咽的肿物延伸到气管后方和椎前间隙前方

7. 气管受累

磁共振成像是评价甲状腺癌气管侵犯的首选方式。气管受累通过 3 个标准的组合诊断：肿瘤累及邻近气管 180°以上，腔内肿块或软骨内出现软组织信号。喉返神经受累可通过脂肪组织信号衰退来判断。这些标准的准确度为 90%[65]。

8. 纵隔侵犯

纵隔淋巴结转移被认为是通过Ⅵ区和Ⅳ区的淋巴结播散而致，并且与对侧的淋巴结转移显著相关；然而，转移可能直接发生而没有其他淋巴结受累。MR 成像易于观察转移淋巴结，但没有影像表现时易被忽略。行纵隔淋巴结清扫术的患者出现手术应激时需要行胸骨正中切开术[10-15]。

9. 臂丛神经受侵

直接侵入臂丛神经和前斜角肌的头颈部肿瘤不能被切除。在 MR 成像中，臂丛神经侵犯表现为沿臂丛神经根、主干、分支或斜角肌的 T_2 高信号影及强化影[10-15]。

10. 皮肤受侵

癌症浸润皮下和皮肤的范围对制订手术计划，重建复杂的皮肤缺损是非常重要的。准确的手术计划可以缩短手术过程，最大限度地减少重建过程失败的可能，并提高治疗效果，以获得最佳的功能和美学效果。来自 HNSCC 的直接皮肤侵犯是提示预后不良的重要因素。皮下和皮脂浸润表现为 T_1 低信号和 T_2 高信号[10-13]（图 17-10）。

（五）头颈部癌的淋巴结分期

淋巴结肿大具有非常重要的预后意义。单个淋巴结转移使患者的存活率降低了 50%。双侧淋巴结肿大使存活率再降低 50%。颅外播散和淋巴结固定也与生存率降低有关。表 17-1 显示了头颈部癌的淋巴结分期。许多放射学家使用 10 mm 作为头颈部区域正常淋巴结大小的分界值，对于颈内静脉二腹肌淋巴结的分界值稍宽松

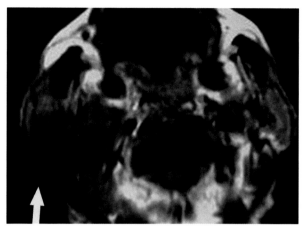

▲ 图 17-10 腮腺癌皮下浸润
轴位 T_1 加权图像显示右侧腮腺区可见巨大低信号占位，侵犯皮下软组织和被覆皮肤（箭）

（15 mm），对于咽后淋巴结更小（8 mm）。中心坏死的存在增加了诊断的特异性。淋巴引流根据头颈部癌的位置而变化[15,66]。在弥散加权磁共振成像上，转移性与反应性淋巴结相比弥散受限，ADC 值降低，这是由于转移性淋巴结内有大量的扩大细胞以及有丝分裂的增加。转移淋巴结的平均 DSC%（48.72%）与淋巴瘤（37.09%）显著不同（P =0.001）。转移性淋巴结的平均 Cho / Cr 比值明显高于炎性淋巴结（2.2）[66-70]（图 17-11 和图 17-12）。

表 17-1 头颈癌的淋巴结分期（N）

鼻咽
• N_1：颈部淋巴结的单侧转移，最大径＜ 6 cm，锁骨上窝和（或）咽淋巴结的单侧或双侧转移，最大径＜ 6 cm
• N_2：颈部淋巴结的双侧转移，最大径＜ 6 cm，锁骨上窝以上
• N_{3a}：转移，淋巴结转移，最大径＞ 6 cm
• N_{3b}：延伸至锁骨上窝
所有其他部位
• N_1：同侧淋巴结中单发的转移，最大径＜ 3 cm
• N_{2a}：同侧淋巴结中单发转移，直径＞ 3cm 但＜ 6cm
• N_{2b}：同侧淋巴结多发转移，最大直径不超过 6 cm
• N_{2c}：双侧或对侧淋巴结转移，最大径不超过 6cm
• N_3：淋巴结转移，最大径＞ 6 cm

引自 Edge, S. et al., *AJCC Cancer Staging Manual,* 7th edn., Springer,Chicago, IL, 2010.

（六）头颈部癌的远处转移

HNSCC 患者中约有 10%（5%～40%）有远处转移。最常见的转移部位包括骨（20%）、肺（13%）和肝（9%）。远处转移的风险取决于肿瘤分期，T_4 期肿瘤和具有最高风险的晚期肿瘤发生局部淋巴结肿大的风险很高。全身磁共振成像诊断能力类似于 [18]F- 氟脱氧葡萄糖正电子发射断层扫描（FDGPET）-CT 评估 HNSCC 患者远处转移的能力。全身弥散加权磁共振成像和全身 PET-MR 成像已被用于早期检测 HNSCC 患者的远处转移[71-73]。

（七）肿瘤病变的定性

MR 成像可能有助于某些头颈部肿瘤的定性。血管瘤明显强化，常见于儿童。肿物内的血管流空信号高度提示富血供的血管畸形或副神经节瘤。诸如脂肪瘤的脂类肿瘤在 T_1 加权图像上呈高信号，在脂肪抑制序列上被抑制。尽管恶性肿瘤表现弥散受限，但是一些恶性肿瘤如腺样囊性癌和软骨肉瘤表现为高的 ADC 值，因为这些肿瘤含有丰富的黏液、黏液样或透明样物质[10-15]。

鳞癌与淋巴瘤：DWI 序列评估显示，淋巴瘤 ADC 值（0.65×10^{-3} 和 0.45×10^{-3} mm²/s）明显低于 HNSCC（0.96×10^{-3} 和 0.86×10^{-3} mm²/s）。ADC 值小于 0.56×10^{-3} mm²/s 可初步诊断为淋巴瘤，准确度为 96%。ADC 值的差异归因于肿瘤细胞的差异，淋巴瘤的细胞构成比 HNSCC 更致密[74-76]。

转移性淋巴结与淋巴瘤淋巴结：淋巴瘤淋巴结的 ADC 显著低于 HNSCC 的转移性淋巴结。这种差异的产生是因为淋巴瘤细胞致密，弥散受限，鳞癌中的癌细胞被不同数量的细胞外基质和细胞外液包围，导致了更高的 ADC 值。此外，

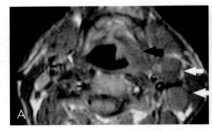
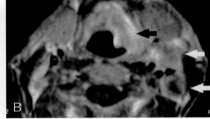
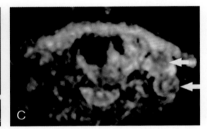

▲ 图 17-11　左侧杓会厌皱襞癌的淋巴结转移

A. 轴位 T_1 加权图像显示左侧杓会厌皱襞癌（黑色箭）患者左侧颈部两个肿大的淋巴结（白色箭）；B. 轴位增强 T_1 加权图像显示偏后方淋巴结环形强化，而前方淋巴结呈不均匀强化（白色箭）。杓会厌皱襞肿物呈均匀强化（黑色箭）；C.ADC 图显示转移性淋巴结的实性部分弥散受限，ADC 值降低；囊性部分扩散不受限（白色箭）

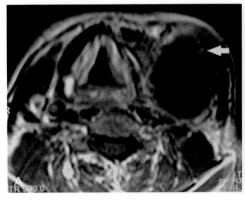
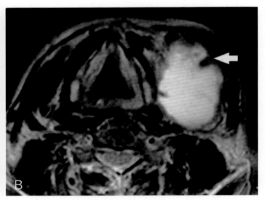

▲ 图 17-12　淋巴结转移

A. 轴位 T_1 加权图像显示左上颈深部肿大的坏死淋巴结，壁增厚，前缘内（箭）可见少量实性部分；
B. 轴位 T_2 加权图像显示淋巴结内囊性部分呈高信号，而实性部分呈低信号（箭）

淋巴瘤淋巴结中部分降低的 ADC 值明显低于鳞癌淋巴结中的降低部分，因为鳞癌淋巴结中的降低部分含有坏死物质和大量细胞外液，从而增加其 ADC 值。相反，淋巴瘤淋巴结中的降低部分包含导致降低 ADC 值的凋亡细胞 [77-79]。

（八）与恶性肿瘤分化程度的相关性

分化中度、分化良好的 HNSCCs 与低分化、未分化 HNSCCs 的鉴别对于确定患者的预后和临床结果非常重要。在弥散加权 MR 成像中，良好和中度分化肿瘤的 ADC 值显著高于低分化肿瘤的 ADC 值（$P = 0.001$）。低分化 HNSCC 具有更多的细胞，更大和更多成角的细胞核（具有更丰富的大分子蛋白），并且细胞外间隙比分化良好或中度的细胞间隙少 [80,81]。

（九）最佳活检部位的确定

确定头颈部肿瘤的最佳活检部位对于获得最佳结果非常重要。在常规 MR 成像中，最好从 T_2 加权图像上的最低信号强度区域进行活检，并利用增强图像来避免活检坏死区域。ADC 图可以将恶性肿瘤的活性部分从坏死区域中鉴别出来。肿瘤的可存活区域显示弥散受限，坏死区域弥散不受限。从 ADC 图上具有最低 ADC 值的弥散受限区域取活检时效果更好 [82]。

（十）头颈部转移中未知原发癌的确定

未知的原发肿瘤占所有头颈癌的 3%～5%。SCC 占这些病变的 70%～90%，并且最常源于上呼吸道及消化道，包括扁桃体、舌根、鼻咽和梨状窝。MR 成像和 PET-CT 在评估未知原发性癌症患者中发挥重要作用。转移性淋巴结的部位可能提示原发肿瘤的发生部位，并且是否符合淋巴结引流对于放射科医师评估这些患者非常重要。最近，PET-MR 成像已经可以确定原发肿瘤的部位 [83-87]。

（十一）预后参数的影像表现

大体肿瘤体积（GTV）：MR 图像中肿瘤体积的测量值被称作 GTV，与声门上、声门和梨状窝的局部控制和结果相关。此外，GTV 还提供了关于治疗可测量的定量值。肿瘤体积似乎是声门上肿瘤放射治疗后局部衰竭的最强独立预测因子。当体积小于 6ml 时，肿瘤的局部控制率为 89%，当体积为 6ml 或更大时，局部控制率仅为 52%。体积小于 6.5 ml 的梨状窝肿瘤具有 89% 的局部控制可能性，而体积超过 6.5 ml 的患者局部控制率为 25% [88-93]。

肿瘤厚度：它是口腔舌癌的预后因素，小于 3mm 的肿瘤局部复发率低，无病生存率高，而厚度大于 9mm 的局部复发概率为 24%，5 年无病生存率为 66%。脂肪抑制增强 T_1 加权图像是测量舌厚度的最佳 MR 成像序列 [94,95]。

（十二）治疗反应的预测

对保守治疗（放射治疗、化学治疗或联合治疗）的反应预判对确定最佳治疗方案非常重要。如果可以预测治疗的成功概率，若成功率低，可以修改治疗方案。一些患者接受广泛放化疗结果效果较差，但由于明显的放疗引发的组织结构改变使手术更加复杂、更具有风险而妨碍了手术治疗。低 ADC（高细胞性）和治疗后肿瘤消退之间存在很强的相关性。在基线下 ADC 值降低的患者更可能对化疗完全应答，可能归因于病变为富细胞（细胞病变越多，缺氧越少，这是放射治疗成功的主要障碍）[25,96-100]。

（十三）复发与放疗后改变

一些疾病无法完全切除，经非手术治疗后会有残留或复发，这种病例占 30%～50%。磁共振成像可以从肿瘤中鉴别出成熟的瘢痕组织，瘢痕组织回缩主要表现为低 T_2 信号，增强后不强化，肿瘤表现为 T_2 信号升高或中等强度，轻度强化。然而，部分经治疗的肿瘤和未成熟的瘢痕组织之间可能存在影像特点的重叠。弥散加权磁共振成像可以鉴别二者，复发有弥散受限，治疗后的改变扩散不受限。肿瘤复发细胞数增加，减少了细胞内外水分子的扩散空间，导致 ADC 值降低。治疗后改变表现为细胞数相对减少，与水肿和炎性反应的变化程度相关，水肿和炎性反应的特征是间质内水成分的增加。放化疗后 MRS 的 Cho / Cr 比值变化百分比可作为治疗后肿块中残留癌组织的标志[101-103]。

（十四）放射治疗后患者监测

在放射治疗后 3 ～ 6 个月进行治疗后扫描非常有利，并可以为以后的影像表现提供基线研究。是否进行随访扫描由临床相关症状指导，如怀疑肿瘤复发或发生辐射诱发的并发症。任何治疗后扩大的软组织肿块或任何新的深部病变都与疾病复发有关。弥散加权磁共振成像可以预测 HNCCs 对新辅助治疗的反应。治疗后 3 周 ADC 值增加说明患者预后良好。因此，弥散加权磁共振成像是一种早期的代谢生物标志物，用于监测 HNSCC 患者的治疗诱导组织改变。完全应答者的 ADC 值与部分应答者的值显著不同（$P < 0.05$）。在治疗 1 周内，在完全应答者中观察到 ADC 值显著增加（$P < 0.01$），并且该值在治疗结束前保持高水平。在化学放射的第 1 周，完全应答者也显示出比部分应答显著高的 ADC 值（$P < 0.01$）[104-106]。

四、头颈部肿瘤的影像表现

（一）鳞状细胞癌

HNSCC 是第六大常见癌症，每年全球约有 650 000 例发病，350 000 例死亡。大约有 155 400 个新发病例。HNSCC 在男性常见癌症中位居第四，而它在女性常见癌症中位居第九。常发生于口腔、咽、喉和唾液腺。HNSCC 的最重要风险因素是吸烟和饮酒。然而，越来越多的证据表明人乳头瘤病毒是造成 HNSCC 特定亚组的原因。大约 2/3 的 HNSCC 患者存在晚期疾病，通常累及区域淋巴结。T_2 加权图像 HNSCC 呈中高信号，T_1 加权图像呈低信号，增强后中度强化[2-6,13]。

（二）口腔癌

在口腔癌评估原发肿瘤时，影像的主要作用是帮助确定 T_{4a} 期或 T_{4b} 期。对于所有口腔癌来说，黏膜下的肿瘤是否存在，舌外肌侵犯，骨骼受累，周围神经的累及或者咀嚼肌间隙是否受累，这些十分重要。舌外肌受累使肿瘤直接升至 T_{4a} 期，咀嚼肌间隙、翼板、颅底的受侵和颈内动脉的包绕使肿瘤直接升至 T_{4b}，有咀嚼肌间隙受累的 T_{4b} 期肿瘤仍可手术切除，但如果有颅底或颈内动脉的侵犯一般认为不能切除[107–112]。

1. 唇癌

唇是口腔中鳞癌最好发的部位（40%）。唇

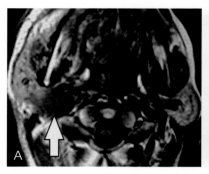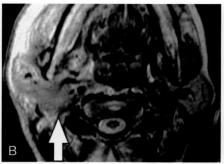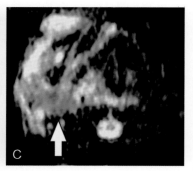

▲ 图 17-13　复发
A. 轴位 T_1 加权图像显示术后右侧腮腺区域可见低信号病变（箭）；B. 轴位 T_2 加权图像显示占位（箭）呈低信号，边界不清；C.ADC 图显示病灶（箭）弥散受限，ADC 值降低，证明是恶性肿瘤的复发

癌通常起源于唇红缘，并且可以向旁边转移到邻近的皮肤或深入到口轮匝肌。如果肿瘤累及皮肤或骨骼，分期会上升到 T_{4a} 期[107-110]。

2. 颊癌

颊癌通常起源于脸颊上的颊黏膜。常见的扩散途径是沿着颊肌向三角区和翼下颌中缝的外侧延伸。后磨牙三角区受累后使肿瘤扩散途径增加，使手术治疗更加困难。超过一半的口腔肿瘤表现为深部侵袭性肿瘤，可沿着腮腺导管和咬肌蔓延或进入上腭[108-111]。

3. 牙龈癌

沿上颌骨或下颌骨牙槽嵴的牙龈癌占口腔癌的 10%。由于接近下颌骨的皮质骨，评估骨侵犯和周围神经的蔓延至关重要，特别是对于下牙槽嵴鳞癌中的下牙槽神经[107,108]。

4. 口腔舌癌

几乎所有的舌癌都发生在侧缘或下表面。预后和治疗取决于入侵的深度。放射科医师评估舌外肌十分重要。神经血管束周围见到癌症高度提示受累；肿瘤大于 2 cm，边缘不规整和向舌下延伸的特点提示可能累及神经血管束。评估舌中线隔膜是否受累对于确定患者是否需要施行半切除术或全切除术至关重要（图 17-

14）。前 1/3 的肿瘤往往会侵入口腔底部。中间 1/3 的病变侵入舌肌，继而侵入口腔底部。后 1/3 肿瘤生长到前扁桃体柱、舌根和舌下沟。要重点关注舌根是否受累，因为这可能需要行全喉切除术[107-112]。

5. 磨牙后三角区癌

磨牙后三角区是指一个小三角形的黏膜，它覆盖在最后一颗下颌磨牙后方。它是一个重要的区域，因为它代表了肿瘤扩散到口腔、口咽、颊部、口腔底部和咀嚼肌间隙的十字路口。此外，这些肿瘤与下颌骨和上颌骨非常接近，因此具有很高的侵入骨的倾向[107-109]（图 17-15）。

6. 口底癌

口底癌往往发生在前中线 2 cm 内，并横向扩散到指压或同侧或对侧神经血管束。包括舌动脉和舌下神经的神经血管束并穿过舌下间隙。同侧肿瘤受累需要切除，但剩余的对侧供给保留了可能的舌功能。然而，如果肿瘤延伸到对侧神经血管束，则两侧神经血管束需行整舌全切[109-112]。

（三）口咽癌

口咽的黏膜和小病变最好在临床上进行评估。确定分散的、外生型肿瘤的大体体积比较

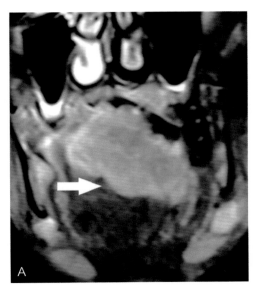
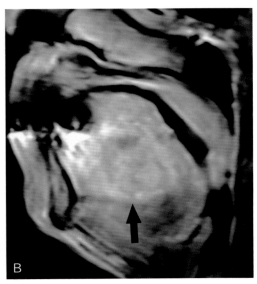

▲ 图 17-14 舌部鳞癌
A. 冠状位 T_2 加权图像显示舌部一个穿过中线的巨大的边界不清的肿物（箭）；B. 矢状位增强的 T_1 加权图像表明肿物（箭）明显不均匀强化

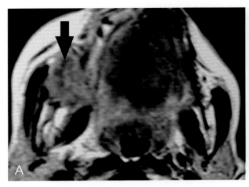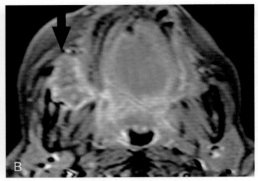

▲ 图 17-15　磨牙后三角区癌

轴位 T_2 加权图像（A）显示位于右侧磨牙后三角区肿物（箭）。肿物表现为低信号。轴位增强 T_1 加权图像（B）显示肿物增强后强化（箭）

容易。然而，口咽肿瘤常具有浸润性和侵入性，并且沿着肌肉和面部平面蔓延，使准确测定 GTV 变得困难。舌癌的基底部不易确定，因为没有脂肪干扰的肌肉密集的交错，使组织平面掩盖了病变的边缘。须确定肿瘤是否穿越了中线，因为穿越中线会增加双侧及对侧淋巴结转移的可能。在舌根部，病变穿越中线须改变手术计划，因为对侧神经血管束有风险。大约 65% 的口咽 SCC 患者存在转移性淋巴结。舌根部的病变最有可能出现恶性淋巴结[111-113]。表 17-2 显示了口咽癌的肿瘤分期。

1. 扁桃体柱癌

前扁桃体柱和扁桃体是口咽肿瘤最常见的部位。起源于前扁桃体柱的癌症可以向上蔓延至外侧软腭。肿瘤可能扩散到咀嚼肌间隙、鼻咽部和颅底。沿着腭舌肌向下延伸导致肿瘤侵犯舌根部。如果肿瘤横向并向前扩散，它可以沿着咽缩肌和翼突下颌缝蔓延至磨牙后三角区的口腔并进入颊肌。后扁桃体的肿瘤扩散到软腭、后甲状软骨、咽中缩肌到口腔、咽后壁和会厌皱襞到梨状窝顶部[112,113]。

2. 扁桃体窝癌

扁桃体窝的癌症通常无临床症状，也可能表现为伴恶性淋巴结肿大的颈部肿块。从扁桃体窝，肿瘤可以直接转移到咽旁间隙，并从咽旁间隙转移到颈动脉间隙、咀嚼肌间隙、下颌骨。另外，如前所述[111-113]（图 17-16），肿瘤可沿着前扁桃体柱和后扁桃体柱途径转移。

3. 软腭癌

软腭癌可向前延伸至硬腭；横向进入腭肌

表 17-2　咽部原发肿瘤（T）分期

鼻咽
• T_1：肿瘤局限于鼻咽或延伸至口咽和（或）鼻腔
• T_2：肿瘤伴有咽旁受累
• T_3：肿瘤累及颅底和（或）鼻旁窦的骨质
• T_4：肿瘤伴颅内受累和（或）脑神经、下咽、眼眶或颞下窝/咀嚼肌间隙的受累
口咽
• T_1：肿瘤最长径 < 2 cm
• T_2：肿瘤 > 2 cm 但最长径 < 4 cm
• T_3：肿瘤最长径 > 4cm 或累及会厌舌面
• T_{4a}：肿瘤侵犯喉部、舌外肌、翼内肌、硬腭或者下颌骨
• T_{4b}：肿瘤侵犯翼外肌、翼板、鼻咽旁或颅底或包裹颈动脉
下咽
• T_1：肿瘤限于下咽部的一个亚点（或）最大径 < 2 cm
• T_2 肿瘤侵入多个亚点或邻近部位，或者最大径 > 2 cm 但 < 4 cm，没有半喉固定
• T_3：肿瘤最大径 > 4cm，半喉固定或食管受累
• T_{4a}：肿瘤侵犯甲状腺/环状软骨、舌骨、甲状腺或中央软组织
• T_{4b}：肿瘤侵犯椎前筋膜，包绕颈动脉或累及纵隔结构

引自 Edge, S. et al., *AJCC Cancer Staging Manual*, 7th edn., Springer,Chicago, IL, 2010.

和咽旁间隙，并自此延伸到颅底和鼻咽部；并且向下累及扁桃体柱。此外，疾病的周围神经受累可沿着腭神经蔓延，并沿着 V_2 逆行到翼腭窝和海绵窦[111]。

4. 舌根癌

起源于该位置的肿瘤向前扩散到舌根和舌外肌中，并进入口腔的舌下间隙和神经血管束。尾部延伸进入舌沟，可能进入会厌前间隙的脂肪。向外延伸可能进入外侧壁、翼突下颌缝和下颌骨。位置更靠后的话，肿瘤可累及咽旁间隙脂肪，进而累及颈动脉间隙。肿瘤可沿扁桃体柱向上延伸[112,113]。

5. 咽后壁癌

这个位置的肿瘤在诊断时体积通常很大，并且可以向上累及鼻咽，向侧面进入咽旁间隙，向下进入下咽部，并且向前进入扁桃体。如果肿瘤向深部延伸，会侵犯椎前肌肉组织。许多肿瘤越过中线。咽后壁的淋巴引流包括双侧颈淋巴结链和咽后淋巴结[111-113]。

6. 下咽癌

下咽癌倾向于在黏膜下播散，这在临床和（或）内镜检查中通常是检测不到的。影像上，评估环后肌肉组织内和下咽周围的脂肪对于认定肿瘤边界必不可少。软骨受累、肿瘤体积和

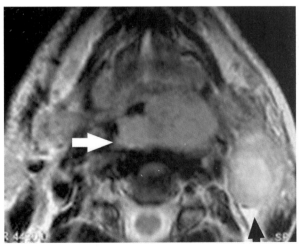

▲ 图 17-16　左扁桃体鳞癌
轴位 T_2 加权图像显示左侧扁桃体占位（白色箭）呈低信号并邻近舌根。伴有左侧颈深部淋巴结肿大，坏死区呈高信号（黑色短箭）

梨状窝顶点的受累是将患者分为有利和不利治疗组的重要变量。有利治疗组的患者通常接受放射治疗，而不利治疗组的患者通常接受手术切除和随后的重建手术。最常见于下咽鳞癌侵犯的下咽周围结构是口咽后壁（上），喉（前）和近端食管颈段（下颌）。通过咽后间隙的后部延伸不太常见但十分重要，因为患者一旦经此转移则不能手术。准确评估下咽癌沿头尾方向延伸进入食管颈段对手术切除（局部与广泛切除）的计划非常重要[114-116]。表 17-2 显示了下咽癌的肿瘤分期（T）。

7. 梨状窝癌

梨状窝肿瘤的生长方式取决于它们的起源部位。起源于或浸润了梨状窝侧壁的肿瘤侵犯了甲状软骨的后面，然后延伸到颈部侧面的软组织或真声带旁的声门旁间隙。舌骨下肌群的直接浸润非常罕见。相比之下，由梨状窝内侧壁产生的肿瘤显示有 60% 的患者早期喉部受累和声带固定。它们也具有较高约 87% 向对侧肿瘤蔓延的倾向，黏膜下肿瘤扩散概率为 56%，高于其他肿瘤亚型，45% 的患者出现沿神经周肿瘤侵犯[114-115]。

8. 环后区癌

一种罕见但描述详细的综合征表现为食管上段网状物、缺铁性贫血和环后区恶性肿瘤，称为 Plummer-Vinson 综合征。患者通常是 40—70 岁的白人女性。环后区恶性肿瘤相对少见，诊断时常有局部浸润。下咽壁常见内壁脂肪层，肿瘤发生时可见脂肪层缺损。环后区前后径常小于 10mm，如果大于 10mm，在下咽癌的患者中，认为异常。环后区癌易侵犯咽后壁，导致声带麻痹、声音嘶哑。此外，这些肿瘤高度倾向于向后、向外侧转移，累及梨状窝（100%），并向下累及气管（71%）和（或）颈部食管（71%）[114,115]（图 17-17）。

9. 下咽后壁癌

下咽后壁癌首先累及口咽后壁和舌根部。发生下咽后壁癌时，肿瘤会累及第二个部位：

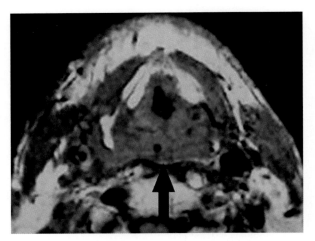

▲ 图 17-17　环后区鳞癌

轴位 T_1 加权图像显示一个较大的下咽部肿物（箭）向后延伸到椎前脂肪中，并向前延伸到喉后部

口咽。另一种转移方式为从环后区向下侵犯至食管颈段，这种方式累及了另外一个部位：食管。确定向前延伸至咽后和椎前间隙十分重要，因为累及椎前筋膜为 T_{4b} 区[115]。

10. 喉癌

起源于喉部的癌症一般位于声门（65%），然后是声门上（30%）和声门下（5%）。肿瘤扩散的方式与所位于的喉部位置有关（表 17-3）[10,117-119]。

11. 声门上型癌

声门上肿瘤通常晚期才表现出来，并且通常很大。它们可能起自会厌游离缘或杓会厌皱襞（图 17-18）。影像对于显示声门上型鳞癌的颅内和深部浸润十分重要。会厌前、会厌旁脂肪的评价是评价声门上型肿瘤的关键，因为此间隙存在于黏膜下，内镜不能有效评估。磁共振显示异常强化的病灶取代了此区域的脂肪。起源于会厌的病变常累及会厌前间隙并有通过前联合向声门和声门下转移的倾向（全声门型）。假声带、喉室和杓会厌皱襞外侧的病变易在头尾方向浸润声门旁间隙。病变向上累及舌根或舌沟极其重要，因为这种情况可上升为 T_2 期，需要改变治疗方案。声门上型喉癌常伴有淋巴结转移，因此应在淋巴结区域仔细观察。评价软骨受累情况时需要仔细检查邻近甲状软骨[15]。

表 17-3　喉部原发性肿瘤（T）分期

声门上型

- T_1：肿瘤局限于声门上一处，声带活动正常
- T_2：肿瘤侵犯声门上或声门大于一处的黏膜，没有喉固定
- T_3：肿瘤局限于喉部，伴有声带固定和（或）侵犯环后区域、会厌前间隙、声门旁间隙和（或）甲状腺软骨的内皮层
- T_{4a}：肿瘤侵入喉部以外的甲状软骨和（或）组织（如气管、颈部软组织，包括深部舌外肌、带状肌、甲状腺或食管）
- T_{4b}：肿瘤侵入椎前间隙，包裹颈动脉或侵入纵隔结构

声门型

- T_{1a}：肿瘤局限于一侧声带
- T_{1b}：肿瘤涉及双侧声带
- T_2：肿瘤延伸至声门上和（或）声门下，有 / 无声带运动损伤
- T_3：肿瘤局限于喉部，伴有声带固定和（或）侵犯声门旁间隙和（或）甲状软骨
- T_{4a}：肿瘤侵入甲状软骨的外层皮质和（或）侵入喉外组织
- T_{4b}：肿瘤侵犯椎前间隙，包裹颈动脉或侵入纵隔结构

声门下型

- T_1：肿瘤局限于声门下
- T_2：肿瘤累及声带，伴有运动正常或受损
- T_3：肿瘤局限于喉部，伴有声带固定
- T_{4a}：肿瘤侵犯环状软骨或甲状软骨和（或）侵入喉外组织（如气管、颈部软组织，包括深部舌外肌、带状肌、甲状腺或食管）
- T_{4b}：肿瘤侵入椎前间隙，包裹颈动脉或侵入纵隔结构

引自 Edge, S. et al., *AJCC Cancer Staging Manual*, 7th edn., Springer, Chicago, IL, 2010.

12. 声门癌

声门原发性肿瘤分期的关键点包括杓状软骨或甲状软骨受累,全声门（颅内）或声门下（尾部）延伸,声门旁和会厌前的蔓延,以及前或后连合肿瘤。声门肿瘤倾向于在病变早期、病灶很小的时候便表现出来,因为它们会产生声音嘶哑或气道狭窄。影像上,小但有症状的肿瘤难以探查,更倾向于使用内镜检查。T_1 期肿瘤局限于声带。

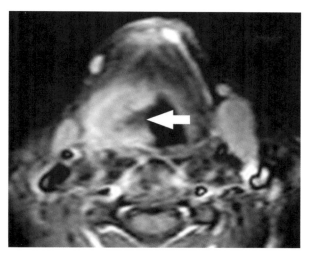

▲ 图 17-18 杓会厌鳞癌
轴位 STIR 图像显示右侧杓会厌皱襞高信号占位（箭）

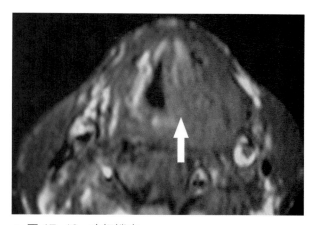

▲ 图 17-19 声门鳞癌
轴位 T_1 加权图像显示起自左侧声带的边缘清晰的肿物（箭），浸润左侧声门旁间隙

如果存在声门上或声门下受累，则肿瘤为 T_2 期。一旦有半喉固定和声门旁或会厌前间隙受侵（图 17-19），肿瘤就是 T_3 期。此外，前连合的受累是非常重要的，因为这些肿瘤经常与早期软骨受侵，声门下受累和早期喉外延伸相关。后连合受累可能使患者处于肿瘤沿下咽蔓延的风险中。前或后连合受累会影响生存率和治疗的选择 [117-119]。

13. 声门下型癌

原发性声门下肿瘤很少见，但常常发现较晚，因为它们一般无症状，除非肿瘤体积变大。其分期取决于声带的受累程度，半喉的固定，是否存在环状软骨或甲状软骨的侵犯，或环状软骨下的喉外蔓延，进入颈部气管 [117]。

14. 鼻咽癌

鼻咽癌的独特之处在于鳞癌可分为非角化未分化癌、角化未分化癌，其中角化未分化癌更常见。鼻咽癌通常始于咽隐窝。在 MR 成像上评估该区域十分重要，特别是如果存在乳突积液的情况。如果这个区域可以进行视诊，那么临床医生可观察到细微的异常。相比之下，鼻咽癌通常可发生广泛的黏膜下延伸而黏膜很少受累，使得影像学在评估该疾病中十分关键。鼻咽癌有通过咽颅底筋膜扩散到咽旁间隙和咽后间隙的倾向，若扩散到这些部位就成了 T_2 期。通过咽旁间隙可进入咀嚼肌间隙和咽旁间隙。

累及颅底为 T_3 期，最易受累的骨质为斜坡和岩尖，肿瘤自此可通过破裂孔和颈动脉管或直接经骨质进入颅内。颅底肿瘤在颅底扩散的低阻力路径包括破裂孔、颈静脉和舌下神经管。颅内受累表明为 T_4 期（表 17-2）。多达 90% 的患者存在淋巴结肿大，咽后链通常是第一个淋巴结受累的部位 [120-122]（图 17-20）。

（四）腺体肿瘤

1. 腮腺肿瘤

腮腺良性肿瘤中最常见的是多形性腺瘤

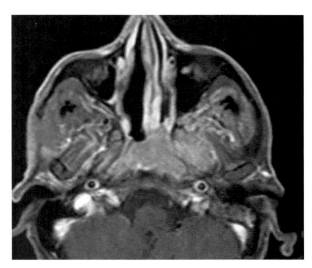

▲ 图 17-20 鼻咽癌
轴位增强 T_1WI 显示左侧鼻咽巨大肿物，累及左侧咽旁间隙脂肪。肿块明显强化

（70%～80%），其次为 Warthin 瘤（10%）。恶性肿瘤占腮腺肿瘤的 10%～15%。为了确定最合适的治疗方法，增强前、后的 MR 成像是评估肿瘤性质、局部侵犯和与面神经关系的最佳成像工具。磁共振弥散加权成像和动态增强序列有助于鉴别腮腺良恶性肿瘤[123-125]。

多形性腺瘤在 ADC 图上 ADC 值高，但也可由于病变的病理组织成分而表现为低信号。动态增强表现为良性肿瘤具备的低灌注特点[123-125]（图 17-2）。

Warthin 瘤：55% 发生在双侧，在同侧或对侧腺体 30% 表现为多中心性。它通常发生在腮腺下极或尾部。在磁共振成像中，病变边界清晰，信号不均匀，在 T_1WI 上为低或中等信号，T_2WI 为中等或高信号（图 17-21）。由于在 ADC 图上的低 ADC 值而被误诊为恶性肿瘤[123,124]。

腮腺癌：大涎腺癌由多种组织病理学组成，包括至少 20 种不同的组织学亚型。最常见的唾液腺的恶性肿瘤有黏液表皮样癌、腺泡细胞癌和腺样囊性癌。提示恶性肿瘤的临床症状有面神经麻痹、疼痛、皮肤浸润，病灶迅速增大且颈部淋巴结肿大。预后取决于组织学分级。在磁共振成像中，腮腺癌表现为混杂的 T_1WI 低信号和 T_2WI 低信号，DWI 弥散受限。高级别肿瘤通常边界不清并可见边缘浸润（图 17-3）。病变蔓延至咽旁间隙、肌肉或骨骼的受累对提示恶性肿瘤最有意义。磁共振能显示腮腺癌沿着第

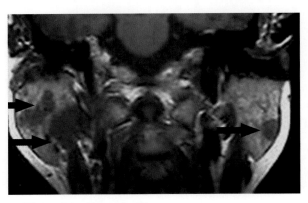

▲ 图 17-21　Warthin 瘤
冠状位 T_1WI 显示在双侧腮腺多发边界清楚的低信号影（箭）

VII 对脑神经或第 V 对脑神经的下颌神经的分支耳颞神经，通过周围神经的逆行扩散到颅底。磁共振成像可显示腮腺内面神经和导管的走行。腺样囊性癌即使处于早期也有沿神经组织播散的特性。晚期可能出现恶性淋巴结肿大[10-15,123-125]。表 17-4 显示了腺癌的肿瘤分期（T）。

表 17-4　腺癌原发性肿瘤（T）分期（腮腺和甲状腺）

腮腺
• T_1：肿瘤最大直径 ≤ 2cm，无腺实质外侵犯
• T_2：肿瘤最大直径 > 2cm，但 ≤ 4cm，无腺实质外侵犯
• T_3：肿瘤最大直径 > 4cm，或有腺实质外侵犯
• T_{4a}：中期肿瘤。肿瘤侵犯皮肤、下颌骨、耳道和（或）面神经
• T_{4b}：晚期肿瘤。肿瘤侵犯颅底和（或）翼板和（或）包绕颈动脉
甲状腺
• T_1：肿瘤最大直径 ≤ 2cm，局限于甲状腺内
• T_2：肿瘤最大直径 > 2cm，但 ≤ 4cm，局限于甲状腺
• T_3：肿瘤最大直径 > 4cm，局限于甲状腺在内或任何肿瘤伴有最低程度的甲状腺外侵犯（如胸骨甲状肌或甲状腺周围软组织）
• T_{4a}：肿瘤最大直径 > 4cm，局限于甲状腺在内或任何肿瘤伴有最低程度的甲状腺外侵犯（如胸骨甲状肌或甲状腺周围软组织）
• T_{4b}：肿瘤侵犯椎前筋膜或包绕颈动脉或纵隔血管
• 所有的未分化癌属于 T_4 肿瘤
• T_{4a}：局限于甲状腺腺体内的未分化癌
• T_{4b}：甲状腺外侵犯的未分化癌

引自 Edge, S. et al., *AJCC Cancer Staging Manual*, 7th edn., Springer, Chicago, IL, 2010.

2.甲状腺肿瘤

超声是评估甲状腺肿块最常用的方法。但是，在一些非典型甲状腺结节的定性和甲状腺癌治疗计划中累及范围评估方面应选用 MR 检查[5-10]。

甲状腺结节：甲状腺结节发生率在成年人中高达 50%，而可触及的甲状腺结节仅为 3%～7%。所有甲状腺结节中恶性肿瘤发生率为 5%～7%。甲状腺恶性肿瘤好发于女性。在

MR 成像中，甲状腺的良性结节和恶性肿瘤都有清晰的边界并且通常难以区分。大多数恶性甲状腺肿瘤在 T_1WI 上呈现与正常甲状腺组织相等的信号，在 T_2WI 呈高信号，伴有明显强化。代表砂粒体的微钙化在 MR 成像上难以显示。恶性甲状腺结节在 DWI 显示弥散受限，且 ADC 值低，而良性结节的 ADC 值高[126-130]（图 17-22）。

甲状腺癌：乳头状癌和滤泡状癌是甲状腺滤泡细胞的肿瘤，统称为分化型甲状腺癌。乳头状癌是最常见的甲状腺恶性肿瘤（85%），临床症状通常表现为无痛性，死亡率低、治愈率高。MR 成像在甲状腺癌中的主要作用是评估肿瘤甲状腺外的侵犯情况并评估淋巴结转移。MR 成像可以更好地观察肿瘤侵入气管旁组织和胸骨下区域的情况。6%～13% 的分化型甲状腺癌患者有甲状腺外受累，导致了局部复发率、局部和远处转移发生率的增加以及生存率下降。侵袭性甲状腺癌最常累及带状肌（53%）、喉返神经（47%）、气管（37%）、食管（21%）和喉（12%）。在约 30% 的乳头状癌患者中报道了甲状腺外周围组织的微小浸润[126-129]（图 17-23）。表 17-4 显示了甲状腺癌的肿瘤分期（T）。

（五）淋巴瘤

头颈部淋巴瘤的结外受累反映了非霍奇金淋巴瘤（25%～40%）比霍奇金淋巴瘤（4%～5%）的患病率高。由于两者累及范围广泛，多发的颈部肿大淋巴结、结外受累可能提示为非霍奇金淋巴瘤而不是霍奇金淋巴瘤的唯一线索。弥漫性大 B 细胞淋巴瘤结外受累的最常见部位是 Waldeyer 环（即舌、扁桃体和鼻咽扁桃体）。尽管淋巴瘤发病率很高，但在头颈部仍低于鳞癌；两者都可能累及广泛的淋巴结和结外浸润。淋巴结坏死并且没有远处淋巴结转移或结外浸润应提示鳞癌而不是淋巴增生性疾病。淋巴瘤的浸润性病变在 T_1WI 显示为均匀的低信号，在 T_2WI 上显示高信号并明显强化。淋巴结肿大、结外淋巴疾病（Waldeyer 环）和结外部位（如鼻窦、鼻、眶）同时受累高度提示淋巴瘤[131-134]（图 17-24）。

（六）软组织肿瘤

软组织肿瘤从非上皮，骨骼外成分发展而来，包括脂肪组织、平滑肌、骨骼肌，肌腱、软骨、纤维组织、血管和淋巴管。虽然软组织占人体很大比例（12%），但软组织肿瘤占所有肿瘤的比例不到 1%。世界卫生组织（WHO）根据其生物学行为将软组织肿瘤分为良性、中间性和恶性（表 17-5）。大多数软组织肿瘤是良性的。在一些情况下，常规和进一步的 MR 成像有助于鉴别良恶性病变[135-140]。

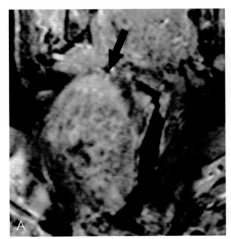
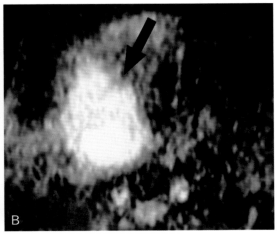

▲ 图 17-22 甲状腺腺瘤
A. 增强 T_1WI 冠状面显示甲状腺右叶巨大结节（箭）；B.ADC 图显示结节 ADC 值高，没有弥散受限（箭）

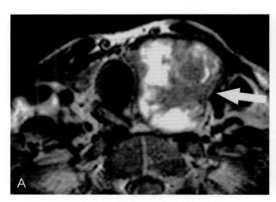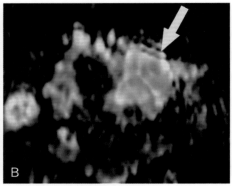

▲ 图 17-23　甲状腺癌

A. 轴位 T₂WI 显示甲状腺左叶一局灶性结节（箭），信号混杂；B.ADC 图显示结节（箭）弥散受限、ADC 值低，证实为甲状腺癌

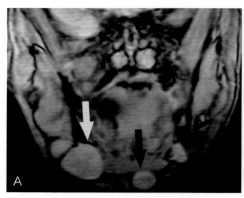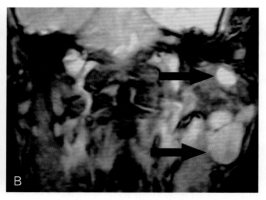

▲ 图 17-24　淋巴瘤

冠状位 STIR 像显示双侧上颈部深组淋巴结（A）和左侧腮腺淋巴结的肿大（B）（箭）。淋巴结边界清楚，没有囊变区域

1. 良性软组织肿瘤

脂肪瘤：在 MR 成像中，脂肪瘤的信号与皮下脂肪的信号相似，包括在 MR 脂肪抑制成像中。此外，MR 图像上还能显示与肌肉相似的低信号的周围纤维包膜[135,136]（图 17-25）。

淋巴管瘤：淋巴管畸形好发于头颈部。淋巴管畸形分类的主要依赖于它们是否包含大囊（＞ 2cm）、微囊（＜ 2cm）或两者均有。与微囊相比，大囊型淋巴管瘤的预后更好。T₁WI 显示低或中等信号，T₂WI 上淋巴管畸形多呈高信号。淋巴管畸形可有分隔,通常不强化[136-138]（图 17-26）。

2. 软组织肉瘤

软组织肉瘤一般大于 5cm，在 T₂WI 上信号不均匀。它们边界清楚并保持在原位,不侵犯周围结构，直到发展到晚期。软组织肉瘤 ADC 值低并有弥散受限，动态增强为 C 型曲线，MRS中 Ch/Cr 值高[135-138]。

横纹肌肉瘤（RMSs）：是儿童期最常见的软

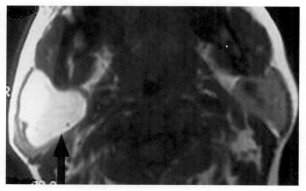

▲ 图 17-25　脂肪瘤

轴位 T₁WI 显示位于右侧腮腺区域的边界清楚的肿块（箭）。肿块的信号与皮下脂肪组织相似

表 17-5　WHO 的颈部软组织肿瘤分类

肿瘤类型	良　性	中间性（局部侵袭性）	中间性（偶见转移性）	恶　性
脂肪细胞肿瘤	脂肪瘤 脂肪母细胞瘤 冬眠瘤 脂肪瘤病	非典型脂肪瘤性肿瘤 / 分化好的脂肪肉瘤		脂肪肉瘤
成纤维细胞 / 肌成 纤维细胞瘤	颈纤维瘤病 肌纤维瘤 巨细胞血管纤维瘤	韧带样型纤维瘤病	韧带样型纤维瘤病 炎性肌成纤维细胞肿 瘤	纤维肉瘤
所谓的纤维组织细 胞性肿瘤	良性纤维组织细胞瘤 弥漫型巨细胞肿瘤	软组织巨细胞肿瘤		恶性纤维组织细胞瘤 （未分化多形性肉瘤）
骨骼肌肿瘤	横纹肌瘤			横纹肌肉瘤
平滑肌肿瘤	平滑肌瘤 血管平滑肌瘤			平滑肌肉瘤
脉管性肿瘤	血管瘤 淋巴管瘤	卡波西样血管内皮瘤	卡波西肉瘤	血管肉瘤
血管周细胞肿瘤	血管球瘤 肌周细胞瘤			恶性血管球瘤
软骨 - 骨肿瘤	软组织软骨瘤			间叶性软骨肉瘤 骨外骨肉瘤
不能分类的肿瘤	黏液瘤		骨化性纤维黏液样瘤	滑膜肉瘤 腺泡状软组织肉瘤 原始神经外胚层瘤 （PNET）/ 尤因肉瘤

引自 Razek, A.A. 和 Huang, B.Y., *RadioGraphics*, 31, 1923–1954, 2011.

组织恶性肿瘤，占所有儿童癌症的 5% ～ 8%。大约 40% 的横纹肌肉瘤发生在头颈部，发生部位有旁侧（50%）、非旁侧（25%）和眼眶（25%）。10% ～ 20% 的病例出现转移性颈部淋巴结肿大，15% 的病例出现远处转移。T_2WI 上肿瘤的信号不一，偶尔也可能为相对低至中等信号。胚胎类型的 RMS 可能表现出血、坏死和钙化，导致不均匀强化。胚胎型 RMS 的葡萄状亚型可以显示多个类似葡萄串的环形强化区域。在一些腺泡亚型中，可以看到弯曲的血管流空影[139]（图 17-27）。

间叶软骨肉瘤：恶性软骨瘤的一种，好发于 40 － 50 岁。在 T_1WI 上，软骨样基质的信号强度低于骨基质的信号强度。T_2WI 表现为高信号区（软骨样组织）和低信号区（钙化区）。肿瘤可表现出特征性的曲线间隔、纤维血管组织的周边呈环形或弓形强化[139]。

（七）周围神经鞘瘤

周围神经鞘瘤包括神经纤维瘤、神经鞘瘤和恶性周围神经鞘瘤[141-145]。

神经鞘瘤：25% ～ 45% 的颅外神经鞘瘤出现在头颈部。神经鞘瘤可以出现在从颅底到胸腔入口的任何地方，但最常见于颈中部的颈动脉间隙。它们表现为边界清楚的梭形肿块。T_1WI 显示为中等信号，T_2WI 为高信号，明显强化（图 17-28）。肿瘤较大时通常信号不均匀[141,142]。

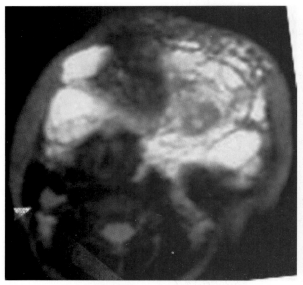

▲ 图 17-26　淋巴管瘤
轴位 T₂WI 显示颈前部多分叶多房复杂囊性病变。病变表现为高信号，内可见少量分隔

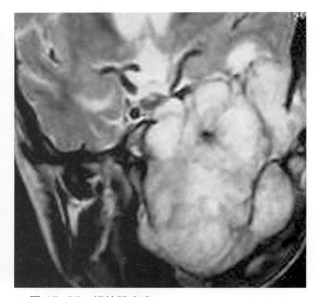

▲ 图 17-27　横纹肌肉瘤
冠状位 T₂WI 显示左侧咀嚼肌间隙巨大肿块，伴颅底破坏和颅内受侵。肿块表现为高信号，伴低信号的坏死区

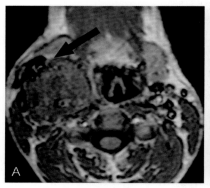
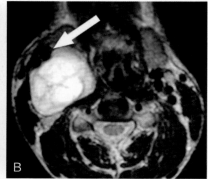
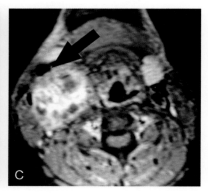

▲ 图 17-28　神经鞘瘤
A. 轴位 T₁WI 示右侧颈动脉间隙内不均匀肿物，推压颈动脉（箭）向前方移位；B. 轴位 T₂WI 显示肿块为高信号，伴颈动脉（箭）移位；C. 增强 T₁WI 显示肿块不均匀强化，颈动脉前移（箭）

　　神经纤维瘤：缓慢生长无痛性肿瘤，约占所有良性软组织肿瘤的 5%。它们可能是局灶型、弥漫型或丛状型。局灶型的特点是 T₂WI 信号不均匀，增强后不均匀强化。如果存在中心纤维核心，神经纤维瘤偶尔可以表现靶征，即外周信号增高而中心信号减低。丛状神经纤维瘤以纵向方式沿着神经生长并且沿着多个分支蔓延。它们最常见于三叉神经分支，25% ～ 50% 的 1 型神经纤维瘤病患者发生于这些分支。这些患者中有 10% 发生恶变。在 MR 成像中，肿块在 T₁WI 上为低信号，T₂WI 上为高信号，并有不同程度的强化 [142-144]（图 17-29）。

　　恶性外周神经鞘瘤：恶性外周神经鞘瘤是一种起源于头颈部神经的高级别肉瘤。高达 1/3 的患者中，可经血液播散到肺、骨骼和肝脏。MR 成像显示了沿神经走行的管状肿块。很难区分良恶性。肿瘤体积较大（≥ 5cm），边界不清，生长迅速，信号不均匀，以及不同程度的颅底浸润，均提示为恶性肿瘤 [141-143]。

（八）神经内分泌肿瘤

　　头颈部神经内分泌肿瘤是罕见的肿瘤，分

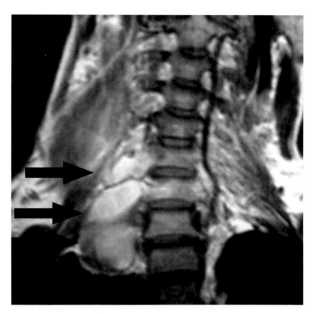

▲ 图 17-29 神经纤维瘤

增强 T_1WI 冠状位示神经纤维瘤病 I 型患者中多发肿大、梭形、边界清楚的右侧脊神经（箭）

为两组：①具有上皮分化的肿瘤，包括典型类癌，非典型类癌和小细胞癌；②中性衍生肿瘤，包括副神经节瘤和嗅神经母细胞瘤 [146]。

副神经节瘤：来源于自主神经系统的肾上腺外的副神经节瘤位于颈动脉体、迷走神经、中耳和枕骨大孔。血管球瘤是富血供的良性肿瘤，分为三种类型：来源于咽旁间隙的迷走神经球瘤，来源于颈静脉窝的颈静脉球瘤和位于颈动脉分叉处的颈动脉体瘤。血管球瘤在 T_1WI 上信号不均匀，伴血管流空影，在 T_2WI 上呈高信号。这些富血供病变在增强后明显强化。MR 血管造影可用于术前评估治疗计划 [147-150]（图 17-30）。

嗅神经母细胞瘤：这是一种罕见的恶性神经外胚层肿瘤，起源于鼻腔上方黏膜的嗅觉上皮。虽然嗅神经母细胞瘤可能发生在任何年龄段，但据报道，有两个发病高峰年龄组，第 1 个是 11 — 20 岁，第 2 个是 52 — 60 岁。男女发病率相等。肿瘤位于鼻腔内，并向颅内延伸。T_1WI 和 T_2WI 信号不特异，且强化不均匀 [146]。

（九）其他肿瘤

放射诱发肉瘤：放射诱发肉瘤发生于高剂量区，在照射后 5 ～ 10 年出现。它们具有不同的组织学特征，包括骨肉瘤、恶性纤维组织细胞瘤、软骨肉瘤和恶性神经鞘瘤。在放疗区域内，肿瘤的异质性、快速生长伴大面积坏死、与原发肿瘤信号不同、并且必须在足够的潜伏期后发生，提示放射诱发肉瘤 [151]。

第 2 原发性肿瘤：头颈部癌症患者第 2 原发性肿瘤的发生率增加，大部分发生在肺或上呼吸消化道，包括头颈部。每年 3% ～ 7% 上消化道肿瘤患者可发生第 2 原发肿瘤 [152,153]。

五、总结

MR 成像是一种无创性检查方法，用于鉴别头颈部癌症与正常组织，炎性病变和良性肿瘤。且它对局灶性肿瘤、头颈部癌症的淋巴结转移

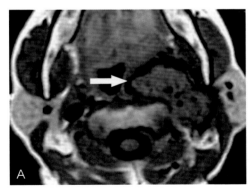

▲ 图 17-30 副神经节瘤

A. 轴位 T_1WI 示左侧颈动脉间隙肿块（箭），边界清楚，肿块内可见提示富血供的多发血管流空影；

B. 增强 T_1WI 冠状位示肿块（箭）明显强化，内可见多发扩张血管的流空影

和远处转移的分期至关重要。因为 MR 成像在治疗计划制订、预测预后、鉴别复发与放疗后反应中很有帮助，并可用于癌症患者放化疗后的疗效监测，所以它对于患者的管理很关键。此外，MR 成像在颈部涎腺肿瘤和软组织肿瘤中发挥着定性的作用。

推荐阅读

[1] Poorten V (2012) Introduction: Epidemiology, risk factors,pathology, and natural history of head and neck neoplasms. R. Hermans (ed.), Head and Neck Cancer Imaging, Medical Radiology: Diagnostic Imaging, 2nd edn., Springer-Verlag, Berlin, Germany.

[2] Siegel R, Ma J, Zou Z, Jemal A (2014) Cancer statistics,2014. Cancer J Clin 64:9–29.

[3] Vigneswaran N, Williams MD (2014) Epidemiologic trends in head and neck cancer and aids in diagnosis.Oral Maxillofac Surg Clin North Am 26:123–1241.

[4] Weinstock YE, Alava I 3rd, Dierks EJ (2014) Pitfalls in determining head and neck surgical margins. Oral Maxillofac Surg Clin North Am 26:151–162.

[5] Shum JW, Dierks EJ (2014) Evaluation and staging of the neck in patients with malignant disease. Oral Maxillofac Surg Clin North Am 26:209–221.

[6] Argiris A, Karamouzis M, Raben D et al. (2008) Head and neck cancer. Lancet 371:1695–1709.

[7] Edge S, Byrd D, Compton C et al. (2010) AJCC Cancer Staging Manual, 7th edn., Springer, Chicago, IL.

[8] Compton CC, Byrd DR, Garcia-Aguilar J et al. (2012) AJCC Cancer Staging Atlas: A Companion to the Seventh Editions of the AJCC Cancer Staging Manual and Handbook,7th edn., Springer-Verlag, Berlin, Germany.

[9] Mukherji S, Pillsbury H, Castillo M (1997) Imaging squamous cell carcinomas of the upper aerodigestive tract:What clinicians need to know. Radiology 205:629–646.

[10] Yousem D, Gad K, Tufano R (2006) Resectability issues with head and neck cancer. AJNR Am J Neuroradiol 27:2024–2036.

[11] Supsupin EP Jr, Demian NM (2014) Magnetic resonancei maging (MRI) in the diagnosis of head and neck disease. Oral Maxillofac Surg Clin North Am 26:253–259.

[12] Quon H, Brizel D (2012) Predictive and prognostic role of functional imaging of head and neck squamous cellcarcinomas. Semin Radiat Oncol 22:220–232.

[13] Srinivasan A, Mohan S, Mukherji SK (2012) Biologic imaging of head and neck cancer: The present and the future. AJNR Am J Neuroradiol 33:586–594.

[14] Shah GV, Wesolowski JR, Ansari SA et al. (2008) New directions in head and neck imaging. J Surg Oncol97:644–648.

[15] Walden MJ, Aygun N (2013) Head and neck cancer.Semin Roentgenol 48:75–86.

[16] Tawfik AM, Razek AA, Elhawary G et al. (2014) Effect of increasing the sampling interval to 2 seconds on the radiation dose and accuracy of CT perfusion of the headand neck. J Comput Assist Tomogr 38:469–473.

[17] Razek AA, Tawfik AM, Elsorogy LG et al. (2014) Perfusion CT of head and neck cancer. Eur J Radiol 83:537–544.

[18] Tawfik AM, Razek AA, Elsorogy LG et al. (2011)Perfusion CT of head and neck cancer: Effect of arterial input selection. AJR Am J Roentgenol 196:1374–1380.

[19] Tawfik AM, Nour-Eldin NE, Naguib NN et al. (2012) CT-perfusion measurements of head and neck carcinoma from single section with largest tumor dimensions or average of multiple sections: Agreement between the two methods and effect on intra- and inter-observer agreement. Eur J Radiol 81:2692–8196.

[20] Tawfik AM, Razek AA, Kerl JM et al. (2014) Comparison of dual-energy CT-derived iodine content and iodine overlayof normal, inflammatory and metastatic squamous cell carcinoma cervical lymph nodes. Eur Radiol 24:574–580.

[21] Tawfik AM, Kerl JM, Razek AA et al. (2011) Image quality and radiation dose of dual-energy CT of the head and neck compared with a standard 120-kVp acquisition.AJNR Am J Neuroradiol 32:1994–1999.

[22] Hermans R, De Keyzer F, Vandecaveye V et al. (2012)Imaging techniques. R. Hermans (ed.), Head and Neck Cancer Imaging, Medical Radiology: Diagnostic Imaging,2nd edn., Springer-Verlag, Berlin, Germany.

[23] Thoeny HC, De Keyzer F, King AD (2012) Diffusion-weighted MR imaging in the head and neck. Radiology263:19–32.

[24] Razek AA (2010) Diffusion-weighted magnetic resonance imaging of head and neck. J Comput Assist Tomogr34:808–815.

[25] Schafer J, Srinivasan A, Mukherji S (2011) Diffusion magnetic resonance imaging in the head and neck.Magn Reson Imaging Clin North Am 19:55–67.

[26] Abdel Razek AA, Gaballa G, Elhawarey G et al. (2009) Characterization of pediatric head and neck masses with diffusion-weighted MR imaging. Eur Radiol 19:201–208.

[27] Espinoza S, Malinvaud D, Siauve N et al. (2013) Perfusion in ENT imaging. Diagn Interv Imaging 94:1225–1240.

[28] Furukawa M, Parvathaneni U, Maravilla K et al. (2013) Dynamic contrast-enhanced MR perfusion imaging of head and neck tumors at 3 Tesla. Head Neck 35:923–929.

[29] Chikui T, Obara M, Simonetti AW et al. (2012) The principal of dynamic contrast enhanced MRI, the method of pharmacokinetic analysis, and its application in the head and neck region. Int J Dent 2012:480659.

[30] Ai S, Zhu W, Liu Y et al. (2013) Combined DCE- and DW-MRI in diagnosis of benign and malignant tumors of the tongue. Front Biosci 18:1098–1111.

[31] Razek AA, Elsorogy LG, Soliman NY et al. (2011)Dynam-

ic susceptibility contrast perfusion MR imagin gin distinguishing malignant from benign head and neck tumors: A pilot study. Eur J Radiol 77:73–79.

[32] Abdel Razek AA, Gaballa G (2011) Role of perfusion magnetic resonance imaging in cervical lymphadenopathy. J Comput Assist Tomogr 35:21–25.

[33] Abdel Razek AA, Poptani H (2013) MR spectroscopy of head and neck cancer. Eur J Radiol 82:982–989.

[34] Chawla S, Kim S, Loevner LA et al. (2009) Proton and phosphorous MR spectroscopy in squamous cell carcinomas of the head and neck. Acad Radiol 16:1366–1372.

[35] Razek AA, Gaballa G, Megahed AS et al. (2013) Time resolved imaging of contrast kinetics (TRICKS) MR angiography of arteriovenous malformations of head and neck. Eur J Radiol 82:1885–1891.

[36] Delaere PR (2012) Clinical and endoscopic examination of the head and neck. R. Hermans (ed.), Head and Neck Cancer Imaging, Medical Radiology: Diagnostic Imaging,2nd edn., Springer-Verlag, Berlin, Germany.

[37] Friedrich K, Matzek W, Gentzsch S et al. (2008) Diffusion-weighted magnetic resonance imaging of head and neck squamous cell carcinomas. Eur J Radiol 68:493–498.

[38] Razek AA, Sieza S, Maha B (2009) Assessment of nasal and paranasal sinus masses by diffusion-weighted MR imaging. J Neuroradiol 36:206–211.

[39] Sepahdari AR, Politi LS, Aakalu VK et al. (2014) Diffusion-weighted imaging of orbital masses: Multiinstitutional data supports a two ADC threshold model to categorizele sions as benign, malignant, or indeterminate. AJNR Am J Neuroradiol 35:170–175.

[40] Gonzalez-Beicos A, Nunez D (2012) Imaging of acute head and neck infections. Radiol Clin North Am50:73–83.

[41] Rana R, Moonis G (2011) Head and neck infection and inflammation. Radiol Clin North Am 49:165–182.

[42] Razek AA, Castillo M (2010) Imaging appearance of granulomatous lesions of head and neck. Eur J Radiol76:52–60.

[43] Abdel Razek AA, Nada N (2013) Role of diffusion-weighted MRI in differentiation of masticator space malignancy from infection. Dentomaxillofac Radiol42:20120183.

[44] Pons Y, Ukkola-Pons E, Clément P et al. (2010) Relevance of 5 different imaging signs in the evaluation of carotid artery invasion by cervical lymphadenopathy in head and neck squamous cell carcinoma. Oral Surg Oral Med Oral Pathol Oral Radiol Endod 109:775–778.

[45] Rapoport A, Tornin Ode S, Beserra Júnior IM et al.(2008) Assessment of carotid artery invasion by lymph node metastasis from squamous cell carcinoma of aerodigestive tract. Braz J Otorhinolaryngol 74:79–84.

[46] Cote CR, Goff J, Barry P et al. (2001) The prevalence of occult carotid artery stenosis in patients with head and neck squamous cell carcinoma. Laryngoscope111:2214–2217.

[47] Yoo GH, Hocwald E, Korkmaz H et al. (2000) Assessment of carotid artery invasion in patients with head and neck cancer. Laryngoscope 110:386–890.

[48] Johnston M, Yu E, Kim J (2012) Perineural invasion and spread in head and neck cancer. Expert Rev Anticancer Ther 12:359–371.

[49] Panizza B, Warren T (2013) Perineural invasion of head and neck skin cancer: Diagnostic and therapeutic implications.Curr Oncol Rep 15:128–133.

[50] Stambuk HE (2013) Perineural tumor spread involving the central skull base region. Semin Ultrasound CT MR34:445–458.

[51] Moonis G, Cunnane MB, Emerick K et al. (2012) Patterns of perineural tumor spread in head and neck cancer. Magn Reson Imaging Clin North Am 20:435–446.

[52] Razek AA, Castillo M (2009) Imaging lesions of the cavernous sinus. AJNR Am J Neuroradiol 30:444–452.

[53] Kinshuck AJ, Goodyear PW, Lancaster J et al (2012). Accuracy of magnetic resonance imaging in diagnosing thyroid cartilage and thyroid gland invasion by squamous-cell arcinoma in laryngectomy patients. J Laryngol Otol 126:302–306.

[54] Becker M, Zbären P, Casselman JW et al. (2008) Neoplastic invasion of laryngeal cartilage: Reassessment of criteriafor diagnosis at MR imaging. Radiology 249:551–559.

[55] Atula T, Markkola A, Leivo I et al. (2001) Cartilage invasion of laryngeal cancer detected by magnetic resonancei maging. Eur Arch Otorhinolaryngol 258:272–275.

[56] Becker M (2000) Neoplastic invasion of laryngeal cartilage:Radiologic diagnosis and therapeutic implications.Eur J Radiol 33:216–229.

[57] Taha MS, Hassan O, Amir M et al. (2014) Diffusion weighted MRI in diagnosing thyroid cartilage invasion in laryngeal carcinoma. Eur Arch Otorhinolaryngol 271:2511–2516.

[58] Gu DH, Yoon DY, Park CH et al. (2010) CT, MR, (18) F-FDG PET/CT, and their combined use for the assessment of mandibular invasion by squamous cell carcinomas of the oral cavity. Acta Radiol 51:1111–1119.

[59] Vidiri A, Guerrisi A, Pellini R et al. (2010) Multi-detector row computed tomography (MDCT) and magnetic resonancei maging (MRI) in the evaluation of the mandibular invasion by squamous cell carcinomas (SCC) of the oral cavity. Correlation with pathological data. J Exp Clin Cancer Res 29:73.

[60] Van Cann EM, Rijpkema M, Heerschap A (2008)Quantitative dynamic contrast-enhanced MRI for the assessment of mandibular invasion by squamous cell carcinoma. Oral Oncol 44:1147–1154.

[61] Bolzoni A, Cappiello J, Piazza C et al. (2004) Diagnostic accuracy of magnetic resonance imaging in the assessment of mandibular involvement in oral-oropharyngeal squamous cell carcinoma: A prospective study. Arch Otolaryngol Head Neck Surg 130:837–843.

[62] Hsu WC, Loevner LA, Karpati R et al. (2005) Accuracy of magnetic resonance imaging in predicting absence of fixation of head and neck cancer to the prevertebral space. Head Neck 27:95–100.

[63] Loevner LA, Ott IL, Yousem DM et al. (1998) Neoplastic

fixation to the prevertebral compartment by squamouscell carcinoma of the head and neck. AJR Am J Roentgenol 170:1389–1394.

［64］Chen B, Yin SK, Zhuang QX et al. (2005) CT and MR imaging for detecting neoplastic invasion of esophageal inlet. World J Gastroenterol 11:377–381.

［65］Wang JC, Takashima S, Takayama F et al. (2001) Tracheal invasion by thyroid carcinoma: Prediction using MR imaging. AJR Am J Roentgenol 177:929–936.

［66］Saindane AM (2013) Pitfalls in the staging of cervical lymph node metastasis. Neuroimaging Clin North Am 23:147–166.

［67］Vandecaveye V, De Keyzer F, Vander Poorten V et al.(2009) Head and neck squamous cell carcinoma: Value of diffusion-weighted MR imaging for nodal staging.Radiology 251:134–146.

［68］Kimura Y, Sumi M, Sakihama N et al. (2008) MR imaging criteria for the prediction of extranodal spread of metastatic cancer in the neck. AJNR Am J Neuroradiol 29:1355–1359.

［69］Nakamura T, Sumi M (2007) Nodal imaging in the neck:Recent advances in US, CT and MR imaging of metastatic nodes. Eur Radiol 17:1235–1241.

［70］Abdel Razek AA, Soliman NY, Elkhamary S et al. (2006) Role of diffusion-weighted MR imaging in cervical lymphadenopathy. Eur Radiol 16:1468–1477.

［71］Ljumanovic R, Langendijk JA, Hoekstra OS et al.(2006) Distant metastases in head and neck carcinoma:Identification of prognostic groups with MR imaging.Eur J Radiol 60:58–66.

［72］Noij DP, Boerhout EJ, Pieters-van den Bos IC et al. (2014) Whole-body-MR imaging including DWIBS in the workup of patients with head and neck squamous cell carcinoma:A feasibility study. Eur J Radiol 83:1144–1151.

［73］Partovi S, Robbin MR, Steinbach OC et al. (2014) Initial experience of MR/PET in a clinical cancer center. J Magn Reson Imaging 39:768–780.

［74］Kato H, Kanematsu M, Kawaguchi S et al. (2013)Evaluation of imaging findings differentiating extranodal non-Hodgkin's lymphoma from squamous cell carcinoma in naso- and oropharynx. Clin Imaging 37:657–663.

［75］Ichikawa Y, Sumi M, Sasaki M et al. (2012) Efficacy of diffusion-weighted imaging for the differentiation between lymphomas and carcinomas of the nasopharynx and oropharynx: Correlations of apparent diffusion coefficients and histologic features. AJNR Am J Neuroradiol 33:761–766.

［76］Sumi M, Ichikawa Y, Nakamura T (2007) Diagnostic ability of apparent diffusion coefficients for lymphomas and carcinomas in the pharynx. Eur Radiol 17:2631–2637.

［77］Zhang Y, Chen J, Shen J et al. (2013) Apparent diffusion coefficient values of necrotic and solid portion of lymph nodes: Differential diagnostic value in cervical lymphadenopathy.Clin Radiol 68:224–231.

［78］Kato H, Kanematsu M, Kato Z et al. (2013) Necrotic cervical nodes: Usefulness of diffusion-weighted MR imaging in the differentiation of suppurative lymphadenitis from malignancy. Eur J Radiol 82:e28–e35.

［79］Koç O, Paksoy Y, Erayman I et al. (2007) Role of diffusion weighted MR in the discrimination diagnosis of the cystic and/or necrotic head and neck lesions. Eur J Radiol 62:205–213.

［80］Razek AA, Elkhamary S, Mousa A (2011) Differentiation between benign and malignant orbital tumors at 3-T diffusion MR-imaging. Neuroradiology 53:517–522.

［81］Abdel Razek A, Mossad A, Ghonim M (2011) Role of diffusion-weighted MR imaging in assessing malignant versus benign skull-base lesions. Radiol Med 116:125–132.

［82］Razek AA, Megahed AS, Denewer A et al. (2008) Role of diffusion-weighted magnetic resonance imaging in differentiation between the viable and necrotic parts of head and neck tumors. Acta Radiol 49:364–370.

［83］Strojan P, Ferlito A, Medina JE et al. (2013) Contemporary management of lymph node metastases from an unknown primary to the neck: I. A review of diagnostic approaches. Head Neck 35:123–132.

［84］Donta TS, Smoker WR (2007) Head and neck cancer:Carcinoma of unknown primary. Top Magn Reson Imaging 18:281–292.

［85］Park GC, Jung JH, Roh JL et al. (2014) Prognostic value of metastatic nodal volume and lymph node ratio in patients with cervical lymph node metastases from an unknown primary tumor. Oncology 86:170–176.

［86］Dragan AD, Nixon IJ, Guerrero-Urbano MT et al. (2014) Selective neck dissection as a therapeutic option in management of squamous cell carcinoma of unknown primary. Eur Arch Otorhinolaryngol 27:1249–1256.

［87］Bree RD, Takes RP, Castelijns JA et al. (2014) Advances in diagnostic modalities to detect occult lymph node metastases in head and neck squamous cell carcinoma.Head Neck. doi: 10.1002/hed.23814.

［88］Chong VH (2007) Tumour volume measurement in head and neck cancer. Cancer Imaging 7:S47–S49.

［89］Daisne JF, Duprez T, Weynand B et al. (2004) Tumor volume in pharyngolaryngeal squamous cell carcinoma:Comparison at CT, MR imaging, and FDG PET and validation with surgical specimen. Radiology 233:93–100.

［90］Gordon A, Loevner L, Shukla-Dave A et al. (2004)Intraobserver variability in the MR determination of tumor volume in squamous cell carcinoma of the pharynx.AJNR Am J Neuroradiol 25:1092–1098.

［91］Ahmed M, Schmidt M, Sohaib A et al. (2010) The value of magnetic resonance imaging in target volume delineation of base of tongue tumours——A study using flexible surface coils. Radiotherapy Oncol 94:161–167.

［92］Abdel Razek AA, Kamal E (2013) Nasopharyngeal carcinoma:Correlation of apparent diffusion coefficient value with prognostic parameters. Radiol Med 118:534–539.

［93］Abdel Razek AA, Elkhamary S, Al-Mesfer S et al. (2012) Correlation of apparent diffusion coefficient at 3T withprognostic parameters of retinoblastoma. AJNR Am J Neuroradiol 32:944–948.

[94] Okura M, Iida S, Aikawa T et al. (2008) Tumor thickness and paralingual distance of coronal MR imaging predicts-cervical node metastases in oral tongue carcinoma.AJNR Am J Neuroradiol 29:45–50.

[95] Park JO, Jung SL, Joo YH et al. (2011) Diagnostic accuracy of magnetic resonance imaging (MRI) in the assessment of tumor invasion depth in oral/oropharyngeal cancer.Oral Oncol 47:381–386.

[96] Hermans R (2006) Head and neck cancer: How imaging predicts treatment outcome. Cancer Imaging 6:S145–S153.

[97] Hong J, Yao Y, Zhang Y et al. (2013) Value of magnetic resonance diffusion-weighted imaging for the prediction of radiosensitivity in nasopharyngeal carcinoma.Otolaryngol Head Neck Surg 149:707–713.

[98] King AD, Chow KK, Yu KH et al. (2013) Head and neck squamous cell carcinoma: Diagnostic performance of diffusion-weighted MR imaging for the prediction of treatment response. Radiology 266:531–538.

[99] Chawla S, Kim S, Dougherty L et al. (2013) Pretreatment diffusion-weighted and dynamic contrast-enhanced MRI for prediction of local treatment response in squamous cell carcinomas of the head and neck. AJR Am J Roentgenol 200:35–43.

[100] Srinivasan A, Chenevert TL, Dwamena BA et al. (2012) Utility of pretreatment mean apparent diffusion coefficient and apparent diffusion coefficient histograms in prediction of outcome to chemoradiation in head and neck squamous cell carcinoma. J Comput Assist Tomogr 36:131–137.

[101] Bhatnagar P, Subesinghe M, Patel C et al. (2013)Functional imaging for radiation treatment planning,response assessment, and adaptive therapy in head and neck cancer. RadioGraphics 33:1909–1929.

[102] Lin GW, Wang LX, Ji M et al. (2013) The use of MR imaging to detect residual versus recurrent nasopharyngeal carcinoma following treatment with radiation therapy.Eur J Radiol 82:2240–2246.

[103] Abdel Razek AA, Kandeel AY, Soliman N et al. (2007) Role of diffusion-weighted echo-planar MR imaging in differentiation of residual or recurrent head and neck tumors and posttreatment changes. AJNR Am J Neuroradiol 28:1146–1152.

[104] King AD, Mo FK, Yu KH et al. (2010) Squamous cell carcinoma of the head and neck: Diffusion-weighted MR imaging for prediction and monitoring of treatment response. Eur Radiol 20:2213–2220.

[105] Galbán C, Mukherji S, Chenevert T et al. (2009) A feasibility study of parametric response map analysis of diffusion-weighted magnetic resonance imaging scans of head and neck cancer patients for providing early detection of therapeutic efficacy. Transl Oncol 2:184–190.

[106] Kim S, Loevner L, Quon H et al. (2009) Diffusion-weighted magnetic resonance imaging for predicting and detecting early response to chemoradiation therapy of squamous cell carcinomas of the head and neck. Clin Cancer Res 15:986–994.

[107] Aiken A (2013) Pitfalls in the staging of cancer of oral cavity cancer. Neuroimaging Clin North Am 23:27–45.

[108] Hagiwara M, Nusbaum A, Schmidt BL (2012) MR assessment of oral cavity carcinomas. Magn Reson Imaging Clin North Am 20:473–494.

[109] Keberle M (2012) Neoplasms of the oral cavity. R.Hermans (ed.), Head and Neck Cancer Imaging, Medical Radiology: Diagnostic Imaging, 2nd edn., Springer-Verlag, Berlin, Germany.

[110] Kirsch C (2007) Oral cavity cancer. Top Magn Reson Imaging 18:269–280.

[111] Stambuk HE, Karimi S, Lee N et al. (2007) Oral cavity and oropharynx tumors. Radiol Clin North Am 45:1–20.

[112] King KG, Kositwattanarerk A, Genden E et al. (2011) Cancers of the oral cavity and oropharynx: FDG PET with contrast-enhanced CT in the posttreatment setting. RadioGraphics 31:355–373.

[113] Corey A (2013) Pitfalls in the staging of cancer of the oropharyngeal squamous cell carcinoma. Neuroimaging Clin North Am 23:47–66.

[114] Chen AY, Hudgins PA (2013) Pitfalls in the staging squamous cell carcinoma of the hypopharynx. Neuroimaging Clin North Am 23:67–79.

[115] Wycliffe ND, Grover RS, Kim PD et al. (2007)Hypopharyngeal cancer. Top Magn Reson Imaging 18:243–258.

[116] Becker M, Burkhardt K, Dulguerov P et al. (2008)Imaging of the larynx and hypopharynx. Eur J Radiol 66:460–479.

[117] Baugnon KL, Beitler JJ (2013) Pitfalls in the staging of cancer of the laryngeal squamous cell carcinoma.Neuroimaging Clin North Am 23:81–105.

[118] Banko B, Dukić V, Milovanović J et al. (2011) Diagnostic significance of magnetic resonance imaging in preoperative evaluation of patients with laryngeal tumors. Eur Arch Otorhinolaryngol 268:1617–1623.

[119] Blitz AM, Aygun N (2008) Radiologic evaluation of larynx cancer. Otolaryngol Clin North Am 41:697–713.

[120] Lai V, Khong PL (2014) Updates on MR imaging and (18) F-FDG PET/CT imaging in nasopharyngeal carcinoma. Oral Oncol 50:539–548.

[121] Abdel Khalek Abdel Razek A, King A (2012) MRI and CT of nasopharyngeal carcinoma. AJR Am J Roentgenol198:11–118.

[122] Glastonbury C, Salzman L (2013) Pitfalls in the staging of cancer of nasopharyngeal carcinoma. Neuroimaging Clin North Am 23:9–25.

[123] Friedman ER, Saindane AM (2013) Pitfalls in the staging of cancer of the major salivary gland neoplasms.Neuroimag Clin North Am 23:107–122.

[124] Christe A, Waldherr C, Hallett R et al. (2011) MR imaging of parotid tumors: Typical lesion characteristics in MR imaging improve discrimination between benign and

malignant disease. AJNR Am J Neuroradiol 32:1202–1207.

［125］Dubrulle F, Souillard-Scemama R (2012) Parotid gland and other salivary gland tumors. R. Hermans (ed.),Head and Neck Cancer Imaging, Medical Radiology:Diagnostic Imaging, 2nd edn., Springer-Verlag, Berlin,Germany.

［126］Nachiappan AC, Metwalli ZA, Hailey BS et al. (2014) The thyroid: Review of imaging features and biopsy techniques with radiologic-pathologic correlation.RadioGraphics 34:276–293.

［127］Abdel Razek AK, Sadek A, Ombar O et al. (2008) Role of apparent diffusion coefficient value in differentiation between malignant and benign solitary thyroid nodule. AJNR Am J Neuroradiol 29:563–568.

［128］Aiken AH (2012) Imaging of thyroid cancer. Semin Ultrasound CT MR 33:138–149.

［129］Saindane AM (2013) Pitfalls in the staging of cancer of thyroid. Neuroimaging Clin North Am 23:123–145.

［130］Takashima S, Takayama F, Wang J et al. (2003) Using MR imaging to predict invasion of the recurrent laryngeal nerve by thyroid carcinoma. AJR Am J Roentgenol 180:837–842.

［131］Martínez Barbero JP, Rodríquez Jiménez I, Noguerol TM et al. (2013) Utility of MRI diffusion techniques inthe evaluation of tumors of the head and neck. Cancers 5:875–889.

［132］Thomas AG, Vaidhyanath R, Kirke R et al. (2011)Extranodal lymphoma from head to toe: Part 1, the head and spine. AJR Am J Roentgenol 197:350–356.

［133］Aiken AH, Glastonbury C (2008) Imaging Hodgkin and non-Hodgkin lymphoma in the head and neck. Radiol Clin North Am 46:363–378.

［134］Chua SC, Rozalli FI, O’Connor SR (2009) Imaging features of primary extranodal lymphomas. Clin Radiol 64:574–588.

［135］Stramare R, Beltrame V, Gazzola M et al. (2013) Imaging of soft-tissue tumors. J Magn Reson Imaging 37:791–804.

［136］Razek AA, Huang BY (2011) Soft tissue tumors of the head and neck: Imaging-based review of the WHO classification.RadioGraphics 31:1923–1954.

［137］Vilanova JC, Woertler K, Narvaez JA et al. (2007) Soft-tissue tumors update: MR imaging features according to the WHO classification. Eur Radiol 17:125–138.

［138］Wu J, Hochman M (2009) Soft-tissue tumors and tumor-like lesions: A systematic imaging approach. Radiology 253:297–316.

［139］Abdel Razek AA (2014) Computed tomography and magnetic resonance imaging of lesions at masticator space. Jpn J Radiol 32:123–137.

［140］Abdel Razek A, Nada N, Ghaniem M et al. (2012)Assessment of soft tissue tumors of the extremities with diffusion echo-planar MR Imaging. Radiol Med 117:96–101.

［141］Ahlawat S, Chhabra A, Blakely J (2014) Magnetic resonance neurography of peripheral nerve tumors and tumorlike conditions. Neuroimaging Clin North Am 24:171–192.

［142］Chee DW, Peh WC, Shek TW (2011) Pictorial essay:Imaging of peripheral nerve sheath tumours. Can Assoc Radiol J 62:176–182.

［143］Abreu E, Aubert S, Wavreille G et al. (2013) Peripheral tumor and tumor-like neurogenic lesions. Eur J Radiol 82:38–50.

［144］Woertler K (2010) Tumors and tumor-like lesions of peripheral nerves. Semin Musculoskelet Radiol 14:547–58.

［145］Kamal A, Abd El-Fattah AM, Tawfik A et al. (2007)Cervical sympathetic schwannoma with postoperative first bite syndrome. Eur Arch Otorhinolaryngol 264:1109–1111.

［146］Subedi N, Prestwich R, Chowdhury F et al. (2013)Neuroendocrine tumours of the head and neck:Anatomical, functional and molecular imaging and contemporary management. Cancer Imaging 13:407–422.

［147］van den Berg R (2005) Imaging and management of head and neck paragangliomas. Eur Radiol 15:1310–1318.

［148］Ferré JC, Brunet JF, Carsin-Nicol B et al. (2010)Optimized time-resolved 3D contrast-enhanced MRA at 3T: Appreciating the feasibility of assessing cervical paragangliomas. J Neuroradiol 37:104–108.

［149］Noujaim SE, Pattekar MA, Cacciarelli A et al. (2002) Paraganglioma of the temporal bone: Role of magnetic resonance imaging versus computed tomography. Top Magn Reson Imaging 11:108–122.

［150］Rao AB, Koeller KK, Adair CF (2002) Paragangliomas of the head and neck: Radiologic–pathologic correlation. RadioGraphics 19:1605–1632.

［151］Abrigo J, King A, Leung S et al. (2009) MRI of radiation-induced tumors of the head and neck in post-radiation nasopharyngeal carcinoma. Eur Radiol 19:1197–1205.

［152］Oeffinger KC, Baxi SS, Novetsky Friedman D et al. (2013)Solid tumor second primary neoplasms: Who is at risk,what can we do? Semin Oncol 40:676–689.

［153］León X, Pedemonte G, García J et al. (2014) Elective treatment of the neck for second primary tumors of the head and neck. Eur Arch Otorhinolaryngol 271:1187–1190.

Chapter 18
颈部淋巴结

Lymph Nodes of the Neck

Fatih Alper, Irmak Durur-Subasi, Adem Karaman，著

黄彩云，郑 璇，译

目录 CONTENTS

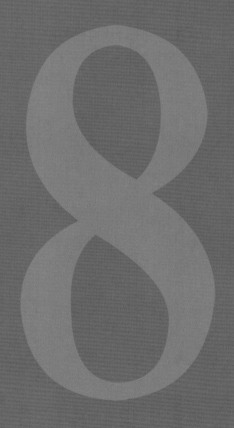

一、概述

颈部位于下颌骨和锁骨之间。其前上界为下颌骨和下颌舌骨肌，后上方为颅底，下方为肩胛骨和胸腔入口（胸骨，第 1 肋骨和第 1 胸椎）[1]。颈部在有限的空间里包含重要结构和大量淋巴结。因此，通过成像准确定位对诊断很重要。颈部结构复杂，因此很可能掩盖某些病情，大多数患者仍需要早期准确的诊断。

人体中有超过 800 个淋巴结，约有 40％位于头颈部 [2]。颈部也是对抗原刺激反应最敏感的区域 [3]。许多痛性肿大的淋巴结并不需要高级成像，因为它们可能是典型的上呼吸道感染临床病程的证据。然而，头颈部癌转移的主要途径是淋巴道 [2]。

某些病例需要进一步的评估或影像学检查。例如，如果患者触摸到肿块，确定其是否为肿大的淋巴结很重要。磁共振成像（MRI）可作为评估颈部相关疾病的重要工具。与计算机断层扫描（CT）一样，MRI 具有横断面成像的优点。此外，多平面成像的能力能让磁共振简单区分淋巴结、肿块、血管和其他软组织成分 [4]。然而，MRI 对于软组织的对比度分辨率高并且不需要碘造影剂，所以 MRI 优于 CT。而且，MRI 的另一个优点是患者不会接触到电离辐射，这对可能需要多次或随访扫描的患者尤为重要。MRI 还可保护甲状腺免受辐射，特别是在儿童时期。然而，其对于较小的儿童在扫描期间通常不能保持静止状态，为防止运动伪影可能需要全身麻醉或镇静 [4]。

当发现病理性淋巴结肿大时，医师必须确定其为良性 / 炎性或恶性 / 转移性淋巴结 [3]。淋巴结的数量和位置也很重要。据报道，头颈部鳞状细胞癌（SCC）的单个淋巴结转移的 5 年生存率为 50％，但额外的对侧淋巴结受累的生存率却降低至 33％ [5]。影像学是评估颈部淋巴结的重要工具，因为受累淋巴结的数量、程度、大小和特征以及结外扩散和坏死都是至关重要的

预后因素 [2]。此外，必须对疗效进行评估 [3]，以确定是否需要重新评估，是否需要不同的 MRI 序列采集,是否需要对所有的干预措施进行随访。

事实上，在复杂的病情或需要鉴别诊断的情况下，MRI 通常是首选。MRI 评估颈部的主要目标之一是对原发肿瘤的评估，这常常与皮肤、唾液腺、甲状腺或黏膜有关。疾病的范围和扩散是头颈部癌的重要预后标准，它决定着治疗方案的制订。在评估已知恶性肿瘤时，还应鉴别淋巴结肿大和确定淋巴结状态。这些特征可以反映原发性肿瘤的侵袭性。

在这样一个复杂的解剖区域，并且由于对淋巴结的评估存在固有的困难，理解它们的状态对于放射科医师来说可能存在一定的困惑。对于放射科医师和临床医师而言，颈部的解剖结构可能是复杂的。本章回顾了颈部淋巴结正常解剖结构、病理性淋巴结、影像学技术和诊断问题。重点关注病理性淋巴结的特征、MRI 序列、工具和注解。

二、颈部正常淋巴结解剖

（一）良性淋巴结

在颈部常规 MR 中几乎总是可见淋巴结，在颈部看不到淋巴结是非常罕见的。除了恶性肿瘤外，许多其他问题都能导致头颈部淋巴结肿大，包括传染性疾病炎性病变和自身免疫性疾病 [6]。如由于病毒、细菌、原生动物或真菌感染引起的淋巴结肿大；应激反应；淋巴增生性疾病；血管病变；组织细胞疾病；临床综合征（如结节病、Castleman 病和木村病）都可能会发现淋巴结肿大并需要影像学评估。然而，上述所有疾病的影像学特征并不特异，其诊断依赖于从患者的病史、临床和影像学表现及实验室数据中获得的信息。因此，显像的作用是定位淋巴结并评估所有有关的表现，如坏死和（或）脓肿形成和软组织浸润 [7]。

正常的淋巴结通常是椭圆形或豆形（图18-1）。在淋巴结门侧可见轻微的凹陷、小动脉、小静脉，且输出淋巴管通过该凹陷[3]。淋巴结由纤维囊包围。纤维小梁或隔膜从囊体向淋巴结中心扩散并分离位于窦中的皮质结节。髓质中含有静脉和髓索。淋巴结的皮质或髓质窦有特定的网状内皮细胞。淋巴液和抗原通过许多淋巴管移动到淋巴结并通过1个或2个输出淋巴管输出。当淋巴结受到免疫反应的刺激时，它们会肿大（反应性增生）；然而，这种反应性的形态学分析可能不具有预后价值，因为每个患者和每个淋巴结可以有不同的反应模式[8-10]。例如，那些常见感染引流区域（如颏下和颈部二腹肌淋巴结）相对于其他颈部淋巴结更容易肿大。

正常淋巴结的长轴平行于皮肤和大血管，沿着其分布（图18-2）。正常淋巴结的横径约为10mm，矢状或冠状图像中的正常最大纵向直径为10～15mm。最大直径与最小直径之比是转移性淋巴结的主要形态学标准之一[11]。然而，最小直径更接近于淋巴结的体积，并且通常扫描平面不会影响它。因此，最小直径可能是最适用于随访检查的测量指标[11]。

在MRI上，正常淋巴结在T_1WI上的信号通常与肌肉相等（图18-3）。淋巴结门可能有少量的脂肪。与颈部淋巴结相比，腋窝和腹股沟淋巴结的淋巴门含有更多的脂肪（图18-4）。然而，由于纤维脂肪变性，淋巴结髓质处的脂肪浸

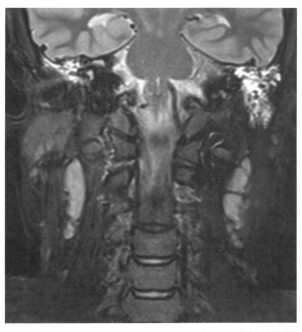

▲ 图 18-2　冠状位 T_2WI 示平行于皮肤和血管结构的淋巴结

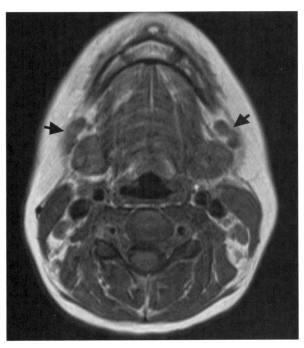

▲ 图 18-3　轴位 T_1WI 示与肌肉相比呈等信号的Ⅰb区淋巴结（箭）

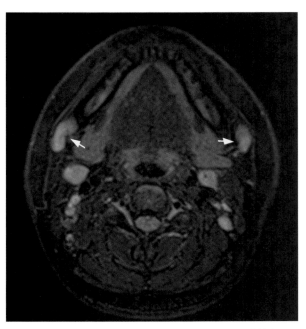

▲ 图 18-1　轴位 STIR 示豆状的良性淋巴结（箭）

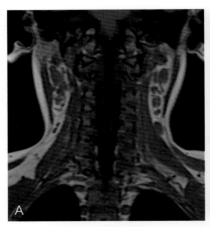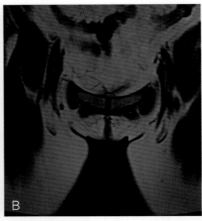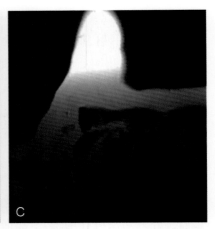

▲ 图 18-4　颈部冠状位 T₁WI（A）示淋巴结伴少量淋巴结门脂肪。然而腹股沟区的冠状位 T₁WI（B）和腋窝的轴位 T₁WI（C）示淋巴结门部更多的脂肪组织

润在 T₁WI 上显示为高信号。T₂WI 上，皮质信号高于肌肉信号，等于或低于脂肪信号（图 18-5）。用脂肪抑制和短时间反转恢复序列（STIR）获得的 T₂WI 示淋巴结皮质为显著的高信号（图 18-6）。在增强图像上，皮质呈肾形，并轻度均匀强化（图 18-7）。正常淋巴结的边缘光滑且没有浸润性。高分辨率 MR 成像可以对淋巴结进行详细的结构观察。可以通过显微镜线圈评估髓窦和滤泡。这样，不用造影剂，也可有效区分良性和恶性淋巴结；在这种成像中，髓窦是低信号的，滤泡是高信号的[9]。然而，显微成像只能用于浅表淋巴结，扫描时间较长，并且需要更多时间来评估成像数据[10]。

（二）淋巴结分区

在头颈癌患者中，超过 80% 在治疗前进行横断面成像。成像可以显示临床上未能发现的淋巴结[12-18]。智能成像可以提供确切的分期或分级信息。虽然临床和影像学分类是独立的，但最好将从临床触诊和影像获得的信息整合。位于两个区域边界的淋巴结可能难以用影像学进行分类。然而，MRI 的多平面成像可以解决这个问题。

对于颈部淋巴结，最常用的系统是 Rouvière 于 1938 年提出的[19]。这些和其他类似的分类系统主要依赖于淋巴结的解剖[20,21]。这些解剖分类系统的标志通过触诊确定。许多标志都是基于经

典的颈部三角区的解剖。这些很容易发现和标记。

1981 年首次提出了基于淋巴结分区的系统，而不是基于解剖学的术语[3]。接下来，已经提出了基于空间、区域或级别术语的各种分类[22-30]。这些更近期的分类比解剖学分类更有用。这使得外科医师根据所累及的淋巴结适当地选择清扫淋巴结。颈部淋巴结分区基本上是基于癌症播散的病理生理学[3]。最新的和最公认的是基于美国癌症联合委员会和美国耳鼻咽喉 - 头颈外科研究院所提出的[27,28,31]。

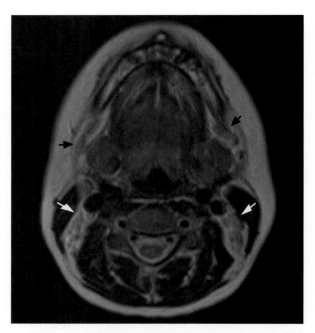

▲ 图 18-5　轴位 T₂WI 示高于肌肉信号的 I b 区（黑色箭）和 II b 区（白色箭）淋巴结

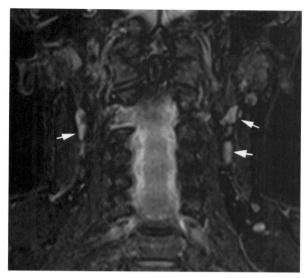

▲ 图 18-6 冠状位 STIR 示淋巴结（箭）信号很高

总之，Ⅰ区淋巴结由颌下和颏下组成，Ⅱ区包括颈内静脉链上组，Ⅲ区包括颈内静脉链中组，Ⅳ区包括颈内静脉链下组，Ⅴ区淋巴结位于颈后三角区（脊副链）；Ⅵ区淋巴结位于气管前、气管旁和喉前；而Ⅶ区淋巴结是上纵隔淋巴结（图 18-8 至图 18-17）。表 18-1 显示了一个全面的基于影像的系统。

其他淋巴结，包括锁骨上、咽后、腮腺内、面部、枕骨、耳后及其他浅表淋巴结，保留以前的解剖学名称 [3]（图 18-18 至图 18-23）。

三、病理性淋巴结

首先，病理性淋巴结的特点为肿大、圆形、融合、在 STIR 上呈高信号、弥散受限、由于超小超顺磁性氧化铁（USPIO）或坏死而不强化或不规则形、边界不清晰、局部皮质增厚（表 18-2）。

已有许多横断面成像标准来评估颈部淋巴结的受累程度，并将这种淋巴结与反应性淋巴结区分开 [13-18,22]。此外，在多数研究中 [32-48]，淋巴结的大小和中央性坏死（或不均匀性）是两个主要的诊断标准。如果高度怀疑一个淋巴结为转移性的，必须修改手术计划以清除它。本章节主要讨论可疑淋巴结恶性受累的标准。

受累的淋巴结可能有不同的外观。它们可能看起来像增生性淋巴结；可有强化；有细小的、散在的钙化；像一个良性囊肿一样含有完整的气腔或可有出血 [49]。在 MRI 上，T_1WI 呈低到中等信号，T_2WI 呈高信号，中等至明显强化。还讨论了淋巴结的一些重要特征。

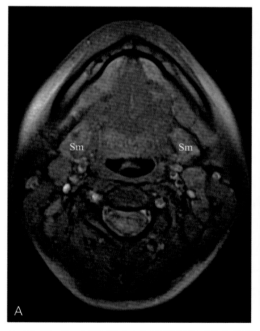
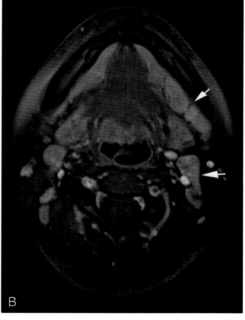

▲ 图 18-7　增强前（A）和增强后（B）脂肪饱和轴位 T_1WI 显示Ⅰb区、Ⅱa区、Ⅱb区和Ⅴa区的淋巴结。这些反应性增生的淋巴结示中等不均匀强化

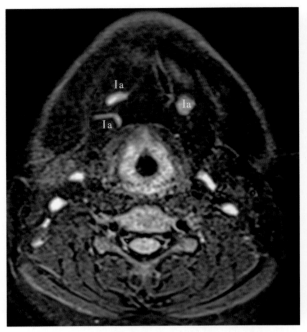

▲ 图 18-8　轴位 STIR 图像示蓝色区域的Ⅰa 区淋巴结

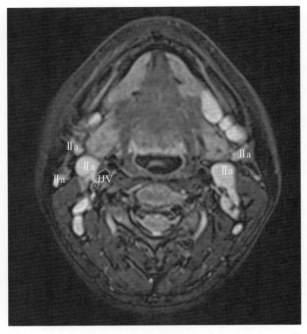

▲ 图 18-10　轴位 STIR 图像显示红色区域的Ⅱa 区淋巴结

IJV. 颈内静脉

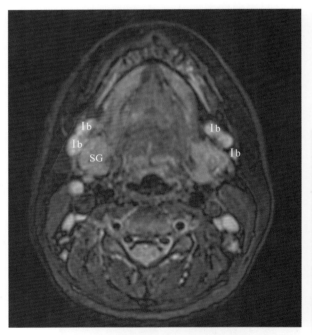

▲ 图 18-9　轴位 STIR 图像示蓝色区域的Ⅰb 区淋巴结

SG. 下颌下腺

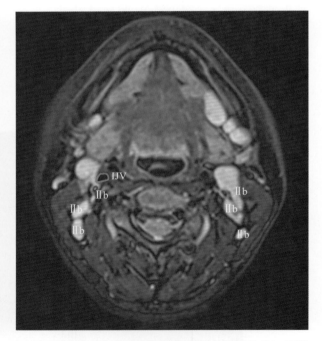

▲ 图 18-11　轴位 STIR 图像示红色区域的Ⅱb 区淋巴结

IJV. 颈内静脉

（一）大小和形状

　　大小是诊断淋巴结最常用的标准。它主要基于淋巴结尺寸的测量，如最大横向直径[11,15–17,50–52] 和最大纵径与最大横径[15,53]（表 18-3）。这些测量方法首先由临床医师提出。许多放射科医师通常使用最大直径。实际上，建议使用放射科

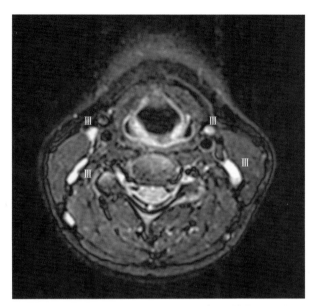

▲ 图 18-12　轴位 STIR 图像示橙色区域的Ⅲ区淋巴结

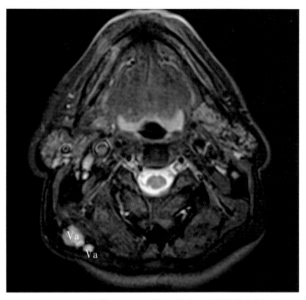

▲ 图 18-14　轴位 STIR 图像示黄色区域的右侧的Ⅴa区淋巴结

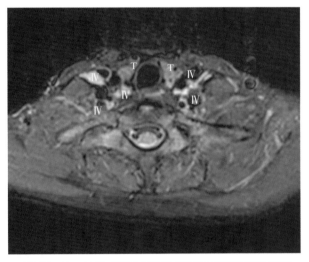

▲ 图 18-13　轴位 STIR 图像示绿色区域的Ⅳ区淋巴结
T. 甲状腺

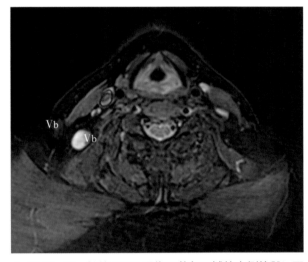

▲ 图 18-15　轴位 STIR 图像示黄色区域的右侧的Ⅴb区淋巴结

医师使用的最大直径的方法。

　　实际上，已经报道了几种测量颈部淋巴结大小的标准，其中每个阈值在这些研究之间不同，并且灵敏度和特异度也不同。良性和恶性淋巴结之间阈值的范围从 6 到 30mm 不等。由 van den Brekel 等提出的 10mm 短轴直径的标准[13]，已广为公众接受。然而，当规定Ⅰ～Ⅱ区的阈值是15mm，其他区的阈值是10mm时，约1/3的病例会被误诊。已经进行了许多研究来估计最大横向直径。有人建议，在恶性肿瘤侵犯时，

对于Ⅱ区超过 11 mm 或其他区域超过 10 mm 的淋巴结必须考虑可疑[12-18,22]。根据横断面成像标准，除咽后区，最大直径 8mm 和最小直径 5mm 均为可疑恶性病变[22,44]。

　　还研究了最大纵向直径与最大横向直径之比的重要性[6]。如果这个比例低于 2，则恶性的可能性增加。比例的下降导致淋巴结的形状变得圆滑并失去豆状外观。相反，正常增生性淋巴结的比例超过 2（图 18-24）

　　当数量标准叠加尺寸标准时，它更有价值。

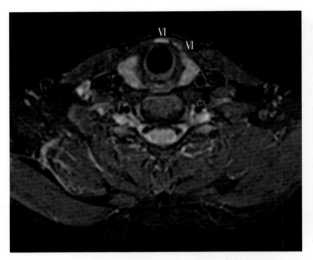

▲ 图 18-16 轴位 STIR 图像示绿色区域的气管前水平Ⅵ区淋巴结

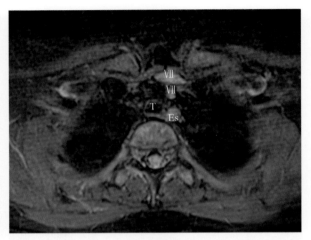

▲ 图 18-17 轴位 STIR 图像示粉红色区域的Ⅶ区淋巴结

Es. 食管；T. 气管

表 18-1 影像学中颈部淋巴结分布

区	亚区	区域	位置	横断面成像
Ⅰ	Ⅰa	颏下	位于双侧二腹肌前腹之间，在舌骨体的底部之上，以及在下颌舌骨之下	在每个横断面图像上通过颌下腺后缘（在舌骨体底部和下颌舌骨肌之间）绘制的横线的前方
	Ⅰb	下颌下	位于舌骨肌下方，舌骨体底部的上方，并且在二腹肌前腹的后侧和外侧	
Ⅱ	Ⅱa	颈内静脉链上组	位于颈内静脉的前方、外侧或内侧（靠近颈内静脉）	位于每个横断面图上通过胸锁乳突肌后缘的画出的横线的前方，通过颌下腺后缘的横线后方（位于颈静脉窝下缘和舌骨体下缘）
	Ⅱb	上部脊柱附属淋巴结	位于颈内静脉的后面（淋巴结和静脉之间有脂肪间隙）[3]	
Ⅲ	–	颈内静脉链中组	位于舌骨体下缘水平与环状软骨弓下缘水平之间	位于每个轴位上通过胸锁乳突肌后缘的横线的前方（颈总或颈内动脉的内侧缘，分开Ⅲ区与Ⅵ区淋巴结）[3]
Ⅳ	–	颈内静脉链下组	位于环状软骨弓下缘水平与锁骨水平之间	在穿过胸锁乳突肌后缘和前斜角肌外侧后外缘斜连线的前方和内侧（颈总动脉的内侧将Ⅳ区与Ⅵ区淋巴结分开）[3]
Ⅴ	Ⅴa	Ⅴ区上部（脊副链）	位于颅底和环状软骨下缘之间	在通过胸锁乳突肌后缘和前斜角肌后外缘的斜连线后方
	Ⅴb	Ⅴ区下部（脊副链）	在环状软骨弓下缘水平与锁骨水平之间	
Ⅵ	–	气管前，喉前和气管旁淋巴结	位于舌骨下缘和胸骨柄顶部之间	位于舌骨下缘和胸骨柄顶部之间，以及颈总动脉或颈内动脉的内侧
Ⅶ	–	上纵隔淋巴结	位于上纵隔胸骨柄的末端	位于左侧和右侧颈总动脉的内侧缘之间（可以延伸至无名静脉的水平）

当一组 3 个或更多淋巴结在颈静脉区域最大直径是 8 ～ 15mm 或最小横径是 9 ～ 10mm 和颈部其余部分是 8 ～ 9mm 时，必须考虑转移性淋巴结肿大。它们可能引流原发性肿瘤 [49]。

所述尺寸标准适用于均质、边界清楚的淋巴结。虽然它们是最常用的标准，但灵敏度和特异度差异很大。据报道，假阳性率和假阴性率在 15％和 20％之间。Van den Brekel 及其同事提出 Ⅱ 区淋巴结的最小横断面直径为 8 ～ 9 mm，其余颈部淋巴结的最小横断面直径为 7 ～ 8 mm[54]。为了提高阴性预测值，必须使用较小的淋巴结。然而，这样会使阳性预

测值降低。这就是为什么不建议行超声引导下细胞穿刺的原因 [55]。一般来说，已有标准仍然会导致很高的假阴性率。小于 1cm 的淋巴结也可能是恶性的，特别是那些位于肿瘤主要引流部位的淋巴结应该仔细检查其具有的其他特征 [56]。

表 18-2　病理性淋巴结的特征

- 肿大
- 圆形
- 融合
- 形状不规则
- 边界不清
- 局灶性皮质增厚
- 坏死
- STIR 高信号
- 弥散受限
- 由于 USPIO 而不强化

表 18-3　MR 尺寸评估

- 短轴＞ 10mm（Ⅱ 区为 15mm）
- 纵向 / 横向直径＜ 2
- 数量标准（＞ 3）

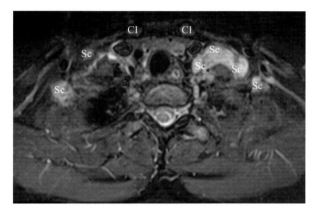

▲ 图 18-18　轴位 STIR 像示锁骨上淋巴结
Sc. 锁骨上淋巴结；Cl. 为锁骨

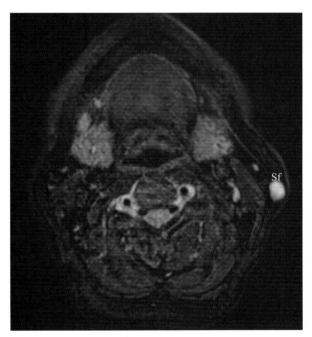

▲ 图 18-19　轴位 STIR 像示浅表淋巴结（Sf）

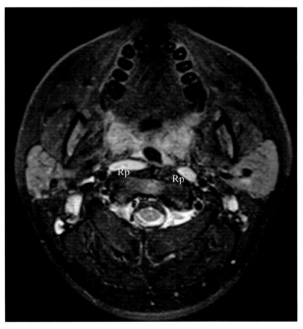

▲ 图 18-20　轴位 STIR 像示咽后淋巴结（Rp）

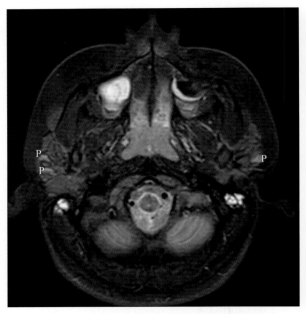

▲ 图 18-21　轴位 STIR 像示腮腺内淋巴结（P）

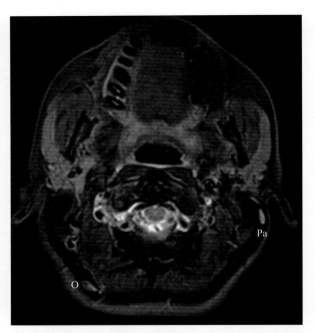

▲ 图 18-23　轴位 STIR 像示耳后（Pa）和枕骨（O）淋巴结

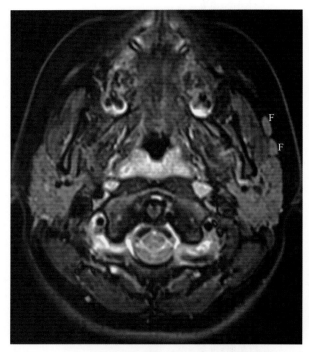

▲ 图 18-22　轴位 STIR 像示左侧面部浅表淋巴结（F）

（二）中央性坏死

质地不均匀和明显强化对于诊断恶性肿瘤受累很重要。极少数结核淋巴结也会显示出这种模式（图 18-25 和图 18-26）。恶性肿瘤的形态学特征，如坏死和边界不清提示结外扩散，相对较少发生，特别是对于小的（＜ 10 mm）转

移淋巴结[30]。

事实上，在坏死区域，坏死性淋巴结具有肿瘤细胞、残留的淋巴结组织和坏死物质。想要在影像学研究中观察到，坏死区域必须大于 3mm[29]。这个区域在 CT 上呈液体密度，CT 值为 10 ～ 25HU。一般情况下，脂肪抑制的 T_2WI 图像上的淋巴结坏死区表现为高信号。这可能与液化坏死相对应，而凝固性坏死相对于残余淋巴结实质显示为低信号[7,48]。对于同一节段，MRI 显示的坏死区域比 CT 小。T_1WI 上低信号强度的非增强区域是一个不太可靠的依据[30]（表 18-4）。Chong 等在他们有关转移性颈部淋巴结坏死的 MRI 特征的文章中发现，单独 T_1WI 的灵敏度和特异度分别为 36％和 100％，T_2WI 为 47％和 98％，增强后 T_1WI 为 67％和 100％。组合后（对于一个或多个阳性序列），以 CT 为标准时灵敏度和特异度如下：T_1WI 和 T_2WI（60％，99％）；T_1WI 和增强扫描（67％，100％）；T_1WI，T_2WI 和增强扫描（78％，99％）。他们还建议应该使用单一的方式进行原发肿瘤和淋巴结的分期。对于评估肿瘤，MRI 通常更有优势。MRI 不明确淋巴结是否受累时需要结合 CT 进一步诊断[57]。

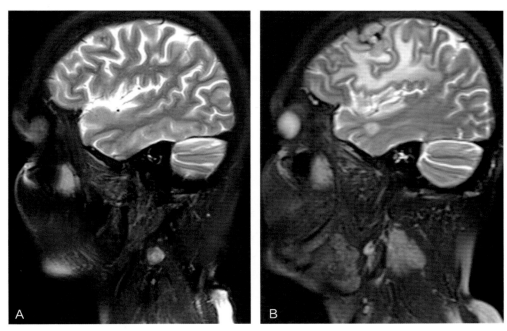

▲ 图 18-24 乳腺癌患者
矢状位脂肪抑制 T_2WI（A）示圆形淋巴结。半年后，矢状位脂肪抑制 T_2WI（B）示淋巴结增大、新出现的脑转移瘤

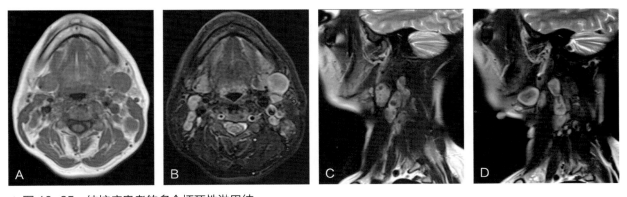

▲ 图 18-25 结核病患者的多个坏死性淋巴结
轴位 T_1WI（A）、轴位 STIR 像（B）和矢状位 T_2WI（C、D）显示结核病患者的多个坏死性淋巴结

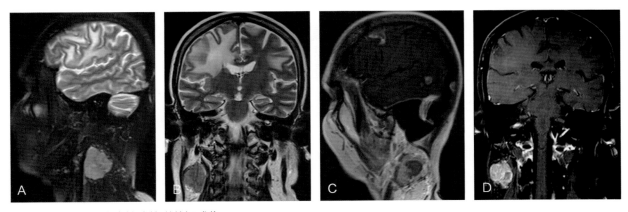

▲ 图 18-26 乳腺癌转移的磁共振成像
矢状位脂肪抑制 T_2WI（A）和冠状位 T_2WI（B）示由乳腺癌转移的巨大淋巴结。右脑半球也可见转移灶。增强后 T_1WI 矢状位（C）示淋巴结的中心坏死并脑内转移灶的强化。增强后 T_1WI 冠状位（D）脂肪抑制显示淋巴结的坏死且边界不清

如前所述，淋巴结不均匀强化伴中央坏死提示恶性转移。即在增强 T_1WI 为边缘强化，伴或不伴相应的 T_2WI 高信号区 [7]。然而，化脓性淋巴结或脂肪化可能会引起误诊（图 18-27 和图 18-28）。脂肪化源于慢性淋巴结感染。它几乎全部发生在淋巴结的外围，形成明显的利马豆形状。少数情况下可能发生于淋巴结的中心 [13]。当淋巴结变得足够大时，可以确定是否发生脂肪化。在区分脂肪化和坏死时，使用脂肪抑制和增强是必不可少的。

King 等在他们的研究中比较了 CT、MRI 和超声在检测头颈部鳞癌患者转移性淋巴结坏死中的诊断准确性，发现 MRI 和 CT 的灵敏度高于超声。在 MRI 和 CT 之间没有发现显著差异，并且 MRI 在显示坏死方面与 CT 相似 [58]。

另一个问题是纯液体信号且壁薄的囊性结节（图 18-29）。甲状腺乳头状癌和口咽 SCC 可能会表现为这样的转移性结节。口咽鳞状细胞癌的淋巴结转移可能是纯粹的囊性或坏死性的。在这种情况下，如果不存在传统的吸烟和酒精危险因素，人乳头瘤病毒相关的口咽鳞癌应被认为是头颈部鳞癌 [59,60]。由于甲状腺蛋白或血液产物，甲状腺囊性转移结节可能在 T_1WI 上为高信号。因此，必须仔细评估成人的颈部囊性病变 [56]。

内部结构扭曲伴坏死似乎是头颈部癌转移淋巴结的重要特征 [61]。67% 的转移淋巴结、14% 的淋巴瘤和 9% 的良性淋巴结都有内部结构扭曲 [7]。

（三）囊外扩散

肿瘤细胞通过传入淋巴管达到淋巴结。根据病理学家的说法，它们可能会停留在淋巴结的外围或中心。尤其是，位于外围的转移灶倾向于囊外扩散。当它们穿透淋巴结囊时，会扩散到邻近的软组织。这种扩散可以被称为结外、包膜外或经包膜肿瘤扩散。实际上，它是一个转移性淋巴结的特征。结外扩散可能导致治疗失败，生存率减半 [58-62]。此外，与微观或无肿瘤扩散的患者相比，宏观包膜外扩散患者的复发风险大约高 10 倍 [63]。Myers 等报道，囊外扩散是局部复发和转移进展的最重要的预测因子。他们还认为，囊外扩散的存在提示局部和全身辅助治疗 [62]。Ljumanovic 等报道，在下颈部 / 后三角（口咽癌）或气管旁水平（喉癌）或对侧肿大淋巴结（喉癌和口腔癌）中存在可疑淋巴结的结外扩散时高度提示远处转移。当出现这些特征时，考虑进一步影像筛查（胸部 CT、PET 扫描）[64]。

淋巴瘤转移可能表现出囊外扩散，尤其是 Waldeyer 环，这可以通过 MRI 进行评估。可以看到淋巴结边界不清、不规则的淋巴结强化或累及相邻的脂肪或肌肉 [7]。

随着淋巴结增大，囊外扩散的风险增加；因此，很容易识别 [65,66]。从组织学角度看，这种情况在直径 1cm 的淋巴结中发生率最多为 23%，在直径 2cm 的淋巴结中发生率为 40% [63,67]。大约 1/4 正常大小的淋巴结可发生囊外扩散。据

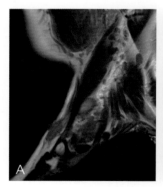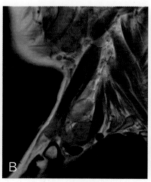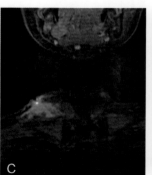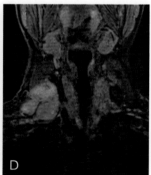

▲图 18-27　矢状位 T_2WI（A、B）和冠状位 STIR 像（C、D）示颈部脓肿患者的化脓性淋巴结

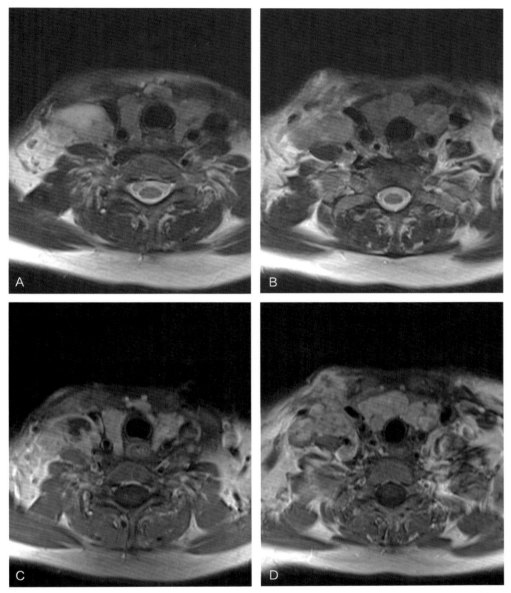

▲ 图 18-28　轴位 STIR 像（A、B）和增强后 T$_1$WI（C、D）轴位脂肪抑制示右侧化脓性坏死淋巴结

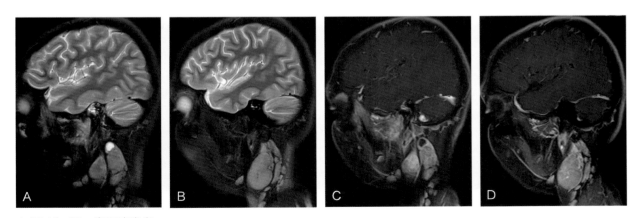

▲ 图 18-29　鼻咽癌患者

矢状位脂肪抑制 T$_2$WI（A、B）和增强后 T$_1$WI（C、D）矢状位脂肪抑制示多发性淋巴结肿大，其中一个为完全囊性改变

459

报道 2～3cm 的淋巴结发生囊外扩散的概率为53％，而大于 3cm 的淋巴结扩散率为 74％。一般而言，这种肿瘤扩散 60％ 发生在直径小于3cm 的淋巴结中[68-70]。

肉眼可见的肿瘤囊外扩散是在增强 CT 上有强化，通常是融合的淋巴结边缘，一般伴有相邻脂肪间隙的浸润。MRI 显示淋巴结边界不清，不规则的淋巴结强化，脂肪堆积或相邻脂肪或肌肉的浸润[71]（表 18-5）。这些影像学改变反映了肿瘤结外扩散的宏观存在，而在影像上缺如这些表现表明不存在肉眼可见的转移。然而，暂时性的淋巴结感染、外科手术和照射可能导致血管和淋巴结周围的组织结构消失，与囊外扩散相似。但是，这种情况可根据患者的病史排除。

关于囊外扩散的另一个重要问题是确定是否存在邻近结构浸润，如颈内动脉、颈总动脉、咽后软组织、肌肉、神经组织（臂丛）或骨骼（图18-30）。

表 18-4　中心坏死的 MRI 表现

- 直径必须大于 3mm
- T_1WI 呈低信号
- T_2WI 呈高信号
- 存在无强化区
- 脂肪抑制后无信号变化

（四）颈动脉受侵

肿瘤从淋巴结蔓延到邻近颈动脉是一个重要的提示预后的因素。尽管这种患者的抢救可能性很小，但据报道，当受累的颈动脉被切除并移植时，疾病的预后比术后再放疗更好[61,72]。可以通过横断面成像分析颈动脉受侵情况。转移淋巴结和颈动脉之间脂肪间隙的消失、肿瘤围绕动脉的周数是颈动脉受累的指标。然而，微小的浸润不能通过 MRI 或 CT 检测出来[6]。

肿瘤侵入动脉外膜、肌层和内膜非常重要。肌层和内膜的受累表现为动脉管腔狭窄。微观

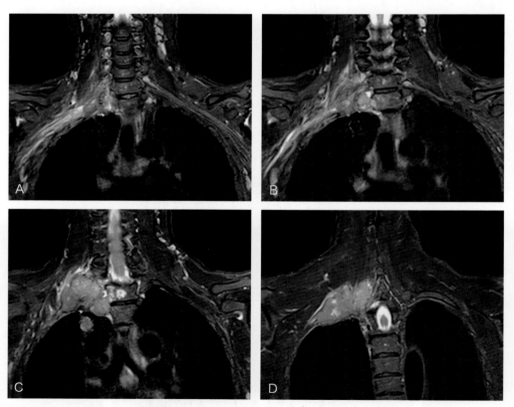

▲ 图 18-30　Pancoast 肿瘤

冠状位 STIR 像（A-D）示右侧的 Pancoast 肿瘤。伴随锁骨上多发肿大、不均质的淋巴结。右侧臂丛为高信号（臂丛神经炎）。另外，可以看到椎骨和肌肉受侵

外膜受累无法通过影像观察[49]。通过观察肿瘤和动脉周围的正常脂肪间隙的消失程度评估动脉受累（表18-6）。当肿瘤完全包围动脉时，可能存在浸润。但是，如果在肿瘤和动脉之间有轻微接触，则可能没有受侵。肿瘤围绕动脉程度的临界值是270°。如果肿瘤包绕动脉超过270°，很可能没有动脉壁受累[61]。Yoo等报道包绕动脉超过180°预测临床结果不好，而不是肿瘤侵入颈动脉的程度[73]。MRI、CT或超声显示包绕颈动脉270°或以上时，预测颈动脉壁受累的灵敏度为92%～100%，特异度为88%～93%[61,74]。Yoo等还发现在83%的病例中，包绕颈动脉大于270°表明肿瘤直接侵袭[73]。另外，定期临床评估可以预测肿瘤侵袭。

由于先前的放疗或动脉粥样硬化导致的瘢痕组织和血管增生可能产生假阳性结果[75-78]。

表 18-5　囊外扩散的 MRI 表现

- 淋巴结边界模糊
- 不规则结节性包膜强化
- 邻近脂肪或肌肉浸润

表 18-6　颈动脉受侵的 MRI 表现

- 动脉管腔变窄
- 肿瘤完全包围动脉
- ＞270° 包绕，且正常脂肪间隙消失

四、磁共振成像

MRI 可以同时评估原发肿瘤的范围和淋巴结情况，通常作为首选显示头颈部鳞癌的成像方法[79]。然而，并没有能让大多数头颈部放射科医师都接受的应用技术[7]。与 CT 相比，MRI 具有更好的对比分辨率。然而，用于评估头颈部淋巴结的 MRI 序列不是非常标准化。传统的 MR 序列，如 T_2WI 和 T_1WI 自旋回波（SE）或涡流自旋回波（TSE）序列，在准确鉴别良恶性淋巴结方面受到限制。高分辨率的新序列与相控阵表面线圈的结合在良恶性淋巴结的发现和鉴别方面有了更进一步发展。

临床医师必须了解各种检查技术的适应证、优点和缺点。此外，必须考虑 MRI 的潜在风险，包括与造影剂和镇静药相关的不良事件。在 MRI 检查之前，必须检查患者的症状和临床病史，如以往的影像学检查。MRI 诊断的放射科医师应详细了解患者的临床表现和相关解剖及病理生理学。

事实上，MRI 具有很多的序列。它们的临床应用和影像学表现应该被熟知。此外，放射科必须创建自己的基于病例的检查方案。这些检查方案应定时检查和更新。如有必要，每位患者可转诊咨询或监督医师。

为了适当的检查方法和充分详细的诊断必须提供有关患者的一些必要信息：体征和症状、患者病史、既往影像学检查、诊断性治疗及其结果及现有的病理结果。临时诊断也必须报告（表18-7）。

（一）检查技术

淋巴结疾病可以用常规 MRI 进行检查。使用专用的头颈表面线圈。

表 18-7　有助于检查和诊断的信息

- 病人的体征和症状
- 病史
- 既往影像学检查
- 诊断性治疗及其结果
- 病理结果
- 临时诊断

通过患者的硬腭垂直于水平面和与眶下线平行的横断面可获得淋巴结分区的横断面[7]。必须对整个颈部的肿大淋巴结进行评估，特别是对于食管癌或甲状腺癌或可能累及上纵隔淋巴结的淋巴瘤（图18-31至图18-33）。

SE 或 TSE T_2WI 和 T_1WI 等常规序列不足以正确区分良恶性淋巴结。T_1WI［短重复时间（TR）/短回波时间（TE）］仍然是显示被软组织包绕结构解剖细节的最佳方法。然而，被脑脊液围绕

的结构可以通过薄 3D T_2WI 清晰显示[80]。快速自旋回波（FSE）T_2WI（长 TR / 长 TE FSE）比传统 T_2 能用更短的扫描时间显示更多细节，并且应作为头颈部首选检查，因为生理和运动伪影通常限制图像质量[43,81]。脂肪抑制技术，如化学选择性部分反转恢复或 STIR，可提供更准确的病理学诊断[80]。脂肪抑制已成为头颈部成像的标准，因为大部分淋巴结位于高信号脂肪组织内。两种主要的脂肪抑制方法是频率编码脂肪抑制（化学位移）和 STIR 序列。化学位移法存在一些缺点，例如需要额外的扫描时间并由于磁场异质性导致不均匀的脂肪抑制。因此，一些研究者更喜欢 STIR，因为它能提高脂肪抑制的质量和淋巴结与周围组织之间的对比。我们发现

STIR 序列对检测小淋巴结非常有帮助[2,82]。然而，STIR 序列不能区分良恶性淋巴结。

头颈部的高分辨率图像需要薄层扫描。在 192×256 或 512×512（如果可能的话）矩阵上，图像层厚为 3 ~ 5mm，无层间距或 1 ~ 2mm 的间距。视野必须尽可能小。通常情况下，原发肿瘤的成像方法也可以用于分期。

增强后使用脂肪抑制对于准确显示坏死是必不可少的，并且通常也有助于显示原发性肿瘤。T_2WI 图像也有助于显示中央性坏死。在 King 等的研究中，MRI 显示颈部转移性淋巴结坏死的能力与 CT 相当。诊断准确度和灵敏度相似（MRI 分别为 91％ ~ 99％ 和 93％，而 CT 分别为 92％ ~ 99％ 和 91％），两种方法之间没有

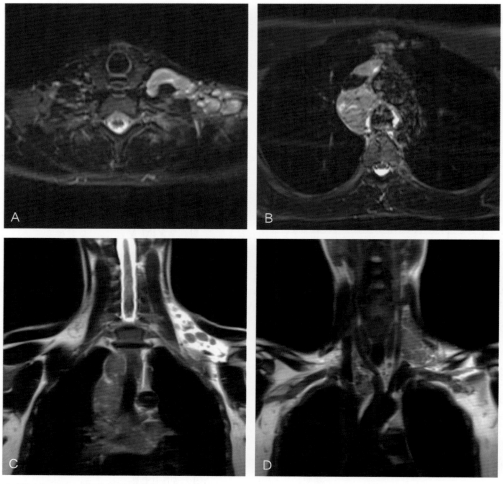

▲ 图 18-31　淋巴结的成像
轴位 STIR 像（A）示左侧多发锁骨上淋巴结。轴位 STIR 图像（B）示上纵隔淋巴结。冠状位 T_2WI（C）示多发纵隔淋巴结。冠状位 T_2WI（D）示多发颈部和上纵隔淋巴结（Ⅳ - Ⅵ - Ⅶ）

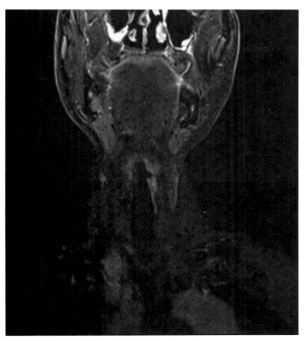

▲ 图 18-32 冠状位 STIR 像示大细胞肺癌累及上纵隔和右锁骨上淋巴结

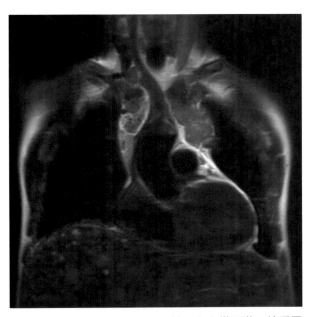

▲ 图 18-33 冠状位 T_2WI 示锁骨上和纵隔淋巴结受累和弥漫性肝转移

显著差异。903 个良恶性淋巴结的特异度也相似。在坏死区域小于 3mm 的淋巴结中可能发生假阴性结果[83]。

（二）常规 MRI 序列

转移性淋巴结主要表现为 T_1WI 等低信号和

T_2WI 高信号。淋巴结转移可能表现出多种影像学表现，包括强化和钙化（结核、先前的肉芽肿性疾病、放疗或化疗前后的淋巴瘤、转移性黏液腺癌、前列腺转移和精原细胞瘤）。此外，转移性淋巴结可能看起来像良性囊肿，伴或不伴出血。由于巨球蛋白浓度高，甲状腺乳头状癌的淋巴结转移可能表现为 T_1WI 高信号。在 T_1WI 和 T_2WI 中，出血也表现为高信号。恶性黑色素瘤转移灶在 T_1WI 上为高信号。

（三）短时间反转恢复序列

冠状面 STIR 成像是一种快速灵敏的 MR 技术，用于检测颈部转移性淋巴结。此外，通过横断面成像可能难以评估的锁骨上区域在冠状面 STIR 像较容易评估。Kawai 等提出这种技术用于高分辨率 MRI 之前的筛查。建议使用小型表面线圈检查头颈部癌症患者[84]。然而，Kawai 等发现这种技术不适合于评估淋巴结内部结构。特别是，较小的淋巴结（短轴直径 6mm）可能经常被 STIR 序列忽略。冠状面 STIR 成像的另一个局限是血管本身背景信号可能导致无法区分血管和淋巴结[84]。

（四）MRI 动态成像

据报道动态增强 MRI（DCE-MRI）不仅可用于评估原发性头颈部癌，而且可用于区分良恶性淋巴结[85,86]。DCE-MRI 是在造影剂通过目标组织期间采集的连续成像。普遍认为通过这样的研究获得的参数反映了肿瘤血供[87]。

动态评估时，受累的淋巴结与良性淋巴结表现不同。Fischbein 等在他们关于颈部转移性肿大淋巴结 DCE-MRI 的研究中发现，转移性淋巴结达峰值时间较长，峰值较小，最大斜率减小，且流出较缓慢[88]。他们这样解释这些发现：淋巴组织的血流量高于头颈部的 SCC[89]。这意味着所累及的组织具有比正常组织更小的造影剂转移率（由于血流量、血容量和血管通透性的作用，因此达峰时间长且最大斜率小），并且肿瘤组织与正常或反应性淋巴结组织相比，血管外、细胞外间隙的体积小（因此峰值较低）。另外，与正常淋巴组织相比，所累及的组织血流量和体积不一定增加，特别是如果淋巴组织是反应性的。他们还强调肿瘤血流可以是异质的、缓慢的甚至是逆行的[89,90]。

血流动力学特征的改变也可以通过头颈部MRI灌注的血流量、血容量和渗透性来表示。Furukawa 等在他们关于头颈部肿瘤的动态增强MRI 灌注研究中发现，DCE 磁共振灌注成像可以提供关于微循环的关键信息，有可能提高恶性肿瘤与放疗后改变的鉴别能力[91]。Abdel Razek 研究了 MRI 灌注成像在颈部肿大淋巴结中的作用。他们发现恶性淋巴结平均动态磁化率对比度百分比显著高于良性淋巴结和淋巴瘤。他们得出结论，磁共振灌注成像是一种有前途的无创性方法，可用于颈部恶性肿大淋巴结的定性[92]。

（五）弥散加权成像

弥散加权成像（DWI）不是一个常规序列。但是，我们建议将其纳入头颈部MRI扫描方案中。

据报道，DWI 可区分良恶性淋巴结，灵敏度为 52%～98%，特异度为 88%～97%[79,93,94]。Wang 等报道细胞增加，低分化肿瘤的细胞数增加导致细胞外基质减少，以及水质子在细胞外和细胞内的扩散空间减小[95]。因此，转移淋巴结在扩散图中一般显示高信号（与 b 值无关）和低 ADC 值，即弥散受限（图 18-34）。

Vandecaveye 等提出，在头颈部鳞状细胞癌中，转移淋巴结的平均 ADC 值 [（0.85±0.27）×10^{-3}mm^2/s] 与良性淋巴结的平均 ADC 值 [（1.19±0.22）×10^{-3}mm^2/s] 的差异有统计学意义，阈值 ADC 值为 0.94×10^{-3}mm^2/s 时，灵敏度为 84%，特异度为 94%，区分良性和转移性淋巴结的准确度为 91%[79]。Abdel Razek 报道区分良性和转移性淋巴结的 ADC 平均阈值为 1.38×10^{-3}mm^2/s[94]。King 等提出头颈部 SCC 转移淋巴结的 ADC 阈值为（1.057±0.169）×10^{-3}mm^2/s[96]。Sumi 等也报道高度至中度分化的 SCC 的 ADC 值高于低分化癌[93]。

ADC 图能提供坏死区域的相关信息。坏死面积的增加会导致 ADC 值增加[97]。头颈部鳞状细胞癌常见坏死。在测量过程中，尽可能将坏死区域排除在感兴趣区域（ROIs）之外。但是，很难完全排除微小坏死区[98]。Nakamatsu 等报道 SCC 转移性颈淋巴结中 ADC 值与标准化摄取值在统计学中有着显著负相关，支持 DWI 和 ^{18}F- 氟脱氧葡萄糖正电子发射断层显像（FDG PET）/ CT 在临床评估中可以发挥互补作用的观点[98]。手术前，DWI 可能有助于显示或排除对侧，同侧或跳跃性转移。这种情况可能会改变颈部淋巴结清扫的范围。在放疗之前，提高小淋巴结转移灶的检测可能会使局部的照射量增加[79]。

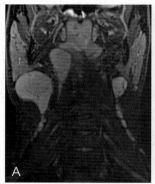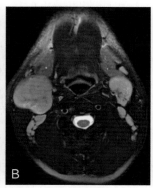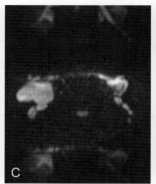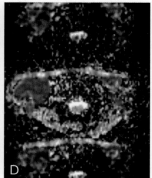

▲ 图 18-34 恶性转移性淋巴结
冠状位（A）和轴位（B）STIR 图像，DWI（C）和 ADC 图（D）显示了由鼻咽癌引起的多发咽后水平 Ⅱ a-b 区 淋巴结。大小和弥散受限（在 DWI 上为高信号，在 ADC 图上为低信号）提示恶性转移性淋巴结

总之，据报道 ADC 值的定量能比常规 TSE 序列更准确发现 SCC 中淋巴结受累[79]。虽然定量 DWI 在排除转移方面具有很高的阴性预测价值，但它不能显示小于 4mm 的微转移灶[79]。此外，由于相关的敏感性伪影，DWI 可能无法评估小淋巴结的边缘和内部（通常 < 0.9 cm）[7]。

（六）USPIO- 增强 MRI

静脉内注射的 USPIO 颗粒穿过血管内皮进入间质间隙并最终由良性淋巴结引流。它们被网状内皮系统细胞吞噬，如巨噬细胞和组织细胞。铁沉积物的磁化性和 T_2 缩短效应导致这些正常的淋巴结在 T_2 和 T_2WI 上显示出低信号。相反，转移淋巴结丧失其吞噬机制，不能显示信号强度。认为淋巴结轻微信号减低是部分转移累及所致。

已发现 USPIO 增强的 T_2WI 二维梯度回波（GRE 2D）序列优于 USPIO 增强的 T_2WI SE，因为前者信号减低更明显。预计新近可用的高空间分辨率 T_2WI 将改善对局部转移性淋巴结浸润的检测。

（七）Gadofluorine M- 增强 MRI

Gadofluorine M 是另一种淋巴结特异性造影剂[99]。它是一种水溶性顺磁性钆基 T_1- 造影剂。注射后 5 ~ 30min 后，淋巴结通过毛细血管通道摄取，通过内皮间连接处进入髓质窦。目前，只存在于动物实验中[99]。Mayer 等使用 Gadoversetamide 和 Gadofluorine M 来评估健康狗头颈部淋巴结的强化。他们的结论是，这两种药物都可以用来鉴别那些具有高风险转移的疾病的淋巴结，并指导分期和治疗[100]。Choi 等通过组织学分析作为参考标准，比较了 Gadofluorine M 与单晶氧化铁纳米颗粒（MION）-47 在兔头颈部肿瘤颈部淋巴结转移 MRI 中的准确性。他们的结论是，Gadofluorine-M 增强 MRI 在显示淋巴结转移灶方面比 MION-47 增强 MRI 更准确[101]。Spuentrup 等研究了与人类大小相仿的动物模型（猪）中用于靶向淋巴结成像的 Gadfluorine M 的潜力。他们发现 Gadofluorine M 积聚在淋巴结中，并获得淋巴结组织高选择性靶向 MRI 成像[102]。

（八）质子磁共振波谱

活体质子磁共振波谱成像是一种无创性获取组织细胞化学信息的方法[103]。呼吸触发可以用于尽量减少喉部的运动伪影。转移淋巴结的波谱似乎具有胆碱浓度较高的特征性。有研究证实胆碱水平的升高提示了细胞膜合成和细胞增殖速率升高[104]。这可以用来区分转移淋巴结与反应性良性淋巴结。King 等提出胆碱和肌酸峰均可出现在鳞状细胞癌，未分化癌和非霍奇金淋巴瘤中的恶性淋巴结，但不在良性结核性淋巴结中出现[103]。Bisdas 等发现与受免疫刺激的淋巴结相比，转移淋巴结的胆碱 / 肌酸值显著增加[105]。这种方法似乎适用于体积大于等于 9mm³ 的结节。这是由于质子磁共振波谱成像在一些方面具有一定的困难，如脂质高信号，匀场，信号接收不足和运动伪影等[103,106-112]。

今后更强的磁场、更好的匀场技术以及对其他代谢物（包括乳酸）的改进可能会更全面地揭示头颈部肿瘤的波谱特征[7]。

五、诊断问题

颈部淋巴结强化的鉴别诊断包括多种疾病。最常见的病因是感染，这通常不需要进一步影像学检查。需要鉴别的疾病包括淋巴结血管瘤（急性细菌性、病毒性和其他感染）、非霍奇金淋巴瘤、霍奇金淋巴瘤、SCC、血行转移的肿瘤（甲状腺癌、肾细胞癌和恶性黑素瘤）、肉瘤（卡波西肉瘤和血管肉瘤）、非血管免疫母细胞性淋巴结病、血管淋巴细胞性淋巴结增生病（Castleman 病）、Kimura 淋巴结病、Kikuchi-Fujimoto 淋巴结病、人免疫缺陷病毒淋巴结炎、良性血管增生（远端静脉或淋巴阻塞）和淋巴结的炎性假瘤（图 18-35 至图 18-44）。

在分析图像时，一定要牢记如下关于诊断的重要问题。

• 一定要寻找小转移灶（这可能会改变 N 分级）。

• 如果确定了单个淋巴结，则应寻找另一个淋巴结。

• 如果发现同侧病变，则必须评估该患者的对侧病变。

• 如果未检测到异常，则应在报告淋巴结 N_0 状态前仔细重新评估原发肿瘤的引流区域[56]。

另外，了解头颈部肿瘤淋巴引流途径非常重要。通过这种方法，可以清晰而容易地发现可能的转移部位。此外，了解淋巴结引流模式有助于检查未发现的原发肿瘤的可能的原发部位。淋巴结分布不对称、3 个或更多邻近及融合的淋巴结沿着一个引流路径分布视为可疑淋巴结转移[18,56]。中线区恶性肿瘤，如鼻咽、会厌和口腔肿瘤，往往双侧引流[56]。

淋巴结分期不同于淋巴结分类。淋巴结分类是将所涉及的淋巴结组分类，并且是对确定手术类型的补充。然而，淋巴结分期描述了受累淋巴结的数量、大小和位置，有助于预测疾病的预后[3]。肿瘤 - 淋巴结 - 转移为基础的系统评估了原发肿瘤的大小（T），区域淋巴结受累情况（N）和远处转移（M）。其他区域转移与同区域淋巴结转移更提示远处转移。最大径达 3mm 的镜下受累被认为是不连续的肿瘤播散，并被归入 T 类[3]。即使没有明确的淋巴结组织受累的依据，> 3 mm 也被归类为局部淋巴结转移。大多数直径> 3 cm 的淋巴结肿块通常不是单个淋巴结，可能是融合的淋巴结或颈部软组织肿瘤[28]。

根据以下系统完成口咽、下咽、喉、口腔和鼻腔鼻窦癌的淋巴结分期[56]。

N_0- 没有区域淋巴结转移。

N_1- 单侧同侧淋巴结最大径< 3cm。

N_{2a}- 单侧同侧淋巴结最大径为 3 ～ 6cm。

N_{2b}- 同侧多个淋巴结，最大径≤ 6cm。

N_{2c}- 双侧或对侧淋巴结最大径≤ 6cm。

N_3- 多发淋巴结，最大径> 6cm。

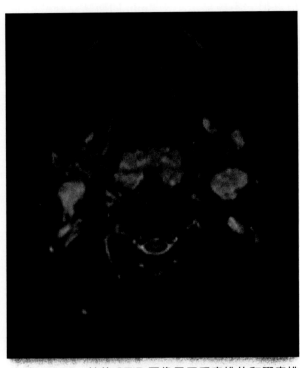

▲ 图 18-35　轴位 STIR 图像显示舌扁桃体和腭扁桃体肥大

Ⅰb、Ⅱa 和Ⅱb 区可见多个淋巴结

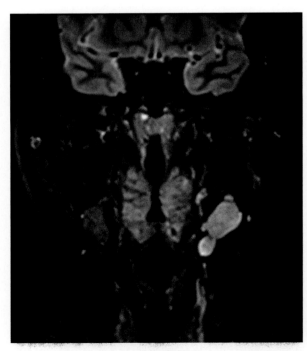

▲ 图 18-36　冠状位 STIR 图像显示舌、腭和咽扁桃体肥大

左侧Ⅱ区可见淋巴结

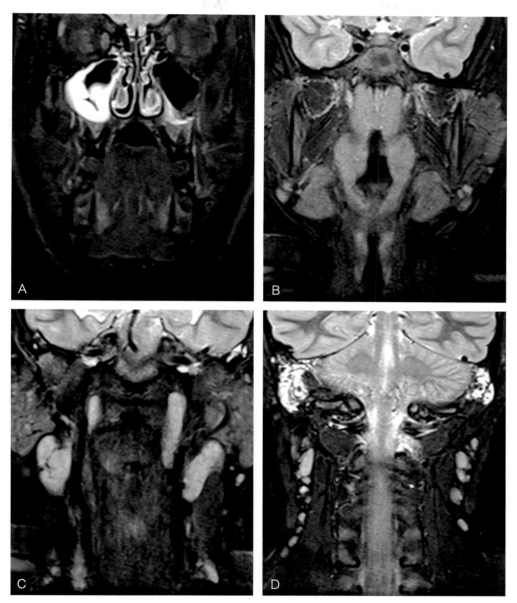

▲ 图 18-37 鼻窦炎

冠状位压脂 T₂WI 显示鼻窦炎；舌、腭和咽扁桃体肥大；中耳乳突炎。多个反应性淋巴结可见

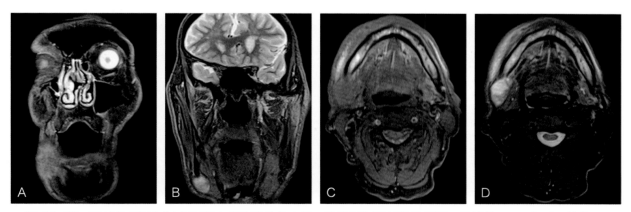

▲ 图 18-38 冠状位 T₂WI（A）可见右颊部肿瘤伴皮肤、黏膜下和深部组织受累。冠状位 T₂WI（B）、轴位 T₁WI 和轴位 STIR 图像（C）显示 Ib 区淋巴结。轴位 STIR 图像（D）可见其中心信号不均匀（坏死）

甲状腺癌和鼻咽癌均为独立的，需要单独的淋巴结（N）分类[3]。鼻咽癌的锁骨上淋巴结和甲状腺癌的咽后组淋巴结代表进行性淋巴结转移。鼻咽癌也可引流向腮腺淋巴结。临床检查可能无法触及咽喉和腮腺淋巴结；因此，放射科医师在评估两组疾病患者情况中起着重要作用[56]。

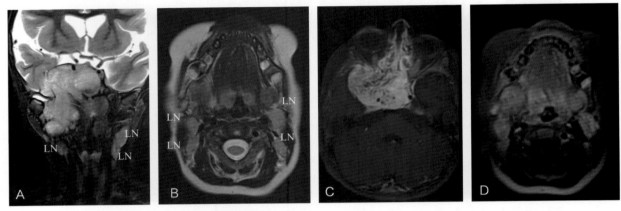

▲ 图 18-39　胚胎性横纹肌肉瘤及淋巴结的磁共振成像
冠状位 T₂WI（A）可见咽部巨大肿块（胚胎性横纹肌肉瘤）。轴位 T₂WI（B）可见 Ⅱ - Ⅲ 区多发淋巴结。增强轴位 T₁WI 压脂显示原发肿块（C）和 Ⅱa-b 区淋巴结（D）不均匀强化

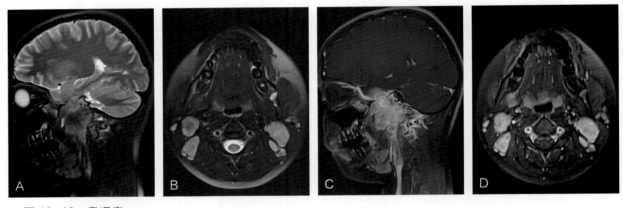

▲ 图 18-40　鼻咽癌
这是 1 例鼻咽癌患者。矢状位压脂 T₂WI 图像（A）、轴位 STIR 图像（B）、矢状位（C）和轴位（D）T₁WI 增强压脂图像显示鼻咽癌伴颅内受累。可见多发坏死淋巴不均匀强化

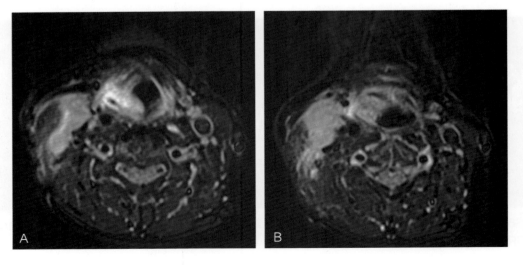

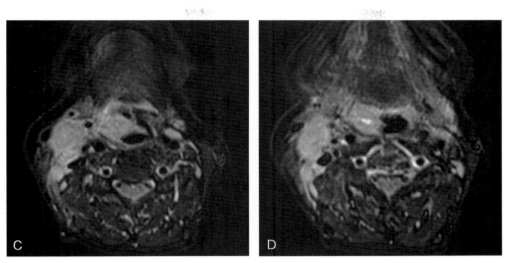

▲ 图 18-41　轴位 STIR 图像显示右侧下咽部鳞状细胞癌和右侧颈 Ⅱ 区和 Ⅲ 区淋巴结

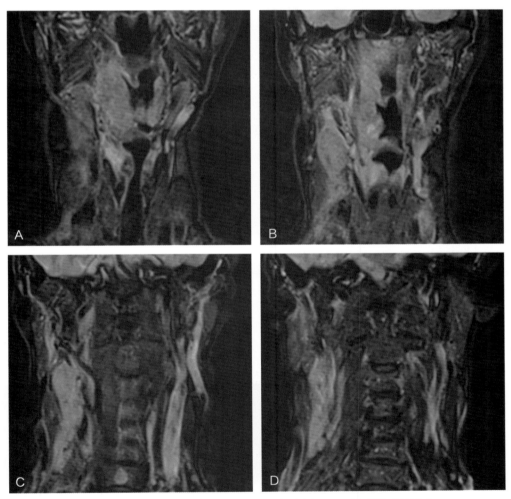

▲ 图 18-42　冠状位 STIR 图像显示右侧喉癌和颈部右侧 Ⅱ 区、Ⅲ 区淋巴结融合

甲状腺癌的区域性淋巴结受累是相互的，但它对预测预后意义不大，尤其是乳头状腺癌和滤泡癌。可能累及的第一组淋巴结是与腺体相邻的喉旁、气管旁和喉前（Delphian）淋巴结。然而，累及这些淋巴结位置没有重要的预后意义。因此，它们不是分期系统的一部分。它们可能扩散到Ⅲ区和Ⅳ区淋巴结、锁骨上淋巴结，很少累及ⅠA、ⅠB和Ⅴ区淋巴结。上纵隔淋巴结受累常见。广泛的颈部转移病例中可能会出现咽后淋巴结转移。双侧转移常见。甲状腺髓样癌转移表现出类似的形式[3]。对于甲状腺癌，N_0表示没有区域淋巴结转移。N_{1a}包括Ⅵ区的受累，包括气管前、气管旁和喉前淋巴结。N_{1b}包括单侧、双侧或对侧淋巴结（Ⅰ～Ⅴ区）或任何咽后或上纵隔淋巴结（Ⅶ区）受累[56]。

对于鼻咽癌淋巴结分期，N_0表示没有区域淋巴结转移。N_1包括单侧淋巴结最大径≤6cm，以及锁骨上窝和单侧或双侧咽后组淋巴结最大径≤6cm。N_2指双侧淋巴结最大径≤6cm，并包含了锁骨上窝淋巴结。N_{3a}包含最大尺寸> 6 cm 的单侧或双侧淋巴结。N_{3b}指延伸到锁骨上窝的淋巴结[56]。

在阅片时，可以看到一些不是淋巴结的实性成分。MRI 可以在一定程度上提供一定的鉴别诊断。因此，在分析过程中，必须牢记一些病理改变，如神经、血管和神经血管肿瘤（图18-45 和图 18-46）；间质肿瘤；先天性病变［鳃裂囊肿（图 18-47 和图 18-48）、畸胎瘤和异位甲状腺组织］和感染[7]。

此外，如果存在皮肤癌，则必须仔细检查浅表淋巴结，如腮腺、耳后、面部和枕部淋巴结。皮肤癌也扩散至Ⅴ区。Virchow 节点位于左锁骨上区域，靠近胸导管和左锁骨下静脉交界处。当在横断面图像上仅发现此征象时，主要需与甲状腺癌和胸腹部恶性肿瘤相鉴别[56]。

淋巴瘤和白血病需要与转移淋巴结鉴别。淋巴瘤累及的淋巴结没有典型的外观。它们通

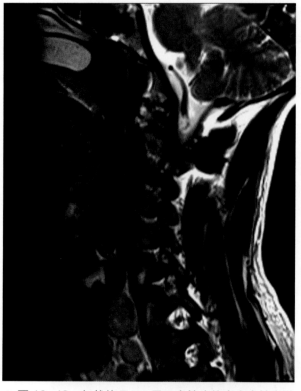

▲ 图 18-43　矢状位 T_2WI 显示食管癌的多个食管旁淋巴结

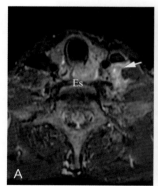
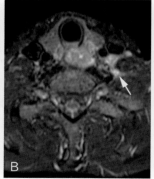
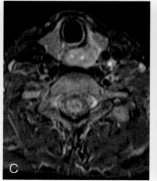
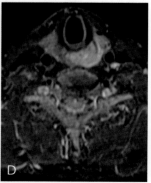

▲ 图 18-44　轴位 STIR 图像显示颈段食管（Es）（鳞状细胞癌）环形增厚及Ⅲ～Ⅳ区淋巴结边界不规则且信号不均匀（箭）

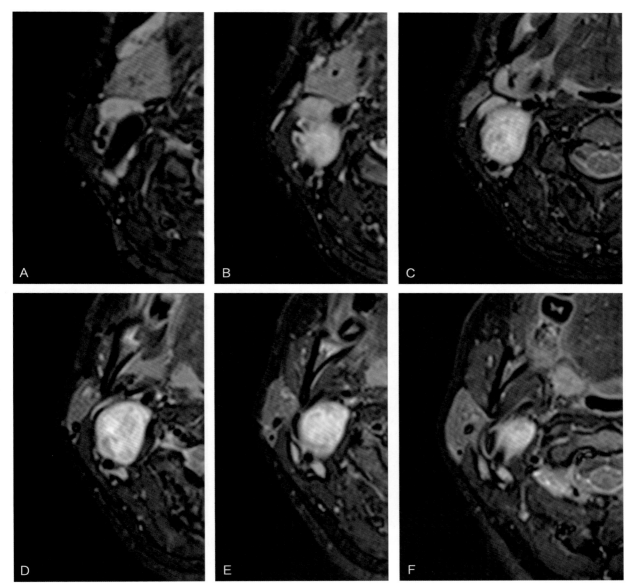

▲ 图 18-45 轴位 STIR 图像显示颈动脉分叉处可见一肿块并将颈内动脉和颈外动脉分开，与肌肉相比呈高信号

常融合成簇并且强化方式多样，并可见中心坏死。也可见到稍增大的、均匀的、反应性的淋巴结。此外，泡沫状淋巴结可见薄壁 [7]。

当在颈部未发现可触及的淋巴结时，影像学检查可帮助识别隐匿性转移。此外，影像学可证实颈部肿瘤阴性 [2]。当考虑到所有上消化道部位时，约 15% 的颈部肿瘤阴性（N0）最终会进展为转移性疾病 [113]。以下危险因素是隐匿性转移的独立危险因子：肿瘤部位、T 分期、肿瘤厚度、组织学分级、血管栓塞和神经周围浸润 [114,115]。原发肿瘤的微血管密度与区域淋巴结的受累密切相关 [3,116]。

大约 10% 患有颈部异常淋巴结的患者无明显原发肿瘤。未知原发肿瘤的最常见部位如下：鼻咽、梨状窝、舌根、扁桃体隐窝、甲状腺和肺。了解其引流模式有助于寻找原发肿瘤。

在儿童中，咽后淋巴结脓肿很严重。坏死的咽后淋巴结中心坏死，边缘不规则强化。余咽后间隙是正常的。然而，咽后脓肿常伴咽后壁强化。咽后间隙内可见黏液信号填充。咽后淋巴结坏死首先需要静注抗生素治疗而非手术。然而，咽后脓肿需要手术引流。

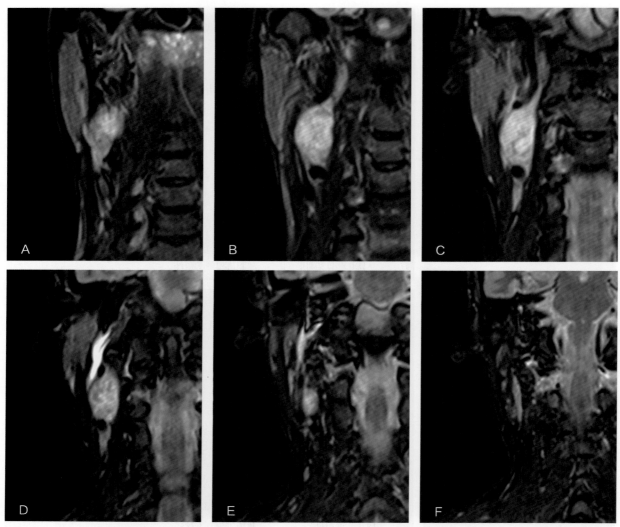

▲ 图 18-46 冠状位压脂 T_2WI 显示位于颈动脉分叉处的肿块，并且使颈内动脉和颈外动脉分离。与肌肉相比呈高信号，并且具有盐－胡椒征

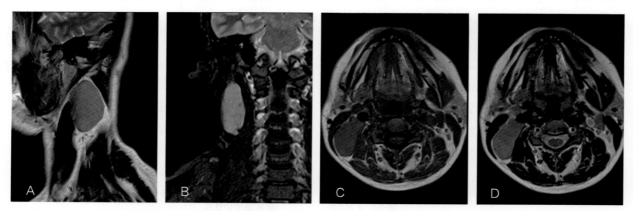

▲ 图 18-47 位于右侧颌下区的巨大鳃裂囊肿与矢状位 T_2WI（A）、冠状位 T_2WI（B）、轴位 T_1WI（C）和轴位 T_2WI（D）上的淋巴结信号相似

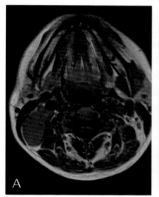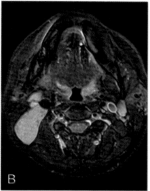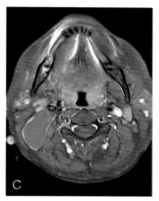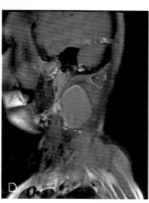

▲ 图 18-48　鳃裂囊肿
1 名鳃裂囊肿患者。在轴位 T₁WI（A）和轴位 STIR 图像（B）上，鳃裂囊肿与淋巴结信号相似。增强后轴位（C）和矢状位（D）T₁WI 显示周围薄壁强化

推荐阅读

［1］Branstetter BF, Weissman JL (2000) Normal anatomy of the neck with CT and MR imaging correlation. Radiol Clin North Am 38:925–940.

［2］Castelijns JA, van den Brekel MWM (2006) Neck nodal disease. In: Robert H (ed) Diagnostic Imaging: Head and Neck Imaging, 1st edn. Springer-Verlag, Berlin, Germany,pp. 568–600.

［3］Som PM (2003) Lymph nodes. In: Som PM, Curtin HD (eds)Head and Neck Imaging, 4th edn. Mosby, St. Louis, MO, pp.1865–1934.

［4］Wippold FJ (2007) Head and neck imaging: The role of CT and MRI. J Magn Reson Imaging 25:453–465.

［5］Kao JLA, Teng MS, Huang D, Genden EM (2008) Adjuvant radiotherapy and survival for patients with node-positive head and neck cancer: An analysis by primary site and nodal stage. Int J Radiat Oncol Biol Phys 71:362–370.

［6］Mack MG, Rieger J, Baghi M, Bisdas S, Vogl TJ (2008) Cervical lymph nodes. Eur J Radiol 66:493–500.

［7］Vogl T, Bisdas S (2007) Lymph node staging. Top Magn Reson Imaging 18:303–316.

［8］Okura M, Kagamiuchi H, Tominaga G, Iida S, Fukuda Y,Kogo M (2005) Morphological changes of regional lymph node in squamous cell carcinoma of the oral cavity.J Oral Pathol Med: Off Publ Int Assoc Oral Pathol Am Acad Oral Pathol 34:214–219.

［9］Sumi M, Van Cauteren M, Nakamura T (2006) MR micro-imaging of benign and malignant nodes in the neck. AJRAm J Roentgenol 186:749–757.

［10］Vogl TBS (2009) Cervical adenopathy and neck masses.In: Haaga JR, Dogra VS, Forsting M, Gilkeson RC, Ha HK, Sundaram M (eds) CT and MRI of the Whole Body, 5th edn. Mosby, Philadelphia, PA, pp. 639–669.

［11］Mancuso AA, Harnsberger HR, Muraki AS, Stevens MH(1983) Computed tomography of cervical and retropharyngeal lymph nodes: Normal anatomy, variants of normal,and applications in staging head and neck cancer. Part I: Normal anatomy. Radiology 148:709–714.

［12］Mancuso AA, Maceri D, Rice D et al. (1981) CT of cervical lymph node cancer. AJR Am J Roentgenol 136:381–385.

［13］van den Brekel MW, Stel HV, Castelijns JA et al. (1990) Cervical lymph node metastasis: Assessment of radiologic criteria. Radiology 177:379–384.

［14］Friedman M, Shelton VK, Mafee M et al. (1984) Metastatic neck disease: Evaluation by computed tomography. Arch Otolaryngol Head Neck Surg 110:443–447.

［15］Stevens MH, Harnsberger R, Mancuso AA et al. (1985) Computed tomography of cervical lymph nodes:Staging and management of head and neck cancer. Arch Otolaryngol Head Neck Surg 111:735–739.

［16］Close LG, Merkel M, Vuitch MF et al. (1989) Computed tomographic evaluation of regional lymph node involvement in cancer of the oral cavity and oropharynx. Head Neck 11:309–317.

［17］Feinmesser R, Freeman JL, Nojek AM et al. (1987) Metastatic neck disease: A clinical/radiographic/pathologic correlative study. Arch Otolaryngol Head Neck Surg 113:1307–1310.

［18］Som PM (1992) Detection of metastasis in cervical lymph nodes: CT and MR criteria and differential diagnosis.AJR Am J Roentgenol 158:961–969.

［19］Rouvière H (1938) Lymphatic System of the Head and Neck.Edwards Brothers, Ann Arbor, MI.

［20］Poirer P, Charpy A (1909) Traite d' anatomie humaine, 2nd edn. Masson, Paris, France.

［21］Trotter HA (1930) The surgical anatomy of the lymphatics of the head and neck. Ann Otol Rhinol Laryngol 39:384–397.

［22］Mancuso AA, Harnsberger HR, Muraki AS et al. (1983) Computed tomography of cervical and retropharyngeal lymph nodes: Normal anatomy, variants of normal,and application in staging head and neck cancer. II.Pathology. Radiology 148:715–723.

［23］Spiro RH (1985) The management of neck nodes in head

and neck cancer: A surgeon's view. Bull N Y Acad Med61:629–637.

［24］Som PM, Norton KI, Shugar JMA et al. (1987) Metastatic hypernephroma to the head and neck. AJR Am J Roentgenol 8:1103–1106.

［25］Medina JE (1989) A rational classification of neck dissec tions.Otolaryngol Head Neck Surg 100:169–176.

［26］Beahrs OH, Henson DE, Hutter RVP et al. (1988) Manualfor Staging Cancer, 3rd edn. Lippincott, Philadelphia, PA.

［27］Robbins KT (1991) Pocket Guide to Neck Dissection and TNM Staging of Head and Neck Cancer. American Academy of Otolaryngology–Head and Neck Surgery Foundation,Alexandria, VA, pp. 1–31.

［28］Fleming ID, Cooper JS, Henson DE et al. (1997) American Joint Committee on Cancer Staging Manual, 5th edn.Lippincott Raven, Philadelphia, PA.

［29］van den Brekel MWM (1992) Assessment of lymph node metastases in the neck: A radiological and histopathological study. University of Amsterdam, Utrecht, the Netherlands, pp. 1–152.

［30］Curtin HD, Ishwaran H, Mancuso AA et al. (1998)Comparison of CT and MR imaging in staging of neck metastases. Radiology 207:123–130.

［31］Robbins KT (1998) Classification of neck dissection:Current concepts and future considerations. Otolaryngol Clin North Am 31:639–655.

［32］Atula T, Silvoniemi P, Kurki T et al. (1997) The evaluation and treatment of the neck in carcinoma of the oral cavity. Acta Otolaryngol Suppl 529:223–225.

［33］Atula T, Varpula M, Kurki T et al. (1997) Assessment of cervical lymph node status in head and neck cancer patients: Palpation, computed tomography and low field magnetic resonance imaging compared with ultrasound-guided fine needle aspiration cytology. Eur J Radiol 25:152–161.

［34］Don D, Anzai Y, Lufkin R et al. (1995) Evaluation of cervical lymph node metastases in squamous cell carcinoma of the head and neck. Laryngoscope 105:669–674.

［35］Jones A, Roland N, Field J et al. (1994) The level of cervical lymph node metastases: Their prognostic relevance and relationship with head and neck squamous carcinoma primary sites. Clin Otolaryngol 19:63–69.

［36］Kaji A, Mohuchy T, Swartz J et al. (1997) Imaging of cervical lymphadenopathy. Semin Ultrasound CT MR 18:220–249.

［37］Maremonti P, Califano L, Longo F et al. (1997) Detection of latero-cervical metastases from oral cancer. J Craniomaxillofac Surg 25:149–152.

［38］Shah J, Medina J, Shaha A et al. (1993) Cervical lymph node metastasis. Curr Probl Surg 30:1–335.

［39］Anzai Y, Blackwell K, Hirschowitz S et al. (1994) Initial clinical experience with dextran-coated superparamagnetic iron oxide for detection of lymph node metastases inpatients with head and neck cancer. Radiology 192:709–715.

［40］Anzai Y, Prince M (1997) Iron oxide-enhanced MR lymphography: The evaluation of cervical lymph node metastases in head and neck cancer. J Magn Reson Imaging 7:75–81.

［41］Dooms G, Hricak H, Crooks L et al. (1984) Magnetic resonance imaging of the lymph nodes: Comparison with CT. Radiology 153:719–728.

［42］Dooms G, Hricak H, Moseley M et al. (1985) Characterization of lymphadenopathy by magnetic relaxation times: Preliminary results. Radiology 155:691–697.

［43］Lewin J, Curtin H, Ross J et al. (1994) Fast spin-echo imaging of the neck: Comparison with conventional spin-echo, utility of fat suppression, and evaluation of tissue contrast characteristics. AJNR Am J Neuroradiol 15:1351–1357.

［44］Mizowaki T, Nishimura Y, Shimada Y et al. (1996)Optimal size criteria of malignant lymph nodes in the treatment planning of radiotherapy for esophageal cancer: Evaluation by computed tomography and magnetic resonance imaging. Int J Radiat Oncol Biol Phys 36:1091–1098.

［45］Steinkamp H, Hosten N, Richter C et al. (1994)Enlarged cervical lymph nodes at helical CT. Radiology191:795–798.

［46］Yousem D, Hurst R (1994) MR of cervical lymph nodes:-Comparison of fast spin-echo and conventional spin-echoT$_2$W scans. Clin Radiol 49:670–675.

［47］Yousem D, Montone K, Sheppard L et al. (1994) Head and neck neoplasms: Magnetization transfer analysis.Radiology 192:703–707.

［48］Yousem D, Som P, Hackney D et al. (1992) Central nodal necrosis and extracapsular neoplastic spread in cervical lymph nodes: MR imaging versus CT. Radiology 182:753–759.

［49］Peter MS, Curtin HD (2011) Head and Neck Imaging, 5th edn. Mosby, New York.

［50］Bruneton J, Roux P, Caramella E et al. (1984) Ear, nose,and throat cancer: Ultrasound diagnosis of metastasis to cervical lymph nodes. Radiology 152:771–773.

［51］Friedman M, Roberts N, Kirshenbaum G, Colombo J(1993) Nodal size of metastatic squamous cell carcinoma of the neck. Laryngoscope 103:854–856.

［52］Som P (1987) Lymph nodes of the neck. Radiology 165:593–600.

［53］Steinkamp H, Cornhel M, Hosten N et al. (1995) Cervical lymphopathy: Ratio of long- to short-axis diameter as a predictor for malignancy. Br J Radiol 68:266–270.

［54］van den Brekel MW, Castelijns JA, Snow GB et al. (1998) The size of lymph nodes in the neck on sonograms as a radiologic criterion for metastasis: How reliable is it?AJNR Am J Neuroradiol 19:695–700.

［55］van den Brekel MW, Castelijns JA (2000) Imaging of lymph nodes in the neck. Semin Roentgenol 1:42–53.

［56］Hoang JK, Vanka J, Ludwig BJ, Glastonbury CM (2013) Evaluation of cervical lymph nodes in head and neck cancer with CT and MRI: Tips, traps, and a systematic approach. AJR Am J Roentgenol 200:17–25.

［57］Chong VF, Fan YF, Khoo JB (1996) MRI features of cervical nodal necrosis in metastatic disease. Clin Radiol 51:103–109.

[58] King AD, Lei KI, Ahuja AT (2004) MRI of neck nodes in non-Hodgkin's lymphoma of the head and neck. Br J Radiol 77:111–115.

[59] Goldenberg D, Begum S, Westra WH et al. (2008) Cysticlymph node metastasis in patients with head and neck cancer: An HPV-associated phenomenon. Head Neck 30:898–903.

[60] Hudgins PA, Gillison M (2009) Second branchial cleft cyst: Not!! AJR Am J Roentgenol 30:1628–1629.

[61] Yousem D, Hatabu H, Hurst R et al. (1995) Carotid artery invasion by head and neck masses: Prediction with MR imaging. Radiology 95:715–720.

[62] Myers JN, Greenberg JS, Mo V, Roberts D (2001)Extracapsular spread. A significant predictor of treatment failure in patients with squamous cell carcinoma of the tongue. Cancer 92:3030–3036.

[63] Cummings BJ (1993) Radiation therapy and the treatment of the cervical lymph nodes. In: Cummings CW,Fredrickson JM, Harker LA et al. (eds) Otolarynogology Head and Neck Surgery, 2nd edn. Mosby Year Book, St.Louis, MO, pp. 1626–1648.

[64] Ljumanovic R, Langendijk JA, Hoekstra OS, Leemans CR, Castelijns JA (2006) Distant metastases in head and neck carcinoma: Identification of prognostic groups with MR imaging. Eur J Radiol 60:58–66.

[65] King AD, Tse GM, Yuen EH et al. (2004) Comparison of CT and MR imaging for the detection of extranodal neoplastic spread in metastatic neck nodes. Eur J Radiol 52:264–270.

[66] van den Brekel MW, Castelijns JA (2005) What the clinician wants to know: Surgical perspective and ultrasound for lymph node imaging of the neck. Cancer Imaging 5:41–49.

[67] Ager A, Humphries M (1990) Use of synthetic peptides to probe lymphocyte high endothelial cell interactions. Lymphocytes recognize a ligand on the endothelial surface which contains the CS1 adhesion motif. Int Immunol 2:921–928.

[68] Batsakis J (1979) Tumour of the Head and Neck: Clinical and Pathological Considerations. Williams & Wilkins,Baltimore, MD, pp. 240–250.

[69] Collins S (1987) Controversies in management of cancer of the neck. In: Thawley S, Panje W (eds) Comprehensive Management of Head and Neck Tumours. Saunders,Philadelphia, PA, pp. 1336–1443.

[70] Snow G, Annyas A, Slooten EV et al. (1982) Prognostic factors of neck node metastasis. Clin Otolaryngol 7:185–192.

[71] Gor DM, Langer JE, Loevner LA (2006) Imaging of cervical lymph nodes in head and neck cancer: The basics. Radiol Clin North Am 44:101–110.

[72] Biller H, Urken M, Lawson W et al. (1988) Carotid artery resection and bypass for neck carcinoma. Laryngoscope 98:181–183.

[73] Yoo GH, Hocwald E, Korkmaz H et al. (2000) Assessment of carotid artery invasion in patients with head and neck cancer. Laryngoscope 110:386–390.

[74] Gritzmann N, Grasl MC, Helmer M, Steiner E (1990)Invasion of the carotid artery and jugular vein by lymph node metastases: Detection with sonography. AJR Am J Roentgenol 154:411–414.

[75] Zaragoza L, Sendra F, Solano J, Garrido V, Martinez-Morillo M (1993) Ultrasonography is more effective than computed tomography in excluding invasion of the carotid wall by cervical lymphadenopathies. Eur J Radiol17:191–194.

[76] Rothstein SG, Persky MS, Horii S (1988) Evaluation of malignant invasion of the carotid artery by CT scan and ultrasound. Laryngoscope 98:321–324.

[77] Langman AW, Kaplan MJ, Dillon WP, Gooding GA (1989)Radiologic assessment of tumour and the carotid artery:Correlation of magnetic resonance imaging, ultrasound,and computed tomography with surgical findings. Head Neck 11:443–449.

[78] Reilly MK, Perry MO, Netterville JL, Meacham PW(1992) Carotid artery replacement in conjunction with resection of squamous cell carcinoma of the neck:Preliminary results. J Vasc Surg 15:324–329.

[79] Vandecaveye V, De Keyzer F, Vander Poorten V,Dirix P, Verbeken E, Nuyts S, Hermans R (2009)Head and neck squamous cell carcinoma: Value of diffusion-weighted MR imaging for nodal staging.Radiology 251:134–146.

[80] Maya MM, Lo WM, Kovanlikaya I (2003) Temporal bone tumors and cerebello-pontine angle lesions. In: Som PM,Curtin HD (eds) Head and Neck Imaging, 4th edn. Mosby,St. Louis, MO, pp. 1275–1360.

[81] Sigal R (1996) Oral cavity, oropharynx, and salivary glands. Neuroimaging Clin North Am 6:379–400.

[82] Alper F, Turkyilmaz A, Kurtcan S, Aydin Y, Onbas O,Acemoglu H, Eroglu A (2011) Effectiveness of the STIR turbo spin-echo sequence MR imaging in evaluation of lymphadenopathy in esophageal cancer. Eur J Radiol 80:625–628.

[83] King AD, Tse GM, Ahuja AT, Yuen EH, Vlantis AC, To EW, van Hasselt AC (2004) Necrosis in metastatic neck nodes: Diagnostic accuracy of CT, MR imaging, and US.Radiology 230:720–726.

[84] Kawai Y, Sumi M, Nakamura T (2006) Turbo short tau inversion recovery imaging for metastatic node screeningin patients with head and neck cancer. AJNR Am J Neuroradiol 27:1283–1287.

[85] Weber AL, Sabates NR (1996) Survey of CT and MR imaging of the orbit. Eur J Radiol 22:42–52.

[86] Hayes CE, Tsuruda JS, Mathis CM, Maravilla KR, Kliot M,Filler AG (1997) Brachial plexus: MR imaging with a dedicated phased array of surface coils. Radiology 203:286–289.

[87] Abdel Razek AA, Gaballa G, Elhawarey G, Megahed AS,Hafez M, Nada N (2009) Characterization of pediatric head and neck masses with diffusion-weighted MR imaging. Eur Radiol 19:201–208.

[88] Fischbein NJ, Noworolski SM, Henry RG, Kaplan MJ,-

Dillon WP, Nelson SJ (2003) Assessment of metastatic cervical adenopathy using dynamic contrast-enhanced MR imaging. AJNR Am J Neuroradiol 24:301–311.

[89] Vaupel P (1998) Tumor blood flow. In: Molls M, Vaupel P(eds) Blood Perfusion and Microenvironment of Human-Tumors. Springer-Verlag, Berlin, Germany, pp. 41–46.

[90] Evelhoch JL (1999) Key factors in the acquisition of contrast kinetic data for oncology. J Magn Reson Imaging 10:254–259.

[91] Furukawa M, Parvathaneni U, Maravilla K, Richards TL,Anzai Y (2013) Dynamic contrast-enhanced MR perfusion imaging of head and neck tumors at 3 Tesla. Head Neck 35:923–929.

[92] Abdel Razek AA, Gaballa G (2011) Role of perfusion magnetic resonance imaging in cervical lymphadenopathy. J Comput Assist Tomogr 35:21–25.

[93] Sumi M, Sakihama N, Sumi T, Morikawa M, Uetani M,Kabasawa H et al. (2003) Discrimination of metastatic cervical lymph nodes with diffusion weighted MR imaging in patients with head and neck cancer. AJNR Am J Neuroradiol 24:1627–1634.

[94] Abdel Razek AA, Soliman NY, Elkhamary S et al. (2006) Role of diffusion-weighted MR imaging in cervical adenopathy.Eur Radiol 16:1468–1477.

[95] Wang J, Takashima S, Takayama F et al. (2001) Head and neck lesions: Characterization with diffusion weighted echo-planar MR imaging. Radiology 220:621–630.

[96] King AD, Ahuja AT, Yeung DK et al. (2007) Malignant cervical lymphadenopathy: Diagnostic accuracy of diffusion-weighted MR imaging. Radiology 245:806–813.

[97] Lang P, Wendland MF, Saeed M et al. (1998) Osteogenic sarcoma: Noninvasive in vivo assessment of tumor necrosis with diffusion-weighted MR imaging. Radiology 206:227–235.

[98] Nakamatsu S, Matsusue E, Miyoshi H, Kakite S,Kaminou T, Ogawa T (2012) Correlation of apparent diffusion coefficients measured by diffusion-weighted MR imaging and standardized uptake values from FDG PET/CT in metastatic neck lymph nodes of head and neck squamous cell carcinomas. Clin Imaging 36:90–97.

[99] Misselwitz B, Platzek J, Weinmann HJ (2004) Early MR lymphography with gadoflurine M in rabbits. Radiology 231:682–688.

[100] Mayer MN, Kraft SL, Bucy DS, Waldner CL, Elliot KM,Wiebe S (2012) Indirect magnetic resonance lymphography of the head and neck of dogs using Gadofluorine M and a conventional gadolinium contrast agent: A pilot study. Can Vet J 53:1085–1090.

[101] Choi SH, Han MH, Moon WK, Son KR, Won JK, Kim JH, Kwon BJ, Na DG, Weinmann HJ, Chang KH(2006) Cervical lymph node metastases: MR imaging of gadofluorine M and monocrystalline iron oxide nanoparticle-47 in a rabbit model of head and neck cancer.Radiology 241:753–762.

[102] Spuentrup E, Ruhl K, Weigl S et al (2010) MR imaging of lymph nodes using Gadofluorine M: Feasibility in a swine model at 1.5 and 3T. Rofo 182:698–705.

[103] King AD, Yeung DK, Ahuja AT, Yuen EH, Ho SF, Tse GM,van Hasselt AC (2005) Human cervical lymphadenopathy:Evaluation with in vivo 1H-MRS at 1.5 T. Clin Radiol 60:592–598.

[104] Aboagye EO, Bhujwalla ZM (1999) Malignant transformation alters membrane choline phospholipid metabolism of human mammary epithelial cells. Cancer Res 59:80–84.

[105] Bisdas S, Baghi M, Huebner F, Mueller C, Knecht R,Vorbuchner M, Ruff J, Gstoettner W, Vogl TJ (2007) In vivo proton MR spectroscopy of primary tumours,nodal and recurrent disease of the extracranial head and neck. Eur Radiol 17:251–257.

[106] Star-Lack JM, Adalsteinsson E, Adam MF et al. (2000)In vivo 1 H MR spectroscopy of head and neck lymphn ode metastasis and comparison with oxygen tension measurements. AJNR Am J Neuroradiol 21:183–193.

[107] Mukherji SK, Schiro S, Castillo M, Kwock L, Muller KE,Blackstock W (1997) Proton MR spectroscopy of squamous cell carcinoma of the extracranial head and neck:In vitro and in vivo studies. AJNR Am J Neuroradiol18:1057–1072.

[108] Huang W, Roche P, Shindo M, Madoff D, Geronimo C,Button T (2000) Evaluation of head and neck tumour response to therapy using in vivo 1 H MR spectroscopy:Correlation with pathology. Proc Int Soc Magn Reson Med8:552.

[109] Maheshwari SR, Mukherji SK, Neelon B et al. (2000)The choline/creatine ratio in five benign neoplasms: Comparison with squamous cell carcinoma by use in vitro spectroscopy. AJNR Am J Neuroradiol 21:1930–1935.

[110] King AD, Yeung DKW, Ahuja AT, Leung SF, Tse GM-K,van Hasselt AC (2004) In vivo proton MR spectroscopy of primary and nodal nasopharyngeal carcinoma. AJNR Am J Neuroradiol 25:484–490.

[111] Adalsteinsson E, Spielman DM, Pauly JM, Terris DJ,Sommer G, Macovski A (1998) Feasibility study of lactate imaging of head and neck tumours. NMR Biomed11:360–369.

[112] Gerstle RJ, Aylward SR, Kromhout Schiro S, Mukherji SK(2000) The role of neural networks in improving the accuracy of MR spectroscopy for the diagnosis of head and neck cancer. AJNR Am J Neuroradiol 21:1133–1138.

[113] Johnson J (1990) A surgeon looks at cervical lymph nodes. Radiology 175:607–610.

[114] Kowalski L, Medina J (1998) Nodal metastases: Predictive factors. Otolaryngol Clin North Am 31:621–637.

[115] Woolgar J, Scott J (1995) Prediction of cervical lymph node metastasis in squamous cell carcinoma of the tongue/floor of mouth. Head Neck 17:463–472.

[116] Olsen K, Caruso M, Foote R et al. (1994) Primary head and neck cancer. Histopathologic predictors of recurrence after neck dissection in patients with lymph node involvement. Arch Otolaryngol Head Neck Surg120:1370–1374.

Chapter 19
眼球及眼眶磁共振成像

Magnetic Resonance Imaging of the Eye and Orbit

Pradipta C. Hande 著

郑　璇，宋丽媛，译

目录　CONTENTS

一、概述

眼眶和视觉通路内的眼球是中枢神经系统（CNS）的一个独立而复杂的系统。磁共振成像（MRI）对于神经解剖的细节显示非常好，因此是评估该系统病理过程最敏感的成像工具。在临床诊疗中，熟悉这些结构的详细解剖和生理学对于分析 MRI 是很重要的。

二、胚胎学

了解眼球和眼眶的胚胎学有助于了解各种先天性异常和发育性疾病。

在妊娠第 3 周早期，由神经外胚层排列的胚胎头端的一侧形成光学凹槽（沟）。眼球由前脑的神经外胚层和神经嵴细胞、头部的外胚层细胞及这些层之间存在的中胚层发育而成[1]。这些憩室从前脑（间脑）的侧面延伸并且形成紧密贴合于表面外胚层的囊泡。视泡腔通过视杆与间脑腔连续。视网膜、视神经（ON）纤维和平滑肌来源于神经外胚层[1]。角膜和结膜上皮，泪腺和睑板腺和晶状体由表面外胚层形成。相邻的外胚层被刺激变厚，形成晶状体板，进一步进入双层的视杯，从而变成晶状体凹（凹陷到晶状体囊泡中），它由后期吸收的狭窄的光学杆附着于表面外胚层下方。

在视杯的鼻底部分，一个称为视神经（脉络膜）裂隙的沟槽发育并沿着视神经柄延伸一段距离。玻璃体动脉[1]（从眼后动脉发育成明确的眼动脉）和静脉穿过裂隙直至晶状体的后部，这在妊娠第 3 个月中退化并消失。到妊娠第 7 周，裂隙的边缘接近形成位于视杆内的管状视神经管，闭合失败导致孔或缺口形成称为缺损。

视网膜从视神经杯内层发育而成，内部有神经和外层色素层。视网膜神经部分的内部神经母细胞层形成神经节细胞，神经节细胞发育成神经纤维进入视杆的壁，形成视神经。胚胎裂隙上端的原始上皮乳头在轴突穿过时成为视

盘。胚胎视神经裂的最深部分在视杯的底部中心处形成视神经盘。视神经盘外侧是黄斑区，神经节细胞层的细胞核出现局部增大，并且在妊娠第 7 个月后期，这些细胞外周移位留下中央浅凹陷 - 中央凹[1]。

周围的间质与神经嵴细胞一起紧密结合形成巩膜和脉络膜、角膜基质、前房、玻璃体和血管的一部分及结缔组织[1]。

三、眼眶的相关影像解剖

眼眶是圆锥形的骨腔，基底部（眶口）在前后方向和中间向前端会聚，形成一个锥形结构[2]。骨性眶壁由 7 块骨组成，即额骨、蝶骨、筛骨、泪骨、上颌骨、颧骨和腭骨[2]。眼眶被含有空气的鼻旁窦和内侧的鼻腔包围。骨性眶缘（RIM）是四边形的，并且眼眶的最宽处位于眶前开口 10mm 处[1,2]。

外侧壁是最厚的壁，由蝶骨大翼和颧骨额突形成。眶顶由额骨眶突及大部分蝶骨小翼构成。眶顶形成颅前窝底的一部分。由上壁、下壁、内壁形成视神经管的骨壁，视神经管内走行视神经、眼动脉和交感神经。因此，眼眶通过视神经管与颅内、鞍上池和海绵窦沟通。眼眶的前外侧是泪腺窝，其内可见泪腺。底部上颌窦的顶部，相对较薄并且向上倾斜，后内侧壁高于前内侧壁。在内侧，由筛窦的非常薄的眶板（筛骨纸板）将眶与筛窦分离。前内侧为泪道凹槽，其内为泪囊，通过鼻泪管与鼻腔连通。

眼眶是一个坚硬的骨性深腔，由于头部和面部外伤，骨壁容易发生骨折。眶壁内衬有松散附着的骨膜（眶骨膜），其具有潜在的腔隙（骨膜和骨膜下），并与视神经的硬脑膜相延续。因此，位于后方的创伤或手术可导致脑脊液（CSF）漏。眶底骨膜向前方延续成眶隔。眼轮匝肌是围绕眼眶边缘的平滑肌，并且肌纤维呈同心圆状在眶隔前排列。

眼眶的主要结构包括眼球、眼外肌（EOMs）、血管、脑神经（Ⅱ、Ⅲ、Ⅳ、Ⅴ、Ⅵ）、交感神

经和副交感神经、泪腺，均被脂肪和结缔组织包围。在眶尖区，视神经管、眶上裂（SOF）和眶下裂是连接眼眶和颅脑的孔道，其内走行重要的神经血管（表 19-1）。

　　EOM 包括四个直肌，即最厚的内直肌（MR）、外直肌（LR）、上直肌（SR）和下直肌（IR），以及上斜肌和下斜肌，皆是控制眼球运动的横纹肌。多平面 MRI 成像可显示。除了下直肌外，其余直肌均有一个共同的起源[2]，其起源于包围视神经孔和 SOF 内侧的 Zinn 腱环（环），并与

视神经和眶骨膜的硬膜鞘连续。直肌的垂直面在冠状面（图 19-1）和矢状面上显示得很清楚，在横断面图像中可以看到整个平面的直肌（图 19-2）。沿着相邻眶壁的四个直肌均向前附着于眼球，形成一个向眶尖逐渐变细的肌锥。

　　肌锥与其内肌间隔将眼眶分隔成不同部分[3,4]，即内间隙（眼眶中央部分）和肌锥外间隙（外周部分），这些在轴位（图 19-3）和矢状面成像时均得以清晰显示。肌锥内间隙在冠状面上显示效果也很好[2]。

表 19-1　眼眶的孔道与裂隙

眼眶裂 / 孔	主要内容物 / 结构	影像学特点及意义
眶上孔 / 切迹	眶上神经 V_1 眼支的分支 眶上血管	沿眶内侧上缘切口，由额骨内侧形成
视神经管和视神经孔	视神经及脑膜（Ⅱ CN） ONSC 眼动脉 交感神经	蝶骨小翼根部与蝶窦体之间的眶顶后部。视神经管显示清晰。视神经与蝶窦的关系——鼻内镜手术的重要标志
眶上裂	动眼神经（Ⅲ） 滑车（Ⅳ），外展神经（V_1 CN），眼神经终末支（V_1 CN） 眼静脉 泪腺和额神经 泪腺和脑膜动脉	与颅中窝相通，与 Zinn 共同腱环的外侧部分相连，且眼外肌起源于此
眶下裂	上颌神经（V_2 CN） 颧神经 眶下血管 眼下静脉走向海绵窦 翼丛交通静脉	眶下裂将基底部与前缘之后 1 ~ 1.5cm 处的侧壁分隔开，向后内侧与翼腭窝沟通，前下方与颞下窝相连，向外与后上颌窝相连
眶下沟 / 裂孔 / 管 / 孔	眶下神经上颌支（V_2 CN）	眶下裂内侧唇切迹，沿眶下缘后方 1cm 处沿前方穿过眶下管由穿入底部的凹槽形成，在眶下孔下方 1cm 处的眶下管向上开口于上颌骨上方
鼻泪管	鼻泪管（NLD）	内侧壁的前方有泪腺的泪囊沟 鼻泪管开口于下鼻道
筛骨前孔	筛前血管和神经	眶内侧壁的前后部，位于颅前窝底部 外部筛窦切除的手术切口应低于孔以防止进入颅前窝
筛骨后孔	筛后血管和神经	沿着侧壁
蝶颧缝管	颧颞神经和动脉 颧面神经和动脉	底部与侧壁的交界处

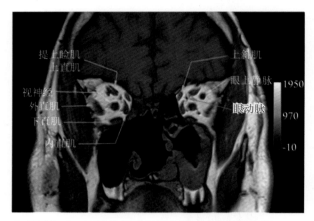

▲ 图 19-1　冠状位 T₁WI 显示了正常的眼眶解剖

　　上斜肌在冠状面显示最佳，而横断面图像显示滑车和腱部清晰。下斜肌在冠状面、矢状面和斜矢状面上可见。上睑提肌是提升上眼睑的主要骨骼肌，靠近上直肌，在冠状面图像前部、矢状和旁矢状 MR 图像中可见。

　　在 MRI 图像上，较大的血管表现为流空信号，可以在冠状面和横断面上看到（图 19-4）。眼动脉可以在低于视神经的顶点处识别，然后

走行到中侧面。眼上静脉（SOV）起源于肌锥外间隙的前内侧，在滑车附近穿过视神经上方的肌肉及上直肌下方的肌肉，通过眶上裂出眶。

　　眶内的结构被裹入脂肪中形成的一个网状纤维弹性组织中，该网状物被分成外周部眶脂肪（肌锥外）和中央部眶脂肪（肌锥内）。

　　眼球由两部分[1]组成，一部分由睫状体分成较小的透明前段，较大的相对不透明的后段构成眼球的 6/5。每个节段的曲率中心是角膜中心的前极和后节中心的后极，并且由称为几何光轴，该线与视轴不重合，中央凹低于后极，而赤道位于两极之间。Tenon 囊是一种纤维弹性膜的筋膜鞘，从眼球的周围到眼球的后部环绕眼球 4/5。

　　眼球含有人体中含水量最高的组织（玻璃体）和最少的含水组织（晶状体），晶状体由晶状体纤维和蛋白质组成，由晶状体上皮和弹性囊覆盖[1,4]。新月形的前房内含有液体房水，其后方的玻璃状液体与硬性晶状体有关。这些组织的差异产生不同的质子弛豫时间，使其成为磁共振

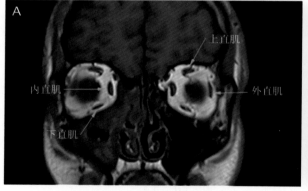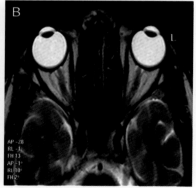

▲ 图 19-2　眼眶四条直肌及眶脂体内部的内直肌和外直肌
　　A. 冠状位 T₁WI 显示眼眶四条直肌的正常解剖结构；B. 轴位 T₂WI 显示了在眶脂体内部的内直肌和外直肌

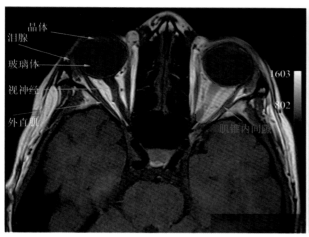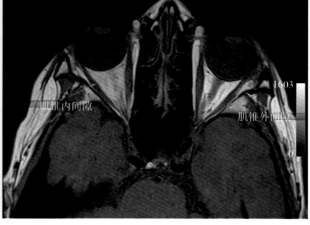

▲ 图 19-3　轴位 T_1WI 显示了肌锥内间隙和肌锥外间隙

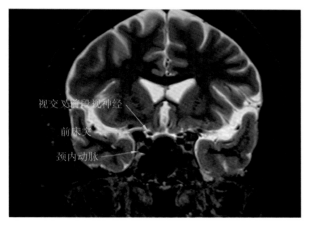

▲ 图 19-4 冠状位 T_2WI 眼眶前方的前床突层面显示了
与视神经有关的各种结构

成像研究的理想器官。具有小蛋白质 - 水相互作用的凝胶状玻璃体[1]具有长 T_1 和 T_2 弛豫时间，但较纯水短。在 T_2 超短弛豫时间[1]，正常晶状体比周围充满液体的组织显得更暗。在 T_1 加权像上，睫状体和晶状体小带较玻璃体呈轻度高信号。球壁三层主要由外层巩膜，中间层葡萄膜（脉络膜、睫状体和虹膜）和内部视网膜组成。视网膜由两层构成：内层神经层和外层色素层，它们不能通过 MRI 来分辨。

球内的潜在间隙[1,4]存在于液体可以积聚和眼环分层之处，它们是玻璃体下，视网膜下和脉络膜上间隙。玻璃体前方的玻璃体窝可能充满渗出物或出血，并可在 MRI 上看到。Tenon 间隙或巩膜外间隙是另一个潜在的间隙[1,2]。

要 点

眼眶在解剖学上邻近鼻旁窦、翼腭窝及颅内结构，这使得病变容易累及这些结构。因此，MR 检查应包括这些区域，以发现周围解剖结构是否受累。

眼眶影像学最常见的临床指征[2,4]为眼球突出、视力减退、眼球内陷、复视、白瞳症、疼痛和溢泪[5]。

四、成像方式

早期采用标准投影的影像检查，但现在更广泛使用的是断面成像[2]。

高分辨率超声（USG）（B 超）可用于显示眼球且没有电离辐射对晶体的损害，是一种诊断眼部病变经济有效的工具[5]。实时成像可以满足眼球运动的同时进行动态扫描[5]。眼眶 USG 扫描的局限性是其不能显示骨骼结构和眶尖区域，并评估各种病理的颅内蔓延[2,5]。

常规计算机断层扫描（CT）检查是平行于听眶线获得的 3mm 连续横断面切片，当需要时，层厚可达 1 ~ 2mm。多排 CT（MDCT）具有快速采集体积数据集（各向同性成像）的优势，可获得多平面重组（MPR）图像[5,6]。

MRI：技术与规范

充满液体的眼球，眶内脂肪内的球后组织以及眼眶骨壁之间的内在软组织对比度很好地显示了解剖结构[1,2,5,6]。

在高场强磁体（1.5～3.0 T）上使用头部线圈获得的 MR 图像可以充分显示眼球和眼眶结构，包括眶尖和整个视觉通路。优先选择快速自旋回波的短时扫描时间（SE）序列，因其可以减少由于眼球运动造成的伪影（图 19-5）。常规序列包括 T_1 加权成像（T_1WI），质子密度成像（PD），T_2 加权成像（T_2WI），脂肪抑制 T_1WI（FS）和反转恢复序列，如涡流反转恢复（TIRM）- 液体衰减反转恢复（FLAIR）和短时反转恢复（STIR）序列。在至少两个扫描平面选用薄层（3mm 或更小）、小视野（FOV）、高分辨率矩阵（256×256）和大脑的 T_2WI 成像可用于评估整个视觉通路。三维序列采集通常用于 MPR。根据需求，可以获取具有梯度回波图像的附加序列。钆（Gd）螯合造影剂（高达 0.1 mmol / kg）的静脉注射（IV）可用于研究正常结构和眼眶各种病变的增强模式。建议使用平扫和增强后的 FS 3D-T_1W 图像。

具有表观扩散系数（ADC）值的弥散加权成像（DWI）越来越多地用于分析细胞水平的分子扩散。这种回波平面成像技术近来被越来越多地用于评估头颈部的病变和肿瘤。细胞内自由水（质子）以及细胞外分子和蛋白质，这些可能会改变周围组织的黏度造成弥散受限[7]。通过至少包括 b = 0、500 和 1000 s / mm² 的多 b 值序列获得的弥散受限及 ADC 值有助于区分在常规 MRI 上表现相似的病灶和病理。

累及眼眶的疾病可分为眼球（包括眼球或球体）或眼眶（不包括眼球）[1]。

眼球突出是指眼球的前突出，通常与突眼（眼球更为突出）同义，是由于甲状腺疾病中眼眶内容物的增加造成的。这可以通过横断面对眼球进行客观评估，通常至少 1/3 的眼球位于连接两侧眶缘线的后方（图 19-6）。可以在横断面 CT 图像上测量骨性眶间距（BID）[2]（图 19-6）。

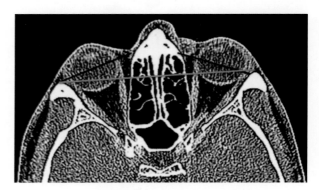

▲ 图 19-6　眼眶横断面 CT 显示眼眶内被脂肪衬托的眼球、内直肌、外直肌
连接两侧的颧弓可得到 BID 线（红线）

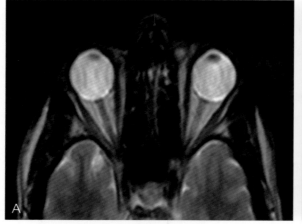
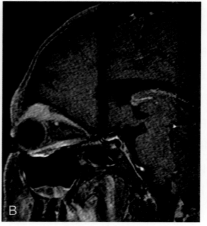

▲ 图 19-5　扫描期间的伪影
A.MRI 上的伪像为在横断面扫描期间眼球运动引起的典型的重影伪影；B.1.5T MRI 上头线圈的薄矢状面显示垂直信号丢失带

眼距过宽是指骨性眶间距增加及眼眶的距离较正常人明显增大，与之相对应的是眼距缩短，指的是骨性眶间距变短。颅面部畸形通常包括眼球和眼眶，导致眼距过宽和眼距缩短[1,2]。

正常成人眼轴长度为 24mm[1]。

五、病理改变

（一）眼球病变

1. 先天性畸形

无眼球和小眼球：眼球完全缺失很罕见，可能是由于产前不良事件导致视杯未形成所致[1,2]。临床无眼畸形通常表现为囊性残留，伴有退化组织和眼眶营养不良性钙化。视神经及视交叉若存在，也通常发育不良。然而，眼外肌发育良好。MR 可对整个视觉通路进行成像，包括外侧膝状体，它们可能很小并且不完整，并且可见神经胶质增生[1]。

在小眼球中，眼球是不发育的，而且很小。成人的眼轴小于 21mm，1 岁儿童的轴小于 19mm。这种情况可能是颅面部综合征的一部分，通常是由于先天性风疹、先天性弓形虫病等宫内感染引起的。而且在原发性渗出性视网膜病（PHPV）和早产儿视网膜病变（ROP）中也可见到。这是由于在形成视泡囊后胚胎发育过程中受损形成的。然而，如果损害是在完全内陷到视杯之前，则存在相关的囊肿形成。

眼睑、睑裂和结膜的发育不全可导致隐匿性眼睑皮肤样囊肿[1,2]，MRI 可见一发育不全的囊样眼球。

有时，小眼畸形后期出现，并且可能是由于创伤、炎症、感染后（疱疹、巨细胞病毒）、手术或放射引起的获得性畸形，即眼球痨。

巨眼球：眼球增大通常见于患有先天性青光眼（牛眼）的年轻病人，是因为眼压增高拉伸角膜和巩膜或与 Sturge-Weber 综合征相关。在神经纤维瘤病（NF）中，可能有 50% 的患者面部受累。巨大眼球（眼轴长度＞ 30 mm）是

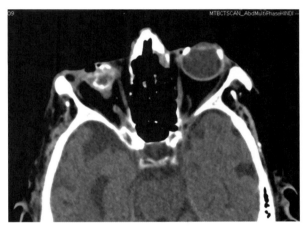

▲ 图 19-7 眼球痨
轴位 CT 可见眼球皱缩变小，其内可见钙化

一种无青光眼的眼球扩大。导致眼轴长度增加的最常见原因与高度近视有关[8]。这可能导致由于眼球变长而致巩膜 - 葡萄膜[1]拉伸变薄，并可见后巩膜葡萄肿。

缺损：该术语是指缺少的组织形成缺损、洞或裂隙，并可能影响晶状体，睫状体，虹膜，视网膜脉络膜和视神经[9]，并且通常是由于眼球下方鼻腔下象限胚胎视裂闭合失败所导致的[1,9]。视网膜脱离（RD）可能与视神经缺损相关，而且可能与眼部畸形相关，如视神经囊肿、玻璃体动脉残留或非眼球畸形，如耳或脑室的发育不良有关 1。

视盘的牵牛花综合征已叙述过[10]，其中视盘扩大，中央有神经胶质组织核心形成环形凸起的光晕，并且可以具有色素性视网膜下组织。可能有一个色素瘤囊肿形成，有时体积迅速增加可导致渐进性突眼类似肿瘤表现。MRI 可以显示在眼球后方有一个漏斗状畸形，对应的是视盘的囊肿，也有助于排除占位性病变，与肿瘤相鉴别。

> **要　点**
>
> 磁共振成像有助于在眼球后方发现典型的漏斗状畸形，在眼底检查时可见先天性缺损伴牛牛花综合征。

2. 眼球内脱离性病变

感觉（神经）和视网膜色素上皮细胞的分离被称为视网膜脱离（RD）[11]，并允许液体渗入潜在的视网膜下间隙,这可以在 MRI 上显示。孔源性视网膜脱离常伴随退行性变，在影像学上可能看到撕裂或不连续。非孔源性 RD 通常出现于伴有眼部疾病的儿童和年轻患者，并且可能是由肿块或纤维增生性疾病或继发于炎症引起的退缩引起的。它可能是由儿童视网膜母细胞瘤（RB）等肿瘤和成人黑色素瘤、脉络膜血管瘤等肿瘤引起的。视网膜脱离可以是原发性或继发性的，MRI 可以帮助显示 RD 的原因，如肿瘤或炎症。眼部肿块伴视网膜下积液，T_1加权像上呈高信号。然而有时候，在 Coats 病中，在炎症条件下高蛋白质的视网膜下分泌物具有相似的外观，与孔源性 RD 中的视网膜下间隙中的漏出物聚集相反，T_1WI 呈低信号的液体[1]。由于视网膜层太薄及 CT 和 MR 分辨率的限制而显示欠清，所以 USG 评估 RD 有优势，可以清楚显示分离的视网膜的薄层并且有助于评估分离的程度。在完全性 RD 中，可见膜样层向后会聚到顶点（视盘），并被附着在睫状体前方的锯状缘。由于糖尿病增殖性视网膜病变引起瘢痕形成，故牵拉性 RD 并不罕见。

> **要　点**
>
> 完全性 RD 具有典型的 V 形或 Y 形外观，在轴位图像上（图 19-8）可见附着在视神经起始处，在冠状位图像上可见特征折叠膜。网膜下积液可在 MRI 上很好地显示 漏出液在 T_1WI 上呈典型的低信号，而渗出性液由于蛋白质含量较高而信号高于玻璃体。

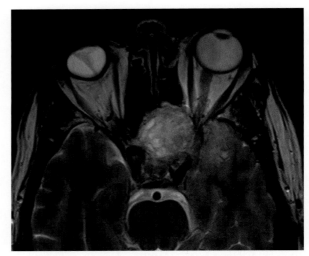

▲ 图 19-8　轴位 T_2WI 显示右眼典型的 Y 形完全性视网膜脱离
同时注意左侧眶尖区一个大肿块

然而,脉络膜脱离（CD）[11]不会延伸到视盘，因为它被静脉拴住并具有不同的外观。有两种形式：出血性和浆液性。出血性脱离的 C 形弧状结构是由固定于脉络膜的后睫状血管出血造成的，与之相反的是新月状浆液型，它通常是由于眼张力过低造成的（图 19-9）。

> **要　点**
>
> 对于脉络膜和脉络膜上积液，特别是血肿，MRI 比 CT 和 USG 显示更清楚。脉络膜脱离中，脉络膜下积液的移位比视网膜脱离中快速流动的网膜下积液流动速度慢。

手术后的变化：最常见的手术是白内障和晶

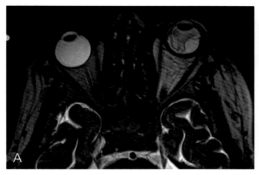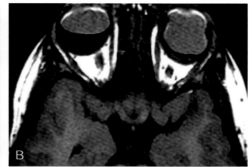

▲ 图 19-9　轴位 T_2WI 显示脉络膜脱离
A. 左眼的眼内炎；B. 左眼眼压低可见弧状脉络膜脱离

体摘除并人工晶状体（IOL）植入术。在 MRI 上，双凸透镜形晶状体被 T_2WI 上的线性低信号晶状体植入物取代（图 19-10）。非眼眶疾病中，这些通常是在影像学检查中偶然发现的。MRI 可用于定位植入物移位或复杂的 IOL 植入物，也可用于发现相关的术后并发症，如眼部出血或 RD。

3. 眼内出血

在 MRI T_1WI 图上可以清楚地显示视网膜出血，以及由于出血时间的不同而形成的液 - 液平面。

在 MRI 上可以很好地显示脉络膜血肿，其在 T_1WI 上呈一个双凸形的、类似于沿球壁生长的肿块，且在 T_1WI 上呈高信号。因此需要与 T_1WI 呈高信号的脉络膜黑色素瘤相鉴别。

> **要　点**
>
> 脉络膜血肿在 T_1WI 上的表现类似于脉络膜黑色素瘤，均呈高信号，而 T_2WI 有助于区分二者，血肿由于出血时间的逐渐延长而逐渐呈高信号，而黑色素瘤由于其顺磁效应在 T_2WI 上呈低信号。

4. 眼部炎症 / 感染

炎症性疾病可能累及眼球的局部或全部。感染可能通常发生在免疫功能低下的患者中，糖尿病患者可能会引起葡萄膜、脉络膜、巩膜或弥漫性眼内炎（图 19-11）。

眼内钙化：眼球内的钙盐沉积可能是转移性或营养不良性钙化，这可能是炎症、外伤或肿瘤造成的。

5. 白瞳症

这是一种临床征象，是由于入射光通过瞳孔反射而出现白色、粉红色至黄色的瞳孔反射。这是由于不透明的眼内肿块、膜或肉芽肿病变，甚至是白内障晶状体导致的。其他原因有先天性病变，如 Coats 病、PHPV 或 ROP。确定病因对早期、及时治疗侵袭性肿瘤如 RB 有重要意义（表 19-2）。

Coats 病（原发性渗出性视网膜病变）：这是一种视网膜病，其中有远端特发性异常视网膜血管伴或不伴动脉瘤形成。视网膜下积聚的脂蛋白血清从远端血管外渗漏可能会引起外源性 RD，T_1WI 呈高信号，与低信号玻璃体相比，差异很明显。必须记住的是，RB 在 T_1WI 和 PD 图像上也可能是高信号。在这种情况下，T_2WI 有助于区分 RD 患者的视网膜下积液与肿块，网膜下积液呈高信号，而 RB 呈低信号。

> **要　点**
>
> Coats 病类似于外生性 RB 并且 T_1WI 信号相似呈高信号，但是由于 RB 中钙化的存在，T_2WI 低信号病灶易与高信号的视网膜下积液区别。脱落的视网膜可见强化。

PHPV：这是一种先天性疾病，其中原发性玻璃体中的玻璃体胚胎血管系统完全退化[12]（在

表 19-2　白瞳症

病因	病理情况	MR 图像表现：关注点
发育性 / 先天性	Coats 病	远端视网膜血管扩张形成视网膜下渗出液，由于富含蛋白质，T_1WI 上呈高信号，未见肿块，眼球和晶状体形态正常
	PHPV	胚胎玻璃体系统持续存在纤维血管成分作为强化病变，小眼炎，T_1WI 上的 Cloquet 管，寻找出血，排除肿块
	缺损	伴有先天性小囊状眼球，视神经呈囊性改变
	视网膜发育不良	视网膜形态异常，需要排除视网膜脱离
	先天性视网膜皱缩	不伴视网膜下液渗出的波浪状视网膜层
肿瘤	视网膜母细胞瘤	眼内肿块通常伴有钙化，坏死区域，T_1WI 上玻璃体呈高信号，T_2WI 上钙化呈低信号，可见各种类型广泛 / 局灶性肿块，可能伴有视网膜脱离
寄生虫	弓形虫	寄生虫在全眼内引起严重的眼内炎性反应，伴有炎性渗出物，增强后可见强化
炎症	硬化性眼内炎	炎症后纤维化伴组织渗出，T_1WI 和 T_2WI 呈低信号，无明显占位病变
	ROP	纤维增生在后叶区域形成膜，增强后强化模式多样。多发生于长期氧疗的早产儿
退行性变	白内障	随着轮廓缩小，晶体信号随之改变，增强后 T_1WI 未见强化，在后方寻找相关的视网膜脱离
外伤	RD（长期）	V 形或 Y 形视网膜脱离，视网膜下积液，寻找相关的肿块 / 肿瘤
	玻璃体积血（机化）	长期机化的血液在 T_1WI 上可见液 - 液平面、粘连、玻璃体粘连

T_2 加权图像上的高信号玻璃体内的线性管道之间），玻璃体动脉残端是第二玻璃体内的 Cloquet 管（图 19-12），在 T_2 加权像上，玻璃体呈高信号，Cloquet 管为低信号膜样双层线性管。这与胚胎结缔组织的增生和增殖有关。也可能存在相关的 RD，可能在 MRI 上可见，患者通常伴有单侧白瞳症和小眼球。

这些发现类似于那些在长时间氧疗中也存在白瞳症的早产儿 ROP。周围视网膜血管可能增生，随后出血。由于有组织血肿和瘢痕形成的收缩，这些可能与牵拉性 RD 相关，并发展为晶体后膜。

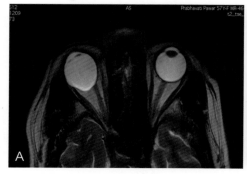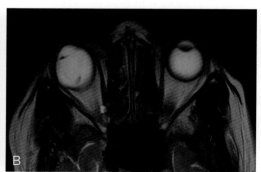

▲ 图 19-10　白内障手术后

A. 轴位 T_2WI（A）显示眼球不对称延长、右旋，并可见线形低信号 IOL 植入；B. 完全 RD 和继发葡萄肿。与左侧的正常眼球进行比较

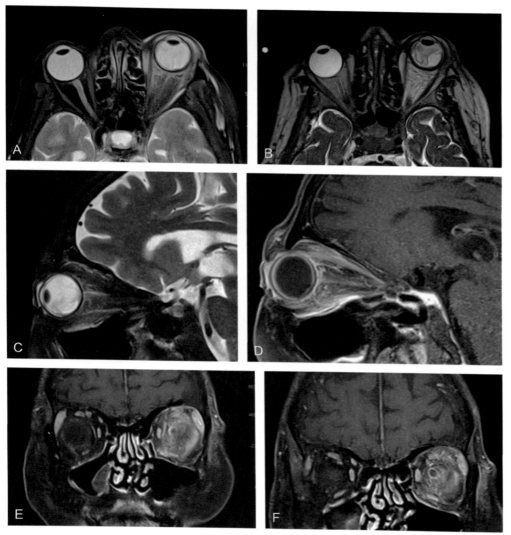

▲ 图 19-11　左侧全眼球炎

A. 轴位 T_2W TIRM 显示左眼球突出，左眼眶脂肪和眼外肌的信号改变，眼睑和眶前间隙呈高信号；B. 轴位 T_2WI TIRM 显示网脱伴渗出性网膜下积液；C. 矢状位 T_2W TIRM 显示左眼球内的渗出性 RD；D. 增强后矢状位压脂 T_1WI 可见左眼眼环增厚，边缘模糊，眼睑、眶隔、眼球、眼眶脂肪和眼外肌强化，提示眼眶和眼球炎症；E、F. 增强后冠状位 T_1WI 可见左侧全眼及周围眶内容物炎症性改变

要　点

在存在白光反射的患者中，MRI 显示 PHPV 的 Cloquet 管，更重要的意义是排除了后部能提示 RB 肿块的病灶。

6. 眼内肿瘤

RB：它是由视网膜的神经外胚层细胞发生的原发性恶性肿瘤，并且是儿童时期最常见的

眼内肿瘤 [1]。早期发现对早期治疗至关重要，有助于得到更好的预后。高达 90% 的病例，常发生于 5 岁以下的儿童，并被认为是先天性的 [26]。临床上，它通常表现出与眼球突出相关的白瞳症，约 20% 的病例表现为失明或斜视。大约 25%～33% 的患者为双侧发病，这是具有家族史的显性常染色体遗传模式 [1,13]。病变类型主要根据肿瘤生长方式划分，分为外生型、内生型和弥漫型 [1,2,5,14]。外生型通常向视网膜下间隙扩

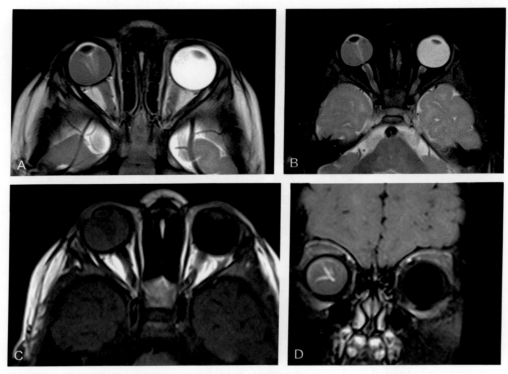

▲ 图 19-12　右侧 PHPV

轴位 T_2WI（A）和轴位 T_2W 压脂图像（B）显示右侧眼球体积小（小眼球），可见玻璃体内，由晶状体后方延伸至视盘的细线状高信号（先天性非附着性视网膜 /Cloquet 管）。轴位 T_1W（C）可见较左侧正常眼球，右侧眼球呈轻度高信号，伴玻璃体内线状低信号。冠状位 T_1W 压脂图像（D）显示后叶组织（增生组织）和间隔增强

展，导致继发性 RD，需与 Coats 病区分。内生型病变向内生长并伸入玻璃体内（图 19-13），可能与眼内炎相似。弥漫型肿瘤沿着视网膜生长为斑块状肿块，类似炎症或出血性疾病。

在图像上，可以很好地观察到具有钙化的眼内肿块和坏死区域，相关的 RD 和玻璃体受累。在 USG 上，可见肿块突入球内。CT 可以很好地观察眼内病变和眼眶受累范围，并且灵敏度很高，因为＞ 90% 的肿瘤可见钙化（图 19-14）。但是，MRI 在确定球后和眼外受累情况方面效果非常好。当存在双侧疾病时，重要的是排除颅内中线神经母细胞瘤，涉及松果体（三侧 RB），或者也有相关的鞍上肿瘤（四侧 RB）。在 MRI 上，肿瘤在 T_1WI 上较正常玻璃体呈高信号，在 T_2WI 上根据钙化的程度呈中度至显著低信号，这在增强后和薄层压脂（1.5 ～ 3mm）上显示很好。鉴别 RB 与其他良性病变，如 PHPV、

ROP、Coats 病（外生型）、机化性视网膜下出血、眼内炎（内生）和其他眼内肿块非常重要[1,4]。

> **要 点**
>
> USG 有助于观察眼部肿瘤和相关 RD。CT 对于检测肿块钙化非常敏感，这是一个重要的诊断标准（图 19-14）。然而，MRI 在确定眼外受累情况（包括颅内受累）方面非常有用[1,2,5]。

RB 的分期对于制订治疗计划至关重要。与早期的 Reese-Ellsworth 分类（对放疗更有用）相比，A-E 组的新型 Murphee 分类对于化疗更有用。它是基于肿瘤的大小、范围、玻璃体和相邻结构的受累情况以及其他预后特征的一种分期方法。

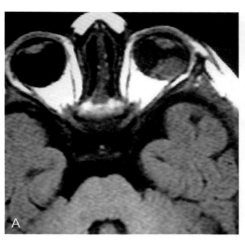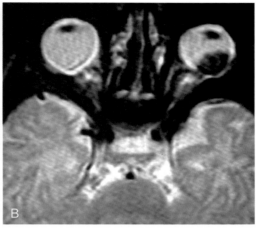

▲ 图 19-13 视网膜母细胞瘤

A. 轴位 MR T₁WI 可见左眼球内肿块，表现为高信号病灶突入低信号玻璃体；B. 轴位 T₂WI 显示高信号的玻璃体组织内明显的低信号病灶（引自 Hande, P.C. and Talwar, I., Indian J. Radiol. Imaging, 22, 224, 2012.）

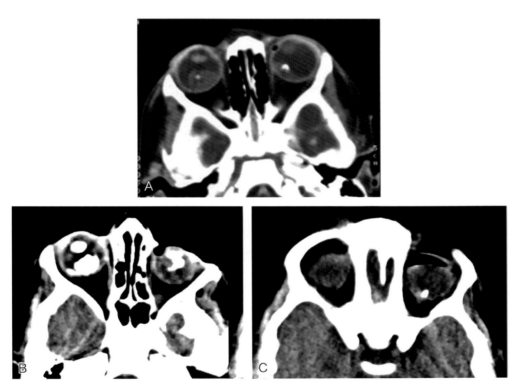

▲ 图 19-14 双侧 RB

轴位 CT（A）扫描显示双侧起源于视网膜的眼内软组织密度肿块，伴有钙化点。轴位 CT（B）显示双侧眼球内致密钙化。轴位 CT（C）显示左眼视网膜局灶性钙化。注意在图 A 和图 B 的情况下左侧眼球皱缩提示左侧的眼球痨

（1）恶性黑色素瘤：这些是起源于葡萄膜（脉络膜、睫状体、虹膜）的高度恶性肿瘤。这些肿瘤易于早期血行播散至肝、肺、骨、肾和脑。CT显示边界清晰，高密度的强化肿块，必须与其他原发性和继发性葡萄膜及脉络膜肿瘤相鉴别。在MR 上，T₁WI 上的病灶呈高信号（黑色素或出血的顺磁性）（图 19-15），而 T₂WI 上呈低信号。Gd强化有助于评估视神经和眼球后累及[1,5,14]。

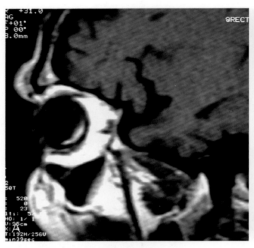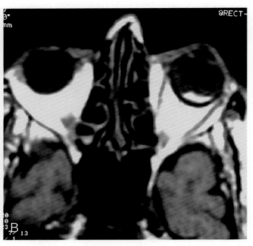

▲ 图 19-15　眼球黑色素瘤

矢状位（A）和轴位 T_1W 图像（B）显示眼球后部葡萄膜环状高信号病变（黑色素的顺磁效应）

（引自 Hande, P.C. and Talwar, I., Indian J. Radiol. Imaging, 22, 224, 2012.）

要 点

MRI 具有典型的表现，其对于准确评估手术计划的范围具有价值。图像必须重点寻找转移灶，这对治疗管理有指导意义。

要 点

MR 对于中枢神经系统淋巴瘤的显示非常有效，CT 和 MR 增强后可见强化。然而，如果这些肿瘤是高分化的，那么在 T_2WI 上呈低信号并且信号类似于葡萄膜黑色素瘤[1]。DWI 和 ADC 值对于这些肿块和其他炎症的鉴别非常有用[7]。

（2）其他眼部肿瘤：由于免疫缺陷病的发病率增加，包括人类免疫缺陷病毒阳性患者的获得性免疫缺陷综合征，原发性眼部和中枢神经系统淋巴瘤更加常见。视网膜和视盘可能有更广泛的浸润。继发性淋巴瘤通常表现为葡萄膜肿瘤，也可能表现为葡萄膜炎。MRI 可显示肿块的范围和位置，其信号与葡萄膜黑色素瘤相似。与肌肉相比 T_1WI 呈高信号，T_2WI 呈轻度高信号，增强后可见强化。然而，如果肿瘤为高分化肿瘤，在 T_2WI 上呈低信号。眼部白血病浸润可见并且可能累及双侧眼球各层；它通常提示预后不良。

（二）眼眶病理学

1. 先天性和发育异常

颅面畸形和颅缝早闭是由于颅骨和面部骨骼（包括基底部）在胚胎时期异常发育引起的[2]。

这通常会引起颅窝、颅底、颅穹窿和眼眶的继发性改变。

2. 眼眶炎症/感染

颅面部发育不良的眼眶畸形是由颅缝早闭引起的，尤其是冠状骨性融合[2,15]。可能也存在其他先天性发育异常。先天性颅面部血管畸形可能累及眶内，并可累及至眶内并表现为多发性肿块（图 19-16）。

（1）颅面骨肿瘤样病变：骨纤维异常增殖症广泛累及上颌骨、下颌骨和颅底，可导致眼眶解剖结构畸形[16]，侵犯神经血管孔道[2]。CT 是显示眼眶骨质的金标准，3D 重组在术前评估和术后随访中起重要作用（图 19-17）[17]。

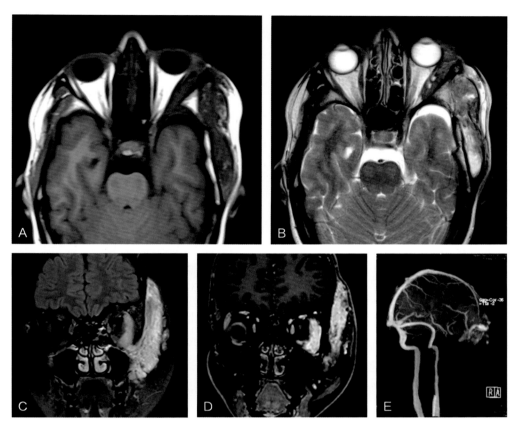

▲ 图 19-16　面部动静脉畸形

轴位 T_1W（A）、T_2W（B）和冠状位 T_2W FLAIR-TIRM 图像（C）显示面部左侧的血管畸形，其延伸到眼眶外侧肌肉，且与外直肌和下直肌分界不清。冠状位增强 T_1W 压脂图像（D）可见明显强化。MR 静脉造影（E）显示正常的颅内静脉窦。然而，在静脉畸形的眼眶内可以看到扩张的静脉

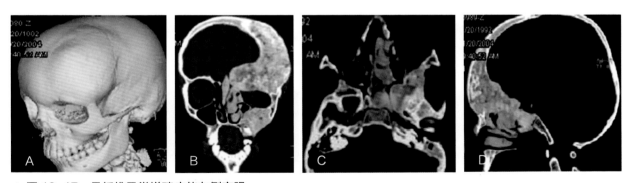

▲ 图 19-17　骨纤维异常增殖症伴左侧突眼

CT（A）表面覆盖成像（SSD）和 MPR 冠状位（B）、轴位（C）和矢状位图像（D）显示板障增宽呈磨玻璃密度，累及左侧半颅面骨。值得注意的是下颌骨未受累。由于眶内拥挤，导致病变侵入眼眶且鼻窦消失（引自 Hande, P.C. and Talwar, I., *Indian J. Radiol. Imaging*, 22, 224, 2012.）

要 点

MR 是眼眶及眶内容物的首选影像检查方法，尤其是在眶尖过度拥挤导致视神经受压，以及评估各种颅面综合征导致大脑和脊柱发育异常的情况。

（2）炎性疾病

①感染 / 眼眶蜂窝织炎，细菌感染是最常见病变，占眼眶原发病变的 60%[2,18]，其中大多数源于鼻旁窦。它是儿童眼球突出的最常见原因[2,19]。MR 可以很好地显示眼眶蜂窝织炎的各个阶段[2,5]（图 19-18）。炎症初始阶段，眼眶水肿和蜂窝织炎可形成眼眶或骨膜下脓肿（图 19-19）。增强 CT 和 MRI 对于区别不同阶段至关重要，可以显示眶内容物的明显弥漫强化（包括眼外肌和视神经）。感染和眼眶内、外脓肿的形成和聚集可能发生扩散。

要 点

眼眶和鼻窦炎性疾病的 MR 图像可以评估从前房到后房的感染范围。它有助于早期发现眼部静脉或海绵窦血栓形成和颅内扩张等并发症[2,19]，这有助于对疾病的控制。

②真菌感染，在患有糖尿病或免疫功能低下状态的患者中，真菌性鼻窦炎如毛霉菌病或曲霉菌病可能具有侵袭性，需要与肿瘤相鉴别。MRI 可以检出眼眶受累、眶外或颅内侵犯的程度（图 19-20）。

要 点

MRI 可准确评估眼眶和眶外疾病；T_2WI 显示可能是由于真菌产生的顺磁性物质使病变呈低信号。然而，CT 骨窗可很好地显示骨质的完整性，MR 在这方面有局限性。

③眼眶炎性综合征[7,20] 简称为眼眶炎性假瘤，是指非肉芽肿性、非感染性眼眶疾病，无局部或全身原因[21,22]。分为急性、亚急性或慢性，通常表现为疼痛、肿胀和眼球运动受限，并且可能累及双侧[2,21]。在 T_1WI 上，较正常肌肉呈低信号，T_2WI / STIR 呈等高信号。然而，有时它可能是低信号，但明显强化。

根据所累及的眼眶部分描述常见的炎性假瘤类型[2,5]。

● 眶隔前炎型：它累及眶隔前及邻近眼球。MRI 可以显示视神经连接处的葡萄膜 - 巩膜增厚和炎性改变，并且增强后在 T_1WI 压脂图像上

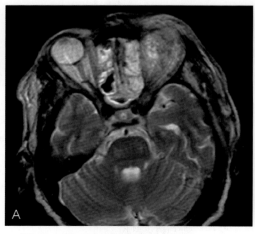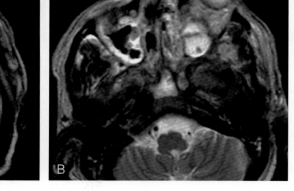

▲ 图 19-18　眼眶蜂窝织炎

轴位 MR T_2W 图像（A、B）显示左眼眶蜂窝织炎、眼睑水肿，可见巩膜增厚强化，眼球突出，并弥漫累及鼻前庭及鼻中隔后部组织。球后脂肪和眼外肌的炎症累及眶尖、邻近鼻旁窦

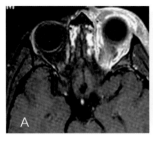
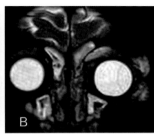
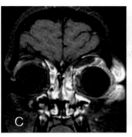
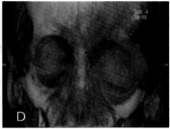

▲ 图 19-19 眼眶蜂窝织炎

轴位 MR 增强后 T₁W 压脂图像（A）显示左眼眶蜂窝织炎伴突眼，眶内容物及球后脂肪可见弥漫性强化，累及鼻前庭及分隔后组织，相关骨膜下脓肿在冠状位图像显示清晰（B、C）。VRT 图像（D）表现为脓肿积聚（蜂窝织炎）和眼球移位（引自 Hande, P.C. and Talwar, I., *Indian J. Radiol. Imaging*, 22, 224, 2012.）

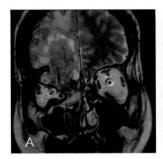
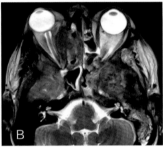
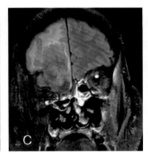
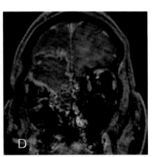

▲ 图 19-20 糖尿病患者患有真菌性鼻窦炎伴右侧眼球突出

冠状位 T₂WI（A）、轴位（B）和冠状位（C）T₂WI TIRM 与 FLAIR 可见起源于鼻窦的占位性病变，延伸到右眼眶内侧，较眶内脂肪呈低信号，可见颅内组织肿胀伴周围水肿。增强后冠状位 T₁W 压脂图像（D）显示病变边缘强化，病变活检可见真菌菌丝

可见强化。这需与眼眶蜂窝织炎或白血病浸润相鉴别[22]。

• 弥漫型：炎症广泛累及眼眶结构及球后间隙，且包绕眼球。通常为多房，且无明显骨侵蚀。影像学表现类似于淋巴瘤，故需与其鉴别。

> **要 点**
>
> IOS，眼眶淋巴增生性病变和眼眶蜂窝织炎的水肿在常规 MR 序列中表现相似，并且增强后可见强化。DWI 有助于这些疾病的鉴别，因为淋巴瘤和淋巴增生性病变 DWI 信号更高，ADC 值低于 IOS 和蜂窝织炎[23]。

• 肌炎型：炎性病变通常累及眼外肌且多为双侧。CT 和 MRI 可见眼外肌增粗，边缘毛糙，伴有周围脂肪浸润。病变通常累及眼上肌群和内直肌（图 19-21）。

> **要 点**
>
> 这种类型应该与甲状腺相关眼病鉴别[22,24]，甲状腺相关眼病可见肌腹增粗，而肌腱的特征可与 IOS 相鉴别，IOS 炎症不仅累及肌腹且向上累及肌腱[2]。

• 泪腺炎型[2]：可见泪腺肿大，增强后明显强化，表现类似于肉芽肿性泪腺炎、结节病或腺淋巴瘤。

• 眶尖炎症[2,22] 向后浸润视神经鞘复合体（ONSC）或累及眼外肌后端并伴有颅内蔓延。MRI 有助于显示这些病变累及眼眶后部的程度。

④视神经束膜炎伴有视神经鞘复合体炎症可能类似于视神经炎[2]合并视力下降、眼球轻度突出。注意视神经受累段针造影剂增强后呈明显强化。

• Tolosa-Hunt 综合征[2,5,22]：表现为痛性眼外肌麻痹伴有视野缺。通常单侧受累表现为眶

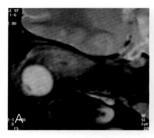
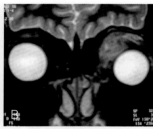
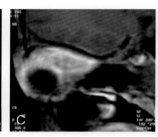
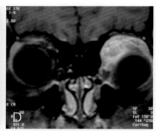

▲ 图 19-21　眼眶炎症综合征（炎性假瘤）

矢状位 T₂W STIR（A）及冠状位 T₂W STIR（B）图像显示左侧眼球突出伴有呈高信号的眼外肌及周围脂肪推压眼球，眼球的葡萄膜巩膜可见增厚。针造影剂注射后增强矢状位压脂 T₁WI（C）及冠状位压脂 T₁WI（D）显示受累眼肌、脂肪及葡萄膜巩膜区（Tenon 筋膜炎）明显强化（引自 Hande, P.C. and Talwar, I., *Indian J. Radiol. Imaging*, 22, 224, 2012.）

后疼痛及第Ⅲ、Ⅳ、Ⅴ（ⅰ或ⅱ分类或者两者皆可）或第Ⅵ对脑神经麻痹。也可以有沿着颈内动脉（动脉周围炎）及海绵窦的炎症（图 19-22）。MR 显示了眶尖不对称炎症以及明显增强、扩大的海绵窦伴有桥前池受累。病变软组织在 T₁WI 上与肌肉相比呈等信号，在 T₂WI 上与脂肪相比呈等信号[24]。

　　⑤寄生虫感染在地方性区域流行，热带地区常见。它们可能与某些职业和环境卫生条件有关。通过摄入食物或水中的卵子可导致人类感染。幼虫在眼球及眼眶内可以表现为囊肿，当出现眼部症状时可被发现[1,2]。囊尾蚴病可能与脑囊虫病或播散性囊尾蚴病有关（图 19-23）[5]。

　　在 MRI 上，鉴别诊断包括其他肉芽肿性眼眶病变（图 19-24），如结核瘤。丝虫感染可能发生在身体的任何部位，很少能在眼眶区域看到。

　　CT 和 MR 可能仅显示非特异性肉芽肿病变，注射造影剂后可以强化（图 19-25）。然而，活丝虫可能会在实时声像图诊断（USG）上显示典型的运动，称为丝虫舞（图 19-26）。

　　弓形虫感染、死亡时可能引起炎症（眼内炎），在儿童可能表现为白瞳症。

> **要　点**
>
> 　　中枢神经系统成像可以提供诊断的线索，特别是肉芽肿性疾病，在远处部位可以看到环形强化的病变或囊肿。

3. 甲状腺眼病 /Graves 眼病

成人眼球突出的最常见原因是甲状腺相关疾

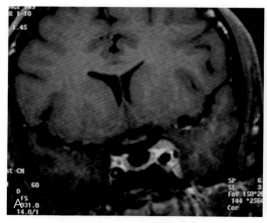
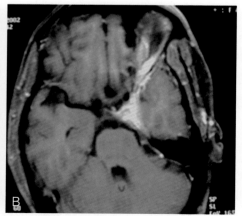

▲ 图 19-22　Tolosa‐Hunt 综合征

冠状位（A）及轴位增强后压脂 T₁ 图像（B）显示左侧眶尖强化的炎性浸润病变延伸至海绵窦（引自 Hande, P.C. and Talwar, I., *Indian J. Radiol. Imaging*, 22, 224, 2012.）

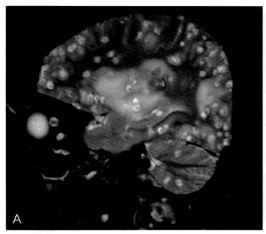
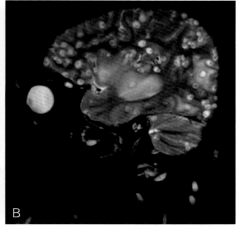

▲ 图 19-23　囊虫病

T₂W TIRM 矢状位显示位于眼眶视神经、下直肌（A）及上直肌（B）内多发高信号囊尾蚴伴有偏心低信号头节。还可以看到脑组织及其他可见软组织的感染（引自 Hande, P.C. and Talwar, I., *Indian J. Radiol. Imaging*, 22, 224, 2012.）

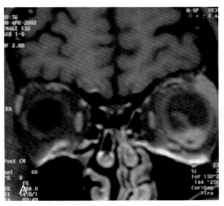
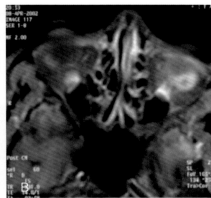
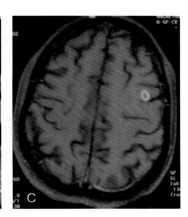

▲ 图 19-24　典型肉芽肿病变

冠状位（A）及轴位增强后 T₁ 压脂图像（B）显示的左侧眼眶眼球内强化病变及脑轴位 T₁WI 图像（C）上左侧顶叶脑内环形强化病变，提示典型肉芽肿病变（引自 Hande, P.C. and Talwar, I., *Indian J. Radiol. Imaging*, 22, 224, 2012.）

病[2]，通常女性比男性多发。双侧眼眶受累更为常见；然而，这种疾病可能是不对称的。它被认为是一种自身免疫疾病，由甲状腺肿伴甲状腺功能亢进、浸润性眼病和皮肤病变三联征组成[2]。

> **要　点**
>
> 下直肌最常受累，其次是内直肌和上直肌[22]。单发的外直肌受累需要考虑除甲状腺眼病以外的其他病变[2]。

由于淋巴细胞和黏多糖的沉积，CT 可能显示肌肉呈低密度。由于病变活动期受累眼外肌浸润及间质水肿在 T₂ 上呈高信号且在 TIRM 压脂序列上容易显示[25]。MRI 显示增粗的眼外肌不伴有肌腱受累，肌肉边界锐利伴脂肪界面存在，球后脂肪体积增加伴有眶隔向前突出[2]（图 19-27）。影像可以用于评估对类固醇激素和免疫调节治疗的反应和随访。炎性反应最显著的眼外肌肌腹的横截面积可以在 3 mm 冠状面 T₂W IR 压脂序列上测量[10]。增粗的眼外肌在冠状面上很容易测量[26]。这也可以用于评估对类固醇激素治疗的反应。

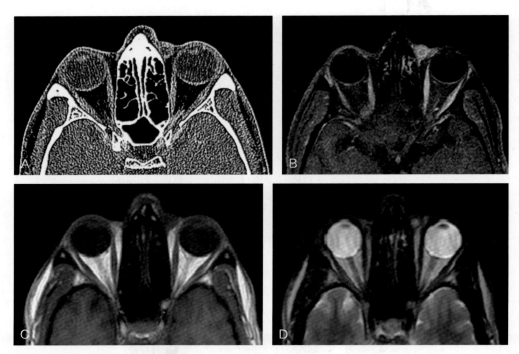

▲ 图 19-25　左侧眼眶内侧肿胀

轴位 CT（A）显示内眦内侧高密度病变,在轴位 T_2 图像（B）上为轻度高信号,在轴位 T_1 图像（C）上与肌肉同等信号,伴有轴位 T_1 压脂图像（D）上增强后病灶强化

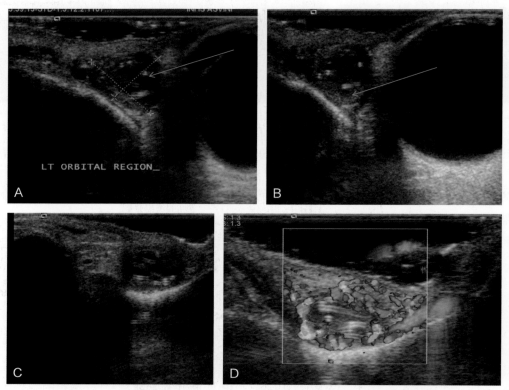

▲ 图 19-26　左侧眼眶高分辨 USG 显示位于眼球内侧球外囊性病变（箭）内的线状、葡萄状内容物，这是实时 USG 的优势

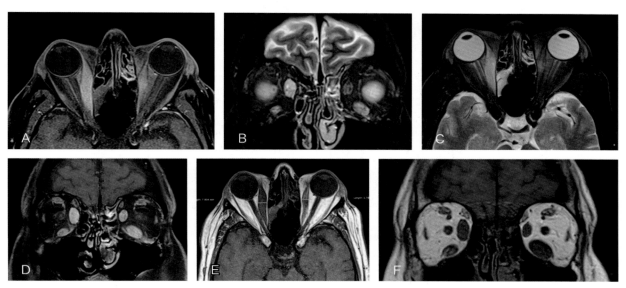

▲ 图 19-27 甲状腺眼病

轴位（A）及冠状位（B）T₁ 图像显示双侧眼球突出伴有眼外肌增粗，内直肌及下直肌更显著且伴有大块肌腹，肌腱不受累。轴位（C）及冠状位（D）T₂ TIRM 序列压脂图像显示增粗的内直肌、下直肌肌腹与其他肌肉相比呈轻度高信号。轴位（E）及冠状位（F）T₁ 图像显示增粗的肌肉强化更显著

要 点

在 T₁ 非脂肪抑制序列上很好地显示眼外肌肌腹增粗伴肌腱不受累、脂肪界面存在。使用脂肪抑制序列显示疾病的活动性是必要的。在慢性病变中，可以看到被脂肪替代的眼外肌萎缩，其可以在非脂肪抑制 T₁W 图像上观察到。

伴随的压迫性视神经病变可能是由于眼眶内容物体积的增加、过度挤压所致的眶尖压力增加、Graves 眼病眼球突出引起的神经牵拉所致[25]。高分辨体积采集成像（T₁W-3D）伴曲面重建可以用于测量沿其整个长度的视神经直径[26]。减压手术可预防疾病早期不可逆的视神经萎缩。

要 点

MR 在眼眶眶尖成像方面具有优势，如果发生视神经病变，ONSC 曲面重建可以检测到疾病早期的视神经压迫。

---

4. 外伤

CT 是面部和眼眶外伤主要的影像检查手段，因为它可以很好地显示骨骼和软组织细节。骨折和移位、眶尖的受累、小的粉碎性骨折片及不透射线异物（FBs）在 CT 上显示最佳。如果怀疑是眼内铁磁性异物，则不能使用磁共振检查。然而，CT 可能无法检测到不透射线的有机物，如木材或塑料异物，它们可能是眼球内的，可以在 MR 上定位[1,27]。

多排螺旋 CT 的容积成像技术（VRTs）可实现极好的 3D 重建，帮助外科医生显示骨折与其他解剖结构的关系，并评估治疗计划[1,2,6]（图19-28）。爆裂性骨折典型累及眶底但眶缘不受累，其内容物被增加的压力推入上颌窦顶部[2,6]。

眼外肌，特别是下直肌或下斜肌，可能会和眶内脂肪一起疝出，在 MRI 上出现典型的泪滴状外观（图 19-29A）。

眼外肌或视神经在严重创伤中的断裂和撕裂能在多平面扫描的 MRI 上很好地定位。

钝挫伤和穿通伤可能累及眼球并且可能由于压力的突然变化、受压变形和反弹膨胀而导致损伤[1,2]。USG 很好地应用于玻璃体、脉络

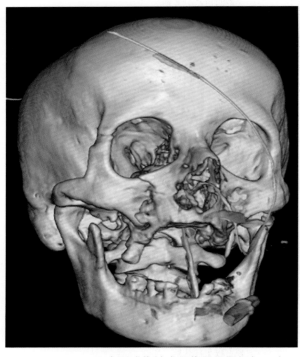

▲ 图 19-28　CT 容积成像技术图像显示骨折与眶底、眼眶下缘有关，垂直地累及右侧上颌骨

膜及视网膜异常[6]及眼外伤。眼球内异物、视网膜脱离、脉络膜脱离及出血可以在实时 USG 上识别[5,6]。然而，不建议严重受伤者做此检查。横断面及冠状面 MRI 能显示眼外伤、气体、伴玻璃体或前房萎缩的眼球体积减小、伴发的感染以及眼外肌的疝出和嵌顿（图 19-29B）。急性或延迟性出血导致的眼球或眶内血肿可以在 MRI 上很好地识别，MRI 信号根据出血的时间可有不同表现[1,2]（图 19-30）。在

穿孔性损伤中可能存在晶状体脱位伴悬韧带及晶状体囊断裂。

要　点

　　CT 是显示眼眶外伤的首选成像方法[2]。但是，MRI 可以更好地评估眼眶损伤、假性动脉瘤和颈内动脉海绵窦瘘等血管并发症、神经损伤及相关的脑和硬脑膜间隙。

5. 眼眶肿瘤

　　起源于不同眼眶结构的原发肿块均可累及眼眶。

　　①淋巴样肿瘤，其范围从良性反应性淋巴瘤增生到恶性淋巴瘤，在成人中更常见，在儿童中非常罕见[2]。它们被认为是 50 — 60 岁成人突眼的第三大常见病因。建议进行彻底的评估以排除系统性淋巴细胞增生性疾病[2]，其发病也可能与 B 细胞非霍奇金淋巴瘤有关。原发的恶性淋巴瘤可能起源于眼眶且通常限制在其边界内。主要有如下四种模式，可以单独或组合出现。

- 前部：眶隔前 / 后，上方
- 球后
- 泪腺：腺体体积增大伴眼球向内侧移位[28]，且在增强后 T_1 压脂图像上可见强化。淋巴组织增生和淋巴瘤的影像学特征相似。
- 淋巴瘤主要起源于鼻腔并延伸至眼眶内[6]，

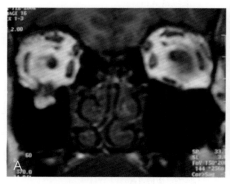
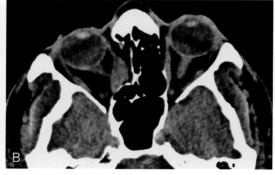

▲ 图 19-29　眼部骨折
A. 冠状位 T_1 图像显示右侧眼眶底典型的爆裂性骨折伴突出内容物进入上颌窦顶部；B. 轴位 CT 显示内直肌通过眼眶内壁突入邻近筛窦并伴有右侧筛骨纸板骨折（引自 Hande, P.C. and Talwar, I., *Indian J. Radiol. Imaging*, 22, 224, 2012.）

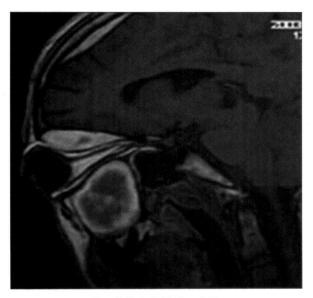

▲ 图 19-30　眼眶外伤中的骨膜下血肿

矢状位 T_1WI 显示右侧眼眶具有占位效应的亚急性高信号血肿。右侧上颌窦内可见伴发的出血（引自 Hande, and Talwar, I., *Indian J. Radiol. Imaging*, 22, 224, 2012.）

可能双侧受累，它们可能是弥漫性浸润性病变或引起突眼的局灶性肿块。病变通常表现为实性软组织肿块；这些病变在 T_1WI 上与肌肉相比呈等信号，根据细胞致密度不同在 T_2WI 上呈不同的高或低信号，且球后区域与肌肉相比呈轻度高信号（图 19-31）增强后呈中等强化。除了罕见的侵袭性恶性变异外，通常没有骨质破坏[29]。

> **要　点**
>
> MR 对于显示疾病的部位和程度更敏感，且有助于发现眼球结构的早期浸润。影像学表现并不是特异的，其与炎性假瘤的影像学表现相似。然而，DWI 有助于鉴别淋巴瘤与炎性病变，淋巴瘤弥散受限程度更高伴有更低的 ADC 值[23]，可能由于淋巴瘤细胞致密、细胞外间隙少，水分子随机运动受到限制所致[30]。

②白血病，在急性白血病中可见软组织或眶骨浸润引起的眼眶受累，可见于高达 75% 的急性淋巴细胞白血病[31]和高达 20% 的急性髓

细胞性白血病患者中（在该种疾病中称为绿色瘤）[31]。CT/MRI 显示可能累及外侧壁的骨膜下（图 19-32），其可能延伸至颞窝或内侧壁肿块累及筛窦并通过筛板延伸至颅前窝[2]。

> **要　点**
>
> 在增强 MRI 上可以早期发现脑膜浸润及颅内延伸侵犯。骨骼受累伴骨髓异常改变在 STIR 序列上显示最佳。

③横纹肌肉瘤（RMS），大约 30% 的 RMS 发生在头颈部，眼眶和鼻咽是最常见的部位。通常出现在 6 - 7 岁儿童中，也可发生于 16 岁以下的少年中。在病理学上，这些肿瘤起源于具有发展成横纹肌潜质的原始间充质细胞。这是儿童期最常见的原发性眼眶恶性肿瘤之一，表现为快速进展性单侧无痛性眼球突出，其可能与眼球移位有关。它们通常表现为眼眶内上方球后肌锥内或外间隙肿块伴有 CT 上确定的侵袭性骨质破坏。MRI 可显示肿瘤并评估受累程度，表现为在 T_1 上呈中等信号，在 T_2 上呈高信号，增强 T_1 压脂图像上病变可见强化[2]。

> **要　点**
>
> 由于这些肿瘤起源于眼外肌，所以它们可以同时占据肌锥内、外间隙[1,2]。然而，它们也可能主要起源于邻近结构，如鼻窦或鼻咽。

④神经纤维瘤和神经鞘瘤，这些肿瘤起源于神经或神经鞘膜，通常位于肌锥外间隙，且具有相似的影像学表现。神经鞘瘤最常见，占眼眶肿瘤的 6%[32]。它们生长缓慢，一般是良性的，但是当其伴发神经纤维瘤病时，它们可发生恶变[32]。

然而，只有 10% 的患者可能伴发神经纤维瘤病。它们通常发生于成年人中，除非伴发神

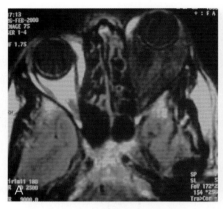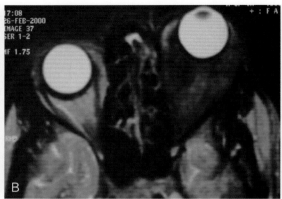

▲ 图 19-31　左侧眼眶淋巴瘤伴眼球突出

轴位 MRI 显示累及左侧球后区域的弥漫浸润性病变，在 T_1WI（A）上与眶内脂肪相比呈低信号且在 T_2WI（B）上呈低信号伴有眶隔前软组织增厚（引自 Hande, P.C. and Talwar, I., *Indian J. Radiol. Imaging*, 22, 224, 2012.）

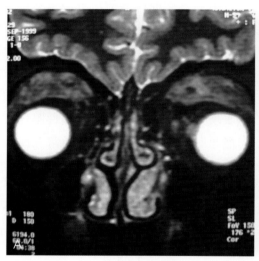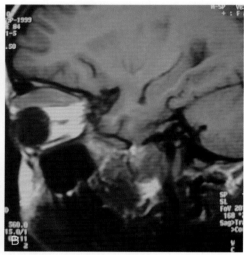

▲ 图 19-32　急性淋巴细胞白血病累及双侧眼眶

轴位 T_2 压脂图像（A）显示双侧骨膜下病变向上、向外侧延伸至泪腺，矢状位 T_1（B）上显示病变位于肌锥外间隙，与眼眶脂肪相比呈低信号并向后延伸

经纤维瘤病合并进行性突眼。这些通常起源于三叉神经的眼支，表现为眼眶上部的肿块。可见骨重塑伴膨胀性改变，不伴有侵袭性侵蚀或骨质破坏。神经鞘瘤具有明确的包膜，由细胞及黏液成分组成，而神经纤维瘤无包膜且包含神经起源的所有成分，包括神经及胶原组织且可能含有脂肪浸润伴囊性变及钙化[32]。丛状神经纤维瘤见于神经纤维瘤病合并蝶骨大翼发育不全（平片上"空眶征"）及大眼球。MRI 是多发神经鞘瘤的检查方法，在神经纤维瘤病 II 型中更常累及第 V 对及第Ⅷ对脑神经（图19-33）。

要　点

在 MR 上，神经纤维瘤可能信号不均匀，通常在 T_1WI 上呈低信号或中等信号，在 T_2WI 上呈高信号，有时会出现特征性的"靶征"，即中心低信号和外周高信号。在增强后 T_1 压脂图像上脂肪成分信号减低。神经鞘瘤影像学表现类似，但是如果其细胞含量非常多，在 T_2WI 上可以呈低信号且通常表现为更均匀的强化[32]（图19-34）。

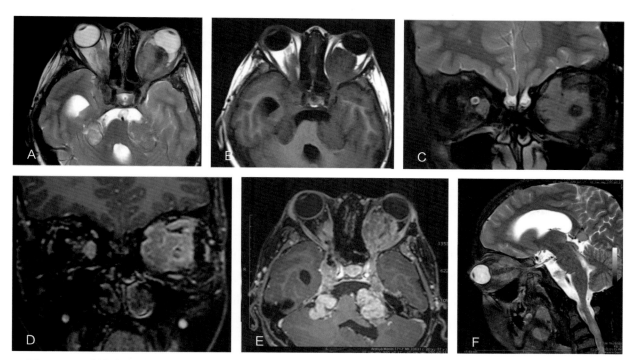

▲ 图 19-33　神经纤维瘤病 II 型

轴位 T_2WI（A）及 T_1WI（B）显示左侧眼球轻度突出伴球后大肿块并包绕视神经，其在冠状位 T_2W TIRM 序列上（C）及矢状位（F）图像上可以很好地显示，病变在增强后压脂 T_1WI 图像（D）上可见强化，提示为左侧眼眶脑膜瘤。还要注意一个位于右侧眼眶肌锥内间隙、视神经内下方且边界清楚的强化病变，提示为神经鞘瘤。轴位 T_1WI 压脂图像（E）显示双侧三叉神经及听神经鞘瘤

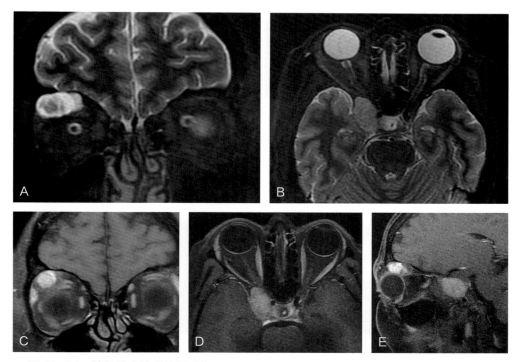

▲ 图 19-34　神经鞘瘤的磁共振成像

冠状位 T_2W TIRM 图像（A）显示位于右侧眼眶外上方的边界清楚的高信号病变。轴位 T_2WI TIRM（B）显示位于视交叉区域右侧眶尖旁沿视路走行的另一个病变，与脑实质相比呈等信号。在冠状位（C）、轴位（D）及矢状位（E）的 T_1W 压脂增强图像上均显示两个病变呈明显强化

⑤血管性病变代表一大群累及眼眶的血管畸形[33]。MRI 在诊断该疾病时的效果要优于CT，因为它在检测出血、出血产物及流动的血管方面非常敏感[2]。

⑥海绵状血管瘤（静脉血管瘤）是最常见的成人血管性肿瘤，表现为进行性增大肿块。它们通常是内皮细胞衬里的血管腔隙伴纤维假包膜。表现为一个位于肌锥内间隙界限清楚、圆形的软组织密度肿块，在平扫 CT 图像上可见钙化（静脉石）（图 19-35）。增强后 CT 上通常呈明显强化。T_1WI 显示一个等或低信号肿块伴假包膜，T_2WI 上呈高信号且在较大病变中伴有分隔，增强后呈不均匀强化，在延迟强化图像上可见向中心填充强化伴病变内部缓慢血流循环。需要考虑肌锥内间隙肿块的其他鉴别诊断，如脑膜瘤、神经鞘瘤或血管外皮细胞瘤[2,14,33]。

⑦毛细血管瘤出现在婴儿出生后的第 1 年，并且逐渐退化、体积减小[33]。由于毛细血管增生不伴有明显的包膜，它们是由细小的血管腔隙组成，并且供血动脉可能来源于颈外或颈内动脉[2,14,33]。通常为肌锥外间隙、分叶状肿块延伸至眼周组织。横断面及冠状面 MRI 图像可以很好地定位，常常位于眼眶的上部，或者 10% 的病例位于眶后。在 T_1WI 上比肌肉信号高，呈中等至低信号，由于肿瘤内低信号的钙化、出血产物、纤维成分及病变内部的血管流空导致病变在 T_2WI 呈不均匀高信号（图 19-36）。病变可以向颅内延伸并呈弥漫、明显强化，伴有造影剂早期进入[1]。

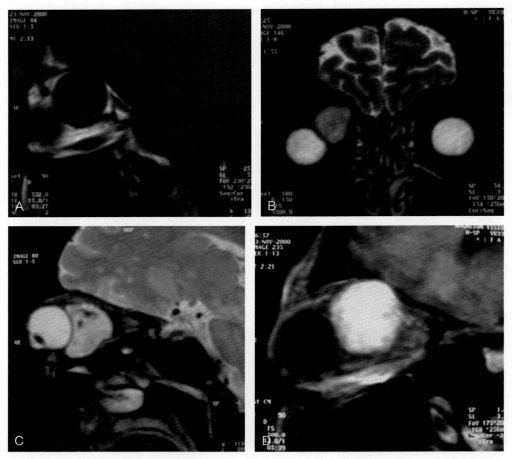

▲ 图 19-35　右侧海绵状血管瘤

矢状位 T_1WI（A）显示位于肌锥内间隙呈低信号、类圆形边界清楚的肿块。冠状位 T_2WI TIRM 序列（B）及矢状位 T_2WI（C）显示眼球的移位，肿块内部的低信号灶（血管流空）。矢状位增强 T_1W 压脂图像（D）显示病变呈明显强化（引自 Hande, P.C. and Talwar, I., *Indian J. Radiol. Imaging*, 22, 224, 2012.）

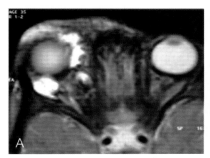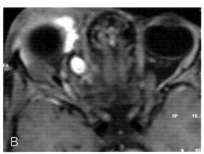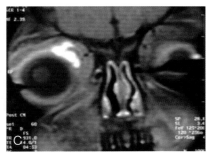

▲ 图 19-36　毛细血管瘤

轴位 T₂WI（A）显示一个不规则高信号病变累及右侧眼眶并延伸至前部眼周组织内，在造影剂注射后的轴位（B）及冠状位（C）T₁WI 图像上很好地显示病变强化（引自 Hande, P.C. and Talwar, I., *Indian J. Radiol. Imaging*, 22, 224, 2012.）

要　点

海绵状血管瘤发生于成年人，表现为进行性生长、边界清楚的肌锥内间隙肿块，而毛细血管瘤的大小往往会消退[2]且可以累及肌锥内和外间隙,常常缺乏清楚的包膜。

---

⑧先天性错构瘤性病变为淋巴管瘤、淋巴-静脉及动静脉畸形[2,33]。它们呈分叶状、边界不清且无明确的包膜，T₁WI 上呈低信号，由于出血产物由出血时间决定，病变在 T₂WI 上呈高信号伴液-液平面，并且由于高铁血红蛋白（亚急

性期）出血可能呈高信号（图 19-37）。与毛细血管瘤不同，无血管流空信号[14]。

6. 血管性病变

①眼眶静脉曲张是先天性静脉畸形，通常表现为间歇性突眼，在紧张和咳嗽时更为显著。该病是自发性眼眶出血常见的原因之一[33]。俯卧位进行成像[2,5]伴或不伴有 Valsalva 动作就可以显示扩张的静脉通道，或者在充血的静脉内血液快速流动可能出现流空信号，又或者由于血栓形成血液没有流动，故流空信号不可见。增强 MRI 显示静脉内无血液流动，提示扩张的眼上静脉内血栓形成[2]。

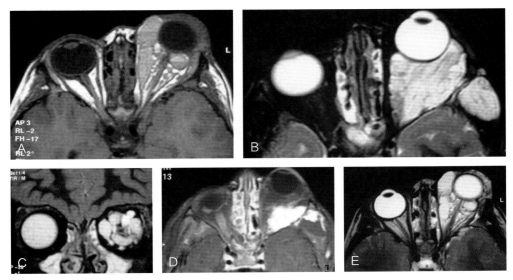

▲ 图 19-37　淋巴管瘤

左侧眼眶多发分隔、分叶状病变在轴位 T₁WI 压脂图像上呈高信号（A）伴内部囊腔及多发液-液平面，在轴位 T₁WI（D）及冠状位 STIR 图像上（C）信号高于眼眶脂肪，在轴位 T₂WI（B、E）图像上呈明显高信号（引自 Hande, P.C. and Talwar, I., *Indian J. Radiol. Imaging*, 22, 224, 2012.）

> **要 点**
>
> 眼眶静脉曲张中明显扩大的静脉通道可能会有血栓形成，根据血栓形成的不同时期可以表现为不同的信号并且可以在 T_1WI 及 T_2WI 上均呈高信号。

②颈内动脉海绵窦瘘（CCF）是颈动脉与海绵窦间的异常沟通，可引起搏动性突眼[2]。它可以是自发出现或者外伤所致。MRI 显示眼上静脉充血伴信号缺失，海绵窦受累、增宽[2,5]（图19-38）并且可能伴有粗大、充血的眼外肌。数字减影血管造影（DSA）对于识别瘘管的沟通及显示累及的血管非常有用。可以进行治疗性介入手术，如弹簧圈栓塞或使用胶对瘘进行闭塞。

> **要 点**
>
> 动脉血通过瘘管，由于颈内动脉海绵窦瘘具有高速血流，其在时间飞跃法（TOF）MR 血管造影（MRA）图像上显示良好[5]。

六、ONSC 病变

MR 是整个视觉通路即从眼球后端起始部至视觉皮质成像的首选检查方法[1,2,34]。由于与周围低密度的球后脂肪密度不同，视神经眶内段在 CT 上可以很好地显示。T_1WI 上视神经眶内段在高信号的眶内脂肪中呈低信号，在 T_2WI 上呈等信号，周围视神经鞘内的蛛网膜下腔脑脊液呈高信号。由于眶尖区骨皮质致密，视神经管内段在 CT 上显示不佳，但在 MRI 上显示良好[34,35]。

> **要 点**
>
> ONSC 的扩大可能是由于累及眼眶的原发、继发性肿瘤或者炎性/浸润性病变所致。

视神经颅内段、视交叉及视束在冠状面及矢状

面 MR[34,35] 图像上显示良好，与脑白质相比呈等信号（图19-39）。视辐射位于颞顶叶和枕叶的白质内，延伸至距状裂皮质纹状区（初级视皮质），初级视皮质两侧是枕叶内侧易于识别的距状沟[1,34,35]。

①视神经胶质瘤，眶内胶质瘤 10 岁以内发病，表现为无痛性突眼，通常伴有视力丧失[35]。视路的胶质瘤与 NF 有很高的相关性，特别是当存在双侧病变时[36]。因此，建议应该对整个视觉通路进行成像。MRI 更敏感,薄层扫描（3mm）可以避免遗漏视神经管内段的小病灶。视路后部受累更多见于不伴有 NF 的儿童患者[2]。

CT 及 MRI 显示视神经呈明显梭形增粗伴扭曲[2,5]。病变可能呈梭形或结节状，在 T_1WI 上与眼眶脂肪相比通常呈等或低信号（与脑皮质信号相等），在 T_2WI 上与脑皮质、白质及脂肪相比呈高信号。在 1 型 NF 中蛛网膜胶质瘤病可引起病变周围呈高信号，也可能存在含有黏液性物质的囊腔。除了囊性变区域，增强后病变强化常见[3,36,37]。有时，肿瘤围绕视神经环形生长进入视神经周围间隙内，类似于视神经周围脑膜瘤[2,37]（图19-40）或炎性假瘤的表现[37]。

> **要 点**
>
> 在视神经胶质瘤中，视神经通常增粗、扭曲，与视神经鞘脑膜瘤相比不伴有钙化，脑膜瘤的钙化通常出现在呈直线、巨大增粗的视神经中并伴有更明显的强化。

②视神经鞘脑膜瘤，该病通常是一种起源于覆盖在视神经上的脑膜蛛网膜细胞的良性肿瘤。脑膜瘤好发于 30 - 40 岁，女性多见，但当病变发生于儿童时，合并 NF2 型更常见。在图像上，所见的常见模式有：a. 单侧神经偏心、局部性肿块；b. 沿着长轴呈环形、管状弥漫性增厚；c.ONSC 的梭形扩大。肿瘤内钙化常见，可导致骨质增生，其在 CT 上显示最佳（图19-41）。

在 T_1WI 及 T_2WI 上显示信号减低且可以导

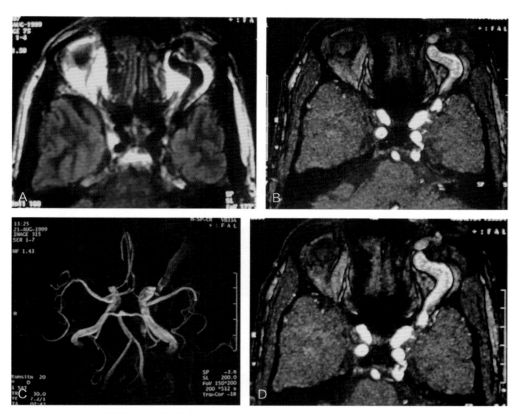

▲ 图 19-38　左侧颈内动脉海绵窦瘘

轴位 T₁WI（A）显示左侧眼上静脉扩张伴明显的流空信号及在三维 TOF MRA 图像（B ～ D）上扩张的海绵窦（引自 Hande, P.C. and Talwar, I., *Indian J. Radiol. Imaging*, 22, 224, 2012.）

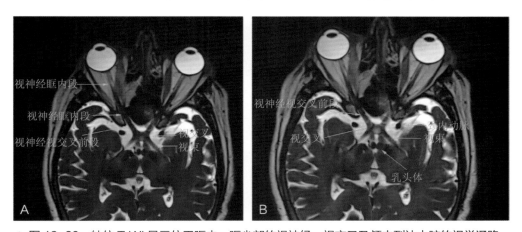

▲ 图 19-39　轴位 T₂WI 显示位于眶内、眶尖部的视神经、视交叉及颅内到达中脑的视觉通路

致视神经管扩大[3,35]。MRI 在描述肿瘤与邻近眼眶结构的关系以及确定病变在眶尖、视神经管及颅内的累及范围上要优于 CT。病变在 T₁WI 上呈等信号，T₂WI 上呈高或低信号（图 19-42）伴 ONSC 内的眼周囊肿[2] 并围绕远端视神经周围。由于抑制了眼眶脂肪信号，这些影像学表现在 STIR 图像上更为显著，并且与在 T₂WI 上表现相似。病变呈明显强化（图 19-43），Gd 剂增强压脂 T₁ 图像有助于检测微小病变，特别是在眶尖部，在环形病变类型中呈中等至明显的轨道样强化[2]。儿童患者中病变更具有侵袭性，可能浸润邻近眼眶其他结构。

③视神经炎，由于微生物感染导致的乳头炎或免疫机制继发的病毒感染引起的、导致视神经增粗的急性炎症（类感染）[1]。非感染性肉芽肿性疾病如结节病和系统性自身免疫性疾病如系统性红斑狼疮可能累及视神经[38]。脂肪抑制的

T_1WI 前后对比图像在视神经炎中非常有用，可显示视神经内局部或弥漫性强化（图19-44）。视神经炎是多发性硬化症（MS）的早期表现，在MRI上显示佳，表现为视神经增粗伴局灶性高信号斑块，其在 $T_2 STIR$ 序列上很容易显示[39]。

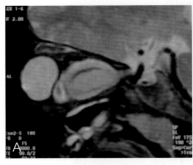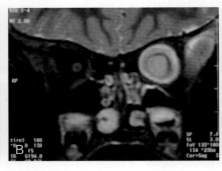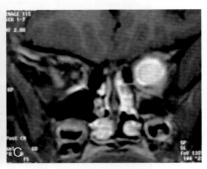

▲ 图 19-40 视神经胶质瘤
矢状位 T_2WI（A）显示视神经梭形增粗，冠状位 $T_2 STIR$（B）显示神经周围脑膜环形增厚呈高信号（蛛网膜胶质瘤病），增强压脂 T_1 图像（C）显示病变明显强化（引自 Hande, P.C. and Talwar, I., *Indian J. Radiol. Imaging*, 22, 224, 2012.）

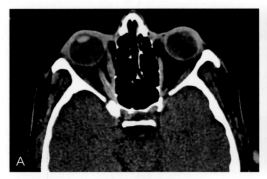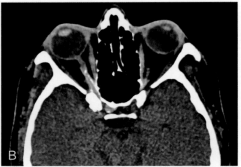

▲ 图 19-41 视神经周围脑膜瘤
A. 薄层轴位 CT 图像显示沿右侧 ONSC 的"轨道样"钙化以及视神经管的骨质增生；B. 注意增强后神经周围的强化（引自 Hande, P.C. and Talwar, I., *Indian J. Radiol. Imaging*, 22, 224, 2012.）

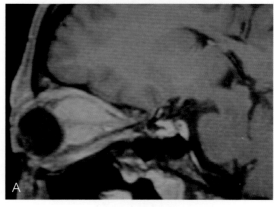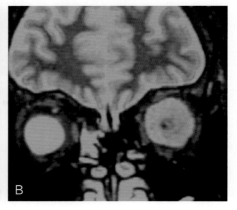

▲ 图 19-42 左侧视神经鞘复合体脑膜瘤
A. 矢状位增强压脂 T_1WI 图像显示一个弥漫强化的肌锥内间隙肿块，注意视神经鞘复合体神经周围部分呈梭形增厚压迫视神经，并使上直肌、下直肌移位；B. 冠状位 T_2WI 显示受压的视神经以及肿块引起肌锥的扩大（引自 Hande, P.C. and Talwar, I., *Indian J. Radiol. Imaging*, 22, 224, 2012.）

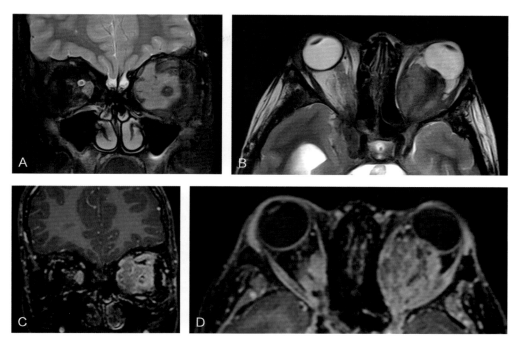

▲ 图 19-43　NF2 型患者的左侧视神经鞘脑膜瘤

图 A 和图 B 分别为冠状位及轴位 T₂WI，图 C 和图 D 分别为增强后冠状位及轴位 T₁WI

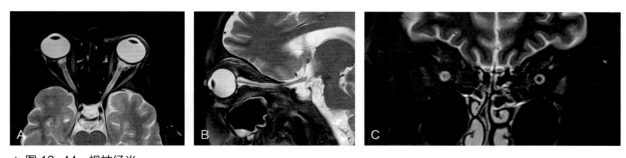

▲ 图 19-44　视神经炎

轴位 T₂WI（A）及矢状位 T₂WI（B）显示视神经呈节段性高信号，冠状位 T₂W TIRM 图像（C）显示与左侧视神经相比，右侧视神经呈高信号

要　点

在这些肿瘤中钙化是常见的，并且它们在 T₁WI 和 T₂WI 图像上都呈低信号，并且如果存在囊肿，STIR 图像或压脂 T₂WI 图像可以很好地显示出来。

要　点

在评估患有脱髓鞘疾病（如 MS）的患者时，通常需要行脑和脊柱 MRI（图 19-45）。

七、眼眶继发性肿瘤及转移瘤

由于头颈部邻近结构的恶性肿瘤可以通过接触扩散、沿神经周围或血管周围播散以及直接侵犯使眼眶继发性受累。然而，眼眶可以出现远处器官通过血源性播散而来的转移瘤。

局部扩散：由于恶性肿瘤对周围解剖结构浸润，可能累及眼眶结构，最常见的是来自鼻腔的恶性肿瘤[2,5]（图 19-46）。

转移性肿物可来自已知或未知的原发性恶性肿瘤[1,2,3,5]。MRI 能更好地显示眼球的受累

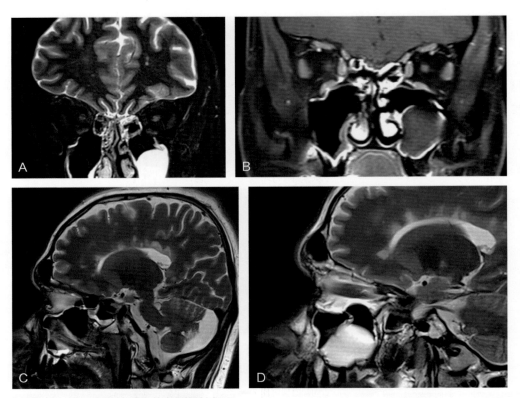

▲ 图 19-45　多发性硬化伴左侧视神经炎

冠状位 T₂W TIRM（A）显示左侧视神经呈高信号，相应地在冠状位压脂 T₁WI 图像（B）上可见强化，矢状位 T₂WI（C、D）显示大脑内多发的典型脱髓鞘斑块

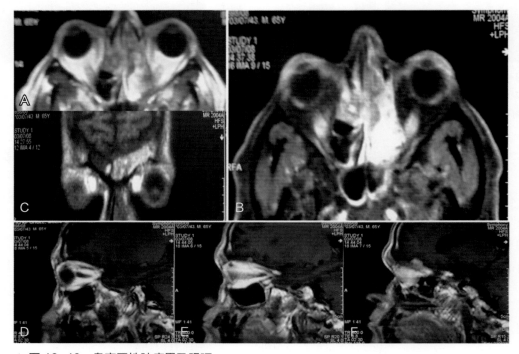

▲ 图 19-46　鼻窦恶性肿瘤累及眼眶

冠状位 T₁WI FS（A）、增强轴位 T₁W IFS（B）、冠状位 T₁WI（C）和 T₂WI 示左侧鼻窦的病变延伸到左侧眼眶内和颅内。注意病变在 T₁WI 图像上呈高信号，提示鼻窦黑色素瘤。图 D、图 E 和图 F 为矢状位 T₂WI

情况，其次显示由于占位效应和颅内转移而引起的视觉通路和神经的压迫（图 19-47）。成人中最常见的原发肿瘤是乳腺癌（图 19-48）、前列腺癌和肺癌。眼外黑色素瘤的脉络膜视网膜转移可能与原发性黑色素瘤具有相似的特征[1,2]。在 19% 的病例中，当患者出现眼部症状时没有癌症病史，而在 10% 的情况下，尽管系统评估，但仍无法确定原发部位。在儿科中，神经母细胞瘤是转移到眼眶的常见原发性肿瘤之一。

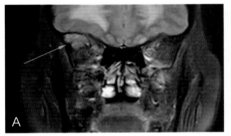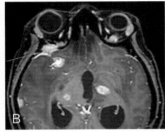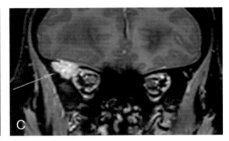

▲ 图 19-47　右侧眼眶转移伴颅内多发转移
冠状位 T_2W TIRM 图像（A）示右侧眼眶后上方肌锥外间隙的等信号影。轴位 T_1WI FS（B）和冠状位 T_1WI FS（C）示所有转移灶在增强后呈明显强化

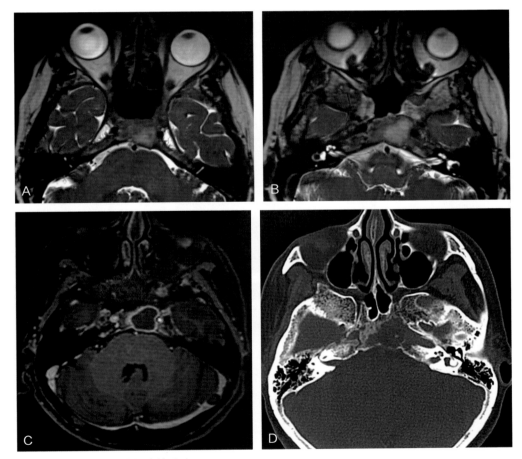

▲ 图 19-48　乳腺癌颅底转移瘤
轴位 T_2WI（A、B）示斜坡高信号影，增强后可见环形强化，在 CT（D）上可见骨质的破坏。在图 C 中可以看到颅内多发结节样病变。可以看到左侧第Ⅵ对脑神经受累，伴外直肌麻痹，眼球内移

<table>
<tr><td>

要 点

具有 STIR 和增强后 T_1WI 的多平面成像的 MRI 有助于评估头颈部肿瘤及其局部蔓延和对眼眶以及周围重要结构（如神经和血管）的浸润。

</td><td>

要 点

在眼眶炎性病变中（如炎性假瘤），评估是否有泪腺受累是很重要的。应观察和评估与泪腺密切相关的眼外肌（上直肌 / 外直肌）的受累情况，因为可能存在上直肌 / 外直肌的肌炎或肌腱炎。

</td></tr>
</table>

八、泪腺和泪腺窝病变

泪腺位于眼眶上方的泪腺窝内，位于肌锥外间隙，紧邻上直肌和外直肌肌腱。

炎性病变通常是急性的，可能是眼眶炎性假瘤的一部分或与创伤有关[40]。慢性泪腺炎可能与结缔组织病，非感染性肉芽肿性疾病如结节病和韦格纳肉芽肿，Mikulicz 综合征或其他非特异性浸润性疾病有关[2]。CT 和 MRI 显示单侧或双侧泪腺弥漫性增大、明显强化（图 19-49），伴邻近眼外肌（上直肌 / 外直肌）强化。

淋巴瘤累及泪腺可能是单侧或双侧的，从良性浸润到恶性淋巴瘤均有可能，这常常导致泪腺弥漫性增大（图 19-50）。

泪腺肿瘤：约 50% 的肿瘤是上皮来源，其中一半是良性多形性腺瘤[40,41]。MRI 可以很好地显示肌锥外间隙肿瘤，导致眼球受压以及肌锥变形（图 19-51）。

要 点

CT 显示泪腺窝的变化和骨质的膨胀性扩张而没有骨质的侵蚀破坏,提示良性病变。

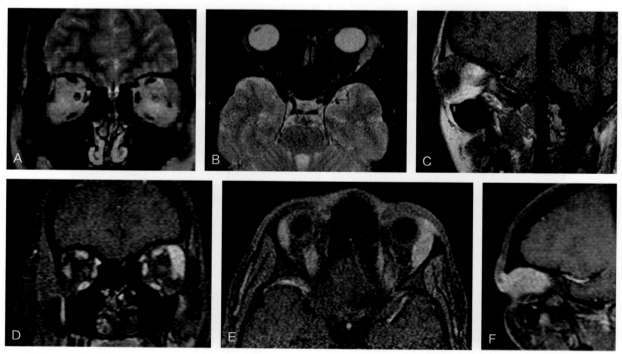

▲ 图 19-49 泪腺炎

冠状位 T_1WI（A）和轴位 T_2WI（B）示低信号增大的左侧泪腺，在 Gd 增强后 T_1WI FS（冠状位、轴位和矢状位分别为图 D、图 E 和图 F）示明显强化，提示泪腺炎，这与炎性假瘤类似（引自 Hande, P.C. and Talwar, I., *Indian J. Radiol. Imaging*, 22, 224, 2012.）

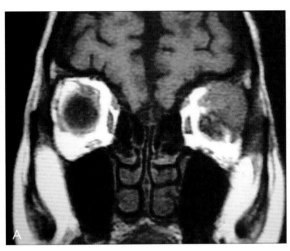
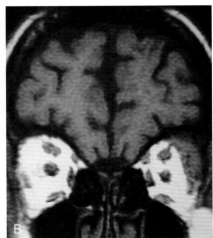

▲ 图 19-50 淋巴瘤

冠状位 T_1WI 示左侧泪腺的弥散性增大

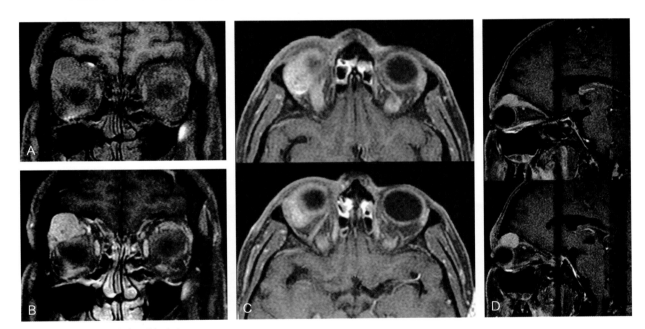

▲ 图 19-51 泪腺多形性腺瘤

MR T_1WI FS 图像（A）示右侧泪腺球形增大并呈低信号，Gd 增强后（B ～ D）可见强化，提示良性肿瘤（引自 Hande, P.C. and Talwar, I., *Indian J. Radiol. Imaging*, 22, 224, 2012.）

九、其他疾病

①移植后淋巴组织增生性疾病（PTLD），器官移植更为常见[5]，所以这种情况在目前临床中更常见。2% ～ 3% 的患者在器官移植后的第一年内出现。这可能是由于不受控制的移植后淋巴细胞增殖反应引起的[42]。这种情况的常见部位是眼眶，并且在 MRI 上，它表现为泪腺区域的软组织肿块。在 T_2WI 上为低信号，增强后 T_1WI FS 可见强化。由于细胞致密性，这些肿块在 DWI 和 ADC（低值）上表现为弥散受限[23,29]。与淋巴瘤相比，有时可能在形态上表现为侵袭性（图 19-52 和图 19-53）。

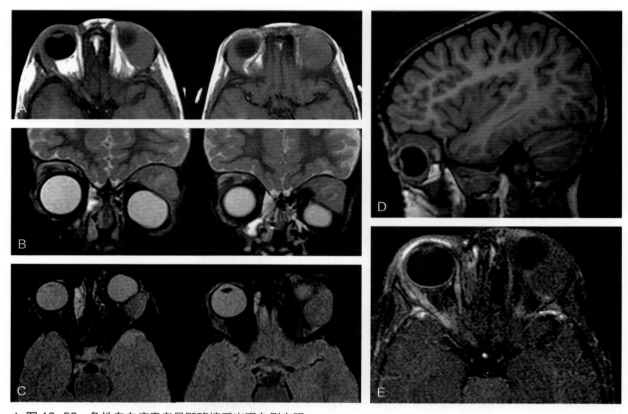

▲ 图 19-52　急性白血病患者骨髓移植后出现左侧突眼

轴位（A）和矢状位（D）T$_1$WI 示左侧眼眶肌锥外间隙的浸润（右侧较小）且信号低于眶内脂肪。冠状位（B）和轴位（C）STIR 示低信号病变累及泪腺并向上蔓延，伴左侧眼球移位。增强后 T$_1$WI FS（E）可见强化

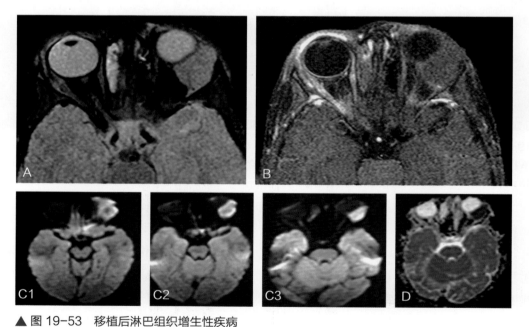

▲ 图 19-53　移植后淋巴组织增生性疾病

MR 轴位 STIR（A）和增强后 T$_1$WI FS（B）显示病变没有强化，轴位 DWI（C）显示弥散受限，信号随着 b 值（0、500、1000）的增加而变高，并且在 ADC 图（D）上表现为相应的低信号（引自 Hande, P.C. and Talwar, I., *Indian J. Radiol. Imaging*, 22, 224, 2012.）

<table>
<tr><td>

要　点

MR 随访研究有助于评估病变对类固醇激素的反应，在 PTLD 中泪腺会恢复。然而，在淋巴瘤中，泪腺可能会逐渐增大。

</td><td>

要　点

由于机体原因引起的颅内压升高也有类似的发现。然而，当排除可见的肿块或病变的典型发现时，才能诊断 IIH/BIH。后续成像通常会逆转这一发现。建议使用带有 TOF 静脉造影的颅脑 MR 来排除可能具有类似临床表现和难治性头痛的静脉窦血栓形成。在这种情况下，可见平滑的受压的颅内静脉窦[44]。

</td></tr>
</table>

②视盘水肿，眼底镜检查示视盘水肿伴视盘隆起[2]，提示颅内压升高，这可能是由于颅内肿瘤和其他占位性病变以及相关的脑水肿或脑积水引起的。

特发性 / 良性颅内高压（IIH / BIH）的患者表现为搏动性头痛、恶心，伴有搏动性耳鸣的呕吐，并且通常影响育龄期的肥胖女性。可能发生与可逆性第 Ⅵ 对脑神经麻痹相关的复视，如果不治疗，可能导致视力丧失。MR 显示眼球后缘变平，在眼眶内可见明显扩张的视神经鞘复合体（ONSC），双侧视神经扭曲[43]和大脑中的裂隙状脑室。

③硬脑膜扩张症，这是一种在眶内视神经鞘

突出的疾病。在横断面和冠状面的 CT 和 MRI 上可见到视神经节段性或囊状扩张。它可以是原发性的也可以是继发性的，伴有视力丧失或视野缺损可能与扩大的蛛网膜下腔和空蝶鞍有关，或者可能与颅内肿瘤如毛细胞星形细胞瘤有关[2]。

④视神经萎缩，视神经可能变细并且萎缩，可以是双侧的或单侧的，这在 MRI 上可以很好地显示。这种情况可能是原发的（图 19-54），更常见的是继发的。

表 19-3 是眼眶所有疾病的总结。

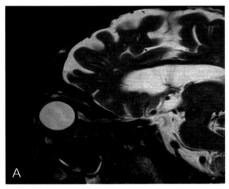
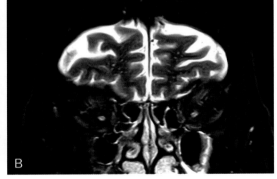

▲ 图 19-54　双侧原发性视神经萎缩
矢状位 T_2WI（A）和冠状位（B）示针状的视神经，信号没有变化

表 19-3　眼眶病变的鉴别诊断

部　位	鉴别诊断	显著特征 / 表现	MR 表现
肌锥内间隙眼球 / 眼眶眼外肌 / 脂肪	感染：蜂窝织炎 / 脓肿	痛性突眼、水肿、结膜水肿	T_1WI, T_2WI, Gd 注射后 T_1WI FS 可见强化
	炎性病变		
	• 炎性假瘤	视力急剧下降	T_1WI, T_2WI, 增强后 T_1WI FS, TIRM FLAIR，肌锥和肌锥外
	• Tolosa–Hunt 综合征	眼肌麻痹、疼痛 / 眼球运动障碍	T_1WI, T_2WI, 增强后 T_1WI FS, TIRM FLAIR, DWI, ADC, 包括眶尖和海绵窦

（续　表）

部　位	鉴别诊断	显著特征／表现	MR 表现
视神经	炎性病变		
	• 视神经炎（脱髓鞘）／视神经脊髓炎（NMO）	视力突然下降，通常是单侧的脊柱／大脑受累引起的相关系统体征	T_1WI, T_2WI, Gd, 增 强 后 T_1WI, 3D T_1WI FS, 薄层, 用于评估脱髓鞘斑块的颅脑／脊柱 MR。在 NMO 中，颅脑一般不受累
	• 视神经炎（肉芽肿）	眼球突出，视力下降或视力丧失	T_1WI, T_2WI, Gd 增强后 T_1WI FS, 薄层
	视神经肿瘤		
	• 视神经鞘脑膜瘤	眼球突出，视力下降或丧失	T_1WI, T_2WI, STIR, Gd 增强后 T_1WI FS, 轨道征强化，包括眶尖，在薄层中寻找钙化
	• 视神经胶质瘤	眼球突出，视力下降或视力丧失	T_1WI, T_2WI, STIR, Gd 增强后 T_1WI FS 薄层推荐 3D 采集，视交叉、松果体肿瘤的脑成像
	• 神经鞘瘤（第Ⅱ、Ⅲ、Ⅵ对脑神经）	痛性突眼	T_1WI 等低信号，T_2WI 高信号，增强后 T_1WI FS, 可能显示肌锥外的出血
	其他		
	• 视神经萎缩	视力丧失	Gd 增强后 T_1WI FS
	• 眼缺损性囊肿	视力丧失	小的发育不良的视神经，T_1WI 上视神经囊肿的钙化
肿瘤／浸润	• 淋巴瘤	突眼、视力降低，可能是双侧	T_1WI 等信号，T_2WI 高信号，增强后 T_1WI FS，可见强化，TIRM FLAIR DWI：受限，ADC 值低，累及肌锥、肌锥外，可能会有出血
	• 白血病		
	• 转移		
血管	• 海绵状血管瘤	成人突眼	T_1WI 低信号，光滑／分叶，有强化，边界清楚，成人，可能会有出血
	• 静脉曲张	体位性突眼，俯卧位突出	T_1WI, T_2WI, PD, STIR 经常为高信号，囊实性成分，有流空的扩张的静脉，血栓形成，出血，静脉石
	• 血管畸形／淋巴管瘤	儿童眼球突出，视力下降，活动能力下降	T_1WI, T_2WI 囊性，分叶状，不同时期的出血产物可能共存，浸润，可能增强，累及肌锥、眼睑、结膜、眶隔后，没有包膜
	• 毛细血管瘤	婴儿期突眼，可能会减小或消退	T_1WI 与脑实质等信号，T_2W, PD 信号高于脑实质，浸润性，婴幼儿时期，通常为肌锥
肌锥	感染		
	• 蜂窝织炎	化脓、疼痛、突眼、水肿	T_1WI, T_2WI, Gd 增强后 T_1WI FS 有强化
	• 脓肿	偏心性突眼、运动障碍、疼痛	增强后显著强化，中间不强化和边缘脓肿强化

（续　表）

部　位	鉴别诊断	显著特征 / 表现	MR 表现
眶尖	感染		
	• 囊虫病	眼球运动受限，视觉模糊，如果是神经囊尾蚴病就会抽搐	T₂WI 典型，EOM 中的囊尾蚴，眼眶脂肪，眼球和软组织。具有偏心性囊虫的 +/-，钙化 +/-，脑囊肿，有 / 无水肿取决于囊肿阶段，其他肉眼可见的软组织 / 肌肉的囊肿
	炎性病变		
	• 炎性假瘤	眼球运动受限，痛性突眼	T₁WI，T₂WI，增强后 T₁WI FS 示肌腹强化，累及肌腱
	• 肌炎 / 肌腱炎	运动受限，痛性眼球运动，单发或多发	T₂WI 示所累及的眼外肌具有高信号，增强后可见强化，可能在肌腹有囊变
	内分泌性		
	• Graves 眼病	突眼，可能是双侧的	肌腹增粗，肌腱不增粗，眶内脂肪增多
	肿瘤		
	• 转移	眼球突出，单侧 / 双侧视力丧失	T₁WI, T₂WI, STIR, Gd 增强后 T₁WI FS，眶尖薄层，推荐 3D 采集，已知远处原发肿瘤
	• 视神经管内脑膜瘤	视力显著丧失	T₁WI FS 增强前、后示视神经显著强化，T₂WI 低信号，钙化，其他神经纤维瘤病 2 型的特征
	• 伴视交叉胶质瘤的视神经胶质瘤	儿童期痛性突眼，视力下降 / 丧失，双侧神经纤维瘤病 1 型	T₁WI, T₂WI，增强后 T₁WI FS 可见强化，眼球后肿块延伸至视交叉
	• 眶尖的炎性假瘤：Tolosa–Hunt 综合征	痛性眼肌麻痹	T₁WI，T₂WI 低信号，增强后 T₁WI FS 可见强化，累及海绵窦的眼眶炎症，对类固醇激素有反应
	• 颈动静脉海绵窦瘘	眼球和眼眶出血，搏动性突眼，水肿	在 MRA 上显著扩张的眼上静脉与颈内动脉虹吸段的海绵窦流动空影连续 DSA 证实了逆行的眼上静脉的显影线圈栓塞 / 闭塞
	鞍区病变		
	• 空蝶鞍	视野缺损、头疼	垂体的矢状面、冠状面 T₁WI，T₁WI 动态增强，增大的蝶鞍，压缩的垂体
	• 颅咽管瘤	出现于儿童期	囊性病变，T₁WI 高信号，T₂WI 高信号，可能累及鞍上脑池
	• 鞍旁脑膜瘤		T₁WI 等信号，T₂WI 等信号，黑环，脑膜尾征
肌锥外间隙	感染		

（续　表）

部　位	鉴别诊断	显著特征 / 表现	MR 表现
	• 蜂窝织炎 / 脓肿	发热、萎靡、头痛、鼻窦炎	T_1WI，T_2WI，Gd 增强后 T_1WI FS 可有强化
	炎性		
	• 炎性假瘤	突眼	T_1WI，T_2WI，增强后 T_1WI FS，TIRM FLAIR，肌锥和肌锥内间隙
	• 肉芽肿（结节病 / Wegener）	系统性疾病，肺部症状，累及泪腺，视神经（第 II 对脑神经）	T_1WI，T_2WI，增强后 T_1WI FS 示视神经增粗伴强化，泪腺增大伴强化，相关的鼻旁窦肉芽肿，肺 CT：空洞，淋巴结
	血管性		
	• 海绵状毛细血管瘤	突眼，可能会减轻或消退	T_1WI 与脑实质等信号，T_2WI，PD 信号高于脑实质，浸润性，儿童期，可能会累及肌锥内
	• 淋巴管瘤	儿童期突眼，视力下降，活动受限	T_1WI，T_2WI，囊状，分叶状，不同时期的出血产物可能共存，浸润性，可能增强，累及肌锥、眼睑、眶隔后，没有包膜
	肿瘤		
	• 神经源性肿瘤 • 神经鞘瘤（V_1 CN）	眼眶上象限眼球突出	T_1WI 呈等 - 低信号，T_2WI 呈高信号，增强压脂后可见出血
	• 神经纤维瘤（VN）	眼球突出	NF1 中呈受限 / 丛状，表现类似神经鞘瘤，但没有出血
	• 皮样囊肿	上外侧、眼球突出	在 T_1W, T_2W, STIR , T_1W 压脂序列上可见脂肪及脂肪 - 液体平面
	• 横纹肌肉瘤	儿童眼球渐进性突出	T_1W 较肌肉呈等信号，T_2WI 呈高信号，增强扫描可见强化，球外肿瘤可能使眼球变形
	• 上皮源性肿瘤		
	• 淋巴瘤		
	• 转移瘤		
泪腺	炎症		
	• 炎性假瘤	泪腺增大	在 T_1W,T_2W，增强后 T_1WI 压脂上可见泪腺增大，增强后可见强化，鼻旁窦区可见相关肉芽肿 CT 肺窗：淋巴结、空洞性病变
	• 泪腺炎		
	• 结缔组织疾病		
	• 结节病		
	• Wegener 肉芽肿		
	肿瘤		
	• 淋巴瘤		
	• 淋巴结增生		

（续　表）

部　位	鉴别诊断	显著特征 / 表现	MR 表现
骨膜下	• 良性多形性腺瘤		
	• 转移瘤		
	炎症		
	• 脓肿	眼眶蜂窝织炎	T_1W, T_2W, 增强后 T_1WI 压脂, 环形强化；在 T_1W、T_2W 上眼眶及周围结构呈高信号
	外伤		
	• 血肿	面部外伤史, 有结膜下出血	
	肿瘤		
	• 转移 / 沉积		
	• 原发骨肿瘤		
鼻旁窦	炎症		
	• 鼻窦炎		T_1W, T_2W, 增强后 T_1WI 压脂 鼻窦内可见黏膜增厚或肿块, 单 / 双侧
	• 黏液囊肿		
	其他		
	• 骨瘤		T_1W, T_2W, 增强后 T_1WI 压脂 FLAIR
	肿瘤		
	• 鼻旁窦鳞癌		软组织可见强化, 伴骨质破坏, 侵及眼眶及颅内
颅面部	发育不良		
	• 颅面发育不良	颅骨、面部畸形伴有眼眶异常	详见脑部 MRI 先天性病变, NF 相关症状 +/-
	• 纤维发育不良		
	• 神经纤维瘤病		
	• 蝶骨发育不良		
	肿瘤		
	• 动脉瘤样骨囊肿		

十、总结

眼球和眼眶的多模态成像非常有效。然而，放射科医师需要理解每种方式的优势以优化其效用。高分辨率 USG 具有实时成像的优势，CT 对于显示骨骼细节、骨折和钙化非常有用；两种方式都被广泛使用。眼眶创伤首选 MDCT，它

具有各向同性成像的优势，可以实现三维 VRT 和曲面 MPR 成像。

MR 对于视觉通路、眼球和软组织的评估具有绝对优越性。它在眼球和眼眶占位性病变成像中起着至关重要的作用，可用于先天性眼部畸形、颅面发育畸形和其他综合征的评估。高场强 MR 以及动态增强 MRI 和带有 ADC 值的

DWI 有助于疾病诊断并缩小差异，从而得出准确的诊断结果。

近年来，附加辅助方式如磁共振波谱、功能磁共振和 PET-MR 的应用拓宽了常规 MRI 的应用范围。

推荐阅读

［1］Mafee MF. The eye. In: Som PM, Curtin HD, eds. Head and Neck Imaging. St. Louis, MO: Mosby, 4th edn. Vol. 2.2003; pp. 441–527.

［2］Mafee MF. Orbit: Embryology, anatomy and pathology. In: Som PM, Curtin HD, eds. Head and Neck Imaging. St.Louis, MO: Mosby, 4th edn. Vol. 2. 2003; pp. 529–624.

［3］Mafee MF, Putterman A, Valvassori GA et al. Orbital space occupying lesions: Role of CT and MRI, an analysis of 145 cases. Radiol Clin North Am 1987;25:529–559.

［4］Mafee MF. Magnetic resonance imaging: Ocular anatomy and pathology. In: Newton TH, Bilanuik LT, eds.Modern Neuroradiology, Vol.Radiology of the Eye and Orbit. New York: Calvadel Press, 1990; pp. 2.1–3.45.

［5］Hande PC, Talwar I. Multimodality imaging of the orbit. Indian J Radiol Imaging 2012;22:224–236.

［6］Van Tassel P, Mafee MF, Atlas SW, Galetta SL. Eye,orbit and visual system. In: Atlas SW, ed. Magnetic Resonance Imaging of the Brain and Spine. Philadelphia,PA: Lippincott Williams & Wilkins, 4th edn. Vol. 2. 2009;Chapter 23: pp. 1258–1363.

［7］Wang J, Takashima S, Takayama T et al. Head and neck lesions: Characterisation with diffusion-weighted echo planar MR imaging. Radiology 2001;220:621–630.

［8］Char DH, Unsold R. Computed tomography: Ocular and orbital pathology. In: Newton TH, Bilanuik LT, eds.Modern Neuroradiology, Vol. 4. Radiology of the Eye and Orbit. New York: Calvadel Press, 1990; pp. 9.1–9.65.

［9］Kaufman LM, Villabanca PJ, Mafee MF. Diagnosticimaging of cystic lesions in a child's orbit. Radiol Clin North Am 1998;36:1149–1163.

［10］Kindler P. Morning glory syndrome; unusual congenital optic disc anomaly. Am J Ophthalmol 1970;69:376–384.

［11］Mafee MF, Peyman GA. Retinal and choroidal detachments:Role of MRI and CT. Radiol Clin North Am1987;25:487–507.

［12］Mafee MF, Goldberg MF. CT and MR imaging for diagnosis of persistent hyperplastic primary vitreous(PHPV). Radiol Clin North Am 1987;25:683–692.

［13］Kaufman LM, Mafee MF, Song CD. Retinoblastoma andsimulating lesion: Role of CT, MR imaging and use of GD-DTPA contrast enhancement. Radiol Clin North Am1998;36:1101–1117.

［14］Davidson HC. Retinoblastoma. In: Hansberger ER, ed.Diagnostic Imaging. Head and Neck. Salt Lake City, UT:Amirsys Inc., Vol. 2. 2004; pp. 52–55.

［15］Mafee MF, Valvassori GE. Radiology of craniofacial anomalies. Otolarynol Clin North Am 1981;14:929–988.

［16］Barnes L, Verbin R, Appel B, Peel R. Tumour and tumour like lesions of the soft tissue. In: Barnes L, ed. Surgical-Pathology of the Head and Neck. New York: Marcel Dekker,2nd edn. Vol. 2. 2000; pp. 109–1095.

［17］Khanna PC, Thapa MM, Iyer RS, Prasad SS. Pictorial essay: The many faces of craniosynostosis. Indian J Radiol Imaging 2011;21:49–56.

［18］Rootman J, ed. Diseases of the Orbit. Philadelphia, PA: JB Lippincott, 1988.

［19］Eustis HS, Mafee MF, Walton C, Mondonca J. MR imaging and CT of orbital infections and complications in acute rhinosinusitis. Radiol Clin North Am 1998;36:1165–1183.

［20］Karesh JW, Baer JC, Hemady RK. Noninfectious orbital inflammatory disease. In: Tasman W, Jaeger EA, eds. Duane's Clinical Ophthalmology. Philadelphia, PA: Lippincott Williams & Wilkins, 2005; pp. 1–45.

［21］Weber AL, Vitale Romo L, Sabates NR. Pseudotumour of the orbit. Clinical, pathological and radiologic evaluation. Radiol Clin North Am 1999;37:151–168.

［22］Flanders AE, Mafee MF, Rao VM et al. CT Characteristics of orbital pseudotumours and other orbital inflammatory processes. J Comput Assist Tomogr 1989;13(1):40–47.

［23］Kapur R, Sepahdari AR, Mafee MF et al. MR Imaging of orbital inflammatory syndrome, orbital cellulitis, and orbital lymphoid lesions: The role of diffusion-weighted imaging. AJNR Am J Neuroradiol 2009;30:64–70.

［24］Yousem DM, Atlas SW, Grossman RI et al. MR imaging of Tolosa-Hunt syndrome. Am J Neuroradiol 1989;10:1181–1184.

［25］Kirsch E, Hammer B, von Arx G. Graves' orbitopathy:Current imaging procedures. Swiss Med Wkly 2009;139(43–44):618–623.

［26］Dodds NI, Atcha AW, Birchall D, Jackson A. Use of high resolution MRI of the optic nerve in Graves' ophthalmopathy.BJR Br J Radiol 2009;82:541–544.

［27］Lagouras PA, Langer BG, Peyman GA et al. Magnetic resonance imaging and intraocular foreign bodies. Arch Ophthalmol 1987;105:551–553.

［28］Flanders AE, Espinosa GA, Markiewicz DA et al. Orbital lymphoma. Radiol Clin North Am 1987;25:601–602.

［29］Valvassori GE, Sabnis SS, Mafee MF et al. Imaging of orbital lymphoproliferative disorders. Radiol Clin NorthAm 1999;37:135–150.

［30］Kind AD, Ahuja AT, Yeung DK et al. Malignant cervical lymphadenopathy: Diagnostic accuracy of diffusion weighted MR imaging. Radiology 2007;245:806–813.

［31］Shields JA, ed. Diagnosis and Management of Orbital Tumours. Philadelphia, PA: WB Saunders, 1989.

［32］Aviv RI, Miszkiel K. Orbital imaging: Part 2. Intraorbital pathology. Clin Radiol 2005;60:288–307.

［33］Bilaniuik LT. Orbital vascular lesions: Role of imaging.

Radiol Clin North Am 1999;37:169–183.

[34] Muller-Forell WS, Pitz S. Orbital pathology. In: Muller-Forell WS (ed). Imaging of Orbital and Visual Pathway Pathology.Heidelberg, Germany: Springer, 2002; pp. 147–340.

[35] Zimmerman RA, Bilaniuik LT, Savino PJ. Visual pathways.In: Som PM, Curtin HD, eds. Head and Neck Imaging.St. Louis, MO: Mosby, 4th edn. Vol. 2. 2003; pp. 735–781.

[36] Azar-Kia B, Naheedy MH, Eliad DA et al. Optic nerve tumours: Role of magnetic resonance imaging and computed tomography. Radiol Clin North Am 1987;25:561–581.

[37] Davidson HC. Optic pathway glioma orbit. In: Hansberger ER, ed. Diagnostic Imaging. Head and Neck. Salt Lake City, UT: Amirsys Inc., Vol. 2. 2004; pp. 60–63.

[38] Mafee MF, Goodwin J, Dorodi S. Optic nerve sheath meningiomas: Role of MR imaging. Radiol Clin North Am1999;37:195–202.

[39] Weber AL, Mikulis DK. Inflammatory disorders of the paraorbital sinuses and their complications. Radiol Clin North Am 1987;25:615–630.

[40] Mafee MF, Haik BG. Lacrimal gland and fossa lesions:Role of computed tomography. Radiol Clin North Am1987;25:767–779.

[41] Mafee MF, Edward DP, Koeller KK, Dorodi S. Lacrimal gland tumours and simulating lesions. Clinicopathologic and MR imaging features. Radiol Clin North Am1999;37:219–239.

[42] Grossman RI, Yousem DM. Orbit. In: Neuroradiology:The Requisites. St. Louis, MO: Mosby, 2nd edn. 2003;pp. 469–516.

[43] Suzuki H, Takanashi J, Kobayashi K et al. MR imaging of idiopathic intracranial hypertension. Am J Neuroradiol 2001;22:196–199.

[44] Wall M. Idiopathic intracranial hypertension. Neurol Clin 2010;28(3):593–617.

Chapter 20
脑老化与脑退行性病变

Brain Aging and Degenerative Diseases of the Brain

Memi Watanabe, Joshua Thatcher, Yukio Kimura, Ivana Delalle, Samuel Frank, Osamu Sakai，著

冯　杰，译

目录　CONTENTS

一、概述

常规磁共振成像显示人脑正常衰老的主要特征是体积减小和白质改变[1]。在临床和放射学中，将正常的脑老化过程与病理过程区分开来往往具有挑战性。

本章根据不同的神经退行性疾病的临床表现和症状将神经退行性疾病大致分为：正常衰老、认知障碍、运动障碍和小脑共济失调。下文对每种疾病的放射学特征进行了综述，并介绍了先进成像技术中的附加信息。

二、正常脑老化

随着年龄的增长，常规磁共振可显示大脑脑容量逐渐减小与非特异性白质改变[1]。随着脑容量的减少，颅内空间发生代偿性填充，导致脑脊液空间增大。由于定量评估被引入脑容量测量，研究者们一直在探索正常大脑老化的全脑与局部脑萎缩的区别。纵向研究显示，随着年龄的增长，全脑萎缩的比例逐渐增加，从 30 — 50 岁每年 0.2% 的年增长率上升到 70 — 80 岁的 0.3% ～ 0.5%[2]。许多对成人大脑的形态学研究表明，衰老实际上主要影响灰质体积，而白质体积能相对保持到非常大的年龄[1]。对正常老化过程的区域性体积测定研究显示，加速的体积减小主要发生在额叶和顶叶，特别是在中央沟、额中回、顶叶上回和脑岛等区域[1,3]。采用弥散加权成像（DWI）获得的显微结构信息显示白质纤维的完整性受到破坏。许多研究报道了表观扩散系数和平均扩散系数（mean diffusivity，MD）增加，同时各向异性分数（fractional anisotropy，FA）降低的一般老化趋势，其反映了神经连接的退化[4,5]。

在 T_2 加权成像中出现多个非特异性高信号强度病灶也是老年人的常见表现。在大多数情况下，少量病灶可没有明显的临床表现。在普通人群中，报告显示白质高信号发病率在 64 岁的成年人中为 11% ～ 21%，在 82 岁的人群中为 94%[6]。在有心血管危险因素和症状性脑血管疾病的患者中，白质高信号更为常见和广泛[6]。对 46 项纵向研究的 Meta 分析提供了强有力的证据，表明白质高信号的存在是未来中风、认知能力下降、痴呆和死亡率的重要提示[6]。与心血管死亡率也有显著相关性[6]。白质高信号区域的病理表现包括血管周围间隙扩大、髓鞘苍白化、髓鞘和轴突丢失导致的组织稀疏、胶质轻度增生和梗死[7]。血管周围（Virchow-Robin）空间增大与高血压等血管疾病的危险因素有关，其被认为是脑小血管疾病的可能标志物，可能是由于血管搏动增加所致（图 20-1）[8]。磁共振上，深部白质可见非特异性 T_2 高信号灶，典型表现为不累及皮质下的 U 形纤维，常伴磁共振血管成像（MRA）的证据，提示病变发生在小血管（图 20-2）[6]。可采用与年龄相关的白质改变量表来测量白质的高信号[7]。近年来，定量评估白质高信号的体积已被广泛应用，特别是在队列研究中。研究提示如果脑白质高信号体积大于颅内体积的 0.5%，应认为存在脑白质异常[9]。白质高信号体积的快速增长与多个认知领域的损伤有关，包括执行功能、处理速度和记忆表现，并已被证明可导致进行性认知功能减退，导致轻度认知障碍（MCI）[10]。因此，白质高信号增加的累积量需要仔细评估。

三、脑退行性疾病

（一）认知障碍

痴呆症被认为是与疾病相关的记忆丧失及其他足以干扰日常生活活动的认知障碍。可能导致痴呆症的原因有很多（表 20-1）。老年人退行性痴呆最常见的病因是阿尔茨海默病（Alzheimer's disease，AD）[8, 11]。随着人口老龄化的不断加剧，AD 成为公共卫生领域最具威胁的问题之一。虽然痴呆的诊断是基于临

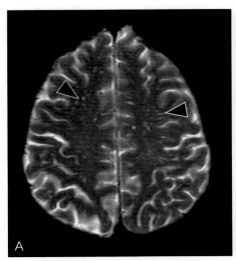
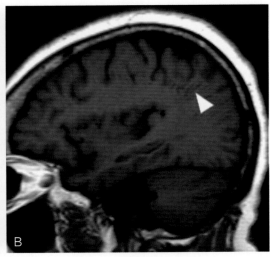

▲ 图 20-1　血管周围间隙

A. 轴位脂肪抑制梯度回波自旋回波 T$_2$ 加权序列显示脑白质内多个点线状高信号，提示血管周围间隙（黑箭头）；B. 矢状位 T$_1$ 加权影像（白箭头）显示放射状线样低信号病灶

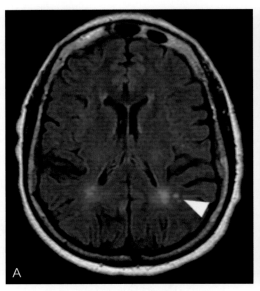
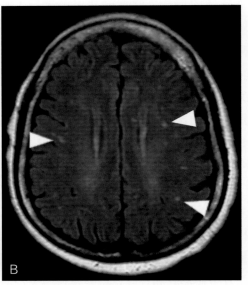

▲ 图 20-2　非特异性 T$_2$ 高信号灶

轴位 FLAIR 影像显示 64 岁受试者脑白质内散在的小的高信号灶（箭头）

床评估的，但神经影像学，如计算机断层扫描（computed tomography，CT）和磁共振检查也是必需的，这些可用来排除其他可能的病因，包括脑血管疾病、正常压力性脑积水和脑部肿瘤。磁共振是评价痴呆的首选检查方法。此外，磁共振结合正电子发射断层扫描（positron emission tomography，PET）和单光子发射 CT（single-photon emission CT，SPECT），可提供更多潜在的神经病理的特异性信息，使得神经影像在评估神经退行性疾病发生的微观变化方面发挥着越来越重要的作用。

（二）阿尔茨海默病

1. 临床表现

阿尔茨海默病（Alzheimer's Disease，AD）是退行性痴呆最常见的病因 [8,11]，占痴呆患者的 50% ～ 80% [12]。临床上，认知症状开始比较隐匿，多数情况下渐进性发展为痴呆 [11]。这一

表 20-1 导致痴呆症的可能原因

退行性	传染病
阿尔茨海默病	HIV
路易体痴呆	单纯疱疹
皮层基底节变性	慢病毒（PML、SSPE）
进行性核上性麻痹	莱姆病
额颞叶痴呆	结核 / 真菌性脑膜炎
帕金森病	梅毒
亨廷顿病	Whipple 病
谷蛋白过敏性疾病	**非传染性传染病**
肌萎缩侧索硬化 - 痴呆复合征	白塞病
Wilson 病	中枢神经狼疮
脑血管性	神经结节病
小血管疾病（Binswanger/lacuna）	**朊病毒**
淀粉样血管病	克雅病
多发栓塞	**内分泌**
缺氧 / 缺血性损伤	甲状腺功能亢进症 / 甲状腺功能减退症
大脑血管炎	甲状旁腺功能亢进症
脑常染色体显性动脉病变伴皮层下梗死和脑白质病	库欣综合征 /Addison 病
创伤性	**代谢**
慢性硬膜下血肿	尿毒症
脑弥漫性轴索损伤	慢性肝性脑病
拳击手痴呆症	**吸收不良**
脑积水	硫胺素（维生素 B_1）缺乏（Wernicke–Korsakoff 综合征）
交通性脑积水	其他维生素缺乏（维生素 B_{12}、维生素 E、烟酸）
非交通性脑积水	**中毒性**
正常压力性脑积水	酒精
肿瘤 / 副肿瘤性	缺氧 / 一氧化碳中毒
转移性疾病	重金属中毒
原发性中枢神经系统肿瘤	药物（苯二氮䓬类、阿片、三环类抗抑郁药、抗惊厥药物等）
副肿瘤综合征（边缘脑炎）	
放射治疗后	**其他**
脱髓鞘	慢性高碳酸血症 / 血氧不足
多发性硬化	
急性播散性脑脊髓炎	
精神性	
抑郁症	

PML. 进展性多灶性脑白质病；SSPE. 亚急性硬化性全脑炎

过程的临床过渡阶段被认为是 MCI，其被认为是认知能力的下降程度大于该个体随年龄增长预期的认知衰退，但也并不会明显地干扰日常生活[12]。MCI 向 AD 痴呆的转化率，每年约为12%，而无认知功能障碍的老年人的转化率每年为 1%～2%[11]。诊断为 MCI 的患者，大约有80% 的将在 5 年内发展为痴呆[11]。随着年龄的增长，大多数痴呆很可能是 AD 和其他类型的退行性疾病的结合，即所谓的混合性痴呆。

2. 病理表现

病理学上，阿尔茨海默型痴呆患者大脑中所见的主要的特征性结构是老年斑和神经纤维缠结，并伴有突触和神经元的丧失[13,14]。老年斑是蛋白质在细胞外沉积形成的，主要由 β 淀粉样蛋白（amyloid-β，Aβ）肽片段构成[14]。有证据表明炎症和营养不良性神经突的异常神经元突起与许多老年斑相关[14]。老年斑大量出现在新大脑皮质、后扣带回和边缘皮质的联合区域，晚期累及主要感觉和运动区域[14]。Aβ 肽也沉积在血管壁，导致脑淀粉样血管病或嗜刚果红血管病或因为病理检查中使用刚果红染色突出老年斑以及血管壁淀粉样沉积物。神经纤维缠结最初在神经元胞体和树突中形成，主要由异常磷酸化 tau(τ)蛋白组成。随着神经元细胞的死亡，神经纤维缠结可能以细胞外"幽灵缠结"或"墓碑"的形式存在[14]。正常 tau 蛋白促进微管的组装，协助神经元三维结构的架构，并协助蛋白质的运输和酶囊泡化[14]。当 tau 蛋白异常磷酸化时，它在神经元体和突起（神经突）内聚集，破坏微血管功能[14]。因此，适当的 tau 免疫组化可以突出一些神经突的形态变化，这些神经突相对较短且粗糙，称为"营养不良神经突"和"神经毡细丝"。这种神经纤维病变也可以在（神经炎的）老年斑中观察到[15]。

研究者提出了几种诊断分类来评价 AD 的病理。Braak 提出的 Braak 分期仅采用了神经纤维缠结和神经毡细丝的分布进行定性评估[13]。跨内嗅皮质期（transentorhinalstage）（Braak Ⅰ 期、

Braak Ⅱ 期）的特征是轻度或重度受累局限于跨内嗅皮质前 α 层，仅轻度累及海马。边缘叶期（Braak Ⅲ 期和 Braak Ⅳ 期）的特征是严重累及横内嗅皮质和一定程度的内嗅皮质前 α 层，海马轻度受累，也很少累及皮质。在等皮质层期（Braak Ⅴ 期、Braak Ⅵ 期），神经纤维性病变可累及联合皮质的所有区域，也可累及初级皮质。建立阿尔茨海默病评估注册表的联盟基于半定量的"年龄相关性斑块评分"和临床病史来建立对确定的 AD、神经病理学上很可能的 AD、神经病理学上可能的 AD 以及无 AD 进行最终诊断[16]。美国国家老年研究所的标准考虑所有 AD 病变（神经斑块、神经纤维缠结、淀粉样蛋白沉积和神经毡细丝）发生的可能性，以确定痴呆症状由这些病变引起的概率[17]。

3. 遗传学

AD 通常分为早发性和迟发性。迟发型的散发性病例（65 岁以后）占 95% 以上[11]。早发性 AD 较少发生在 65 岁以下的人群中，不过有些人甚至在 40 岁时就出现了 AD[11]。家族性 AD 基因研究的早期工作发现了 3 种常染色体显性突变：淀粉样前体蛋白（amyloid precursor protein，APP）、早老素 -1（presenilin-1，PSEN1）和早老素 -2（presenilin-2，PSEN2）基因[18]。晚发性 AD 的易感基因分析发现，载脂蛋白 E（apolipoprotein E，APOE）的等位基因 ε4 基因是大脑 Aβ 沉积的主要遗传风险因素[18]。APOE 基因编码一种在胆固醇代谢中起关键作用的蛋白质，通过调节新陈代谢、聚合和 Aβ 肽的清除导致 AD 发病，也可能通过直接调节大脑脂质代谢和突触功能导致 AD[11]。最近，发现了多个与 AD 风险有关的新基因[18]。早发性或家族性 AD 有时被认为是一种 Aβ 肽产生过多引发的疾病，而晚发性或散发性 AD 是一种 Aβ 清除不足引发的疾病[11]。

4. 临床诊断标准

脑成像对于排除痴呆的其他病因较有价值，其可作为一种生物标志物用于重新制定 AD 的诊

断标准[8,11,19,20]。AD 的诊断标准是基于患者的临床情况而制定的，目前已经进行了修订[21]，建议在至少 6 个月的进行性情景记忆缺损的主要临床特征之外，增加 1 种以上的支持性神经影像学或脑脊液生物标志物[19]。Aβ 沉积的生物标志物包括淀粉样 PET 影像上异常放射性示踪剂保留和低水平的脑脊液 $A\beta_{42}$[11,19,20]。tau 蛋白病理的生物标志物包括脑脊液 tau 蛋白水平升高（包括总的和磷酸化的）、PET 显像中颞顶叶 [18]F- 氟脱氧葡萄糖（fluorodeoxyglucose，FDG）摄取减少，以及结构磁共振上大脑特定区域（尤其是内侧颞叶）萎缩[11,20]。FDG 摄取减少是 tau 病理导致突触功能受损的一个指标，脑萎缩被认为是 tau 病理导致的微观神经退行性变（突触、树突过程和神经元的丢失）[11,20]。

5. 影像表现

磁共振的主要作用是协助排除其他潜在的痴呆原因，如脑血管疾病、占位性病变、正常压力脑积水或硬膜下出血。

在磁共振上，脑萎缩始于内嗅皮质和海马，被认为是 AD 结构成像的生物标志物（图 20-3）[8]。这些结构的加速萎缩是 AD 的标志，在临床可识别的 AD 分期之前就可以看到。体积测定研究显示 AD 早期海马萎缩率为 4%～8%，远高于健康受试者（30－50 岁为 0.1%～0.2%，70 岁中期为 0.8%，80－90 岁为 1.5%～2%）[2]。随着病情进展，弥漫性脑萎缩可累及内侧、基底、外侧颞叶及内侧和外侧顶叶皮质（图 20-4）[11,20]。

AD 的其他影像学诊断包括 Aβ 淀粉样蛋白 PET 成像和 FDG-PET 代谢测定。Aβ 淀粉样蛋白 PET 成像是一种特异性 Aβ 配体的分子成像技术，如匹兹堡化合物 B（Pittsburgh compound B，PIB）（采用 [11]C 标记）和 ^{18}F-PiB 衍生物[8]。大多数接受 AD 临床诊断的受试者，其 Aβ 淀粉样蛋白 PET 成像研究结果为阳性[11]。在认知正常的老年受试者中，大约 30% 的人出现了异常的 Aβ 淀粉样蛋白 PET 影像。它将认知正常的老年受试者的比例与 AD 的尸检诊断相匹配[11]；

然而，PIB 摄取的程度并不能将认知正常的老年人与 MCI 或 AD 患者区分开来[8]。

FDG-PET 显像中葡萄糖代谢指标反映的是净脑代谢，主要代表突触活动[11]。AD 患者 FDG-PET 研究显示，颞顶后区、后扣带回区和额下区存在特征性缺损（图 20-5）[8,11]。FDG-PET 异常的程度比单纯的萎缩区域要大，被认

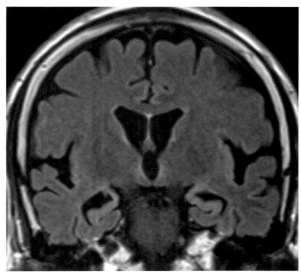

▲ 图 20-3　AD 患者的冠状位 FLAIR 影像
女，57 岁，健忘。影像显示萎缩局限于双侧内侧颞叶

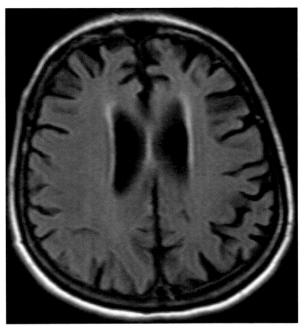

▲ 图 20-4　AD 患者的轴位 FLAIR 影像
女，55 岁，记忆力减退，*APOE ε4* 等位基因纯合子，脑脊液检查异常，影像显示弥漫性皮质萎缩

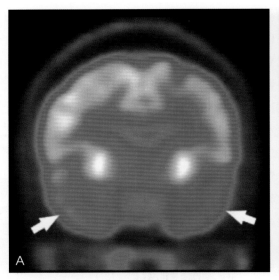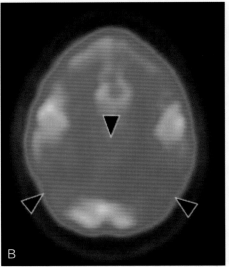

▲ 图 20-5 进行性痴呆的影像表现

AD，女，62 岁，进行性痴呆。A. 冠状位 FDG-PET 影像显示双侧颞叶代谢活性明显降低（白箭），基底节未摄取 FDG；B. 轴位影像显示双侧顶叶和后扣带回（黑箭头）内的活动进一步减低

为是 tau 病理改变的早期指标[8]。脑血流显像（regional brain blood flow，rCBF）SPECT 是一种测量脑活动的替代显像技术，比 PET 显像应用更广泛、更便宜[22]。

rCBF-SPECT 显示后部灌注不足，尤其是在 AD 的顶颞联合皮质（图 20-6）。灌注 SPECT 通常与神经纤维病理学相关[22]。鉴于病理生理变化的时间顺序，提出 AD 的多相模型[11,20]。第一阶段是 Aβ 积累，在首次临床症状出现之前几十年即可采用淀粉样蛋白生物标记成像（淀粉样 PET 表现和脑脊液 Aβ$_{42}$ 测量）[11,20]。第二阶段涉及神经退行性变或损伤，这个阶段通过 tau 病理生物标志物进行测量。脑脊液 tau 和 FDG-PET 疾病晚期表现为动态变化，这种变化可能出现在临床症状首次出现之前不久[11,20]。这个阶段之后是细胞死亡，对应于特征性萎缩。典型的结构性磁共振萎缩在疾病的临床症状期是动态变化的，磁共振表现与临床症状的严重程度之间有很好的相关性[11,20]。这个多相模型可很好地解释 AD 生物标志物的纵向变化[8]。病理研究也支持淀粉样蛋白首先出现而新皮质神经纤维缠结出现较晚的观点[11]。另一种可能是，淀粉样蛋白和 tau 蛋白的病理是独立的，但通常共存

于疾病的不同阶段[8]。

需要注意的是，在 MCI 和 AD 痴呆诊断标准中，临床诊断是最重要的，生物标志物仅仅是补充[20]。这些生物标志物在每个临床阶段都有不同的作用。在临床前阶段，生物标志物被用于在没有症状或症状很不明显的研究对象中确定 AD 病理的存在[20]。在症状性痴呆前期、MCI 期，生物标志物被用来确定导致临床症状的潜在病因[20]。在痴呆期，生物标志物被用来提高个体痴呆基础的 AD 病理的确定性水平[20]。

其他成像技术包括扩散、灌注、波谱和功能磁共振成像。然而，这些技术目前还没有被

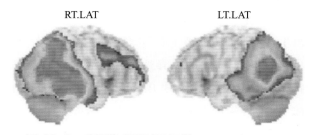

▲ 图 20-6 痴呆的 SPECT 扫描

AD，女，57 岁。异丙基 -^{123}I- 碘苯丙胺（N-isopropyl-p-^{123}I-iodoamphetamine，^{123}I-IMP）SPECT 扫描，Z- 评分投射可见灌注减低，颞顶叶 rCBF 不对称性减低，右侧明显。色尺从黑 / 紫到红的过渡代表 Z- 评分从较低（减低较轻）到 Z- 评分较高（减低较多）

确定为生物标志物。尸检病理的证据支持 AD 早期发生白质的改变（少突胶质细胞减少、髓鞘脱失和轴突崩解、胶质细胞活化）[23]，扩散研究显示与白质完整性受损相一致的扩散增加和各向异性降低。FA 与 MD 与 AD 的临床严重程度相关，可以帮助预测之后从 MCI 到 AD 的进展[11]。研究者对于静息状态功能磁共振成像作为一种潜在的非侵入性生物标志物的兴趣一直在增加，有证据表明，在无任务的默认模式下，在特别易受淀粉样蛋白病理影响的区域活动增加[11,24]。

6. 鉴别诊断

虽然痴呆的诊断常因并存的疾病或与其他各种痴呆重叠而变得复杂，但一些特殊的影像学特征可以帮助 AD 与其他痴呆病因如脑血管疾病或其他类型的退行性疾病区分开来。

（1）脑血管疾病：是最常见的痴呆继发性原因[8]。根据所累及血管的位置和大小，可出现多种影像学表现，包括大的皮质梗死、腔隙性梗死、大出血和微出血及白质缺血[8]。功能障碍的突然发作、逐步恶化的病程、局灶性神经体征、卒中危险因素、全身性血管疾病和既往卒中提示血管性痴呆[12]。在磁共振上，白质 T_2 高信号是血管疾病的影像学标志物。美国国立神经病学和卒中研究所与神经科学研究和教育协会的国际工作组提出的血管性痴呆的诊断标准包括多发大血管梗死、单个重要部位梗死、多发基底节腔隙灶或广泛的血管周围白质病变或以上表现结合的影像表现[25]。血管性痴呆的神经病理学与 AD 可并存，然而，磁共振或 CT 血管病变更倾向于血管性痴呆，而非 AD（图 20-7）[12]。

（2）路易体痴呆（Dementia with Lewy bodies，DLB）：是痴呆的第二大最常见的主要原因。临床上，认知功能减退的方式可与 AD 相似，但在认知障碍发生后 1 年内发生帕金森症。此外，DLB 还可能出现认知波动和幻视复发，以及对药物的反应较差（poor response）。在磁共振上，中脑、下丘脑、前脑基底和丘脑的特征性萎缩，海马和颞顶叶皮质相对较少，有助于区分 DLB

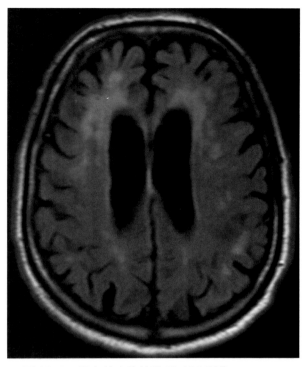

▲ 图 20-7　脑血管病的轴位 FLAIR 影像
男，81 岁，行为改变。影像显示弥漫性脑萎缩伴散在脑白质缺血性改变

和 AD。多巴胺转运体的 SPECT 显像在 AD 中通常是正常的，而在 DLB 中则明显减少了示踪剂的摄取[26]。

（3）帕金森（Parkinson's disease，PD）痴呆：它被归入运动障碍疾病的范畴，以一系列帕金森症症状为特征，如动作迟缓、静止性震颤和僵硬。许多 PD 患者在疾病的后期发展成痴呆。磁共振在疾病早期表现正常，在晚期表现为普遍的非特异性的皮质萎缩。多巴胺转运体 SPECT 显像有助于区分早期 PD 与其他疾病，如 AD、脑血管病、特发性震颤或药物诱导的帕金森症。

（4）额颞叶痴呆（frontotemporal dementia，FTD）：临床较罕见。它通常发生在 30 多岁，是 65 岁以下痴呆症仅次于 AD 的第二大常见原因。FTD 和早期 AD 的影像学鉴别可能比较困难，两者都表现出内侧颞叶的异常。然而，无论是结构磁共振还是分子成像（如 FDG-PET 或 rCBF-SPECT），在 FTD 与 AD 的鉴别上都有很好的特异性，这主要是基于对脑萎缩或低代谢的前后模式的鉴别[8]。淀粉样 PET 在 AD 的淀粉样病理检测中也有一定的作用。

（5）克雅病（Creutzfeldt–Jakob disease，CJD）：是一种罕见但致命的朊病毒疾病，其特征是迅速进展性痴呆。散发性 CJD 通常发生在 50 － 75 岁。特征性磁共振表现包括基底节 T_2 加权图像上的高信号，皮质高信号较少，DWI 信号异常[27,28]。

（三）路易体痴呆

1. 临床表现

路易体痴呆（dementia with lewy bodies，DLB）是退行性痴呆的第二大常见病因[29-31]，约占所有痴呆的 15%[8]。因其病程进展迅速，暴露于神经抑制药时不良反应的风险增加，以及对胆碱酯酶抑制药的不良反应，因此，对 DLB 的诊断是有用的[12]。DLB 的标准除了以痴呆为中心的特征外，还包括痴呆 1 年内发生帕金森、认知波动和幻视[29, 30]。提示特征包括快速动眼睡眠行为障碍和严重的神经抑制药敏感性，以及 SPECT 或 PET 显像基底节区多巴胺递质摄取低的表现[29]。

2. 病理表现

DLB 是一种神经退行性疾病，是一种 α- 突触核蛋白病。α- 突触核蛋白是一种正常的突触蛋白，参与囊泡生成[30]。它以聚合的、不溶性的形式，它是构成 DLB 和其他突触核蛋白病中的路易体的主要组成部分的原纤维[30]。过去的研究表明，皮质路易体的数量与痴呆的严重程度和持续时间都没有很好的相关性，而路易神经突和神经递质缺陷更可能与临床症状[30]有关。根据路易体的数量和分布可分为三种病理类型（脑干为主型、边缘型或新皮质型）[30]。DLB 的病理特征与 PD 重叠，突触前末梢多巴胺能细胞的丢失和细胞内路易体的积累是这些疾病的标志[8]。DLB 被认为可能是路易体累及痴呆病人脑部的疾病谱系[29]。

病理、遗传、临床和生化的表现提示 PD、

DLB 和 AD[32] 之间存在明显的重叠[32]。大多数 DLB 患者也有 AD 的一些病理表现，包括皮质淀粉样斑块和神经纤维缠结，但只有少数达到 Braak Ⅴ 期和 Braak Ⅵ 期 AD（29、30）。DLB 中存在 AD 病理，改变了其原有的临床表现，降低了幻视和帕金森综合征的发生率，使此类病例在临床上难以诊断[30]。

3. 影像表现

脑显像特征可辅助诊断 DLB：rCBF-SPECT 枕部低灌注（图 20-8），FDG-PET[12] 枕部低代谢。此外，结构磁共振可能有助于区分 DLB 和 AD，表现为中脑、下丘脑、基底前脑，尤其是无名质和丘脑的相对集中萎缩，海马和颞顶叶皮质相对较少（图 20-9）[8,31]。体积减小的具体模式还表明，除了肾上腺素能受累外，还涉及多个神经递质系统，包括胆碱能系统、血清素能系统和去甲肾上腺素能系统[31]。定量评估多巴胺转运体 SPECT 有助于识别纹状体（包括尾状核和壳核）摄取减少，从而区分 AD 和帕金森病病理（包括 PD 和 DLB）[8,26]。此外，有研究报道采用 meta-123I-iodobenzylguanidine myocardial scintigraphy 进行的心脏交感神经成像显示心肌

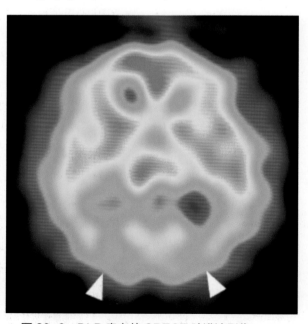

▲ 图 20-8　DLB 患者的 SPECT 脑灌注影像
女，61 岁，幻视与帕金森症状。123I-IMP SPECT 脑灌注影像显示双侧枕叶缺损（箭头）

摄取减低可见于 PD 和 DLB 的早期，提示在中枢神经系统参与之前存在向心性枯死的过程[31,33]。

（四）额颞叶痴呆

1. 临床与病理学表现

额颞叶痴呆（frontotemporal dementia，FTD）是一种罕见的临床疾病，通常较 AD 出现更早。FTD 是 65 岁以下痴呆的第二大常见原因，仅次于 AD[34,35]，在高龄痴呆病例中较少见[12]。

临床上 FTD 综合征是神经病理综合征额颞叶变性（frontotemporal lobar degeneration，FTLD）的一部分，FTLD 表现为额颞叶选择性变性的共同特征[34,36]。FTLD 包括临床、基因和病理上不一致的病变，主要的分类由不同蛋白的异常决定[36,37]。大约一半的 FTLD 病例与 tau 包涵物的积累有关 [tau 蛋白病变包括带有 Pick 小体的 FTLD、微管相关蛋白 tau 基因（microtubule-associated protein tau gene，MAPT）突变的 FTLD、皮质基底核退化症（corticobasal degeneration，CBD）、进行性核上性麻痹（progressive supranuclear palsy，PS）、嗜银颗粒痴呆、神经原纤维缠结痴呆]，而其他

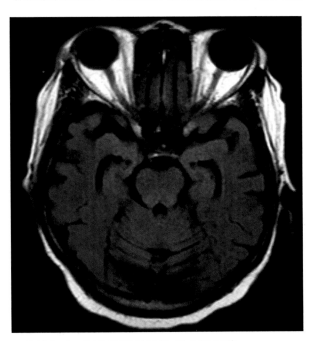

▲ 图 20-9 DLB 患者的轴位 FLAIR 影像

女，65 岁，幻视恶化。影像显示海马体积相对保留

已识别的病理蛋白包括反应性 DNA 结合蛋白 43 以及肉瘤融合蛋白[35,37]。

临床上，FTD 的特点是行为、人格和（或）语言的渐进性改变，记忆相对保留[35,37,38]。超过 30% 的 FTD 是家族性的[34,35]。FTD 的临床疾病谱包括不同的综合征：行为变异性 FTD（behavioral variant of FTD，bvFTD）、语言性变异、语义性痴呆（semantic dementia，SD）和进行性非流利性失语（progressive nonfluent aphasia，PNFA）[34]。每一种临床综合征以不同脑区受累为特征：bvFTD 伴有对称（或右侧）额颞叶和前颞叶功能障碍，PNFA 伴有左侧额颞叶功能障碍，SD 伴有前颞叶功能障碍（通常为左侧多于右侧）。虽然所有亚型均可与运动神经元疾病同时发生，但最常见于 bvFTD，偶有 PNFA，极少见于 SD[34]。

2. 影像表现

FTD 患者磁共振的典型表现为额叶和前颞叶对称萎缩（图 20-10）[12,37]。在某些情况下，可以看到不对称的萎缩[37]。在早发性痴呆中，FTD 和早期 AD 的放射学鉴别可能具有挑战性，因为两者都以内侧颞叶萎缩为特征。在已确定的 FTD 病例中，受累区域包括额叶，特别是腹内侧、眶额回、前扣带回、前岛叶和杏仁核[8]。FDG-PET 或 rCBF-SPECT 显示前部代谢性或灌注性缺损，常为不对称[8,12,34]（图 20-11）。在动脉旋转标记磁共振中可见额叶灌注不足[39]。

（五）克雅病

1. 临床表现

克雅病（Creutzfeldt–Jakob disease，CJD）是一种罕见但致命的退行性朊病毒病，其特征是伴有肌阵挛的快速进行性痴呆、特征性脑电图异常以及脑脊液中出现 14-3-3 蛋白。CJD 进展迅速，多数患者在 1 年内死亡[40]。它以四种形式出现：散发性、家族性、医源性和变异性（variant）[40]。散发性 CJD 通常发生在 50 − 70 岁，病因不明[40]。一些遗传性 CJD 病例与朊病毒蛋

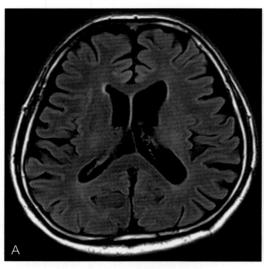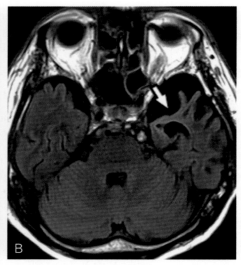

▲ 图 20-10　FTD 的轴位 FLAIR 影像

女，78 岁，PNFA。影像显示弥漫性脑萎缩主要分布在左侧（A），左侧前颞叶严重萎缩（B）（箭）

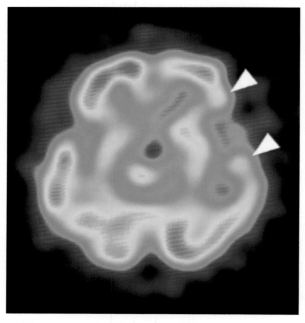

▲ 图 20-11　FTD 的 SPECT 成像

女，78 岁（与图 20-10 为同一患者）。[123]I-IMP SPECT 显示左侧额颞叶灌注不足（箭头）

白基因突变有关。由于暴露于受污染的医疗器械或移植受感染组织，每年有少数病例是医源性的。变异性 CJD 与牛海绵状脑病病原有关，与其他形式的 CJD 具有不同的临床特征，包括有影响年轻人群的倾向，缺乏周期性的脑电图改变[41]，以及人与人之间输血传播[42] 的可能性。CJD 的确诊需要基于组织病理学发现，尽管很

少进行活检[12]。

2. 病理表现

CJD 的确诊需要对大脑进行组织病理学检查，并对脑组织中与疾病相关的朊蛋白进行免疫染色[40]。关键的神经病理特征包括海绵状改变伴神经细胞丢失和胶质增生[40]。10% 的散发性 CJD 有淀粉样斑块[40]。朊病毒免疫染色显示突触和血管周围染色，斑块染色显著[40]。

3. 影像特征

最常见的磁共振异常是基底节 T_2 加权或 FLAIR 序列的高信号，尾状核和（或）纹状体受累更多见，累及皮质较前略少。DWI 信号异常对 CJD 的早期临床诊断具有高度敏感性（图 20-12）[8,27,28]。DWI 高信号强度局限于大脑皮质和基底神经节，特别是尾状核，是 CJD 早期的特异性特征；其鉴别诊断疾病包括线粒体肌病、脑病、乳酸酸中毒和中风样发作、静脉高压性脑病、慢性单纯性疱疹病毒性脑炎[28]。

T_2 高信号强度在双侧丘脑，特别是在丘脑枕核，高度提示变异性 CJD[8,41]。然而，丘脑枕核受累的征象并不是变异型 CJD 特有的，在其他疾病中也可以观察到，如良性颅内压升高、Alper 综合征、感染性脑炎和猫抓病[41]。这些疾病的临床特征不同于变异型 CJD。

（六）Wilson 病

Wilson 病是位于 13 号染色体上的 ATP7B 基因发生多种突变引起的肝内铜沉积的常染色体隐性遗传病[43,44]。该基因编码一种名为 Wilson ATP 酶的 p 型腺苷三磷酸酶（adenosine triphosphatase，ATPase），在铜与新生铜蓝蛋白的结合中具有合成和排泄功能，加速铜在胆汁中的排泄[43,44]。ATP 酶功能障碍导致肝脏内铜潴留，引起肝脏损伤[43]。当超过肝细胞的储存能力时，游离的铜就会被缓慢地释放到血液中，并沉积在各种器官中，特别是大脑、眼睛（角膜铜沉积，称为 Kayser-Fleischer 环）和肾脏[43]。

1. 临床表现

临床表现高度变异，Wilson 病可表现为肝、神经或精神疾病[43]。大多数症状首先出现在 10 － 30 岁人群中[44]，但它也可以出现在幼儿或老年人中。年轻的患者往往表现为肝脏疾病[43]。首次出现神经或精神症状的患者往往比仅有肝脏特征的患者年龄大[44]。Wilson 病的神经学表现通常是运动障碍（如震颤）或类似帕金森病的弥漫性肌张力障碍[43]。40 岁前出现帕金森症状的患者应进行 Wilson 病检测。重度抑郁或各种行为改变了其典型表现[43]，认知功能障碍可伴随神经功能障碍[44]。遗传学诊断是复杂但确定的，其是最好的家庭研究方法[43]。这种疾病很罕见，通常很

难诊断；然而，治疗通常是有效的并可挽救生命[43]。生化指标包括血清铜蓝蛋白浓度低，24 h 基础尿铜排泄增高，肝实质铜浓度升高。

2. 病理表现

组织学上，壳核和尾状核表现为神经元脱失、含色素和脂质巨噬细胞以及纤维性星形细胞。苍白球、丘脑底核、丘脑和脑干受累较轻。一个明显的特征，最容易在苍白球中发现的是表达胶质抗原的 Opalski 细胞。也可能存在大脑皮质和白质的海绵状变性。然而，基底神经节的病理变化被认为是认知障碍的主要原因[44]。

3. 影像表现

常规磁共振表现为广泛的病灶，典型表现为壳核、苍白球、尾状核、丘脑、中脑、脑桥、小脑 T_1 加权低信号、T_2 加权高信号，皮质萎缩、白质改变[44,45]。这些变化可以在患者出现症状前发现，但 Wilson 病患者在神经系统中往往更为严重和广泛[44]。双侧基底节区病变是最常见的病灶改变，包括壳核外周的对称性同心圆层状 T_2 高信号，苍白球内 T_2 低信号（图 20-13）[45]。信号异常也可以见于脑干和小脑。白质病变通常是不对称的，额叶多见[45]。可见不同程度弥漫性或局灶性萎缩[45]。

4. 鉴别诊断

基底节周围（peripheral basal ganglia）对称的同心层状 T_2 高信号表现也可见于其他疾病，

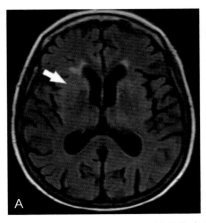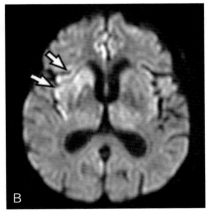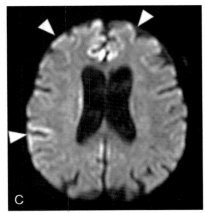

▲ 图 20-12　散发性 CJD 的影像表现

女，64 岁，进行性步态不稳，痴呆。A. 轴位 T_2 加权影像显示基底节区（箭）轻度高信号；B. 同一患者轴位 DWI 显示基底节内异常信号更为明显，主要在右侧（箭）；C.DWI 可见多个脑区（箭头）皮质信号异常

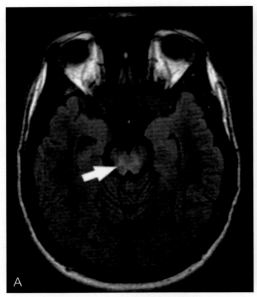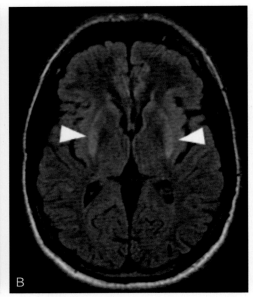

▲ 图 20-13　Wilson 病的轴位 FLAIR 影像

男，24 岁，神经功能减退。影像显示中脑（A）（箭）和基底节（B）（壳核外缘）（箭头）对称的高信号

如以帕金森综合征或亨廷顿病为主要症状的多系统萎缩。神经代谢紊乱，如 Leigh 病，可显示基底节信号异常。对临床病程和实验室检测的评估可以帮助鉴别这些疾病。

四、运动障碍疾病

帕金森综合征是一组神经系统综合征，其特征是震颤、运动功能减退、僵直和姿势不稳的多种组合。患者的年龄、发病方式、主要体征的相对凸显程度、进展速度及由此导致的功能损害程度均存在显著差异。虽然许多疾病都可能导致帕金森综合征（表 20-2），但最常见的病因是帕金森病。

（一）帕金森病

1. 临床特征

帕金森病（parkinson's disease，PD）是一种神经退行性疾病，临床上定义为出现运动徐缓和至少一种额外的运动症状，如静息性震颤或僵硬[46]。仅根据病史和体格检查对特发性 PD 的诊断常常被多巴胺能治疗的显著反应所证实

[12]。预计有 2% ～ 3% 的人口会患有帕金森病，其典型发病年龄在 50 － 60 岁[12]。皮质下痴呆是一种常见的皮质性痴呆，常发生在帕金森病的晚期。当在疾病早期出现明显的痴呆时，残疾进展更快，死亡率更高[46]。

2. 病理表现

帕金森病的病理特征是异常 α- 突触核蛋白的病理性积累，只涉及人类神经系统特定区域中少数易感的神经细胞类型[47]。主要病理改变包括黑质纹状体多巴胺能神经元的丢失和神经元内路易体的聚集。病理改变在临床症状出现和跨越大脑特定区域进展之前就已经发生了。根据路易神经突和路易体的分布和密度，划分为 6 个神经病理阶段[47]。在症状前期（1 ～ 2 期），包涵体病理表现局限于延髓 / 脑桥被盖部和嗅球 / 嗅前核。随着疾病的进展（3 ～ 4 期），黑质和中脑的其他灰质核团和前脑成为病理改变的焦点，发病初期影响轻微，后期影响严重。在这个阶段，大多数病人可能会出现症状。在最后的 5 ～ 6 阶段，非多巴胺能区出现额外的病变，延伸至成熟的新皮质，疾病表现为多种形式的残疾。一种理论认为路易体病理学的发展模式是从脑干进入中脑，然后进

表 20-2 帕金森综合征

特发性
帕金森病
迟发性（＞ 40 岁，一般为散发性）
早发性（＜ 40 岁，常为家族性）
其他神经退行性疾病的帕金森综合征
进行性核上性麻痹
皮质基底节变性
亨廷顿病
多系统萎缩
Machado–Joseph 病（3 型脊髓小脑共济失调）
阿尔茨海默病
路易体痴呆
FTLD：额颞叶痴呆和与 17 号染色体相关的帕金森综合征
关岛帕金森症 - 痴呆复合征
Wilson 病
继发性
脑血管性（多发脑梗死）
创伤性（拳击手帕金森症）
正常压力脑积水
肿瘤性（基底节）
内分泌性（甲状旁腺功能减退症）
代谢性（Wilson 病、肝硬化，Hallervorden–Spatz 病）
中毒性（一氧化碳、锰、甲基苯基四氢吡啶）
药物性［多巴胺 D_2 阻断药（神经抑制药）等］

入前脑，然后进入皮质[29,47]。一旦到达小脑幕上区域，在大脑中上升的病理性播散就会向髓鞘化的相反方向发展，意味着早期累及新皮质密度较低且髓鞘较晚的部分[47]。与 DLB 相比，Aβ 病理学不是 PD 的典型组成部分[8]。

3. 影像表现

磁共振可协助诊断，排除潜在的脑血管病或其他结构原因的帕金森综合征[46]。确定继发性帕金森病的原因也很重要，如正常压力脑积水、额叶肿瘤或多发性硬化[46]。常规的脑磁共振评估，包括 T_1 加权、T_2 加权和 FLAIR 序列，在 PD 早期未见结构异常（图 20-14）。有时可见黑质致密部和网状部之间的间隙缩小，非特异性的普遍性皮质萎缩，尤其是在疾病的较晚期阶段[46]。

核医学成像（PET 和 SPECT 扫描）显示 PD 患者纹状体摄取减少（图 20-15），这是黑质多巴胺能神经元变性的结果。多巴胺转运蛋白 SPECT 定量评估突触前多巴胺能去神经支配是一种准确、可重复的工具[8]，可以将突触前帕金森综合征（PD、DLB、PSP、MSA）与原发性震颤或继发性帕金森病（血管性、药物诱导性、精神性帕金森病）区分开[26]。与突触前帕金森综合征的显著降低相比，纹状体的示踪剂结合通常是正常的或仅在晚期组中轻微减少[26]。但是它比临床检查昂贵。

近年来，DWI 被引入到 PD 中以识别和量化微观变化。在 PD 病人，在疾病的早期临床阶段，可以看到黑质（尤其是尾侧）和沿黑纹状体投射路径的 FA 降低，FA 值与 PD 的临床严重程度成负相关[46, 48]。在临床运动发病时，即使未见明显的萎缩也可发现 FA 值的变化遍布整个大脑，包括运动、运动前和辅助运动皮质[46]。在 PD 的晚期，在运动前区的白质可以看到 FA 值的变化，这可能是锥体外系（包括皮质纹状体和丘脑皮质投射）长期损伤的结果[46]。

4. 鉴别诊断

不典型帕金森综合征：帕金森病与各种形式的神经退行性非典型性帕金森综合征（如 MSA、PSP 或皮质基底综合征）的临床和放射学鉴别具有挑战性，尤其是在疾病早期阶段[46]。MSA 的特征性表现为 T_2 加权图像基底节区低信号，有时伴有壳核外侧高信号。在较高场强，这些表现也可见于健康老年人。其他明显的影像学特征包括 PSP 的中脑萎缩和 CBD 的不对称性皮质萎缩。

（二）进行性核上性麻痹

1. 临床表现

进行性核上性麻痹（progressive supranuclear

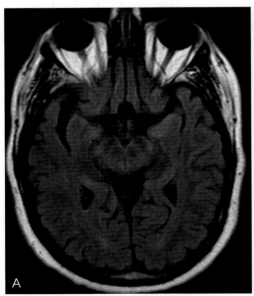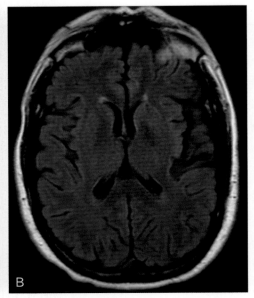

▲ 图 20-14　震颤性麻痹的影像

PD，男，52 岁，震颤性麻痹，FLAIR 影像未见结构异常。常规磁共振的主要作用是检测帕金森综合征的其他病因，如其他神经退行性疾病或继发性帕金森综合征

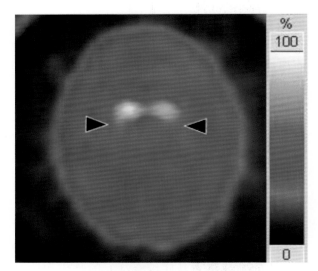

▲ 图 20-15　震颤性麻痹的 SPECT 影像

PD，女，80 岁，震颤性麻痹，多巴胺转运体 SPECT 影像显示纹状体激活不对称减少，在壳质（黑箭头）比尾状核更明显。SPECT 激活减低表明突触前多巴胺转运蛋白缺陷，这可见于帕金森综合征的病理中，包括 PD

palsy，PSP）是一种临床综合征，包括核上性麻痹、姿势不稳和痴呆[49]。PSP 的发病年龄一般在 40 岁以上，症状进行性进展[12]。典型的临床表型称为 Richardson 综合征（也称为 Steele–Richardson–Olszewski syndrome 综合征）（PSP-RS，或典型 PSP），其特征是步履蹒跚，不明原

因地向后跌倒而不丧失意识，半数以上患者出现人格改变或认知功能障碍[49]。垂直超核凝视性麻痹是一种明确的诊断特征，但通常在该病的后期出现。一些临床变异（不典型性 PSP）已被确定为相关但不同的综合征，可通过疾病严重程度、病理分布和临床特征的差异加以区分[49]。最常见的变异是 PSP- 帕金森综合征（PSP-parkinsonism，PSP-P），其相关的 tau 病理较经典 PSP 患者轻，分布较局限[49]。在 PSP-P 患者中，帕金森综合征在早期临床表现中占主导地位，临床上难以与特发性 PD 患者进行鉴别。PSP-P 和 CBD 在临床上可能会混淆，因为它们的共同特点是不典型的帕金森症和对左旋多巴反应有限。

2. 病理表现

神经病理学上，PSP 被归类为原发性 tau 蛋白病变，其特征是纹状体丘脑皮质通路中 tau 蛋白异常堆积[46]。这些堆积物可见于皮质下神经元的圆形（球状）神经纤维缠结、（簇状）星形胶质细胞及神经毡纤维[50]。类似的组织学表现也可见于其他的 tau 蛋白病变，从而使 PSP 的病理诊断变得更加复杂[49]。尽管我们对疾病过程的认识有了很大的进步，但 PSP 并没有可靠

的诊断性生物标志物，准确的诊断依赖于临床评估[49]。

3. 影像表现

典型的磁共振征象包括特征性的吻侧脑干萎缩，更特征性的是中脑和脑桥背侧萎缩。随着腹侧脑桥体积的相对保存，正中矢状位磁共振图像显示蜂鸟的脑干外观（蜂鸟征）（图 20-16）。也有报道小脑上脚萎缩[50]。基于体素的形态学研究也支持 PSP 比 CBD 脑干萎缩更明显，CBD 皮质萎缩更明显，背额叶和顶叶皮质区域显著萎缩[50]。部分病例在导水管周围灰质 T_2 加权图像上显示轻度高信号[12]。在 T_2 加权图像上壳核低信号[12]。

（三）皮质基底节变性

1. 临床与病理学表现

皮质基底节变性（corticobasal degeneration，CBD）是一种罕见的退行性疾病，以帕金森综合征、肌张力障碍和痴呆为特征[46]。临床诊断标准以基底神经节功能障碍相关的运动功能障碍（不对称性帕金森综合征、僵直）和皮质功能障碍（异肢现象，失用症）为基础[46]。典型

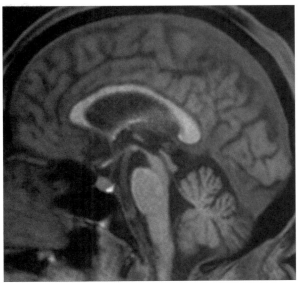

▲ 图 20-16　PSP 的正中矢状位磁共振图像显示脑干蜂鸟征出现
女，71 岁，体位不稳。矢状位 T_1WI 显示蜂鸟征，表现为中脑背区与脑桥萎缩，脑桥腹侧体积相对保留

表现为认知能力减退和行为异常，以痴呆最为常见[46]。CBD 表现为不典型的帕金森综合征，对左旋多巴的反应较差。患者也可有眼球运动异常；因此，临床上可能混淆 CBD 和 PSP。这两个疾病之间也存在病理相似性。CBD 属于 tau 蛋白病变的家族，其特征是皮质神经元肿胀（气球样变）和各种神经纤维病变。tau 沉积于皮质气球样变的神经元、胶质细胞、神经毡纤维以及特征性的皮质星形胶质细胞斑块中，这些星形胶质细胞斑块与神经炎斑块的区别在于缺乏淀粉样蛋白沉积[50,51]。

2. 影像表现

大脑磁共振成像在本病早期表现正常[51]。随着病情的进展，不对称后部、额部、顶叶皮质萎缩以及侧脑室扩张的模式变得明显（图 20-17）。多巴胺转运体的 SPECT 扫描在本病早期 CBD 中普遍异常[51]。FDG-PET 和 rCBF-SPECT 可能显示，在静息水平下额叶后部、顶叶下部、颞上区域、丘脑和纹状体的葡萄糖代谢或血流水平不对称降低[51]。

（四）亨廷顿病

1. 临床表现

亨廷顿病（Huntington's disease，HD）是一种罕见的常染色体显性疾病，由 HD 染色体上 CAG 三联体重复扩张异常引起[52]。临床表现为不同程度的进行性不自主运动（舞蹈、肌张力障碍）、认知障碍和行为障碍[52-54]。其症状在疾病发展过程中表现出可变性，早期舞蹈、运动迟缓，肌张力障碍在晚期疾病中占主导地位[53,54]。发病年龄和疾病进展可能不同，但典型表现在第三和第四十年。症状出现前的患者可通过基因检测与临床经验丰富的医生按照既定的协议来诊断[52]。

2. 病理表现

病理学上，HD 的特征是纹状体变性（神经元丢失和星形细胞增多），尤其是尾状核，相关结构如苍白球、黑质、丘脑等发生变性，并在

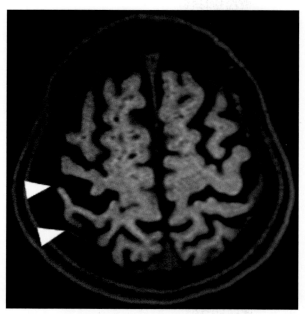

▲ 图 20-17　CBD 患者的磁共振表现

男，78 岁，左侧运动障碍。轴位 T₁WI 显示不对称脑萎缩，右侧脑沟明显增宽（箭头）

疾病后期扩展至新皮质和边缘结构（海马和杏仁核）[55,56]。在纹状体和新皮质中观察到的神经退行性变的模式和严重程度有很大差异[53-55]。HD 患者脑内铜和铁水平的升高在死后得到证实，过去的研究证明了这些金属在 HD 发病机制中的作用[57,58]。

3. 影像表现

神经影像学表现为尾状核 / 壳核的特征性萎缩，随后侧脑室前角扩张（图 20-18）[12, 56]。磁共振也可显示纹状体的信号强度变化（T₂ 信号从低到高）（图 20-18）[12]。定量磁共振研究显示早期 HD 患者尾状核和壳核铁含量较高，与脑萎缩程度无关[58]。复杂的病理过程，包括神经元丢失伴髓磷脂丢失、神经胶质瘤、铜铁积聚等，可解释复杂的异常信号[12]。

五、伴小脑萎缩的退行性病变

小脑共济失调起源于小脑的进行性退行性变，常伴有多种神经系统及其他系统的受累[59]。它可分为散发性和遗传性，散发性共济失调可表现为症状性或特发性。小脑变性是多种病理过程的结果，包括缺血性或出血性脑卒中、炎症、脱髓鞘、甲状腺功能减退和毒性疾病（酒精、药物、重金属）[59]。基于扩大的基因型的检测分类，遗传性共济失调可遗传于常染色体显性、常染色体隐性、X 连锁或线粒体模式[59]。儿童期共济失调多为先天性、代谢性或与某个综合征相关[59]。诊断过程从大脑的磁共振检查开始。

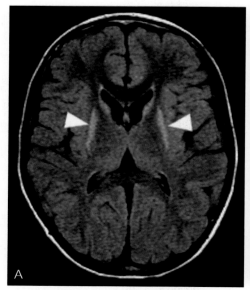

▲ 图 20-18　亨廷顿病患者的影像表现

HD，女，10 岁，亨廷顿病家族史。轴位 FLAIR 影像显示双侧尾状核和壳核严重萎缩，信号增高（A）（箭头）伴侧脑室前角扩张（B）

小脑萎缩是非特异性的影像学表现。更多的表现可能更加具体，并能为诊断提供线索。

◆ 原发性

（一）多系统萎缩（Multiple System Atrophy，MSA）

1. 临床与病理表现

MSA 是一种散发性、进展迅速的神经退行性疾病，表现为自主神经功能衰竭与帕金森综合征（Parkinsonism）（对左旋多巴反应不良）或小脑共济失调或两者兼有[46,60-62]。男女均可发病。它通常开始于 50 多岁，进展迅速，平均存活 6～9 年[59,62]。以初始主要症状分为：以帕金森综合征为主要症状者为 MSA-P，以小脑症状为主的为 MSA-C[46,59-62]。主要特征会随着时间变化而改变。自主神经衰竭是"很可能的 MSA"的一个必要特征[60]。泌尿生殖系统功能障碍（尿失禁、男性勃起功能障碍）常见，直立性低血压可有或无症状。大多数 MSA 患者在某些阶段出现帕金森综合征。在 MSA-P 中，黑质纹状体系统是病理的主要部位，类似于 PD[46,62]。

随着疾病的进展，纹状体病理随后扩散到整个皮质[61]。MSA-P 和 PD 在早期的鉴别诊断可能非常困难，这是由于几个特征重叠的原因[62]。不过，MSA-P 的进展通常明显快于 PD[61]，长远来看，90% 的 MSA-P 患者对左旋多巴无反应，可在随访中进行临床诊断[62]。MSA-C 以前被认为是橄榄体脑桥小脑萎缩，包括步态共济失调、肢体运动共济失调、搜索性构音障碍和小脑性眼球运动紊乱[62]，其病理改变主要累及橄榄体脑桥小脑系统[46,62]。病理上，MSA 与 PD 和 DLB 一起被划分为 α- 突触核蛋白病[61]。MSA 的组织学特征是胶质细胞的包涵体（cytoplasmic inclusion，GCI）。这些少突胶质包涵体存在于辅助和初级运动皮质和白质中，也存在于"锥体""锥体外"、皮质小脑和脊椎上自主神经系统（supraspinal autonomic

systems）及其靶点中。GCIs 的分布和密度与 MSA 的严重程度相关[63]。GCIs 与神经元的包涵体都含有 α- 突触核蛋白[46,61]。

2. 影像表现

修订后的诊断标准包括神经影像学特征[61]。可能的 MSA-P 的神经影像学特征包括磁共振上的壳核、小脑中脚、脑桥或小脑萎缩，以及 FDG-PET 显示壳核、脑干或小脑低代谢[61]。可能的 MSA-C 的判断标准包括：壳核、小脑中脚、脑桥萎缩或壳核、FD-GPET 低代谢，以及 SPECT 或 PET 显示突触前黑质纹状体多巴胺能去神经支配[61]。除特定的萎缩模式外，可见磁共振信号变化。随着病情进展，可见脑桥小脑萎缩伴 T_2 高信号，表现为脑桥特征性"十字面包"征，反映脑桥小脑纤维变性（图 20-19）[12,62,64]。明显的壳核萎缩和 T_2 低信号，等于或大于苍白球低信号，与僵直的严重程度相关，在 MSA 中较 PD 中更常见[12,59]。这种表现可与壳核外侧的裂隙样高信号带结合，是 MSA-P 的特征性表现（图 20-20）[59,62]。DWI 可在疾病早期发现脑干或基底节信号异常[62]。在 MSA-P 中，可见运动

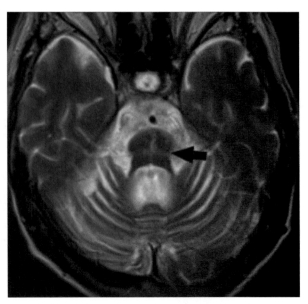

▲ 图 20-19 MSA-C 患者的特征性"十字面包"征
女，62 岁，构音障碍，步态共济失调。横断面 T_2WI 显示脑桥和小脑明显萎缩，T_2 高信号，为脑桥（箭）特征性"十字面包"征，反映脑桥小脑纤维变性

功能损害，尤其在早期阶段，并有 DWI 上的壳核扩散增高[61,62]。

（二）特发性症状性小脑共济失调

1. 临床表现

特发性症状性小脑共济失调（idiopathic and

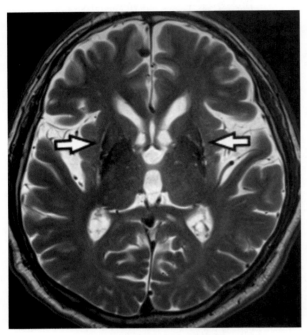

▲ 图 20-20　MSA-P 患者的磁共振显像

男，63 岁，震颤性麻痹。轴位 T_2WI 显示核壳萎缩，T_2 低信号，核壳外侧有一条裂隙样高信号带（箭），是 MSA-P 的特征性表现

symptomatic cerebellar ataxia，IDCA）或特发性迟发性小脑共济失调（idiopathic lateonset little bellar ataxia，ILOCA）是一组病因不明的小脑和脑干的散发性退行性病变[65]。IDCA 与酒精中毒、甲状腺功能减退、炎症、免疫紊乱（谷蛋白敏感性共济失调、抗谷氨酸脱羧酶抗体相关性共济失调）、恶性肿瘤（副肿瘤现象）、脱髓鞘疾病等引起的症状性小脑共济失调不同[59,65]。当所有诊断测试都为阴性时，可以使用描述性缩写 ILOCA[59]。

2. 影像表现

在许多 IDCA 病例中，小脑上蚓部和小脑前部萎缩最严重。无论是否伴有脑干萎缩，小脑皮质萎缩均出现在晚期（图 20-21）[65]。

◆ 遗传性

（一）遗传性脊髓小脑共济失调

遗传性脊髓小脑共济失调（hereditary spinocerebellar ataxia，SCA）是一组遗传性临床异质性的常染色体显性疾病，其特征是由小脑变性引起的进行性共济失调[66]。从遗传学角度分为 30 多个不同的亚型[59,66-68]。最常见的子类型是 SCA 类型 1、2、3、6 和 7，其中 SCA3

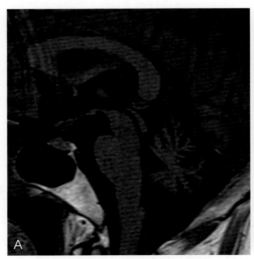
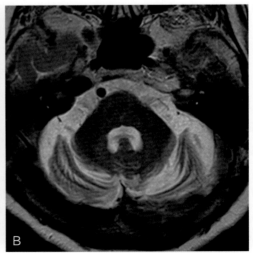

▲ 图 20-21　ILOCA 患者的磁共振成像

女，58 岁，构音障碍，步态共济失调。矢状位 T_1WI（A）和轴位 T_2WI（B）显示小脑明显萎缩，脑干体积相对保留

是最常见的子类型[59]。大多数已知的 SCA 突变与 CAG 三联体重复扩展有关[59,66-68]。SCA 的诊断依赖于分子遗传学检测。SCA 的平均发病年龄在 20 — 30 岁，但 SCA 基因型之间以及相同 SCA 亚型患者之间的发病年龄存在很大差异[59]。有许多报道描述了 CAG 重复的长度在后代中积累，CAG 重复的数量与疾病的严重程度和患者发病时的年龄有关，称为"预期"现象[59,69]。不同亚型的突变导致不同模式的神经退行性变[67]，并可能与磁共振上的特征性萎缩模式有关。脑磁共振一般表现为病程中进行性小脑萎缩，有时合并脑干或脊髓萎缩[59]。

1.1 型 SCA

1 型 SCA 是一种多系统神经退行性疾病，以进行性共济失调、构音障碍和辨距不良为特征[69]。病理检查显示小脑皮质、齿状核、脑干神经元缺失[69]。

磁共振显示小脑、脑干、基底节严重萎缩，纵向萎缩进展最明显的是中脑、双侧壳核、尾状核[68]。

2.2 型 SCA

2 型 SCA 以进行性小脑共济失调、核上性眼肌麻痹、帕金森症状和锥体症状（深肌腱反射抑制或缺失）为特征[70]。

磁共振表现为早期脑干萎缩（尤其是小脑脚），有时伴 T_2 高信号表现为脑桥"十字面包"征（图 20-22），伴小脑萎缩，后期伴额颞叶萎缩和普遍性脑室扩大[71,72]。影像学特征可类似于散发性 MSA。

3.3 型 SCA/Machado-Joseph 病

3 型 SCA/Machado-Joseph 病（SCA/type3/Machado-Joseph disease，SCA3/MJD）主要累及小脑、锥体、锥体外系、运动神经元和眼球运动系统[73]，发生在青年至老年期。SCA3/MJD（等位基因突变）定位于 14 号染色体上的 MJD1 基因[67,73]。退行性过程累及神经系统的广泛部位，除小脑结构外，还包括大脑皮质、基底神经节、脑桥延髓系统和除小脑外的周围神经[67]。

磁共振显示脑桥小脑萎缩主要累及桥核和纤维束[67]，特别是小脑中脚和小脑上脚、小脑白质、脑桥和苍白球（图 20-23）[67,74]。近半数患者可见横向的脑桥纤维的 T_2 高信号[74]。

4.6 型 SCA

6 型 SCA 是一种进展缓慢的退行性疾病，主要累及小脑皮质，临床上以相对较晚发病、步态和肢体共济失调、构音障碍等主要表现为特征[74]。神经病理学上，退行性变局限于在小脑皮质，尤其是浦肯野细胞[67]。

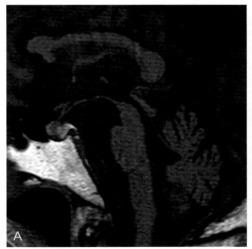
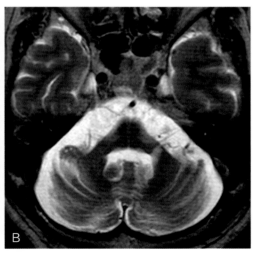

▲ 图 20-22　2 型脊髓小脑的共济失调患者的磁共振成像
男，70 岁，步态共济失调。矢状位 T_1WI（A）和轴位 T_2WI（B）显示小脑和脑干严重萎缩，脑桥内 T_2 高信号

磁共振典型表现为与相对保留的脑干相比，小脑皮质和上蚓部明显的、比例失调的萎缩（图20-24）[66,67,74]；脑干可见轻度萎缩。

（二）齿状核红核苍白球路易体萎缩症

1. 临床表现

齿状核红核苍白球路易体萎缩症（dentato

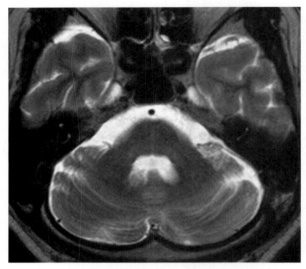

▲ 图 20-23　脑桥和小脑蒂萎缩的磁共振成像

3 型脊髓小脑的共济失调 /Machado-Joseph 病，男，39 岁，步态共济失调。轴位 T_2WI 显示脑桥和小脑蒂萎缩，脑桥内 T_2 高信号，脑桥纤维变性

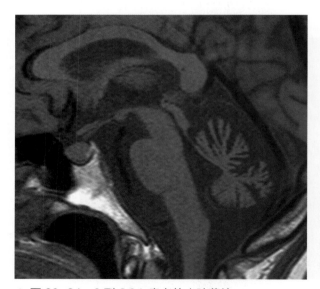

▲ 图 20-24　6 型 SCA 患者的小脑萎缩

女，53 岁，步态不稳定和构音障碍。矢状位 T_1WI 显示明显的、不成比例的小脑萎缩

rubral-pallidoluysian atrophy，DRPLA）是一种常染色体显性神经退行性疾病，以进行性肌阵挛、癫痫、共济失调、舞蹈性手足运动障碍和痴呆为特征[75]。DRPLA 虽然罕见，但在日本人群最为常见[75]。平均发病年龄为 30 岁，且可在 70 岁之前的任何时间发病[76]。DRPLA 是 12 号染色体 ATN1 基因 CAG 重复扩增不稳定引起的 CAG 三联体重复病之一[75]。与其他 CAG 重复疾病一样，CAG 重复次数越多，发病就越早，临床症状越严重[75,76]。

2. 影像表现

磁共振显示脑干（特别是中脑和脑桥被盖区）、小脑和大脑（主要位于额颞区）严重萎缩（图20-25）[76]。在晚期，T_2WI 显示脑干、丘脑、脑室周围和（或）深部白质内片状或弥漫性高信号的对称分布[76]。

（三）Marinesco－Sjögren 综合征

1. 临床表现

Marinesco–Sjögren 综合征（marinesco–sjögren syndrome，MSS）是一种常染色体隐性遗传病，以小脑共济失调、小脑萎缩、早发性白内障（不一定是先天性）、轻至重度智力障碍、张力减低和肌无力为特征[77]。其他特征是身材矮小和各种骨骼异常，包括脊柱侧弯[77]。

2. 影像表现

磁共振影像表现为小脑萎缩，通常蚓部比大脑半球更为明显[78]。在发生 SIL1 突变的 MSS 个体中，小脑皮质内可见 T_2 高信号[77, 78]。

（四）遗传性痉挛性截瘫

1. 临床表现

遗传性痉挛性截瘫（hereditary spastic paraplegias，HSPs）是一大类遗传性神经系统疾病，其主要症状为下肢痉挛性无力[79]。根据遗传方式（常染色体显性、常染色体隐性、X 连锁 HSP）和 HSP 位点（指定的痉挛性步态 1～30

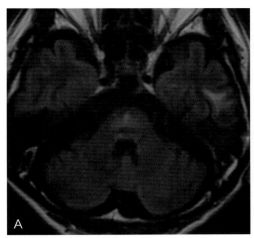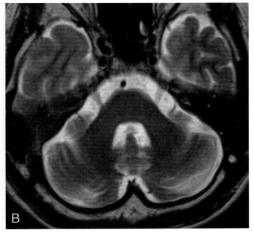

▲ 图 20-25　桥小脑和脑桥萎缩的磁共振成像

DRPLA，男，52 岁，步态共济失调，肢体运动共济失调和构音障碍。A. 轴位 FLAIR 影像显示桥小脑萎缩，脑桥信号异常；B. 前述 52 岁患者的 24 岁儿子，癫痫，轴位 T2WI 显示更明显的脑桥萎缩

位点）进行分类[79]。痉挛性截瘫综合征可单独发生（不合并 HSP），也可伴有其他神经或系统性异常（合并 HSP），如智力障碍、共济失调、周围神经病变、耳聋、白内障或肌肉萎缩[79]。在生命的最初几年出现 HSP 症状的受试者在生命的最初 20 年中通常很少出现恶化[79]

2. 病理表现

单独发生的 HSP 的轴突变性仅限于中枢神经系统，主要影响最长的下行运动纤维（皮质脊髓束、胸髓段受累最明显）的远端和最长上行纤维（薄束纤维、颈髓段受累最明显）的远端[79]。合并其他疾病发生的 HSP 可见中枢神经系统内的长感觉轴突和运动轴突远端变性，与 Charcot–Marie– Tooth Ⅱ 型的神经病理学有关，其远端运动和感觉轴突变性局限于周围神经系统。HSP 的遗传学研究表明，HSP 发病机制中轴突变性是由多种生化异常引起的，包括细胞骨架和轴突转运异常、线粒体紊乱、高尔基体功能改变、原发性髓鞘紊乱、皮质脊髓束发育异常等[79]。

3. 影像表现

对大脑和脊髓的磁共振检查对于排除其他疾病非常重要，包括多发性硬化症、横断性脊髓炎、脑白质营养不良和大脑或脊髓的结构异常。常规的脑磁共振在无并发症的 HSP 中是正常的。多种复杂 HSP 的脑磁共振可见综合征 - 特异性异常（syndrome-specific abnormalities），表现为 SPG11 的薄胼胝体（图 20-26）、SPG7 的脑或小脑异常、SPG1 的脑积水等。未合并 HSP 的脊髓磁共振表现正常或萎缩，尤其累及胸段脊髓[79]。

六、总结

脑退行性疾病的诊断主要基于临床评价。随着遗传和病理生理学的不断发展，对许多经典疾病的临床诊断标准也进行了重新修订（have been reevaluated）。虽然传统上神经影像学的作用是排除神经退行性疾病潜在的继发性原因，但近年来随着这些疾病神经影像学检测特异性的提高，使得神经影像学在脑退行性疾病的诊断中发挥着越来越重要的作用。

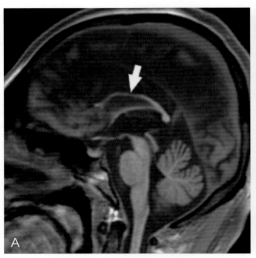
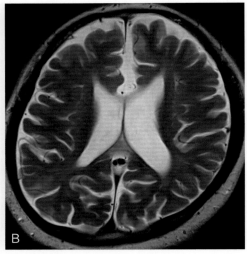

▲ 图 20-26　遗传性痉挛性截瘫患者的胼胝体磁共振成像

男，31 岁，下肢痉挛性麻痹。A. 矢状位 T_1WI 显示薄胼胝体（箭）；B. 轴位 T_2 影像显示胼胝体严重萎缩，侧脑室增大

推荐阅读

［1］Watanabe M, Liao JH, Jara H et al. (2013) Multispe-ctral quantitative MR imaging of the human brain: Lifetimeage-related effects. RadioGraphics 33(5):1305–1319.

［2］Fox NC, Schott JM (2004) Imaging cerebral atrophy:Normal ageing to Alzheimer's disease. Lancet363(9406):392–394.

［3］Taki Y, Thyreau B, Kinomura S et al. (2011) Correlations among brain gray matter volumes, age, gender, and hemisphere in healthy individuals. PLoS One 6(7):e22734.

［4］Watanabe M, Sakai O, Ozonoff A (2013) Age-related apparent diffusion coefficient changes in the normal brain. Radiology 266(2):575–582.

［5］Sullivan EV, Pfefferbaum A (2006) Diffusion tensor imaging and aging. Neurosci Biobehav Rev 30(6):749–761.

［6］Debette S, Markus HS (2010) The clinical importance of white matter hyperintensities on brain magnetic resonance imaging: Systematic review and meta-analysis.BMJ 341:c3666.

［7］Wahlund LO, Barkhof F, Fazekas F et al. (2001) A new rating scale for age-related white matter changes applicable to MRI and CT. Stroke 32(6):1318–1322.

［8］Murray AD (2012) Imaging approaches for dementia. AJNR Am J Neuroradiol 33(10):1836–1844.

［9］DeCarli C, Murphy DG, Tranh M et al. (1995) The effect of white matter hyperintensity volume on brain structure, cognitive performance, and cerebral metabolism of glucose in 51 healthy adults. Neurology45(11):2077–2084.

［10］Silbert LC, Dodge HH, Perkins LG et al. (2012) Trajectory of white matter hyperintensity burden preceding mild cognitive impairment. Neurology 79(8):741–747.

［11］Jack CR Jr (2012) Alzheimer disease: New concepts on its neurobiology and the clinical role imaging will play.Radiology 263(2):344–361.

［12］Dormont D, Seidenwurm DJ (2008) Dementia and movement disorders. AJNR Am J Neuroradiol 29(1):204–206.

［13］Braak H, Braak E (1991) Neuropathological stage-ingof Alzheimer-related changes. Acta Neuro-pathol82(4):239–259.

［14］Wippold FJ 2nd, Cairns N, Vo K et al. (2008)Neuropathology for the neuroradiologist: Plaques and tangles. AJNR Am J Neuroradiol 29(1):18–22.

［15］Braak H, Braak E, Grundke-Iqbal I et al. (1986)Occurrence of neuropil threads in the senile human brain and in Alzheimer's disease: A third location of paired helical filaments outside of neurofibrillary tangles and neuritic plaques. Neurosci Lett 65:351–355

［16］Mirra SS, Heyman A, McKeel D et al. (1991) The Consortium to Establish a Registry for Alzheimer's Disease (CERAD). Part II. Standardization of the neuropathologic assessment of Alzheimer's disease. Neurology41:479–486.

［17］The National Institute on Aging, and Reagan Institute Working Group on Diagnostic Criteria for the Neuropathological Assessment of Alzheimer's Disease (1997)Consensus recommendations for the postmortem diagnosis of Alzheimer's disease. Neurobiol Aging 18:S1–S2.

［18］Schellenberg GD, Montine TJ (2012) The genetics and neuropathology of Alzheimer's disease. Acta Neuro-pathol124(3):305–323.

［19］Dubois B, Feldman HH, Jacova C et al. (2007) Research criteria for the diagnosis of Alzheimer's disease:Revising the NINCDS-ADRDA criteria. Lancet Neurol6(8):734–746.

［20］Jack CR Jr, Albert MS, Knopman DS et al. (2011)Introduction to the recommendations from the National Institute on Aging-Alzheimer's Association workgroups on diagnostic guidelines for Alzheimer's sdisease. Alzheimers Dement 7(3):257–262.

[21] McKhann G, Drachman D, Folstein M et al. (1984)Clinical diagnosis of Alzheimer's disease: Report of the NINCDS-ADRDA Work Group under the auspices of Department of Health and Human Services Task Force on Alzheimer's Disease. Neurology 34(7):939–944.

[22] Matsuda H (2007) Role of neuroimaging in Alzheimer's sdisease with emphasis on brain perfusion SPECT. J Nucl Med 48(8):1289–1300.

[23] Fieremans E, Benitez A, Jensen JH et al. (2013) Novel white matter tract integrity metrics sensitive to Alzheimer disease progression. AJNR Am J Neuroradiol34(11):2105–2112.

[24] Koch W, Teipel S, Mueller S et al. (2012) Diagnostic power of default mode network resting state fMRI in the detection of Alzheimer's disease. Neurobiol Aging 33(3):466–478.

[25] Román GC, Tatemichi TK, Erkinjuntti T et al. (1993)Vascular dementia: Diagnostic criteria for research studies: Report of the NINDS-AIREN InternationalWorkshop. Neurology 43(2):250–260.

[26] Djang DS, Janssen MJ, Bohnen N et al. (2012) SNM practice guideline for dopamine transporter imaging with^{123}I-ioflupane SPECT 1.0. J Nucl Med 53(1):154–163.

[27] Shiga Y, Miyazawa K, Sato S et al. (2004) Diffusion-weighted MRI abnormalities as an early diagnostic marker for Creutzfeldt-Jakob disease. Neurology 63(3):443–449.

[28] Ukisu R, Kushihashi T, Tanaka E et al. (2006) Diffusion-weighted MR imaging of early-stage Creutzfeldt-Jakob disease: Typical and atypical manifestations.RadioGraphics Suppl 1:S191–S204.

[29] Weisman D, McKeith I (2007) Dementia with Lewy bodies.Semin Neurol 27(1):42–47.

[30] McKeith I, Mintzer J, Aarsland D et al. (2004) Dementia with Lewy bodies. Lancet Neurol 3(1):19–28.

[31] Whitwell JL, Weigand SD, Shiung MM et al. (2007) Focal atrophy in dementia with Lewy bodies on MRI: A distinct pattern from Alzheimer's disease. Brain 130(Pt3):708–719.

[32] Jellinger KA (2004) Lewy body-related alpha synucleinopathy in the aged human brain. J NeuralTransm 111(10–11):1219–1235.

[33] Orimo S, Amino T, Itoh Y (2005) Cardiac sympathetic denervation precedes neuronal loss in the sympathetic ganglia in Lewy body disease. Acta Neuropathol109(6):583–588.

[34] Seelaar H, Rohrer JD, Pijnenburg YA et al. (2011) Clinical,genetic and pathological heterogeneity of frontotemporal dementia: A review. J Neurol Neurosurg Psychiatry82(5):476–486.

[35] Neumann M, Sampathu DM, Kwong LK et al. (2006)Ubiquitinated TDP-43 in frontotemporal lobar degeneration and amyotrophic lateral sclerosis. Science314(5796):130–133.

[36] Mackenzie IR, Neumann M, Bigio EH et al. (2009)Nomenclature for neuropathologic subtypes of frontotemporal lobar degeneration: Consensus recommendations.Acta Neuropathol 117(1):15–18.

[37] Cairns NJ, Bigio EH, Mackenzie IR et al. (2007)Neuropathologic diagnostic and nosologic criteria for frontotemporal lobar degeneration: Consensus of the Consortium for Frontotemporal Lobar Degeneration.Acta Neuropathol 114(1):5–22.

[38] Neumann M, Rademakers R, Roeber S et al. (2009) Anew subtype of frontotemporal lobar degeneration with FUS pathology. Brain 132(Pt 11):2922–2931.

[39] Du AT, Jahng GH, Hayasaka S et al. (2006) Hypoperfusion in frontotemporal dementia and Alzheimer disease by arterial spin labeling MRI. Neurology 67(7):1215–1220.

[40] Johnson RT, Gibbs CJ Jr (1998) Creutzfeldt-Jakob disease and related transmissible spongiform encephalopathies.N Engl J Med 339(27):1994–2004.

[41] Zeidler M, Sellar RJ, Collie DA et al. (2000) The pulvinar sign on magnetic resonance imaging in variant-Creutzfeldt-Jakob disease. Lancet 355(9213):1412–1418.

[42] Llewelyn CA, Hewitt PE, Knight RS et al. (2004) Possible transmission of variant Creutzfeldt-Jakob disease byblood transfusion. Lancet 363(9407):417–421.

[43] Roberts EA (2011) Wilson's disease. Medicine 39(10):602–604.

[44] Ala A, Walker AP, Ashkan K et al. (2007) Wilson's disease.Lancet 369(9559):397–408.

[45] Sinha S, Taly AB, Ravishankar S et al. (2006) Wilson's disease: Cranial MRI observations and clinical correlation. Neuroradiology 48(9):613–621.

[46] Meijer FJ, Bloem BR, Mahlknecht P et al. (2013) Update on diffusion MRI in Parkinson's disease and atypical parkinsonism. J Neurol Sci 332(1–2):21–29.

[47] Braak H, Ghebremedhin E, Rüb U et al. (2004) Stages in the development of Parkinson's disease-related pathology.Cell Tissue Res 318(1):121–134.

[48] Vaillancourt DE, Spraker MB, Prodoehl J et al. (2009) High-resolution diffusion tensor imaging in the substantia nigra of de novo Parkinson disease. Neurology72(16):1378–1384.

[49] Williams DR, Lees AJ (2009) Progressive supranuclear palsy: Clinicopathological concepts and diagnostic challenges.Lancet Neurol 8(3):270–279.

[50] Boxer AL, Geschwind MD, Belfor N et al. (2006) Patterns of brain atrophy that differentiate corticobasal degeneration syndrome from progressive supranuclear palsy.Arch Neurol 63(1):81–86.

[51] Mahapatra RK, Edwards MJ, Schott JM et al. (2004)Corticobasal degeneration. Lancet Neurol 3(12):736–743.

[52] The Huntington's Disease Collaborative Research Group(1993) A novel gene containing a trinucleotide repeat that is expanded and unstable on Huntington's diseasechromosomes. Cell 72(6):971–983.

[53] Tippett LJ, Waldvogel HJ, Thomas SJ et al. (2007)Strio-

somes and mood dysfunction in Huntington's disease. Brain 130(Pt 1):206–221.

［54］Thu DC, Oorschot DE, Tippett LJ et al. (2010) Cell loss in the motor and cingulate cortex correlates with symptom atologyin Huntington's disease. Brain 133(Pt 4):1094–1110.

［55］Vonsattel JP, Myers RH, Stevens TJ et al. (1985)Neuropathological classification of Huntington's disease.J Neuropathol Exp Neurol 44(6):559–577.

［56］Kassubek J, Juengling FD, Kioschies T et al. (2004)Topography of cerebral atrophy in early Huntington'sdisease: A voxel based morphometric MRI study.J Neurol Neurosurg Psychiatry 75(2):213–220.

［57］Fox JH, Kama JA, Lieberman G et al. (2007) Mechanisms of copper ion mediated Huntington's disease progression. PLoS One 2(3):e334.

［58］Dumas EM, Versluis MJ, van den Bogaard SJ et al. (2012) Elevated brain iron is independent from atrophy in Huntington's disease. Neuroimage 61(3):558–564.

［59］Brusse E, Maat-Kievit JA, van Swieten JC (2007)Diagnosis and management of early- and late-onset cerebellar ataxia. Clin Genet 71(1):12–24.

［60］Gilman S, Wenning GK, Low PA et al. (2008) Second consensus statement on the diagnosis of multiple system atrophy. Neurology 71(9):670–676.

［61］Stefanova N, Bücke P, Duerr S et al. (2009) Multiple system atrophy: An update. Lancet Neurol 8(12):1172–1178.

［62］Wenning GK, Colosimo C, Geser F et al. (2004) Multiples ystem atrophy. Lancet Neurol 3(2):93–103.

［63］Inoue M, Yagishita S, Ryo M et al. (1997) The distribution and dynamic density of oligodendroglial cytoplasmic inclusions (GCIs) in multiple system atrophy:A correlation between the density of GCIs and the degree of involvement of striatonigral and olivopontocerebellar systems. Acta Neuropathol 93:585–591.

［64］Schrag A, Kingsley D, Phatouros C et al. (1998) Clinical usefulness of magnetic resonance imaging in multiple system atrophy. J Neurol Neurosurg Psychiatry 65:65–71.

［65］Klockgether T, Schroth G, Diener HC et al. (1990) Idiopathic cerebellar ataxia of late onset: Natural history and MRI morphology. J Neurol Neurosurg Psychiatry 53(4):297–305.

［66］Eichler L, Bellenberg B, Hahn HK et al. (2011) Quantitative assessment of brain stem and cerebellar atrophy in spinocerebellar ataxia types 3 and 6: Impact on clinical status.

AJNR Am J Neuroradiol 32(5):890–897.

［67］Lukas C, Schöls L, Bellenberg B et al. (2006) Dissociation of grey and white matter reduction in spinocerebellar ataxia type 3 and 6: A voxel-based morphometry study.Neurosci Lett 408(3):230–235.

［68］Reetz K, Costa AS, Mirzazade S et al. (2013) Genotypespecific patterns of atrophy progression are more sensitive than clinical decline in SCA1, SCA3 and SCA6. Brain136(Pt 3):905–917.

［69］Chung MY, Ranum LP, Duvick LA et al. (1993) Evidence for a mechanism predisposing to intergenerational CAGrepeat instability in spinocerebellar ataxia type I. NatGenet 5(3):254–258.

［70］Inagaki A, Iida A, Matsubara M et al. (2005) Positron emission tomography and magnetic resonance imaging in spinocerebellar ataxia type 2: A study of symptomatic and asymptomatic individuals. Eur J Neurol 12(9):725–728.

［71］Lastres-Becker I, Rüb U, Auburger G (2008)Spinocerebellar ataxia 2 (SCA2). Cerebellum 7(2):115–124.

［72］Brenneis C, Bösch SM, Schocke M et al. (2003) Atrophy pattern in SCA2 determined by voxel-based morphometry. Neuroreport 14(14):1799–1802.

［73］Dürr A, Stevanin G, Cancel G et al. (1996) Spinocerebellar ataxia 3 and Machado-Joseph disease: Clinical, molecular,and neuropathological features. Ann Neurol39(4):490–499.

［74］Murata Y, Yamaguchi S, Kawakami H et al. (1998)Characteristic magnetic resonance imaging findings in Machado-Joseph disease. Arch Neurol 55(1):33–37.

［75］Koide R, Ikeuchi T, Onodera O et al. (1994) Unstable expansion of CAG repeat in hereditary dentatorubralpallidoluysian atrophy (DRPLA). Nat Genet 6(1):9–13.

［76］Miyazaki M, Kato T, Hashimoto T et al. (1995) MR of childhood-onset dentatorubral-pallidoluysian atrophy. AJNR Am J Neuroradiol 16(9):1834–1836.

［77］Anttonen AK, Lehesjoki AE (2006) Marinesco-Sjögren syndrome. In: Pagon RA, Adam MP, Bird TD et al. (eds.) GeneReviews ™ [Internet]. University of Washington,Seattle, WA.

［78］Harting I, Blaschek A, Wolf NI et al. (2004)T2-hyperintense cerebellar cortex in Marinesco-Sjögren syndrome. Neurology 63(12):2448–2449.

［79］Fink JK (2006) Hereditary spastic paraplegia. Curr Neurol Neurosci Rep 6(1):65–76.

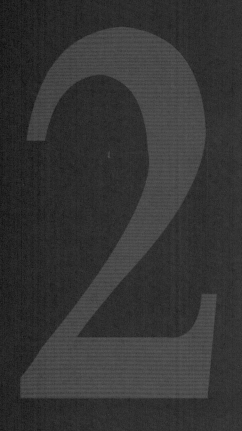

Chapter 21
先天性脑畸形

Congenital Brain Malformations

Elzbieta Jurkiewicz，Katarzyna Nowak，著

崔园园，译

目录　CONTENTS

一、大脑联合异常

大脑联合由胼胝体、前联合及海马联合构成。胼胝体不发育是一种最常见的脑畸形。其病因多种，包括细胞生成障碍、遗传综合征、染色体错误、代谢疾病、胎儿期感染或损伤或环境因素。

联合畸形的先天异常可能是孤立发生的，但更多于与其他脑部畸形相关，如：脑膨出、多小脑回（PMG）、前脑无裂畸形或遗传性综合征，以及其他的脑部异常，如：Aicardi 综合征、Apert 综合征、胎儿酒精综合征、Chiari Ⅱ型及18 三体、13 三体。

根据发育过程的异常划分，大脑联合畸形可存在多种形式。

大脑联合异常有以下几种。

（1）大脑联合完全不发育（图 21-1A 和 B）。

（2）经典的胼胝体不发育，即胼胝体及海马联合的不发育伴有可见的前联合（图 21-2A、图 21-3A-C 和图 21-4）。

（3）胼胝体部分不发育，即胼胝体后部及海马联合不发育，存在或不存在前联合（图 21-5）。

（4）胼胝体后部发育不良伴有胼胝体变细，前联合及海马联合可能是正常的（图 21-6A-C）。

胼胝体发育不全的常见影像学特点如下：扣带回缺失、半球内侧放射状分布的脑沟且可达第三脑室、高骑跨的第三脑室伴其开口高达外侧裂、两侧平行的侧脑室伴有侧脑室体部及枕角扩张、颞角扩张伴有不全扭转、海马形态异常，冠状位可见侧脑室显示为"公牛角"样表现（图 21-2B）。绝大多数病例可见 Probst 束，部分病例可见乙状束显示（图 21-2C 和 D）。

纵行胼胝体束（Probst 束）（图 21-2C 和 D）指部分神经元不能到达对侧。神经元沿着侧脑室内侧壁走行，与大脑纵裂平行。该种神经元可见于胼胝体完全或不完全的不发育，与同侧半球相连接。其构成了半球内不同部分之间的连接。

乙状束，即一些胼胝体不完全发育者存在的异位束（图 21-7A 和 B）。其将额叶（胼胝体辐射线额部）与对侧顶枕叶（胼胝体辐射线枕部）相连。

在典型的连合纤维不发育中，大约有一半的病例表现为前联合缺失或太薄而不能被显示，在一些病例中，前联合可能增大，看似补偿了缺失的胼胝体。

海马联合可类似于胼胝体压部，但是准确的人眼判断可发现该结构与穹隆而非半球相连。

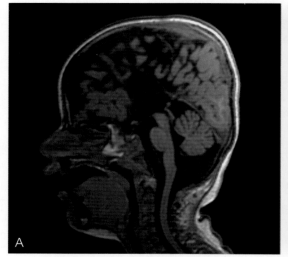
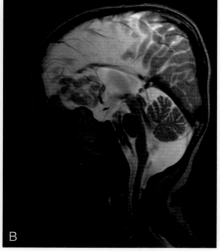

▲ 图 21-1 完全性联合不发育
矢状位 T$_1$ 加权图（A）和矢状位 T$_2$ 加权图（B）显示三个联合及扣带回均缺失。可见半球内放射性分布的脑沟

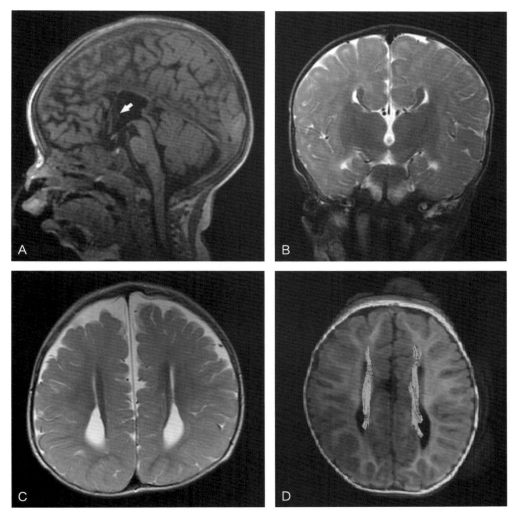

▲ 图 21-2　胼胝体不发育

矢状位 T₁ 加权图（A）显示了胼胝体不发育，图中可见前联合，但极薄（白箭），海马联合未见显示，扣带回未见显示；冠状位 T₂ 加权图（B）显示了侧脑室的"公牛角征"，Probst 束可见于脑室内侧，提示旋转不完全及形态异常的海马；轴位 T₂ 加权图像（C）显示侧脑室体部增宽，分离的平行的侧脑室，侧脑室内侧髓鞘化的 Probst 束；弥散张量纤维束成像（D）显示平行的 Probst 束

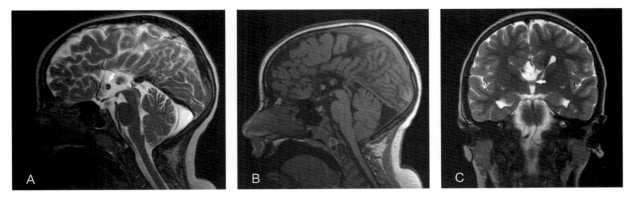

▲ 图 21-3　胼胝体不发育

矢状位 T₁ 加权图（A）和 T₂ 加权图（B）可见前联合增厚（白箭），未见胼胝体及海马联合。半球沟呈放射状分布。未见扣带回。冠状位 T₂ 加权图（C）可见前联合增厚（白箭）、异常的海马及扩张的颞角

联合异常／发育异常和脑膜发育不良（曾用名：胼胝体不发育伴半球间囊肿）

联合纤维不发育且伴有半球间囊肿可能与脑膜异常相关性更大，而非神经异常。该类异常可分两类：1 型和 2 型。其中，1 型是指囊肿与脑室系统相连（图 21-5，图 21-8 和图 21-9）；2 型是指多灶且独立于脑室，不与脑室相通。2 型中，囊肿的信号强度表现不同，绝大多数在 T_1 加权及液体衰减翻转恢复（FLAIR）图上显示为比脑脊液高的信号（蛋白成分）（图 21-10）。囊肿常为多发（图 21-11）。在 2 型中，囊肿壁可能强化（图 21-10C）。2 型常伴灰质异位、PMG 或 Aicardi 综合征（图 21-12）。

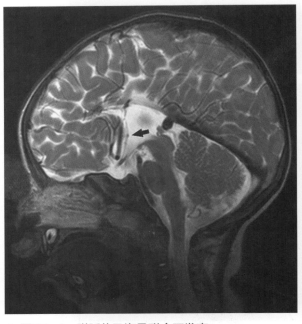

▲ 图 21-4　胼胝体及海马联合不发育
矢状位 T_2 加权图显示极薄的前联合（黑箭）。颅后窝结构正常

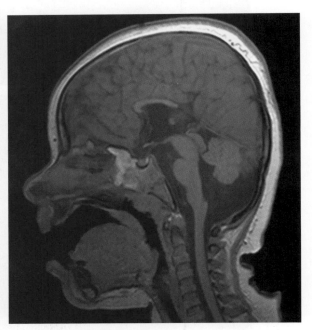

▲ 图 21-5　胼胝体发育不良
矢状位 T_1 加权图显示薄且短的胼胝体。可见极薄的前联合及海马联合

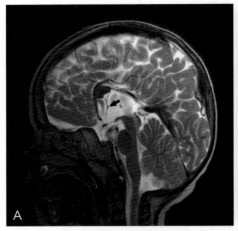
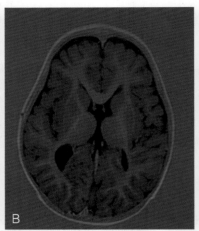
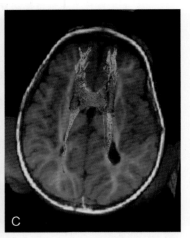

▲ 图 21-6　胼胝体部分不发育
矢状位 T_2 加权图（A）可见短的胼胝体前部分，并可见前联合（黑箭）及丘脑联合。轴位 T_1 加权图（B）显示胼胝体的髓鞘化的前部分。弥散张量纤维束成像（C）显示胼胝体纤维与对侧半球相连（红色），以及纵行 Probst 束与同侧半球相连（绿色）

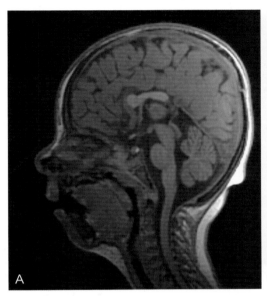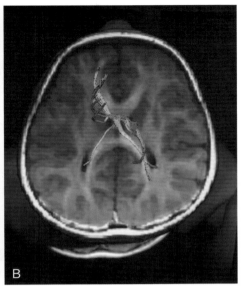

▲ 图 21-7　部分不发育——后部胼胝体发育不良

矢状位 T$_1$ 加权图（A）显示胼胝体变短及形态异常，前联合可见，丘脑联合不可见。弥散张量纤维束成像（B）显示乙状束将右侧额叶及左侧枕叶相连（绿色）。可见胼胝体轴突的交叉纤维（红色）

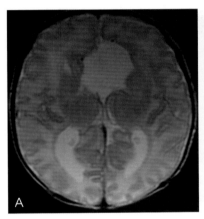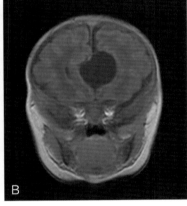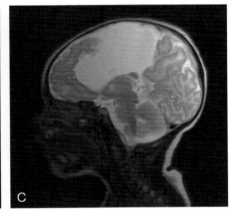

▲ 图 21-8　胼胝体部分不发育伴大脑半球间囊肿—1 型

轴位 T$_2$ 加权图（A）和冠状位 T$_1$ 加权图（B）显示半球间囊肿，其与第三脑室相通。矢状位 T$_2$ 加权图（C）显示一个大的中线囊肿，并可见胼胝体压部的一小部分

二、前脑无裂畸形

前脑无裂畸形（holoprosencephaly，HPE）是一种复杂的先天性脑畸形，以大脑半球无或不完全分离为特征。根据严重程度，HPE 被分为无脑叶型、半脑叶型、脑叶型及中间程度的畸形——端脑融合畸形。目前，一种新的 HPE 变形（透明隔视前区发育不良 HPE）被提出。

HPE 最严重的一种类型是无脑叶畸形，但是 HPE 是一种连续的畸形，所以确切地发现该类异常可能很困难。

HPE 由致畸原导致，或由基因突变导致，如：SIX3、SHH、TGIF、ZIC2、PTCH1 及 GLI12。其可能是 Smith–Lemli–Opitz、Pallister–Hall 及 Edwards 综合征等先天性综合征的一部分。

无脑叶型 HPE：完全或近乎完全的大脑半球不分裂，存在完全性的半球纵裂及大脑镰缺失。单侧脑室与背侧囊肿相通。胼胝体、透明隔、

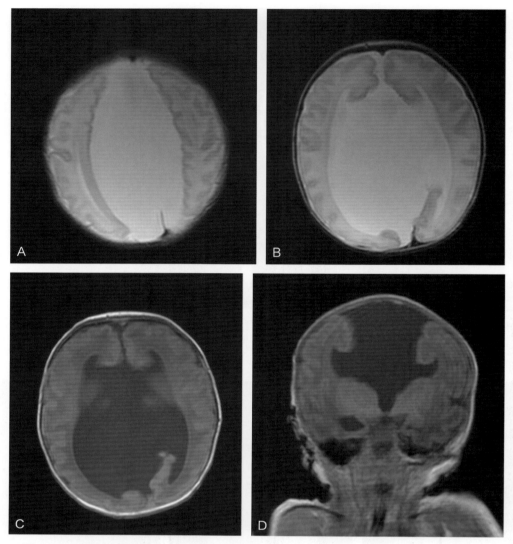

▲ 图 21-9　胼胝体不发育伴大脑半球间囊肿—1 型

轴位 T_2 加权（A、B）和 T_1 加权（C）显示大脑半球间囊肿，其与脑室系统相通。冠状位 T_1 加权图（D）显示半球间囊肿，其与侧脑室和第三脑室相通。可见侧脑室表现为"公牛角样"

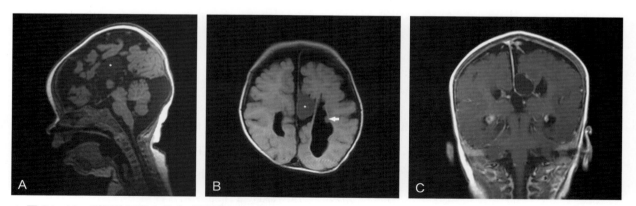

▲ 图 21-10　胼胝体不发育伴半球间囊肿—2 型

矢状位 T_1 加权图（A）显示胼胝体不发育，以及高信号（相对于 CSF）的中线囊肿（白星）。四叠体扩大。颅后窝内可见巨大的小脑延髓池。轴位 T_1 加权图（B）显示高信号的中线囊肿及脑室周围结节样灰质异位（白箭）。增强冠状位 T_1 加权图（C）显示囊肿壁强化

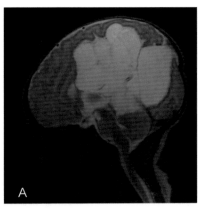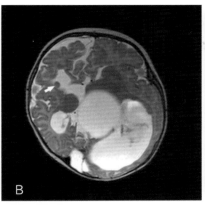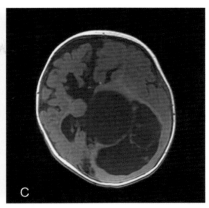

▲ 图 21-11　胼胝体不发育伴有半球间囊肿—2 型

矢状位 T_2 加权图（A）显示多发囊肿，其取代了下方的小脑蚓及后方的枕叶。轴位 T_2 加权图（B）及 T_1 加权图（C）显示不对称的大脑半球：右侧半球较小，伴有结节样脑室周围灰质异位（白箭）

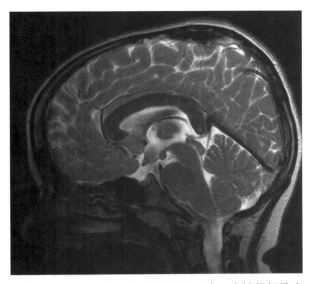

▲ 图 21-12　矢状位 T_2 加权图显示为一名神经纤维瘤病 I 型患者出现胼胝体发育不良

大脑侧裂及第三脑室缺失。丘脑、基底节及下丘脑融合。可能出现神经元迁移异常。在血管造影上。大多数 HPE 分类中，只可见伴有小血管的颈内动脉及基底动脉。

半脑叶型 HPE：额叶未见分裂（图 21-13A 和 C、图 21-14 及图 21-16A 和 E）。典型表现为，胼胝体压部可见（图 21-13D 和图 21-16B）。大脑纵裂及大脑镰后部、侧脑室后角及小的三脑室可见。背侧囊肿可见或不可见。丘脑、基底节及下丘脑部分融合（图 21-13B、图 21-16C 和 D）。在血管造影上，可见不成对的大脑前动脉（图 21-13E）。

脑叶型 HPE：额叶基底部未见分开（图 21-

17C 和 D）。胼胝体压部及部分体部可见（图 21-17A 和 B）。胼胝体嘴部及膝部缺失，后部、部分或前部的大脑纵裂及大脑镰、侧脑室前角可见，背侧囊肿不可见。丘脑分裂，但是基底节未见分裂，如下丘脑（图 21-17E）。皮质下异位可见。在血管造影上，可见不成对的大脑前动脉。

中间变异型 HPE：额叶、顶叶后部未见分裂（图 21-18A 和 B）。胼胝体膝部及压部可见，但体部缺失（图 21-18C）。侧脑室及第三脑室正常。可见背侧囊肿。透明隔缺失。基底节及下丘脑分裂，丘脑可能融合。在血管造影上，可见单一的大脑前动脉。

透明隔视前区发育不良型 HPE：是一种轻微的 HPE，以透明隔和视前区融合为特点。胼胝体嘴消失或发育不全，胼胝体膝部发育不全，下丘脑前部融合。在血管造影上，可能见到单一的大脑前动脉。

三、透明隔视神经发育不良

透明隔视神经发育不良（Septo-optic dysplasia，SOD）为一个畸形谱。典型表现包括透明隔发育不全和缺失（图 21-19A）（有时为胼胝体），视神经发育不良（图 21-19C 和图 21-20A）（双侧和较为少见的单侧，图 21-21），视交叉发育不良（图 21-19B）；有时为垂体及下丘脑发育不良。

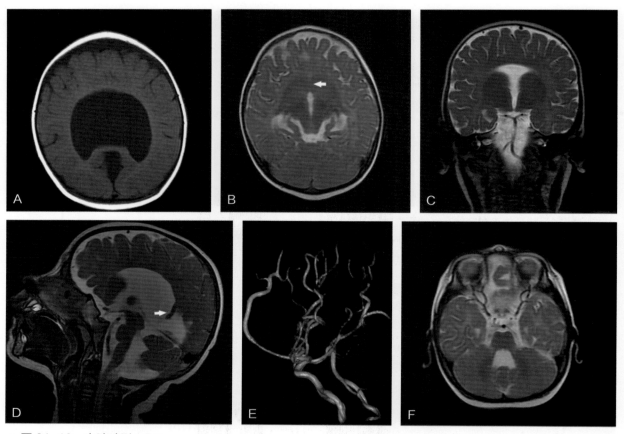

▲ 图 21-13　半脑叶型 HPE

轴位 T_1 加权图（A）显示为额叶融合、单一脑室和大脑纵裂前部消失。大脑纵裂后部可见。轴位 T_2 加权图（B）显示基底节融合（白箭），无大脑纵裂前部，可见小的第三脑室及小的颞角。冠状位 T_2 加权图（C）显示未分裂的额叶以及单一的侧脑室与第三脑室相通。矢状位 T_2 加权图（D）显示发育不良的局部胼胝体压部（白箭）。磁共振血管造影（E）显示单一的位于前部的动脉。周围 T_2 加权图（F）显示双侧大脑中动脉，无前动脉

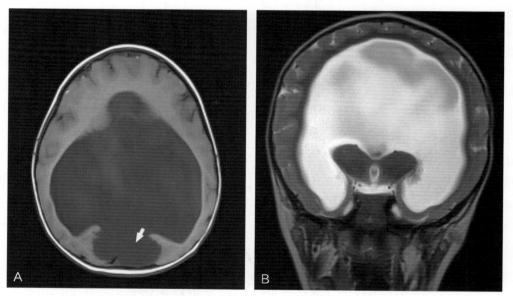

▲ 图 21-14　半脑叶型 HPE

轴位 T_1 加权图（A）显示未分裂的额叶，无大脑纵裂的前部。存在单一的脑室腔，其与小的背侧囊肿（白箭）相通。冠状位 T_2 加权图（B）显示无大脑纵裂，并可见单一脑室

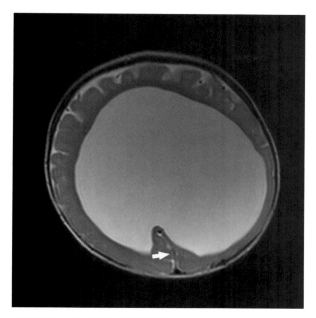

▲ 图 21-15 半脑叶型 HPE
轴位 T₂ 加权图显示一个大的单一脑室，无背侧囊肿，无大脑纵裂前部，可见大脑纵裂的后部（白箭）

SOD 有多种特点，其中也包括垂体后叶异位、眼球缺失（眼缺损）、脑裂畸形、PMG 和灰质异位。导致 SOD 的基因异常包括：HESX1、SOX2、SOX3 和 OTX2。正常的透明隔出现并不能排除 SOD 的存在。透明隔的缺失可导致侧脑室额角向下的形状，第三脑室的前隐窝和鞍上池扩大。

近年来，SOD 被分为两组：一组为存在透明隔部分缺失并伴脑裂畸形和（或）灰质异位；另一组为透明隔完全缺失及巨脑室，但不伴有皮质畸形。第二组患者可能与脑叶型 HPE 存在重叠。

四、脑裂畸形

脑裂畸形是一种少见的先天性大脑异常，只存在一个裂隙，从大脑皮质的表面（软脑膜）

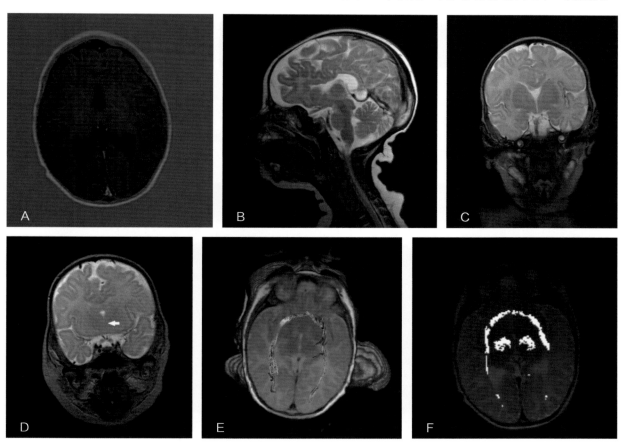

▲ 图 21-16 半脑叶型 HPE
轴位 T₁ 加权图（A）显示额叶前部融合，未见大脑纵裂前部。可见第三脑室、枕角和大脑纵裂后部。矢状位 T₂ 加权图（B）显示未髓鞘化的胼胝体压部和体部后部分。冠状位 T₂ 加权图（C、D）显示基底节的融合（白箭）、侧脑室相通伴发育不完全的颞角。弥散张量纤维束成像（E、F）显示在融合区出现贯通性的白质纤维

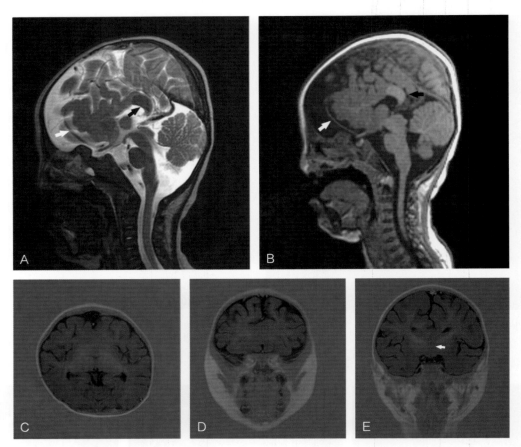

▲ 图 21-17　脑叶 HPE
矢状位 T_2 加权图（A）和矢状位 T_1 加权图（B）显示胼胝体部分压部形成（黑箭）。大脑的前表面可见单一的动脉（白箭）。轴位 T_1 加权图（C）和冠状位 T_1 加权图（D）显示额叶基底部未分裂。大脑纵裂前部可见。冠状位 T_1 加权（E）显示基底节融合（白箭）及的侧脑室额角发育不良。大脑纵裂可见

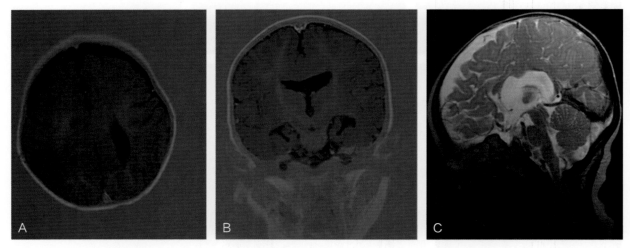

▲ 图 21-18　中间型 HPE
轴位 T_1 加权图（A）显示额叶的后部融合并未见大脑纵裂。大脑纵裂可见于融合部位前部和后部。冠状位 T_1 加权（B）显示未分裂的侧脑室、小的第三脑室和脑叶融合。矢状位 T_2 加权图（C）显示胼胝体体部缺失。胼胝体嘴和膝部可见，但发育不良

延伸至侧脑室（室管膜）（图 21-22A 和 B）。该裂隙周围可见异常发育的灰质（大部分为多小脑回）并充满脑脊液。

根据 Barkovich 的理论，认为脑裂畸形是一种由于神经元细胞迁移后，发育异常导致的畸形（曾用名：皮质发育畸形）。脑裂畸形的病因可能是胎儿期血管破裂或缺血、致畸原、子宫内感染（巨细胞病毒或单纯疱疹病毒）或母体滥用酒精及药物。怀疑与 EMX2 基因盒的突变有关。

岛叶及额叶常受累。裂隙可为单侧（较常见）（图 21-22）或双侧（图 21-23）。基于裂隙的宽度，

脑裂畸形分为两型。

脑裂畸形 Ⅰ 型——闭唇型，裂隙壁彼此相背，脑脊液未见显示。有时，看到侧脑室畸形，有助于诊断（图 21-23 和图 21-24）。

脑裂畸形 Ⅱ 型——开唇型，裂隙壁间距离变宽，由脑脊液分离，与脑积水相通（图 21-23 和图 21-25）。Ⅱ 型比 Ⅰ 型更常见。

脑裂畸形与皮质畸形（如灰质异位，图 21-24）、视神经发育不良、SOD 及海马畸形相关。透明隔缺失常见（图 21-26），大多数在双侧额叶脑裂畸形中。

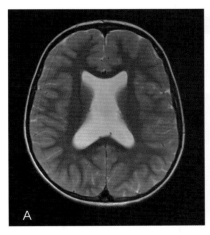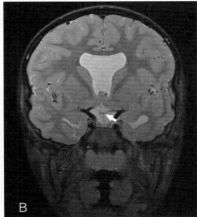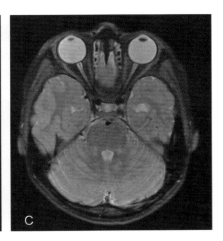

▲ 图 21-19 透明隔视神经发育不良

轴位 T₂ 加权图（A）显示透明隔缺失。冠状位 PD 加权图（B）显示典型的异常形状的侧脑室。侧脑室额角指向下。视交叉发育不良（白箭）。颞角不对称性扩张。轴位 T₂ 加权图（C）显示双侧视神经发育不良

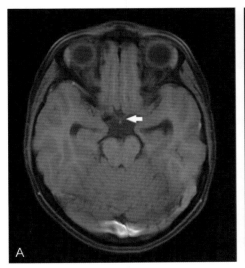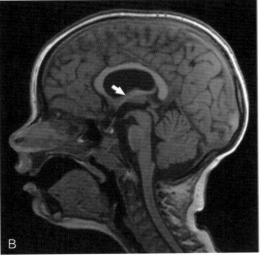

▲ 图 21-20 透明隔视神经发育不良

轴位 T₁ 加权图（A）显示发育不良的视交叉（白箭），矢状位 T₁ 加权图（B）可见穹隆的较低部分（白箭）

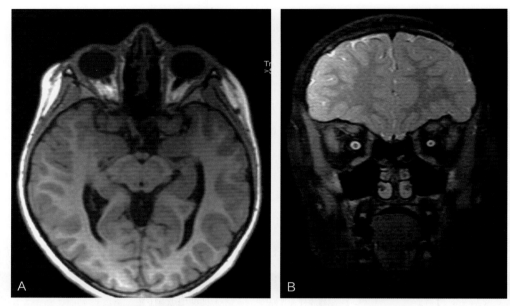

▲ 图 21-21　透明隔视神经发育不良

轴位 T$_1$ 加权图（A）显示左侧视神经发育不良。冠状位 PD 加权图（B）显示视神经不对称

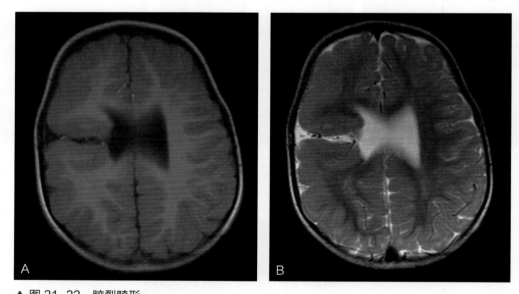

▲ 图 21-22　脑裂畸形

轴位 T$_1$ 加权图（A）和 T$_2$ 加权图（B）显示单侧开唇型脑裂畸形。不规则的、厚的、发育不良的且位于小裂隙里的灰质。侧脑室内的脑脊液与蛛网膜下腔内脑脊液相通。可见右侧额叶异常的巨脑回

五、无脑回畸形

无脑回畸形是由异常神经元迁移导致的先天性畸形。根据相关的畸形和基因改变将无脑回分为几组。几种基因，如 LIS1、YWHAE、DCX、ARX、TUBA1 A 及 RELN 与无脑回畸形相关。后天性无脑回畸形的原因包括子宫内

CMV 感染、放射性损伤及胎儿酒精综合征。

无脑回畸形的特点为完全或不完全的无脑回及厚皮质（图 21-27 至图 21-29）。细胞稀少区分布于深部皮质至外皮质（图 21-27A 和 B 及图 21-28A-C），第三层在 T$_2$ 加权图显示为 LIS1 和 DCX 无脑回畸形。大脑在轴位上通常表现为 8 字形，白质的体积减小（图 21-27A、D 和 E）。

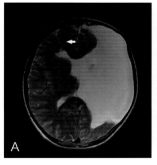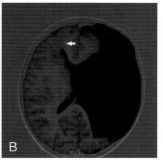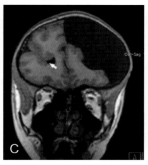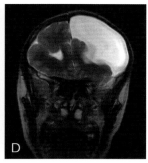

▲ 图 21-23　脑裂畸形

轴位 T₂ 加权图（A）和 T₁ 加权图（B）显示大的、左侧、开唇型脑裂畸形。颅盖在畸形周围延展。闭唇型脑裂畸形（白箭）在右侧额叶，在冠状位 T₁ 加权图（C）和 T₂ 加权图（D）显示最好。一典型的位于侧壁的浅窝提示了裂隙出现（白箭）

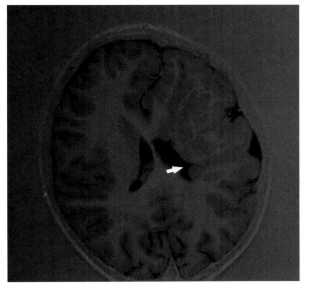

▲ 图 21-24　脑裂畸形

轴位 T₁ 加权图显示单侧、左侧闭唇型脑裂畸形（白箭），裂唇融合，脑脊液未见显示。线样灰质由皮质延伸至脑室表面。左侧额叶与对侧不对称，体积较小，可见大的 Transmantle 异位

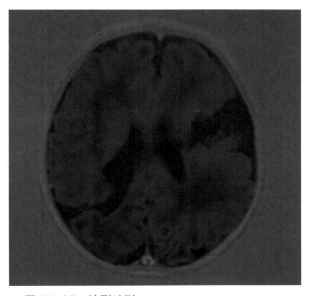

▲ 图 21-25　脑裂畸形

轴位 T₂ 加权图显示双侧开唇样脑裂畸形，伴有大的裂隙

大脑皮质很厚，达 15mm。

　　异常谱包括无脑回处脑回完全性缺失及巨脑回处正常脑回减少。典型无脑回畸形最轻微的表现为皮质下带状异位。

　　在伴有 LIS1 突变的患者中，更常见的表现是后部畸形（透明隔 - 视神经区域），而在伴有 DCX 突变的患者中，受影响最严重的部位是额叶。TUBA1A 突变与较严重的皮质后部异常（从后到前）、胼胝体发育异常（图 21-27F 和图 21-28D）、脑干小脑发育不良和带状异位相关。

巨脑回或不完全无脑回畸形

　　巨脑回是一种皮质增厚并伴有宽的脑回及浅的脑沟。巨脑回可局限或弥漫，异常的与正常的皮质可同时存在。通常，巨脑回为双侧发生且多位于大脑后部（伴 LIS12 突变）（图 21-29）或者大脑前部（伴 DCX 突变）（图 21-30）。这种疾病显示为脑皮质增厚，但是较无脑回患者更薄，大约在 6mm。

　　带状异位（双皮质）为灰质带位于两层正常表现的白质之间（图 21-31 至图 21-33）。

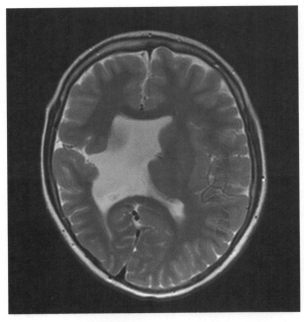

▲ 图 21-26　脑裂畸形

轴位 T₂ 加权图显示小的开唇型脑裂畸形，该裂隙周围存在灰质。重要的是大脑半球显示不对称，透明隔缺失

DCX 突变的患者表现为病变部分或完全位于前部，而 LIS1 突变的患者则表现为病变部分或完全位于后部。带状异位常发生于女性。大脑皮质显示为正常厚度，但是脑沟可能较浅。

六、小头畸形

先天性小头畸形属于与细胞增生降低或者细胞凋亡加快相关的畸形，临床上以小头、头围较该年龄段正常头围小 3 倍标准差为特点。原发性小头畸形由几种基因突变导致，如 MCPH1、CENPJ、CDK5RAP2、ASPM、STIL 及 WDR62。与此相反，获得性小头畸形多由脑损伤造成，如缺血缺氧性脑病、颅内感染、儿童酒精综合征或代谢性疾病。小头畸形也是各种综合征的一部分，如 Down 综合征、Edwards

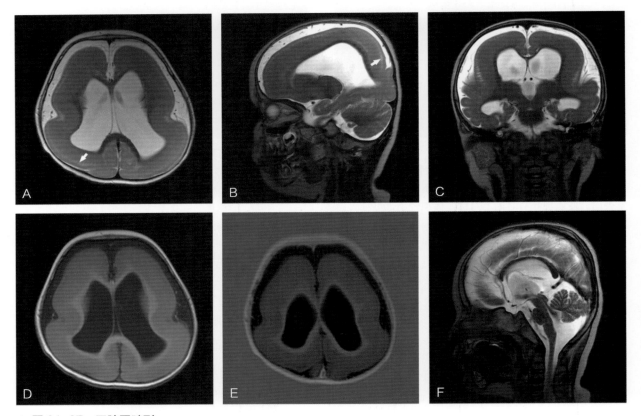

▲ 图 21-27　无脑回畸形

轴位 T₂ 加权图（A）及矢状位 T₂ 加权图（B）显示完全性大脑表面光滑。皮质非常薄，侧裂浅且为垂直方向分布。大脑以 8 字形为特点（在轴位图）。细胞稀疏的区域见于皮质的内层与外层之间，显示为高信号带（白箭）。冠状位 T₁ 加权图（C）显示颞叶脑回呈不规则性，值得注意的是脑室系统的扩张。轴位加权 T₁ 图（D、E）显示白质广泛减少。薄的细胞疏松区为低信号。矢状位 T₂ 加权图（F）显示胼胝体形态异常：体呈弓形，压部及膝部薄，嘴部缺失

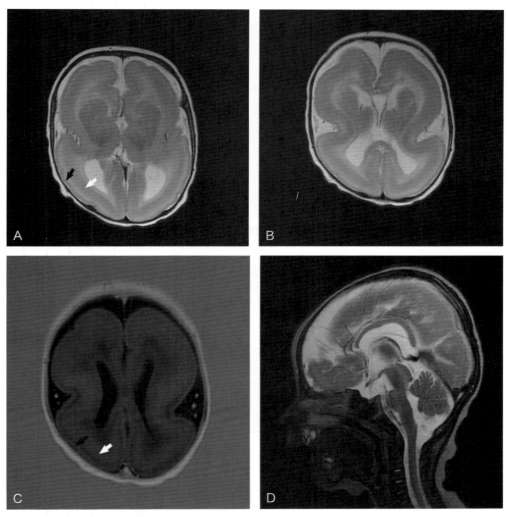

▲ 图 21-28　新生儿的无脑裂畸形
轴位 T₁ 加权图（A）、轴位 T₂ 加权图（B）和轴位 T₁ 加权图（C）显示脑表面光滑，为 8 字形。
可见皮质为三层，以后部更为显著。增厚的内层（白箭）和外层（黑箭）为低信号。在两者之间，
存在细胞稀疏区，显示为高信号。矢状位 T₂ 加权图（D）显示拱形的胼胝体，伴有发育不良，
后部更加显著

综合征及 Cornelia de Lange 综合征。

　　小头畸形伴有简单的脑回形态，以脑回减少及脑沟变浅（异常的简单脑回形态）为特点，但是皮质厚度多正常。胼胝体可能正常、变浅或缺失（图 21-34 和图 21-35）。

　　一种较为严重的类型为微小无脑回畸形，以严重的小头畸形、皮质增厚、脑表面光滑（图 21-36）为特点。至少两种主要分型已被认知，即幕下异常（Norman-Robert 综合征）和胼胝体、小脑发育不良（Barth 综合征）。另外，还可能出现其他先天性异常（如胼胝体畸形、脑室周围灰质异位和延迟的髓鞘化）。

七、鹅卵石样畸形（鹅卵石样无脑回）

　　该组畸形由于神经元迁移异常及过度迁移进入软脑膜层而形成，与大脑、眼睛和肌肉的异常相关联，常见于存在先天性肌营养不良的儿童（但其也可能为单发）。由几个基因（如 *POMT1*、*POMT2*、*POMGnT1*、*FCMD*、*FKRP*、*FKTN*、*LAMC3*、*LAMA1A* 和 *LARGE*）的突变出现了广泛的异常谱。

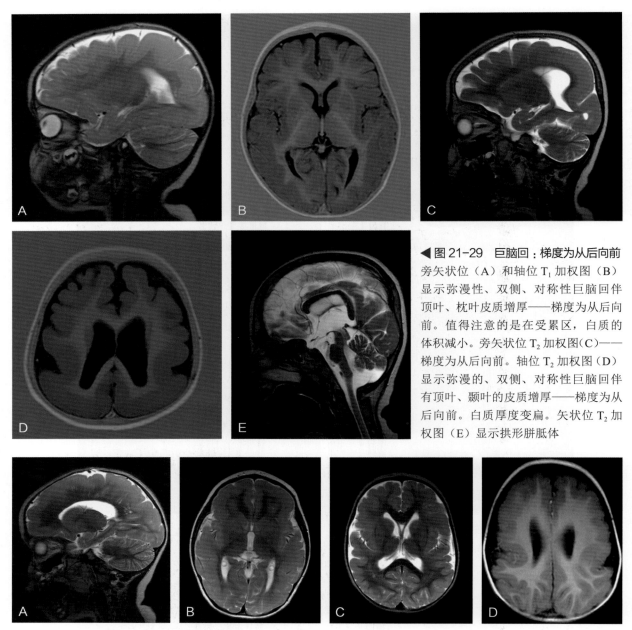

◀图 21-29 巨脑回：梯度为从后向前

旁矢状位（A）和轴位 T_1 加权图（B）显示弥漫性、双侧、对称性巨脑回伴顶叶、枕叶皮质增厚——梯度为从后向前。值得注意的是在受累区，白质的体积减小。旁矢状位 T_2 加权图（C）——梯度为从后向前。轴位 T_2 加权图（D）显示弥漫的、双侧、对称性巨脑回伴有顶叶、颞叶的皮质增厚——梯度为从后向前。白质厚度变扁。矢状位 T_2 加权图（E）显示拱形胼胝体

▲ 图 21-30 巨脑回：梯度为从前向后

旁矢状位 T_2 加权图（A）和矢状位 T_2 加权图（B）显示弥漫性、双侧、对称性巨脑回，伴有额叶及顶叶皮质增厚——梯度为从前向后。轴位 T_2 加权图（C）和 T_1 加权图（D）显示双侧、不对称性巨脑回伴有颞叶和额叶皮质增厚。病变在右侧半球更为显著

　　先天性肌营养不良分为以下几种：Walker-Warburg 综合征、Fukuyama 先天性肌营养不良和肌－眼－脑病。

　　Walker-Warburg 综合征是最严重的一种类型。图像特点包括幕上及幕下的异常：鹅卵石样无脑回（曾称"无脑回 2 型"）、显著的白质髓鞘形成减少、胼胝体发育异常、巨脑室、脑

桥发育不良伴中脑脑桥链接处成扭结、丘融合和小脑发育不良。额叶脑膨出可能出现。

　　第二个扭结可见于颈髓连接腹侧，伴胼胝体发育不良或不发育已见报道（图 21-37 至图 21-41）。

　　Fukuyama 先天性肌营养不良包括不同类型的皮质畸形：PMG 主要位于额叶，并可见顶枕

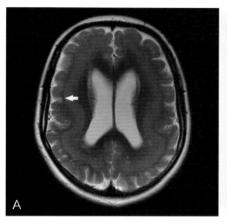
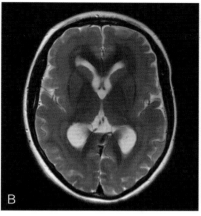
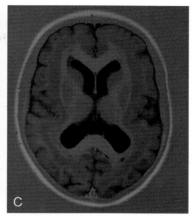

▲ 图 21-31　带状异位
轴位 T₂ 加权图（A）显示带状异位，为典型的厚的神经元层（灰质）（白箭）位于脑室和皮质之间。白质显示正常髓鞘化。
皮质的厚度在正常范围内，但脑沟较浅。轴位 T₂ 加权图（B）和 T₁ 加权图（C）显示位于大脑前部的异常神经元层稍厚

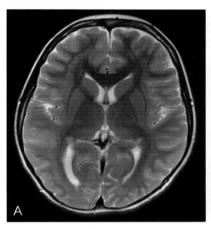
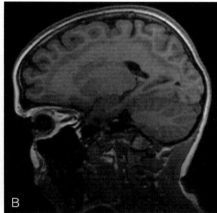
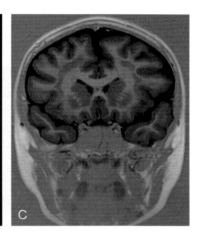

▲ 图 21-32　带状异位
轴位 T₂ 加权图（A）、旁矢状位 T₁ 加权图（B）和冠状位 T₁ 加权图（C）显示轻微的非对称性带状异位。异位的神经
元层在右侧半球更加明显

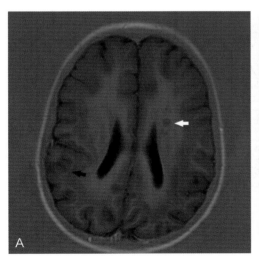
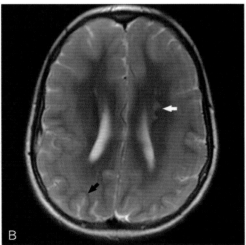

▲ 图 21-33　带状异位
轴位 T₁ 加权图（A）和轴位 T₂ 加权图（B）显示大脑后部带状异位（黑箭）。巨脑回在前方可见：
前方巨脑回—后方带状异位型。值得注意的是左侧半球的脑室周围存在异位的结节（白箭）

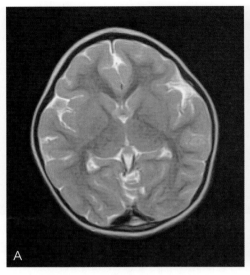
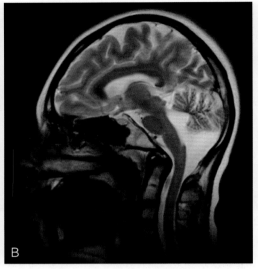

▲ 图 21-34　小头畸形

轴位 T_2 加权图（A）和矢状位 T_2 加权图（B）显示较小的大脑半球（与颅后窝相比）。皮质厚度看似正常。胼胝体形态正常但是较薄

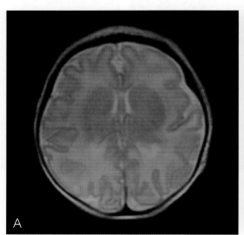
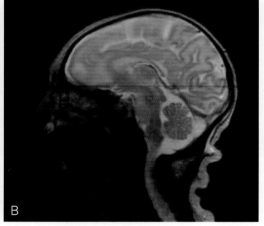

▲ 图 21-35　新生儿小头畸形

轴位 T_2 加权图（A）显示小头畸形，伴有大脑半球前部简单的脑回形态。皮质厚度正常。矢状位 T_2 加权图（B）显示正常的胼胝体

叶鹅卵石样皮质。存在多个小脑皮质囊肿。并可见髓鞘形成延迟。

肌—眼—脑病表现为广泛的皮质异常、发育不良的脑干及大的中脑顶盖。

八、多小脑回畸形

多小脑回畸形（polymicrogyria，PMG）是一种皮质发育畸形。根据 Barkovich 理论，其为晚期神经元迁移异常后发育畸形（曾用名：皮质形成畸形）。

PMG 发病原因多样。可由子宫内感染（巨细胞病毒感染）、血管源性（与脑裂畸形有关）、先天性代谢障碍、基因源性的先天性异常或 WDR62、SRPX2、PAX6、TBR2 和 TUBB2 突变。

PMG 可能单独存在，也可能与多种其他异常相关，如异常外侧裂、胼胝体不发育 / 发育不良、脑裂畸形及小脑发育不良。也可与几种综合征相关，如双侧外侧裂周围 PMG 综合征、巨颅综合征伴 PMG、Aicardi 综合征、Zellweger

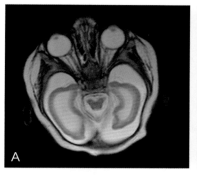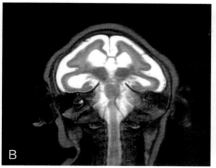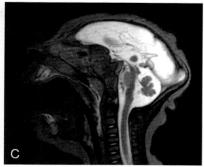

▲ 图 21-36　微小无脑回

轴位（A）和冠状位 T$_2$ 加权图（B）显示一个非常小的、光滑的大脑，无脑回或脑沟。只有侧裂可见显示。矢状位 T$_2$ 加权图（C）显示一个非常薄、发育不良的胼胝体，可见只存在前部分的、非常薄的大脑前联合及发育不良的小脑蚓

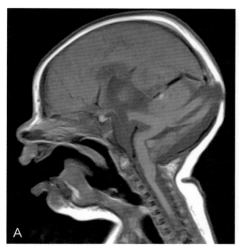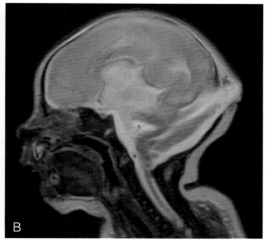

▲ 图 21-37　鹅卵石样畸形

矢状位 T$_1$ 加权图（A）和 T$_2$ 加权图（B）显示大的脑桥扭结。小脑发育不良、脑桥及中脑向后部延展至枕部小的脑膨出。可见胼胝体发育不良

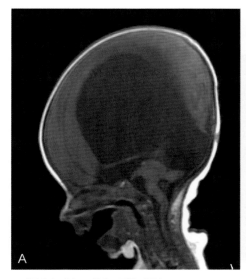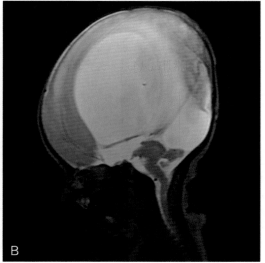

▲ 图 21-38　鹅卵石样畸形

矢状位 T$_1$ 加权图（A）和 T$_2$ 加权图（B）显示巨颅及脑积水。脑桥、颈髓连接处可见扭结，四叠体扩大。小脑发育不良

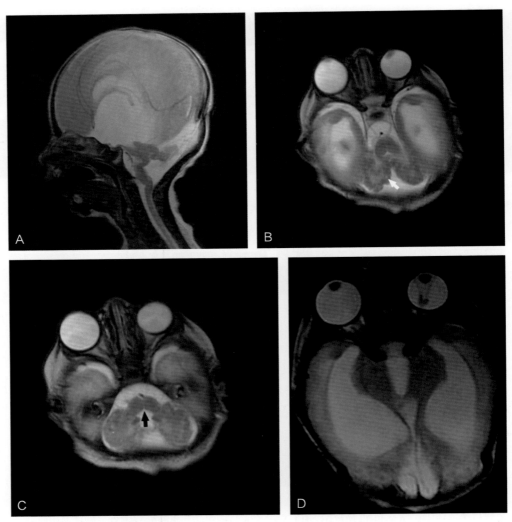

▲ 图 21-39　鹅卵石样畸形

矢状位 T$_2$ 加权图（A）显示颅后窝变小，伴有两个大脑脑干扭结、小的小脑蚓和增大的四叠体。轴位 T$_2$ 加权图（B、C）显示伴有异常皮质及小囊肿（白箭）的小的小脑半球。脑桥可见一裂隙（黑箭）。轴位 T$_2$ 加权图（D）显示左侧视网膜脱落。注意脑积水

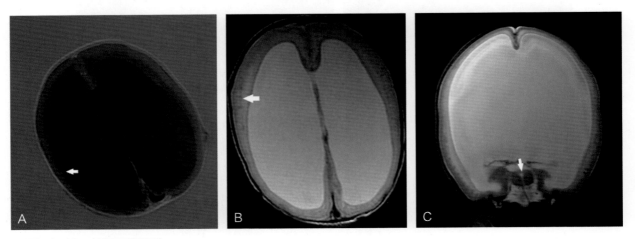

▲ 图 21-40　鹅卵石样畸形

轴位 T$_1$ 加权图（A）和轴位 T$_2$ 加权图（B）为一新生儿伴大量脑积水。典型的皮质鹅卵石样畸形的表现为不规则的皮质内层（白箭）。冠状位 T$_2$ 加权图（C）显示脑桥中央裂隙（白箭）和特征性的结节样皮质内层

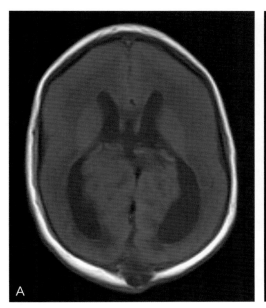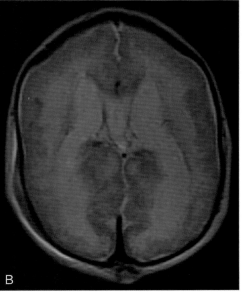

▲ 图 21-41　鹅卵石样畸形

轴位 T_1 加权图（A）和轴位 T_2 加权图（B）显示一新生儿伴有轻微脑室增大。图像中可见胼胝体后部发育异常（译者注：原书图注有误，已修改）。可见透明隔腔及一个细小的枕部脑膨出。半球表面光滑，伴有不规则的结节样皮质

综合征、DiGeorge 综合征（22q11.2 缺失）、Dellemann 综合征。

PMG 以皮质过度折叠，导致大脑半球表面不规则（可以为矛盾性的皮质光滑）及灰白质交界面不规则为特点。在 PMG 区域，可见多发的小脑回，无正常脑沟。PMG 可为弥漫性、多灶性或局灶性，双侧或单侧，对称或不对称（图21-42 至图 21-45）。值得注意的是大脑外侧裂周围为好发区域（图 21-46）。

最常见的特点为广泛的 PMG 伴有脑室周围灰质异位；在畸形的皮质内出现异常的引流静脉也很常见。PMG 可能类似于巨脑回，正确的诊断依赖于层厚（需要特定容积成像序列）及髓鞘化程度。在未髓鞘化的区域，多小脑回皮质看起来很薄，因此髓鞘化程度影响了其影像表现。

九、半侧巨脑畸形

半侧巨脑畸形是一种少见的大脑畸形，其特征是全脑半球肥大伴有扰乱的增生、神经元

细胞凋亡伴迁移。肥大很少只涉及半球的一部分（图 21-47 和图 21-48）。

半侧巨脑畸形的病因不确定。其与神经

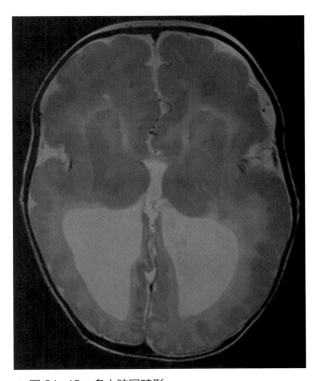

▲ 图 21-42　多小脑回畸形

轴位 T_2 加权图显示双侧 PMG，以左侧为主

565

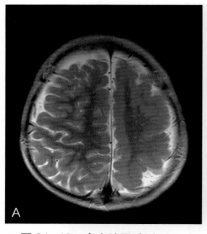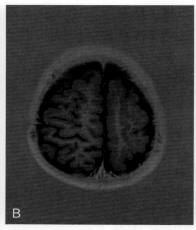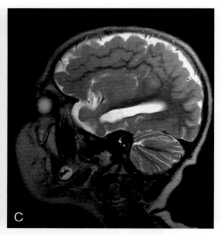

▲ 图 21-43　多小脑回畸形

轴位 T$_2$ 加权图（A）和 T$_1$ 加权图（B）显示半球不对称，伴有左侧多小脑回皮质。可见皮质变厚和脑沟变浅。矢状位 T$_2$ 加权图（C）显示皮质不规则且呈波浪状

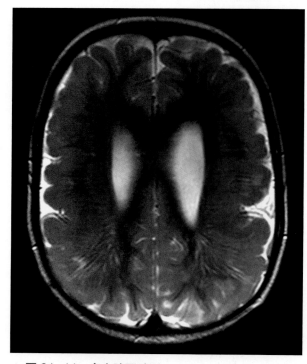

▲ 图 21-44　多小脑回畸形

轴位 T$_2$ 加权图显示双侧 PMG 伴有灰白质交界面不规则

皮肤综合征有关，如表皮痣综合征、Klippel-Trenaunay 综合征、Proteus 综合征、Ito 黑色素减少症和 NF1。受累半球或半球部分增大，白质体积增加，异常的皮质增厚（图 21-49A 和 B 至图 21-51）。白质和灰质交界面变平变模糊，受累区白质信号异常。脑沟变浅，脑表面光滑。侧脑室不对称且扩张。如果大脑半球全部受累，

则侧脑室额角变长，指向前和上方。增大的半球或其部分膨胀，超过中线。对侧皮质畸形也可能发生，也可累及同侧脑干或小脑（完全半球巨脑畸形）。半球巨脑畸形可能随时间改变，在这种病例中，连续的图像可显示受累半球的进行性萎缩（图 21-49C）。

十、灰质异位

灰质异位是一种由于异常神经元移位导致的畸形。为从脑室旁胚胎区迁移至皮质的过程中被阻滞的异位神经元的集合。异位有三种类型：脑室周围结节型（图 21-52 至图 21-55）、局限性皮质下型（图 21-56 和图 21-57）和柔脑膜型异位（最后一种在磁共振影像上不可显示）。

它们由 FLNA 基因或 ARFGEF2 基因突变引起。可以为单发，也可伴发其他脑畸形，如巨脑回、胼胝体不发育和脑裂畸形（图 21-57）。病变与灰质的信号强度相等，增强时未见强化。

脑室周围型异位邻近脑室壁，常在三角区和枕角；可以为局限性或弥漫性，单或双侧（图 21-52 至图 21-55，图 21-58）。

皮质下异位位于皮质下区域或深部白质内。可以为结节样或曲线样，有时为一个大的结节。同侧大脑或病变部位可能较小（图 21-56 和图 21-57）。

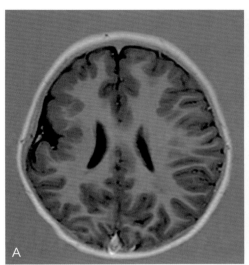
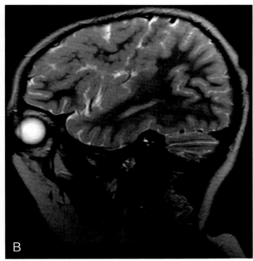

▲ 图 21-45　多小脑回畸形

轴位 T_1 加权图（A）和矢状位 T_2 加权图（B）显示右侧半球的额部及颞部多小脑回的皮质

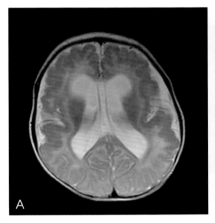
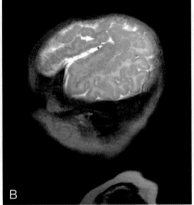
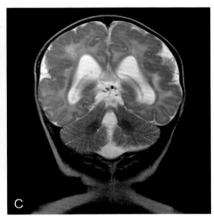

▲ 图 21-46　多小脑回畸形

轴位 T_1 加权图（A）、矢状位 T_2 加权图（B）和冠状位 T_2 加权图（C）显示双侧额部及外侧裂周围 PMG

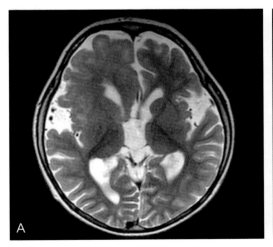
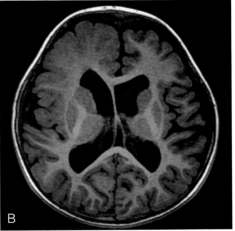

▲ 图 21-47　局限性半侧巨脑畸形

轴位 T_2 加权图（A）和轴位 T_1 加权图（B）显示位于右侧额颞叶的半侧巨脑畸形。灰白质交界模糊，脑回变宽，受累区域皮质增厚。右侧脑室额角指向前方

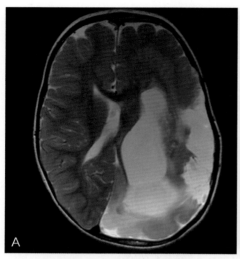
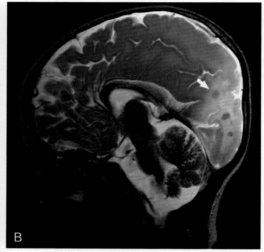

▲ 图 21-48　局限性半侧巨脑畸形

A. 轴位 T₂ 加权像显示左侧半球扩大，以后侧为主，白质显示异常信号，左侧侧脑室扩大；B. 矢状位 T₂ 加权图显示结节样髓鞘异位（白箭），胼胝体后部发育不良，形态异常

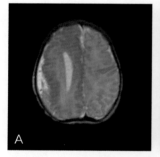
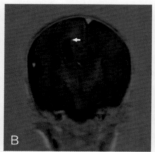
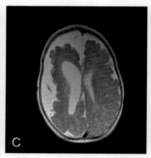
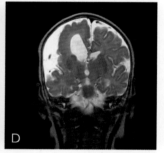

▲ 图 21-49　半侧巨脑畸形

轴位 T₂ 加权图（A）和冠状位 T₁ 加权图（B）显示一新生儿右侧半球增大，额叶和顶叶皮质异常。同侧侧脑室增大，额角变长指向上方（白箭）。轴位 T₂ 加权图（C）和冠状位 T₂ 加权图（D）显示 2 年后，右侧半球受累部位萎缩，右侧脑室增大

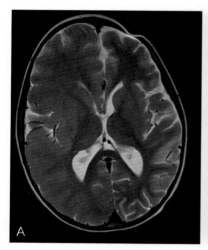
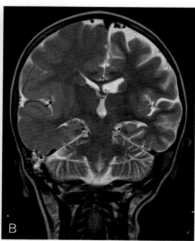
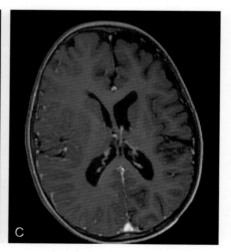

▲ 图 21-50　半侧巨脑畸形

轴位 T₂ 加权图（A）、冠状位 T₂ 加权图（B）和轴位 T₁ 加权图（C）显示半侧巨脑畸形，右侧半球全部增大。部分脑回为巨脑回，尤其是在外侧裂内区域。白质信号异常，灰白质交界面模糊。侧脑室前角指向前。左侧半球正常

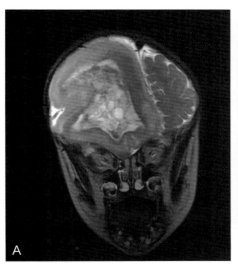
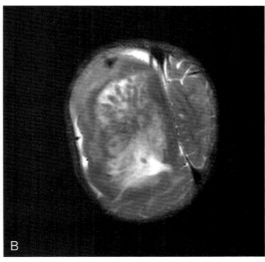

▲ 图 21-51　半侧巨脑畸形

T₂ 加权图所示为半侧巨脑畸形的一种严重类型，右侧半球巨大的错构瘤样增大。大脑表面光滑，广泛的脑回增厚，脑沟形成减少。白质信号完全异常，信号强度呈斑片状增加

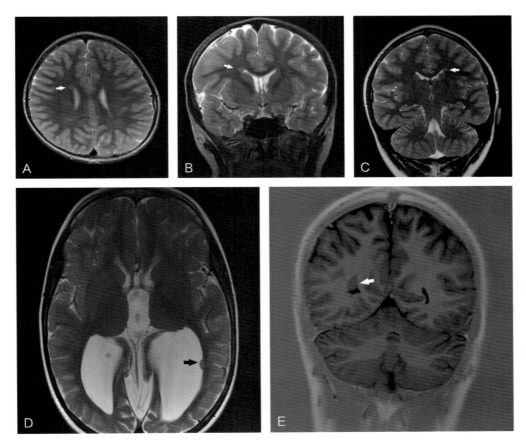

▲ 图 21-52　灰质异位——小的脑室旁结节型灰质异位

轴位 T₂ 加权图（A）和冠状位 T₂ 加权图（B、C）显示一个异位结节，与灰质信号强度相同。异位结节轻度突入脑室内（白箭）。轴位 T₂ 加权图显示一个小的异位结节突入左侧脑室内（黑箭）值得注意的是双侧侧脑室枕角和第三脑室扩大。冠状位 T₁ 加权图（E）显示右侧侧脑室枕角结节型灰质异位（白箭）

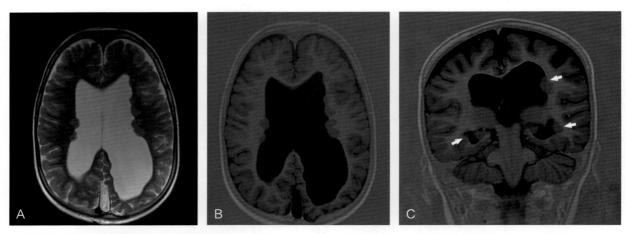

▲ 图 21-53　多发脑室旁结节型灰质异位

轴位 T_2 加权图（A）、轴位 T_1 加权图（B）和冠状位 T_1 加权图（C）显示几个位于双侧的结节（白箭），突入侧脑室内，与灰质信号强度相等

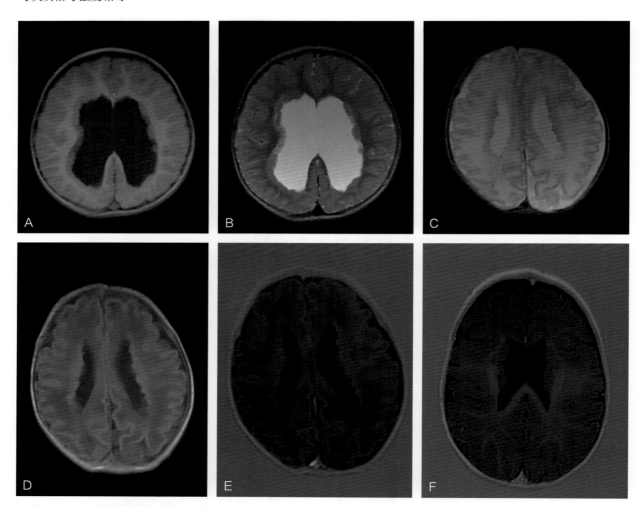

▲ 图 21-54　弥漫性脑室旁灰质异位

轴位 T_1 加权图（A）和轴位 T_2 加权图（B）显示多发异位结节，彼此相连（线样灰质异位），排列于双侧侧脑室壁。侧脑室扩张。轴位 T_2 加权图（C）和轴位 T_1 加权图（D、E）显示该新生儿多发突入脑室的结节。轴位 T_1 加权图（F）显示位于侧脑室体部边缘宽的线样脑室旁灰质异位

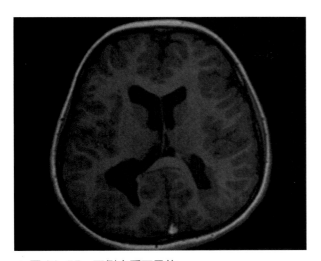

▲ 图 21-55　双侧皮质下异位
轴位 T_1 加权图显示大的灰质异位位于双侧侧脑室三角周围。左侧的灰质异位突入脑室内，并从侧脑室壁延伸至皮质。右侧侧脑室轻度扩大

十一、局灶性皮质发育不良

　　局灶性皮质发育不良（focal cortical dysplasia，FCD）是一组疾病。基因或获得性因素均可能是皮质发育不良的发病机制。FCD 有三种类型：Ⅰ 型和Ⅲ 型属于继发于异常迁移后的发育畸形。FCD Ⅰ 型发生于有产前或围产期窒息或出血的儿童或严重早熟的患者，而 FCD Ⅲ 型与海马硬化、肿瘤和血管畸形有关（图 21-59）。

　　FCD Ⅱ 型属于皮质发育异常，伴有异常增生，但无肿瘤形成，Ⅱa 型特征为异形神经元出现，Ⅱb 型特征为异形神经元及泡状细胞出现。其特征是皮质增厚、脑回可能扩张和灰白质交界模糊。在 T_2 加权和 FLAIR 图上白质信号强度增

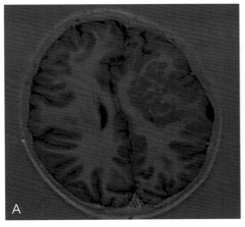

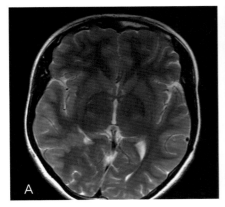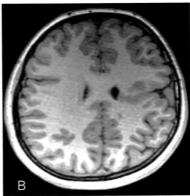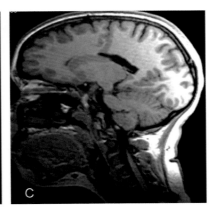

▲ 图 21-56　Transmantle 异位
轴位 T_2 加权图（A）和冠状位 T_2 加权图（B）显示一个大的异位灰质，由左侧脑室延伸至皮质。左侧大脑半球受累部位小。冠状位 T_2 加权图（B）还显示异位灰质结节突入脑室内

▲ 图 21-57　Transmantle 异位
轴位 T_2 加权图（A）、轴位 T_1 加权图（B）和矢状位 T_1 加权图（C）可见由脑室至皮质显示一层薄薄的灰质。值得注意的是无脑室窝

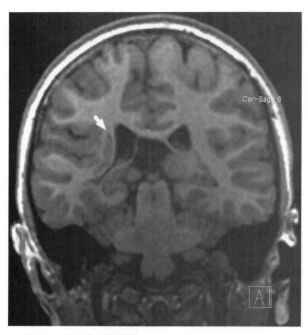

▲ 图 21-58　灰质异位
冠状位 T₁ 加权图显示一线样的灰质异位（白箭）

加，在 T₁ 加权图上显示为信号减低，但与患者年龄密切相关（白质髓鞘化的阶段）（图 21-60 至图 21-63）。

在 Transmantle 皮质发育不良（只在 FCD Ⅱ型存在）中，白质信号改变常由脑回延伸至脑室（图 21-64）。

十二、小脑发育不良

属于中脑—后脑畸形中的一种。可以单独发生，也可能与幕上缺失伴随出现形成复杂畸形。病因仍然不清，基因突变、致畸物质和代谢紊乱都可能有影响。

需注意该病的严重程度差别很大。在小脑发育不全中，小半球可见正常的脑裂，但在小脑发育异常中，出现了异常的脑裂。小脑蚓和

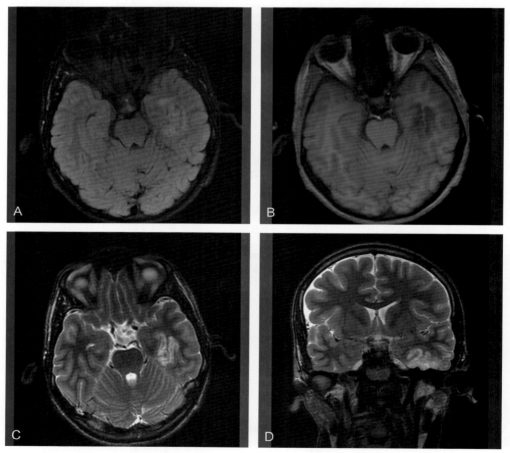

▲ 图 21-59　局限性皮质发育不良——FCD Ⅲ 伴节细胞胶质瘤
轴位 FLAIR（A）、轴位 T₁ 加权图（B）、轴位 T₂ 加权图（C）和冠状位 T₂ 加权图（D）显示左侧颞叶下部皮质异常信号，伴多发小囊肿

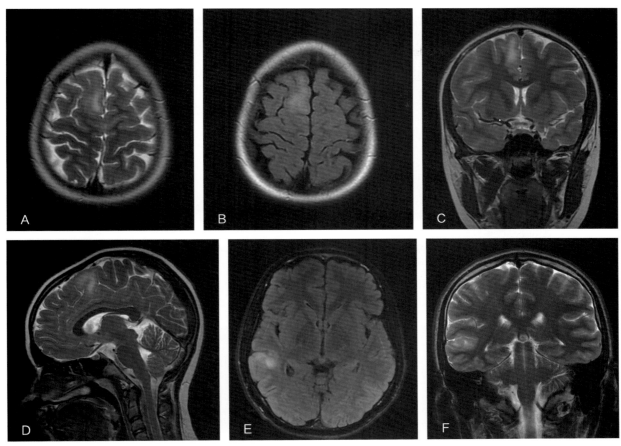

▲ 图 21-60 局限性皮质发育不良——FCD Ⅱ

轴位 T$_2$（A）、轴位 FLAIR（B）、冠状位 T$_2$（C）和矢状位 T$_2$ 加权图（D）显示额上回异常信号。脑回体积轻度增大，无占位效应。轴位 FLAIR（E）和冠状位 T$_2$ 加权图（F）显示颞中回局限性高信号影

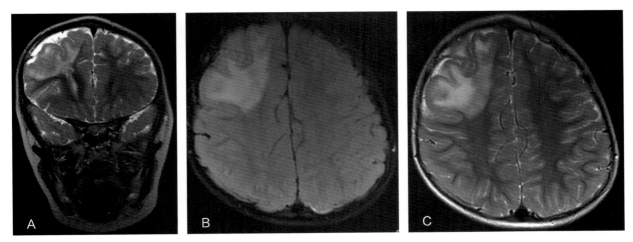

▲ 图 21-61 局限性皮质发育不良——FCD Ⅱ

冠状位 T$_2$ 加权图（A）、轴位 FLAIR（B）和轴位 T$_2$ 加权图（C）显示右侧额叶一巨大病变。皮质及皮质下白质为高信号

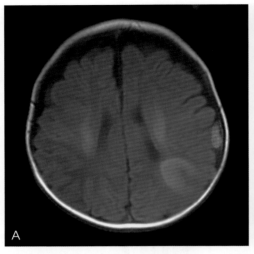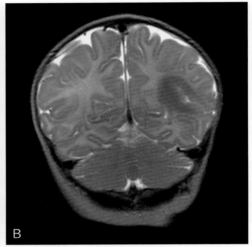

▲ 图 21-62　局限性皮质发育不良——一例新生儿 FCD Ⅱ

轴位 T$_1$ 加权图（A）和冠状位 T$_2$ 加权图（B）显示左半球局限性病变。发育不良在 T$_1$ 加权图显示为高信号，T$_2$ 加权图显示为低信号，脑未髓鞘化

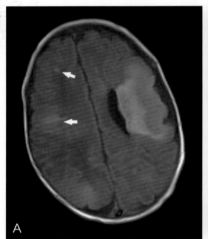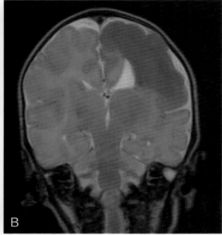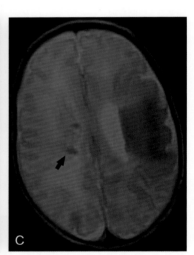

▲ 图 21-63　局限性皮质发育不良——一例新生儿 FCD Ⅱ 伴有结节性硬化

轴位 T$_1$ 加权图（A）、冠状位 T$_2$ 加权图（B）和轴位 T$_2$ 加权图（C）显示左侧半球大的发育不良，受累脑回变宽。左侧侧脑室扩大。右侧脑室内室管膜下结节（白箭），右侧半球内可见一些皮质结节（白箭）——结节性硬化（tuberous sclerosis complex，TSC）相关改变

脑桥也多较小（图 21-65 至图 21-68）。

十三、脑桥小脑发育不良

　　脑桥小脑发育不良（pontocerebellar hypoplasia，PCH）是一多种疾病的组合，属于中脑—后脑畸形。几种被发现的 PCH 亚型多由于 TSEN 基因复合体、VRK1、RARS2 基因的突变导致。

　　PCH 以脑干（脑桥腹侧最为多见）萎缩及小脑半球多种形式受累为特点。半球受累严重性多较蚓部高，半球受累在某些亚型中可能不会出现。在系列的脑检查中，PCH 出现进行性萎缩（图 21-69 至图 21-71）。

十四、Dandy-Walker 畸形

　　Dandy-Walker 畸形（DWM）属于中脑—后脑畸形及小脑发育不良性疾病。该病为一种偶发病，其基因背景依然不明。*FOXC1* 和 *ZIC1* 及 *ZIC4* 基因导致该畸形的情况已被报道。某些研

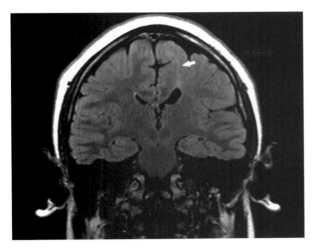

▲ 图 21-64　Transmantle 皮质发育不良
冠状位 FLAIR 图显示一高信号影由脑室延伸至额回（白箭）

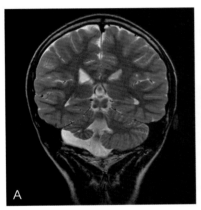

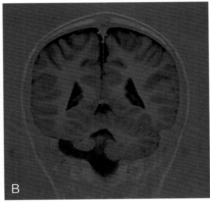

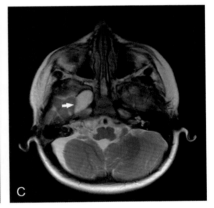

▲ 图 21-65　大脑发育不良
冠状位 T₂ 加权图（A）、冠状位 T₁ 加权图（B）和轴位 T₂ 加权图（C）显示右小脑半球发育不良。值得注意的是右侧小的颞部蛛网膜囊肿（白箭）

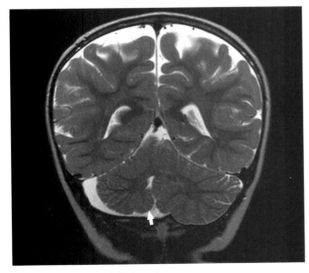

▲ 图 21-66　小脑发育不良
冠状位 T₂ 加权图显示右侧小脑半球小的发育不良伴右侧小脑扁桃体发育不良（白箭）

究者提出 Dandy-Walker 综合征（DWM）也可能由环境因素、致畸原及感染（如风疹或弓形虫）导致。

典型的 DWM 以完全或部分的小脑蚓不发育（假如小脑蚓可见，其向上旋转）、第四脑室扩大、窦汇抬高、小脑幕抬高、横窦抬高高于人字缝（人字窦汇翻转）和大颅后窝（图 21-72 至图 21-75）为特点。小脑半球发育不良，脑干受压为其典型表现。脑积水常见。除此之外，可见胼胝体不发育、灰质异位、脑裂畸形和部分脑膨出等畸形（图 21-75）。疾病的严重程度多变。

与 DWMs 相关的异常有巨大小脑延髓池、小脑蚓发育不良和 Blake 袋状囊肿。

巨大小脑延髓池是一种常见的颅后窝异常，以小脑延髓池扩张（图 21-76）。第四脑室、小脑蚓和小脑半球多正常。无脑积水。

小脑蚓发育不良以颅后窝正常大小或轻度增大，小脑蚓位置正常但发育不良为特点。小脑后方脑脊液与第四脑室沟通。小脑幕未抬高，且其位置不正常。

Blake 袋状囊肿为永存 Blake 袋，以脑脊液疝且与扩张、变形的第四脑室连通为特点，但不与后方的小脑延髓池连通。囊位于小脑下及小脑后，小脑蚓正常，可见脑积水。

有时，可见矢状位图上显示第四脑室内移位的脉络丛（图 21-77）。

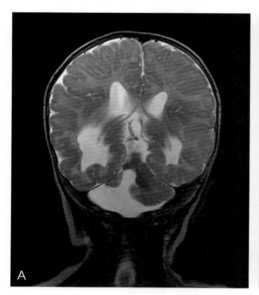
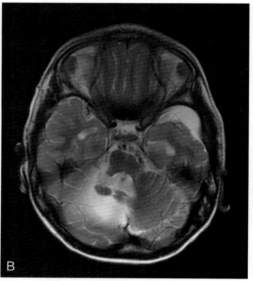

▲ 图 21-67　小脑发育不良

冠状位 T₂ 加权图（A）和轴位 T₂ 加权图（B）显示右侧小脑半球的严重发育不良。值得注意的是右侧枕叶 PMG 及双侧脑室的增大。颞部蛛网膜囊肿也可见

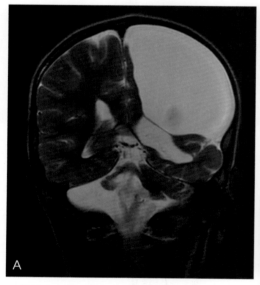
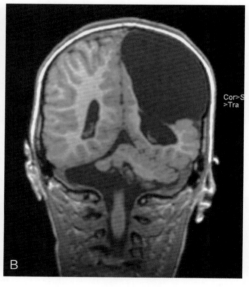

▲ 图 21-68　小脑发育不良

冠状位 T₂ 加权图（A）和冠状位 T₁ 加权图（B）显示双侧小脑半球严重的发育不良，右侧半球明显小。左侧大脑半球（译者注：原书有误，已修改）可见一个巨大的蛛网膜囊肿

十五、小脑皮质发育不良（局限性或弥漫性）

小脑皮质畸形，可为孤立性，无幕上异常，或可与大脑畸形相关。其由基因突变、胎儿期感染或胎儿期外伤导致。皮质发育不良也可能是中毒、药物或酒精滥用导致，小脑形成不良

（disorganized）导致小脑发育不良，出现小脑小叶形态及形式异常（图 21-78 和图 21-79）。

十六、磨牙综合征（Joubert 综合征及相关疾病）

根据 Barkovich 的理论，Joubert 综合征及相

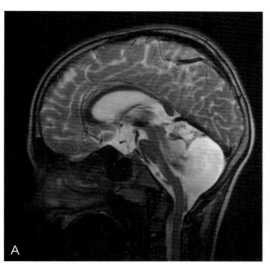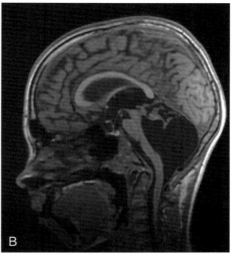

▲ 图 21-69　脑桥小脑发育不良
矢状位 T$_2$ 加权图（A）和矢状位 T$_1$ 加权图（B）显示极度发育不良的蚓部及脑干发育畸形（尤其是延髓）。胼胝体发育，但压部轻微变薄

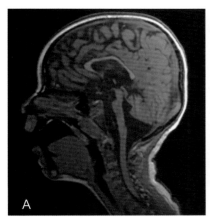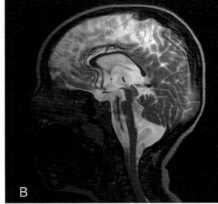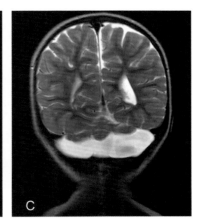

▲ 图 21-70　脑桥小脑发育不良
矢状位 T$_1$ 加权图（A）（译者注：原书有误，已修改）和矢状位 T$_2$ 加权图（B）（译者注：原书有误，已修改）显示明显的脑干畸形和小脑蚓发育不良。胼胝体薄。冠状位 T$_2$ 加权图（C）显示双侧小脑半球发育不良

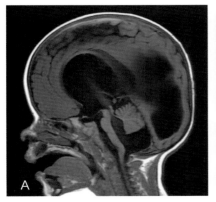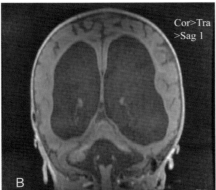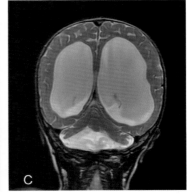

▲ 图 21-71　脑桥小脑发育不良
矢状位 T$_1$ 加权图（A）显示脑干发育不良及轻度小脑蚓发育不良。需要注意的是脑积水。冠状位 T$_1$ 加权图（B）和冠状位 T$_2$ 加权图（C）显示双侧小脑半球发育不良并可见明显的侧脑室增大

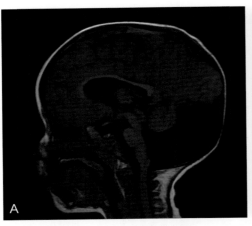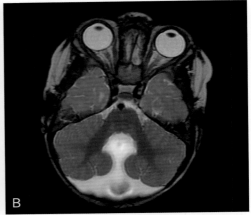

▲ 图 21-72 Dandy-Walker 畸形

矢状位 T₁ 加权图（A）和轴位 T₂ 加权图（B）显示部分不发育及向上扭转的小脑蚓。第四脑室与大的小脑延髓池连通。窦汇抬高。颅后窝扩大

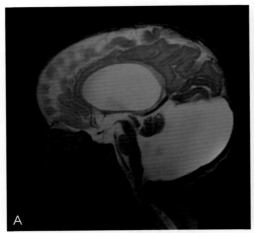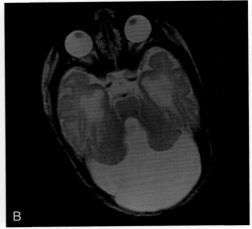

▲ 图 21-73 Dandy-Walker 畸形

矢状位 T₂ 加权图（A）和轴位 T₂ 加权图（B）显示一大的颅后窝伴有严重的部分发育不全的扭转小脑蚓。大的第四脑室与非常大的小脑延髓池连通。窦汇抬高。由于脑积水发生，颞角扩张

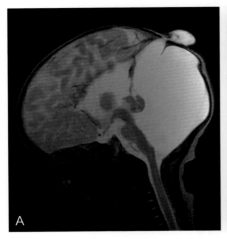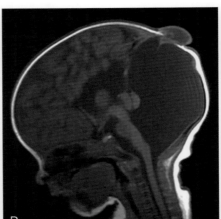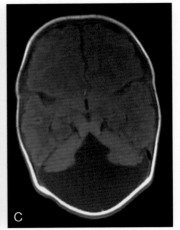

▲ 图 21-74 DWM 伴部分脑膨出

矢状位 T₂ 加权图（A）和矢状位 T₁ 加权图（B）显示极小的小脑蚓、大的颅后窝和部分脑膨出。小脑延髓池位置很高。四叠体增大。胼胝体完全性不发育。轴位 T₁ 加权图（C）显示小脑半球发育不良

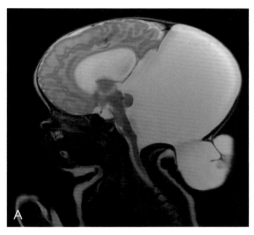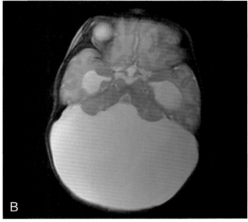

▲ 图 21-75　DWM 伴大的颞部脑膨出

矢状位 T_2 加权图（A）和轴位 T_2 加权图（B）显示一巨大的颅后窝伴有广泛的枕部骨质缺失和脑膨出。可见严重发育不良的小脑蚓和小脑半球。脑干亦可见发育不良，前部移位，轻度受压

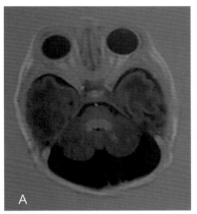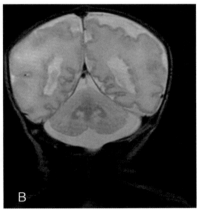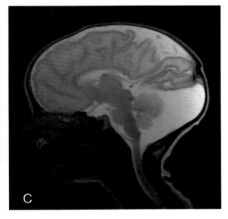

▲ 图 21-76　增大的小脑延髓池

轴位 T_1 加权图（A）和冠状位 T_2 加权图（B）显示一个巨大的小脑延髓池，小脑正常。双侧侧脑室周围出现灰质异位。矢状位 T_2 加权图（C）显示颅后窝扩大及巨大的小脑延髓池

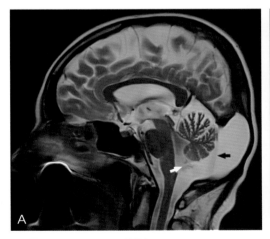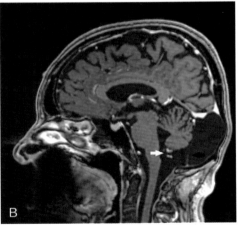

▲ 图 21-77　Blake 囊肿

矢状位 T_2 加权图（A）和矢状位增强 T_1 加权图（B）显示第四脑室的脉络丛（白箭）延续进入 Blake 囊肿内。值得注意的是颅后窝轻度增大，并伴有一薄隔膜（黑箭），该隔膜将囊肿和增大的小脑后池区分开

关疾病属于由于异常的神经元迁移后的发育异常（曾用名：皮质形成异常畸形）。其属于中脑—后脑畸形及小脑发育不良性疾病。

磨牙征由于小脑蚓发育不良导致。该征象是一组名为 Joubert 综合征及相关疾病的综合征的影像学标志，该组疾病包括 Dekaban–Arima 综合征、Senior-Loken 综合征、小脑蚓发育不良 / 不发育、智力发育不全、共济失调、眼缺损和肝纤维化（COACH）综合征、Malta 综合征和 Varadi—Papp 综合征。已发现存在多种基因改变，如 *AHI1*、*ARL13B*、*CC2D2A*、*CEP290*、

INPP5E、*NPHP1*、*OFD1*、*RPGRIP1L*、*TMEM216* 和 *TMEM67*。

磨牙综合征的特征是小脑上脚增厚并延长，无正常的十字交叉（图 21-80 至图 21-82）。小脑上脚垂直于脑桥背侧。小脑蚓发育不良、轻微的小脑蚓下部脑叶不发育和异常的脚间窝变深、峡部变窄（图 21-80 至图 21-83）。第四脑室扩张伴"蝙蝠翼"或"伞"型（图 21-80A、B 和 D），且伴有脑干发育不良（图 21-83）。另外，海马、胼胝体和皮质需特别注意。

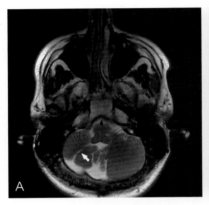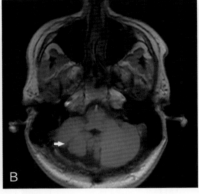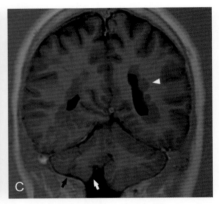

▲ 图 21-78 小脑皮质发育不良
轴位 T_2 加权图（A）和轴位 T_1 加权图（B）显示一右侧小脑半球的裂隙（白箭）。小脑半球不对称：右侧较小。冠状位 T_1 加权图（C）显示发育不良的小脑半球内有一个垂直的裂隙（黑箭）。值得注意的是右侧扁桃体缺失（白箭）和双侧侧脑室周围结节样灰质异位（白箭头）

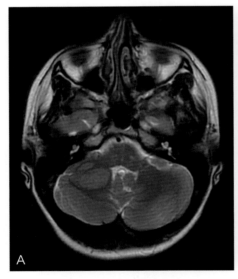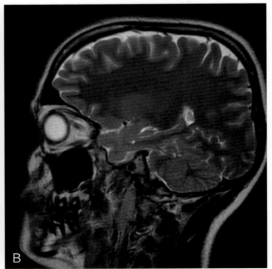

▲ 图 21-79 小脑皮质发育不良
轴位 T_2 加权图（A）和旁矢状位 T_2 加权图（B）显示右侧小脑半球异常的皮质伴有异常延展的脑裂

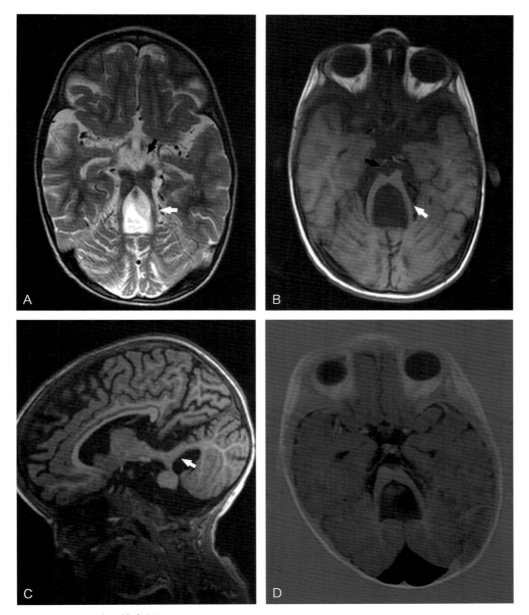

▲ 图 21-80 磨牙综合征
轴位 T₂ 加权图（A）和轴位 T₁ 加权图（B）显示小脑上脚（白箭）及深的脚间窝（黑箭）。中脑呈磨牙样。第四脑室发生典型变形。旁矢状位 T₁ 加权图（C）显示大的小脑上脚垂直于脑桥（白箭）。轴位 T₁ 加权图（D）显示大的小脑上脚及典型的蝙蝠翼样第四脑室

十七、脑干分离综合征（脑桥延髓分离）

脑干分离综合征（Brain-stem disconnection syndrome，BDS）属于中脑—后脑畸形（图 21-84）。其病因不明。椎动脉和后循环发育不良导致缺氧，进一步导致脑干及小脑异常。在人类中未发现基因突变。部分研究者认为 EN2 基因缺失可能与该病相关。

脑干分离可位于中脑和较低的脑桥之间或者位于脑桥和延髓之间。另外，可见小脑半球、蚓部及小脑脚缺失。基底动脉也可能缺失。

十八、菱脑融合

菱脑融合（rhombencephalosynapsis，RES）

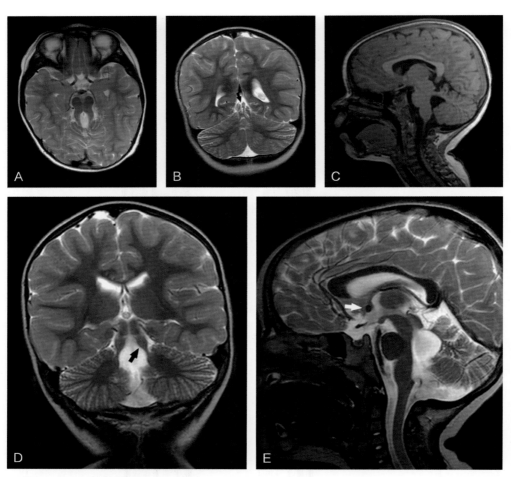

▲ 图 21-81 磨牙综合征

轴位 T_2 加权图（A）显示中脑呈磨牙样伴有深的脚间窝。冠状位 T_2 加权图（B）显示发育不良的小脑蚓出现一个裂隙（黑箭）。旁矢状位 T_1 加权图（C）显示大的小脑上脚垂直于脑干。冠状位 T_2 加权图（D）显示大的小脑上脚（黑箭）。矢状位 T_2 加权图（E）显示狭窄的峡部。值得注意的是厚的前联合（白箭）

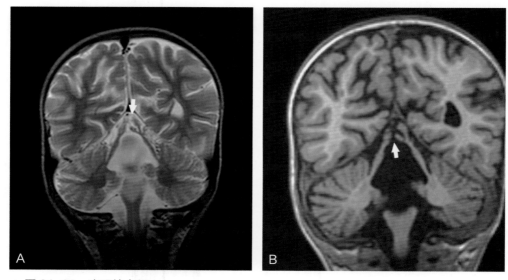

▲ 图 21-82 磨牙综合征

冠状位 T_2 加权图（A）和冠状位 T_1 加权图（B）显示小脑蚓中间裂隙（白箭）及大的小脑上脚

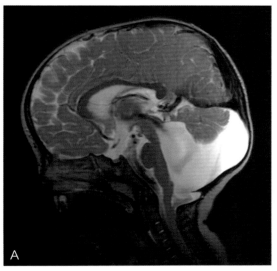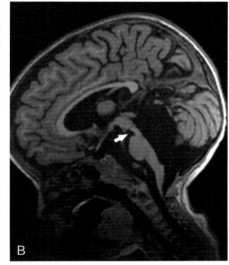

▲ 图 21-83　磨牙综合征

矢状位 T_2 加权图（A）和矢状位 T_1 加权图（B）显示峡部狭窄（白箭）及严重的小脑发育不良

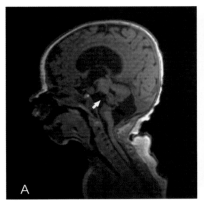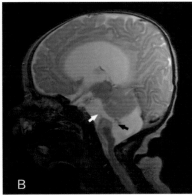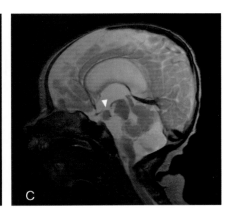

▲ 图 21-84　脑干分离

矢状位 T_1 加权图（A）和矢状位 T_2 加权图（B、C）显示脑桥缺失、小脑和蚓部发育不良和异位的第四脑室。薄的绳样结构将中脑和延髓连接起来（白箭），并且连接了中脑和小脑半球（黑箭）。出现大的错构瘤（箭头）

是一种少见的先天畸形，属于中脑—后脑畸形。RES 的病因未知；RES 为散发或为多种其他综合征的一部分，如 VACTERL-H 和 Gómez–López–Hernandez。也可与 HPE 相关。

根据出现特征的严重性，RES 可为完全菱脑融合（最严重类型）或部分菱脑融合，具有不同严重性的特征。

完全 RES 以小脑半球完全融合为特征，无前或后蚓部。小脑小结可缺失。可见齿状核融合及小脑上脚。紧挨的或融合的齿状核也可能出现（图 21-85）。

完全 RES 的患者存在典型的小颅后窝，而第四脑室呈匙孔样。中脑结构异常可能出现。其他的异常包括丘脑融合、下丘和大脑脚的融合。透明隔可缺失。

部分 RES 包括半球部分融合及小脑蚓后部缺失伴正常的小脑蚓前部及小结（图 21-86 和图 21-87）。

十九、脑桥及延髓畸形

（一）脑桥被盖帽状发育不良

脑桥被盖帽状发育不良（pontine tegmental cap dysplasia，PTCD）属于后脑畸形，其病理

机制依然未知。PTCD 以脑桥腹侧扁平、脑桥背侧呈鸟嘴型（被盖帽形）、小脑中脚发育异常和小脑上脚形态、方向异常为特点。小脑蚓发育不良及下橄榄核的改变也可见到（图 21-88）。

（二）延髓帽状发育不良

这是一种少见的畸形，存在脑桥发育异常和延髓增厚。胼胝体异常也是重要表现（图 21-89）。

二十、Chiari 畸形

Chiari 畸形代表了一类先天性后脑异常。

Chiari Ⅰ 型是一种小脑扁桃体疝由枕骨大孔进入颈椎椎管的畸形（图 21-90）。无症状的小脑扁桃体异位在成人内为 5mm，在 5 — 15 岁儿童中为 6mm。颅后窝较小。脊髓空洞常与 Chiari Ⅰ 型畸形相关。其他畸形包括颅底内陷、短的或水平的斜坡和水平的直窦。

Chiari Ⅱ 型是一种复杂的畸形，包括幕上和

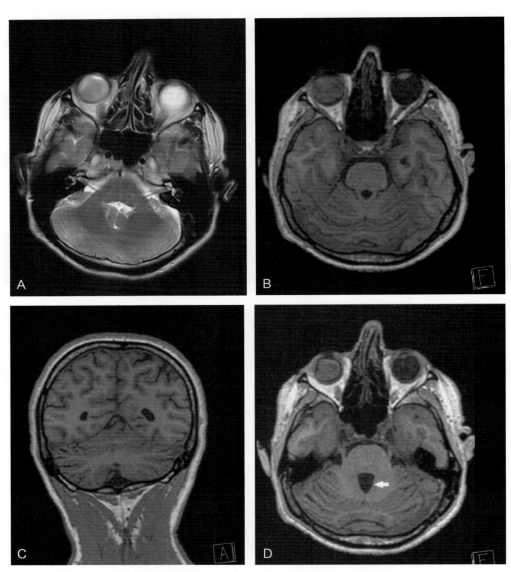

▲ 图 21-85　菱脑畸形
轴位 T₂ 加权图（A）、T₁ 加权图（B）和冠状位 T₁ 加权图（C）显示小脑半球融合，伴有两侧小脑叶和白质相延续。小脑蚓缺失。值得注意的是出现双侧眼睛异常。轴位 T₁ 加权图（D）显示典型的泪滴形第四脑室（白箭）、齿状核和小脑脚融合

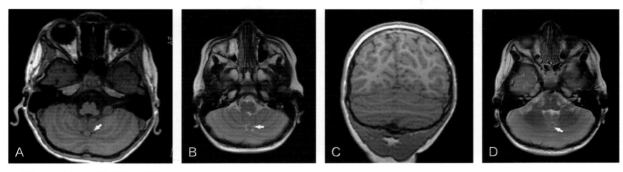

▲ 图 21-86 部分菱脑畸形

轴位 T_1 加权图（A）、轴位 T_2 加权图（B）和冠状位 T_1 加权图（C）显示双侧小脑白质相延续。小脑蚓前部缺失。可见残留的蚓垂（白箭）。轴位 T_2 加权图（D）显示另一名患者出现小的蚓垂（白箭）

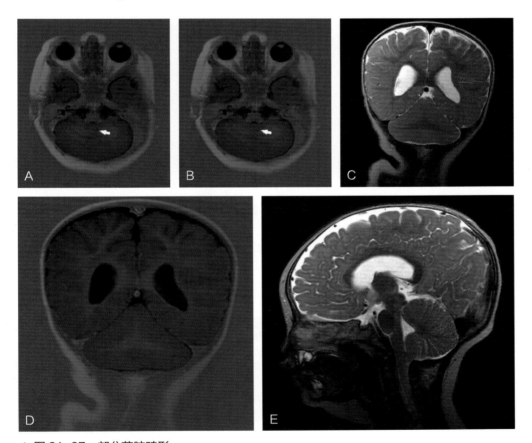

▲ 图 21-87 部分菱脑畸形

轴位 T_2 加权图（A）、轴位 T_1 加权图（B）、冠状位 T_2 加权图（C）和冠状位 T_1 加权图（D）显示小脑半球融合，双侧小脑小叶及白质相延续。小脑蚓缺失，可见残留的小结（白箭）。需要注意的是小脑半球的典型形态表现。旁矢状位 T_2 加权图（E）显示异常的小脑半球伴有扁桃体低位

幕下的异常及脊髓脊膜突出（图 21-91 和图 21-92）。颅后窝小伴有窦汇低位；狭窄且变长的第四脑室可向下进入脊髓；脑干变长且尾部异位，形似小脑蚓；顶盖变形并向下伸展；中脑导水管硬化；脑积水和胼胝体发育不良 / 发育异常（hypoplasia/dysgenesis）很常见。这些畸型的严重性多变。可见脊髓空洞。

Chiari Ⅲ 型是一种非常罕见的畸形，伴有从 C_1-C_2 骨质缺损突出的脑膨出（包括整个或部分异位的小脑或是枕叶，或者两者都受累），是 Chiari Ⅲ 型（译者注：原著有误，已修改）的典型表现。

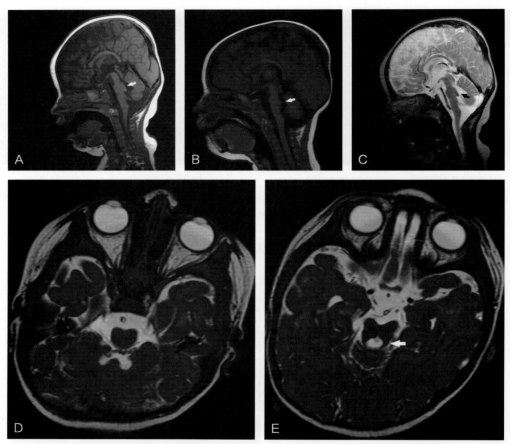

▲ 图 21-88　脑桥被盖帽状发育不良

矢状位 T_1 加权图（A、B）和 T_2 加权图（C）显示脑桥腹侧变平，异常的帽突入第四脑室（白箭）。小脑蚓发育不良也可看到。轴位 T_1 加权图（D）显示小脑中脚缺失。轴位 T_2 加权图（E）显示小脑上脚增宽（白箭）

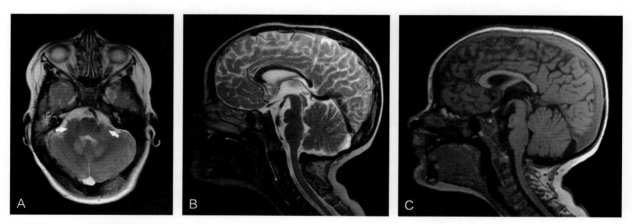

▲ 图 21-89　延髓帽状发育不良

轴位 T_2 加权图（A）显示延髓上的异常圆形帽（白箭）。矢状位 T_2 加权图（B）和矢状位 T_1 加权图（C）显示小的脑桥，前缘异常，延髓增厚。可见过大且发育不良的小脑蚓。也可见胼胝体压部发育不良

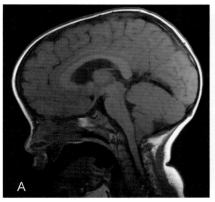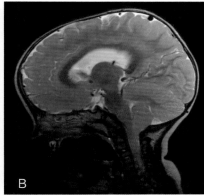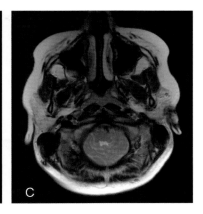

▲ 图 21-90 Chiari Ⅰ型畸形

矢状位 T_1 加权图（A）和矢状位 T_2 加权图（B）显示小脑扁桃体低位，通过枕大孔向下移位，进入上颈椎椎管。胼胝体正常。可见小的轻度增大的第四脑室。轴位 T_2 加权图（C）显示扁桃体包裹延髓

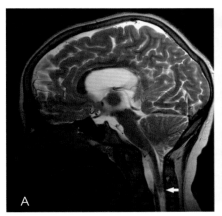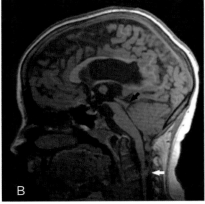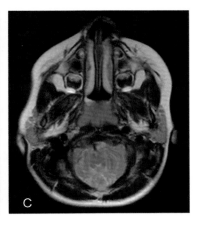

▲ 图 21-91 Chiari Ⅱ型畸形

矢状位 T_2 加权图（A）和矢状位 T_1 加权图（B）显示小的颅后窝。小脑扁桃体向下移位，进入颈椎椎管，至 C_3 水平（白箭）。第四脑室变窄且延长。脑干受压。异常形态的顶盖后部延长。胼胝体发育不良。轴位 T_2 加权图（C）显示小脑包绕延髓，在该水平未见颅颈的蛛网膜下间隙

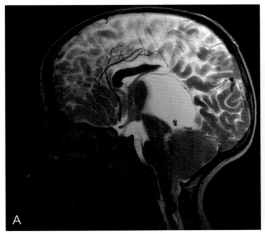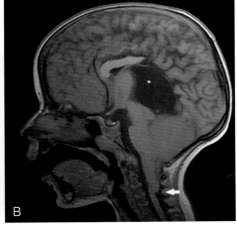

▲ 图 21-92 Chiari Ⅱ型畸形

矢状位 T_2 加权图（A）和矢状位 T_1 加权图（B）显示小的颅后窝。小脑扁桃体向下移位，进入颈椎椎管，至 C_3 水平（白箭）。脑干受压。胼胝体后部发育不良（非压部）。四叠体池可见蛛网膜囊肿（白星和黑星）

二十一、脑膨出

脑膨出是一种颅骨和脑膜的先天缺陷，导致脑内结构形成颅外疝。根据其结构，脑膨出分为以下几种类型：脑膜脑膨出（包括大脑、脑膜和脑脊液）、脑膜膨出（包括脑膜和脑脊液）、闭锁性脑膨出（脑膨出的顿挫型，包括脑膜的小结节、退化的大脑组织和纤维脂肪组织）和胶质细胞囊肿膨出（包含脑脊液，含有胶质组织）。另外，还包括囊状脑膜脑膨出，其又包括脑脊液、大脑和脑室。

基于疝出的骨质缺损，脑膨出被分为枕颈型、枕部型、顶部型（图 21-93）、额部型（图 21-94）、颞部型、额筛型（图 21-95）、蝶上颌型、蝶眶型、鼻咽型和侧面型。枕部脑膨出最常见。

其病因未明。可能是几种发育异常的结果，也可能是发育环境因素导致。其可以是单独的异常，又或者是基因综合征（图 21-96）的一部分。

枕部脑膨出：位于枕骨大孔和人字缝（图 21-97）。有时幕上或幕下结构受累。其可能与脊髓脊膜膨出、Chiari Ⅱ、Chiari Ⅲ、Klippel–Feil 综合征或 DWM 相关（图 21-98 至图 21-99）。

顶部脑膨出位于人字缝和前囟之间（图 21-93 和图 21-100）。常与其他异常有关，如 DWM、Walker-Warburg 综合征（图 21-101）或

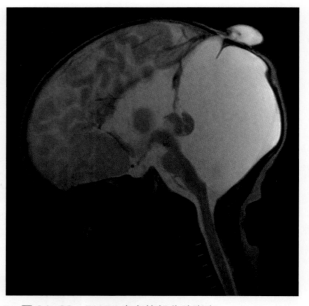

▲ 图 21-93　DWM 患者的部分脑膨出
矢状位 T$_2$ 加权图显示一个小的脑膜膨出。颅后窝的第四脑室扩大，小脑蚓发育不良——DWM 的典型特点。小脑幕抬高，至人字缝以上

无脑回畸形、脑叶 HPE 或胼胝体不发育。

闭锁性脑膨出是一个以脑膜和残余胶质细胞为主要成分的小病灶。病变位于枕骨隆突（图 21-102）。常见永存镰状窦，但无正常直窦。其可单独发生或与其他大脑畸形相关，如 Walker-Warburg 综合征或无脑裂畸形、脑叶型 HPE、胼胝体发育不良和灰质异位。

经鼻蝶窦脑膨出，其属于基底脑膨出（如经蝶窦、蝶上颌、蝶眶、筛窦和蝶筛）（图 21-103）。

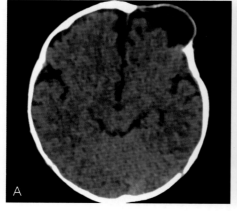
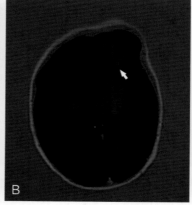
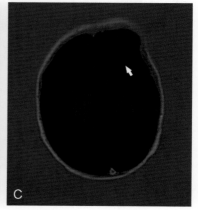

▲ 图 21-94　额部脑膨出
轴位 CT 图（A）显示大的左侧额部骨缺损和脑膜膨出。轴位 T$_1$ 加权图（B、C）显示脑膜膨出和左侧额叶灰质发育不全（白箭）

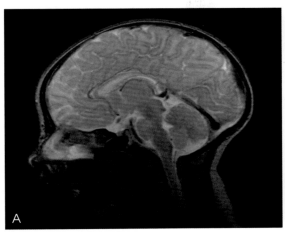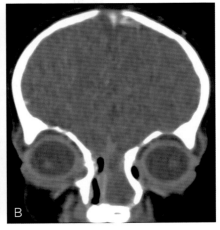

▲ 图 21-95　额窦部脑膨出

矢状位 T₂ 加权图（A）显示巨大的含有脑膜和脑脊液的肿块，从颅底缺损疝出。冠状位重建
CT 图（B）显示筛骨脑膨出

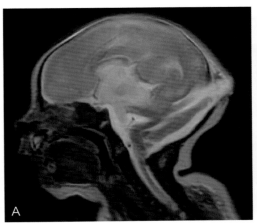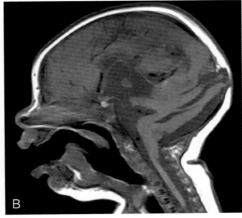

▲ 图 21-96　Walker-Warburg 综合征患者的枕部脑膨出

矢状位 T₂ 加权图（A）和矢状位 T₁ 加权图（B）显示小的枕骨缺损，伴有幕下脑组织向后移位，
向骨缺损处延伸。可见 Walker-Warburg 综合征的典型特点：胼胝体发育不良、脑桥发育不良伴
中脑脑桥连接处的扭结、小脑发育不良

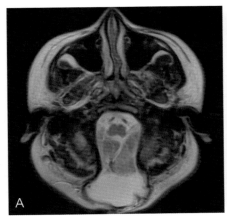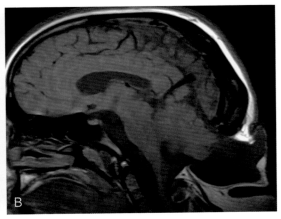

▲ 图 21-97　枕部脑膨出

轴位 T₂ 加权图（A）和矢状位 T₁ 加权图（B）显示枕部脑膨出，内含脑膜、脑脊液（译者注：
原书有误，已修改）、一部分小脑半球。可见大的枕部骨质缺损

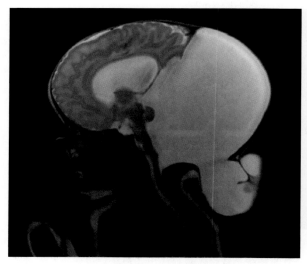

▲ 图 21-98　DWM 患者的枕部脑膨出
矢状位 T$_2$ 加权图显示大的、多结节的脑膜膨出，以及大的枕部骨缺陷

二十二、颅内脂肪瘤

颅内脂肪瘤是一种先天畸形，是胚胎性原始脑膜异常分化的结果。颅内脂肪瘤的大部分位于中线或近中线处（图 21-104 和图 21-105），多为不同大小的胼周囊肿中的半球间脂肪瘤（图 21-106）。其他的位置包括四叠体（图 21-106）、鞍上（图 21-107）、桥小脑角和外侧裂囊肿（图 21-108）。

它们可能散发或与其他脑异常相关，与胼胝体缺损相关最多见（图 21-104 和图 21-105）。较少与先天性神经皮肤综合征有关。

脂肪瘤有管结节型和曲线型两种形式。

管结节型是一种较为严重的类型，主要位

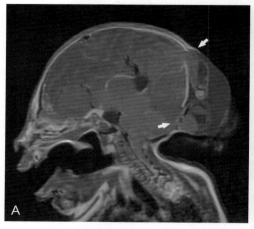
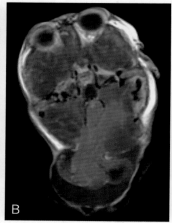
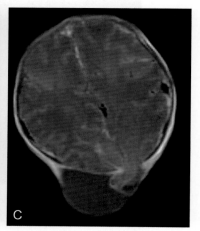

▲ 图 21-99　枕部和顶部脑膨出
矢状位 T$_1$ 加权图（A）和轴位 T$_1$ 加权图（B、C）显示枕部和顶部脑膨出，两者都包含脑实质（白箭）

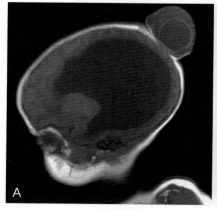
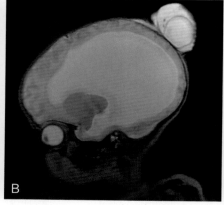
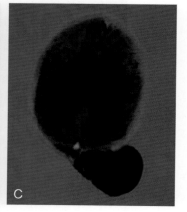

▲ 图 21-100　顶部脑膨出
旁矢状位 T$_1$ 加权图（A）和 T$_2$ 加权图（B）显示一个多结节、囊性肿块，其内无脑组织。轴位 T$_1$ 加权图（C）显示巨脑室，无透明隔

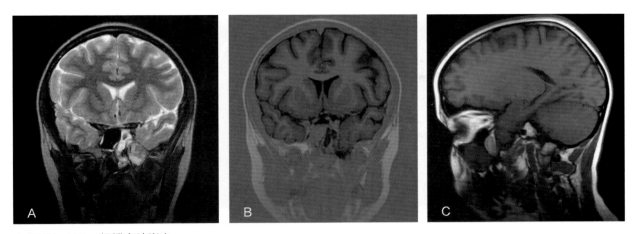

▲ 图 21-101　经蝶窦脑膨出
冠状位 T₂ 加权图（A）、冠状位 T₁ 加权图（B）和矢状位 T₂ 加权图（C）显示左侧颞叶经过左侧蝶骨大翼的缺损膨出

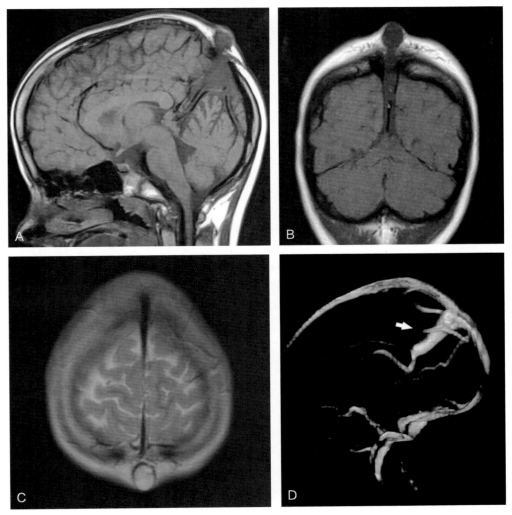

▲ 图 21-102　闭锁顶部脑膨出
矢状位 T₁ 加权图（A）、冠状位 T₁ 加权图（B）和轴位 T₂ 加权图（C）显示闭锁脑膨出与大脑
纵裂相连通。磁共振静脉成像（D）显示永存胚胎镰状窦（白箭）。正常直窦消失

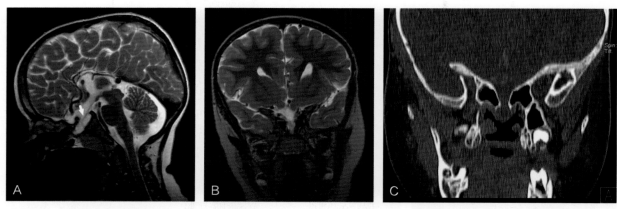

▲ 图 21-103　经蝶骨脑膨出

矢状位 T_2 加权图（A）显示异常形态及扩大的空蝶鞍，内充满脑脊液。垂体柄在中线可见，延伸很长，从下丘脑延伸至蝶鞍，但未见垂体（白箭）。要注意胼胝体不发育的存在。冠状位 T_2 加权图（B）和冠状位 CT 重建图（C）显示蝶骨缺损

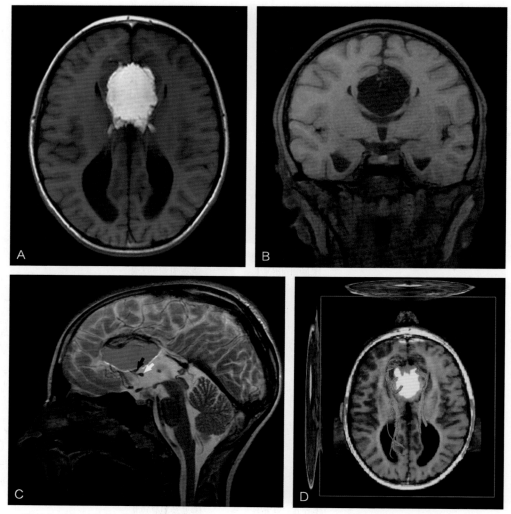

▲ 图 21-104　脂肪瘤——管结节型

轴位 T_1 加权图（A）显示大的、中线、大脑半球间脂肪瘤，位于双侧侧脑室额角之间。典型的胼胝体不发育，侧脑室腔扩大——空洞脑。冠状位 T_1 抑脂加权图（B）显示脂肪信号被抑制。矢状位 T_2 加权图（C）显示前部大的脂肪瘤，脂肪瘤内可见大脑前动脉分支的线样低信号。可见前联合（白箭）和穹隆（黑箭）。胼胝体未见显示。弥散张量纤维束成像（D）显示 Probst 束

于前部。主要为团状结节样肿块，大于 2mm，与胼胝体和（或）其他大脑异常相关（图 21-104 和图 21-105）。

多数曲线型位于后部，在压部周围，典型为无症状。其薄且较少与胼胝体和（或）实质异常相关（图 21-109）。

脂肪瘤典型表现为 T_1 加权图的高信号肿块，脂肪抑制图显示信号受抑制。化学位移伪影可能见于肿块周围。脂肪瘤不强化。可偶见血管结构和流空信号。

二十三、蛛网膜囊肿

颅内蛛网膜囊肿是一种先天发育异常，位于蛛网膜间隙（图 21-110 至图 21-118）。其可发生于任何位置，最常见于幕上（最常见于颅中窝——在外侧裂，图 21-110 至图 21-112）。当位于颅后窝，桥小脑脚最常见（图 21-118）。其他发病位置还有枕骨大孔（图 21-117），四叠体池和脉络膜裂。

蛛网膜囊肿不与脑室系统相沟通，其内为类似于脑脊液的液体。

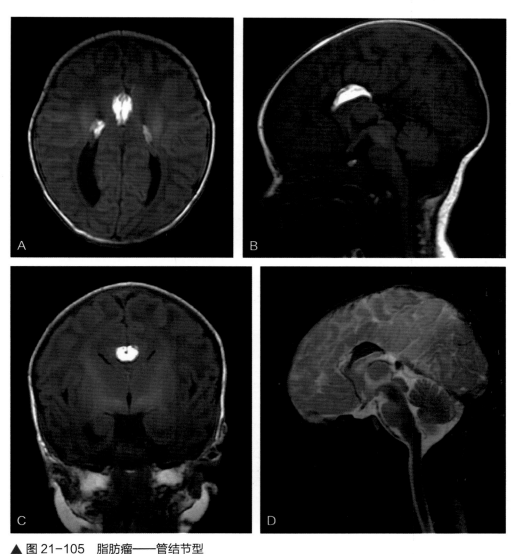

▲ 图 21-105 脂肪瘤——管结节型
轴位 T_1 加权图（A）、矢状位 T_1 加权图（B）、冠状位 T_1 加权图（C）和矢状位 T_2 加权图（D）显示大脑半球间前部脂肪瘤。可见双侧侧脑室小的脂肪瘤。发育不良且未髓鞘化的胼胝体几乎不可见

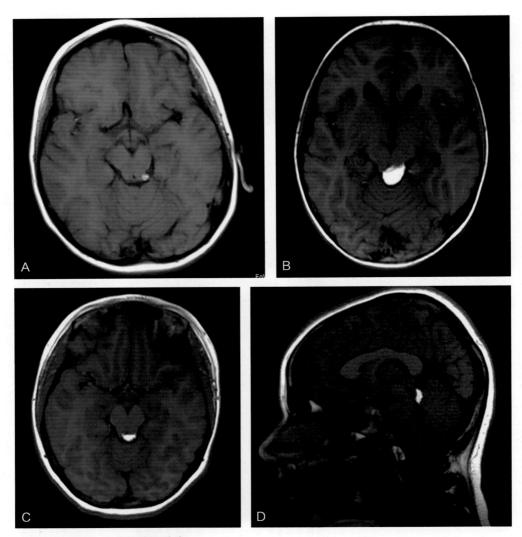

▲ 图 21-106　四叠体的脂肪瘤
轴位（A～C）和矢状位 T₁ 加权图（D）为一四叠体脂肪瘤的例子

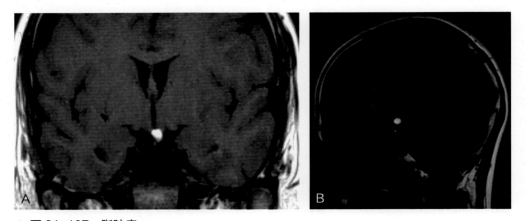

▲ 图 21-107　脂肪瘤
冠状位 T₁ 加权图（A）显示小的下丘脑脂肪瘤。矢状位 T₁ 加权图（B）显示脚间池脂肪瘤

在所有核磁序列上，蛛网膜囊肿的信号均与脑脊液信号相似，在弥散加权图上也是一致的（与表皮样囊肿不同）。有时病灶周围颅骨可见到扇贝样压迹（图 21-115）。

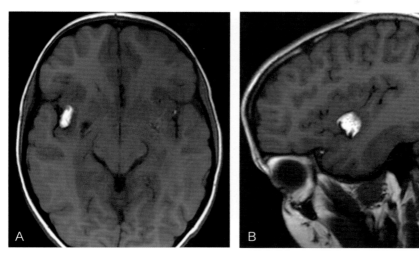

▲ 图 21-108　脂肪瘤
轴位 T_1 加权图（A）和矢状位 T_1 加权图（B）显示外侧裂脂肪瘤

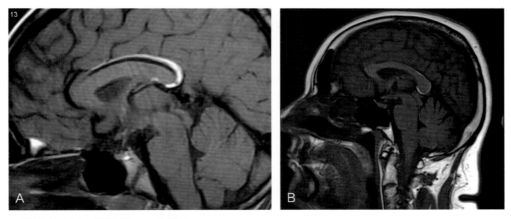

▲ 图 21-109　脂肪瘤——曲线型
矢状位 T_1 加权图（A、B）显示半球间后部脂肪瘤。其中，矢状位 T_1 加权图（A）显示胼胝体压部发育不良。矢状位 T_1 加权图（B）显示胼胝体形态正常

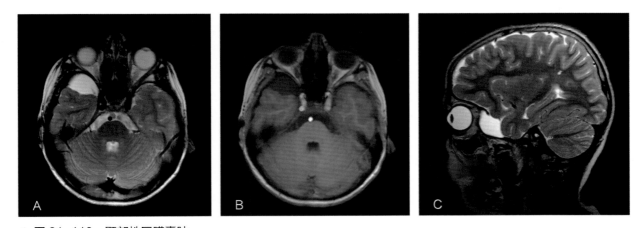

▲ 图 21-110　颞部蛛网膜囊肿
轴位 T_2 加权图（A）、轴位 T_1 加权图（B）和旁矢状位 T_1 加权图（C）显示颅中窝内小的蛛网膜囊肿（Galassi Ⅰ 型）

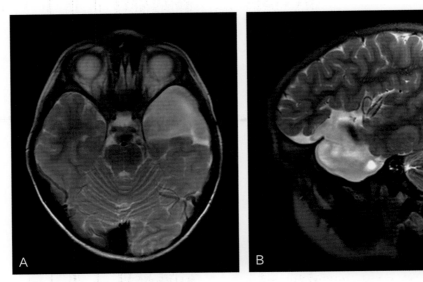

▲ 图 21-111　颞叶蛛网膜囊肿

轴位（A）和旁矢状位 T_2 加权图（B）显示左侧颅中窝大的囊肿，伴有颞叶的上部移位

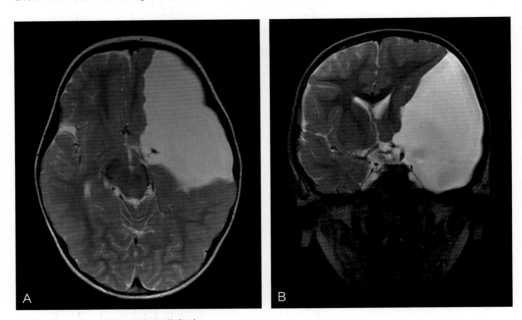

▲ 图 21-112　额颞部蛛网膜囊肿

轴位 T_2 加权图（A）和冠状位 T_2 加权图（B）显示位于颅中窝及颅前窝的大的蛛网膜囊肿（Galassi Ⅲ 型）。左侧半球受压，额叶及颞叶发育不良。出现占位效应并且伴有中线移位

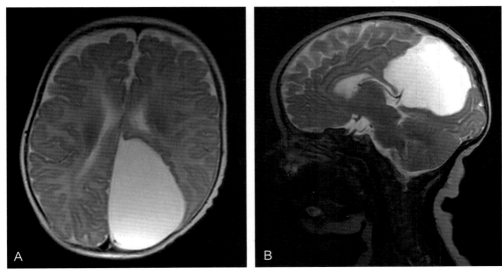

▲ 图 21-113　顶 - 枕叶蛛网膜囊肿

轴位 T$_2$ 加权图（A）和旁矢状位 T$_2$ 加权图（B）显示顶枕叶蛛网膜囊肿伴有顶枕叶部分发育不良及移位

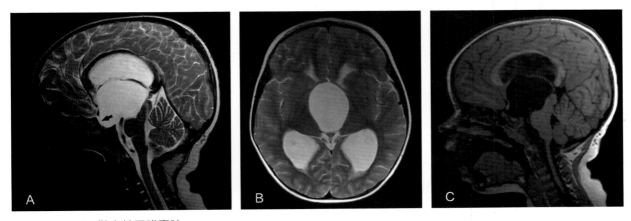

▲ 图 21-114　鞍上蛛网膜囊肿

矢状位 T$_2$ 加权图（A）、轴位 T$_2$ 加权图（B）和矢状位 T$_1$ 加权图（C）显示大的鞍上囊肿，中脑和垂体柄向后移位（黑箭）。侧脑室尤其是枕角增大

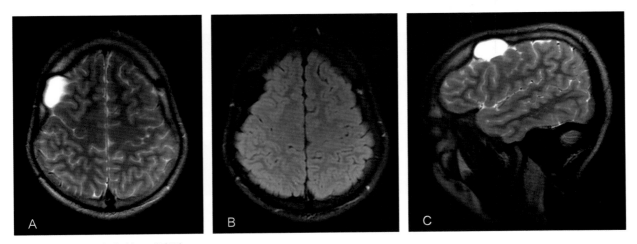

▲ 图 21-115　额部蛛网膜囊肿

轴位 T$_2$ 加权图（A）、轴位 FLAIR（B）和旁 T$_2$ 加权图（C）显示一个小右额叶蛛网膜囊肿导致额骨内板呈扇形

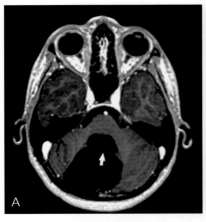
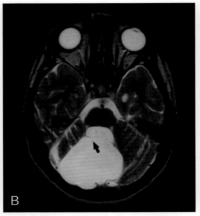
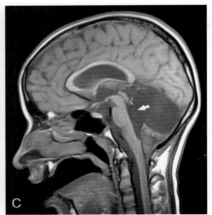

▲ 图 21-116　颅后窝蛛网膜囊肿

轴位增强后 T₁ 加权图（A）（译者注：原书有误，已修改）、轴位 T₂ 加权图（B）和矢状位 T₁ 加权图（C）显示一个巨大的颅后窝囊肿，与第四脑室不相通，可见薄膜（白箭和黑箭）。小脑蚓部发育不良

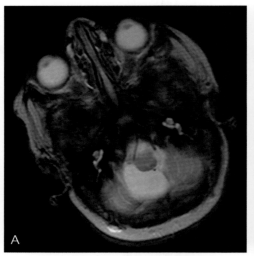
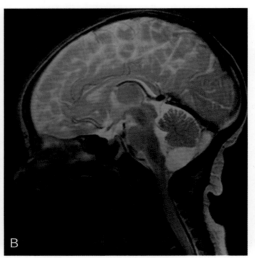

▲ 图 21-117　颅后窝、小脑下蛛网膜囊肿

轴位 T₂ 加权图（A）和矢状位 T₂ 加权图（B）显示小脑蚓下方一小的蛛网膜囊肿伴有右侧小脑半球的中下部发育不良

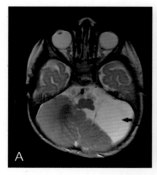
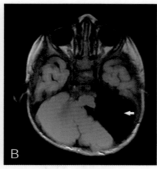
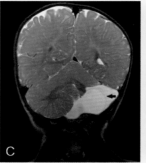
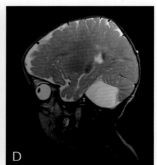

▲ 图 21-118　颅后窝蛛网膜囊肿

轴位 T₂ 加权图（A）、轴位 FLAIR（B）、冠状位 T₂ 加权图（C）和旁矢状位加权图（D）显示桥小脑脚区蛛网膜囊肿（白箭及黑箭），位于左侧，脑脊液与第四脑室相通。左侧小脑半球和小脑蚓发育不良

推荐阅读

［1］Abdel Razek AA, Kandell AY, Elsorogy LG et al. (2009) Disorders of cortical formation: MR imaging features. AJNR Am J Neuroradiol 30(1):4–11.

［2］Andrade CS, da Costa Leite C (2011) Malformations of cortical development. Current concepts and advanced neuroimaging review. Arq Neuropsiquaiatr 69(1):130–138.

［3］Bakshi R, Shaikh ZA, Kamran S et al. (1999) MRI findings in 32 consecutive lipomas using conventional and advanced sequences. J Neuroimaging 9:134–140.

［4］Barkovich AJ (2010) Current concepts of polymicrogyria. Neuroradiology 52:479–487.

［5］Barkovich AJ, Guerrini R, Kuzniecky RI et al. (2012) A developmental and genetic classification for malformations of cortical development: Update 2012. Brain 135:1348–1369.

［6］Barkovich AJ, Kjos BO (1992) Schizencephaly: Correlation of clinical findings with MR characteristics. AJNR Am J Neuroradiol 13:85–94.

［7］Barkovich AJ, Kuzniecky RI, Bollen AW et al. (1997) Focal transmantle dysplasia: A specific malformation of cortical development. Neurology 49:1148–1152.

［8］Barkovich AJ, Millen KJ, Dobyns WB (2009) A developmental and genetic classification for midbrain-hindbrain malformations. Brain 132:3199–3230.

［9］Barth PG (2012) Rhombencephalosynapsis: New findings in a larger study. Brain 135:1346–1347.

［10］Barth PG, Majoie CB, Caan MWA et al. (2007) Pontine tegmental cap dysplasia: A novel brain malformation with a defect in axonal guidance. Brain 130(9):2258–2266.

［11］Bonneville F, Savatovsky J, Chiras J (2007) Imaging of cerebellopontine angle lesions: An update. Part 2: Intraaxial lesions, skull base lesions that may invade the CPA region, and non-enhancing extra-axial lesions. Eur Radiol 17:2908–2920.

［12］Broumandi DD, Hayward UM, Benzian JM et al. (2004) Hemimegalencephaly 1. RadioGraphics 24:843–848.

［13］Brunelli S, Faiella A, Capra V et al. (1996) Germline mutations in the homebox gene EMX2 in patients with severe schizencephaly. Nat Genet 12:94–96.

［14］Curry CJ, Lammer EJ, Nelson V et al. (2005) Schizencephaly: Heterogeneous etiologies in a population of 4 million California births. Am J Med Genet A 137:181–189.

［15］Denis D, Chateil JF, Brun M et al. (2000) Schizencephaly: Clinical and imaging features in 30 infantile cases. Brain Dev 22:475–483.

［16］Flores-Sarnat L (2002) Hemimegalencephaly. I. Genetic, clinical, and imaging aspects. J Child Neurol 17:373–384.

［17］Gleeson JG, Keler LC, Parisi MA et al. (2004) Molar tooth sign of the midbrain-hindbrain junction: Occurrence in multiple distinct syndromes. Am J Med Genet 125:125–134.

［18］Gonzales G, Vedolin L, Barry B et al. (2013) Location of periventricular nodular heterotopia is related to the malformation phenotype on MRI. AJNR Am J Neuroradiol 34:877–883.

［19］Grinberg I, Northrup H, Ardinger H et al. (2004) Heterozygous deletion of the linked genes ZIC1 and ZIC4 is involved in Dandy-Walker malformation. Nat Genet 36:1053–1055.

［20］Hahn JS, Barnes PD (2010) Neuroimaging advances in holoprosencephaly: Refining the spectrum of midline malformation. Am J Med Genet Part C Semin Med Genet 154C:120–132.

［21］Hahn JS, Barnes PD, Clegg NJ et al. (2010) Septopreoptic holoprosencephaly: A mild subtype associated with midline craniofacial anomalies. AJNR Am J Neuroradiol 31(9):1596–1601.

［22］Ishak GE, Dempsey JC, Shaw DWW et al. (2012) Rhombencephalosynapsis: A hindbrain malformation associated with incomplete separation of midbrain and forebrain, hydrocephalus, and a broad spectrum of severity. Brain 135:1370–1386.

［23］Jansen A, Andermann E (2005) Genetics of the polymicrogyria syndromes. J Med Genet 42:369–378.

［24］Jurkiewicz E, Dobrzanska A, Nowak K et al. (2010) MRI findings in the young infant with brainstem disconnection and extracerebral features. Report of one case and review of the literature. Brain Dev 32(6):495–498.

［25］Jurkiewicz E, Nowak K (2015) Medullary cap dysplasia. MR and diffusion tensor imaging of a hindbrain malformation. Neurology 84:102–103.

［26］JurkiewiczE, Pakula-Kosciesza I, Walecki J (2007) Transalar sphenoidal encephalocele. A case report. The Neuroradiology J 20:200–202.

［27］Jha VC, Kumar R, Srivastav AK et al. (2012) A case series of 12 patients with incidental asymptomatic Dandy-Walker syndrome and management. Childs Nerv Syst 28:861–867.

［28］Kara S, Jissendi-Tchofo P, Barkovich AJ (2010) Developmental differences of the major forebrain commisures in lissencephalies. AJNR Am J Neuroradiol 31:1602–1607.

［29］Kometani H, Sugai K, Saito Y et al. (2010) Postnatal evolution of cortical malformation in the "non-affected" hemisphere of hemimegalencephaly. Brain Dev 32:412–416.

［30］Leventer RJ, Jansen A, Pilz DT et al. (2010) Clinical and imaging heterogeneity of polymicrogyria: A study of 328 patients. Brain 133:1415–1427.

［31］Maria BL, Quisling RG, Rosainz LC et al. (1999) Molar tooth sign in Joubert syndrome: Clinical, radiologic and pathologic significance. J Child Neurol 14:368–376.

［32］Parisi MA, Dobyns WB (2003) Human malformations of the midbrain and hindbrain: Review and proposed classification scheme. Mol Gen Metab 80:36–53.

［33］Pasquier L, Marcorelles P, Loget P et al. (2008) Rhombencephalosynapsis and related anomalies: A neuropathological study of 40 fetal cases. Acta Neuropathologica 117:185–200.

［34］Patel S, Barkovich AJ (2002) Analysis and classification of cerebellar malformations. AJNR Am J Neuroradiol

23:1074–1087.

［35］Polizzi A, Pavone P, Ianetti P et al. (2006) Septo-optic dysplasia complex: A heterogeneous malformation syndrome. Pediatr Neurol 34:66–71.

［36］Romano S, Boddaert N, Desguerre I et al. (2006) Molar tooth sign and superior vermian dysplasia: A radiological, clinical and genetic study. Neuropediatrics 37:42–45.

［37］Sato N, Yagishita A, Oba H et al. (2007) Hemimegalencephaly: A study of abnormalities occurring outside the involved hemisphere. J Neuroradiol 28:678–682.

［38］Szczaluba K, Szymanska K, Bekiesinska-Figatowska M et al. (2010) Pontine tegmental cap dysplasia A hindbrain malformation caused by defective neuronal migration. Neurology 74:1835.

［39］Takanashi J, Barkovich A (2003) The changing MR imaging appearance of polymicrogyria: A consequence of my-elination. AJNR Am J Neuroradiol 24:788–793.

［40］Truwit CL, Barkovich AJ (1990) Pathogenesis of intracranial lipoma: An MR study in 42 patients. AJR Am J Roentgenol 155:855–864.

［41］Verity C, Firth H, Ffrench-Constant C (2003) Congenital abnormalities of the central nervous system. J Neurol Neurosurg Psychiatry 74(Suppl I):i3–i8.

［42］Verrotti A, Spalice A, Yrsitti F et al. (2010) New trends in neuronal migration disorders. Eur J Paediatr Neurol 14(1):1–12.

［43］Yildiz H, Hakyemez B, Koroglu M et al. (2006) Intracranial lipomas: Importance of localization. Neuroradiology 48:1–7.

［44］Zaki MS, Saleem SN, Dobyns WB et al. (2012) Diencephalicmesencephalic junction dysplasia a novel recessive brain malformation. Brain 135:2416–2427.

Chapter 22
脑部感染性疾病

Infectious Diseases of the Brain

John H. Rees，James G. Smirniotopoulos，著

孟亮亮，译

目录　CONTENTS

一、概述

自古以来，不同的生命形式就在争夺维持和延续它们的存在所需要的资源。当单细胞生物从复杂的分子网络发展或进化而来时，这场斗争便开始了。随着单细胞生物变得更加复杂和专一，多细胞生物出现了[1]。这个过程最终产生了我们今天在地球上看到的一系列生命形式。人体是一种具有多种优势和潜力的复杂多细胞结构；然而，随着强度和复杂性的提高，也会出现很多漏洞。

我们与生活在我们皮肤、消化道和呼吸道中的大量微生物和一些大型生物和平共处。它们存在于我们呼吸的空气中、食物中和水中。

在特殊情况或先决条件下，这些共生关系将转向病理性（表 22-1）。有各种各样的传染性生物体可以侵入人体，更具体地说，是中枢神经系统（CNS）（表 22-2）。中枢神经系统的感染在某些方面是独特的。大脑和脊柱（骨颅骨、椎骨柱、软脑膜及硬脑膜）由于其受一些解剖结构的保护而避免了遭受暴露和侵袭的危险。在显微水平下，与所有其他组织不同的是，由于血脑屏障的存在，中枢神经系统在免疫上是封闭的，这在预防和对抗中枢神经系统感染方面起到保护和限制的作用[2]。无论何种感染性因子，颅内感染都表现出一些典型的解剖、病理模式和共同通路（表 22-3）。同样，脊柱也有感染的复发性模式（表 22-4）。

更复杂的是，传染病是动态的，通过变异、进化、地理迁移、宿主迁移并针对我们治疗尝试的变化而不断自我更新。

此外，最近的研究表明，感染源可能会利用分子信号来控制宿主的行为，以对其自身有利[3]。如虹彩病毒使蟋蟀增加性活动，从而导致传播增加和宿主增多[4]。刚地弓形虫（Toxoplasma gondii，Toxo）被认为会以多种方式影响宿主的行为，包括使老鼠不那么害怕猫，可能产生致命的吸引力，以及增加它们的

传播（操控假说）[5-7]。有一种真菌会诱使木蚁离开它们的蚁群然后倒挂着死去，以便把真菌孢子传播在地面上。最后这个例子是 19 世纪末与达尔文同时代的 A. R. Wallace 观察到的，但直到 2009 年 D. Hughes 才证实了其中的联系（图 22-1）[8]。关于其他病原体影响宿主行为的例子正在积极研究中。

表 22-1 感染的先决条件

- 屏障破坏：外科手术、医疗或创伤
- 免疫功能障碍：艾滋病、类固醇、化疗和遗传
- 宏观或微观环境的变化
- 自然竞争监管因素的缺失
- 进化或突变的微生物导致致病性倾向：艾滋病病毒、其他病毒和细菌抵抗
- ⑥武器化

表 22-2 中枢神经系统感染的病原体

- 细菌
- 病毒
- 真菌
- 寄生虫
- 传染性蛋白质或朊病毒

表 22-3 脑感染模式：从外周到中心

- 神经炎—周围神经
- 脑膜炎—大脑的覆盖物
- 积脓—表面聚集
- 脑室炎—大脑内表面
- 脑炎—脑组织内感染
- 脓肿—脑实质内的感染物聚集

表 22-4 感染模式：脊柱

- 椎间盘突出症 / 骨髓炎—椎间盘 / 端板的感染
- 硬膜外积脓—椎管内
- 椎旁脓肿、黏液或蜂窝织炎
- 脑膜炎
- 脊髓炎—脊髓实质感染
- 脊神经根炎 / 神经炎—神经根感染

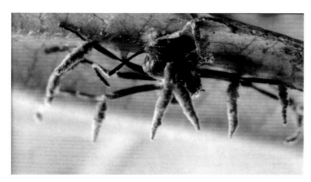

▲ 图 22-1　被寄生的木蚁在死亡时倒挂着，以便传播真菌孢子
这种假说最初在 19 世纪末被提出，但在 2009 年才被证实

综上所述，中枢神经系统感染涉及许多不同的传染源，有些是单独起作用，有些是共同作用的，这些感染源表现出非特异性但偶尔具有代表性的行为。作为医生，我们必须不断地教育我们自己和病人，并使用我们可以使用的所有手段来检测、描述和治疗这些疾病。

在接下来的章节中，我们将学习主要的中枢神经系统感染的影像学和病理学特征，及其主要的感染模式。

二、细菌性感染

细菌性中枢神经系统感染可能由多种途径引起，包括鼻窦、面部、耳朵或头皮感染的局部传播，或通过血行播散引起全身性菌血症或感染性栓塞。微生物种类繁多，包括肺炎链球菌和金黄色葡萄球菌，如耐甲氧西林金黄色葡萄球菌（methicillin-resistant S. aureus，MRSA）和其他葡萄球菌、流感嗜血杆菌、脑膜炎奈瑟菌、单核增生李斯特菌和结核分枝杆菌（TB）。尽管由于不同地区的各种不同原因导致疫苗接种计划在政治上仍存在争议，但由于儿童疫苗的接种，其中的一些感染已显著减少。

（一）细菌性脑膜炎

病例报道：1 例 14 个月大的男孩，有上呼吸道感染史，继发中耳炎，伴严重发热。完善检查显示血培养和脑脊液中肺炎链球菌阳性。腰椎穿刺前最初的 CT 显示稍低密度区，可能是与浅静脉血栓形成有关的脑表面梗死。静脉注射钆造影剂后的磁共振成像显示脑深部沟回间隙和浅表皮质的增强（图 22-2）。

在另一病例中可见更为细微的脑膜炎 MRI 表现（图 22-3），包括脑沟消失或模糊，蛛网膜下腔信号强度稍增高，特别是在液体衰减反转恢复序列（FLAIR）中表现更明显 [9-15]。

（二）细菌性脓肿：菌血症

葡萄球菌和链球菌可以通过菌血症侵入大脑，导致孤立或多发的脑脓肿。诱因包括心脏病、开放性骨折、牙科手术、骨髓炎及其他导致菌血症的疾病。

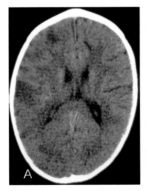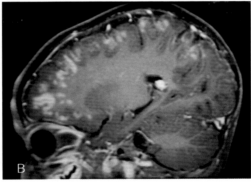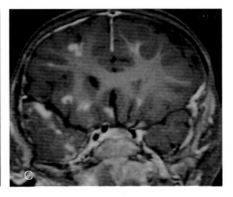

▲ 图 22-2　细菌性脑膜炎
CT 平扫图像（A）显示周围低密度的脑表面梗死，可能是由于浅静脉阻塞造成的。矢状位（B）和冠状位 T₁ 增强（C）显示大脑表面及沟裂弥漫性强化

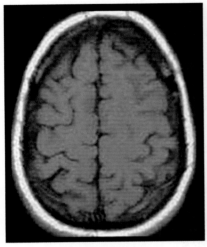
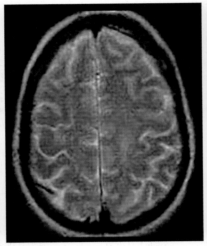
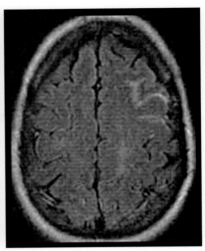

▲ 图 22-3　细菌性脑膜炎

另一病例的 MRI 提示左额叶 T_1、T_2 和 FLAIR 细微的异常表现

主动脉瓣赘生物可能是感染性脑栓塞的主要来源（图 22-4）。美国风湿性心脏病的发病率明显降低，其原因可能是由于链球菌感染的积极治疗引起心脏栓塞性疾病发生率的减少[16]。

（三）细菌性/霉菌性动脉瘤

霉菌性动脉瘤并不常见，但当病原体依附在血管壁增殖并导致血管壁破裂、变薄和动脉瘤时就会发生。本病主要与静脉药物滥用有关，但也可在其他病因的菌血症中发现（图 22-5）[17-21]。

（四）细菌性脓肿：鼻窦炎

急性细菌性鼻窦炎可能通过面部无瓣膜的静脉传播到大脑，导致脑膜炎、脑炎，并最终形成脓肿（图 22-6）。

（五）细菌性脓肿：与病理相关的影像学特征

一般来说，细菌性脑脓肿有着与病原微生物种类无关的非特异性影像学表现。它们开始时是局灶性脑炎，然后分解或发展成为局灶性液化区，周围环绕薄的增强带以及显著的水肿带（图 22-7）。典型的三层壁由肉芽组织、胶原包膜和被水肿包绕的增生胶质细胞组成。中心液化区在 T_2WI 上呈高信号，在弥散加权成像（DWI）上表现为弥散受限（图 22-8）[22-26]。在磁共振成像中，低信号强度（SI）的黑环状结构以前被认为是由超氧化物歧化酶产生的自由基分子和（或）氧元素造成的。超氧化物歧化酶是白细胞中用来消灭细菌的一种酶。然而，自

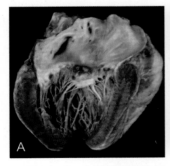
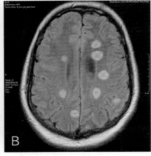
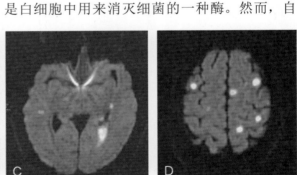
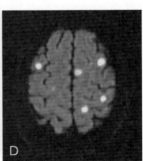

▲ 图 22-4　大量脓毒性栓子

A. 心瓣膜赘生物；B. T_2Flair 显示颅内多发圆形高信号病灶；C. DWI 提示左侧脉络膜神经丛炎；D. DWI 显示多个圆形病灶弥散受限

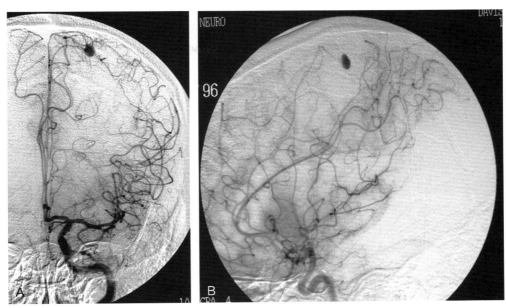

▲ 图 22-5 细菌性 / 霉菌性动脉瘤患者影像学表现

一例有静脉药物滥用史、既往菌血症及败血症栓塞治疗史的细菌霉菌性动脉瘤患者的影像检查：
A. 前后位成像（AP）；B 左侧颈内动脉（ICA）造影的侧位成像

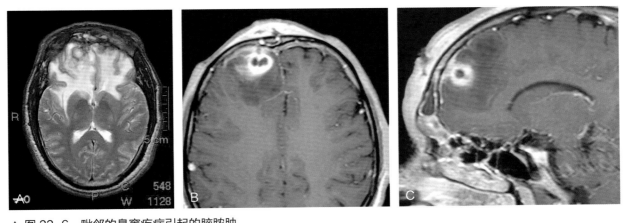

▲ 图 22-6 毗邻的鼻窦疾病引起的脑脓肿

轴位 T_2（A）显示小囊状液体聚集，周围伴有大片水肿；轴位 T_1 增强（B）显示囊壁明显增强；矢状位 T_1 增强（C）
显示脑内病灶及毗邻的鼻窦炎

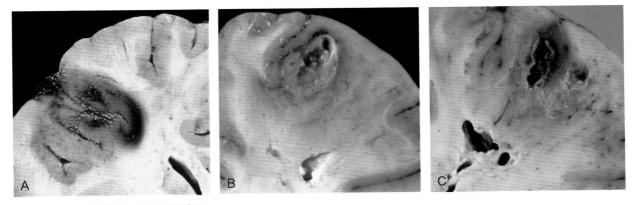

▲ 图 22-7 脑脓肿的大体病理阶段

A. 局部脑炎；B. 早期有蜂窝织炎的脓腔形成；C. 成熟脓肿腔（译者注：原著中图片顺序标注有误，已修改）

605

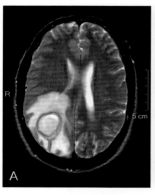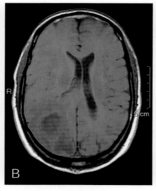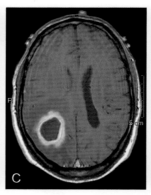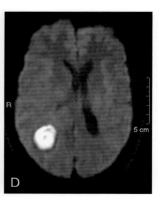

▲ 图 22-8　细菌性脑脓肿，血源性
A. 轴位 T$_2$，薄壁积液，水肿显著；B. 轴位 T$_1$ 平扫；C. 轴位 T$_1$ 增强，病灶壁薄、内缘光滑伴边缘明显增强；D.DWI 显示脓肿区明显弥散受限（译者注：原著中图 C 与图 D 颠倒，已修改）

由基是非常短暂的分子种类，低信号壁可能代表红细胞的分解产物或内部肉芽环内其他顺磁性物质（图 22-9）。

（六）耐甲氧西林金黄色葡萄球菌引起的细菌性脑炎和脑室炎

病史：73 岁，男性，动脉瘤破裂后发生夹闭，病程复杂，包括脑积水及行引流术。随后病情恶化，影像学检查显示引流道感染、MRSA 培养呈阳性的脑炎和脑室炎（图 22-10）。

MRSA 是一种常见的细菌（S · aureus），对许多一线抗生素都有耐药性，已成为院内和社区获得性感染的重要原因。据估计，33% 的人在鼻黏膜上携带金黄色葡萄球菌，而 2% 的人则携带 MRSA。MRSA 可引起皮肤感染，也可通过菌血症传播到更深层的部位，包括肺、骨和脑。此外，它还可能在外科器械设备上寄居并污染手术设备和导管 [27-30]。

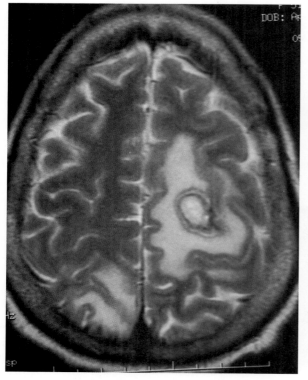

▲ 图 22-9　脓肿壁的分层
脓肿壁分三层：低信号内层为坏死分解产物；中层为肉芽组织；外层为胶原及瘢痕组织

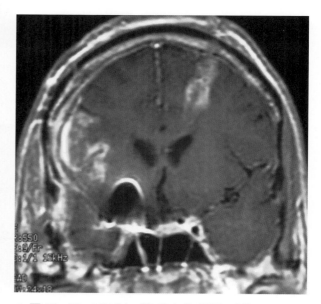

▲ 图 22-10　MRSA 感染患者的磁共振成像
确诊为 MRSA 感染的 ICU 患者，其动脉瘤破裂后被夹闭。T$_1$ 增强 MRI 显示右额叶局灶性脑膜炎和引流道感染

过去的 20 年，对 MRSA 的了解和认识使住院和术后的感染率已显著降低，但 MRSA 仍然是一个非常重要的病原体。疾病控制中心（CDC）的文件显示，在 2005 年到 2011 年间，医院中侵袭性 MRSA 的感染率下降了 54%；2011 年，严重 MRSA 感染病例减少了 30 800 例。此外，研究显示 2011 年住院病人的死亡人数比 2005 年减少了 9000 人[31]。

（七）由李斯特菌引起的细菌性脑炎

以伟大的抗菌先驱约瑟夫·李斯特先生命名的单核增生型李斯特菌是一种少见但重要的中枢神经系统病原体，它通常与包括乳制品和农产品在内的多种类型的食源性感染有关。最危险的易感人群包括幼儿、老人、孕妇和免疫系统受损的病人。李斯特菌病的中枢神经系统表现包括脑膜炎和局灶性脑炎，死亡率可能高达 20%。虽然影像学检查结果是非特异性的，但在已知接触污染食品的临床背景下发生的局灶性脑炎应考虑到本病的可能性（图 22-11）[32-36]。

（八）由布鲁菌病引起的细菌性积脓和硬膜外脓肿

病史：28 岁，佛罗里达州人，严重头痛伴发热。MRI 显示硬膜下积脓。神经外科引流术引流出化脓性液体，但在区域医学中心实验室没有培养出已知的微生物。3 个月后，患者因再次积脓返回医院；再次行神经外科引流后送到 CDC 进行细菌培养，发现布鲁菌阳性（图 22-12）。

另外，研究人员还发现，该患者生活在佛罗里达州中部沼泽地区，经常捕猎和屠宰野生猪（又名剃刀鲸猪）。这类动物被认为是由早在几个世纪前的西班牙殖民者带来的动物的后代。从佛罗里达州到得克萨斯州，再到亚利桑那州，它们的品种各不相同。布鲁菌病感染也被称为波状热和马耳他热，分别是根据发热的模式以及存在该地方病的同名岛屿命名。布鲁菌是一种难以培养的很挑剔的微生物。本病通常与接触山羊和畜牧业有关。神经布鲁菌病通常表现为脑膜脑炎。布鲁菌病脑脓肿在世界文献报道中很罕见，以前在美国从未有过报道。然而，

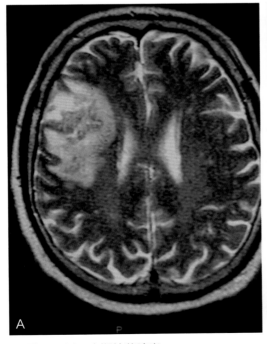
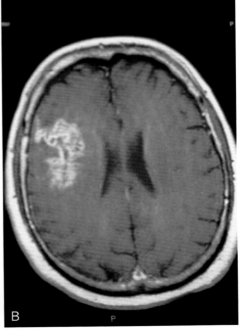

▲ 图 22-11　李斯特菌脑炎
轴位 T_2WI（A）显示混杂高信号病灶，周围水肿显著，T_1 增强图像（B）显示无孤立脓肿的不规则增强病变（译者注：原著中图片顺序有误，已修改）

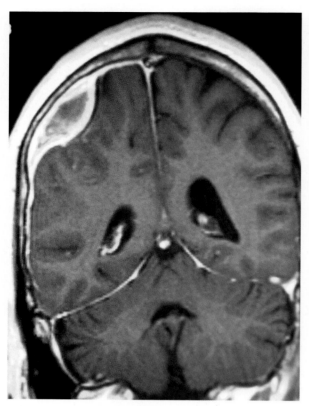

▲ 图 22-12　布鲁菌病引起的积脓
冠状位 T_1 增强显示周围明显强化的硬膜外积脓

它的影像学表现是相对非特异性的，与其他病原体引起的脑脓肿表现相同[37-40]。

（九）结核

结核分枝杆菌感染在世界各地都是流行病。各类因素包括人类免疫缺陷病毒（HIV）和其他

表 22-5　中枢神经系统结核的影像学表现

· 结核瘤：单发病灶，可钙化，可休眠（图 22-13）
· 结核性脓肿，单发或多发粟粒性脓肿（图 22-13）
· 脑膜炎：弥漫性增强的基底部脑膜炎伴化脓性渗出物、脑膜慢性增厚并明显增强、导致血管炎、白质疾病和浅表性梗死（图 22-14）
· 弥漫性脊膜炎
· 椎体骨髓炎及塌陷导致慢性畸形（Pott 氏病）（图 22-15）
· 椎旁脓肿，多位于椎体前部（图 22-15）

形式的免疫损伤的发生、各地耐药菌株的进化、不遵医嘱和不完整的治疗等均会使其病情加重。结核病被称为一种被遗忘的流行病，是人类最大的杀手。由于新药物方案具有开发、生产、管理和支付等经济上的复杂性，导致本病已成为全球性的重大健康问题[41]。中枢神经系统结核的影像学表现因骨和软组织中急性和慢性感染的多变表现而变得复杂（表 22-5）[42-45]。

（十）Chediak-Higashi 综合征

Chediak-Higashi 综合征（CHS）是一种罕见的常染色体隐性遗传病，其特征之一是免疫功能受损，导致细菌性感染增多。具体缺陷是染色体中溶酶体运输调节因子基因 1q42-44 突变[46]。溶酶体功能在保护细胞和破坏细菌等感

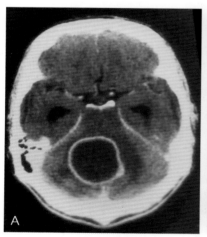
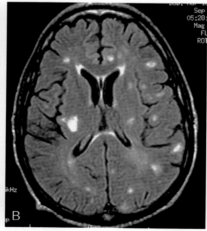
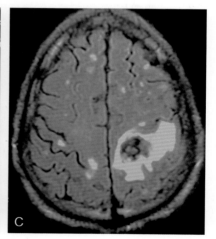

▲ 图 22-13　脑实质结核
轴位增强CT 图像（A）显示大的孤立的颅后窝脓肿。轴位 FLAIR（B、C）显示多发粟粒型小结核灶及左顶叶出血区

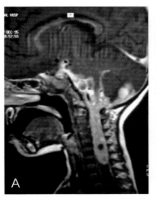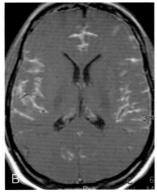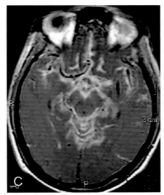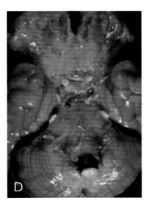

▲ 图 22-14　结核性脑膜炎

矢状位 T$_1$ 增强图像（A）显示弥漫增厚强化的基底部脑膜炎。轴位 T$_1$ 增强图像（B、C）显示双侧大脑半球脑膜弥漫性强化。脑部尸检（D）显示大脑基底面有厚厚的渗出物覆盖（译者注：原著中图 B 和图 D 位置颠倒，已修改）

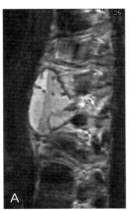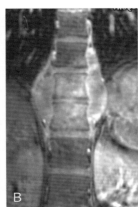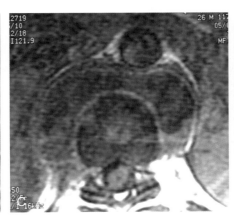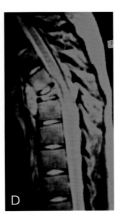

▲ 图 22-15　脊柱结核

矢状位 T$_2$（A）、冠状位 T$_1$（B）和轴位 T$_1$ 增强图像（C）显示一个巨大的椎前和椎旁结核脓肿包绕腰椎上段。另一患者矢状位 T$_2$ 图像（D）显示结核性骨髓炎所致的急性椎体塌陷和扁平椎

染性物质方面至关重要。其他特征包括神经功能障碍和眼部白化病。目前已报道不同的表型，但最严重的病例死亡多发生在儿童时期。

CHS 代表了免疫缺陷综合征的一种类别，这表明个人特别容易受到细菌感染。其他类别还包括 B 细胞缺陷和除 CHS 外的吞噬细胞缺陷等，如选择性免疫球蛋白 A 缺乏、慢性肉芽肿性疾病和其他罕见疾病。

在本病例中，这个已确诊为 CHS 的儿童表现为神经系统退变和发热，影像学显示多个区域的脑炎和脓肿形成（图 22-16）。

（十一）Guillain‐Barré 综合征

Guillain–Barré（吉兰‐巴雷）综合征是一种罕见的感染后综合征，可发生上行性运动麻痹，可有多达 25% 的患者发生危及生命的呼吸衰竭以及自主功能障碍。虽然确切的机制仍然正在研究中，但通过分子模拟过程，有证据表明感染源（最常见的是空肠弯曲杆菌）会激活免疫系统，并导致神经细胞的自身免疫性损伤（图 22-17）[47-50]。

三、中枢神经系统病毒感染

病毒是一种极其重要的传染性病原体，既普遍存在又没有被完全了解。病毒主要由遗传物质组成，RNA 或 DNA 周围有不同数目的蛋白质，在某些情况下还有脂质，但没有细胞膜

609

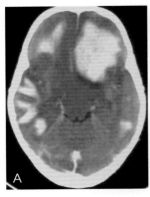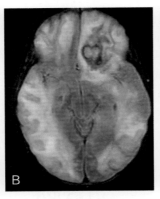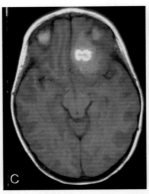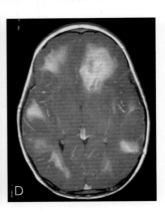

▲ 图 22-16　Chediak-Higashi 综合征患者的脑炎

CT 增强图像（A）显示广泛增强的脑膜脑炎和脑炎；FLAIR（B）显示左额叶出血伴广泛脑炎；T_1 平扫（C）显示亚急性出血；T_1 增强（D）显示脑炎区的脑实质增强（译者注：原著中图 C 和图 D 颠倒，已修改）

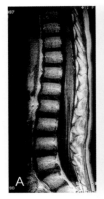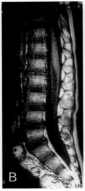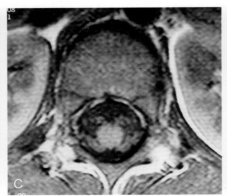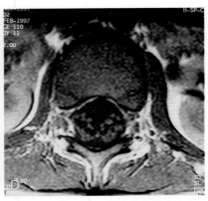

▲ 图 22-17　Guillain‐Barré 综合征

矢状位 T_1 平扫（A、B）及增强和轴位 T_1 增强图像（C、D）显示弥漫性增强的脊髓圆锥和马尾

或细胞壁，它们只部分符合被称为活生物体的标准。它们会在活细胞内复制再生，侵犯宿主的生殖器官。它们并没有自己的代谢器官，而是依赖宿主细胞获得能量供应。

因为病毒在研究进化和生命中的重要作用，而广泛频繁地被各地作为研究的主体。我们将学习不同类型的具有代表性的病毒，并总结它们对 CNS 感染的典型模式以及特定情况下继发效应[51]。

（一）人类免疫缺陷病毒

HIV-1 是一种非常重要的病原体，具有原发性和继发性的病理作用，同时具有更复杂的社会和文化含义。这种病毒在 20 世纪 80 年代初首次被提取出来，当时的临床观察显示，主要发生在男同性恋人群中，其致命的免疫缺陷似乎表现出一种传染性的传播模式。随后的研究，包括测序和对其影响模式的研究，已经发现了控制病毒的有效治疗策略以及大量的信息，这些信息也包含了理解其他病毒的重要经验教训。HIV-1 病毒通过逆转录酶系统进行复制，目前的治疗主要集中在抗逆转录病毒治疗这个控制繁殖的关键步骤上。正在进行的研究旨在找出更有效的方法来预防或根除这种全球性的毒性病原体[52-57]。

所有的生物体都会随着时间的推移发生变异，有些变异更多，病毒也不例外。对 HIV-1 病毒突变的研究发现了关于其地理传播模式的特定信息（图 22-18），这有助于我们理解开发特定病毒疫苗的困难性。

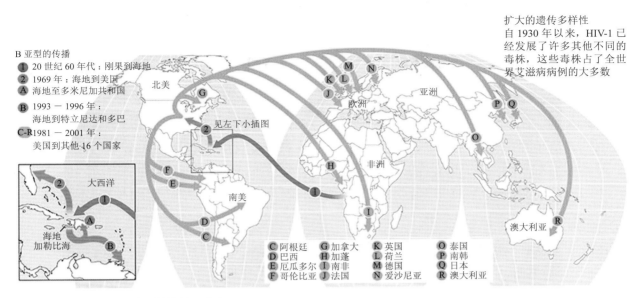

扩大的遗传多样性
自 1930 年以来，HIV-1 已经发展了许多其他不同的毒株，这些毒株占了全世界艾滋病病例的大多数

B 亚型的传播
❶ 20 世纪 60 年代：刚果到海地
❷ 1969 年：海地到美国
Ⓐ 海地至多米尼加共和国
Ⓑ 1993 — 1996 年：海地到特立尼达和多巴
C-R 1981 — 2001 年：美国到其他 16 个国家

Ⓒ 阿根廷　Ⓖ 加拿大　Ⓚ 英国　Ⓞ 泰国
Ⓓ 巴西　　Ⓗ 加蓬　　Ⓛ 荷兰　Ⓟ 南韩
Ⓔ 厄瓜多尔　Ⓘ 南非　Ⓜ 德国　Ⓠ 日本
Ⓕ 哥伦比亚　Ⓙ 法国　Ⓝ 爱沙尼亚　Ⓡ 澳大利亚

▲ 图 22-18　HIV 发病区域的地理分布
这张图使用基于渐进性序列突变的数据记录了艾滋病病毒的区域性传播，从起源于非洲的类人猿免疫缺陷病毒，到加勒比海的临床发病，再传播到美国大陆、欧洲和亚洲

HIV-1 的病理效应包括原发性急性白质脑炎（图 22-19），这种疾病通常没有被临床检测到或影像学异常，但随着时间的推移会导致慢性脑炎和萎缩。正如其命名所暗示的那样，由免疫损害引起的继发性感染是其关键特征，它在充分作用时可引起获得性免疫缺陷综合征（AIDS）。现在可以通过使用逆转录酶抑制药来控制该病。此外，还存在许多继发性病原体和疾病，包括弓形虫和进行性多灶性脑白质病（PML）等（图 22-20）[58]。

（二）进行性多灶性脑白质病

PML 是由一种非致病性的肺共生体 papova 病毒的特定菌株引起的。此病毒在免疫缺陷的情况下会存在致病性，主要包括艾滋病、肿瘤化疗、多发性硬化（MS）等免疫相关疾病的免疫抑制治疗等情况。

影像学特征包括累及皮质下 U 形纤维束的白质区域水肿，无明显强化。增强确有发生，但因持续短暂而常未被发现。

弓形虫病是由生活在家猫及其近亲肠道系统中的弓形虫引起的。没有孢子的卵囊脱落在猫的粪便中，并由包括鸟类和啮齿动物在内的中间宿主进一步传播。人类可能因食用含有组织囊体的肉类、食用受卵囊污染的其他食物或

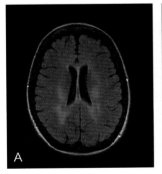
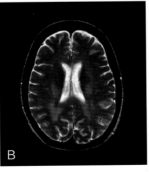
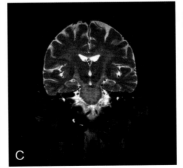
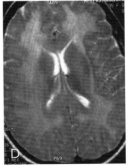

▲ 图 22-19　HIV 白质脑炎
轴位 FLAIR（A）、轴位 T₂（B）和冠状位 T₂ 图像（C）显示大量白质信号异常。另一例患者双侧额部白质信号明显异常（D），经活检证实为原发性 HIV 白质脑炎（译者注：原著图 A 与图 B 颠倒，已修改）

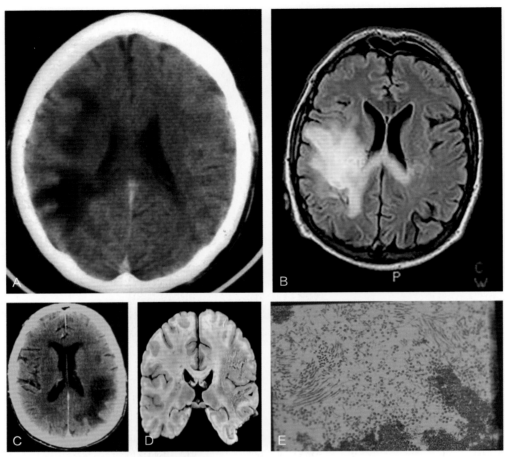

▲ 图 22-20　进行性多灶性白质脑病

一患者的 CT 增强（A）及 FLAIR MRI（B）显示典型的皮质下白质异常信号，无明显增强；另一病人 CT 增强（C）和脑解剖（D）再次显示典型的皮层下 U 型纤维受累；扫描电镜（E）显示暗的细胞内病毒粒子

水、输血、器官移植等而感染。

中枢神经系统弓形虫病在影像学上常表现为位于基底节区或少数位于脊髓内的较大环形强化病变。详见后文"弓形虫病"。

（三）HIV 血管炎

少数情况下，特别是在子宫内病毒感染的患者中，HIV-1 会导致中枢神经系统 HIV 血管炎。这是一种可能涉及多种传染因子的原发性脑血管炎。HIV 血管炎是罕见的，主要见于儿童组。病理表现包括感染的单核细胞侵袭血管壁，破坏弹性层和内膜下纤维化。这种情况可能导致脑血管意外复发或出血。

病例：9 岁儿童，有先天性 HIV 病史和反复发作的中风。MRI 显示整个 Willis 环及近端分支有多个缺血性损伤、弥漫性或局限性动脉扩张、血管壁强化。（图 22-21）[59,60]。

（四）西尼罗河病毒

西尼罗河病毒（WNV）是一种 RNA 黄病毒，与圣路易斯脑炎和日本脑炎病毒有关。这种病毒最初是 1937 年从乌干达的西尼罗河岸的一名去世的洗衣女工身上提取出来的，故此得名。它是经蚊子传播的，这些蚊子以被感染的鸟类为食（通常是乌鸦）。临床症状差异很大，从轻微的流感到严重的脑炎和死亡，更严重的症状通常出现在健康状况不佳的老年病人身上。

WNV 已成为影响美国和欧洲地区的中枢神

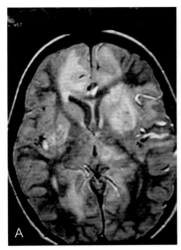
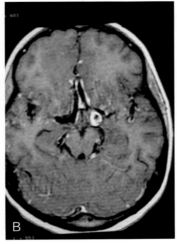
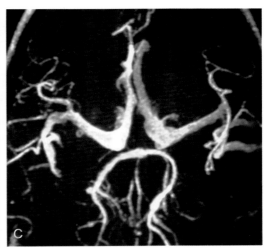

▲ 图 22-21　HIV 血管炎
轴位 FLAIR（A）显示多处缺血性损伤。轴位 T₁ 增强（B）显示强化的血管壁扩张，左侧 ICA 明显。磁共振血管造影（MRA）（C）提示显著的弥漫性血管扩张（译者注：原著中图 A 与图 B 颠倒，已修改）

经系统最常见的虫媒病毒感染。其传播的确切原因和方式尚不清楚，但可能与野生鸟类或家禽的迁徙有关。

严重头痛和定向障碍可能是神经感染性亚型的早期表现，症状可进展为弛缓性麻痹或脊髓灰质炎样综合征。涉及神经感染性亚型病例的确切百分比很难计算，因为许多可能在这 1% 或更少的患病范围内患者可能仅有轻微症状甚至无明显症状[61-63]。

病史：一名 58 岁糖尿病妇女，经历了从上呼吸道流感样症状发展到认知下降和意识水平改变、昏迷、最后死亡的 10 天病程（图 22-22）。

（五）禽流感 H5N1 和 H7N9

H5N1 禽流感是一种非常危险的病毒，正如它的名字所示，它可能在野生鸟类和家禽中传播。在非禽类动物宿主（包括猪、猫和狗）中有非流行感染（家畜流行病）的记录，但幸运的是，这种病毒没有突变，仅有极少数的病例报道有人际间传播。这种病毒经过 10 年的进化、变异和传播，于 2005 年从遥远的东方传播到了俄罗斯和欧洲。美国 CDC 已经证实，2006 年在宾夕法尼亚州的野鸭中发现了一种毒株；2007 年在加拿大的鹅中也发现了一种毒株[64-68]。

根据有限的数据，感染 H5N1 病毒的人死亡率可能超过 50%。但是一个关键突变就可以改变这一切。实验室以外，人与人之间的传播并没有进化。但是伊拉斯谟医学中心的罗恩·富希耶（Ron Fouchier）做到了这一点。他研究了一种突变体，这种突变体在哺乳动物中具有传染性，特别是雪貂，并且可能在人类中具有传染性。他的成果发表后，引起了广泛讨论和巨大关注。他的论文和研究曾一度暂停，但现在又在严格控制的条件下重新开始[69,70]。Fouchier 博士称，他培育出的病毒"可能是你能制造出的最危险的病毒之一"。2013 年，中国提取出了一种类似的、可能与 H7N9 病毒相关的病毒，死亡率也很高，但存在一定的地域性。

（六）单纯疱疹病毒 1 型

单纯疱疹病毒 1 型（HSV-1）脑炎（HSE）是美国非免疫缺陷患者非流行性脑炎最常见的病因，是一种真正的神经病学和神经放射学急症。准确和及时地诊断疱疹性脑炎是至关重要的。如果在病程早期发现并通过抗病毒药物如阿昔洛韦治疗，所受到的永久性神经损伤可以最小化；若无，则严重的脑损伤和死亡就可能发生，未经治疗的病人死亡率估计在 30% 和 70% 之间。

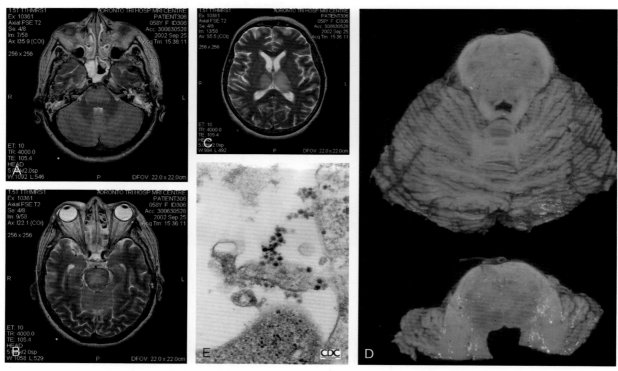

▲ 图 22-22　西尼罗河病毒

轴位 T_2 图像（A-C）显示鼻窦炎及脑干、丘脑信号异常；尸检显示（D）脑干水肿和坏死；电子显微照片（E）显示了组织中的 WNV 病毒粒子（译者注：原著中图片顺序标注有误，已修改）

这种早期诊断从临床思考和甄别开始，随后是早期 MRI 检查，包括增强后扫描，并最终通过聚合酶链反应或其他基于抗体的检测方案在脑脊液中特异性识别本病毒而确诊。通常，阿昔洛韦的关键治疗是在确诊前就应该开始，因为临床和 MRI 的结合可能已经足够典型，延误治疗可导致更大损害。CT 成像敏感性很低，MRI 可用的情况下则不应使用 CT。

HSV 病毒体是疱疹病毒属的一种嗜神经的 DNA 病毒（疱疹一词来源于希腊语，含义蠕变或爬行），可能以潜伏性感染的形式存在于周围神经的背根神经节或三叉神经节，在压力下被激活，通过轴突传播到面部并导致热病性疱疹。值得相信的是，病毒体可能进入一个繁殖骤增的阶段，导致轴突传播病毒或活性病毒进入三叉神经节周围的脑脊液、Meckel 腔和大脑底部，然后沿着脑脊液向上和围绕大脑表面流动的途径传播。这导致了浅表脑膜脑炎，最常见的位于双侧前颞叶但不对称，但也经常通过半球间

裂隙扩散到前正中线的扣带回（图 22-23）。这些模式虽然更常见，但并不是绝对的。位于远端脑表面如枕叶和顶叶的浅表脑膜脑炎最初很少被认为是 HSV-1 脑炎 [71,72]。

应该注意，HSE 的发病和传播的确切机制仍然是一个研究的焦点、存在推测和不确定性。1 型单纯疱疹病毒的传播主要是通过脑脊液还是通过轴突运输？而且 HSE 是否可能实际上是新发感染所致，而非如上所述的由于病毒复活。但无论其确切机制如何，其影像学特征和临床治疗都不会改变 [73,74]。

（七）单纯疱疹病毒 2 型

单纯疱疹病毒 2 型（HSV-2）是一种与 HSV-1 密切相关的双链 DNA 病毒，具有超过 70% 遗传同源性，临床上最常见与新生儿脑炎相关。在这种情况下，HSV-2 是婴儿在产道中从母体活跃的生殖器疱疹中感染获得的。虽然经过积极的产前护理和筛查后这种情况已经不

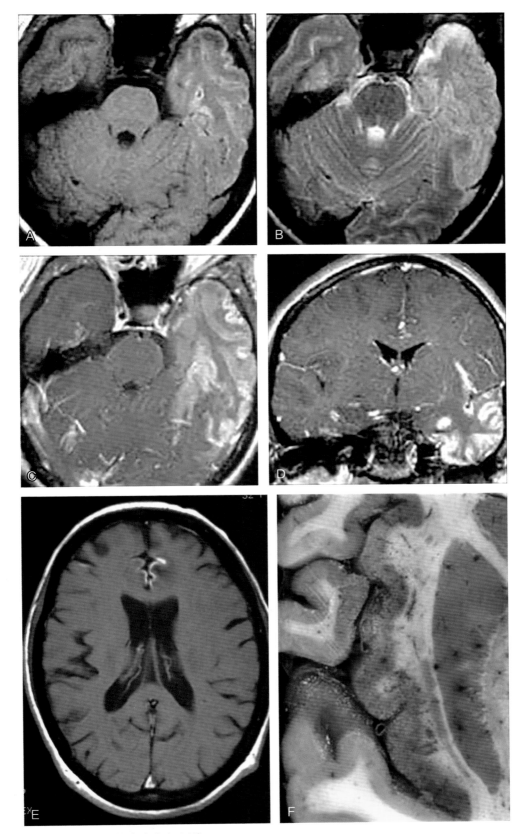

▲ 图 22-23 单纯疱疹病毒 1 型

A ～ D. 轴位 FLAIR，T₂ 图像、增强后轴位和冠状位 T₁ 图像显示双侧颞叶不对称高信号和强化；

E. 轴位 T₁ 增强图像显示扣带回的局部增强；F. 尸检标本显示出血性脑膜脑炎

常见，但仍然是新生儿脑损伤的一个重要原因。最典型的 HSV-2 首先影响额顶叶中央旁小叶，随后可引起弥漫性脑脊髓炎，并伴有近乎全脑的坏死（图 22-24）。晚期病例身体检查可显示颅骨的穿孔[75,76]。

（八）带状疱疹病毒

带状疱疹病毒（HZV）在儿童时期引起水痘，然后可能在神经节细胞中休眠，通过轴突运输重新激活和传播，并导致伴有疼痛的皮肤病变称为带状疱疹。Ramsay-Hunt 综合征由相同的机制引起，是一种内听道内第 7 和第 8 神经的水痘带状疱疹神经炎，可能是孤立的，也可伴有典型的皮肤病变（图 22-25）[77-80]。

（九）狂犬病

狂犬病感染是一个重大的世界性问题，在多数国家已得到有效控制但从未完全消除。根据 WHO 的统计，全世界每年大约有 5 万人被感染后死亡。狂犬病是由弹状病毒科狂犬病毒属的几种 RNA 病毒中的一种引起的，且患有狂犬病的动物和人类可能会表现出狂野或暴力的行为。世界范围内狂犬病最常见的是由狗引起的。

在美国，对动物进行严格的控制和筛查。人类最常见的感染源是蝙蝠和狐狸，新发现的还有家猫和浣熊。在意大利和希腊，人们认为狂犬病已经被消灭，但在狐狸种群中又重新出现。

被受感染动物咬伤后，病毒会通过轴突进入大脑。感染早期可以有效治愈，但当病毒体到达中枢神经系统时，则治疗无效，引起弥漫性出血性脑炎并导致死亡（图 22-26）[81-83]。

第一种狂犬病疫苗是由 19 世纪 80 年代的路易斯·巴斯德（Louis Pasteur）发明的，一直使用到 20 世纪 70 年代。这种治疗使用了一系列的皮下注射疫苗。而目前更多的治疗方案包括单克隆抗体 [人类狂犬病免疫球蛋白（HRIG）] 与狂犬病疫苗相结合[84]。

狂犬病的诊断是通过使用狂犬病特异性抗体进行荧光抗体测试完成的。病理性感染的组织是通过在电子显微镜下观察到胞内存在特征性的内基小体而确认的（图 22-26）。

（十）脊髓灰质炎

脊髓灰质炎，又称小儿麻痹症，是由小雀鸟科的肠道病毒亚群脊髓灰质炎病毒引起，通过口腔粪便污染传播。脊髓灰质炎具有高度传

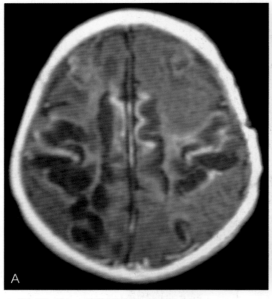
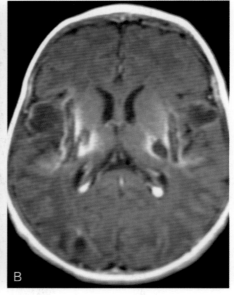

▲ 图 22-24　单纯型疱疹病毒 2 型
轴位 T_1 增强图像显示双侧中心旁小叶及邻近区域脑软化和皮质增强

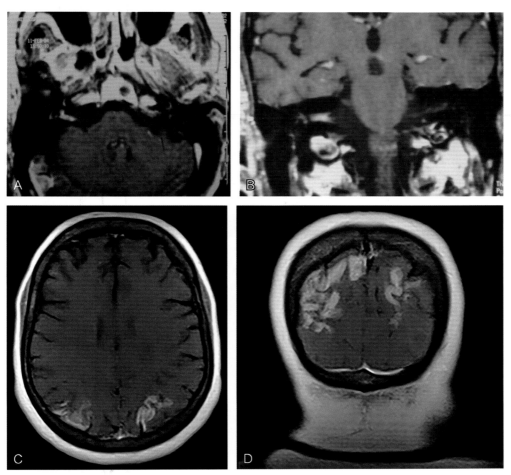

▲ 图 22-25　带状疱疹
轴位（A）和冠状位 T_1 增强图像（B）显示 Ramsay-Hunt 综合征患者右侧内听道增强；轴位（C）
和冠状 T_1 增强图像（D）显示带状疱疹引起皮质强化的脑膜脑炎（译者注：原著中图片顺序标
注有误，已修改）

染性，但在 95% 或以上的病例中仅引起轻微的
流感样症状或无症状。在少数病例中，通常是
免疫缺陷患者或老年人，病毒侵入脊髓并产生
麻痹综合征，或者延髓型脊髓灰质炎会侵袭脑
干引起呼吸衰竭和死亡。

最初的脊髓灰质炎疫苗是由 Hilary Koprowski
开发的减毒菌株，后来由 Jonas Salk 改进；然而，
Albert Sabin 开发的活病毒疫苗取得了更大的成
功 [口服脊髓灰质炎疫苗（OPV）]。2000 年，
目前正在使用的一种改进型灭活脊髓灰质炎疫
苗（IPV）取代了 OPV。

流行性脊髓灰质炎于 20 世纪 50 年代早期
在美国达到了发病顶峰，并间接导致了现代呼
吸支持系统的发展。先是从外部设备开始（铁

肺），然后是气管插管和机械通气。

在 2000 年以前，有一个免疫缺陷儿童无意
中接种减毒活疫苗时，而后发生接种后脊髓灰质
炎。这是罕见的导致活动的脊髓灰质炎综合征的
情况，表现为运动瘫痪和脑干功能障碍，并导致
呼吸衰竭。这种综合征的严重程度可能不同，但
也可能是致命的，这导致了灭活疫苗 IPV 的使用。
目前的免疫接种使用的也是灭活病毒 [85]。

1. 接种后脊髓灰质炎一个案

1 名 2 岁的儿童接受了正常的儿童免疫接种，
但现在回想起来，人们发现他表现出了不同寻
常的感染倾向。随后，该儿童出现下肢瘫痪，
吞咽肌肉失去控制，导致呼吸衰竭并最终死亡
（图 22-27）。

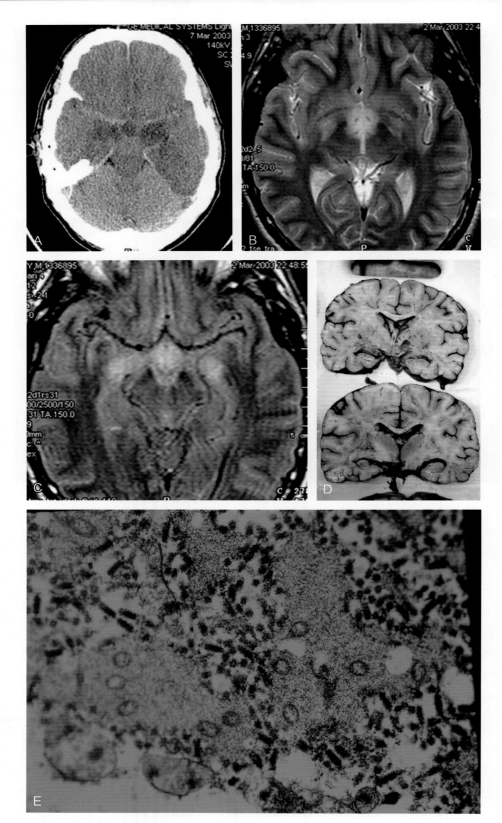

▲ 图 22-26　狂犬病脑炎
CT 增强图像（A）显示双侧颞叶内侧低密度区域；MRI 轴位 T₂ 图像（B、C）显示双侧颞叶内侧信号增高；脑解剖（D）显示弥漫性瘀点出血性脑炎；电子显微镜（E）显示特征性的内基包涵体（译者注：原著中图片顺序标注有误，已修改）

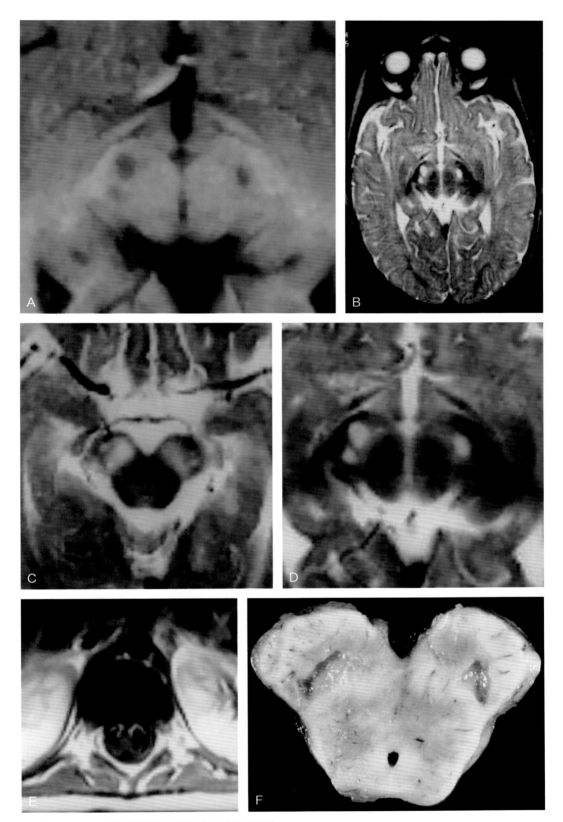

▲ 图 22-27　延髓型脊髓灰质炎（接种疫苗后）

轴位 T$_1$ 图像（A）显示大脑脚的低信号病变。轴位 T$_2$ 图像（B～D）显示脑干和大脑脚的高信号病变。轴位 T$_1$ 增强图像（E）显示低位脊髓的前运动神经根强化。尸检切片（F）显示大脑脚的脑软化区（译者注：原著中图片顺序标注有误，已修改）

2. WHO 的 STOP 计划

自 1988 年发起全球根除脊髓灰质炎工作以来，脊髓灰质炎发病率已下降了 99% 以上。根据 2014 年 1 月 14 日的全球脊髓灰质炎监测数据，以下国家报道了 385 例脊髓灰质炎病例：阿富汗、喀麦隆、埃塞俄比亚、肯尼亚、尼日利亚、巴基斯坦、索马里和阿拉伯叙利亚共和国。2012 年，5 个国家共报道 223 例脊髓灰质炎病例：阿富汗、乍得、尼日尔、尼日利亚和巴基斯坦。2012 年的脊髓灰质炎病例中，97%（223 例中 217 例）来自剩余的 3 个流行国家：阿富汗、巴基斯坦和尼日利亚。正在进行的疫苗接种和根除工作受到国内动荡和错误信念的阻碍，这些因素导致巴基斯坦和尼日利亚的疫苗接种人员遭受致命袭击[86-88]。

（十一）巨细胞病毒

巨细胞病毒（CMV）是一种常见的病毒，可引起广泛的临床症状，从无症状到严重和永久性的神经功能障碍（图 22-28）。免疫缺陷者或子宫内接触病毒者发病率明显增高。巨细胞病毒可引起弥漫性脑炎、菱形脑炎或脑室炎。先天性巨细胞病毒感染可导致神经元迁移异常、小头畸形和其他发育障碍。非特异性脑白质病、粗钙化、脑萎缩和室旁囊肿均可见于本病[89-91]。

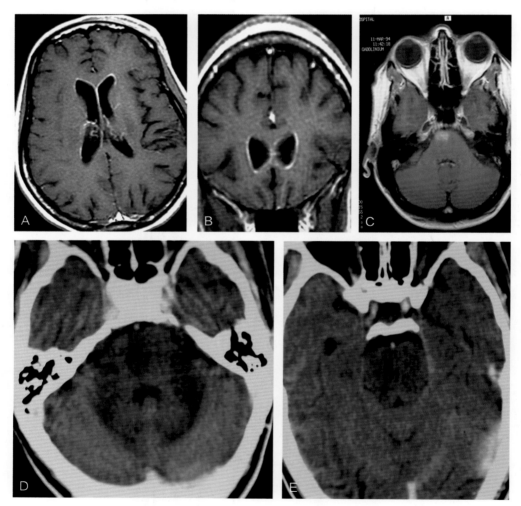

▲ 图 22-28　巨细胞病毒
轴位（A）和冠状位（B）T₁ 增强图像显示 CMV 脑室炎，室管膜明显增强；轴位 T₁ 增强图像（C）显示局灶性 CMV 脑干脑炎；轴位 CT 平扫图像（D、E）显示弥漫性、最终致死性脑干脑炎（译者注：原著中图片顺序标注有误，已修改）

四、病毒感染的继发性或晚期效应

（一）TORCH 综合征

TORCH 是一个缩写词，用于描述一些儿童病毒和其他感染的晚期后遗症，有的是单独感染，有的是合并感染。感染包括弓形虫病、风疹、巨细胞病毒和疱疹等。这是一种不太常见的综合征，也是不太常用的缩写词，因为目前在更具体的诊断和根除严重的儿童感染方面取得了较大的进展。TORCH 相关的影像学特征包括严重弥漫性脑质丢失、慢性脑软化及粗糙的弥漫性营养不良性钙化（图 22-29）[92-95]。

（二）急性播散性脑脊髓炎

急性播散性脑脊髓炎（ADEM）是一种免疫介导的中枢神经系统炎症和脱髓鞘疾病，通常发生在病毒感染后几周内。ADEM 在临床和最初的影像学表现上与 MS 有许多相似之处，主要区别在于 ADEM 中所见的白质改变随时间推移而消失，不再复发。这种单一病程与 MS 中常见的典型反复发作和退化过程有明显区别。此外，ADEM 主要是一种儿童期疾病，发生在较年轻的人群中，而多发性硬化在成人早期是最常见的。

目前关于 ADEM 发病机制的一种理论认为，这是一种自身免疫状态，在这种状态下，T 细胞被激活以对抗病毒性病原体的分子成分，然后错误地攻击分子成分与病原体相似的中央髓鞘。这涉及分子拟态的概念。虽然这一假设解释了 ADEM 的许多已知特征，但仍有许多未解之谜，而一些其他假设正在积极论证中。

ADEM 的疾病进展实际上是一个连续的过程，但为了便于说明，从临床和影像学的角度可以大致分为轻度、中度和重度。轻度病例涉及的脑病，可能表现出更局灶性的神经功能障碍。从影像学的角度看，轻度病变最类似于 MS 的较小卵圆形白质病变（图 22-30）。

中度 ADEM 在临床上可表现出更严重的脑病，包括昏迷，并可能有一个持续时间更长的病程。在影像学上，这可能表现为更大、数量更多的相互融合的白质异常区域（图 22-31）。

重度 ADEM 可表现出许多非典型的特征，包括发病持续时间更长，甚至复发，使其更难区别于 MS。在一些罕见的情况下，它可能会出现出血甚至死亡，这被称为韦斯顿-赫斯特（Weston-Hurst）综合征或出血性白质脑炎（图 22-32）[96-99]。

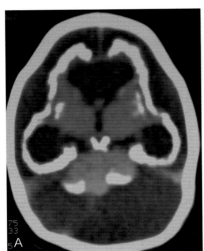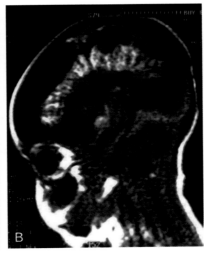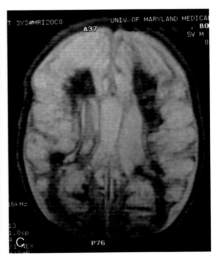

▲ 图 22-29　TORCH 相关的影像学特征

轴位 CT 平扫（A）显示慢性皮质体积减小、脑软化伴致密钙化带；另一患者的矢状位 T_1 平扫 MRI（B）显示弥漫性皮质体积减小，T_1 明显高信号可能提示部分瘀点状出血和钙化；图 C 与图 B 为同一患者的轴位质子密度图像，显示弥漫性皮质脑软化，而低信号反映了钙化和慢性瘀点状出血

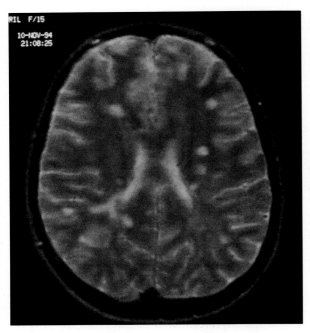

▲ 图 22-30　轻度 ADEM

轴位 T_2 图像显示脑室旁卵圆形白质病变，与典型 MS 病灶相似

（三）亚急性硬化性全脑炎

亚急性硬化性全脑炎（SSPE）是一种相对少见的与麻疹早期感染相关的病毒性白质疾病。麻疹本身因为疫苗接种已被很好地控制。SSPE 的发病机制与细胞内包涵体中持续存在的缺损型麻疹病毒有关，该病毒会对神经元和胶质细胞造成缓慢持续的损伤（图 22-33）[100-102]。

五、中枢神经系统真菌感染

真菌是一个由 150 万～ 500 万个物种组成的微生物王国，据估计其中只有 5% 已经被完全分类。它们同时具有植物和动物的特性，以前被认为属于植物学范畴；然而，基因研究表明，它们与动物的关系更为密切，却又与两者截然不同[103-106]。

在新陈代谢方面，真菌缺乏叶绿体或光合途径，因此缺乏直接获取太阳能量的途径。为了生存，真菌存在于各种共生关系中，从有利的到中性的，再到寄生的，还有各种各样的其他生命形式。真菌还具有某些独有的特征，包括在植物中发现的葡聚糖和在外骨骼或节肢动物中发现的壳质，而不包括细胞壁中发现的纤维素。

人类真菌感染主要最早是呼吸道吸入感染以及皮肤继发感染引起的血行播散，以及定植在鼻窦和其他体腔和缝隙中。中枢神经系统真菌感染可通过血行播散引起，如侵袭性血管炎，或由邻近结构（包括鼻窦和皮肤）直接传播。一些不太常见的真菌感染可能是通过开放性伤口或外科手术伤口感染。

与其他病媒一样，中枢神经系统真菌感染可表现为脑表面感染或脑膜炎、单个或多个区域真菌性脑炎、单个或多个脓肿或血管炎。真

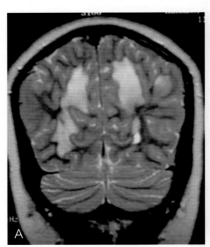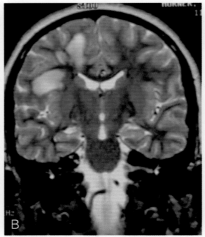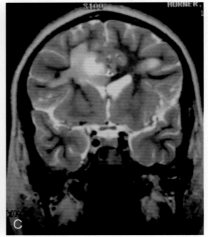

▲ 图 22-31　急性播散性脑脊髓炎（ADEM）

冠状位 T_2 图像显示一个昏迷后恢复的患者全脑 T_2 信号广泛增高

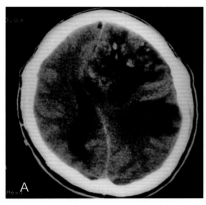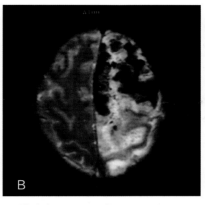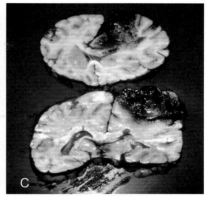

▲ 图 22-32　急性出血性脑白质炎、赫斯特综合征和严重变异型 ADEM
CT 平扫（A）显示出血、水肿和伴中线移位的占位效应；T_2 图像（B）表现出广泛出血、水肿和占位效应；尸检（C）发现大面积的半球出血

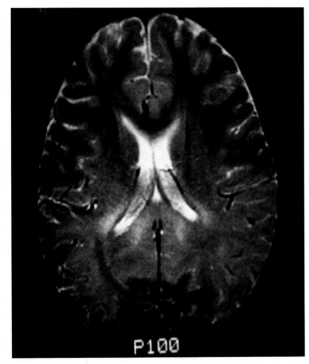

▲ 图 22-33　亚急性硬化性全脑炎（患麻疹后）
轴位 T_2WI 显示弥漫性脑室旁白质高信号

菌感染较少见也可表现为硬膜外肿块或局灶性脉络神经丛炎[107]。

（一）曲霉菌病

烟曲霉菌可以常年潜伏于鼻窦或肺内，随后可能是由于宿主免疫状态的改变而变得具有侵袭性，通过血行播散至大脑。各种诊断工具在迅速发展中，尽管抗原抗体测试和其他更复杂的诊断方式变得越来越重要，但仍需要涉及一些形式的直接活检和培养。危险因素包括骨髓移植、类固醇使用、年龄增长或其他导致免疫损害的情况。它可能导致单个或多个区域的局灶性脑炎和脓肿（图 22-34）。它可能表现为侵袭性血管炎，导致海绵窦血栓形成（图 22-35）或其他血管并发症。在这种罕见的病例中，与较常见的肺曲霉菌病相类似，曲霉菌可扩散到脑实质，形成脓肿，然后在脓腔内定殖形成颅内曲霉菌球。（图 22-36）[108-110]。

（二）隐球菌病

新型隐球菌（及其他种类；C. gatti 等报道）是一种相对懒惰的真菌，主要在免疫缺陷患者中被视为病原体。它的影像学表现类似结核病和其他肉芽肿疾病，最常见的表现为脑膜炎。它可能以脑表面感染开始，沿着大脑表面传播，导致隐球菌在深部脑沟裂中传播，并可能通过 Virchow-Robin 空间侵入大脑实质。弗兰克大脑炎极为罕见，但已有报道。传统的诊断方法包括腰椎穿刺后对脑脊液进行印墨试验染色、特异性抗原抗体试验和其他越来越常用且更先进的方法（图 22-37）[111-117]。

（三）毛霉菌病

毛霉菌病是一种罕见但毒性很强的真菌感

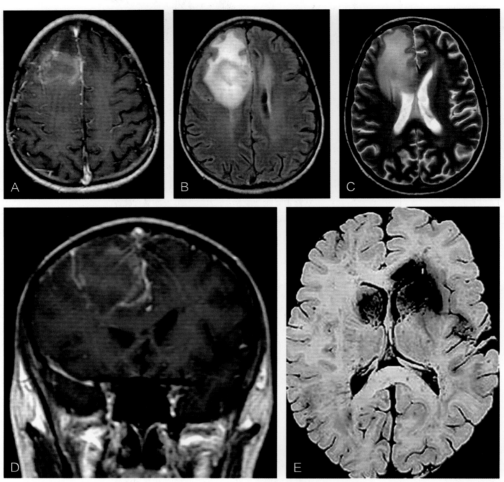

▲ 图 22-34 曲霉菌病

轴位 T_1 增强（A）、轴位 FLAIR（B）、轴位 T_2（C）和冠状位 T_1 增强（D）与致死性脑曲霉菌病影像相对应的尸检结果（E）显示右额叶大的增强病灶伴周围广泛水肿

染。病原菌以毛霉菌目中的根霉菌及毛霉菌较常见。目前正在积极研究影响临床表现的确切遗传特征。然而，众所周知，这些微生物在高糖和高铁浓度的环境中生长旺盛，并且在免疫缺陷人群中普遍存在，包括接受器官移植、艾滋病、糖尿病和其他免疫缺陷疾病的患者。在糖尿病酮症酸中毒中，血液中 pH 的降低被认为有助于铁与蛋白质的分离，从而增加游离铁的含量。在用铁螯合剂去铁胺治疗的病人中，真菌利用螯合剂作为自身的铁转运分子，导致这些病人的毛霉菌发病也增加了。

毛霉菌病的临床表现包括与铁代谢有关的受感染的黏膜表面的黑色残渣，高度侵袭性的生长模式，并且易侵犯血管壁的内皮细胞导致暴发性侵入性血管炎，进而导致血栓性闭塞和缺血性组织损伤。一旦发现有活跃的毛霉菌感染，无论是在鼻窦还是在眼眶，可能均需要包括上颌切除术和眼眶切除术在内的积极手术治疗，并结合使用两性霉素 B 的抗生素治疗。

鼻脑毛霉菌病是指病菌从被感染的鼻窦或眼眶直接扩散到大脑，通常伴有血管炎，导致血栓形成和脑梗死（图 22-38）。血栓可累及海绵窦，并累及动静脉结构。较罕见的是，毛霉菌可能通过身体其他部位的血源性播散或注射污染物质传播到大脑（图 22-39）。

尽管对高危患者进行了警惕性的监测，并在早期诊断后进行了积极的药物和外科治疗，但鼻脑毛霉菌病的死亡率仍约为 40%。如果感

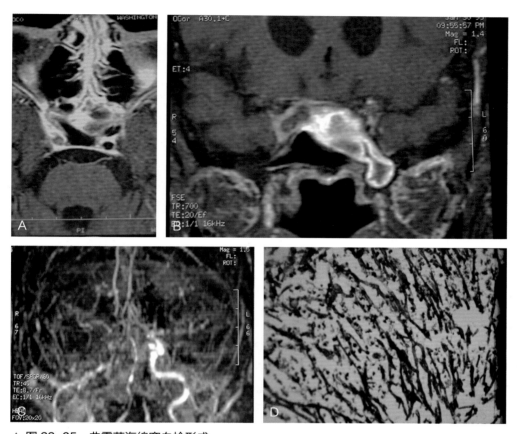

▲ 图 22-35　曲霉菌海绵窦血栓形成

轴位（A）和冠状位增强后图像（B）显示鼻窦炎和海绵窦血栓形成；MRA 图像（C）显示右侧 ICA 远端血流明显减少；显微镜（D）显示典型的曲霉菌菌丝（译者注：原著中图 B 和图 C 顺序颠倒，已修改）

染仅限于鼻窦腔，死亡率约为 10%。希望未来研究能在这种致命疾病的早期诊断和治疗方面取得进一步进展[118-120]。

六、中枢神经系统寄生虫感染

感染人类中枢神经系统的寄生虫种类相当多，中枢神经系统感染包括不同的生物体、感染途径和临床环境。根据美国 CDC 的说法，"寄生虫是一种依附宿主或生活在宿主体内的生物，从宿主那里获取食物或以牺牲宿主为代价"[121]。记录在案的人类寄生虫感染病例超过 370 例，其中有许多相当罕见，但至少有 90 例相对常见，其中许多可能都有中枢神经系统症状。一般来说，这些疾病可以分为两大类：一类是肉眼可见的大型寄生虫，另一类是小得多的微型原生动物。下面我们将根据中枢神经系统寄生虫感染在神经科学与影像学领域中的流行性和热点，选定一组此类的感染加以详细介绍[122]。

（一）囊虫病

囊虫病是世界范围内最常见的寄生虫感染所致中枢神经系统感染性疾病，也是获得性癫痫最常见的病因。它是由猪带绦虫的囊尾蚴引起的（图 22-40），具有多种临床和影像学特征。这种寄生虫经粪口途径传播。人类通过摄入被活虫卵污染的食物或水后发病，常见于在恶劣的公共卫生系统及有家养猪等环境下。由于人类旅行和人口迁徙等复杂因素，这种病在发达国家也并不少见。

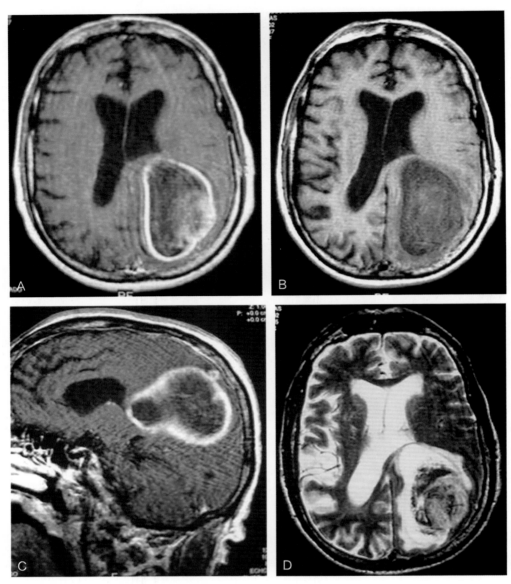

▲ 图 22-36　曲霉菌球

T_1WI 平扫（A）、增强图像（B）显示腔内信号复杂，边缘增强；矢状位增强图像（C）显示边缘明显强化而腔内混杂内容物无明显强化；轴位 T_2 图像（D）显示真菌球或曲霉菌球的高、低混杂信号（译者注：原著中图片顺序标注有误，已修改）

　　在食用了受污染的肉类后，寄生虫的虫卵会进入消化道，孵出的六钩蚴会通过肠壁进入血液，这些六钩蚴可能主要扩散到血液流动丰富的组织，如肌肉、眼睛和大脑。脑受累比例为 60% ～ 90%（图 22-41）。

　　幼虫一旦进入宿主体内的最终寄居组织，就会经历四个阶段：第一个阶段是囊泡阶段，由透明薄壁充满液体的囊组成（图 22-42）。在这一阶段，寄生虫无法被我们的免疫系统发现，因为它分泌一种抑制补体激活的蛋白酶抑制药 Taeniaestatin 和副肌球蛋白，从而抑制细胞免疫反应。幼虫在这一阶段是活的，可以存活数年，而宿主则可无症状；当囊体开始退化，进入第二个胶体阶段，囊体内产生的凝胶状物质产生炎症反应；随后是第三个颗粒状结节性阶段，囊体缩小后囊壁破裂，取而代之的是肉芽组织和聚集的淋巴组织；第四个即最后一个阶段是结节状钙化阶段，肉芽组织被胶原蛋白和钙化所

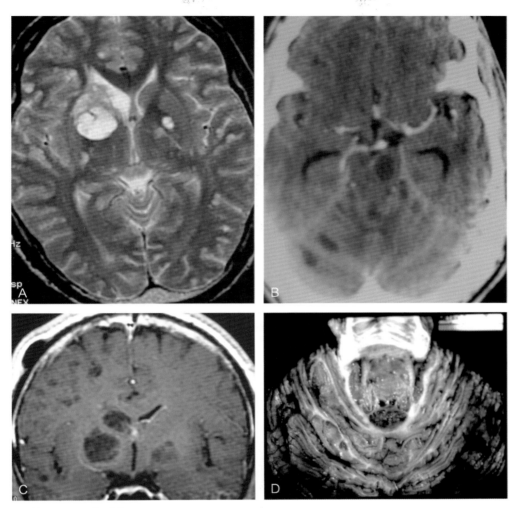

▲ 图 22-37 隐球菌

轴位 T$_2$（A）、轴位 CT 增强（B）、冠状位 T$_1$ 增强图像（C）和尸检（D）显示典型的位于 Virchow-Robin 空间部位的无强化囊肿样病变。尸检发现，其内容物闪闪发光，呈凝胶状（译者注：原著中图片顺序标注有误，已修改）

取代（图 22-43）。

在每一个阶段，幼虫可能是孤立的，表现为小的规则包含物（囊尾蚴），或它们可能聚集成较大的成群包含物（葡萄状囊尾蚴）（图 22-44）。包囊幼虫多发生在脑池里、蛛网膜下腔或在大脑实质内，发生在脊髓内的病变较少见。

在临床上，囊尾蚴可能有症状，特别是在第二和第三阶段，从胶体化到产生颗粒状结节，导致癫痫、头痛和其他局灶性和弥漫性神经症状。

影像学表现从偶发钙化病灶，到大脑和脊髓的多个部位的多种表现，包括第四脑室内的囊性病灶、脑池内多发集聚病灶、脑实质内多发散在病灶等（图 22-45）[123-125]。

（二）脑型疟疾

疟疾被一些人认为是世界上最广泛和最重要的传染病。它是由疟原虫属的一种寄生原生动物引起的，包括恶性疟原虫、间日疟原虫、卵形疟原虫和诺氏疟原虫。这种疾病是由蚊虫叮咬传播的，主要是按蚊。当蚊子将少量受感染的唾液传播到受害者的血液中时就会发病。疟疾虽然在许多发达国家已被消灭或基本受到控制，但在非洲撒哈拉以南地区、南亚、美洲中南部等亚热带地区仍然是一个严重和广泛的公共卫生问题，并被从这些地区归来的旅行者重新传入。据估计，有 34 亿人生活在疟疾流行

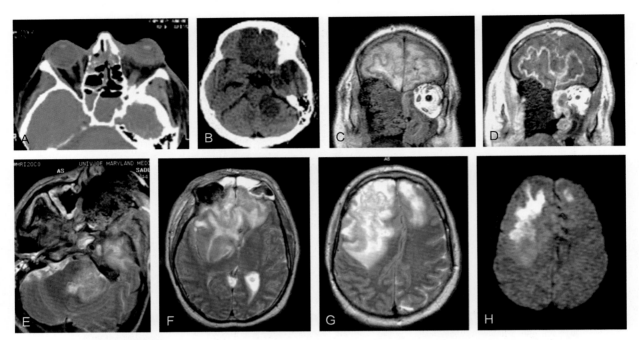

▲ 图 22-38　鼻脑毛霉菌病

轴位 CT（A、B）显示鼻窦炎和脑炎；冠状位 T_1 平扫（C）和冠状位 T_1 增强图像（D）显示，即便在及时切除上颌和眼眶后，仍发现周围环状增强的脑炎。轴位 T_2（E、F、G）和 DWI（H）表现为脑炎向后扩展和脓肿进展引起弥散受限（译者注：原著中图片顺序标注有误，已修改）

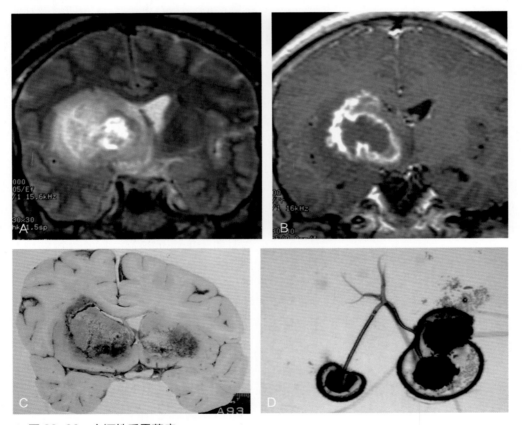

▲ 图 22-39　血源性毛霉菌病

冠状位 T_2（A）、冠状位 T_1 增强（B）和脑尸检（C）显示脑炎中心区域与外源感染并不相连。毛霉菌的显微镜下照片（D）

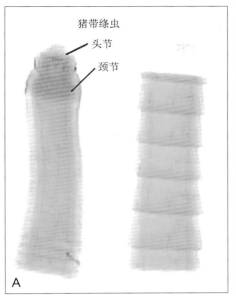
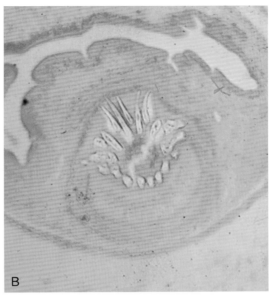

▲ 图 22-40　猪带绦虫所致的囊尾蚴病

A. 猪带绦虫幼虫的显微镜下纵向形态；B. 猪带绦虫头部横断面

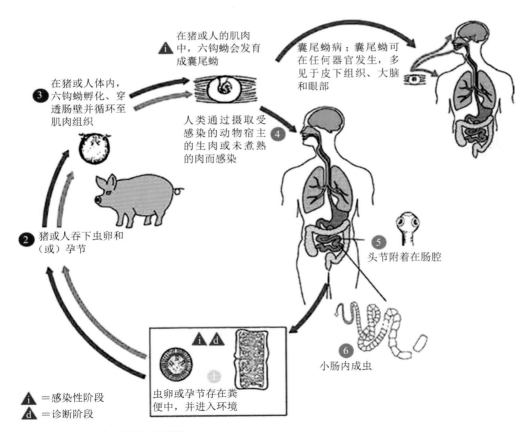

▲ 图 22-41　囊尾蚴生命周期

猪带绦虫通过粪便污染的水和食物被人类摄取，附着于肠壁。以幼虫形态进入血液循环，并迁移到身体各处，并在人与猪的皮肤、肌肉、大脑和其他组织中寄居（引自乔治亚州，亚特兰大，CDC）

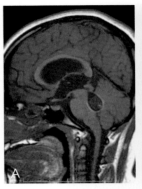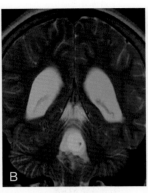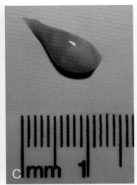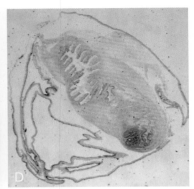

▲ 图 22-42　孤立发生在脑室内的囊尾蚴病

矢状位 T₁ 增强（A）显示第四脑室内薄壁增强的囊性病变；冠状位 T₂WI（B）显示第四脑室的薄壁囊状结构；图 C 显示完整头节的大体长度；图 D 显示孤立头节的显微切片

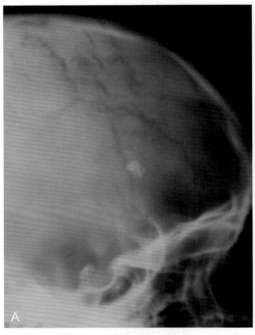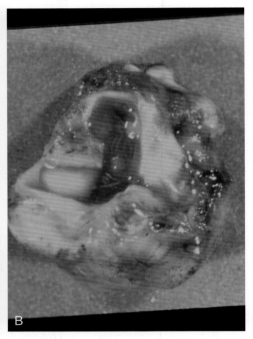

▲ 图 22-43　结节状钙化

A. 颅骨侧位 X 线片显示慢性囊尾蚴病单发钙化灶，无特异性，但较典型且常见；B. 慢性囊尾蚴病病变的大体病理标本（译者注：原著中图 A 与图 B 颠倒，已修改）

地区。据 WHO 估计，2012 年疟疾导致 2.07 亿例临床发作，造成 62.7 万人死亡。

疟疾是一个复杂的临床、遗传、环境和流行病学问题，其涉及的问题远超出了本书关注的范围。该病的基本病理为寄生红血球（红细胞）黏附在血管内皮表面，导致淤积和缺血。此外，由寄生虫释放的循环毒素被认为在改变膜的通透性和其他非血管效应中起作用。发病机制、灭蚊、疫苗开发、抗生素治疗以及许多其他相关领域的研究都一直在进行中。

在临床上，疟疾感染可表现出各种严重程度不同和病程不等的症状，但急性感染的典型特征是高热、寒颤和类似流感的症状。脑型疟疾在临床上表现活跃的患者中只占一小部分，常见于儿童，导致头痛、抽搐、局灶性神经功能障碍、昏迷和死亡。脑型疟疾的影像学表现是非特异性的，但可能包括局灶性脑炎和（或）亚急性缺血性脑损伤和（或）脑出血（图 22-46）[126-134]。

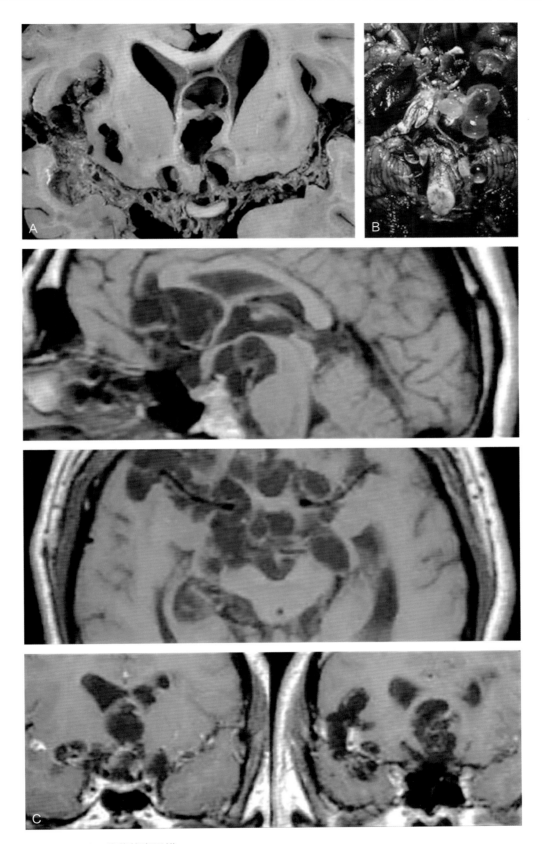

▲ 图 22-44 葡萄状囊尾蚴

A. 冠状位脑解剖显示在蛛网膜下腔和脑室间隙有多个群集的囊性病灶；B. 脑表面照片显示大脑基底部表面聚集的囊肿；C. 多平面 T_1WI 显示多个聚集的囊性病变散布于脑脊液间隙中

（三）弓形虫病

弓形虫是一种胞内原生动物感染，其主要宿主是家猫，但已被发现通常以无症状的方式寄生于各种哺乳动物，包括人、狗、啮齿动物、鹿、牛羊、海獭、鹅和鸡等。许多动物和人的体内可能长期寄生弓形虫，却没有或仅有轻微的症状。由于这种能够在宿主没有症状的情况下持续存在和寄生很长一段时间的能力，有人认为它不仅是地球上最普遍的，而且是最成功的寄生虫。它还一直被作为病原体控制宿主行为的一个例子广泛研究，包括引起老鼠行为的改变，使它们更易受到猫的攻击；引起无症状的人类宿主发生细微的长期行为变化。

正如前面提到的，弓形虫表现出复杂的生命周期。尽管有性繁殖只能发生在家猫身上，使其成为最终或主要宿主，但其仍可寄生于大量的其他宿主（图 22-47）。人类感染弓形虫有三个主要途径：直接摄入被污染的土壤或水中的虫卵；摄入含有包囊生物（滋养体）的未煮熟的肉；或者通过被寄生的母体的胎盘迁移到胎儿体内（先天性弓形虫）。

先天性弓形虫可单独或与病毒性病原体一起产生弥漫性脑炎，导致弥漫性脑软化和被称为 TORCH 综合征的粗糙基底节钙化。弓形虫还可能产生慢性脉络膜视网膜炎，是导致先天性失明的重要原因。

在成人中，弓形虫通常易机会性感染免疫功能低下的宿主，包括化疗患者、先天性免疫缺陷患者和未接受抗逆转录病毒治疗的艾滋病患者。典型的表现包括常见于基底节的脑膜脑炎和多发性脑脓肿（图 22-48）。中枢神经毒素的出现是非特异性的，可能与其他潜在病原体和肿瘤有相当大的重叠，特别是在艾滋病患者中。通常先是经验性地使用抗生素治疗，若存在阳性反应则作为弓形虫存在的依据。另一种更具特异性的诊断证据是使用质子扩散率。当 ADC 值大于 1.6 时，提示病变可能与弓形虫相关；当 ADC 值小于 1 时则提示肿瘤的可能性大，如需要行诊断性活检的中枢神经系统淋巴瘤。

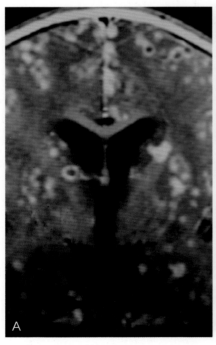
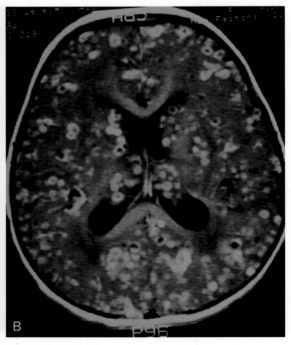

▲ 图 22-45　莱姆病

大脑增强冠状位（A）及轴位（B）T₁图像显示双侧大脑半球多发弥漫性卵圆形病变，病变以累及白质为主，与多发性硬化相似

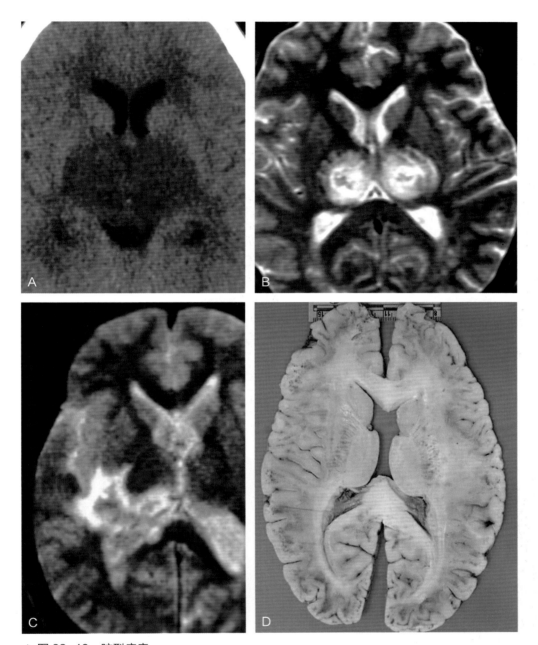

▲ 图 22-46 脑型疟疾

CT 平扫（A）显示双侧丘脑水肿及占位效应；一患者的 MRI 轴位 T_2（B）表现为双侧丘脑明显水肿，可能伴有出血；轴位 T_2 图像（C）显示脑室附近的出血性梗死；另一病人的脑解剖（D）显示双侧大脑弥漫性出血（译者注：原著中图片顺序标注有误，已修改）

弓形虫病虽不常见，但也可表现为脊髓内的环形强化病变。考虑到治疗的滞后可显著增加发病率，在临床诊断中应考虑到本病的可能性（图 22-49）[135-140]。

（四）神经梅毒

梅毒是一种性传播疾病，最初是由 17 世纪的欧洲探险者从"新世界"携带回后被报道的。病原体是梅毒螺旋体。在发现并常规使用青霉素治疗之前的 400 到 500 年里，它有广泛的发病率和较高的死亡率。自从使用青霉素以来，梅毒一直是一种持续的、难以捉摸的，但仍广泛传播的病原体，部分原因可能是人类复杂和神秘的性心理以及包括艾滋病在内的免疫缺陷

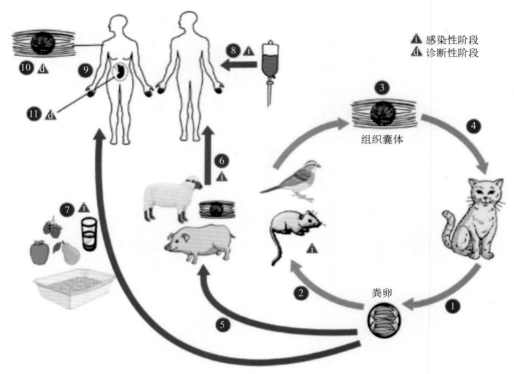

▲ 图 22-47　刚地弓形虫的生命周期

弓形虫的最终宿主是家猫，以及病原体传播到其他动物、土壤、水再到人类的模式（引自乔治亚州，亚特兰大 CDC）

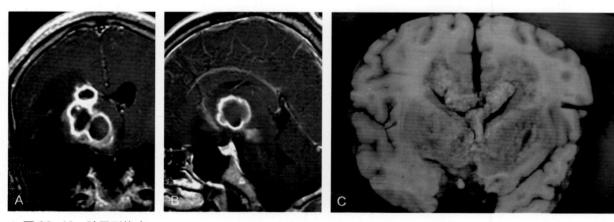

▲ 图 22-48　脑弓形体病

冠状位（A）和矢状位 T_1（B）增强图像显示基底节区成簇状聚集的环形强化病灶，尸检标本（C）显示基底节区坏死及脓肿形成。

综合征的发生[141-153]。

　　梅毒感染发病的各个阶段相互重叠。最先是无痛的皮肤溃疡，通常发生在生殖器或口腔周围，晚期阶段可能会对心血管系统和中枢神经系统造成永久性甚至致命的损害。

　　神经梅毒可分为早期和晚期两个阶段。早期神经梅毒发生于初次接触病原体不到 1 年的

患者，一般表现为脑膜炎、脑神经功能障碍和（或）脑血管疾病。晚期神经梅毒的表现为更具弥漫性的损伤，可能由于脊髓后根及脊髓后索损伤而导致全身性或局部性认知缺陷、虚弱和步态障碍（脊髓痨）。

　　就我们知道的所有预防和治疗梅毒和神经梅毒的知识和经验，有一种描述是比较恰当的，

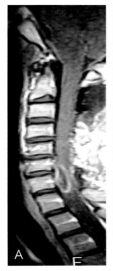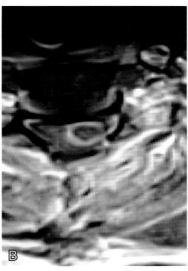

▲ 图 22-49 脊柱弓形体病
矢状位（A）和轴位 T_1 增强图像（B）显示经活检证实为病灶环形强化的颈髓内弓形体病

即所谓的"伟大的模仿者"。因为这种疾病的表现形式千变万化，其病因学有时也没有引起人们的怀疑，以至于人们发现它反复地伪装自身的病原体，并且愚弄认真的临床医生。在世纪之交，梅毒的发病率明显下降，但由于艾滋病流行、人类心理以及抗逆转录病毒治疗效果变化等因素，其发病率又有所回升。

从影像学角度看，神经梅毒可以有多种表现形式，从脑膜脑炎、脑干的局部区域炎症（图22-50）或幕上脑炎，到类似于脑膜瘤等更常见的硬膜来源肿块的脑外占位或梅毒瘤，再到无

强化的非特异性白质改变、伴或不伴缺血性损伤的血管炎、大脑或脊髓弥漫性萎缩性改变等。诊断须基于血清和脑脊液的抗体水平，并结合其他临床信息和病史。药物治疗包括青霉素、四环素和红霉素等。青霉素过敏者治疗必须有适当长的疗程，必须达到滴度下降和临床症状缓解才能证明治愈。

（五）棘球蚴病

棘球蚴病，又名包虫病，是由棘球蚴绦虫的幼虫（棘球蚴）引起的慢性寄生虫病。人类患病有两个主要类型：囊型包虫病和泡型包虫病。

细粒棘球绦虫可引起囊型包虫病，多见于狐狸、狗和其他犬科动物，人和羊是中间宿主。其流行地区包括地中海、中东和拉丁美洲。

囊性包虫病是一种相对良性的疾病，主要表现为囊肿对邻近结构产生明显的占位效应。一般来说，囊性包虫病最常见于畜牧地区。

多房棘球蚴可引起泡型包虫病，在阿拉斯加、中欧、土耳其和中国流行。已确定的宿主是北极狐和赤狐，但啮齿动物、狗、其他犬科动物和猫也可能被感染。泡型包虫病在临床上可能更需引起重视，它的增殖方式类似恶性肿瘤，可能局部侵袭并扩散到肺和大脑等其他器官。据报道其死亡率超过50%，部分原因是发

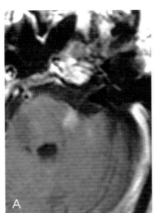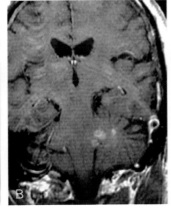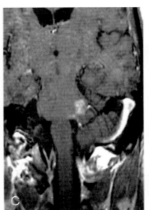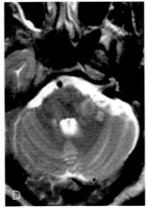

▲ 图 22-50 神经梅毒
轴位 T_1 增强（A）和冠状位 T_1 增强图像（B、C）显示左侧脑桥近脑桥小脑角附近病灶呈团簇状增强，轴位 T_2 图像（D）显示该病变呈 T_2 高信号（译者注：原著中图片顺序标注有误，已修改）

现它流行的地区普遍较偏远。

脑和脊柱棘球蚴病是罕见的，甚至在流行地区也很少见。其他形式的棘球蚴病在儿童中更常见，这可能是由于儿童身体接近地面的可能性更大。颅内疾病通常由细粒棘球蚴引起，通常表现为大的单个或数个囊状结构，边界清楚，没有相邻的脑实质改变（图 22-51）。同样，

脊柱病变常表现为非特异性单纯性囊肿[154-162]。

个案史：一名 9 岁波斯尼亚难民女童因单侧眼眶突出被救援机构送往加拿大。影像学显示外眼眶上部的单房囊肿，有一个增强的边缘或包膜。后来病灶被确定是在泪腺内。眼眶内包虫病很少见，但由于某些原因在泪腺中最常发生（图 22-52）。

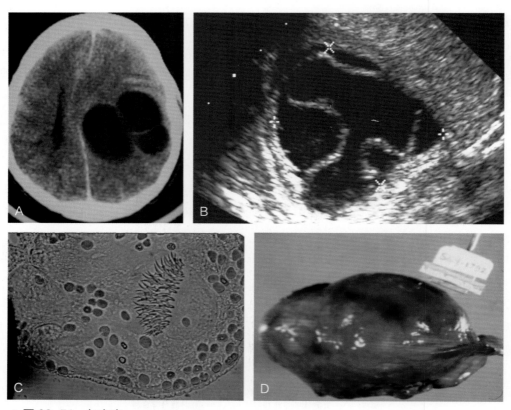

▲ 图 22-51 包虫病
A. 脑内成簇的囊状病变；B. 肝内囊性病变，囊壁塌陷，表现为"驼峰征"或"浮莲征"；C. 多刺球菌显微镜下图像；D. 完整的棘球蚴大体标本（译者注：原著中图片顺序标注有误，已修改）

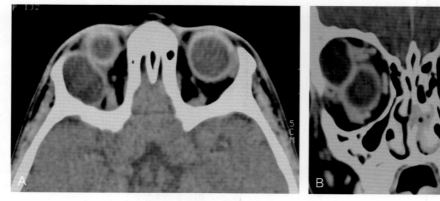

▲ 图 22-52 棘球蚴病，发生于眼眶内泪腺区
轴位（A）和冠状位 CT 增强图像（B）显示右侧泪腺区有大的囊性肿块

（六）福氏纳格里阿米巴原虫—原发性阿米巴脑炎

福氏纳格里阿米巴原虫是一种嗜热变形虫，在世界范围内的环境中相对普遍，但在人类中很少发病。它存在于淡水中，包括湖泊、河流、池塘、工业排水沟和温泉，吸入或溅入鼻腔会引起发病。它经鼻黏膜延伸通过筛状板进入大脑，导致出血性脑炎（图 22-53），死亡率约为98%，故而在大众媒体中产生了"吃脑阿米巴"这个词。

原发性阿米巴脑炎一词是用来描述变形虫脑炎的，原虫发病和原发性病灶集中在大脑。与其他原发性脑炎不同，原发性阿米巴脑炎是由身体其他部位（如肠道、肝脏或脾脏）的原发性感染引起的转移性或血源性脑炎。20 世纪60 年代，人们首次全面研究和了解了这类疾病经鼻感染的方式及其主要的病原体福氏纳格里阿米巴原虫。之前也有过关于本病的零星报道。

报道称这种非常罕见的疾病在夏季的发病率明显升高，细菌本身可能更易在夏季繁殖，并且更易在某些地方被集中发现。夏季儿童也有可能在水中游泳而被感染。也有极少数报道说它是通过鼻腔吸入自来水进行鼻腔清洁时传播的。另外，在澳大利亚，人们发现其是由于从水库到家庭的运输过程经过的淡水管道暴露在异常高温环境中引起的。福氏纳格里阿米巴原虫的微生物学研究与其他纳格里物种在蛋白质黏附和侵袭特性上存在差异，这可能解释了福氏纳格里阿米巴特有的致病性和毒性[162-165]。

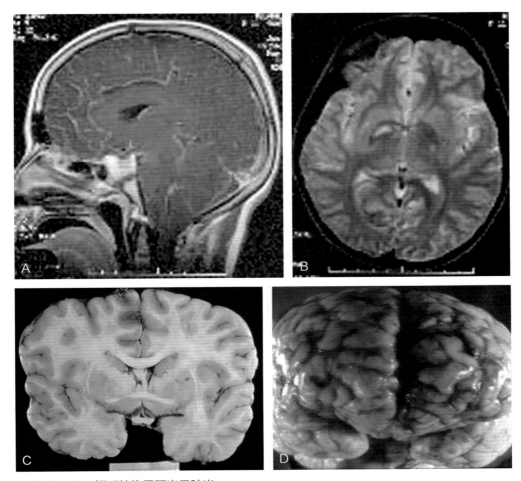

▲ 图 22-53 福氏纳格里阿米巴脑炎
MRI 矢状位 T_1 增强（A）显示脑表面轻度弥漫性增强；轴位 T_2 加权图（B）显示苍白球异常，皮质轻度水肿；脑解剖（C、D）显示脑表面出血和基底节区瘀点

（七）肉芽肿阿米巴脑炎

阿米巴虫脑炎指的是由更广泛种类的寄生变形虫，包括棘阿米巴原虫以及与之密切相关的细胶丝目狒狒巴拉姆希阿米巴（巴氏变形虫）引起的脑感染。这种感染可能是由于摄入了受污染的当地水源，导致下呼吸道、泌尿生殖系统和皮肤感染，然后通过血液传播到大脑。在艾滋病等免疫功能受损的情况下，对这类疾病的易感性明显增加。在至少一个病例中，本病也被认为是由于使用自来水准备静脉注射药物而感染的（图22-54）。其影像学表现是非特异性的，可表现为局部散在强化的脑炎病灶伴周围水肿[166-170]。

（八）血吸虫病

血吸虫病又称裂体吸虫病，是由血吸虫属的吸虫类扁虫感染引起的，最常见的是埃及血吸虫和曼氏血吸虫。这些微生物从淡水中的虫卵中孵化出来，产生的毛蚴钻入淡水螺体内并无性繁殖形成尾蚴。当人类接触到被污染的淡水时，活动的尾蚴穿透人类皮肤，转化为血吸虫，进入血液，迁移到心、肺和肝内，然后进入膀胱、直肠和小肠的小静脉并长期寄居。在这些位置成对的生物体进行有性繁殖，产生大量的虫卵，随后偶尔会在体内迁移到中枢神经系统的脊髓

和脑静脉内（图22-55）。据WHO估计，全球有2亿～3亿人患有血吸虫病，仅次于世界范围内疟疾的流行率，此外还有更多的高危人群。这种疾病的临床表现主要取决于宿主对这些生物体的不同免疫反应，因此诊断可能很困难。虽然在非热带和发达国家本病并不常见，但是对本病的认识仍是很重要的。

神经血吸虫病最常见的感染源是日本血吸虫，偶尔也由曼氏血吸虫引起。临床表现多变，可从无症状到伴有头疼和行为改变的急性发热。还可有一系列的神经系统损伤的发作，这主要取决于病原体的寄居位置以及宿主免疫反应的强烈程度（图22-56）[171-176]。

（九）肺吸虫病

肺吸虫是一种吸虫类或扁平虫，被称为肺蛭。在食用未煮熟的受肺吸虫污染的螃蟹或小龙虾后，会引起人类发病。虽然首先出现的是肺部感染的症状，但更严重的感染可能发生在其通过血液进入的大脑，导致局灶性脓肿、脑炎和（或）出血。最典型的病原体是卫氏并殖吸虫（图22-57）。由于这种传播方式罕见，且临床及影像学表现不明确，故临床诊断可能不会考虑到本病，导致延误治疗，发病率升高。一批受感染的螃蟹就可能会导致本病群体性发病。[177-181]。

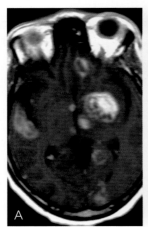
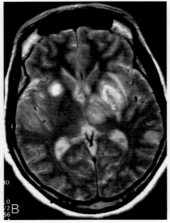
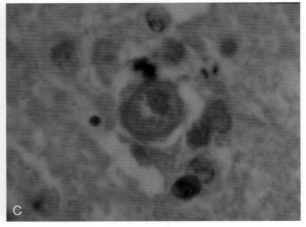

▲ 图22-54　肉芽肿性阿米巴脓肿
轴位 T_1 增强（A）显示脑实质内多发不规则环形增强的病灶；轴位 T_2 图像（B）显示多个液体含量不同的 T_2 高信号病灶；HE 染色（C）显示了从大脑活检中得到的活的巴氏变形虫（译者注：原著中图片顺序标注有误，已修改）

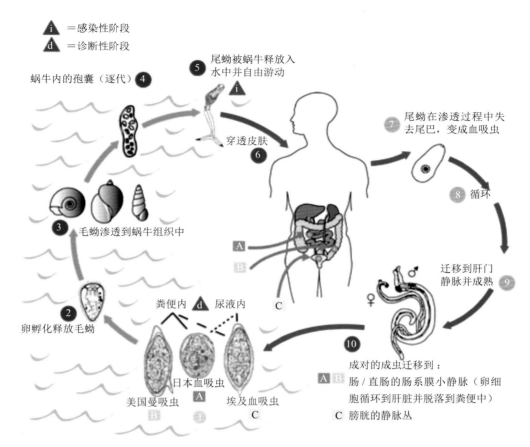

▲ 图 22-55　血吸虫病的生命周期
如图所示，血吸虫病的传播是从淡水到蜗牛再到人类，它们迁移到肝脏中并在其中发育成熟，随后传播到全身（引自乔治亚州，亚特兰大 CDC）

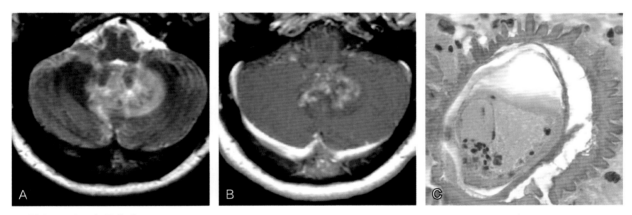

▲ 图 22-56　血吸虫病
轴位 T$_2$ 图像（A）显示小脑混合信号病灶，水肿集中在小脑深部核团；T$_1$ 增强图像（B）显示被水肿包绕的不规则增强区；图 C 为血吸虫的幼虫（译者注：原著中图片顺序标注有误，已修改）

（十）莱姆病

莱姆病是一种寄生虫感染，与我们讨论过的许多其他疾病不同，它不是热带疾病，但实际上它是温带地区最常见的寄生虫病，包括美国、加拿大、欧洲和亚洲部分地区。本病以最初发现地康涅狄格州莱姆镇命名，其致病源包括美国的伯氏疏螺旋体以及欧洲和亚洲的其他包柔螺旋体。本病通常由被感染的蜱虫叮咬传播，最典型的是鹿蜱。在美国最常见的是硬蜱属的肩突硬蜱和太平洋硬蜱，但实际上还可通过许多其他蜱虫传播。疏螺旋体存活在小型哺乳动物中，如啮齿动物、鸟类及鹿。当蜱虫以寄生动物为食时就会被感染，随后通过长达36小时或更长时间的血液吸食将寄生虫传播到未感染的宿主身上。

莱姆病最初的临床症状包括在原始咬痕处出现红斑变大，偶尔在扩张时出现轻微的边缘突起，形成靶点样外观，并可能包含一些中心小水泡。这种皮肤病变成慢性游走性红斑。这种皮损可以单发，也可以多发，在外观上可能与其他一些皮损相似，但实际上可能因蜱虫叮咬并发其他感染而使临床表现复杂化。局部可表现为轻微的荨麻疹和刺激症状。最初感染时可能出现全身症状，包括发热和头痛；但也可能是无症状的和无法识别的。如能正确诊断并按疗程使用多西环素或其他适当的药物进行治疗（多西环素禁止在孕妇和 12 岁以下儿童中服用），原发性莱姆病治愈率可达 100%。

继发性莱姆病发生在感染早期未被发现或治疗不完全的情况下，可能导致心脏、风湿病和神经系统症状，并通过适当的抗生素治疗得到有效的治疗。此外，还有其他慢性、不典型的、

伴或不伴全身性症状的报道，这些症状被称为慢性莱姆病。关于慢性莱姆病存在明显的争议，因为它并不完全是由莱姆螺旋体引起的。

中枢神经系统莱姆病通常在感染后几周到几个月内被发现，可表现为包括脑神经功能障碍在内的多种症状，如累及面神经导致面瘫，累及听神经导致听力丧失，也可能无明显症状。神经影像学表现可能包括局灶性的脑膜和（或）神经根强化，也可能导致白质病变。在某些情况下，白质病变与脱髓鞘疾病表现相似（图 22-58）。免疫学研究发现分子拟态可能触发 T 细胞活化，进而导致类 MS 病变。另一项正在进行的研究表明，不同亚型的包柔螺旋体具有不同的累及中枢神经系统倾向性[182-199]。

七、传染性海绵状脑病（朊病毒病）

朊病毒病是一种进行性致死性神经退行性疾病，影响人类、家畜和其他灵长类动物的健康。关于该病的发病机制的研究，提出了一种感染性蛋白或朊病毒的概念。这种蛋白或朊病毒能诱导异常蛋白折叠成正常蛋白。这种可传播的蛋白质是由 Stanley Prusiner 命名的。他首次提出这个假设，并最终因其研究成果而获得诺贝尔奖。

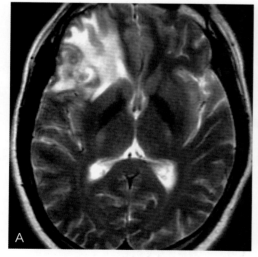
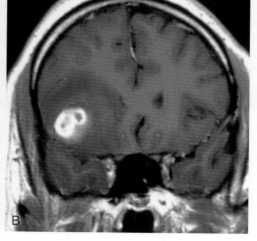

▲ 图 22-57　肺吸虫病
轴位 T₂ 图像（A）显示环形病灶伴周围显著水肿，冠状位 T₁ 增强图像（B）显示成对的环形强化病灶，周围可见无强化水肿

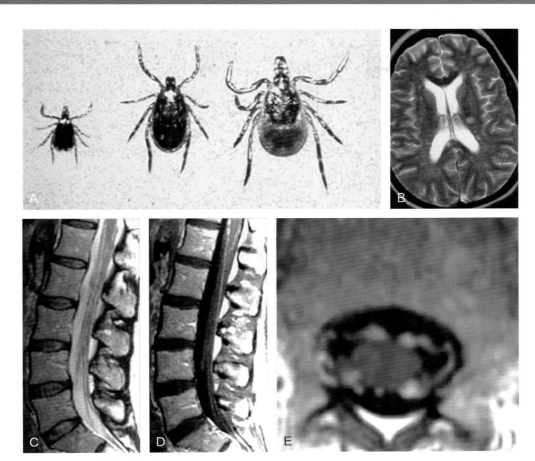

▲ 图 22-58 莱姆病宿主

A. 伯氏疏螺旋体寄居在多个蜱种中，最主要的是左边较小的木蜱，但也可能在中间的黑腿蜱虫和右边的鹿蜱中发现；B. 轴位 T_2 图像显示脑实质内有多个囊尾蚴；C ～ E. 矢状位 T_2、矢状位及轴位 T_1 增强图像显示椎管内的多发病灶

最常见的人类朊病毒疾病是克鲁伊茨菲尔特 - 雅各布病（Creutzfeldt-Jakob disease,CJD）。多数病例（85%~90%）是由偶发性突变引起的，少数病例（5%~15%）是由于基因遗传致病，还有少数病例是通过食用患有牛海绵状脑病（BSE）或疯牛病的牛肉制品而感染的。最后一个类别被称为变异疯牛病（vCJD），这种疾病目前已大大减少，主要是通过严格检测防止生病的奶牛进入人类食物链。vCJD 往往发生在较年轻的人群中，而且似乎比典型的偶发性 CJD 有更快的病程进展，但在其他方面两者非常相似。

CJD 的发病机制涉及正常的细胞壁糖蛋白 PrP，其确切功能尚不确定，通常在神经元内以某种构象或折叠方式存在。当暴露于异常折叠的 PrP 分子时，无论是内源性的（散发性遗传突变）或外源性（摄入或暴露），正常蛋白被感染并转变为病理构象（图 22-59）。这些异常或弯曲的蛋白质是非功能性的，在细胞内形成并最终导致神经功能障碍和细胞死亡。

朊病毒神经毒性的确切机制尚不清楚，部分可能原因是蛋白质聚集。然而，最近的研究表明更复杂的细胞蛋白控制过程失调对发病也起一定的作用。

CJD 的神经病理学特点为神经元空泡化、萎缩和细胞死亡（图 22-60）。在尸检或活检中，通过蛋白质印记法检测到耐蛋白酶 PrP 可最终确诊。临床上病人表现为肌阵挛和渐进性认知衰退。在影像学研究中，FLAIR 和 DWI 序列是最敏感的，被认为是诊断的关键手段。影像学表现多样，包括皮质和（或）基底节区的病变及

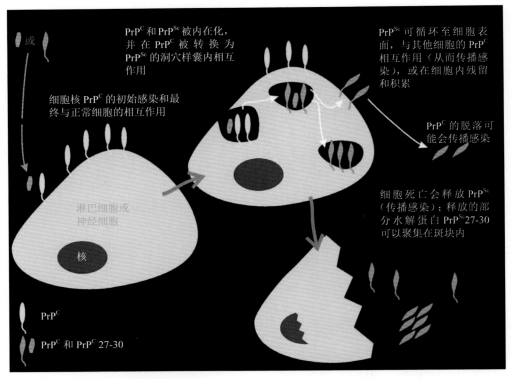

▲ 图 22-59　朊病毒 PrP 发病机制

异常构象的 PrP 蛋白进入神经细胞，并诱导正常 PrP 蛋白的构象改变，最终导致感染者神经功能障碍甚至死亡

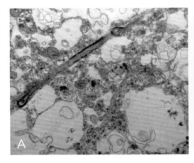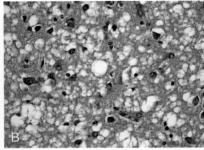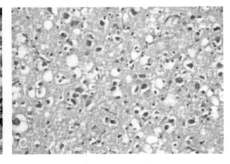

▲ 图 22-60　克雅病的神经病理学

电子显微照片（A）显示的克雅病；高、低倍镜的 H&E 染色（B 和 C）显微照片显示神经元空泡化和变性（译者注：原著中图片顺序标注有误，已修改）

更具体的丘脑背内侧和后部区域的"曲棍球棒征"或"丘脑枕征"。这些表现之前被认为更符合 vCJD，但实际上在偶发性和家族性 CJD 上也有发现（图 22-61）[200-207]。

还有一个少见但值得注意的亚型是 1929 年首次临床描述的 Heidenhain 变异型。在临床上，这些病人表现出快速进展的同侧性视野缺损，出现对颜色或结构的感觉紊乱、幻视、皮质性盲、视觉病感失认症，认知衰退并进展为严重的痴呆和死亡。这些患者的影像学表现包括：正电子发射断层摄影（PET）显示双侧枕叶代谢减退，视路代谢异常；MRI 的 FLAIR 和 DWI 成像显示双侧枕叶皮质存在边缘不清的异常信号区[208-214]。

其他已知的人类朊病毒疾病包括 Gerstmann-Sträussler-Scheinker 综合征（罕见）、致命家族失眠症（更罕见）和库鲁病。库鲁病是 Gajdusek 等首次报道的发生于新几内亚东部高原 Fore 族土著居民的一种消耗性疾病。Fore 族土著居民举行食

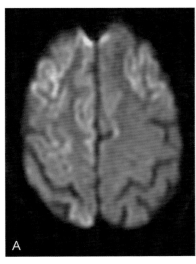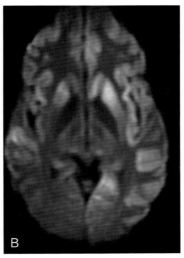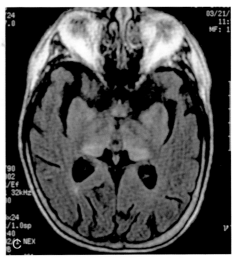

▲ 图 22-61　克雅病

轴位 DWI（A）显示皮质弥散受限；轴位 DWI（B）显示皮质和基底节区弥散受限；轴位 FLAIR（C）显示"曲棍球棒征"或"丘脑枕征"，这些一度被认为是 vCJD 特有的征象（译者注：原著中图片顺序有误，已修改）

人仪式，包括吃人的大脑。但后来该习俗被根除。已知的动物朊病毒疾病包括疯牛病、羊瘙痒病以及鹿和麋鹿的慢性消耗性疾病。尽管存在争议，但越来越多的证据表明朊病毒参与了其他人类退行性疾病，包括阿尔茨海默症（tau 蛋白）、帕金森症（α- 突触核蛋白）、额颞叶痴呆、慢性创伤后脑病、肌萎缩侧索硬化和亨廷顿病。

八、总结

　　大量的人类传染病都可能会影响中枢神经系统。在这一章中，我们已经描述和概括了主要的类别和每个类别的一些实例，并提供了一些框架来帮助分析这些潜在的威胁生命的情况。正确的诊断和治疗仍将取决于临床医生在疾病诊疗过程中的的认真和努力程度。他们将使用所有可用的手段，包括详细询问病史、体格检查、实验室检查、影像学分析以及在必要时进行侵入性检查和活检以直接获取病理。

推荐阅读

［1］Willensdorfer M. (2009). On the evolution of differentiated multicellularity. Evolution. 63(2):306–323. doi:10.1111/j.1558-5646.2008.00541.x.

［2］Muldoon LL; Alvarez JI; Begley DJ; Boado RJ; Del Zoppo GJ; Doolittle ND; Engelhardt B et al. Immunologic privilege in the central nervous system and the bloodbrain barrier. Journal of Cerebral Blood Flow & Metabolism.33(1):13–21, Jan 2013.

［3］Biron DG; Loxdale HD. Host-parasite molecular crosstalk during the manipulative process of a host by its parasite. Journal of Experimental Biology. 216(Pt 1):148–160,Jan 1, 2013.

［4］Adamo SA; Kovalko I; Easy RH; Stoltz D. A viral aphrodisiac in the cricket Gryllus texensis. Journal of Experimental Biology. 217(Pt 11):1970–1976, Jun 1, 2014.

［5］Flegr J; Markos A. Masterpiece of epigenetic engineering—How Toxoplasma gondii reprogrammes host brains to change fear to sexual attraction. Molecular Ecology.23(24):5934–5936, Dec 2014.

［6］Carruthers VB; Suzuki Y. Effects of Toxoplasma gondii infection on the brain. Schizophrenia Bulletin. 33(3):745–751, May 2007.

［7］Webster JP. The effect of Toxoplasma gondii on animal behavior: Playing cat and mouse. Schizophrenia Bulletin.33(3):752–756, May 2007.

［8］Hughes DP; Andersen SB; Hywel-Jones NL; HimamanW; Billen J; Boomsma JJ. Behavioral mechanisms and morphological symptoms of zombie ants dying from fungal infection. BMC Ecology. 11:13, 2011.

［9］Upadhyayula S. Question 2 * Is there a role for MRI as an adjunct for diagnosing bacterial meningitis? Archives of Disease in Childhood. 98(5):388–390, May 2013.

［10］Kasanmoentalib ES; Brouwer MC; van de Beek D.Update on bacterial meningitis: Epidemiology, trials and genetic association studies. Current Opinion in Neurology.26(3):282–288, Jun 2013.

［11］Kowalsky RH; Jaffe DM. Bacterial meningitis post-PCV7:Declining incidence and treatment. Pediatric Emergency Care. 29(6):758–766; quiz 767–768, Jun 2013.

［12］Barichello T; Fagundes GD; Generoso JS; Elias SG; Simoes LR; Teixeira AL. Pathophysiology of neonatal acute bacterial meningitis. Journal of Medical Microbiology. 62(Pt12):1781–1789, Dec 2013.

［13］Radetsky M. Fulminant bacterial meningitis. Pediatric Infectious Disease Journal. 33(2):204–207, Feb 2014.

［14］Bleck TP. Bacterial meningitis and other nonviral infections of the nervous system. Critical Care Clinics.29(4):975–987, Oct 2013.

［15］Kasanmoentalib ES; Brouwer MC; van de Beek D.Update on bacterial meningitis: Epidemiology, trials and genetic association studies. Current Opinion in Neurology.26(3):282–288, Jun 2013.

［16］Ferreira NP; Otta GM; do Amaral LL; da Rocha AJ.Imaging aspects of pyogenic infections of the central nervous system. Topics in Magnetic Resonance Imaging.16(2):145–154, Apr 2005.

［17］Lee KS; Liu SS; Spetzler RF; Rekate HL. Intracranial mycotic aneurysm in an infant: Report of a case.Neurosurgery. 26(1):129–133, Jan 1990.

［18］Williams MT; Jiang H. Diffuse cerebral petechial hemorrhage in an 8-year-old girl with MRSA pneumonia and sepsis. Neurology. 82(3):282, Jan 21, 2014.

［19］Gupta V; Jain V; Mathuria SN; Khandelwal N.Endovascular treatment of a mycotic intracavernous carotid artery aneurysm using a stent graft. Interventional Neuroradiology. 19(3):313–319, Sep 2013.

［20］Sonneville R; Mirabel M; Hajage D; Tubach F; Vignon P;Perez P; Lavoue S et al.; ENDOcardite en REAnimationStudy Group. Neurologic complications and outcomes of infective endocarditis in critically ill patients: The ENDOcardite en REAnimation prospective multicenter study. Critical Care Medicine. 39(6):1474–1481, Jun 2011.

［21］Minnerup J; Schilling M; Wersching H; Olschlager C;Schabitz WR; Niederstadt T; Dziewas R. Development of a mycotic aneurysm within 4 days. Neurology. 71(21):1745,Nov 18, 2008.

［22］Mishra AM; Gupta RK; Jaggi RS; Reddy JS; Jha DK;Husain N; Prasad KN; Behari S; Husain M. Role of diffusion-weighted imaging and in vivo proton magnetic resonance spectroscopy in the differential diagnosis of ring-enhancing intracranial cystic mass lesions. Journal of Computer Assisted Tomography. 28(4):540–547, Jul–Aug2004.

［23］Lai PH; Ho JT; Chen WL; Hsu SS; Wang JS; Pan HB;Yang CF. Brain abscess and necrotic brain tumor:Discrimination with proton MR spectroscopy and diffusion-weighted imaging. AJNR American Journal of Neuroradiology. 23(8):1369–1377, Sep 2002.

［24］Cartes-Zumelzu FW; Stavrou I; Castillo M; Eisenhuber E; Knosp E; Thurnher MM. Diffusion-weighted imaging in the assessment of brain abscesses therapy. AJNR American Journal of Neuroradiology. 25(8):1310–1317, Sep2004.

［25］Luthra G; Parihar A; Nath K; Jaiswal S; Prasad KN;Husain N; Husain M; Singh S; Behari S; Gupta RK.Comparative evaluation of fungal, tubercular, and pyogenic brain abscesses with conventional and diffusion MR imaging and proton MR spectroscopy. AJNR American Journal of Neuroradiology. 28(7):1332–1338, Aug2007.

［26］Soares-Fernandes JP; Valle-Folgueral JM; Morais N;Ribeiro M; Moreira-da-Costa JA. Diffusion-weighted MR imaging findings in an isolated abscess of the clivus. AJNR American Journal of Neuroradiology. 29(1):51–52, Jan2008.

［27］Aguilar J; Urday-Cornejo V; Donabedian S; Perri M;Tibbetts R; Zervos M. Staphylococcus aureus meningitis:Case series and literature review [44 refs]. Medicine.89(2):117–125, Mar 2010.

［28］Landrum ML; Neumann C; Cook C; Chukwuma U;Ellis MW; Hospenthal DR; Murray CK. Epidemiology of Staphylococcus aureus blood and skin and soft tissue infections in the US military health system, 2005-2010. JAMA. 308(1):50–59, Jul 4, 2012.

［29］Holland TL; Arnold C; Fowler VG Jr. Clinical management of Staphylococcus aureus bacteremia: A review. JAMA. 312(13):1330–1341, Oct 1, 2014.

［30］Cosgrove SE; Sakoulas G; Perencevich EN; Schwaber MJ;Karchmer AW; Carmeli Y. Comparison of mortality associated with methicillin-resistant and methicillin-susceptible Staphylococcus aureus bacteremia: A meta-analysis. Clinical Infectious Diseases. 36(1):53–59, Jan 1, 2003.

［31］Centers for Disease Control and Prevention. 2012. Active-Bacterial Core Surveillance Report, Emerging Infections Program Network, Methicillin-Resistant Staphylococcus aureus, 41–42, 2012.

［32］Hooper DC; Pruitt AA; Rubin RH. Central nervous system infection in the chronically immunosuppressed [196refs]. Medicine. 61(3):166–188, May 1982.

［33］Bowie D; Marrie TJ; Haldane EV; Noble MA. Ataxia in Listeria monocytogenes infections of the central nervous system. Southern Medical Journal. 76(5):567–570, May 1983.

［34］Katz RI; McGlamery ME; Levy R. CNS listeriosis:Rhomboencephalitis in a healthy, immunocompetent person. Archives of Neurology. 36(8):513–514, Aug 1979.

［35］Rocha PR; Lomonaco S; Bottero MT; Dalmasso A; DondoA; Grattarola C; Zuccon F et al. Ruminant rhombencephalitis-associated Listeria monocytogenes strains constitutea genetically homogeneous group related to human outbreak strains. ［Erratum appears in Applied & Environmental Microbiology. 79(22):7114, Nov 2013.］Applied & Environmental Microbiology. 79(9):3059–3066, May 2013.

［36］Choi MJ; Jackson KA; Medus C; Beal J; Rigdon CE; CloydTC; Forstner MJ et al.; Centers for Disease Control and Prevention (CDC). Notes from the field: Multistate outbreak of listeriosis linked to soft-ripened cheese—United States, 2013. MMWR—Morbidity & MortalityWeekly Report. 63(13):294–295, Apr 4, 2014.

［37］Yetkin MA; Bulut C; Erdinc FS; Oral B; Tulek N.Evaluation of the clinical presentations in neurobrucellosis.International Journal of Infectious Diseases. 10(6):446–452, Nov 2006.

［38］Drutz JE. Brucellosis of the central nervous system. A case report of an infected infant. Clinical Pediatrics.28(10):476–478, Oct 1989.

［39］Strannegard IL; Araj GF; Fattah HA. Neurobrucellosis in an eight-year-old child. Annals of Tropical Paediatrics.5(4):191–194, Dec 1985.

［40］Sanchez-Sousa A; Torres C; Campello MG; Garcia C;Parras F; Cercenado E; Baquero F. Serological diagnosis of neurobrucellosis. Journal of Clinical Pathology. 43(1):79–81, Jan 1990.

［41］Herbert N; George A; Baroness Masham of Ilton; SharmaV; Oliver M; Oxley A; Raviglione M; Zumla AI. World TB Day 2014: Finding the missing 3 million. Lancet.383(9922):1016–1018, Mar 22, 2014.

［42］Chou PS, Liu CK, Lin RT, Lai CL, Chao AC. Central nervous system tuberculosis: a forgotten diagnosis. Neurologist. 18(4):219–222, Jul 2012. doi:10.1097/NRL.0b013e3182610347.

［43］Thwaites GE; Schoeman JF. Update on tuberculosis of the central nervous system: Pathogenesis, diagnosis, and treatment [65 refs]. Clinics in Chest Medicine. 30(4):745–754, ix, Dec 2009.

［44］Bernaerts A; Vanhoenacker FM; Parizel PM; Van Goethem JW; Van Altena R; Laridon A; De Roeck J;Coeman V; De Schepper AM. Tuberculosis of the central nervous system: Overview of neuroradiological findings[46 refs]. European Radiology. 13(8):1876–1890, Aug2003.

［45］Garg RK; Sharma R; Kar AM; Kushwaha RA; Singh MK; Shukla R; Agarwal A; Verma R. Neurological complications of miliary tuberculosis. Clinical Neurology &Neurosurgery. 112(3):188–192, Apr 2010.

［46］Antunes H; Pereira A; Cunha I. Chediak-Higashi syndrome:pathognomonic feature. Lancet. 382(9903):1514,Nov 2, 2013.

［47］van den Berg B; Walgaard C; Drenthen J; Fokke C;Jacobs BC; van Doorn PA. Guillain-Barre syndrome:Pathogenesis, diagnosis, treatment and prognosis.Nature Reviews Neurology. 10(8):469–482, Aug 2014.

［48］Honavar M; Tharakan JK; Hughes RA; Leibowitz S;Winer JB. A clinicopathological study of the Guillain-Barre syndrome. Nine cases and literature review. Brain.114 (Pt 3):1245–1269, Jun 1991.

［49］Wakerley BR; Uncini A; Yuki N; GBS Classification Group; GBS Classification Group. Guillain-Barre and Miller Fisher syndromes—New diagnostic classification. Nature Reviews Neurology. 10(9):537–544, Sep 2014.

［50］Taboada EN; van Belkum A; Yuki N; Acedillo RR; Godschalk PC; Koga M; Endtz HP; Gilbert M; Nash JH. Comparative genomic analysis of Campylobacter jejuni associated with Guillain-Barre and Miller Fisher syndromes:Neuropathogenic and enteritis-associated isolates can share high levels of genomic similarity. BMC Genomics. 8:359, 2007.

［51］Leite C; Barbosa A Jr; Lucato LT. Viral diseases of the central nervous system [287 refs]. Topics in Magnetic Resonance Imaging. 16(2):189–212, Apr 2005.

［52］Ciuffi A; Telenti A. State of genomics and epigenomics research in the perspective of HIV cure. Current Opinion in HIV & AIDS. 8(3):176–181, May 2013.

［53］Dennis AM; Herbeck JT; Brown AL; Kellam P; de OliveiraT; Pillay D; Fraser C; Cohen MS. Phylogenetic studies of transmission dynamics in generalized HIV epidemics:An essential tool where the burden is greatest? Journal of Acquired Immune Deficiency Syndromes: JAIDS. 67(2):181–195, Oct 1, 2014.

［54］Lenjisa JL; Woldu MA; Satessa GD. New hope for eradication of HIV from the body: The role of polymeric nanomedicines in HIV/AIDS pharmacotherapy. Journal of Nanobiotechnology. 12:9, 2014.

［55］Kumarasamy N; Krishnan S. Beyond first-line HIV treatment regimens: The current state of antiretroviral regimens, viral load monitoring, and resistance testing in resource-limited settings. Current Opinion in HIV &AIDS. 8(6):586–590, Nov 2013.

［56］Smith MK; Rutstein SE; Powers KA; Fidler S; Miller WC;Eron JJ Jr; Cohen MS. The detection and management of early HIV infection: A clinical and public health emergency.Journal of Acquired Immune Deficiency Syndromes:JAIDS. 63(Suppl 2):S187–S199, Jul 2013.

［57］Baeten J; Celum C. Systemic and topical drugs for the prevention of HIV infection: Antiretroviral pre-exposure prophylaxis.Annual Review of Medicine. 64:219–232,2013.

［58］Smith AB; Smirniotopoulos JG; Rushing EJ. From the archives of the AFIP: Central nervous system infections associated with human immunodeficiency virus infection: Radiologic-pathologic correlation. ［Erratum appears in RadioGraphics. 29(2):638, Mar–Apr 2009.］ RadioGraphics. 28(7):2033–2058, Nov–Dec 2008.

［59］Dubrovsky T; Curless R; Scott G; Chaneles M; Post MJ;Altman N; Petito CK; Start D; Wood C. Cerebral aneurysmal arteriopathy in childhood AIDS. Neurology.51(2):560–565, Aug 1998.

［60］Rhodes RH; Ward JM; Cowan RP; Moore PT.Immunohistochemical localization of human immunodeficiency viral antigens in formalin-fixed spinal cords with AIDS myelopathy. Clinical Neuropathology.8(1):22– 27, Jan–Feb 1989.

［61］Tyler KL. Current developments in understanding of West Nile virus central nervous system disease. Current Opinion in Neurology. 27(3):342–348, Jun 2014.

［62］Gaensbauer JT; Lindsey NP; Messacar K; Staples JE;Fischer M. Neuroinvasive arboviral disease in the United States: 2003 to 2012. Pediatrics. 134(3):e642–e650, Sep2014.

［63］Asadi L; Bunce PE. West Nile virus infection. CMAJ Canadian Medical Association Journal. 185(18):E846, Dec10, 2013.

[64] Mertz D; Kim TH; Johnstone J; Lam PP; Science M;Kuster SP; Fadel SA et al. Populations at risk for severe or complicated Avian Influenza H5N1: A systematic review and meta-analysis. PLoS One [Electronic Resource].9(3):e89697, 2014.

[65] Kidd M. Influenza viruses: Update on epidemiology,clinical features, treatment and vaccination. Current Opinion in Pulmonary Medicine. 20(3):242–246, May 2014.

[66] Van Kerkhove MD. Brief literature review for the WHO global influenza research agenda—Highly pathogenic avian influenza H5N1 risk in humans. Influenza & Other Respiratory Viruses. 7(Suppl 2):26–33, Sep 2013.

[67] Liu Q; Liu DY; Yang ZQ. Characteristics of human infection with avian influenza viruses and development of new antiviral agents. Zhongguo Yao Li Xue Bao/Acta Pharmacologica Sinica. 34(10):1257–1269, Oct 2013.

[68] Sambhara S; Poland GA. H5N1 Avian influenza:Preventive and therapeutic strategies against a pandemic[71 refs]. Annual Review of Medicine. 61:187–198, 2010.

[69] Herfst S; Schrauwen EJ; Linster M; Chutinimitkul S; deWit E; Munster VJ; Sorrell EM et al. Airborne transmission of influenza A/H5N1 virus between ferrets. Science.336(6088):1534–1541, Jun 22, 2012.

[70] Russell CA; Fonville JM; Brown AE; Burke DF; SmithDL; James SL; Herfst S et al. The potential for respiratory droplet-transmissible A/H5N1 influenza virus to evolve in a mammalian host. Science. 336(6088):1541–1547, Jun22, 2012.

[71] Provenzale JM. Centennial dissertation. Honoring Arthur W. Goodspeed, MD and James B. Bullitt, MD. CT and MR imaging and nontraumatic neurologic emergencies[64 refs]. AJR American Journal of Roentgenology.174(2):289–299, Feb 2000.

[72] Maschke M; Kastrup O; Forsting M; Diener HC. Update on neuroimaging in infectious central nervous system disease. Current Opinion in Neurology. 17(4):475–480, Aug2004.

[73] Steiner I. Herpes simplex virus encephalitis: New infection or reactivation? Current Opinion in Neurology.24(3):268–274, Jun 2011.

[74] Ward KN; Ohrling A; Bryant NJ; Bowley JS; Ross EM; Verity CM. Herpes simplex serious neurological disease in young children: Incidence and long-term outcome.Archives of Disease in Childhood. 97(2):162–165, Feb2012.

[75] Berger JR; Houff S. Neurological complications of herpes simplex virus type 2 infection. Archives of Neurology.65(5):596–600, May 2008.

[76] Bajaj M; Mody S; Natarajan G. Clinical and neuroimaging findings in neonatal herpes simplex virus infection.Journal of Pediatrics. 165(2):404–407.e1, Aug 2014.

[77] Gershon AA; Gershon MD. Pathogenesis and current approaches to control of varicella-zoster virus infections. Clinical Microbiology Reviews. 26(4):728–743, Oct2013.

[78] Johnson RW; Rice AS. Clinical practice. Postherpetic neuralgia. New England Journal of Medicine. 371(16):1526–1533, Oct 16, 2014.

[79] Nagel MA; Gilden D. Neurological complications of varicella zoster virus reactivation. Current Opinion in Neurology. 27(3):356–360, Jun 2014.

[80] Yawn BP; Gilden D. The global epidemiology of herpes zoster. Neurology. 81(10):928–930, Sep 3, 2013.

[81] Stahl JP; Mailles A. What is new about epidemiology of acute infectious encephalitis? Current Opinion in Neurology. 27(3):337–341, Jun 2014.

[82] Crowcroft NS; Thampi N. The prevention and management of rabies. BMJ. 350:g7827, 2015.

[83] Tyler KL. Emerging viral infections of the central nervous system: Part 1. Archives of Neurology. 66(8):939–948,Aug 2009.

[84] Mittal MK. Revised 4-dose vaccine schedule as part of postexposure prophylaxis to prevent human rabies.Pediatric Emergency Care. 29(10):1119–1121; quiz 1122–1124, Oct 2013.

[85] Mateen FJ; Shinohara RT; Sutter RW. Oral and inactivated poliovirus vaccines in the newborn: A review.Vaccine. 31(21):2517–2524, May 17, 2013.

[86] Nathanson N; Kew OM. From emergence to eradication:The epidemiology of poliomyelitis deconstructed. American Journal of Epidemiology. 172(11):1213–1229, Dec1, 2010.

[87] Khan T; Qazi J. Hurdles to the global antipolio campaign in Pakistan: An outline of the current status and future prospects to achieve a polio free world. Journal of Epidemiology & Community Health. 67(8):696–702, Aug2013.

[88] Grassly NC. The final stages of the global eradication of poliomyelitis. Philosophical Transactions of the Royal Society of London—Series B: Biological Sciences.368(1623):20120140, Aug 5, 2013.

[89] Fink KR; Thapa MM; Ishak GE; Pruthi S. Neuroimaging of pediatric central nervous system cytomegalovirus infection. RadioGraphics. 30(7):1779–1796, Nov 2010.

[90] Barkovich AJ; Moore KR; Jones BV; Vezina GK; Bernadette L; Raybaud C; Grant PE et al. Diagnostic Imaging: Pediatric Neuroradiology. Salt Lake City, UT: Amirsys, 2007.

[91] Goderis J; De Leenheer E; Smets K; Van Hoecke H;Keymeulen A; Dhooge I. Hearing loss and congenitalCMV infection: A systematic review. Pediatrics.134(5):972–982, Nov 2014.

[92] Sherman RA. Charts: The TORCH syndrome revisited. Pediatric Infectious Disease Journal. 8(1):62–63, Jan 1989.

[93] Del Pizzo J. Focus on diagnosis: Congenital infections(TORCH). [Erratum appears in Pediatr. Rev. 33(3):109,Mar 2012.] Pediatrics in Review. 32(12):537–542, Dec2011.

[94] Altman NR. Intracranial infection in children. Topics in Magnetic Resonance Imaging. 5(3):143–160, 1993.

[95] Greenough A. The TORCH screen and intrauterine infec-

tions. Archives of Disease in Childhood Fetal & Neonatal Edition. 70(3):F163–F165, May 1994.

［96］Tenembaum S; Chitnis T; Ness J; Hahn JS; International Pediatric MS Study Group. Acute disseminated encephalomyelitis.Neurology. 68(16 Suppl. 2):S23–S36, Apr 17,2007.

［97］Alper G. Acute disseminated encephalomyelitis. Journal of Child Neurology. 27(11):1408–1425, Nov 2012.

［98］Elias MD; Narula S; Chu AS. Acute disseminated encephalomyelitis following meningoencephalitis: Casereport and literature review. Pediatric Emergency Care.30(4):254–256, Apr 2014.

［99］Wingerchuk DM; Lucchinetti CF. Comparative immunopathogenesis of acute disseminated encephalomyelitis,neuromyelitis optica, and multiple sclerosis. CurrentOpinion in Neurology. 20(3):343–350, Jun 2007.

［100］Yuksel D; Diren B; Ulubay H; Altunbasak S; Anlar B.Neuronal loss is an early component of subacute sclerosing panencephalitis. Neurology. 83(10):938–944, Sep 2,2014.

［101］Colpak AI; Erdener SE; Ozgen B; Anlar B; Kansu T. Neuroophthalmology of subacute sclerosing panencephalitis:Two cases and a review of the literature. Current Opinion in Ophthalmology. 23(6):466–471, Nov 2012.

［102］Garg RK. Subacute sclerosing panencephalitis.Postgraduate Medical Journal. 78(916):63–70, Feb 2002.

［103］Baldauf SL; Palmer JD. Animals and fungi are each other's closest relatives: Congruent evidence from multiple proteins. Proceedings of the National Academy of Sciences of the United States of America. 90(24):11558–11562, Dec 15,1993.

［104］Moran GP; Coleman DC; Sullivan DJ. Comparative genomics and the evolution of pathogenicity in human pathogenic fungi. Eukaryotic Cell. 10(1):34–42, Jan 2011.

［105］Mendoza L; Taylor JW; Ajello L. The class mesomycetozoea:A heterogeneous group of microorganisms at the animal-fungal boundary. Annual Review of Microbiology.56:315–344, 2002.

［106］May GS; Adams TH. The importance of fungi to man. Genome Research. 7(11):1041–1044, Nov 1997.

［107］Singh H; Irwin S; Falowski S; Rosen M; Kenyon L; Jungkind D; Evans J. Curvularia fungi presenting as a large cranial base meningioma: Case report.Neurosurgery. 63(1):E177; discussion E177, Jul 2008.

［108］Kourkoumpetis TK; Desalermos A; Muhammed M;Mylonakis E. Central nervous system aspergillosis: Aseries of 14 cases from a general hospital and review of 123 cases from the literature. Medicine. 91(6):328–336,Nov 2012.

［109］Almutairi BM; Nguyen TB; Jansen GH; Asseri AH.Invasive aspergillosis of the brain: Radiologic-pathologic correlation. RadioGraphics. 29(2):375–379, Mar-Apr 2009.

［110］Robinson MR; Fine HF; Ross ML; Mont EK; Bryant-Greenwood PK; Hertle RW; Tisdale JF et al. Si-

no-orbitalcerebral aspergillosis in immunocompromised pediatric patients. Pediatric Infectious Disease Journal. 19(12):1197–1203, Dec 2000.

［111］Gupta AO; Singh N. Immune reconstitution syndrome and fungal infections. Current Opinion in Infectious Diseases. 24(6):527–533, Dec 2011.

［112］O'Meara TR; Alspaugh JA. The Cryptococcus neoformans capsule: A sword and a shield. Clinical Microbiology Reviews. 25(3):387–408, Jul 2012.

［113］Voelz K; May RC. Cryptococcal interactions with the host immune system. Eukaryotic Cell. 9(6):835–846, Jun2010.

［114］Kwee RM; Kwee TC. Virchow-Robin spaces at MR imaging.RadioGraphics. 27(4):1071–1086, Jul–Aug 2007.

［115］Bicanic T; Harrison TS. Cryptococcal meningitis. British Medical Bulletin. 72:99–118, 2004.

［116］Scozzafava J; Block H; Asdaghi N; Siddiqi ZA. Teaching NeuroImage: Cryptococcal brain pseudocysts in an immunocompetent patient. Neurology. 69(9):E6–E7, Aug28, 2007.

［117］Kumari R; Raval M; Dhun A. Cryptococcal choroid plexitis:Rare imaging findings of central nervous system cryptococcal infection in an immunocompetent individual.British Journal of Radiology. 83(985):e14–e17, Jan 2010.

［118］Spellberg B; Edwards J Jr; Ibrahim A. Novel perspectives on mucormycosis: Pathophysiology, presentation, and management. Clinical Microbiology Reviews. 18(3):556–569, Jul 2005.

［119］Ibrahim AS; Kontoyiannis DP. Update on mucormycosispathogenesis. Current Opinion in Infectious Diseases.26(6):508–515, Dec 2013.

［120］Ibrahim AS; Spellberg B; Edwards J Jr. Iron acquisition:A novel perspective on mucormycosis pathogenesis and treatment. Current Opinion in Infectious Diseases.21(6):620–625, Dec 2008.

［121］Loke P; Lim YA. Helminths and the microbiota: parts of the hygiene hypothesis. Parasite Immunology. 37(6):314–323,Jun 2015.

［122］Walker MD; Zunt JR. Neuroparasitic infections:Cestodes, trematodes, and protozoans. Seminars in Neurology. 25(3):262–277, Sep 2005.

［123］Kimura-Hayama ET; Higuera JA; Corona-Cedillo R; Chavez-Macias L; Perochena A; Quiroz-Rojas LY;Rodriguez-Carbajal J; Criales JL. Neurocysticercosis:Radiologic-pathologic correlation. RadioGraphics. 30(6):1705–1719, Oct 2010.

［124］Osborn AG; Preece MT. Intracranial cysts: Radiologic-pathologic correlation and imaging approach. Radiology.239(3):650–664, Jun 2006.

［125］Singhi P; Singhi S. Neurocysticercosis in children.Journal of Child Neurology. 19(7):482–492, Jul 2004.

［126］MacCormick IJ; Beare NA; Taylor TE; Barrera V; WhiteVA; Hiscott P; Molyneux ME; Dhillon B; Harding SP.Cerebral malaria in children: Using the retina to study the brain. Brain. 137(Pt 8):2119–2142, Aug 2014.

［127］Crompton PD; Moebius J; Portugal S; Waisberg M; Hart G; Garver LS; Miller LH; Barillas-Mury C; Pierce SK. Malaria immunity in man and mosquito: Insights into unsolved mysteries of a deadly infectious disease. Annual Review of Immunology. 32:157–187, 2014.

［128］Epstein JE; Richie TL. The whole parasite, pre-erythrocytic stage approach to malaria vaccine development: A review. Current Opinion in Infectious Diseases. 26(5):420–428, Oct 2013.

［129］Potchen MJ; Kampondeni SD; Ibrahim K; Bonner J; Seydel KB; Taylor TE; Birbeck GL. NeuroInterp: A method for facilitating neuroimaging research on cerebral malaria. Neurology. 81(6):585–588, Aug 6, 2013.

［130］Baird JK. Evidence and implications of mortality associated with acute Plasmodium vivax malaria. Clinical Microbiology Reviews. 26(1):36–57, Jan 2013.

［131］Laishram DD; Sutton PL; Nanda N; Sharma VL; Sobti RC; Carlton JM; Joshi H. The complexities of malaria disease manifestations with a focus on asymptomatic malaria. Malaria Journal. 11:29, 2012.

［132］Landfear SM. Nutrient transport and pathogenesis in selected parasitic protozoa. Eukaryotic Cell. 10(4):483–493, Apr 2011.

［133］Buffet PA; Safeukui I; Deplaine G; Brousse V; Prendki V; Thellier M; Turner GD; Mercereau-Puijalon O. The pathogenesis of Plasmodium falciparum malaria in humans: Insights from splenic physiology. Blood. 117(2):381–392, Jan 13, 2011.

［134］Sadanand S. Malaria: An evaluation of the current state of research on pathogenesis and antimalarial drugs. Yale Journal of Biology & Medicine. 83(4):185–191, Dec 2010.

［135］Lee GT; Antelo F; Mlikotic AA. Best cases from the AFIP: Cerebral toxoplasmosis. RadioGraphics. 29(4):1200–1205, Jul–Aug 2009.

［136］Caselli D; Andreoli E; Paolicchi O; Savelli S; Guidi S; Pecile P; Arico M. Acute encephalopathy in the immunecompromised child: Never forget toxoplasmosis. Journal of Pediatric Hematology/Oncology. 34(5):383–386, Jul 2012.

［137］Popli MB; Popli V. Congenital toxoplasmosis infection. Neurology India. 51(1):125, Mar 2003.

［138］Camacho DL; Smith JK; Castillo M. Differentiation of toxoplasmosis and lymphoma in AIDS patients by using apparent diffusion coefficients. AJNR American Journal of Neuroradiology. 24(4):633–637, Apr 2003.

［139］Pietrucha-Dilanchian P; Chan JC; Castellano-Sanchez A; Hirzel A; Laowansiri P; Tuda C; Visvesvara GS; Qvarnstrom Y; Ratzan KR. Balamuthia mandrillaris and Acanthamoeba amebic encephalitis with neurotoxoplasmosis coinfection in a patient with advanced HIV infection. Journal of Clinical Microbiology. 50(3):1128–1131, Mar 2012.

［140］Boothroyd JC; Grigg ME. Population biology of Toxoplasma gondii and its relevance to human infection: Do different strains cause different disease? Current Opinion in Microbiology. 5:438–442, 2002.

［141］Fadil H; Gonzalez-Toledo E; Kelley BJ; Kelley RE. Neuroimaging findings in neurosyphilis. Journal of Neuroimaging. 16(3):286–289, Jul 2006.

［142］Primary and secondary syphilis—United States, 2003–2004. MMWR—Morbidity & Mortality Weekly Report. 55(10):269–273, 2006.
Fraser CM; Norris SJ; Weinstock GM; White O; Sutton GG; Dodson R; Gwinn M et al. Complete genome sequence of Treponema pallidum, the syphilis spirochete. Science. 281:375, 1998.

［143］Golden MR; Marra CM; Holmes KK. Update on syphilis: Resurgence of an old problem. JAMA. 290:1510–1514, 2003.

［144］Karsan N; Barker R; O'Dwyer JP. Clinical reasoning: The "great imitator." Neurology. 83(22):e188–e196, Nov 25, 2014.

［145］Clement ME; Okeke NL; Hicks CB. Treatment of syphilis: A systematic review. JAMA. 312(18):1905–1917, Nov 12, 2014.

［146］Sakai K; Fukuda T; Iwadate K; Maruyama-Maebashi K; Asakura K; Ozawa M; Matsumoto S. A fatal fall associated with undiagnosed parenchymatous neurosyphilis. American Journal of Forensic Medicine & Pathology. 35(1):4–7, Mar 2014.

［147］Land AM; Nelson GA; Bell SG; Denby KJ; Estrada CA; Willett LL. Widening the differential for brain masses in human immunodeficiency virus-positive patients: Syphilitic cerebral gummata. American Journal of the Medical Sciences. 346(3):253–255, Sep 2013.

［148］Brightbill TC; Ihmeidan IH; Post MJ; Berger JR; Katz DA. Neurosyphilis in HIV-positive and HIV-negative patients: Neuroimaging findings. AJNR American Journal of Neuroradiology. 16(4):703–711, Apr 1995.

［149］Dhasmana D; Joshi J; Manavi K. Intracerebral and spinal cord syphilitic gummata in an HIV-negative man: A case report. Sexually Transmitted Diseases. 40(8):629–631, Aug 2013.

［150］Proudfoot M; McLean B. Old adversaries, modern mistakes: Neurosyphilis. Practical Neurology. 13(3):174–177, Jun 2013.

［151］Agayeva N; Karli-Oguz K; Saka E. Teaching NeuroImages: A neurosyphilis case presenting with atypical neuroradiologic findings. Neurology. 80(11):e119, Mar 12, 2013.

［152］Crenner C. The Tuskegee Syphilis Study and the scientific concept of racial nervous resistance. Journal of the History of Medicine & Allied Sciences. 67(2):244–280, Apr 2012.

［153］Ventura N; Cannelas R; Bizzo B; Gasparetto EL. Intracranial syphilitic gumma mimicking a brain stem glioma. AJNR American Journal of Neuroradiology. 33(7):E110–E111, Aug 2012.

［154］McManus DP; Gray DJ; Zhang W; Yang Y. Diagnosis,treatment, and management of echinococcosis. BMJ.344:e3866, Jun 11, 2012.

[155] Bakoyiannis A; Delis S; Triantopoulou C; Dervenis C.Rare cystic liver lesions: A diagnostic and managing challenge. World Journal of Gastroenterology. 19(43):7603–7619, Nov 21, 2013.

[156] Atanasov G; Benckert C; Thelen A; Tappe D; Frosch M;Teichmann D; Barth TF et al. Alveolar echinococcosisspreading disease challenging clinicians: A case report and literature review. World Journal of Gastroenterology.19(26):4257–4261, Jul 14, 2013.

[157] Kantarci M; Bayraktutan U; Karabulut N; Aydinli B;Ogul H; Yuce I; Calik M et al. Alveolar echinococcosis:Spectrum of findings at cross-sectional imaging.RadioGraphics. 32(7):2053–2070, Nov–Dec 2012.

[158] Brunetti E; Junghanss T. Update on cystic hydatid disease.Current Opinion in Infectious Diseases. 22(5):497–502,Oct 2009.

[159] Guzel A; Tatli M; Maciaczyk J; Altinors N. Primary cerebral intraventricular hydatid cyst: A case report and review of the literature. Journal of Child Neurology.23(5):585–588, May 2008.

[160] Gunecs M; Akdemir H; Tugcu B; Gunaldi O; Gumucs E;Akpinar A. Multiple intradural spinal hydatid disease:A case report and review of literature. Spine. 34(9):E346–E350, Apr 20, 2009.

[161] Eckert J; Deplazes P. Biological, epidemiological, and clinical aspects of echinococcosis, a zoonosis of increasing concern.Clinical Microbiology Reviews. 17(1):107–135, Jan 2004.

[162] Polat P; Kantarci M; Alper F; Suma S; Koruyucu MB;Okur A. Hydatid disease from head to toe. RadioGraphics.23(2):475–494; quiz 536–537, Mar–Apr 2003. Lockey MW. Primary amoebic meningoencephalitis. Laryngoscope. 88(3):484–503, Mar 1978.

[163] Visvesvara GS; Moura H; Schuster FL. Pathogenic and opportunistic free-living amoebae: Acanthamoeba spp.,-Balamuthia mandrillaris, Naegleria fowleri, and Sappinia diploidea. FEMS Immunology and Medical Microbiology.50(1):1–26, Jun 2007.

[164] Jamerson M; da Rocha-Azevedo B; Cabral GA;Marciano-Cabral F. Pathogenic Naegleria fowleri and non-pathogenic Naegleria lovaniensis exhibit differenti aladhesion to, and invasion of, extracellular matrix proteins.Microbiology. 158(Pt 3):791–803, Mar 2012.

[165] Cooter R. The history of the discovery of primary amoebic meningoencephalitis. Australian Family Physician.31(4):399–400, Apr 2002.

[166] Silva RA; Araujo Sde A; Avellar IF; Pittella JE; Oliveira-JT; Christo PP. Granulomatous amoebic meningoencephalitisin an immunocompetent patient. Archives of Neurology. 67(12):1516–1520, Dec 2010.

[167] Cox FE. History of human parasitology. (Erratum appears in Clinical Microbiology Reviews. 16(1):174, Jan2003.) Clinical Microbiology Reviews. 15(4):595–612, Oct2002.

[168] Siddiqui R; Khan NA. Balamuthia amoebic encephalitis:An emerging disease with fatal consequences. Microbial Pathogenesis. 44(2):89–97, Feb 2008.

[169] Perez MT; Bush LM. Balamuthia mandrillaris amebicencephalitis. Current Infectious Disease Reports. 9(4):323–328, Jul 2007.

[170] Perez MT; Bush LM. Fatal amebic encephalitis caused by Balamuthia mandrillaris in an immunocompetent host:A clinicopathological review of pathogenic free-living amebae in human hosts. Annals of Diagnostic Pathology.11(6):440–447, Dec 2007.

[171] Vale TC; de Sousa-Pereira SR; Ribas JG; Lambertucci JR. Neuroschistosomiasis mansoni: Literature review and guidelines. Neurologist. 18(6):333–342, Nov 2012.

[172] Morgan OW; Brunette G; Kapella BK; McAuliffe I;Katongole-Mbidde E; Li W et al. Schistosomiasis amongrecreational users of upper Nile River, Uganda, 2007.Emerging Infectious Diseases. 16(5):866–868, 2010 May.

[173] Hotez PJ; Fenwick A. Schistosomiasis in Africa: Anemerging tragedy in our new global health decade.PLoS Neglected Tropical Diseases. 2(9):e485, Sep 29, 2009. doi:10.1371/journal.pntd.0000485.

[174] Bierman WF; Wetsteyn JC; van Gool T. Presentation and diagnosis of imported schistosomiasis: Relevance of eosinophilia, microscopy for ova, and serology. Journalof Travel Medicine. 12(1):9–13, Jan–Feb 2005.

[175] Ross AG; Bartley PB; Sleigh AC; Olds GR; Li Y; WilliamsGM; McManus DP. Schistosomiasis. New England Journal of Medicine. 346:1212–1220, Apr 18, 2002.

[176] Rollinson D; Simpson AJG (eds.). The Biology of Schistosomes from Genes to Latrines. London: Academic Press, 1987.

[177] Xia Y; Ju Y; Chen J; You C. Hemorrhagic stroke and cerebral paragonimiasis. Stroke. 45(11):3420–3422, Nov2014.

[178] Diaz JH. Paragonimiasis acquired in the United States:Native and nonnative species. Clinical Microbiology Reviews. 26(3):493–504, Jul 2013.

[179] Boland JM; Vaszar LT; Jones JL; Mathison BA; Rovzar MA;Colby TV; Leslie KO; Tazelaar HD. Pleuropulmonary infection by Paragonimus westermani in the United States:A rare cause of eosinophilic pneumonia after ingestionof live crabs. American Journal of Surgical Pathology.35:707–713, 2011.

[180] Human paragonimiasis after eating raw or undercooked crayfish—Missouri, July 2006–September2010. MMWR—Morbidity & Mortality Weekly Report.59(48):1573–1576, 2010.

[181] Lane MA; Barsanti MC; Santos CA; Yeung M; Lubner SJ; Weil GJ. Human paragonimiasis in North America following ingestion of raw crayfish. Clinical Infectious Diseases. 49:e55–e61, 2009.

[182] Peeters N; van der Kolk BY; Thijsen SF; Colnot DR. Lyme disease associated with sudden sensorineural hearing loss: Case report and literature review. Otology &Neurotology. 34(5):832–837, Jul 2013.

［183］Traisk F; Lindquist L. Optic nerve involvement in Lyme disease. Current Opinion in Ophthalmology. 23(6):485–490,Nov 2012.

［184］Samuels DS. Gene regulation in Borrelia burgdorferi. Annual Review of Microbiology. 65:479–499, 2011.

［185］Stanek G; Strle F. Lyme borreliosis: A European perspective on diagnosis and clinical management. CurrentOpinion in Infectious Diseases. 22(5):450–454, Oct 2009.

［186］Ogden NH; Lindsay LR; Morshed M; Sockett PN; Artsob H. The emergence of Lyme disease in Canada. ［Erratumappears in CMAJ. 181(5):291, Sep 1, 2009.］CMAJ CanadianMedical Association Journal. 180(12):1221–1224, Jun 9, 2009.

［187］Bratton RL; Whiteside JW; Hovan MJ; Engle RL; Edwards FD. Diagnosis and treatment of Lyme disease. Mayo Clinic Proceedings. 83(5):566–571, May 2008.

［188］Feder HM Jr; Johnson BJ; O'Connell S; Shapiro ED; Steere AC; Wormser GP; Ad Hoc International Lyme Disease Group et al. A critical appraisal of "chronic Lyme disease". ［Erratum appears in New England Journal of Medicine. 358(10):1084, Mar 6, 2008.］New England Journal of Medicine. 357(14):1422–1430, Oct 4, 2007.

［189］Steere AC. Lyme disease. New England Journal of Medicine.345(2):115–125, Jul 12, 2001.

［190］Donta ST; Noto RB; Vento JA. SPECT brain imaging in chronic Lyme disease. Clinical Nuclear Medicine.37(9):e219–e222, Sep 2012.

［191］Agarwal R; Sze G. Neuro-lyme disease: MR imaging findings. Radiology. 253(1):167–173, Oct 2009.

［192］Centers for Disease Control and Prevention (CDC). Lyme disease—United States, 2003–2005. MMWR—Morbidity & Mortality Weekly Report. 56(23):573–576, Jun 15, 2007.

［193］Haass A. Lyme neuroborreliosis. Current Opinion in Neurology. 11(3):253–258, Jun 1998.

［194］Kacinski M; Zajac A; Skowronek-Bala B; Kroczka S;Gergont A; Kubik A. CNS Lyme disease manifestation in children. Przeglad Lekarski. 64(Suppl. 3):38–40, 2007.

［195］Martin R; Gran B; Zhao Y; Markovic-Plese S; Bielekova B; Marques A; Sung MH et al. Molecular mimicry and antigen-specific T cell responses in multiple sclerosis and chronic CNS Lyme disease. Journal of Autoimmunity.16(3):187–192, May 2001.

［196］Campbell J; McNamee J; Flynn P; McDonnell G. Teaching NeuroImages: Facial diplegia due to neuroborreliosis. Neurology. 82(2):e16–e17, Jan 14, 2014.

［197］Dubrey SW; Bhatia A; Woodham S; Rakowicz W. Lymedisease in the United Kingdom. Postgraduate Medical Journal. 90(1059):33–42, Jan 2014.

［198］Hildenbrand P; Craven DE; Jones R; Nemeskal P. Lyme neuroborreliosis: Manifestations of a rapidly emerging zoonosis. AJNR American Journal of Neuroradiology.30(6):1079–1087, Jun 2009.

［199］Rupprecht TA; Koedel U; Fingerle V; Pfister HW. The pathogenesis of lyme neuroborreliosis: From infection to inflammation. Molecular Medicine. 14(3–4):205–212,Mar–Apr 2008.

［200］Jeong BH; Kim YS. Genetic studies in human prion diseases.Journal of Korean Medical Science. 29(5):623–632,May 2014.

［201］Degnan AJ; Levy LM. Neuroimaging of rapidly progressive dementias, part 2: Prion, inflammatory, neoplastic,and other etiologies. AJNR American Journal of Neuroradiology. 35(3):424–431, Mar 2014.

［202］Halliday M; Radford H; Mallucci GR. Prions: Generation and spread versus neurotoxicity. Journal of Biological Chemistry. 289(29):19862–19868, Jul 18, 2014.

［203］Fraser PE. Prions and prion-like proteins. Journal of Biological Chemistry. 289(29):19839–19840, Jul 18, 2014.

［204］Ma Q; Hu JY; Chen J; Liang Y. The role of crowded physiological environments in prion and prion-like protein aggregation. International Journal of Molecular Sciences.14(11):21339–21352, 2013.

［205］Prusiner SB. Biology and genetics of prions causing neurodegeneration.Annual Review of Genetics. 47:601–623, 2013.

［206］Prusiner SB. Novel proteinaceous infectious particlescause scrapie. Science. 216(4542):136–144, Apr 9, 1982.

［207］Prusiner SB. Creutzfeldt-Jakob disease and scrapie prions.Alzheimer Disease & Associated Disorders. 3(1–2):52–78, Spring–Summer 1989.

［208］Kalp M; Gottschalk CH. Mystery case: Heidenhain variant of Creutzfeldt-Jakob disease. Neurology. 83(22):e187,Nov 25, 2014.

［209］Vachalova I; Gindl V; Heckmann JG. Acute inferior homonymous quandrantanopia in a 71-year-old woman.Journal of Clinical Neuroscience. 21(4):683–685, Apr 2014.

［210］Parker SE; Gujrati M; Pula JH; Zallek SN; Kattah JC.The Heidenhain variant of Creutzfeldt-Jakob disease—A case series. Journal of Neuro-Ophthalmology. 34(1):4–9,Mar 2014.

［211］Prasad S; Lee EB; Woo JH; Alavi A; Galetta SL. Photo essay. MRI and positron emission tomography findings in Heidenhain variant Creutzfeldt-Jakob disease.Journal of Neuro-Ophthalmology. 30(3):260–262, Sep 2010.

［212］Cornelius JR; Boes CJ; Ghearing G; Leavitt JA; Kumar N. Visual symptoms in the Heidenhain variant of Creutzfeldt-Jakob Disease. Journal of Neuroimaging.19(3):283–287, Jul 2009.

［213］Appleby BS; Appleby KK; Crain BJ; Onyike CU; Wallin MT; Rabins PV. Characteristics of established and proposed sporadic Creutzfeldt-Jakob disease variants. Archives of Neurology. 66(2):208–215, Feb 2009.

［214］Tsuji Y; Kanamori H; Murakami G; Yokode M; Mezaki T; Doh-ura K; Taniguchi K et al. Heidenhain variant of Creutzfeldt-Jakob disease: Diffusion-weighted MRI and PET characteristics. Journal of Neuroimaging. 14(1):63–66,Jan 2004.

Chapter 23
缺血性及出血性脑卒中

Ischemic and Hemorrhagic Stroke

Shahmir Kamalian,Supada Prakkamakul,
Albert J. Yoo，著

吕晋浩，译

目录 CONTENTS

一、概述

脑卒中是导致死亡的第三大原因，也是成人严重致残的主要原因。在美国，每年共发生795 000例脑卒中，其中692 000例（87%）是缺血性卒中，103 000例（13%）是出血性卒中[1]。这两种卒中的诊断评估和治疗方法各不相同。目前用于急性缺血性卒中的治疗方法包括静脉内组织纤溶酶原激活物（IV tPA）、静脉溶栓和（或）动脉内机械治疗（血管内治疗）以及动脉内机械取栓联合静脉溶栓；目前出血性卒中的治疗方法因出血部位和病因而异。

神经影像学是脑卒中处理过程的核心，因为它是区分缺血性和出血性卒中的主要方法。此外，通过识别可治疗的病因，神经影像学可以指导治疗并预测治疗效果。本章概述了缺血性和出血性卒中的磁共振成像（MRI）表现，以及神经影像学在患者筛选中的作用。

二、缺血性卒中

根据症状发作的时间，缺血性卒中可分为超急性、急性、亚急性和慢性。通常超急性卒中是在卒中发病的6h内，此时患者有可能符合进行再灌注治疗的指征。急性卒中定义为卒中发生的24h内。亚急性和慢性卒中分别为24h至4～8周及超过4～8周。

卒中相关的水肿和占位效应在症状出现后3～4d达到顶峰，并在7d后开始消退。10%～20%的缺血性梗死可转化为出血性卒中，通常在发病后2～7d。慢性期的特点在于体积减小、空洞和神经胶质增生。同侧大脑脚的体积减小和对侧小脑萎缩提示大面积梗死可能导致华勒氏变性和交叉性小脑失联络。

（一）磁共振序列及扫描时序

磁共振成像，尤其是弥散加权成像（DWI），可在超急性期内提供最准确的缺血性卒中评估。

DWI缺血模式可能揭示有关卒中病因的重要信息，从而对潜在的病因进行适当和及时的处理。此外，MR血管成像（MRA）可以识别适合血管内治疗的血管闭塞。其他早期血管征象包括梯度回波（GRE）血栓磁敏感征象和液体衰减反转恢复（FLAIR）血管高信号[2]。MRI用于急诊卒中评估的主要缺点是无法对有起搏器或有其他铁磁性植入物的患者进行检查，与急诊CT相比，适用性较差（表23-1）。

1. 弥散加权成像

DWI是识别早期梗死最敏感和特异性最高的MRI序列[3]。这是一种通过在自旋回波脉冲序列中应用一对弥散敏化梯度来显示水分子在组织内弥散的技术[4,5]。由于使用单次回波激发平面技术作为读出模块，图像采集速度很快，通常可在约2min内完成。使用诸如并行采集的其他类型的快速成像技术可以获得更快的图像采集和更好的图像质量。最近，人们越发关注具有径向k空间采样的快速自旋回波DWI［周期性旋转重叠平行线和增强重建（PROPELLER）］，因为这种方法对磁化伪影不太敏感[6-10]。使得这种技术在存在金属植入物（如牙科材科）的情况下十分有用。它也可用于校正患者的运动伪影，但需要更长的扫描时间。

因为掺入了一对弥散敏化梯度从而延长了扫描时间，所以在弥散加权序列中需要更长的回波时间（TE）。因此，弥散加权成像混合了弥散加权和T_2加权（T_2W）对比。为了确定图像上的高信号是否与受限弥散或T_2高信号有关，应始终结合表观扩散系数（ADC）图评估，ADC不存在T_2加权效应，且弥散受限的部位呈低信号（图23-1A和B，23-2A和B）。还有一种指数图消除了T_2加权信息，并将受限扩散描绘为高信号，但由于图像对比度降低而不常使用。在扩散和ADC图像上显示高信号强度（signal intensity, SI）的病变并非真正出现弥散受限，而表现为"T_2透射"效应。不建议单独对ADC图进行解释，因为在T_2WI上显示低信号的病变可

表 23-1　不同 MRI 序列用于评估急性缺血性卒中的优势和缺陷

MRI 序列	技术优势	缺　陷
DWI	DWI 对超急性梗死核心的检测和体积评估非常灵敏且特异性很高	T_2 透射效应 T_2 暗化效应 DWI 假阴性（3% ～ 9%）取决于成像时间点、梗死面积和位置及低灌注的严重程度
FLAIR	FHVS 是超急性卒中患者严重狭窄或大动脉闭塞的指标 脑实质 FLAIR 高信号可能有助于预估发病时间未知的卒中患者发病时间 HARM 是血脑屏障破坏和出血性转化风险的潜在影像指标	FHVS 可能无法用三维 FLAIR 序列来显示
敏感序列（GRE T_2^*WI，SWI，SWAN）	敏感序列对于出血和微出血的检测非常敏感且特异性很高 SVS 可以增强血管内的血栓检出，特别是在远端 SWI 上明显的低信号静脉影可能代表梗死核心周围存在缺血半暗带组织	易受颅底区域影响
MRA	脑 MRA 结合 MRI 可用于 IA 治疗的患者筛选 颈部 MRA 可用于确定卒中病因和血管内治疗方案 常用的技术是 TOF（三维，MOTSA）和静态 CE MRA	MRA 容易高估动脉狭窄的程度
MR 灌注	DWI-PWI 不匹配旨在确定缺血性半暗带和再灌注治疗的收益 DSC 是急性缺血性卒中中最常用的 PWI 技术	MRP 未被验证可用于识别有风险的组织或再灌注治疗的决策

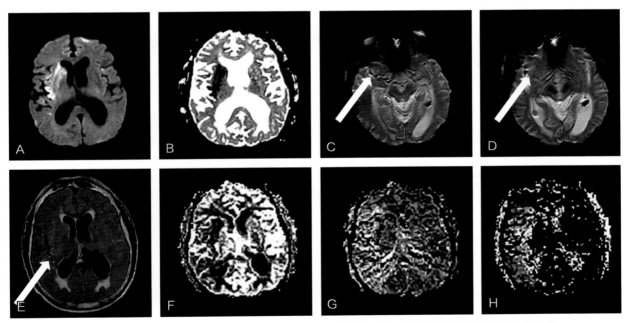

▲ 图 23-1　1 名 86 岁的房颤患者出现突然摔倒、意识消失，接受了组织纤溶酶原激活物静脉溶栓治疗

CTA（未显示）显示右侧大脑中动脉远端 M_1 和 M_2 以及双侧椎动脉和近端基底动脉中血栓形成。DWI 基线图像（A）和 ADC 图（B）显示右侧基底节区和岛叶的弥散受限区域。 梯度回波 T_2^*WI（C、D）显示远端 M_1 和 M_2 段中的血栓磁敏感伪影（箭）。FLAIR 序列（E）显示外侧裂中的血管高信号（箭）与侧支血管内的缓慢血流相一致。后处理的灌注图像（F.CBF；G.MTT 和 H.TTP）显示在右侧大脑中动脉供血区域中存在大的灌注 - 扩散不匹配区

能在弥散和 ADC 图像上都表现为低信号，例如在出血性转化的缺血性梗死中，这种情况称为"T$_2$暗化"效应。

对于缺血性卒中，当脑灌注不充分导致三磷酸腺苷泵失活时，细胞外离子向细胞内转运，伴有液体转运，导致细胞肿胀（即细胞毒性水肿）。脑梗死中弥散受限的机制尚未完全阐明，但与细胞外体积的减少及细胞内水弥散受限相关[11,12]。

DWI 检测急性缺血性卒中的敏感性和特异性都很高，据报道分别为 90% ～ 97% 和 75% ～ 97%[13,15]。DWI 可以在症状出现后 15min 检测到超急性缺血性梗死[16,17]，在弥散加权图像和相应的 ADC 图像上分别为高信号和低信号。ADC 信号持续下降直至发病后 3 ～ 4d，然后由于细胞溶解和血管源性水肿逐渐增加，导致 ADC 在 7 ～ 10d 内出现假正常化（图 23-3）[18,19]。随后，随着梗死的进一步发展及时间的延长，弥散加权图像可显示多种信号，并且 ADC 图可以不显

著或出现弥散增加（即 ADC 高信号）。在极少数情况下，弥散受限可在卒中发生后持续 4.5 个月，特别是在小的梗死中[20]。

在大多数情况下，与急性缺血相关的弥散受限提示组织损伤不可逆。在少数情况下，可能存在弥散受限的逆转[21,22]。然而，组织逆转的平均体积通常相对较小（2 ～ 15 ml），并且在先前看到的扩散异常区域可见迟发的再增大[23-25]。DWI 逆转的临床意义似乎很小，因为再灌注是一个先决条件，任何相关的临床改善更可能与挽救的缺血半暗带组织有关，而不是可忽略的 DWI 病变逆转区域。总之，DWI 被认为是在超急性环境中显示梗死核心的最准确方法［Ⅰ类证据水平（LOE）A］[26]。

尽管 DWI 具有高灵敏度，但仍有高达 3% ～ 9% 的病例中存在假阴性[13,15,27,28]，可能的解释包括：图像采集太早或太晚（如假正常化），病变太小，病变位于脑干或颅后窝位置[28]，病变接近颅底和相关位置由于磁敏感效应导致信

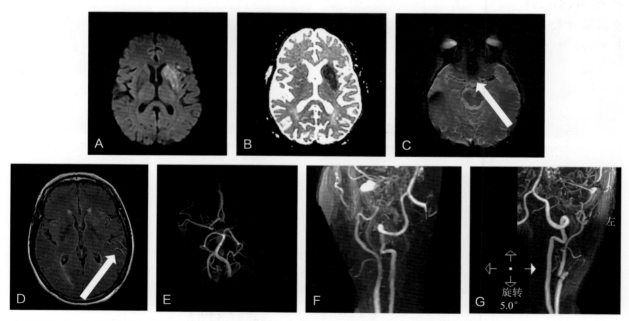

▲ 图 23-2　1 名 57 岁女性患右侧肢体无力和失语症，她接受了组织纤溶酶原激活物静脉溶栓治疗

CTA（未显示）显示双侧颈内动脉颅内段闭塞，延伸到左侧大脑前动脉的 A$_1$ 段和左侧大脑中动脉的 M$_1$ 段。DWI 图像（A）和 ADC 图（B）显示基底节区和岛叶弥散受限的区域。梯度回波 T$_2^*$WI（C）显示来自 M$_1$ 段血栓的磁敏感伪影（箭）。FLAIR 序列（D）显示外侧裂中的血管高信号（箭）与侧支血管内的缓慢血流相一致。三维 TOF MRA（E）显示双侧颈内动脉颅内段，左侧颈内动脉末端，左侧 A$_1$ 段近侧和左侧大脑中动脉 M$_1$ 段以及与闭塞血管相对应的远侧分支未见显影。造影剂注射后 MRA 显示双侧颈内动脉的闭塞（F. 右侧；G. 左侧）

号缺失或灌注减少不明显，使其不足以显示细胞毒性水肿。卒中样疾病可能产生假阳性病例[27]，将在后文中进一步讨论

2. 流体衰减反转恢复

在缺血性卒中的超急性期，细胞毒性水肿之后还会出现血脑屏障（blood–brain barrier, BBB）的破坏[29,30]。卒中发作后 1 ～ 4h，组织水净增加，称为血管源性水肿。组织液拥有长的 T_2 弛豫时间，因此在 T_2 和 FLAIR 图像上，血管源性水肿表现为高信号。FLAIR 中的反转恢复脉冲使脑脊液（cerebrospinal fluid ,CSF）信号消失，从而能够敏感区分高信号水肿与低信号脑脊液[31]。脑实质 FLAIR 高信号是可变的，可能需要 6h 左右才能明显显现出来[31,32]。T_2WI 的高信号在发病后 8h 左右才变得明显[33]。水肿和占位效应在 3 ～ 4d 才达到顶峰，伴有 T_2 高信号，脑回肿胀和脑沟消失。虽然 T_2 高信号持续存在，但 7d 后水肿和占位效应开始减弱。在慢性期，梗死表现出体积减小，神经胶质增生和不同程度的空洞（即囊性脑软化）。囊性脑软化呈现脑脊液样信号（FLAIR 上低，T_2WI 上高信号）。胶质增生在 T_2WI 和 FLAIR 序列上呈高信号。

通常，由于信号损失，自旋回波 T_2WI 和 FLAIR 图像上血液流动快速的动脉中表现为流空[34,35]。在存在大动脉严重狭窄或闭塞的情况下，受影响的血管节段或病变远端的血管中可以很容易地看到正常流空消失。由于 CSF 抑制在 FLAIR 图像上可以更加稳定地看到血管中的高信号 [FLAIR 高信号血管征（FHVS）]，FHVS 代表通过狭窄段的前向血流，或更常见的是，在闭塞部位远端的软脑膜侧支中缓慢的逆向血流[36-38]（图 23-1E 和 23-2D）。它是血流动力学改变的反映，可以在弥散受限出现之前看到。除与血管闭塞有关外，FHVS 在急性缺血性卒中的应用仍存在争议[2,39,40]。FHVS 也可见于短暂性脑缺血发作（TIA），慢性动脉狭窄闭塞性疾病或其他血管病变，如烟雾病[41-43]。

其主要的不足之处是，三维 FLAIR 成像中 FLAIR 血管高信号可消失，这是由于长回波链引起的自旋失相移导致的黑血效应[44]。因此，三维 FLAIR 图像上未见到 FHVS，但并不能排除缓慢的软脑膜侧支循环。

在已接受钆造影剂的急性缺血性卒中患者中可见 FLAIR 脑沟信号。这种现象被称为高信号急性再灌注标记物（hyperintense acute reperfusion marker,HARM），表示造影剂通过受

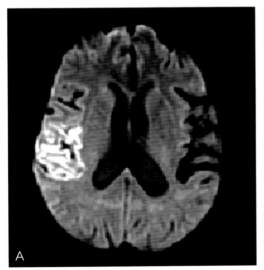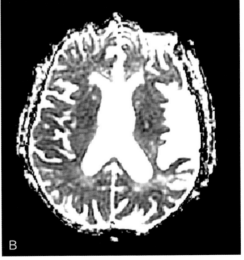

▲ 图 23-3 1 名 82 岁的女性在最初的右侧大脑中动脉供血区域梗死后 5d 出现短暂的症状恶化（失语和左侧无力）
弥散加权成像（A）显示了右侧脑岛后部和中央前回及中央后回下部的高信号，ADC 图（B）表现为假性正常化

损的血脑屏障渗漏到脑脊液中[45,46]。在对比增强（CE）T$_1$WI上也可以看到，这个标志是否可作为出血性转化的预测因素仍有争议[47-49]。

3. 磁敏感序列

GRE T$_2^*$WI，磁敏感加权成像（susceptibility-weighted imaging, SWI）和磁敏感加权血管成像（susceptibility-weighted angiography ,SWAN）对顺磁性物质 [如某些血液分解产物（脱氧血红蛋白、铁蛋白和含铁血黄素）] 高度敏感。在这些序列中，顺磁性物质导致信号丢失并且表现为低信号强度区域。

对于急性卒中，GRE T$_2^*$WI 在检测颅内出血中十分重要（图 23-12），且其还能够识别闭塞血管节段内的血栓，同时在急性颅内出血检出上与平扫 CT（noncontrast CT，NCCT）一样准确，并且在检出慢性出血方面优于 CT[50]。

磁敏感血管征（susceptibility vessel sign，SVS）是特异性很高的血管[51]内血栓形成指标，定义为梯度 T$_2^*$WI 上血管节段内的明显低信号（图 23-1C 和 D，图 23-2C）。信号丢失是由于血栓内的脱氧血红蛋白所致[52]。SVS 的显示取决于许多因素，包括血栓成分、大小、患者年龄及扫描参数。由于红细胞相对缺乏，富含纤维蛋白的血栓（白色血栓）不太可能引起与磁敏感相关的信号丢失。SVS 与心源性、陈旧血栓和较大血栓中富含红细胞有关[53]。扫描参数的改变，包括场强升高、不同的读出模块及 TE 增长，都可能增强磁敏感相关的信号损失。最近的一项研究表明，SVS 可以提供可靠的血栓长度[51]。这对治疗有潜在意义,因为较大的血栓负荷、较长的血栓长度（> 20 mm）和不规则的栓子形状可能会降低血管再通的可能性[54,55]。此外，这些序列有时会发现位于血管远端的栓子，MRA 可能会遗漏此类病变[56]。

SWI 是一种磁共振技术，它利用幅度和相位信息，根据组织的磁化率创建新的对比度。该序列对血管内和血管外的脱氧血红蛋白的顺磁效应非常敏感，且同样表现为低信号强度。

除了对急性出血、慢性微出血和缺血性卒中早期出血性转化高度敏感外，血氧水平依赖性效应可能表明存在大的缺血区域和梗死核心周围存在缺血半暗带[57,58]。低灌注和缺血引起的补偿性血管扩张使得毛细血管床中血流相对减慢，也增加了缺血组织中血氧消耗。因此，区域毛细血管和引流静脉中脱氧血红蛋白的浓度增加。由于脱氧血红蛋白的顺磁效应，可以通过磁敏感序列检测到缺血区域附近明显的低信号静脉。

通过利用不同的重建技术，SWAN 可以对同一采集中的大脑动脉和静脉进行高分辨率可视化：MRA 的最大强度投影（maximum intensity projection，MIP）技术和 MRV 的最小强度投影[59]。在 SWI 上，由于时间飞跃（time-of-flight，TOF）效应和缺乏 T$_2^*$效应，动脉为高信号，而静脉由于脱氧血红蛋白而呈低信号[60,61]。这种对比可用于检测动静脉瘘，这将在之后的章节讨论（图 23-13）。

4. MR 血管成像

血管成像是卒中检查的重要组成部分。对于超急性卒中血管内治疗的患者筛选，必须评估颅内动脉系统以识别主要动脉闭塞。尽管数字减影血管造影（digital subtraction angiography,DSA）被认为是颅内循环的解剖学和生理学评估的金标准，但临床上通常先进行非侵入性血管检查。CT 血管造影（CTA）或 MRA 可以作为早期诊断工具，但在必要时不应延迟组织纤溶酶原激活物的使用[62]。

MRA 技术可分为两大类：无造影剂技术和对比增强技术。两种无造影剂 MRA 分别为 TOF 和相位对比。然而，相位对比在急性卒中中并不常用，因为当动脉血流不在预定的速度编码范围内时，它易于产生人为的信号损失，以及扫描时间的延长。CE MRA 可以在一个时相（静态 CE MRA）或多个时相（时间分辨率 MRA）中获得。尽管 CTA 提供了对颅内动脉的快速且灵敏的评估，但当患者需要 MRI 扫描的其他必要信息（如评估梗死范围）时，MRA 就显得十分有用[63,64]。此外，MRA 能够避免辐射。然而，MRA 对流动效应非常敏感，并且倾向于高估血管狭窄的程度。尽管如此，MRA 足以准确识别适合血管内治疗的近端动脉闭塞[65]。

TOF 技术是一种无造影剂 MRA 技术，利用多个重复射频脉冲来抑制静止组织中的信号，从而能够显示进入成像切面中的新鲜血液的血流相关信号。三维或多重重叠薄层采集（multiple overlapping thin-slab acquisition,MOTSA）是常用的 TOF 技术（图 23-2E）。三维区块越厚，流动的血液暴露于重复的 RF 脉冲的时间越长，导致血液饱和并且在区块的出口边缘附近发生信号损失。MOTSA 通过将大型三维体积划分为多个较薄的重叠层来保护信号，从而解决了这一问题。三维 TOF 检测颅内血管狭窄的敏感性为 60% ～ 85%，对于闭塞的敏感性则高达 80% ～ 90%[62,66,67]。该技术的优点是空间分辨率高且无须造影剂。其主要缺点是平面内信号丢失，特别是 Willis 环周围水平走向的动脉，以及扫描时间过长。颅内三维 TOF MRA 需要 5 ～ 10min 才能完成，因此容易出现运动伪影[64]。CE MRA 的采集时间更快，覆盖范围更广且血流相关信号丢失更少[68]。覆盖范围扩大后可实现颅外和颅内动脉同时成像（图 23-2F 和 G）[69,70]。然而，CE MRA 的空间分辨率较低。随着高场强和并行采集的出现，CE MRA 的空间分辨率进一步提高，从而使其诊断性能与 TOF MRA 及 CTA 相当[64,68,71]。困扰静态 CE MRA 的另一个问题是静脉的干扰，这可以通过时间分辨 MRA 来改善。

时间分辨 MRA 能够提供颅外和颅内动脉的动态流动信息，具有高时间分辨率但空间分辨率有限[72]。尽管其对于严重狭窄和闭塞的特异性和阳性预测值不高，但其敏感性和阴性预测值仍然很高[73]。时间分辨 MRA 可能提供侧支循环的相关信息，类似于多时相 CTA[74]，但该技术在这一方面还未广泛使用。

颅外血管系统的评估可以采用相同设置，或之后单独扫描，这有助于确定卒中的发生机制，并为 IA 治疗计划提供有关主动脉弓解剖和颈部闭塞性疾病的有价值信息[75]。缺血性卒中的常见原因包括动脉粥样硬化血栓形成或动脉夹层。三维 TOF 常见的缺陷是由于湍流和自旋失相位而经常在颈动脉分叉处和颅底区域出现局部信号缺失。CE MR 不太容易出现这个问题。尽管如此，与血管造影相比，这两种技术仍然高估了血管狭窄的程度[76]。如果临床上怀疑存在动脉夹层（如年轻患者），应进行颈部非增强 T_1 脂肪抑制序列扫描，从而可能显示出假腔内高铁血红蛋白相关的 T_1 高信号（图 23-4）。

5. MR 灌注成像

MR 灌注加权成像（MR PWI）是一种显示组织微血管血流动力学变化的技术。急性缺血性卒中最常使用的 MR PWI 技术是动态磁敏度对比（DSC）灌注[77]。在团注钆基造影剂之后，对大脑进行连续多次快速成像以获取造影剂首过脑组织的信息。单次激发 T_2^*W 平面回波成像通常用于检测造影剂产生的磁敏信号缺失。根据生成的时间 - 信号强度曲线，将其转换为浓度 - 时间曲线。根据此浓度 - 时间曲线和中心体积原理［脑血流量（CBF）= 脑血容量（cerebral blood flow，CBV）/ 平均通过时间（mean transit time，MTT）］可计算灌注参数。表 23-2 列出了常用的参数。

DSC MR PWI 技术可能因造影剂再循环、漏出、延迟和扩散而受到影响。然而，前两者在脑肿瘤中比在急性卒中中更容易出现。可通过应用动脉输入函数和去卷积来减轻延迟和扩散的影响。MR PWI 的缺点是 MR 信号强度和磁造影剂浓度之间非线性关系，使 MR PWI 参数的真正定量测量无法实现。

对于急性缺血性卒中，主要动脉的闭塞通常引起区域组织低灌注和进行性神经元损伤。受影响的组织可分为 3 个同心圆区域[78]。最内层区域是不可逆转的受损组织，称为梗死核心。直接围绕梗死核心的区域被称为缺血半暗带，表示如果无法早期恢复血供，脑组织则存在梗死风险。最外侧区域代表良性低灌注，由于仍有足够的软脑膜侧支供应，即使闭塞持续存在，这部分低灌注组织仍将存活。弥散加权 MRI 在描绘梗死核心方面具有较好的成像效果。灌注成像（包括 MR PWI）试图将其他两个区域进行区分，但由于灌注量化的局限性，这种评估的可靠性是值得怀疑的。因此在临床上目前采用了定性的方法，其中灌注缺损大于梗死区域（即

表 23-2　MRI 灌注参数

参数	定义	测量单位
MTT	示踪剂通过组织所需的平均时间	s
TTP	基于非反卷积的度量，表示在脑组织层面内的主要动脉血管中的造影剂首次到达峰值与造影剂团注峰值之间的时间	s
T_{max}	基于反卷积的度量，包含与 TTP 类似的度量，表示组织残余函数达到最大强度的时间	s
CBF	流经特定的感兴趣区域的血量	ml/100g 组织 · min
CBV	在感兴趣的区域中血液占据的体积	ml/100g 组织

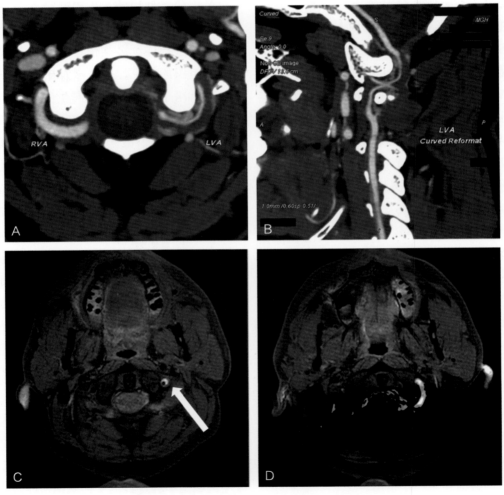

▲ 图 23-4　1 名 29 岁的男子，在举重后 10d 出现右颈部疼痛和枕部痛
CTA 显示左椎动脉颈段远段变窄（A. 轴向 MIP；B. 曲面重建），颈部的脂肪抑制 T_1WI（C、D）显示了夹层节段的 T_1 高信号（箭）

DWI-PWI 不匹配）被视为可挽救组织和潜在治疗反应的标志（图 23-1F 至图 23-1H）[79-83]。但是，DWI-PWI 不匹配的程度可能会受到几个变量的影响，包括：①后处理软件平台；②评估方法（视觉或定量）；③参数图［时间参数常用，但达峰反应时间（T_{max}）、峰值时间（TTP）和平均通过时间（MTT）之间存在差异］；④每个参数的阈值[84-88]。目前对于溶栓治疗，缺乏准确描述 DWI-PWI 不匹配模式的共识是应用于决策指导的主要障碍[89]。此外，如前所述，没有灌注成像方法能够在超急性情况下准确区分缺血半暗带和良性低灌注。

　　动脉自旋标记（arterial spin labeling, ASL）是一种 MR PWI 技术，无须使用外源造影剂。相反，磁性标记的血液被用作可自由扩散的内源性示踪剂[90]。在进入大脑之前，血液首先用反转恢复脉冲标记，血液标记的和未标记的脑图像减影产生可量化的 CBF 图（图 23-5）。除了不需要造影剂外，ASL 的另一个明显优势是能够量化区域灌注，并可以通过一次特定地标记一个血管来完成[90]。与 DSC 相比，ASL 有几个缺点，主要有：信噪比低、扫描时间长及对动脉到达延迟敏感。因此，它不常用于急性缺血性卒中的诊治。尽管如此，一些研究表明，动脉到达时间延迟（表现为脑动脉中的亮信号强度）和 ASL 灌注缺损可反映急性脑卒中患者的血流动力学异常和动脉血流延迟[91-94]。CBF

的准确量化受到标记效率和动脉通行延迟的限制[90,95,96]。动态增强扫描（Dynamic CE, DCE）MR PWI 不常用于急性卒中患者的评估。已有研究表明，其与 DSC 和 ASL 一起，可预测缺血后出血性转化[97-99]。

（二）MRI 在患者筛选中的作用

　　影像学在卒中再灌注治疗的患者筛选中起关键作用。不同治疗措施的选择通常基于影像学生物标志物，从而识别可能受益于不同治疗方式的患者。两种主要的治疗学方法是静脉内治疗和动脉内治疗（如导管治疗）。

1. 静脉溶栓

　　组织纤溶酶原激活物的疗效得到多项随机对照试验的支持[100,101]，并且美国心脏协会将其在卒中发病后的前 3～4.5h 使用列为 I 类推荐[62]。有大量证据表明治疗收益会随着时间的推移而减少，强调缩短到达医院 - 注射时间的重要性[102]。因此，应迅速进行成像并进行分析，最好在患者到达医院的 45min 内进行[103]。

　　证明组织纤溶酶原激活物功效的试验使用平扫 CT 作为成像手段，并且鉴于其广泛的可用性和检查速度，这种方法仍然是患者评估的主要影像学方法。但颅内出血的存在是治疗的绝对禁忌证[62]。此外，在发病后 3h 内，对平扫 CT 图像进行脑实质评估，用以排除存在明显的低密度且面积超过大脑中动脉（middle cerebral

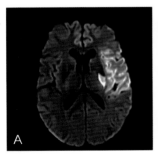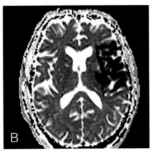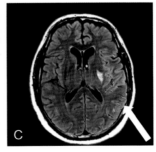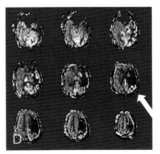

▲ 图 23-5　1 名 61 岁男性患者，左侧大脑中动脉区梗死的灌注成像

图 A 为 DWI 图，图 B 为 ADC 图。在左侧外侧裂和左顶叶和颞叶上也出现了 FLAIR（C，箭）血管高信号，可能反映了侧支血管内的缓慢血流。ASL 灌注成像（D）显示大面积的灌注异常，涉及整个左大脑中动脉供血区域、左侧颞叶、前额叶和顶叶内有大面积的灌注 - 弥散不匹配区。此外，在左侧颞叶、前额叶和顶叶（箭）内存在迂曲的高信号病灶，这是由于标记血流通过侧支循环到达延迟引起的

artery，MCA）区域 1/3（Ⅲ -LOE A 级）的患者[62]。如果此类改变广泛存在（即大于大脑中动脉供血区的 1/3），则使用早期缺血性改变（如灰白质模糊）来排除 3～4.5h 窗口期内的患者[62]。

虽然不太常见，但是在 4.5h 时间窗内使用 MRI 进行组织纤溶酶原激活物决策已经用于超急性卒中诊疗中心[104-107]。与平扫 CT 相似，MRI 应检查是否存在急性颅内出血作为排除标准。微出血的存在不应该阻止治疗。尽管文献中发现了相互矛盾的结论，且很多（≫ 5）微出血的数据较少[108-114]，但没有令人信服的证据表明微出血会增加溶栓后出现症状性出血的风险。此外，没有关于具有大面积梗死的患者能否从静脉溶栓中获益的数据，导致一些中心无论 DWI 病变大小都要进行治疗[107,114]。最后，MRI 可以更好地识别和排除卒中样疾病[104]。

2. 动脉内治疗

超过 1/3 的急性缺血性卒中患者近端闭塞主要发生在颅内动脉，如颈内动脉远端或大脑中动脉近端[115]。在缺少再灌注的情况下，该亚组患者的预后非常差。不幸的是，这些患者中部分在时间窗外，或者不适合静脉内溶栓。此外，组织纤溶酶原激活物对这些主要血管闭塞的疗效一般。仅仅有少于 10% 的颈内动脉远端和约 30% 的大脑中动脉近端闭塞患者可实现早期再通[116,117]。血管内治疗对这些患者是一种很有前景的治疗方法（图 23-6）。

最近，在荷兰急性缺血性卒中血管内治疗的第 3 阶段，多中心随机临床试验（Multicenter Randomized Clinical Trial of Endovascular Treatment for Acute Ischemic Stroke in the Netherlands, MR CLEAN），招募了 500 名患者，证明对前循环动脉近端闭塞且症状出现后 6h 内的患者，相较于单纯使用目前的标准疗法（包括组织纤溶酶原激活物），动脉内治疗更有效[118]。近期的其他试验也证实了这些结果[119-122]。

从 MR CLEAN 中发现的一个重要问题是无创血管成像对识别颅内动脉近端闭塞的重要性。

如果没有这种血管闭塞，血管内治疗不会影响患者的自然病史。虽然这个想法看起来很直观，但之前的两项血管内治疗试验并没有要求在入组前进行血管成像，并且都未能证明 IA 方法的有效性[123,124]。因此，对符合血管内治疗指征的患者，MRA 或 CTA 检查是一个重要环节（图 23-6A）。

另一个关于成像的关键问题是治疗前梗死核心的大小（图 23-6B）。大量研究表明，梗死核心较小的患者在接受血管内治疗后，功能预后更好、死亡率及再灌注出血率也更低[80,125-128]。而对于广泛梗死的患者（如 DWI 病变体积＞ 70～100 ml 或平扫 CT 的 ASPECTS ＜ 5 分），在 IAT 治疗后实现功能恢复可能性极小。这一想法得到了 MR CLEAN 的支持，其中亚组分析显示基线平扫 CT ASPECTS ＜ 5 的患者的治疗效果就很一般。

在考虑用于血管内治疗的患者中，灌注成像和基于不匹配区患者筛选的作用看似不大。MR 和 CT 灌注对于低灌注组织的识别非常敏感，但对区分真正存在风险的和良性低灌注的组织特异性不足。由于大的供血区域在近端动脉闭塞后必然存在缺血的风险，因此出现小的梗死核心时几乎总是存在大的灌注不足和不匹配区（图 23-6D）。一项纳入了 116 例远端颈内动脉和近端大脑中动脉闭塞患者的分析显示，所有 DWI 病变＜ 70 ml 的患者有至少 100% 的不匹配区[129]。这些发现突显了 DWI 在血管内治疗的患者筛选中比 MR 或 CT 灌注具有更重要的作用。比起灌注成像，临床检查常用于推断脑组织大面积梗死的存在，特别是对于近端血管闭塞和小 DWI 病变的中 - 重度神经功能缺损［即国立卫生研究院卒中量表（NIHSS）评分≥ 10］。在 Prolyse 急性脑血栓栓塞（PROACT）Ⅱ 试验中近端大脑中动脉闭塞的患者，采用动脉内尿激酶治疗后 NIHSS 评分达到 11 或更高的患者的预后更好[130]。当 NIHSS 评分为 10 或更低时，治疗组和对照组之间的结果没有差异。这是由于较轻的卒中组的自然病程也相对较好。

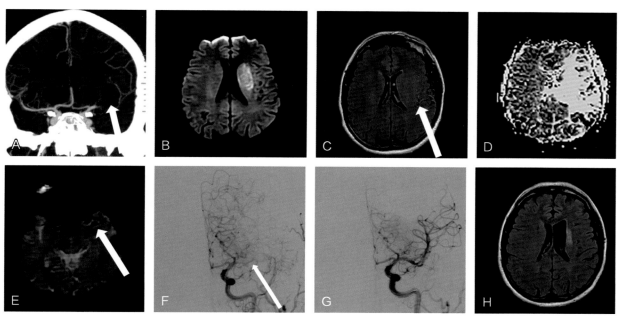

▲ 图 23-6 1 名 48 岁新发房颤患者突然出现右侧偏瘫和表达性失语症（NIHSS 评分为 10）

CTA（A. 冠状重组）显示左大脑中动脉 M_1 段闭塞（箭）。DWI（B）显示基底节区和左放射冠的弥散受限。FLAIR（C）显示外侧裂中的高信号血管与侧支中的缓慢血流（箭）一致。灌注成像显示存在较大的灌注 - 弥散不匹配区域（D.MTT）。灌注原始图像（E）可见血栓所致的磁敏感伪影（箭）。左侧颈总动脉选择性造影（F）证实左侧 M_1 段（箭）有闭塞性血栓，血栓取出后再次造影显示血管成功再通（G）。3 个月后的随访 FLAIR 序列（H）显示与基线 MRI 上的弥散受限位置相对应的小面积胶质增生。患者仅存有轻微的面部不对称和轻度的命名困难

简而言之，由于具有显著临床症状，MRA 或 CTA 确诊的近端血管闭塞和小 DWI 病变的患者最有可能从动脉内治疗中获益，DWI 病变范围较大的患者很可能出现预后不良并且治疗的风险升高。值得注意的是，单个梗死体积阈值作为治疗决策可能并不适用于所有患者，同时阈值也可能取决于患者年龄。最近的一项研究发现，预测预后良好的梗死体积阈值随着年龄的增加而降低，因此在 80 多岁患者中，阈值甚至低至 15 ml[131]。

3. 出血性转化

出血性转化是缺血性卒中后可能危及生命的并发症，其发生率随血供重建治疗的增加而增加[132,133]。出血性转化的风险与血脑屏障损伤以及脑血流自动调节功能受损有关[134]。

出血性转化的严重程度可以从无症状的点状出血到大的颅内血肿，出现显著的占位效应，导致临床症状恶化直至死亡。

在欧洲协作性急性卒中研究（European Cooperative Acute Stroke Study,ECASS）试验中，缺血性卒中后出血性转化被分为两类，即出血性梗死 1 型和 2 型（HI1 和 HI2）及脑实质血肿 1 型和 2 型（PH1 和 PH2）[101,135,136]。HI1 和 HI2 分别表示梗死组织中单个和融合的点状出血，无占位效应[101]；PH1 表示出现轻度占位效应的血肿占梗死组织体积的 30% 以下[101]，PH2 是指大量血肿占据梗死区域的 30% 以上，具有显著的占位效应，可能延伸到脑室和梗死组织外[101]。

广泛的出血性转化常常会导致预后不佳[137]。实质性血肿，特别是 PH2，与早期神经功能恶化和 3 个月死亡率有明显的相关性[132,138]，点状出血与预后之间的关联不太明确[137,139]。

ECASS 标准基于平扫 CT 评估。由于 MRI 对于检测出血性转化比 CT 更敏感，因此可能导致出血严重程度评估的偏倚[140]。基于 ECASS 分类系统对 MRI 序列进行评估的研究发现，MRI 特别是仅使用 T_2^*WI 的 MRI 可能导致将 HI1 误评为 HI2，或将 HI2 错误分类为 PH1[140-143]。遗憾

的是，尚未开发出与 CT 上的 ECASS 分类相似的 MRI 标准。

较多的证据表明，基线时较大的 DWI 病变与再灌注治疗后出血性转化风险增加具有显著统计学相关性 [79,144-146]。其他 MRI 表现也已被证实为风险增加的潜在指标，包括广泛的脑白质疏松症 [147]，极低的 ADC 值 [148,149]，如 FLAIR 上延迟增强（即 HARM）[47] 所证实的早期血脑屏障破坏，以及各种灌注参数的显著降低 [79,150]；然而，缺乏验证研究和灌注成像的局限性限制了这些潜在成像生物标记物的临床应用。

（三）再灌注治疗的应用前景

1. 基于缺血半暗带成像的拓展时间窗再灌注治疗

已经有许多研究使用先进的成像进行患者筛选，以治疗超出目前静脉溶栓治疗时间窗的患者。不匹配区假说一直是大多数这种研究的主要焦点。具有显著不匹配区（即更大的低灌注区域）的患者被认为是再灌注治疗的理想候选者，不匹配区可以使用 PWI/DWI 或 CT 灌注的各种参数图进行识别。

基于不匹配区成像筛选患者已经在 3 ～ 9h 时间窗中使用新型去氨普酶，并且在 3 ～ 6h 时间窗中使用阿替普酶进行了研究。在两种情况下，显著的不匹配区被定义为 PWI 低灌注缺损，比 DWI 病变范围大至少 20%（即 20% 不匹配区）。但这些研究结果不一致 [87,151-158]。一项基于不匹配区的延长溶栓时间窗试验的 Meta 分析发现，存在不匹配区患者溶栓治疗的效果没有得到显著改善。

不匹配区方法的主要缺点是它是一种相对测量结果，因此，相同百分比的不匹配区组织容积差异可能很大，这导致其在反映卒中生理学上无特异性。尽管使用相同的不匹配区标准，去氨普酶治疗急性缺血性卒中 -2（desmoteplase in acute ischemic stroke-2,DIAS-2）的试验人群与 DIAS 及去氨普酶在急性缺血性卒中中的剂量递增（dose escalation ofdesmoteplase in acute

ischemic stroke，DEDAS）相比：其 NIHSS 评分更低（9 vs. 12）、DWI 和绝对不匹配区体积更小，血管闭塞率更低，这可能解释了 DIAS-2 对照组的预后为什么高于预期，然而却并没有证明去氨普酶的作用 [24]。此外，如前所述，灌注成像在识别危险组织（缺血半暗带）方面存在一些局限性，其中包括对最佳灌注参数缺乏共识 [86,159]，观察者内和观察者间评估中的一致性问题，以及缺乏定量阈值区分危险组织与良性低灌注 [160,161]。

相较于不匹配区成像，扩散和灌注成像评估用于理解卒中演变（diffusion and perfusion on imaging evaluation for understanding stroke evolution，DEFUSE）研究的数据支持结合血管闭塞和小的梗死核心，可以用来筛选患者进行拓展时间窗的静脉溶栓，同样的道理可以用于血管内治疗的患者筛选 [162]。正在进行的试验对这种方法以及不匹配区模式进行了评估。

2. 醒后卒中和发病时间不明的卒中

高达 25% 的卒中患者，包括醒后卒中患者，发病时间常常不明 [163]。鉴于治疗的时间窗的严格限制，这些患者被排除在再灌注治疗之外。然而，类似于冠状动脉疾病，大多数这些中风发生在清晨 [164]，并且研究表明，发生卒中的大量患者到达医院时可能处于溶栓时间窗内 [165]。近期，针对 MRI 是否可以识别这些患者的研究正在进行。

在最初的几个小时内，DWI 上会出现急性梗死病灶但 FLAIR 上未出现 [166]。因此，DWI-FLAIR 出现不匹配（即 FLAIR 阴性但 DWI 阳性）可用于识别卒中发生后 3 ～ 6h 内的患者 [167]。然而应用 FLAIR 信号变化仍然存在争议，因为 DWI-FLAIR 不匹配模式识别这种患者的敏感性和特异性在不同研究之间存在差异，这可能与磁场强度和采集技术的差异、DWI-FLAIR 不匹配的定义，梗死大小和脑白质疏松程度都有一定关系 [31,32,163,167-170]。与 1.5T 相比，3.0T 中 FLAIR-DWI 不匹配的敏感性和特异性较差 [171]。扩散异常每增加 10 ml，FLAIR 信号异常的可能性就增加 7%[169]。最后，大约一半卒中小于 4.5h 的患者都可能有 FLAIR 信号变化，相反，多达 1/3 的患者超过 4.5h 后却可能不出现任何 FLAIR 信号变化。目前，有两项正在进行的多中心研究，MR WITNESS 和 WAKE-UP 研究，旨在验证 DWI-FLAIR 不匹配用于未知发病时间静脉溶栓治疗的效果。在 Ⅱa 期 MR WITNESS 试验中，对扩散异常区域无 FLAIR 异常或 FLAIR 轻微异常（标准化比率 < 1.15）的患者使用了静脉溶栓治疗。在 Ⅲ 期 WAKE-UP 试验中，不匹配区将仅基于视觉评估来确定。

（四）TIA 的影像检查

TIA 的临床定义是局灶性神经功能缺损，且持续时间不超过 24h。大约 15% 的缺血性卒中有先兆 TIA 发作[1]。在美国，医生诊断 TIA 的患病率约为 2.3%（约 500 万人）[172]。TIA 的真实患病率可能会更高，因为许多 TIA 患者可能无法向其医生报告[172]。TIA 可有效识别早期卒中高风险患者，进而可开展针对卒中的预防治疗。ABCD^2 评分系统结合临床变量可以可靠地预测 TIA 后的卒中风险[173,174]。重要的是，最近的研究表明至少有 50% 的 DWI 病变和颈动脉狭窄可以进一步改善 ABCD^2（年龄、血压、TIA 的临床特征、症状持续时间、糖尿病史）的预测能力[175,176]。因此，早期神经成像（即在 24h 内）是 TIA 检查不可或缺的部分。在最近的美国心脏协会指南中，颈部和颅内血管成像以及脑 MRI（如果没有 MRI，则为 CT）是针对 TIA 患者的 Ⅰ 类推荐。

（五）卒中样疾病

据估计，9% ～ 30% 的疑似卒中患者[177-182] 和 2.8% ～ 17% 的接受组织纤溶酶原激活物静脉溶栓治疗的患者为卒中样疾病[183-185]。有许多血管和非血管性疾病可出现类似缺血性卒中的症状和体征（表 23-3 和表 23-4）。大多数卒中样疾病是由癫痫发作、偏头痛、肿瘤和毒物代谢

紊乱引起的[180,186]。最近的多项研究表明，在大多数卒中样疾病病例中溶栓治疗可能是安全的[183,185,187-189]。然而，对于颅内肿瘤、脑脓肿或颅内出血等存在特定病变的情况，溶栓治疗并不安全。神经影像学研究（特别是 DWI）有助于诊断，但并不能解决所有问题。卒中样疾病可能会表现为类似缺血性卒中的 MR 表现，包括弥散受限（表 23-3）。换而言之，超过 50% 卒中样症状就诊和 DWI 正常的患者都存在真正的脑缺血[196]。最后，缺血性卒中的影像学表现随时间而变化。

即便如此，结合影像模式差异、血管成像和 MR 灌注成像能够帮助缩小鉴别诊断的范围（表 23-4）。这些影像模式包括：①区域性灰质和白质；②皮质和深部灰质（图 23-8）；③深部灰质；④白质；⑤多发点状病变；⑥分水岭受累模式；⑦胼胝体压部受累模式（图 23-10）。

表 23-3　弥散受限的原因

Na$^+$/K$^+$-ATP 酶失效［缺血性和（或）兴奋性毒性损伤］	低血糖[190]；高血糖[191]；酮症[191]；癫痫发作；短暂性全面性遗忘症[192]；甲硝唑、甲氨蝶呤或氨己烯酸等药物诱发的脑病；坏死性感染，如单纯疱疹病毒（HSV）；Wernicke 脑病[193]
组织空泡化或海绵状变性	Creutzfeldt-Jakob 病；海洛因白质脑病；脱髓鞘和髓鞘形成；弥漫性轴索损伤[194,195]
蛋白质浓度高或黏度增加	化脓性感染；出血；细胞外高铁血红蛋白或氧合血红蛋白
细胞密集排列	高级别胶质瘤；淋巴瘤；小细胞肺癌

三、出血性卒中

（一）急性非创伤性颅内出血的影像学评价

脑卒中有 10% ～ 15% 是出血性卒中。出血性卒中的诊断和影像学检查主要使用的是 NCCT 和 CTA。然而，MRI 能够提供可能有助于诊断潜在病因的其他信息。

表 23-4　类卒中样疾病影像模式

区域性灰质与白质	癫痫
	头痛
	原发脑肿瘤
	低血糖
	发作性全面性遗忘症
	HSV 脑炎
	线粒体脑肌病
	静脉血栓形成
皮质及深部灰质	缺血缺氧性脑病（hypoxic–ischemic encephalopathy, HIE）
	Wernicke 脑病
	肝性脑病
	克雅病
	东部马脑炎
深部灰质	缺血缺氧性脑病
	一氧化碳中毒
	渗透性髓鞘溶解
	Wernicke 脑病
	克雅病
	氨己烯酸中毒
	非酮性高血糖症
	深静脉血栓
脑白质	CADASIL
	Susac 综合征
	缺血缺氧性脑病
	甲硝唑中毒
	甲氨蝶呤中毒
	海洛因白质脑病
	脱髓鞘疾病
	脑炎 / 脓肿
多发点状病灶	弥漫性轴索损伤
	脂肪栓塞
	转移
分水岭受累模式	可逆性脑血管痉挛综合征
	烟雾病
	缺血缺氧性脑病
	可逆性后部脑病综合征
	高灌注综合征
胼胝体压部病变	抗癫痫药物
	癫痫
	低血糖
	外伤
	Wernicke 脑病
	渗透性髓鞘溶解
	原发性胼胝体变性
	放疗

急性出血最容易在 NCCT 上发现，其与脑实质相比表现为高密度（60～80HU）。在 MRI 上，根据出血的时间以及血液分解产物的不同，出血具有多种表现。非创伤性颅内出血的影像学检查旨在确定可治疗的血管病因。最常见的原因包括脑动脉瘤和软脑膜或硬脑膜动静脉畸形（AVMs）。出血的位置（脑实质外和脑实质内）提供了可能的病因线索，并将影响随后的影像检查。

1. 蛛网膜下腔出血

急性蛛网膜下腔出血（subarachnoidhemorrhage，SAH）在 NCCT 上最容易被发现，表现为大脑周围 CSF 腔隙密度增高，并且在脑室中可见分层。在 MRI 上，可以使用 FLAIR 发现 SAH，其在 CSF 腔隙表现为高信号。FLAIR 可能有助于在 NCCT 阴性但临床高度怀疑的情况下发现 SAH[197]。但是，它不能取代腰椎穿刺[198]。SWI 可能进一步提高 SAH 检测的灵敏度[199]。

非创伤性或自发性 SAH 的主要原因是脑动脉瘤破裂。其他血管原因包括颅内夹层、血管炎、真菌性动脉瘤、硬脑膜 AVM 和颈动静脉瘘。为了便于诊断，可将自发性 SAH 分为中脑周围型或弥漫型。这种分型对于动脉瘤检查以及临床有重要影响。中脑周围型约占 SAH 病例的 10%，中心位于脑干前方，可扩展至周围和鞍上池。纵裂池前部近端和近端大脑外侧裂池也可能受累，但这些脑池的其余部分不应充满血液，并且不应向脑室内延伸。具有这种 SAH 模式的患者患颅内动脉瘤的可能性极小（约 5%），并且在绝大多数情况下临床预后较好。

无创血管成像已成为动脉瘤检测和制定治疗计划的一线手段。凭借其高空间分辨率，CTA 能够准确诊断动脉瘤。64 排 CTA 与 DSA 的大型比较研究提示，前者对于显示 3 mm 及以上的动脉瘤有 100% 的灵敏度和特异度[200]。然而，CTA 检出微小动脉瘤（＜3 mm）的敏感性减低，文献报道为 60%～95%[200,201]。对于中脑周围 SAH，一些作者建议若 CTA 检查为阴性则不

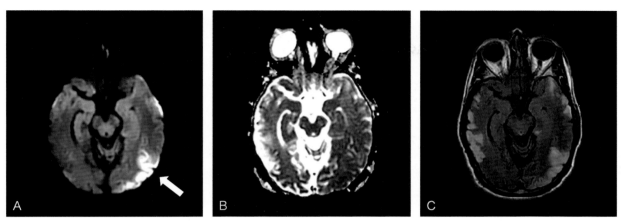

▲ 图 23-7 　1 名 49 岁男子，在过去 2 年中出现 4 次卒中样发作

最近的 MRI 显示左后颞叶和枕叶（箭）DWI（A）高信号区域以及 FLAIR 序列（C）上的皮质肿胀。ADC 图（B）显示弥散受限及未受限的区域。FLAIR 序列显示皮质 T_2 高信号的其他区域，包括双侧颞叶，在 ADC 图上呈弥散增加，符合老病灶的预期进展。该患者最终被诊断为线粒体脑肌病、乳酸性酸中毒、卒中样发作（MitochondrialEncephalomyopathy, Lactic Acidosis and Stroke-Like Episodes,MELAS）

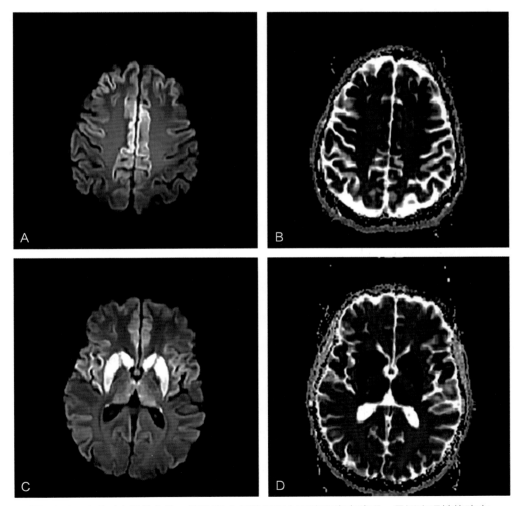

▲ 图 23-8 　1 名 41 岁的女性，既往有 1 年的记忆力下降和步态障碍，最近出现性格改变

DWI 图（A、C）显示双侧额叶、扣带回、岛叶以及双侧基底节区和丘脑的高信号。ADC 图（B、D）证实这些区域弥散受限。该患者被诊断患有 Creutzfeldt-Jakob 病

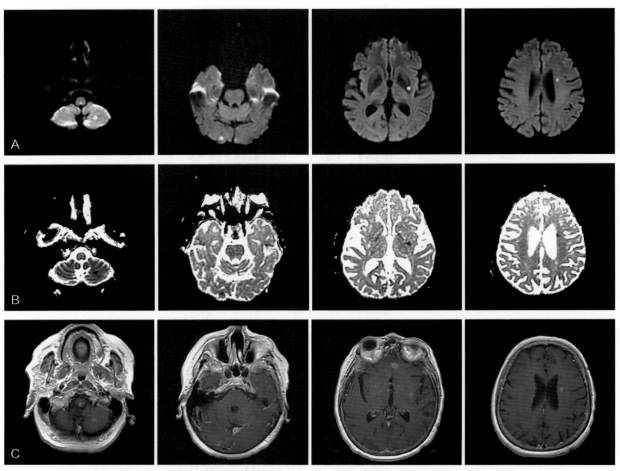

▲ 图 23-9　1 名 71 岁的女性，患有小细胞肺癌和脑转移病史，出现短暂的视力变化和步态不稳

MRI 显示小脑、右侧枕叶、左侧豆状核和左侧冠状辐射的多个弥散受限病灶（A.DWI；B.ADC）。所有病变在增强 T₁WI（C）上强化

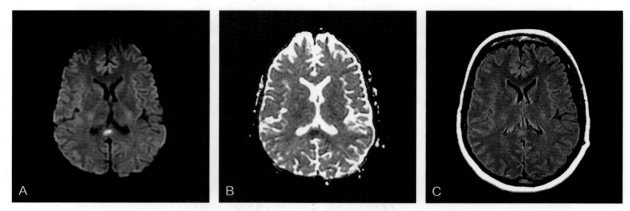

▲ 图 23-10　1 名患有脑干星形细胞瘤的 26 岁女性，在完成放射治疗周期 5d 后出现无力、精神状态改变和说话困难 3d

MRI 显示胼胝体压部局部 T₂ FLAIR 高信号（C）并弥散受限（A、B）。胼胝体压部局灶性 T₂ FLAIR 高信号是脑放射治疗后的常见表现，可能与弥散受限有关

需要进一步进行 DSA 检查[202]。相较之下，对于弥漫性 SAH 患者，即使首次 CTA 为阴性，也建议进行 DSA 检查，并且若第一次 DSA 为阴性，应在 5～7d 后进行第二次 DSA 检查，此时发现致病性血管病变的可能性为 5%～7%[203]。

尽管 MRA 使用较少，一项系统综述发现三维 TOF MRA 对于检测颅内动脉瘤的总体准确性与 CTA 相似，约为 90%（图 23-11）[201]。3T MRA 中也显示了类似的研究结果[204,205]。最近的一项系统综述以 DSA 作为参考，发现 MRA 准确检出的总体敏感性为 95%，特异性为 89%，并且在 3T 上表现得更好[206]。作者进一步指出，误诊更常见于颅底动脉瘤及大脑中动脉。

对于起自 Willis 环或其附近的近端动脉瘤，CTA 能够为大多数病例的治疗计划提供解剖学参考。决定手术夹闭和血管内弹簧圈栓塞术的重要因素包括动脉瘤的大小和位置、瘤颈比、相邻分支血管的位置以及动脉瘤内血栓的存在（图 23-11C 和 D）。后处理图像（如多平面重组和容积再现图像）通常有助于描绘这些动脉瘤特征。最近的一项研究发现，与 CTA 相比，使用 3 T TOF MRA 识别动脉瘤囊发出的分支血管的准确性更高[207]。影像评估及通知神经血管组应尽早进行，因早期动脉瘤闭合（如 24h）与更好的临床预后有关[208]。

如果 SAH 主要发生于外周脑沟，那临床应高度怀疑血管炎 / 血管病变或真菌性动脉瘤。在这些情况下，MRI 可能有助于显示这些病变相关的表现，包括局灶性梗死、脑实质血肿和微出血[209]。对于评估这些受影响的小口径血管，DSA 优于 CTA 和 MRA。在一名年老患者中，外周 SAH 提示脑淀粉样血管病的可能，多发微出血灶能够支持此诊断[210]（图 23-12）。

2. 脑实质出血：MRI 表现的时间演变

脑实质血肿（intraparenchymal hematoma, IPH）的 MRI 表现主要受两个因素的影响：其内在的分子结构及其成像方式（如 MRI 场强和扫描参数）[211-213]。

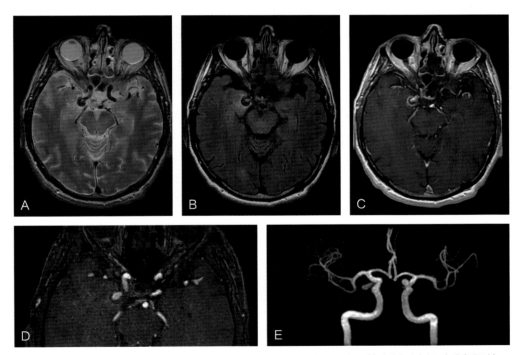

▲ 图 23-11　在评估间歇性头痛和头晕时，偶然发现 1 名 70 岁男性右侧后交通动脉起源处 1 cm 大小的动脉瘤
MRI 显示动脉瘤对相邻的右侧颞叶内侧（A.T_2WI）具有占位效应，伴有脑实质 T_2 FLAIR 高信号（B.FLAIR）。在增强 T_1WI（C）中，动脉瘤出现充盈缺损表现，表明部分血栓形成。MRA 原始图像（D）和三维重建图像（E）显示了动脉瘤

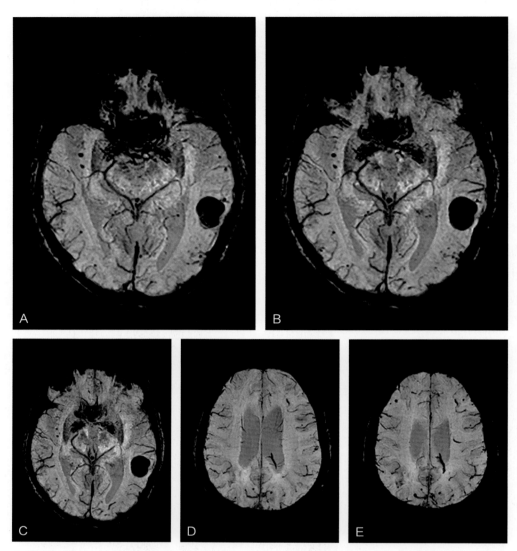

▲ 图 23-12　一位左侧颞叶后部 IPH 的 86 岁女性，表现为多发微出血灶，提示脑淀粉样血管病

　　IPH 的时间演变可分为超急性、急性、亚急性早期、亚急性晚期和慢性期[214]（表 23-5）。在这些阶段，血红蛋白氧合状态、红细胞膜的完整性和蛋白质浓度都有变化[215]。影像表现主要取决于血肿周围和内部的血氧分压。重要的是，这些阶段呈叠加状态，影像表现自周边向中间改变[216]。

　　细胞内氧合血红蛋白在超急性期占主导。氧合血红蛋白是一种逆磁性物质（即没有不成对的电子），并且与脑实质相比，在 T_1WI 上表现为中等至稍低的信号强度，在 T_2WI 上表现为高信号强度[217]。几小时后，转变为急性期，特点是细胞内氧合血红蛋白转化为脱氧血红蛋白。脱氧血红蛋白含有 4 个不成对的电子，故

为顺磁并表现为 T_2WI 和 T_2^*WI 上的信号缺失[218]。脱氧血红蛋白的分子构型阻止其与水分子相互作用，因此不会导致 T_1 缩短效应。因此，急性血肿在 T_1WI 上表现为中低信号强度，在 T_2WI 和 T_2^*WI 上表现为低信号强度。大约一周后，血肿进入亚急性期，其中血红蛋白被氧化成高铁血红蛋白，其中 5 个不成对的电子产生顺磁性。高铁血红蛋白的分子构型允许水分子进入，引起 T_1 缩短和 T_1WI 上的高信号强度。在亚急性早期，红细胞膜完整性得以保留。细胞内的高铁血红蛋白导致磁场不均匀性，在 T_2WI 和 T_2^*WI 上表现为低信号强度。在亚急性晚期，红细胞膜破裂，导致顺磁性物质的同质

表 23-5　MRI 上 IPH 的演变

血肿分期	时间	分子组成	T₁WI	T₂WI	T₂*WI 开花状表现（低信号强度）	DWI
超急性期	< 6h	氧合血红蛋白	等到稍低信号强度	高信号强度	否	高 DWI、低 ADC
急性期	6 ～ 72h	脱氧血红蛋白	等到稍低信号强度	低信号强度	是	—
亚急性早期	3 ～ 7d	细胞内高铁血红蛋白	高信号强度	低信号强度	是	—
亚急性晚期	1 星期至数月	细胞外高铁血红蛋白	高信号强度	高信号强度	否	高 DWI、多种 ADC
慢性期	数月至数年	含铁血黄素、铁蛋白	低信号强度	低信号强度	是	—

表 23-6　评估出血性卒中的技术手段

技术手段
• 血管成像对于确定自发性颅内出血的可治疗原因至关重要
• CTA 能够准确识别动脉瘤和 AVM，是诊断和制定治疗计划的一线手段
• 采用 TOF 技术的 MRA 与 CTA 在检出动脉瘤和 AVM 上具有相似的准确性，并且能够显示动静脉分流。MRI 是评估非创伤性颅内出血原因的补充手段
• 在非侵入性成像未发现出血源时，大多数情况应进行血管造影
• CTA 对比外渗是早期和显著的血肿增长的有力预测指标

性稀释以及磁敏感效应的消失。随后在此阶段看到 T₂WI 上的高信号强度的恢复。随着时间的推移，高铁血红蛋白被吸收，留下高度顺磁性的铁蛋白和含铁血黄素，在 T₁WI 和 T₂WI 上表现为慢性血肿边缘的持久的低信号强度[214,219,220]。

弥散成像中血肿的表现也因阶段而异。超急性和亚急性血肿的晚期在 DWI 上呈高信号[221]。在超急性期，DWI 上的高信号强度和 ADC 上的低信号强度被认为是由血块回缩和血液高黏度引起的[221,222]。在亚急性血肿的晚期，DWI 上的高信号强度伴随着多样的 ADC 信号。炎症细胞的高黏度或浸润可能导致亚急性血肿的晚期弥散受限。在急性、亚急性早期和慢性阶段，磁敏感效应影响 DWI 对血肿的准确判断。

3. IPH：影像检查和诊断

大约 85% 的 IPH 是原发性的（即无致病性解剖病变）并且通常与高血压相关。高血压性出血通常影响基底节、脑桥和深部小脑核团。影像对于确定继发性 IPH 的潜在原因至关重要，包括 AVM、动脉瘤、静脉窦血栓形成、肿瘤和血管炎（表 23-6）。血管性病变具有再次出血的高风险，应在发现时进行治疗。患有 IPH 的血压正常的年轻（如 < 45 岁）患者具有很高的潜在血管异常可能（50% ～ 65%），其中大多数是 AVM 和动脉瘤[223]。

在 CTA 和 MRA 上，AVM 诊断的解剖学线索包括供血动脉、血管病灶或引流静脉的血管增粗及相关钙化（图 23-13）。在 MRI 上，异常血管在 T₂WI 上表现为扩大的流空效应。然而，在解剖学影像上可能容易忽略小的 AVM。与静态的标准 CTA 图像不同，MRA 技术提供了非侵入性动静脉分流成像手段，因此它是对脑 AVM 和硬脑膜瘘无创评估的补充诊断手段[224]。尤其是三维 TOF MRA 能够显示静脉窦内继发于分流的动脉流入增强（图 23-13A 和 B）。时间分辨 MRA 或 CTA 能够显示血流动态，但是对技术的要求更高。最近的一项 Cochrane 系统综述评价了 CTA 和 MRA 在显示引起 IPH 的（动脉瘤、脑内动静脉畸形及硬脑膜动静脉瘘）血管病因方面具有和 DSA 相同的准确度（敏感度 95%～98%，特异度 99%），目前并没有证据表明哪一种技术更优越[225]。最近，有研究表明了 SWI 在显示动静脉分流方面的作用（图 23-13C 和 D）。在正常人中，SWAN 上动脉较亮而静脉较暗。静脉高信号的出现是动静脉分流的一项可靠指标。一项研究提示在 60 名确诊或疑诊动静脉畸形的患者中，SWI 敏感度为 93%，特异度为 99%。作者提出在接受辅助供氧的患者中，可能出现一些假阳性病例，原因可能为大静脉弥漫性高信号[226]。在一项纳入了 17 名患者的随访研究中，相同的研究小组发现增强 SWI 在显示分流方面优于单一 SWI，原因可能与钆造影剂注射后动静脉强化有关。

硬脑膜窦或皮质静脉血栓较少引起 IPH，但也要引起注意，尤其是在产后或口服避孕药的年轻和中年妇女中（图 23-14）。CTA 上颅内静脉常不明显，若是如此，需要注意充盈缺损或阻塞。重要的相似表现包括蛛网膜颗粒，其在 CTA 上常表现为横窦侧面的分叶状充盈缺损，以及横窦发育不全。疑似血栓可由 CT 上静脉或静脉窦内高密度影来确定，进而进行 CT 或 MR

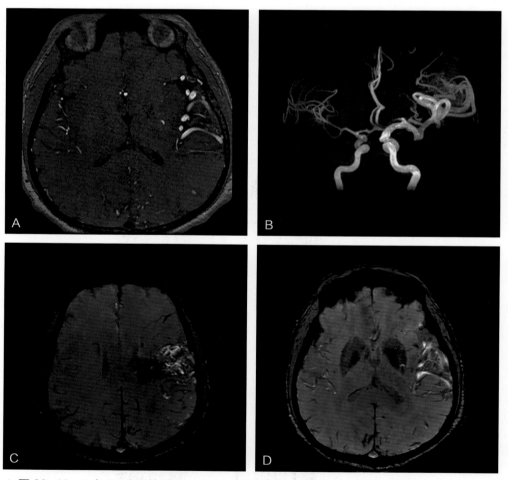

▲ 图 23-13　1 名 63 岁男性患者，由于左侧额叶较大动静脉畸形导致长期癫痫
MRA 原始图像（A）及重建图像（B）可见增粗的大脑前动脉和大脑中动脉供血的动静脉畸形病灶，较多增粗的引流静脉可见血流相关强化。SWAN 图像显示左侧半卵圆中心脑实质出血导致的磁敏感效应区域（C）以及快速分流和静脉窦内脱氧血红蛋白含量降低导致的引流静脉高信号（D）

静脉造影。梯度回波成像有助于显示皮质静脉血栓,表现为信号缺失的蛇形区域（开花状伪影）（图 23-14B）。DWI 可显示静脉梗死区域弥散受限（细胞毒性水肿）、弥散升高（静脉阻塞引起的血管源性水肿）或两者兼有。

如前所述,血管病性或真菌性动脉瘤是 IPH 的另一个罕见原因。这些疾病通常涉及中小血管,当脑实质出血与外周 SAH 和散在局灶性梗死共同出现时,应考虑这些疾病。血管变化包括串珠状不规则及狭窄,这些变化可能难以通过非侵入性成像在较小的血管中检测到。MIP 图像通常有助于评估这些血管,并且还可以帮助检测与真菌性动脉瘤相符的远端囊状扩张,这些动脉瘤通常在大脑中动脉远端分支中,因其内血流的流速较快。MRI 可通过在 DWI 上显

示相关梗死区来帮助诊断。此外,梯度回波图像可以帮助检测真菌性动脉瘤,其通常表现为局部信号丢失。

除了三维 TOF MRA 之外,常规 MRI 对于检测引起 IPH 的其他原因非常重要,可以避免进行进一步血管成像检查。DWI 有助于显示弥散受限,提示缺血性卒中出现出血转化。出血性肿瘤如转移瘤可能在钆造影剂增强扫描中明显,表现为多个异常强化的病变。海绵状血管畸形在 T_2WI 图像上具有典型表现,为中心局部 T_2 高信号,环绕以血红蛋白所致的黑环（图 23-15）。此外,钆造影剂增强 T_1WI 图像可以显示相关的发育性静脉异常,其具有特征性的水母头表现。淀粉样血管病在梯度回波成像或 SWI 上表现为分布于大脑中的许多微小低信号（微出

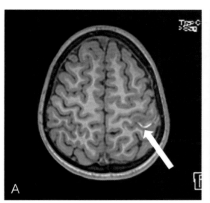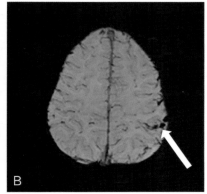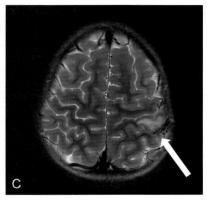

▲ 图 23-14　1 名 7 岁男孩在发热后 2 周出现持续性头痛,右侧面部下垂和右侧上肢无力
MRI 显示左侧顶叶皮质静脉内匐行 T_1 高信号（A.T_1WI）以及磁敏感效应（B.SWI）（箭）。在其他皮质静脉和上矢状窦中也观察到类似的表现（未显示）。T_2WI（C）显示中央后回脑实质水肿与静脉梗死一致

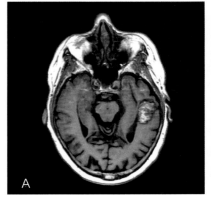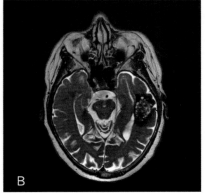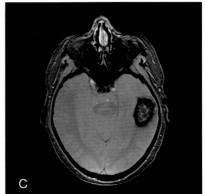

▲ 图 23-15　1 名 89 岁肺癌患者的 MRI 图像提示偶发海绵状血管畸形
T_1WI（A）和 T_2WI（B）均显示"爆米花"样病灶,以及 T_2WI 和梯度回波 T_2^*WI（C）上由于含铁血黄素造成的信号丢失环。由于存在不同时期的血液成分,病变在 T_1WI 和 T_2WI 上显示为不均匀信号

血）（图 23-12）。

　　尽管 CTA 和 MRA 对于确定 IPH 的血管性病因准确性高，但 AVM 等小病变可能因血肿的占位效应而难以发现，因此，在非侵入性检查阴性的情况下强烈建议行 DSA 检查。但决定哪些患者应该接受 DSA 仍存在争议[227]。据报道，在患有高血压且基底节或丘脑出现 IPH 的年老患者（如＞45 岁）中，DSA 检出血管异常的概率极低[228]。尽管颅后窝也是高血压出血的另一个常见部位，但一项纳入了 68 例颅后窝 IPH 的研究无法确定这些潜在血管病变是否为独立预测因子，表明当非侵入性检查为阴性时应行 DSA 检查[229]。在所有其他患者中，DSA 适用于进行下一步评估。如果 DSA 为阴性，则应在血肿及相关占位效应消失后（如 2～4 周后）考虑再次进行血管造影。

　　在原发性 IPH 中（即没有明确发病原因），影像可能有助于预测并识别血肿扩大的高风险患者。除了发病时临床检查结果较差（如格拉斯哥昏迷量表评分＜9）之外，高度预测死亡和不良结果的影像表现包括大的血肿体积（如＞60ml）和脑室内出血。大约有 1/3 患者在发病后 3～6h 内出现 IPH，表现出血肿进一步显著增长（＞33% 或 6 ml），这是提示预后较差的另一个独立预测因子。

　　尽管预防血肿扩大的治疗需要进一步的临床验证，但识别血肿扩大的高危人群可能会提供重要的预后信息，从而指导早期手术的决策，并允许在未来的止血治疗试验中有针对性地选择患者。最近的研究提示 CTA 可以通过显示出血区内的造影剂外渗（即斑点征）来预测血肿扩大。对于斑点征的定义有很多。通常，斑点必须在血肿内，其密度远高于周围血液（如≥120HU），并且与血管不连续。斑点可为任何形态，并且可以在血肿中多发。进一步对再出血风险进行分层的其他斑点征象相关特征包括≥3 个斑点的存在，最大斑点的最大直径≥5 mm，以及最大斑点的最大密度≥180HU。这些研究结果已被证明可

以独立预测血肿的快速进展、更高的院内死亡率和幸存者的不良预后[230]。MRI 也可显示血肿内类似的造影剂外渗，但对这种现象及其与血肿进展和临床预后的关系仍不清楚。

推荐阅读

[1] Mozaffarian D, Benjamin EJ, Go AS, Arnett DK,Blaha MJ, Cushman M et al. Heart disease and stroke statistics—2015 update: A report from the American Heart Association. Circulation. 2015;131:e29–e322.

[2] Schellinger PD, Chalela JA, Kang DW, Latour LL, Warach S. Diagnostic and prognostic value of early MR imaging vessel signs in hyperacute stroke patients imaged<3 hours and treated with recombinant tissue plasminogen activator. AJNR American Journal of Neuroradiology.2005;26:618–624.

[3] Brazzelli M, Sandercock PA, Chappell FM, Celani MG,Righetti E, Arestis N et al. Magnetic resonance imaging versus computed tomography for detection of acutev ascular lesions in patients presenting with stroke symptoms. The Cochrane Database of Systematic Reviews.2009:CD007424.

[4] de Figueiredo EH, Borgonovi AF, Doring TM. Basic concepts of MR imaging, diffusion MR imaging, and diffusion tensor imaging. Magnetic Resonance Imaging Clinics of North America. 2011;19:1–22.

[5] de Carvalho Rangel C, Hygino Cruz LC, Jr., Takayassu TC, Gasparetto EL, Domingues RC. Diffusion MRimaging in central nervous system. Magnetic Resonance Imaging Clinics of North America. 2011;19:23–53.

[6] Fries P, Runge VM, Kirchin MA, Stemmer A, Naul LG,Wiliams KD et al. Diffusion-weighted imaging in patients with acute brain ischemia at 3 T: Current possibilities and future perspectives comparing conventional echoplanar diffusion-weighted imaging and fast spin echo diffusion-weighted imaging sequences using blade(propeller). Investigative Radiology. 2009;44:351–359.

[7] Yiping L, Hui L, Kun Z, Daoying G, Bo Y. Diffusion weightedimaging of the sellar region: A comparison study of blade and single-shot echo planar imaging sequences. European Journal of Radiology. 2014; 83:1239–1244.

[8] Lee CY, Li Z, Pipe JG, Debbins JP. Turboprop+: Enhanced turboprop diffusion-weighted imaging with a new phase correction. Magnetic Resonance in Medicine: Official Journal of the Society of Magnetic Resonance in Medicine/Society of Magnetic Resonance in Medicine. 2013;70:497–503.

[9] Li Z, Pipe JG, Lee CY, Debbins JP, Karis JP, Huo D.X-prop: A fast and robust diffusion-weighted propeller technique. Magnetic Resonance in Medicine: Official Journal of the Society of Magnetic Resonance in Medicine/Society of

Magnetic Resonance in Medicine. 2011;66:341–347.

[10] Attenberger UI, Runge VM, Stemmer A, Williams KD, Naul LG, Michaely HJ et al. Diffusion weighted imaging:A comprehensive evaluation of a fast spin echo DWI sequence with blade (propeller) k-space sampling at 3 T,using a 32-channel head coil in acute brain ischemia. Investigative Radiology. 2009;44:656–661.

[11] Mintorovitch J, Yang GY, Shimizu H, Kucharczyk J,Chan PH, Weinstein PR. Diffusion-weighted magnetic resonance imaging of acute focal cerebral ischemia:-Comparison of signal intensity with changes in brain water and $Na^+,K(+)$-atpase activity. Journal of Cerebral Blood Flow and Metabolism: Official Journal of the International Society of Cerebral Blood Flow and Metabolism.1994;14:332–336.

[12] Benveniste H, Hedlund LW, Johnson GA. Mechanism of detection of acute cerebral ischemia in rats by diffusion-weighted magnetic resonance microscopy. Stroke:A Journal of Cerebral Circulation. 1992;23:746–754.

[13] Simonsen CZ, Madsen MH, Schmitz ML, Mikkelsen IK, Fisher M, Andersen G. Sensitivity of diffusion-and perfusion-weighted imaging for diagnosing acute ischemic stroke is 97.5%. Stroke: A Journal of Cerebral Circulation.2015;46:98–101.

[14] Brunser AM, Hoppe A, Illanes S, Diaz V, Munoz P,Carcamo D et al. Accuracy of diffusion-weighted imaging in the diagnosis of stroke in patients with suspected cerebral infarct. Stroke: A Journal of Cerebral Circulation.2013;44:1169–1171.

[15] Rosso C, Drier A, Lacroix D, Mutlu G, Pires C, Lehericy S et al. Diffusion-weighted MRI in acute stroke within the first 6 hours: 1.5 or 3.0 tesla? Neurology. 2010;74:1946–1953.

[16] Hjort N, Christensen S, Solling C, Ashkanian M, Wu O,Rohl L et al. Ischemic injury detected by diffusion imaging 11 minutes after stroke. Annals of Neurology.2005;58:462–465.

[17] Mullins ME, Schaefer PW, Sorensen AG, Halpern EF,Ay H, He J et al. CT and conventional and diffusion-weighted MR imaging in acute stroke: Study in 691 patients at presentation to the emergency department.Radiology. 2002;224:353–360.

[18] Schlaug G, Siewert B, Benfield A, Edelman RR, Warach S.Time course of the apparent diffusion coefficient (ADC) abnormality in human stroke. Neurology. 1997;49:113–119.

[19] Fiebach JB, Jansen O, Schellinger PD, Heiland S, Hacke W,Sartor K. Serial analysis of the apparent diffusion coefficient time course in human stroke. Neuroradiology.2002;44:294–298.

[20] Geijer B, Lindgren A, Brockstedt S, Stahlberg F, Holtas S.Persistent high signal on diffusion-weighted MRI in the late stages of small cortical and lacunar ischaemic lesions. Neuroradiology. 2001;43:115–122.

[21] Fiehler J, Knudsen K, Kucinski T, Kidwell CS, Alger JR,Thomalla G et al. Predictors of apparent diffusion coefficient normalization in stroke patients. Stroke: A Journal of Cerebral Circulation. 2004;35:514–519.

[22] Schaefer PW, Hassankhani A, Putman C, Sorensen AG,Schwamm L, Koroshetz W et al. Characterization and evolution of diffusion MR imaging abnormalities in stroke patients undergoing intra-arterial thrombolysis.AJNR American Journal of Neuroradiology. 2004;25: 951–957.

[23] Kidwell CS, Saver JL, Mattiello J, Starkman S, Vinuela F,Duckwiler G et al. Thrombolytic reversal of acute human cerebral ischemic injury shown by diffusion/perfusion magnetic resonance imaging. Annals of Neurology.2000;47:462–469.

[24] Yoo AJ, Pulli B, Gonzalez RG. Imaging-based treatment selection for intravenous and intra-arterial stroke therapies: A comprehensive review. Expert Review of Cardiovascular Therapy. 2011;9:857–876.

[25] Chemmanam T, Campbell BC, Christensen S,Nagakane Y, Desmond PM, Bladin CF et al. Ischemic diffusion lesion reversal is uncommon and rarely alters perfusion-diffusion mismatch. Neurology. 2010;75:1040–1047.

[26] Latchaw RE, Alberts MJ, Lev MH, Connors JJ, Harbaugh RE, Higashida RT et al. Recommendations for imaging of acute ischemic stroke: A scientific statement from the american heart association. Stroke: A Journal of Cerebral Circulation. 2009;40:3646–3678.

[27] Bulut HT, Yildirim A, Ekmekci B, Eskut N, Gunbey HP.False-negative diffusion-weighted imaging in acute stroke and its frequency in anterior and posterior circulation ischemia. Journal of Computer Assisted Tomography.2014;38:627–633.

[28] Oppenheim C, Stanescu R, Dormont D, Crozier S,Marro B, Samson Y et al. False-negative diffusionweighted MR findings in acute ischemic stroke. AJNRAmerican Journal of Neuroradiology. 2000;21:1434–1440.

[29] Schuier FJ, Hossmann KA. Experimental brain infarcts in cats. II. Ischemic brain edema. Stroke: A Journal of Cerebral Circulation. 1980;11:593–601.

[30] Watanabe O, West CR, Bremer A. Experimental regional cerebral ischemia in the middle cerebral artery territory in primates. Part 2: Effects on brain water and electrolytes in the early phase of mca stroke. Stroke: A Journal of Cerebral Circulation. 1977;8:71–76.

[31] Thomalla G, Rossbach P, Rosenkranz M, Siemonsen S, Krutzelmann A, Fiehler J et al. Negative fluid-attenuated inversion recovery imaging identifies acute ischemic stroke at 3 hours or less. Annals of Neurology.2009;65:724–732.

[32] Ebinger M, Galinovic I, Rozanski M, Brunecker P,Endres M, Fiebach JB. Fluid-attenuated inversion recovery evolution within 12 hours from stroke onset: A reliable tissue clock? Stroke: A Journal of Cerebral Circulation.2010;41:250–255.

[33] Allen LM, Hasso AN, Handwerker J, Farid H.Sequence-specific MR imaging findings that are useful in dating ischemic stroke. RadioGraphics: A Review Pub-

lication of the Radiological Society of North America, Inc.2012;32:1285– 1297; discussion 1297–1289.

[34]Axel L. Blood flow effects in magnetic resonance imaging. AJR American Journal of Roentgenology.1984;143:1157–1166.

[35]Bradley WG, Jr., Waluch V, Lai KS, Fernandez EJ,Spalter C. The appearance of rapidly flowing blood on magnetic resonance images. AJR American Journal of Roentgenology. 1984;143:1167–1174.

[36]Kamran S, Bates V, Bakshi R, Wright P, Kinkel W,Miletich R. Significance of hyperintense vessels on flair MRI in acute stroke. Neurology. 2000;55:265–269.

[37]Cosnard G, Duprez T, Grandin C, Smith AM, Munier T,Peeters A. Fast flair sequence for detecting major vascular abnormalities during the hyperacute phase of stroke: A comparison with MR angiography. Neuroradiology.1999;41:342–346.

[38]Cheng B, Ebinger M, Kufner A, Kohrmann M, Wu O,Kang DW et al. Hyperintense vessels on acut estroke fluid-attenuated inversion recovery imaging:Associations with clinical and other MRI findings.Stroke: A Journal of Cerebral Circulation. 2012;43:2957–2961.

[39]Legrand L, Tisserand M, Turc G, Naggara O, Edjlali M,Mellerio C et al. Do flair vascular hyperintensities beyond the DWI lesion represent the ischemic penumbra?AJNR American Journal of Neuroradiology. 2014.

[40]Liu W, Xu G, Yue X, Wang X, Ma M, Zhang R et al.Hyperintense vessels on flair: A useful non-invasive method for assessing intracerebral collaterals. European Journal of Radiology. 2011;80:786–791.

[41]Kawashima M, Noguchi T, Takase Y, Ootsuka T, Kido N,Matsushima T. Unilateral hemispheric proliferation of ivy sign on fluid-attenuated inversion recovery images in moyamoya disease correlates highly with ipsilateral hemispheric decrease of cerebrovascular reserve. AJN.American Journal of Neuroradiology. 2009;30: 1709–1716.

[42]Iancu-Gontard D, Oppenheim C, Touze E, Meary E,Zuber M, Mas JL et al. Evaluation of hyperintense vessels on flair MRI for the diagnosis of multiple intracerebral arterial stenoses. Stroke: A Journal of Cerebral Circulation. 2003;34:1886–1891.

[43]Sanossian N, Ances BM, Shah SH, Kim D, Saver JL,Liebeskind DS. Flair vascular hyperintensity may predictstroke after TIA. Clinical Neurology and Neurosurgery.2007;109:617–619.

[44]Hodel J, Leclerc X, Rodallec M, Gerber S, Blanc R,Outteryck O et al. Fluid-attenuated inversion recovery vascular hyperintensities are not visible using 3D cube flair sequence. European Radiology. 2013;23:1963–1969.

[45]Kohrmann M, Struffert T, Frenzel T, Schwab S,Doerfler A. The hyperintense acute reperfusion marker on fluid-attenuated inversion recovery magnetic resonance imaging is caused by gadolinium in the cerebrospinal fluid. Stroke: A Journal of Cerebral Circulation.2012;43:259–261.

[46]Ostwaldt AC, Rozanski M, Schmidt WU, Nolte CH,Hotter B, Jungehuelsing GJ et al. Early time course of flair signal intensity differs between acute ischemic stroke patients with and without hyperintense acute reperfusion marker. Cerebrovascular Diseases.2014;37:141–146.

[47]Warach S, Latour LL. Evidence of reperfusion injury,exacerbated by thrombolytic therapy, in human focal brain ischemia using a novel imaging marker of earlyb lood-brain barrier disruption. Stroke: A Journal of Cerebral Circulation. 2004;35:2659–2661.

[48]Rozanski M, Ebinger M, Schmidt WU, Hotter B, Pittl S,Heuschmann PU et al. Hyperintense acute reperfusion marker on flair is not associated with early haemorrhagic transformation in the elderly. European Radiology.2010;20:2990–2996.

[49]Merino JG, Warach S. Imaging of acute stroke. Nature Reviews. Neurology. 2010;6:560–571.

[50]Kidwell CS, Chalela JA, Saver JL, Starkman S, Hill MD,Demchuk AM et al. Comparison of MRI and CT for detection of acute intracerebral hemorrhage. JAMA. 2004;292:1823–1830.

[51]Naggara O, Raymond J, Domingo Ayllon M, Al-Shareef F, Touze E, Chenoufi M et al. T_2^* "susceptibility vesselsign" demonstrates clot location and length in acute ischemic stroke. PLoS One. 2013;8:e76727.

[52]Liebeskind DS, Sanossian N, Yong WH, Starkman S,Tsang MP, Moya AL et al. CT and MRI early vessel signs reflect clot composition in acute stroke. Stroke: A Journal of Cerebral Circulation. 2011;42:1237–1243.

[53]Cho KH, Kim JS, Kwon SU, Cho AH, Kang DW.Significance of susceptibility vessel sign on T_2^*-weighted gradient echo imaging for identification of stroke subtypes. Stroke: A Journal of Cerebral Circulation.2005; 36:2379–2383.

[54]Legrand L, Naggara O, Turc G, Mellerio C, Roca P, Calvet D et al. Clot burden score on admission T_2^*-MRI predicts recanalization in acute stroke. Stroke: A Journal of Cerebral Circulation. 2013;44:1878–1884.

[55]Yan S, Hu H, Shi Z, Zhang X, Zhang S, Liebeskind DS et al. Morphology of susceptibility vessel sign predicts middle cerebral artery recanalization after intravenous thrombolysis. Stroke: A Journal of Cerebral Circulation.2014;45:2795–2797.

[56]Chalela JA, Haymore JB, Ezzeddine MA, Davis LA,Warach S. The hypointense MCA sign. Neurology.2002;58:1470.

[57]Mittal S, Wu Z, Neelavalli J, Haacke EM. Susceptibility-weighted imaging: Technical aspects and clinical applications,part 2. AJNR American Journal of Neuroradiology.2009;30:232–252.

[58]Hermier M, Nighoghossian N. Contribution of susceptibility-weighted imaging to acute stroke assessment.Stroke: A Journal of Cerebral Circulation. 2004;35:1989–1994.

[59]Boeckh-Behrens T, Lutz J, Lummel N, Burke M,Wesemann T, Schopf V et al. Susceptibility-weighted angiography (swan) of cerebral veins and arteries compared to TOF-MRA. European Journal of Radiology.2012;81:1238–1245.

[60] Haacke EM, Mittal S, Wu Z, Neelavalli J, Cheng YC. Susceptibility-weighted imaging: Technical aspects and clinical applications, part 1. AJNR American Journal of Neuroradiology. 2009;30:19–30.

[61] Barnes SR, Haacke EM. Susceptibility-weighted imaging:-Clinical angiographic applications. Magnetic Resonance Imaging Clinics of North America. 2009;17:47–61.

[62] Jauch EC, Saver JL, Adams HP, Jr., Bruno A, Connors JJ,Demaerschalk BM et al. Guidelines for the early management of patients with acute ischemic stroke: A guideline for healthcare professionals from the American Heart Association/American Stroke Association. Stroke:A Journal of Cerebral Circulation. 2013;44:870–947.

[63] Heiserman JE, Drayer BP, Keller PJ, Fram EK. Intracranial vascular stenosis and occlusion: Evaluation with threedimensional time-of-flight MR angiography. Radiology.1992;185:667–673.

[64] Huang BY, Castillo M. Neurovascular imaging at1.5 tesla versus 3.0 tesla. Magnetic Resonance Imaging Clinics of North America. 2009;17:29–46.

[65] Tomanek AI, Coutts SB, Demchuk AM, Hudon ME,Morrish WE, Sevick RJ et al. MR angiography compared to conventional selective angiography in acute stroke.The Canadian Journal of Neurological Sciences. Le Journal Canadien des Sciences Neurologiques. 2006;33:58–62.

[66] Bash S, Villablanca JP, Jahan R, Duckwiler G, Tillis M,Kidwell C et al. Intracranial vascular stenosis and occlusive disease: Evaluation with CT angiography,MR angiography, and digital subtraction angiography.AJNR American Journal of Neuroradiology.2005;26:1012–1021.

[67] Hirai T, Korogi Y, Ono K, Nagano M, Maruoka K,Uemura S et al. Prospective evaluation of suspected stenoocclusive disease of the intracranial artery: Combined MR angiography and CT angiography compared with digital subtraction angiography. AJNR American Journal of Neuroradiology. 2002;23:93–101.

[68] Alfke K, Jensen U, Pool C, Rohr A, Bruning R, Weber J et al. Contrast-enhanced magnetic resonance angiography in stroke diagnostics: Additional information compared with time-of-flight magnetic resonance angiography?Clinical Neuroradiology. 2011;21:5–10.

[69] Nael K, Khan R, Choudhary G, Meshksar A, Villablanca P, Tay J et al. Six-minute magnetic resonance imaging protocol for evaluation of acute ischemic stroke: Pushing the boundaries. Stroke: A Journal of Cerebral Circulation.2014;45:1985–1991.

[70] Nael K, Meshksar A, Ellingson B, Pirastehfar M,Salamon N, Finn P et al. Combined low-dose contrastenhanced MR angiography and perfusion for acute ischemic stroke at 3T: A more efficient stroke protocol.AJNR American Journal of Neuroradiology. 2014;35:1078–1084.

[71] Villablanca JP, Nael K, Habibi R, Nael A, Laub G, Finn JP.3 T contrast-enhanced magnetic resonance angiography for evaluation of the intracranial arteries: Comparison with time-of-flight magnetic resonance angiography and mul-tislice computed tomography angiography.Investigative Radiology. 2006;41:799–805.

[72] Parmar H, Ivancevic MK, Dudek N, Gandhi D, Geerts L,Hoogeveen R et al. Neuroradiologic applications of dynamic MR angiography at 3 T. Magnetic Resonance Imaging Clinics of North America. 2009;17:63–75.

[73] Seeger A, Klose U, Poli S, Kramer U, Ernemann U,Hauser TK. Acute stroke imaging: Feasibility and value of MR angiography with high spatial and temporal resolution for vessel assessment and perfusion analysis in patients with wake-up stroke. Academic Radiology.2015.

[74] Sheth SA, Liebeskind DS. Collaterals in endovasculart herapy for stroke. Current Opinion in Neurology.2015;28:10–15.

[75] Lee LJ, Kidwell CS, Alger J, Starkman S, Saver JL. Impact on stroke subtype diagnosis of early diffusion-weighted magnetic resonance imaging and magnetic resonance angiography. Stroke: A Journal of Cerebral Circulation.2000;31:1081–1089.

[76] Riles TS, Eidelman EM, Litt AW, Pinto RS, Oldford F,Schwartzenberg GW. Comparison of magnetic resonance angiography, conventional angiography, and duplex scanning. Stroke: A Journal of Cerebral Circulation.1992;23:341–346.

[77] Petrella JR, Provenzale JM. MR perfusion imaging of the brain: Techniques and applications. AJR American Journal of Roentgenology. 2000;175:207–219.

[78] Harris AD, Coutts SB, Frayne R. Diffusion and perfusion MR imaging of acute ischemic stroke. Magnetic Resonance Imaging Clinics of North America. 2009;17:291–313.

[79] Albers GW, Thijs VN, Wechsler L, Kemp S, Schlaug G,Skalabrin E et al. Magnetic resonance imaging profiles predict clinical response to early reperfusion: The diffusion and perfusion imaging evaluation for understanding stroke evolution (defuse) study. Annals of Neurology.2006;60:508–517.

[80] Lansberg MG, Straka M, Kemp S, Mlynash M, Wechsler LR, Jovin TG et al. MRI profile and response to endovascular reperfusion after stroke (defuse 2): A prospective cohort study. The Lancet. Neurology. 2012;11:860–867.

[81] De Silva DA, Brekenfeld C, Ebinger M, Christensen S,Barber PA, Butcher KS et al. The benefits of intravenous thrombolysis relate to the site of baseline arterial occlusion in the Echoplanar Imaging Thrombolytic Evaluation Trial (EPITHET). Stroke: A Journal of Cerebral Circulation. 2010;41:295–299.

[82] Neumann-Haefelin T, Wittsack HJ, Wenserski F,Siebler M, Seitz RJ, Modder U et al. Diffusion- and perfusion-weighted MRI. The DWI/PWI mismatch region in acute stroke. Stroke: A Journal of Cerebral Circulation.1999;30:1591–1597.

[83] Jovin TG, Liebeskind DS, Gupta R, Rymer M, Rai A,Zaidat OO et al. Imaging-based endovascular therapy for acute ischemic stroke due to proximal intracranial anterior circulation occlusion treated beyond 8 hours from time last seen

well: Retrospective multicenter analysis of 237 consecutive patients. Stroke: A Journal of Cerebral Circulation. 2011;42:2206–2211.

［84］Kane I, Carpenter T, Chappell F, Rivers C, Armitage P,Sandercock P et al. Comparison of 10 different magnetic resonance perfusion imaging processing methods in acute ischemic stroke: Effect on lesion size, proportion of patients with diffusion/perfusion mismatch, clinical scores, and radiologic outcomes. Stroke: A Journal of Cerebral Circulation. 2007;38:3158–3164.

［85］Christensen S, Mouridsen K, Wu O, Hjort N, Karstoft H,Thomalla G et al. Comparison of 10 perfusion MRI parameters in 97 sub-6-hour stroke patients using voxelbased receiver operating characteristics analysis. Stroke:A Journal of Cerebral Circulation. 2009;40:2055–2061.

［86］Coutts SB, Simon JE, Tomanek AI, Barber PA, Chan J,Hudon ME et al. Reliability of assessing percentage of diffusion-perfusion mismatch. Stroke: A Journal of Cerebral Circulation. 2003;34:1681–1683.

［87］Rivers CS, Wardlaw JM, Armitage PA, Bastin ME,Carpenter TK, Cvoro V et al. Do acute diffusion-and perfusion-weighted MRI lesions identify final infarct volume in ischemic stroke? Stroke: A Journal of Cerebral Circulation. 2006;37:98–104.

［88］Takasawa M, Jones PS, Guadagno JV, Christensen S,Fryer TD, Harding S et al. How reliable is perfusion MR in acute stroke? Validation and determination of the penumbra threshold against quantitative pet. Stroke:A Journal of Cerebral Circulation. 2008;39:870–877.

［89］Dani KA, Thomas RG, Chappell FM, Shuler K, MacLeod MJ, Muir KW et al. Computed tomography and magnetic resonance perfusion imaging in ischemic stroke: Definitions and thresholds. Annals of Neurology. 2011;70:384–401.

［90］Petersen ET, Zimine I, Ho YC, Golay X. Non-invasivemeasurement of perfusion: A critical review of arterial spin labelling techniques. The British Journal of Radiology.2006;79:688–701.

［91］Wang DJ, Alger JR, Qiao JX, Hao Q, Hou S, Fiaz R et al.The value of arterial spin-labeled perfusion imaging in acute ischemic stroke: Comparison with dynamic susceptibility contrast-enhanced MRI. Stroke: A Journal of Cerebral Circulation. 2012;43:1018–1024.

［92］MacIntosh BJ, Lindsay AC, Kylintireas I, Kuker W,Gunther M, Robson MD et al. Multiple inflow pulsed arterial spin-labeling reveals delays in the arterial arrival time in minor stroke and transient ischemic attack. AJNRAmerican Journal of Neuroradiology. 2010;31:1892–1894.

［93］Chalela JA, Alsop DC, Gonzalez-Atavales JB, Maldjian-JA, Kasner SE, Detre JA. Magnetic resonance perfusion imaging in acute ischemic stroke using continuous arterial spin labeling. Stroke: A Journal of Cerebral Circulation.2000;31:680–687.

［94］Zaharchuk G, Bammer R, Straka M, Shankaranarayan A,Alsop DC, Fischbein NJ et al. Arterial spin-label imaging in patients with normal bolus perfusion-weighted MR imaging findings: Pilot identification of the borderzone sign. Radiology. 2009;252:797–807.

［95］Buxton RB. Quantifying CBF with arterial spin labeling.Journal of Magnetic Resonance Imaging: JMRI.2005;22:723–726.

［96］Wong EC. Quantifying CBF with pulsed ASL: Technical and pulse sequence factors. Journal of Magnetic Resonance Imaging: JMRI. 2005;22:727–731.

［97］Kassner A, Roberts T, Taylor K, Silver F, Mikulis D.Prediction of hemorrhage in acute ischemic stroke using permeability MR imaging. AJNR American Journal of Neuroradiology. 2005;26:2213–2217.

［98］Scalzo F, Alger JR, Hu X, Saver JL, Dani KA, Muir KW et al. Multi-center prediction of hemorrhagic transformation in acute ischemic stroke using permeability imaging features. Magnetic Resonance Imaging. 2013;31:961–969.

［99］Yu S, Liebeskind DS, Dua S, Wilhalme H, Elashoff D,Qiao XJ et al. Postischemic hyperperfusion on arterial spin labeled perfusion MRI is linked to hemorrhagic transformation in stroke. Journal of Cerebral Blood Flow and Metabolism: Official Journal of the International Society of Cerebral Blood Flow and Metabolism. 2015;35:630–637.

［100］Brott T, Broderick J, Kothari R, O'Donoghue M, Barsan W,Tomsick T et al. Tissue plasminogen activator for acute ischemic stroke. The National Institute of Neurological Disorders and Stroke rt-PA Stroke Study Group. The New England Journal of Medicine. 1995;333:1581–1587.

［101］Hacke W, Kaste M, Bluhmki E, Brozman M, Davalos A, Guidetti D et al. Thrombolysis with alteplase 3 to 4.5 hours after acute ischemic stroke. The New England Journal of Medicine. 2008;359:1317–1329.

［102］Lees KR, Bluhmki E, von Kummer R, Brott TG, Toni D, Grotta JC et al. Time to treatment with intravenousalteplase and outcome in stroke: An updated pooled analysis of ECASS, ATLANTIS, NINDS, and EPITHETtrials. Lancet. 2010;375:1695–1703.

［103］Fonarow GC, Smith EE, Saver JL, Reeves MJ, Hernandez AF, Peterson ED et al. Improving door-to-needle times in acute ischemic stroke: The design and rationale for the American Heart Association/American Stroke Association's target: Stroke initiative. Stroke: A Journal of Cerebral Circulation. 2011;42:2983–2989.

［104］Paolini S, Burdine J, Verenes M, Webster J, Faber T,Graham CB et al. Rapid short MRI sequence useful in eliminating stroke mimics among acute stroke patients considered for intravenous thrombolysis. Journal of Neurological Disorders. 2013;1:137.

［105］Schmitz ML, Simonsen CZ, Hundborg H, Christensen H, Ellemann K, Geisler K et al. Acute ischemic stroke and long-term outcome after thrombolysis: Nationwide propensity score-matched follow-up study. Stroke:A Journal of Cerebral Circulation. 2014;45:3070–3072.

［106］Turc G, Aguettaz P, Ponchelle-Dequatre N, Henon

H,Naggara O, Leclerc X et al. External validation of the MRI-dragon score: Early prediction of stroke outcome after intravenous thrombolysis. PLoS One. 2014;9:e99164.

[107] Apoil M, Turc G, Tisserand M, Calvet D, Naggara O,Domigo V et al. Clinical and magnetic resonance imaging predictors of very early neurological response to intravenous thrombolysis in patients with middle cerebral artery occlusion. Journal of the American Heart Association. 2013;2:e000511.

[108] Charidimou A, Kakar P, Fox Z, Werring DJ. Cerebral microbleeds and the risk of intracerebral haemorrhage after thrombolysis for acute ischaemic stroke: Systematic review and meta-analysis. Journal of Neurology,Neurosurgery, and Psychiatry. 2013;84:277–280.

[109] Koennecke HC. Cerebral microbleeds on MRI:Prevalence, associations, and potential clinical implications. Neurology. 2006;66:165–171.

[110] Kakuda W, Thijs VN, Lansberg MG, Bammer R,Wechsler L, Kemp S et al. Clinical importance of microbleeds in patients receiving IV thrombolysis. Neurology.2005;65:1175–1178.

[111] Fiehler J, Albers GW, Boulanger JM, Derex L, Gass A,Hjort N et al. Bleeding risk analysis in stroke imaging before thrombolysis (BRASIL): Pooled analysis of T_2^*-weighted magnetic resonance imaging data from570 patients. Stroke: A Journal of Cerebral Circulation.2007;38:2738–2744.

[112] Derex L, Nighoghossian N, Hermier M, Adeleine P,Philippeau F, Honnorat J et al. Thrombolysis for ischemic stroke in patients with old microbleeds on pretreatment MRI. Cerebrovascular Diseases. 2004;17:238–241.

[113] Kidwell CS, Saver JL, Villablanca JP, Duckwiler G, Fredieu A, Gough K et al. Magnetic resonance imaging detection of microbleeds before thrombolysis:An emerging application. Stroke: A Journal of Cerebral Circulation. 2002;33:95–98.

[114] Huang P, Chen CH, Lin WC, Lin RT, Khor GT, Liu CK.Clinical applications of susceptibility weighted imaging in patients with major stroke. Journal of Neurology.2012;259:1426–1432.

[115] Heldner MR, Zubler C, Mattle HP, Schroth G, Weck A,-Mono ML et al. National Institutes of Health stroke scale score and vessel occlusion in 2152 patients with acute ischemic stroke. Stroke: A Journal of Cerebral Circulation.2013;44:1153–1157.

[116] Wolpert SM, Bruckmann H, Greenlee R, Wechsler L,Pessin MS, del Zoppo GJ. Neuroradiologic evaluation of patients with acute stroke treated with recombinant tissue plasminogen activator. The rt-PA Acute Stroke Study Group. AJNR American Journal of Neuroradiology.1993;14:3–13.

[117] Lee KY, Han SW, Kim SH, Nam HS, Ahn SW, Kim DJ et al. Early recanalization after intravenous administration of recombinant tissue plasminogen activator as assessed by pre- and post-thrombolytic angiography in acute isch-emic stroke patients. Stroke: A Journal of Cerebral Circulation. 2007;38:192–193.

[118] Berkhemer OA, Fransen PS, Beumer D, van den Berg LA,Lingsma HF, Yoo AJ et al. A randomized trial of intraarterial treatment for acute ischemic stroke. The New England Journal of Medicine. 2015;372:11–20.

[119] Goyal M, Demchuk AM, Menon BK, Eesa M, Rempel JL,Thornton J et al. Investigators, Escape Trial. Ran domized assessment of rapid endovascular treatment of ischemicstroke. The New England Journal of Medicine. 2015;372:1019–1030.

[120] Jovin TG, Chamorro A, Cobo E, de Miquel MA, Mo-linaCA, Rovira A et al. Investigators, Revascat Trial. Thrombectomy within 8 hours after symptom onset in ischemic stroke. The New England Journal of Medi-cine.2015;372:2296–2306.

[121] Saver JL, Goyal M, Bonafe A, Diener HC, Levy EI, PereiraVM, . . . Investigators, Swift Prime. Stent-retriever thrombectomy after intravenous t-PA vs. t-PA alone in stroke. The New England Journal of Medicine. 2015;372:2285–2295.

[122] Campbell BC, Mitchell PJ, Kleinig TJ, Dewey H M,Churilov L, Yassi N et al. Investigators, Extend-Ia.Endovascular therapy for ischemic stroke with perfusion-imaging selection. The New England Journal of Medicine. 2015;372:1009–1018.

[123] Broderick JP, Palesch YY, Demchuk AM, Yeatts SD,Khatri P, Hill MD et al. Endovascular therapy after intrave-nous t-PA versus t-PA alone for stroke. The New England Journal of Medicine. 2013;368:893–903.

[124] Ciccone A, Valvassori L, Nichelatti M, Sgoifo A, Ponz-io M, Sterzi R et al. Endovascular treatment for acute ischemic stroke. The New England Journal of Medi-cine.2013;368:904–913.

[125] Jovin TG, Yonas H, Gebel JM, Kanal E, Chang YF,Grahovac SZ et al. The cortical ischemic core and not the consistently present penumbra is a determinant of clinical outcome in acute middle cerebral artery occlusion.Stroke: A Journal of Cerebral Circulation. 2003;34:2426–2433.

[126] Yoo AJ, Verduzco LA, Schaefer PW, Hirsch JA, Rabinov JD, Gonzalez RG. MRI-based selection for intra-arterial stroke therapy: Value of pretreatment diffusion-weighted imaging lesion volume in selecting patients with acutestroke who will benefit from early recanalization. Stroke:A Journal of Cerebral Circulation. 2009;40:2046–2054.

[127] Olivot JM, Mosimann PJ, Labreuche J, Inoue M, Meseguer E, Desilles JP et al. Impact of diffusion-weighted imaging lesion volume on the success of endovascular reperfusion therapy. Stroke: A Journal of Cerebral Circu-lation.2013;44:2205–2211.

[128] Yoo AJ, Zaidat OO, Chaudhry ZA, Berkhemer OA,Gonzalez RG, Goyal M et al. Impact of pretreatment non-contrast CT alberta stroke program early CT score on clinical outcome after intra-arterial stroke therapy.Stroke:

A Journal of Cerebral Circulation. 2014;45:746–751.

[129] Hakimelahi R, Yoo AJ, He J, Schwamm LH, Lev MH,Schaefer PW et al. Rapid identification of a major diffusion/perfusion mismatch in distal internal carotid artery or middle cerebral artery ischemic stroke. BMC-Neurology. 2012;12:132.

[130] Furlan A, Higashida R, Wechsler L, Gent M, Rowley H, Kase C et al. Intra-arterial prourokinase for acute ischemic stroke. The PROACT II study: A randomized controlled trial. Prolyse in acute cerebral thromboembolism. JAMA. 1999;282:2003–2011.

[131] Ribo M, Flores A, Mansilla E, Rubiera M, Tomasello A,-Coscojuela P et al. Age-adjusted infarct volume threshold for good outcome after endovascular treatment.Journal of Neurointerventional Surgery. 2014;6:418–422.

[132] Fiorelli M, Bastianello S, von Kummer R, del Zoppo GJ,Larrue V, Lesaffre E et al. Hemorrhagic transformation within 36 hours of a cerebral infarct: Relationships with early clinical deterioration and 3-month outcome in the European Cooperative Acute Stroke Study I (ECASS I) cohort. Stroke:A Journal of Cerebral Circulation. 1999;30:2280–2284.

[133] Wardlaw JM, Murray V, Berge E, del Zoppo GJ.Thrombolysis for acute ischaemic stroke. The Cochrane Database of Systematic Reviews. 2014;7:CD000213.

[134] Shen Q, Du F, Huang S, Duong TQ. Spatiotemporal characteristics of postischemic hyperperfusion with respect to changes in T_1, T_2, diffusion, angiography,and blood-brain barrier permeability. Journal of Cerebral Blood Flow and Metabolism: Official Journal of the International Society of Cerebral Blood Flow and Metabolism. 2011;31:2076–2085.

[135] Hacke W, Kaste M, Fieschi C, Toni D, Lesaffre E, von-Kummer R et al. Intravenous thrombolysis with recombinant tissue plasminogen activator for acute hemispheric stroke. The European Cooperative Acute StrokeStudy (ECASS). JAMA. 1995;274:1017–1025.

[136] Hacke W, Kaste M, Fieschi C, von Kummer R, Davalos A, Meier D et al. Randomised double-blind placebocontrolled trial of thrombolytic therapy with intravenous alteplase in acute ischaemic stroke (ECASS II).Second European-Australasian Acute Stroke Study Investigators. Lancet. 1998;352:1245–1251.

[137] Dzialowski I, Pexman JH, Barber PA, Demchuk AM,-Buchan AM, Hill MD et al. Asymptomatic hemorrhage after thrombolysis may not be benign: Prognosis by hemorrhage type in the Canadian alteplase for stroke effectiveness study registry. Stroke: A Journal of Cerebral Circulation. 2007;38:75–79.

[138] Berger C, Fiorelli M, Steiner T, Schabitz WR, Bozzao L, Bluhmki E et al. Hemorrhagic transformation of ischemic brain tissue: Asymptomatic or symptomatic?Stroke: A Journal of Cerebral Circulation. 2001;32:1330–1335.

[139] Paciaroni M, Agnelli G, Corea F, Ageno W, Alberti A,Lanari A et al. Early hemorrhagic transformation of brain infarction: Rate, predictive factors, and influenceon clinical outcome: Results of a prospective multicenter study. Stroke: A Journal of Cerebral Circulation.2008;39:2249–2256.

[140] Arnould MC, Grandin CB, Peeters A, Cosnard G, Duprez TP. Comparison of CT and three MR sequences for detecting and categorizing early (48 hours) hemorrhagic transformation in hyperacute ischemic stroke. AJNR American Journal of Neuroradiology. 2004;25:939–944.

[141] Renou P, Sibon I, Tourdias T, Rouanet F, Rosso C,Galanaud D et al. Reliability of the ECASS radiological classification of postthrombolysis brain haemorrhage:A comparison of CT and three MRI sequences.Cerebrovascular Diseases. 2010;29:597–604.

[142] Fiebach JB, Bohner G. T_2^*-weighted imaging enables excellent interobserver concordance but should not be considered as sole gold standard imaging for hemorrhagic transformation classification after thrombolysis.Cerebrovascular Diseases. 2010;29:605–606.

[143] Neeb L, Villringer K, Galinovic I, Grosse-Dresselhaus F,Ganeshan R, Gierhake D et al. Adapting the computed tomography criteria of hemorrhagic transformation to stroke magnetic resonance imaging. Cerebrovascular Diseases Extra. 2013;3:103–110.

[144] Lansberg MG, Thijs VN, Bammer R, Kemp S, WijmanCA, Marks MP et al. Risk factors of symptomatic intracerebral hemorrhage after tPA therapy for acute stroke. Stroke: A Journal of Cerebral Circulation.2007;38:2275–2278.

[145] Singer OC, Humpich MC, Fiehler J, Albers GW,Lansberg MG, Kastrup A et al. Risk for symptomatic intracerebral hemorrhage after thrombolysis assessed by diffusion-weighted magnetic resonance imaging.Annals of Neurology. 2008;63:52–60.

[146] Edgell RC, Vora NA. Neuroimaging markers of hemorrhagic risk with stroke reperfusion therapy. Neurology.2012;79:S100–S104.

[147] Neumann-Haefelin T, Hoelig S, Berkefeld J, Fiehler J,-Gass A, Humpich M et al. Leukoaraiosis is a risk factor for symptomatic intracerebral hemorrhage after thrombolysis for acute stroke. Stroke: A Journal of Cerebral Circulation. 2006;37:2463–2466.

[148] Tong DC, Adami A, Moseley ME, Marks MP.Relationship between apparent diffusion coefficient and subsequent hemorrhagic transformation following acute ischemic stroke. Stroke: A Journal of Cerebral Circulation.2000;31:2378–2384.

[149] Selim M, Fink JN, Kumar S, Caplan LR, Horkan C, ChenY et al. Predictors of hemorrhagic transformation after intravenous recombinant tissue plasminogen activator:Prognostic value of the initial apparent diffusion coefficient and diffusion-weighted lesion volume. Stroke:A Journal of Cerebral Circulation. 2002;33:2047–2052.

[150] Yassi N, Parsons MW, Christensen S, Sharma G, Bivard A, Donnan GA et al. Prediction of poststroke

hemorrhagic transformation using computed tomography perfusion. Stroke: A Journal of Cerebral Circulation.2013;44:3039–3043.

[151] Thomalla G, Schwark C, Sobesky J, Bluhmki E, Fiebach JB, Fiehler J et al. Outcome and symptomatic bleeding complications of intravenous thrombolysis within6 hours in MRI-selected stroke patients: Comparison of a german multicenter study with the pooled data of ATLANTIS, ECASS, and NINDS tPA trials. Stroke:A Journal of Cerebral Circulation. 2006;37:852–858.

[152] Schellinger PD, Thomalla G, Fiehler J, Kohrmann M,Molina CA, Neumann-Haefelin T et al. MRI-based and CT-based thrombolytic therapy in acute stroke within and beyond established time windows: An analysis of1210 patients. Stroke: A Journal of Cerebral Circulation.2007;38:2640–2645.

[153] Ribo M, Molina CA, Rovira A, Quintana M, Delgado P,Montaner J et al. Safety and efficacy of intravenous tissue plasminogen activator stroke treatment in the 3- to 6-hour window using multimodal transcranial doppler/ MRI selection protocol. Stroke: A Journal of Cerebral Circulation. 2005;36:602–606.

[154] Hacke W, Albers G, Al-Rawi Y, Bogousslavsky J, Davalos A, Eliasziw M et al. The Desmoteplase in Acute Ischemic Stroke Trial (DIAS): A phase II MRI-based 9-hour window acute stroke thrombolysis trial with intravenous desmoteplase. Stroke: A Journal of Cerebral Circulation.2005;36:66–73.

[155] Furlan AJ, Eyding D, Albers GW, Al-Rawi Y, Lees KR,Rowley HA et al. Dose escalation of desmoteplase for acute ischemic stroke (DEDAS): Evidence of safety and efficacy 3 to 9 hours after stroke onset. Stroke: A Journal of Cerebral Circulation. 2006;37:1227–1231.

[156] Hacke W, Furlan AJ, Al-Rawi Y, Davalos A, Fiebach JB, Gruber F et al. Intravenous desmoteplase in patients with acute ischaemic stroke selected by MRI perfusion-diffusion weighted imaging or perfusion CT (DIAS-2):A prospective, randomised, double-blind, placebocontrolled study. The Lancet. Neurology. 2009;8: 141–150.

[157] Davis SM, Donnan GA, Parsons MW, Levi C, Butcher KS,Peeters A et al. Effects of alteplase beyond 3 h after stroke in the Echoplanar Imaging Thrombolytic Evaluation Trial (EPITHET): A placebo-controlled randomised trial.The Lancet. Neurology. 2008;7:299–309.

[158] Mishra NK, Albers GW, Davis SM, Donnan GA, Furlan AJ, Hacke W et al. Mismatch-based delayed thrombolysis:A meta-analysis. Stroke: A Journal of Cerebral Circulation. 2010;41:e25–33.

[159] Kane I, Sandercock P, Wardlaw J. Magnetic resonanceperfusion diffusion mismatch and thrombolysis in acute ischaemic stroke: A systematic review of the evidence to date. Journal of Neurology, Neurosurgery, and Psychiatry.2007;78:485–491.

[160] Bandera E, Botteri M, Minelli C, Sutton A, Abrams KR,Latronico N. Cerebral blood flow threshold of isch-

emic penumbra and infarct core in acute ischemic stroke: Asystematic review. Stroke: A Journal of Cerebral Circulation.2006;37:1334–1339.

[161] Kamalian S, Kamalian S, Konstas AA, Maas MB,Payabvash S, Pomerantz SR et al. CT perfusion mean transit time maps optimally distinguish benign oligemia from true "at-risk" ischemic penumbra, but thresholds vary by postprocessing technique. AJNR American Journal of Neuroradiology. 2012;33:545–549.

[162] Lansberg MG, Thijs VN, Bammer R, Olivot JM, Marks MP, Wechsler LR et al. The MRA-DWI mismatch identifies patients with stroke who are likely to benefit from reperfusion. Stroke: A Journal of Cerebral Circulation.2008;39:2491–2496.

[163] Wouters A, Lemmens R, Dupont P, Thijs V. Wake-up stroke and stroke of unknown onset: A critical review. Frontiers in Neurology. 2014;5:153.

[164] Elliott WJ. Circadian variation in the timing of stroke onset: A meta-analysis. Stroke: A Journal of CerebralCirculation. 1998;29:992–996.

[165] Rimmele DL, Thomalla G. Wake-up stroke: Clinical characteristics,imaging findings, and treatment option—Anupdate. Frontiers in Neurology. 2014;5:35.

[166] Moseley ME, Kucharczyk J, Mintorovitch J, Cohen Y,Kurhanewicz J, Derugin N et al. Diffusion-weighted MRimaging of acute stroke: Correlation with T_2-weighted and magnetic susceptibility-enhanced MR imaging in cats. AJNR American Journal of Neuroradiology.1990;11:423–429.

[167] Aoki J, Kimura K, Iguchi Y, Shibazaki K, Sakai K,Iwanaga T. Flair can estimate the onset time in acute ischemic stroke patients. Journal of the Neurological Sciences. 2010;293:39–44.

[168] Cho AH, Sohn SI, Han MK, Lee DH, Kim JS, Choi CG et al. Safety and efficacy of MRI-based thrombolysis in unclear-onset stroke. A preliminary report. Cerebrovascular Diseases. 2008;25:572–579.

[169] Thomalla G, Cheng B, Ebinger M, Hao Q, Tourdias T,Wu O et al. DWI-flair mismatch for the identification of patients with acute ischaemic stroke within 4.5 h of symptom onset (pre-flair): A multicentre observational study. The Lancet. Neurology. 2011;10:978–986.

[170] Petkova M, Rodrigo S, Lamy C, Oppenheim G, Touze E,Mas JL et al. MR imaging helps predict time from symptom onset in patients with acute stroke: Implications for patients with unknown onset time. Radiology. 2010;257:782–792.

[171] Emeriau S, Serre I, Toubas O, Pombourcq F, Oppenheim C,Pierot L. Can diffusion-weighted imaging-fluid-attenuated inversion recovery mismatch (positive diffusion-weighted imaging/negative fluid-attenuated inversion recovery) at3 tesla identify patients with stroke at <4.5 hours? Stroke: AJournal of Cerebral Circulation. 2013;44:1647–1651.

[172] Johnston SC, Fayad PB, Gorelick PB, Hanley DF,Sh-

wayder P, van Husen D et al. Prevalence and knowledge of transient ischemic attack among us adults.Neurology. 2003;60:1429–1434.

[173] Giles MF, Rothwell PM. Risk prediction after TIA: The ABCD system and other methods. Geriatrics. 2008;63:10–13, 16.

[174] Giles MF, Albers GW, Amarenco P, Arsava EM, Asimos AW, Ay H et al. Early stroke risk and ABCD2 score performance in tissue- vs time-defined tia: A multicenter study. Neurology. 2011;77:1222–1228.

[175] Giles MF, Albers GW, Amarenco P, Arsava MM,Asimos A, Ay H et al. Addition of brain infarction to the ABCD2 score (ABCD2I): A collaborative analysis of unpublished data on 4574 patients. Stroke: A Journal of Cerebral Circulation. 2010;41:1907–1913.

[176] Merwick A, Albers GW, Amarenco P, Arsava EM, Ay H,Calvet D et al. Addition of brain and carotid imaging to the ABCD2 score to identify patients at early risk of stroke after transient ischaemic attack: A multicentre observational study. The Lancet. Neurology. 2010;9:1060–1069.

[177] Moritani T, Smoker WR, Sato Y, Numaguchi Y, WestessonPL. Diffusion-weighted imaging of acute excitotoxic brain injury. AJNR American Journal of Neuroradiology.2005;26:216–228.

[178] Hand PJ, Kwan J, Lindley RI, Dennis MS, Wardlaw JM.Distinguishing between stroke and mimic at the bedside:The brain attack study. Stroke: A Journal of Cerebral Circulation. 2006;37:769–775.

[179] Hemmen TM, Meyer BC, McClean TL, Lyden PD. Identification of nonischemic stroke mimics among 411 code strokes at the University of California, San Diego, stroke center. Journal of Stroke and Cerebrovascular Diseases: The Official Journal of National Stroke Association. 2008;17:23–25.

[180] Libman RB, Wirkowski E, Alvir J, Rao TH. Conditions that mimic stroke in the emergency department. Implications for acute stroke trials. Archives of Neurology.1995;52:1119–1122.

[181] Allder SJ, Moody AR, Martel AL, Morgan PS, Delay GS,Gladman JR et al. Limitations of clinical diagnosis in acute stroke. Lancet. 1999;354:1523.

[182] Merino JG, Luby M, Benson RT, Davis LA, Hsia AW,Latour LL et al. Predictors of acute stroke mimics in 8187 patients referred to a stroke service. Journal of Stroke and Cerebrovascular Diseases: The Official Journal of National Stroke Association. 2013;22:e397–e403.

[183] Winkler DT, Fluri F, Fuhr P, Wetzel SG, Lyrer PA,Ruegg S et al. Thrombolysis in stroke mimics:Frequency, clinical characteristics, and outcome. Stroke:A Journal of Cerebral Circulation. 2009;40:1522–1525.

[184] Thrombolytic therapy with streptokinase in acute ischemic stroke. The Multicenter Acute Stroke Trial—Europe Study Group. The New England Journal of Medicine.1996;335:145–150.

[185] Chernyshev OY, Martin-Schild S, Albright KC,Barreto A, Misra V, Acosta I et al. Safety of tPA in stroke mimics and neuroimaging-negative cerebral ischemia.Neurology. 2010;74:1340–1345.

[186] Forster A, Griebe M, Wolf ME, Szabo K, Hennerici MG,Kern R. How to identify stroke mimics in patients eligible for intravenous thrombolysis? Journal of Neurology.2012;259:1347–1353.

[187] Zinkstok SM, Engelter ST, Gensicke H, Lyrer PA, Ringleb PA, Artto V et al. Safety of thrombolysis in stroke mimics:Results from a multicenter cohort study. Stroke: AJournal of Cerebral Circulation. 2013;44:1080–1084.

[188] Guillan M, Alonso-Canovas A, Gonzalez-Valcarcel J,Garcia Barragan N, Garcia Caldentey J, Hernandez-Medrano I et al. Stroke mimics treated with thrombolysis:Further evidence on safety and distinctive clinical features. Cerebrovascular Diseases. 2012;34:115–120.

[189] Spokoyny I, Raman R, Ernstrom K, Meyer BC, HemmenTM. Imaging negative stroke: Diagnoses and outcomes in intravenous tissue plasminogen activator-treated patients.Journal of Stroke and Cerebrovascular Diseases: The Official Journal of National Stroke Association. 2014;23:1046–1050.

[190] Kang EG, Jeon SJ, Choi SS, Song CJ, Yu IK. Diffusion MRimaging of hypoglycemic encephalopathy. AJNR Am J Neuroradiol. 2010;31:559–564.

[191] Glaser N, Ngo C, Anderson S, Yuen N, Trifu A, O'Donnell M. Effects of hyperglycemia and effects of ketosis on cerebral perfusion, cerebral water distribution, and cerebral metabolism. Diabetes. 2012;61:1831–1837.

[192] Winbeck K, Etgen T, von Einsiedel HG, Rottinger M,Sander D. DWI in transient global amnesia and TIA: proposal for an ischaemic origin of TGA. J Neurol Neurosurg Psychiatry. 2005;76:438–441.

[193] Moritani T, Smoker WR, Sato Y, Numaguchi Y, WestessonPL. Diffusion-weighted imaging of acute excitotoxic brain injury. AJNR Am J Neuroradiol. 2005;26:216–228.

[194] Wolters EC, van Wijngaarden GK, Stam FC,Rengelink H, Lousberg RJ, Schipper ME, Verbeeten B. Leucoencephalopathy after inhaling "heroin" pyrolysate. Lancet. 1982;2:1233–1237.

[195] Muccio CF, De Simone M, Esposito G, De Blasio E, VittoriC, Cerase A. Reversible post-traumatic bilateral extensive restricted diffusion of the brain. A case study and review of the literature. Brain Inj. 2009;23:466–472.

[196] Ay H, Buonanno FS, Rordorf G, Schaefer PW, SchwammLH, Wu O et al. Normal diffusion-weighted MRI during stroke-like deficits. Neurology. 1999;52:1784–1792.

[197] da Rocha AJ, da Silva CJ, Gama HP, Baccin CE, Braga FT, Cesare Fde A et al. Comparison of magnetic resonance imaging sequences with computed tomography to detect low-grade subarachnoid hemorrhage: Role of fluid-attenuated inversion recovery sequence. Journal of Computer Assisted Tomography. 2006;30:295–303.

［198］Mohamed M, Heasly DC, Yagmurlu B, Yousem DM.Fluid-attenuated inversion recovery MR imaging and subarachnoid hemorrhage: Not a panacea. AJNRAmerican Journal of Neuroradiology. 2004;25:545–550.

［199］Verma RK, Kottke R, Andereggen L, Weisstanner C,Zubler C, Gralla J et al. Detecting subarachnoid hemorrhage:Comparison of combined FLAIR/SWI versus CT.European Journal of Radiology. 2013;82:1539–1545.

［200］Li Q, Lv F, Li Y, Luo T, Li K, Xie P. Evaluation of 64-sectionCT angiography for detection and treatment planning of intracranial aneurysms by using dsa and surgical findings.Radiology. 2009;252:808–815.

［201］White PM, Wardlaw JM, Easton V. Can noninvasive imaging accurately depict intracranial aneurysms?A systematic review. Radiology. 2000;217:361–370.

［202］Agid R, Andersson T, Almqvist H, Willinsky RA, Lee SK, terBrugge KG et al. Negative CT angiography findings in patients with spontaneous subarachnoid hemorrhage: When is digital subtraction angiography still needed? AJNR American Journal of Neuroradiology.2010;31:696–705.

［203］Delgado Almandoz JE, Jagadeesan BD, Refai D,Moran CJ, Cross DT, 3rd, Chicoine MR et al. Diagnostic yield of repeat catheter angiography in patients with catheter and computed tomography angiography negative subarachnoid hemorrhage. Neurosurgery.2012;70:1135–1142.

［204］Hiratsuka Y, Miki H, Kiriyama I, Kikuchi K, Takahashi S,Matsubara I et al. Diagnosis of unruptured intracranial aneurysms: 3T MR angiography versus 64-channel multidetector row CT angiography. Magnetic Resonance in Medical Sciences: MRMS: An Official Journal of Japan Society of Magnetic Resonance in Medicine. 2008;7:169–178.

［205］Numminen J, Tarkiainen A, Niemela M, Porras M,Hernesniemi J, Kangasniemi M. Detection of unruptured cerebral artery aneurysms by MRA at 3.0 tesla: Comparison with multislice helical computed tomographic angiography. Acta Radiologica. 2011;52:670–674.

［206］Sailer AM, Wagemans BA, Nelemans PJ, de Graaf R, van Zwam WH. Diagnosing intracranial aneurysms with MR angiography: Systematic review and meta-analysis. Stroke: A Journal of Cerebral Circulation. 2014;45:119–126.

［207］Goto M, Kunimatsu A, Shojima M, Mori H, Abe O, Aoki-iS et al. Depiction of branch vessels arising from intracranial aneurysm sacs: Time-of-flight MR angiography versusCT angiography. Clinical Neurology and Neurosurgery.2014;126:177–184.

［208］Phillips TJ, Dowling RJ, Yan B, Laidlaw JD, Mitchell PJ. Does treatment of ruptured intracranial aneurysms within 24 hours improve clinical outcome? Stroke:A Journal of Cerebral Circulation. 2011;42:1936–1945.

［209］Abdel Razek AA, Alvarez H, Bagg S, Refaat S, Castillo M.Imaging spectrum of CNS vasculitis. RadioGraphics:A Review Publication of the Radiological Society of NorthAmerica, Inc. 2014;34:873–894.

［210］Khurram A, Kleinig T, Leyden J. Clinical associations and causes of convexity subarachnoid hemorrhage.Stroke: A Journal of Cerebral Circulation. 2014;45:1151–1153.

［211］Zyed A, Hayman LA, Bryan RN. MR imaging of intracerebral blood: Diversity in the temporal pattern at 0.5 and 1.0 T.AJNR American Journal of Neuroradiology. 1991;12:469–474.

［212］Gomori JM, Grossman RI, Yu-Ip C, Asakura T. NMRrelaxation times of blood: Dependence on field strength,oxidation state, and cell integrity. Journal of Computer Assisted Tomography. 1987;11:684–690.

［213］Clark RA, Watanabe AT, Bradley WG, Jr., Roberts JD.Acute hematomas: Effects of deoxygenation, hematocrit,and fibrin-clot formation and retraction on T_2 shortening.Radiology. 1990;175:201–206.

［214］Bradley WG, Jr. MR appearance of hemorrhage in the brain. Radiology. 1993;189:15–26.

［215］Hayman LA, Taber KH, Ford JJ, Bryan RN. Mechanisms of MR signal alteration by acute intracerebral blood: Old concepts and new theories. AJNR American Journal of Neuroradiology. 1991;12:899–907.

［216］Linfante I, Llinas RH, Caplan LR, Warach S. MRI features of intracerebral hemorrhage within 2 hours from symptom onset. Stroke: A Journal of Cerebral Circulation.1999;30:2263–2267.

［217］Pauling L, Coryell CD. The magnetic properties and structure of hemoglobin, oxyhemoglobin and carbonmonoxyhemoglobin.Proceedings of the National Academy of Sciences of the United States of America.1936;22: 210–216.

［218］Fabry TL, Reich HA. The role of water in deoxygenated hemoglobin solutions. Biochemical and Biophysical Research Communications. 1966;22:700–703.

［219］Naidich TP, Castillo M, Cha S, Smirniotopoulos J. Imaging of the brain. 2013. Philadelphia, PA: Saunders/Elsevier.

［220］Schelhorn J, Gramsch C, Deuschl C, Quick HH, Nensa F, Moenninghoff C et al. Intracranial hemorrhage detection over time using susceptibility-weighted magnetic resonance imaging. Acta Radiologica. 2014;doi:10.1177/028 4185114559958.

［221］Kang BK, Na DG, Ryoo JW, Byun HS, Roh HG, Pyeun YS.Diffusion-weighted MR imaging of intracerebral hemorrhage. Korean Journal of Radiology: Official Journal of the Korean Radiological Society. 2001;2:183–191.

［222］Atlas SW, DuBois P, Singer MB, Lu D. Diffusion measurements in intracranial hematomas: Implications for MR imaging of acute stroke. AJNR American Journal of Neuroradiology. 2000;21:1190–1194.

［223］Romero JM, Artunduaga M, Forero NP, Delgado J,Sarfaraz K, Goldstein JN et al. Accuracy of CT angiography for the diagnosis of vascular abnormalities causing intraparenchymal hemorrhage in young patients.Emergency Radiology. 2009;16:195–201.

［224］Josephson CB, White PM, Krishan A, Al-Shahi Salman R. Computed tomography angiography or magnetic resonance angiography for detection of intracranial vascular malformations in patients with intracerebral haemorrhage. The Cochrane Database of Systematic Reviews. 2014;9:CD009372.

［225］Jagadeesan BD, Delgado Almandoz JE, Benzinger TL,Moran CJ. Postcontrast susceptibility-weighted imaging:a novel technique for the detection of arteriovenous shunting in vascular malformations of the brain. Stroke.2011;42:3127–3131.

［226］Jagadeesan BD, Delgado Almandoz JE, Moran CJ,Benzinger TL. Accuracy of susceptibility-weighted imaging for the detection of arteriovenous shunting in vascularmalformations of the brain. Stroke. 2011;42:87–92.

［227］Cordonnier C, Klijn CJ, van Beijnum J, Al-Shahi Salman R.Radiological investigation of spontaneous intracerebral hemorrhage: Systematic review and trinational survey. Stroke: A Journal of Cerebral Circulation. 2010;41:685–690.

［228］Zhu XL, Chan MS, Poon WS. Spontaneous intracranial hemorrhage: Which patients need diagnostic cerebral angiography? A prospective study of 206 cases and review of the literature. Stroke: A Journal of Cerebral Circulation 1997;28:1406–1409.

［229］Delgado Almandoz JE, Schaefer PW, Forero NP, Falla JR,Gonzalez RG, Romero JM. Diagnostic accuracy and yield of multidetector CT angiography in the evaluation of spontaneous intraparenchymal cerebral hemorrhage. AJNR American Journal of Neuroradiology. 2009;30:1213–1221.

［230］Delgado Almandoz JE, Yoo AJ, Stone MJ, Schaefer PW, Goldstein JN, Rosand J et al. Systematic characterization of the computed tomography angiography spot sign in primary intracerebral hemorrhage identifies patients at highest risk for hematoma expansion: The spot signscore. Stroke: A Journal of Cerebral Circulation. 2009;40:2994–3000.

Chapter 24
脑血管病变（血管炎与动静脉畸形／动静脉瘘与动脉瘤）

Vascular Pathologies of the Brain
（Vasculitis - Arteriovenous Malformation/ Arteriovenous Fistula - Aneurysm）

Karl-Olof Lövblad, Sven Haller, Vitor Mendes Pereira, Maria Isabel Vargas，著

吕晋浩，译

目录　CONTENTS

一、概述

　　血管病变的诊断及介入治疗已有多项重要进展，使人们越来越意识到血管病变在中枢神经系统病变中的重要性[1]。20 世纪 90 年代，诊断与治疗的同步发展，造就了今天疾病诊断与治疗的发展模式。虽然最具有影响力的诊断技术和治疗发生在缺血性脑血管病领域，但同样得益于这几十年的进步[2]，其他血管病变也取得了发展。本章旨在讨论在中枢神经系统血管病变中进行大量应用的技术方法。发生在神经系统，特别是脑部的血管病变，主要通过脑出血及脑卒中的方式致病甚至致死。对于卒中，鉴于弥散加权技术在显示急性缺血时的突出优势，MRI 是优选的成像技术[2]。出血还存在一些争议，因为磁共振虽然在理论上对出血具有很好的优势，但是在检测急性出血上，还尚未明确证实磁共振能够作为其他诊断手段的替代手段[3,4]。事实上，虽然病变在大部分图像上均可见，但是超急性期以及急性期出血对于观察者会造成一定的混淆和不确定性，这是因为有时在疾病的早期通过 T_1WI 上进行诊断并不是最优的选择，随着时间的推移出血在 T_1WI 和 T_2WI 上会越来越明显，在亚急性期不同序列上信号会更高，之后会表现为 T_2WI 上高信号，T_1WI 上低信号的液体信号。

　　在脑血管疾病中，除了最常见的栓塞性卒中外，脑出血和（或）蛛网膜下腔出血在未经治疗的情况下也会导致严重预后不良。在 CT 和磁共振血管成像应用之前[5]，在判断出血病因以及制定治疗策略上能进行的举措很有限[1]。如今，随着诊断技术的发展，我们可以一站式的判断疾病的种类，描述脑部损害的程度，继而制定更加优化的治疗方案[5]。传统上，脑血管病畸形分为脑动静脉畸形、动静脉瘘、动脉瘤、毛细血管扩张症和海绵状血管瘤。传统血管成像技术常用来进行疾病诊断，但是如数字剪影血管造影目前更多的是当准备进行介入手术时采用

的方法。在这一章节中，我们会统一将这些疾病归为血管炎性病变，并讨论他们的磁共振表现，以及针对于诊断和治疗目的，采用哪些序列作为最优的成像方法。

二、技术要点

　　除了一些具有典型临床表现的患者，脑部血管疾病的诊断，很大程度上都依赖于传统血管成像的使用。CT 的发展和快速磁共振技术的出现使得神经影像技术发生了变革性变化[6]。事实上，之前的技术仅能提供这些疾病的间接征象，或者血管造影这种技术具有一定的创伤性，CT 和快速磁共振能够直接原位、在体的显示脑内病变，这是之前没有的。虽然 CT 成像仍然是大部分神经影像单元的基础，但是 MRI 已经被证实在神经系统疾病评估上具有非常大的优势。事实上，虽然不是 X 线，但在获得多平面图像以及对不同组织对比度进行显示上，磁共振也具有其独特的优势。但是，磁共振是一种成像速度很慢的技术，神经轴完整的检查可能需要 1 个小时甚至更长的时间。临床上最先使用的是平面回波技术，然后是并行采集技术，使成像时间缩短，同时甚至可以增加信号强化及分辨率。更高的场强，如 3T，在开展脑血管病变复杂治疗方法的中心已经成为标准配置。在磁共振发展的早期阶段，由于其对运动敏感，尤其对血管的运动，使得它在 MRA 技术的发展上具有明显优势[5]。但是，因为早期的图像采集需要花费很长时间，并且需要进行大量的后处理，而且无法覆盖整个大脑，因此，还有必要进行更多的改进。伴随快速成像序列的发展，更强的梯度场以及线圈改良，使分辨率提高达到临床需求成为可能。起初，T_1 和 T_2 成像使用自旋回波序列，采集需要很长时间，当需要多平面成像时，采集时间的问题更加的突出。磁共振能够直接采集不同平面任意组织对比度的图像，但是需要花费更多的时间，因

此，当一些患者需要多种成像序列时，扫描时间超过 1h 是完全可能的。加之磁共振对运动敏感，导致检查只能针对能够配合并静躺很长时间的患者。平面回波技术的出现使得这种情况有所改变[6]，平面回波技术允许加快成像，而且可以在可接受的成像时间内进行复杂的检查方案。不仅使常规成像增速，而且可以使所有尚未应用于临床的功能成像技术快速发展并成为临床工具。弥散成像是由 Le Bihan 发明，由自旋回波序列改良而来，通过使用两个梯度脉冲来实现[7]，对运动非常敏感。由于弥散成像对目标组织间水的运动交换极其敏感，这种技术最先应用于缺血性脑卒中。弥散成像目前已经应用于大量疾病，但是它对确定缺血组织的发现并非实时的，这使得它也常被用来监测血管介入治疗如动脉取栓[8]、支架和栓塞后脑组织缺血情况。除了弥散成像，灌注成像技术也有了很大的进步[9]，目前已经可以通过使用造影剂（最常用在 T_2^* 成像）或者不使用造影剂（使用动脉自选标记技术）获得可靠的相对脑血流量和脑血容量图。这些技术能够帮助临床医师建立起一种初级但是可用的模型，用于评价人类卒中缺血半暗带[10]。MRI 在多方面都优于 CT，除了无放射性损害，它能够提供全脑覆盖的多平面图像。受益于快速成像的技术之一便是脑功能成像，这里使用了 T_2^* 图像，T_2^* 对神经元激活过程中氧交换非常敏感。在执行一项任务时，会引起脑血流升高，当输出保持恒定时，会引起去氧血红蛋白减少，导致图像信号增高，这就是所谓的 BOLD 效应[11]。MR 功能成像能够使用于涉及任一脑区的任务。但是，对于大部分治疗目的来说，运动任务和语言任务是最常被用到的。此外，无须造影剂的灌注成像能够促进对生理或病理性脑血流动力学的显示[11,12]。传统钆造影剂或具有更高弛豫率的物质或许能够改变我们观察血管系统或者血脑屏障的方式[13]。弥散张量成像是弥散加权成像的进一步改进，它可以重建水分子沿着脑白质

纤维运动的方向和强度[14]：这种技术能够进行纤维束追踪，带来除了解剖和功能方面之外的更多的信息。T_2^* 的改进如磁敏感加权成像，已经在一些包含有血液代谢产物[16]的脑部疾病[15]诊断中发挥了重要的作用。总而言之，所有这些技术能够使我们获得关于解剖、病理及功能方面的多种信息。

三、血管病变

（一）动脉瘤

要　点

- 脑动脉瘤是非创伤性蛛网膜下腔出血的主要原因。
- 在 T_2WI 和 T_1WI 上可呈流空改变。
- 使用或不使用造影剂的时间飞跃法 MR 血管成像是目前进行随访的标准方法。
- 扫描测量包括全脑 T_1WI、T_2WI、T_2^*WI、MRA 以及 DWI。

脑动脉瘤[17]，是造成非创伤性蛛网膜下腔出血最常见的原因，可在一定程度上引起神经系统病变的发病率和死亡率升高[18-20]。如今的治疗包括夹闭或血管内治疗[21]，手术方式的选择取决于很多因素，其中与动脉瘤发病部位、神经外科或神经介入科医生的临床经验及可使用的相关技术最密切。先前死亡率较高是因为早期以及晚期的发病率及死亡率综合结果[22]：继发于首次出血的早期再出血具有致命的风险；然而，大约 1 周以后，由于溢出血液的存在，引起血管痉挛继而出现延迟缺血损伤的可能性会明显增加。同样，所谓的警示性漏血，即早期的少量出血，是否具有预测即将发生出血的能力尚无定论。因此，影像的作用是多方面的，首先是在具有家族性风险或者已经出现了警示性漏血的患者中进行观察[23]；其次，一旦发现动脉瘤，影像可以帮助评估再次出血的风险。

MR 技术具有更为重要的作用，除了观察动脉瘤的大小和部位，磁共振流速测量技术还能够获得血流的动态曲线，进而评估病变的潜在风险。磁共振还被广泛使用于未破裂动脉瘤的诊断和随访中，而且随着其在过去一些年中在神经影像中的使用，发现了更多的人存在未破裂动脉瘤。动脉瘤破裂的风险似乎和大小及部位有关，有时，在常规的 T_1WI 和 T_2WI 上也能够看到动脉瘤（图 24-1）；以简单的动脉瘤为例，常表现为紧邻血管旁的圆形流空信号。如果动脉瘤壁血栓形成，T_1WI 和 T_2WI 上可表现为高信号或低信号。一例典型的中脑周围蛛网膜下腔出血在首次检查中可无动脉瘤检出，但每次的复诊仍要寻找动脉瘤是否存在（图 24-2）。

当使用的是 MRA 技术，则不仅要看重建的血管图，还要观察轴位的原始图。因为当血流缓慢或者湍流导致信号很低或减低时，在进行如最大信号投影等重建时会将这些信号过滤掉。当进行了治疗，采用能够进行治疗后成像的方法是非常重要的。首先，要确认治疗所使用的夹子或者材料与磁共振兼容（图 24-3 至图 24-5），这些信息往往由厂家提供或能够在文章及网页中找到。此外，使用造影剂的血管成像还可以更好地观察血管充盈情况以及动脉瘤是否增长等额外信息。CT 常出现严重的光束硬化伪影导致图像无法使用。有时，在常规的 T_1WI 和

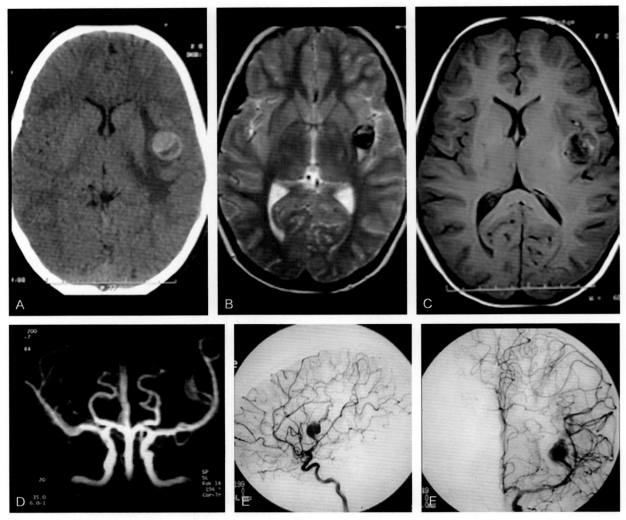

▲ 图 24-1　左侧大脑中动脉动脉瘤

CT（A）上在外侧裂可见一圆形病变，部分呈高密度改变；T_2WI（B）和 T_1WI（C）上可见病变信号不均匀，并且可见流空信号，相应部位在三维 TOF MRA 上（D）以及 DSA（E、F）上可见动脉瘤

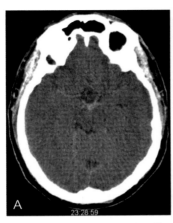
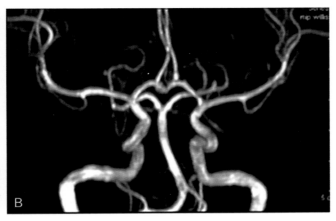

▲ 图 24-2　中脑周围蛛网膜下腔出血
在急诊 CT 上，中脑前方可见血液呈高密度（A），MRA 上未发现病变（B）

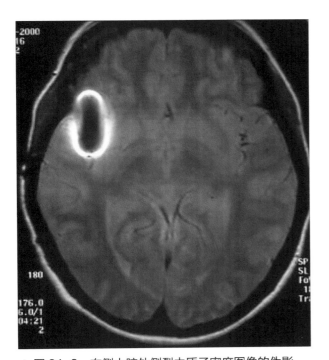

▲ 图 24-3　右侧大脑外侧裂中质子密度图像的伪影

T₂WI 上，动脉瘤可以表现为扩大的流空区域（图24-6 至图 24-8），但是 MRA 仍然是动脉瘤探查的基本方法[24]。MRA 可以使用更短的 TE 时间，以减少磁敏感伪影的出现[25,26]。使用造影剂成像也可以帮助证实是否有残余动脉瘤。这些技术在接受外科夹闭或弹簧圈或者支架的血管内治疗的患者中均可使用。唯一的问题是使用常规的时间飞跃法技术对血流强度和方向很敏感，导致有时对动脉瘤观察不理想。一些研究者提

出使用相位对比法血管成像。同样，由于在做最大信号投影时，动脉瘤内的血流信号可能会被过滤掉，所以观察原位图像仍然是非常必要的。对蛛网膜下腔出血后的血管痉挛的探查也是非常重要的（图 24-9）：血液外渗合并血液代谢物能够引起血管痉挛，导致 1 周后的迟发性神经功能缺损，这种情况具有很高的发病率和致死性。

磁共振弥散加权成像及灌注成像能够早期发现这些改变[27]。动脉自旋标记灌注成像有时能够显示侧支循环的存在[28]。但是，如前所讨论，当涉及治疗以及治疗后的患者，正确的选择患者以及根据夹闭及放置支架情况选择序列是非常重要的[29,30]。在 1.5T 或者 3T 使用造影剂能够更好地显示血管腔情况[31]。

巨大动脉瘤（图 24-7 和图 24-8）是一种独立的疾病，因为它所导致的临床症状很少因为出血，而是由于病变增大所引起的神经麻痹或者头痛[32]。由于其体积较大，在 T₂WI 常可见到管腔的流空效应，以及血栓形成表现的瘤壁高信号。

（二）脑血管畸形

脑血管畸形分为脑动静脉畸形、硬脑膜动静脉瘘、海绵状血管瘤及毛细血管扩张症。

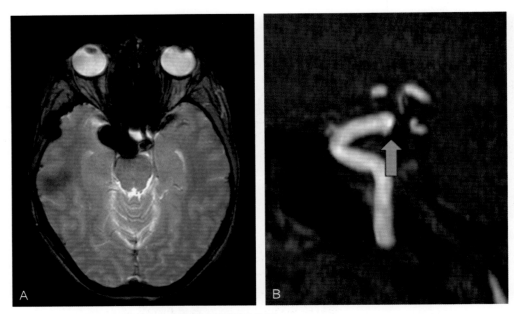

▲ 图 24-4 后交通动脉上的金属夹和弹簧圈伪影

在 T_2^* 上（A）伪影更加明显并且在 MRA 可见血管中断（B）

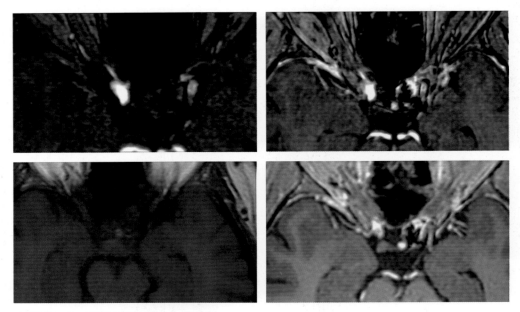

▲ 图 24-5 支架内可见残余血流信号

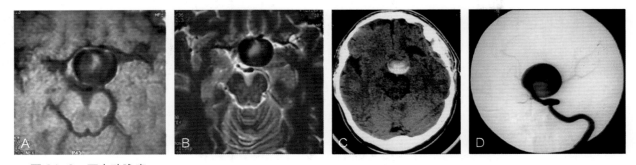

▲ 图 24-6 巨大动脉瘤

在 T_1WI（A）和 T_2WI（B）上可以见到湍流及血管流空；CT 显示动脉瘤部分呈高密度，经 DSA 确诊为巨大动脉瘤（D）

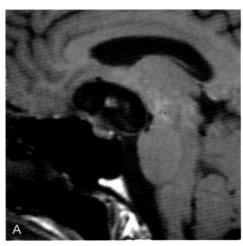
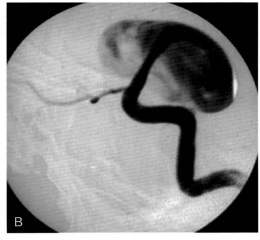

▲ 图 24-7 巨大动脉瘤

颈内动脉巨大动脉瘤在 T_1WI（A）上信号不均匀，可见血管流空以及流空消失，这种表现是湍流或血栓形成的标志。最终由 DSA 确诊为巨大动脉瘤（B）

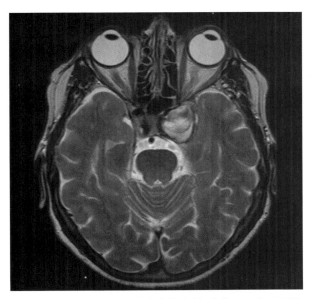

▲ 图 24-8 巨大颈内动脉瘤伴血栓形成，T_2 上可见血管内的高信号

1. 动静脉畸形

> **要 点**
>
> - 由异常的静脉和动脉组成。
> - 常呈楔形由皮质深入至脑室。
> - T_2WI 可表现为多发血管流空信号。
> - 需要借助 fMRI 和 DTI 进行治疗策划。
> - 扫描策略包括 T_1WI、多平面 T_2WI、MRA、DWI，有时需要 fMRI 和 DTI。

动静脉畸形是一组脑内罕见的先天性血管病变，能够引起卒中甚至死亡。最常见的临床症状是癫痫和头痛。动静脉畸形由不规则的血管、动脉和静脉组成，这些血管共同形成血管巢，而且血管巢的位置可能与动脉瘤有关。青年患者出现急性脑出血或者无明确病因的脑出血时应该考虑为此病（图 24-10），或者在急性脑出血患者中看到了造影剂在病理性血管中填充，更应该考虑为此病。动静脉畸形通常表现为楔形，可见到皮质多发血管，整个病变呈尖端指向深部脑室系统的三角形结构（图 24-11）。异常的动脉可有多种来源，这种动脉中也可能有动脉瘤。

动静脉畸形通常根据 Spetzler 提出的标准进行分型[33-35]：包括体积、邻近脑组织是否为重要功能区、静脉回流类型。使用 MRI 来帮助评估这些标准是非常重要的，因为 MRI 能够通过常规 T_1WI、T_2WI 或 MRA 来判断大小（图 24-12），功能磁共振能够通过是否存在激活区来判断病变是否邻近重要的脑功能区。在常规 MRI 上，尤其是 T_2WI 能够看到特异性的多发血管流空（图 24-13 至图 24-15）。

动静脉畸形的治疗方法仍然存在争议，通常需要结合多种治疗方式，包括手术、放射治疗、

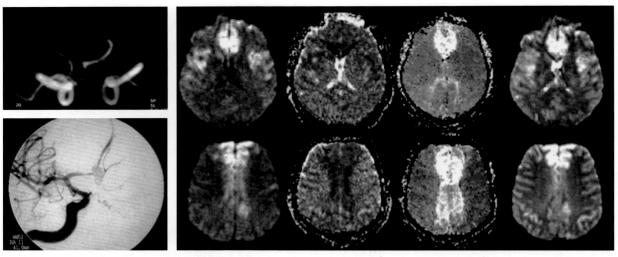

▲ 图 24-9　蛛网膜下腔出血后的血管痉挛

前交通动脉瘤患者蛛网膜下腔出血后血管痉挛，在灌注成像上，双侧大脑前动脉供血区表现为低灌注，相应区域
DWI 上可见梗死

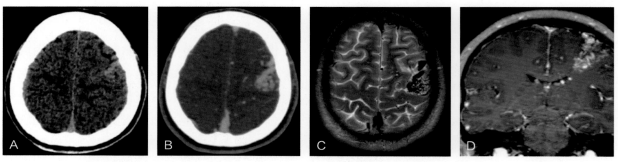

▲ 图 24-10　左侧额叶动静脉畸形

在平扫 CT 上（A），额叶皮质区域见稍高密度影（B），增强后，病变可见明显强化，见强化血管影；T_2WI 上得到了证实，
可见相应区域血管流空效应（C）。在冠状位 T_1WI 上（D），呈典型的楔形改变，动静脉畸形从皮质深入至脑室

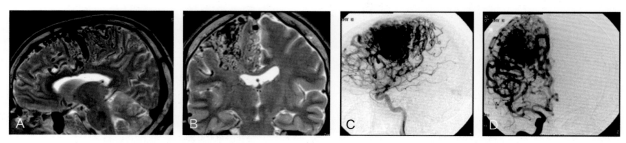

▲ 图 24-11　右侧额叶动静脉畸形

T_2WI 上（A）可见近似三角形自皮质深入至脑室方向的直径大小不等的多发流空信号（B），在 DSA 上得到了证实（C、D）

栓塞等多种治疗方式或者采取综合治疗[36-39]。虽然在急性期通常需要治疗以清除血肿（图 24-15和图 24-16），但是需要顾及存在未破裂动静脉畸形患者的远期预后；因此，目前已开展针对未破裂脑 AVMs 患者远期临床预后的随机对照临床研究（a randomized trial of unruptured brain AVMs，ARUBA）[40,41]，但是，这项研究并未证实治疗对短期预后有任何有利效果。目前这项研究存在争议，在最终结论发布之前仍然需要进行长期预后的评估。

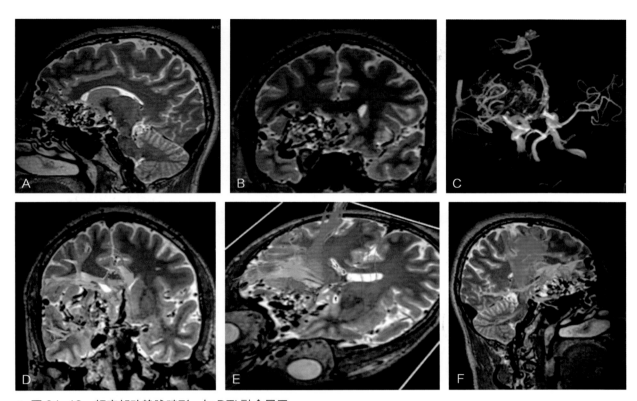

▲ 图 24-12 额底部动静脉畸形，与 DTI 融合显示

T₂WI 上可见多发血管流空影（A、B），三维 TOF MRA 可见病变显示（C），DTI 可以帮助显示血管畸形与其下白质纤维束之间的关系（D ～ F）

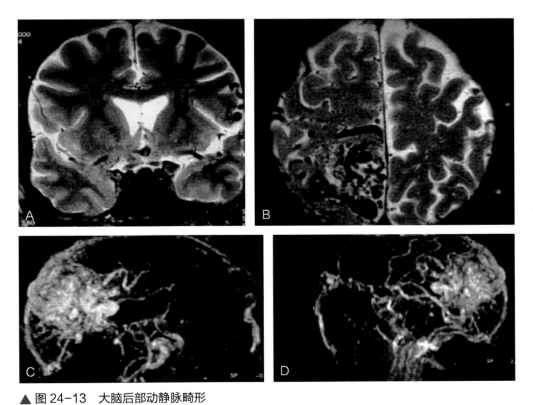

▲ 图 24-13 大脑后部动静脉畸形

在冠状位 T₂WI 上能观察到左侧额叶皮质详细的血管流空情况（A），病变向内侧和后部延伸（B），在颅脑增强 MRA 矢状位三维重建后（C、D）更易观察

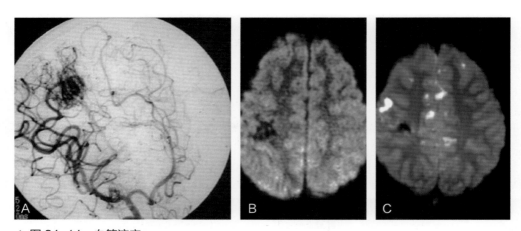

▲ 图 24-14 血管流空

A. DSA 上见深部动静脉畸形；B. DWI 示血管流空区呈低信号；C. fMRI 显示皮质激活区更多的位于病变额叶侧，病变与激活区距离较远

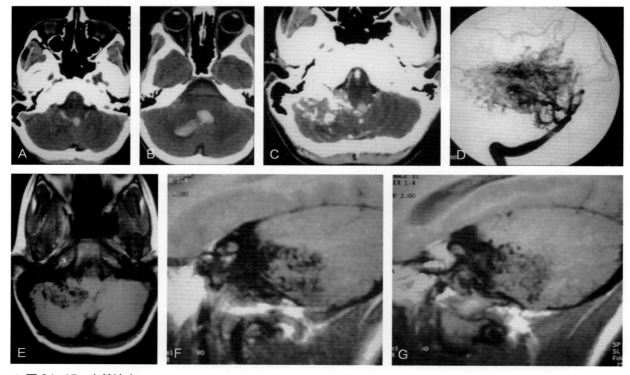

▲ 图 24-15 血管流空

图示 1 名年轻女性患者，小脑动静脉畸形导致出血进入第四脑室，CT 上显示第四脑室内可见出血（A、B）以及强化（C），并可见动静脉畸形，DSA（D）上可见病变显示，在轴位（E）和矢状位 T_1WI（F、G）上同样能够通过多发血管流空显示病变

　　为了满足诊断和临床需求，动静脉畸形的影像主要基于 MRA 和多平面成像的结合使用（图 24-17）。在传统的 MRA 技术中（图 24-18 和图 24-19），通过采用时间飞跃法可对正常血管产生更强的信号，但是会减低对湍流以及非垂直方向流出平面的血流信号，甚至不产生信号。

这导致人们常选择相位对比法 MRA 进行成像，虽然这种成像方法解剖分辨率很低。这种情况随着三维甚至四维（具有时间分辨率）MRA 技术的使用有所改善，一方面由于血管腔显示效果好能够使整个血管系统完全显像，另一方面还能够获得具有时间分辨率的图像，这样我们

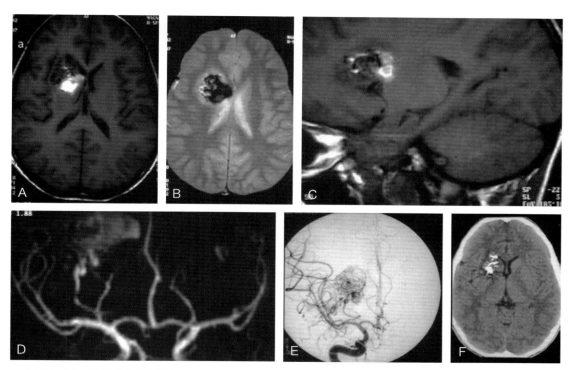

▲ 图 24-16　深部动静脉畸形

T_1WI（A）上可见亚急性期出血，表现为高信号，并可见血管流空，T_2^*（B）上可见由于出血导致的信号丢失，在矢状位 T_1WI（C）上可以更好地观察出血和流空同时存在的情况；MRA（D）显示了动静脉畸形的近端部分，其在 DSA 上显示更好（E）；介入治疗后 CT（F）可见病变内的栓塞物

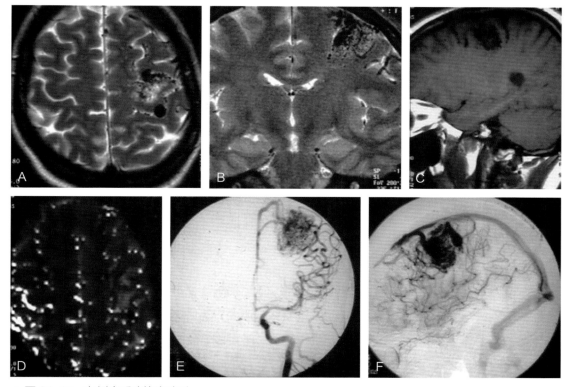

▲ 图 24-17　左侧皮质动静脉畸形

轴位 T_2WI（A）以及冠状位 T_2WI（B）上可见血管流空，表现为典型的楔形改变，矢状位 T_1WI（C）上同样可见血管流空，fMRI（D）的皮质激活图显示在病变对侧可见皮质激活，DSA（E、F）确诊为动静脉畸形

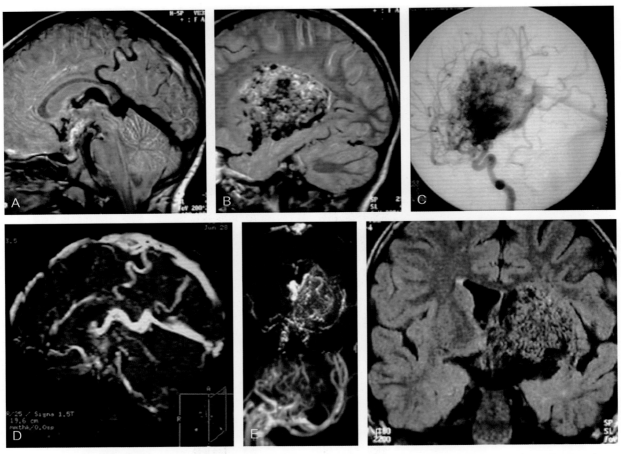

▲ 图 24-18　左侧基底节区大动静脉畸形

矢状位质子密度加权成像（A、B）可见血管流空，DSA（C）上可见病变显示；MRA（D、E）上可显示上述病变内的流空血管，而且冠状位 FLAIR（F）也能够显示基底节区多发的血管流空

可以通过观察动脉到静脉期相显示早期及晚期的血管，并且得以显示畸形血管巢，而之前是只能通过 DSA 来实现对血管巢的显示。多平面成像，尤其是 T_2WI，能够观察到血管流空以及经过栓塞或血栓形成后流空消失，并被高信号取代。

当发生脑出血时，MRI 对亚急性期或慢性期的小出血具有很好的显示效果，如果出血较多，MRI 则表现为一个肿块，在 T_1WI 上边界不清晰，并且在 T_2WI 上会呈现不均匀信号或低信号。MRI 同样是随访的最佳成像方法。由于急性期血肿及周围水肿难以显示微小的 AVM，在发生急性出血但是所有急诊影像学检查结果均为阴性的患者中，虽然 CT、MRI 以及 DSA 未发现 AVM 的明确征象，仍然推荐患者进行 MRI 复查，最晚不能超过 3 个月。功能磁共振能够帮助我们制定治疗策略[42]，同时弥散加权成像可以帮助证实治疗前或治疗后的缺血性改变。

Galen 静脉畸形是发生于婴幼儿的一种特殊类型血管畸形，可能由于瘘管的存在使 Galen 静脉发生进行性扩张。其临床症状与脑积水相关，可以通过超声发现，表现为扩张血管汇聚于囊袋状的扩张静脉。磁共振静脉血管成像 MRV 或使用造影剂的静脉血管成像能够很好地显示这种改变[43]。在常规 MRI 的 T_1WI 和 T_2WI 上均表现为血管扩张流空（图 24-20）。通过血管内技术能够更好地描述病变，以及制定治疗方案，并使用 MRI 以及 MR 静脉成像进行后期随访。

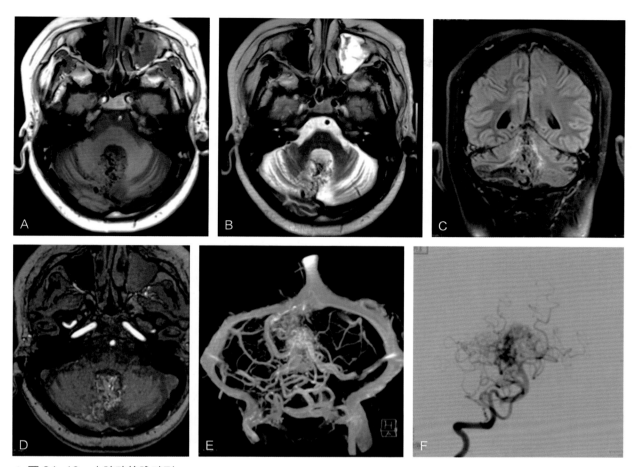

▲ 图 24-19 小脑动静脉畸形

表现为小脑萎缩以及血管流空（A ～ C），在 TOF MRA 轴位图上可以看到血管内的血流信号（D），三维 MRA（E）以及 DSA（F）均证实上述发现

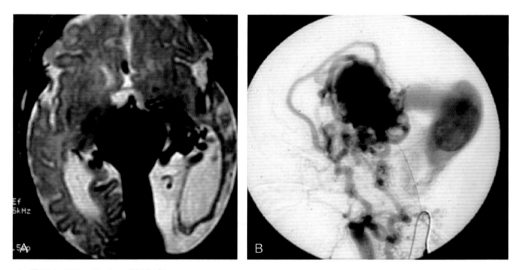

▲ 图 24-20 Galen 静脉瘤

在 T_2WI（A）和 DSA（B）上可见巨大的静脉囊样扩张

2. 硬脑膜动静脉瘘

> **要 点**
>
> - 存在动脉和静脉的直接交通。
> - 可由静脉窦血栓形成致病。
> - 在 TOF MRA 上可以直接观察到，即在动脉成像上静脉直接显示。
> - 扫描策略包括全脑 T_1WI、T_2WI、T_2^*WI、MRA 和 DWI。

硬脑膜动静脉瘘包括两种类型，即颈动脉海绵窦瘘及硬脑膜动静脉瘘，这里我们讨论的是所谓的硬脑膜动静脉畸形。

硬脑膜动静脉瘘由动脉与硬脑膜静脉或静脉窦异常的直接交通构成。在成人中，推测由静脉窦血栓形成导致[44]，其他病因，如外伤等，也可以致病[45]。临床上通常表现为杂音，如耳鸣等，这也是患者就诊的常见原因。

根据 Cognard 分型，血管病变常根据静脉引流的方式分为 5 种类型[46]：Ⅰ型，位于主要的静脉窦，存在前向血流；Ⅱ型同样位于主要的静脉窦，回流入静脉窦为Ⅱa型，回流入皮质静脉为Ⅱb型，或者同时回流入静脉窦和皮质静脉（Ⅱa 和Ⅱb）；Ⅲ型存在直接的皮质静脉引流，但无静脉扩张；Ⅳ型则是存在直接的皮质静脉引流，并有静脉扩张；Ⅴ型存在脊髓静脉引流，半数会导致脊髓病变。这些分型标准决定了动静脉瘘的危险程度，Ⅰ型被认为是完全良性的，约 10% 的Ⅱ型被认为与一些颅内高压和脑出血有关。但是，在更高的分型中，出血概率显著增加，Ⅲ型达 40%，Ⅳ型达 65%。使用具有时间分辨率的动态增强 MRA 技术能够很好地探查到这些变化。

治疗可以选择外科手术或血管内治疗。通常这种瘘在 MRI 或 CT 上发现，表现为扩张的血管，尤其在增强后图像上（CT）表现更为明显，或者在 T_2WI 上流空增强。MRA 甚至能够在常规 TOF MRA 上显示静脉影，继而帮助发现动静脉之间的直接交通。同样在增强后 MR 上也能够发现增多的血管结构（图 24-21）。

其他的血管畸形有毛细血管扩张症、海绵状血管瘤和发育性静脉异常（DVA）；海绵状血管瘤，也叫海绵状血管畸形，在 CT 上常难以发现，但是由于病变区域存在反复出血，在核磁上表现很明显。海绵状血管瘤存在可以出血的"血管洞"，临床上常表现为头痛及癫痫症状，它的这种结构可以导致 MRI 上所谓的爆米花样改变（图 24-22），在 T_2^* 上，需要注意到信号减低（图 24-23），如今在 SWI 上能更好地显示（图 24-24）[47]：表现为具有明显"开花"效应的信号减低。有时海绵状血管会刺激皮质导致继发性癫痫，需要通过外科方式进行治疗。

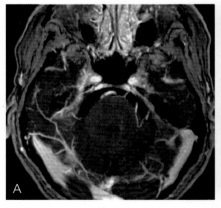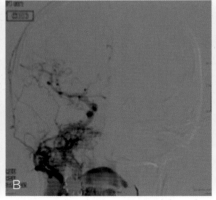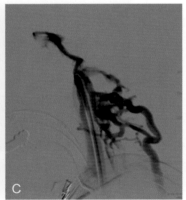

▲ 图 24-21 动静脉瘘

在脂肪抑制 T_1WI（A）上，小脑幕层面，可见小脑幕强化程度增加，并且可见血管影增多，病变通过 DSA（B、C）的早期血管显影得到了证实

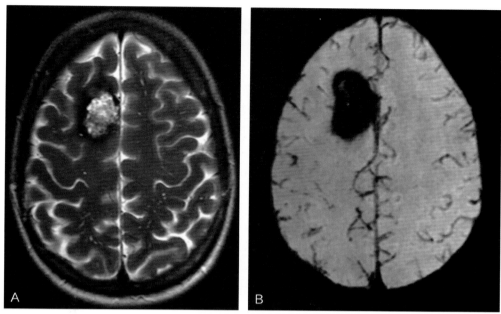

▲ 图 24-22　右侧额叶海绵状血管瘤
在 T_2WI（A）可见到爆米花样改变，SWI（B）显示为信号缺失

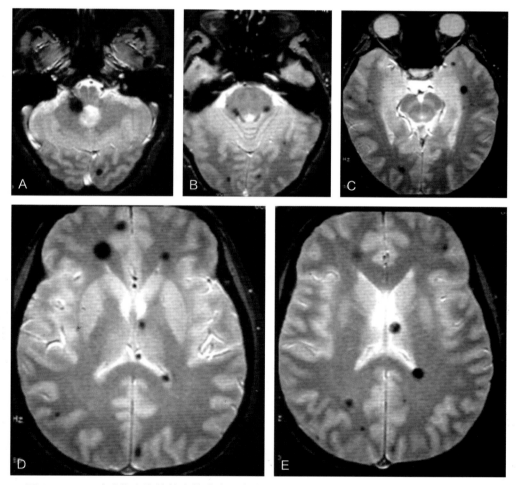

▲ 图 24-23　T_2^* 成像上海绵状血管瘤表现为多发点灶状信号减低区
低信号分别显示于脑干（A、B）、颞叶（C）及额顶叶（D、E）

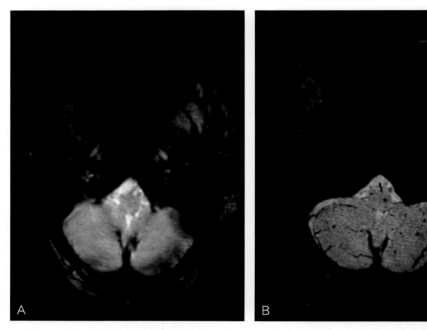

▲ 图 24-24　海绵状血管瘤在 T_2^*（A）和 SWI（B）上的比较，SWI 上可见病变更多，更加明显

由于毛细血管扩张症存在多量的毛细血管，所以需要进行增强前及增强后的 T_1WI 扫描。并且随着 SWI 的使用，使观察更为便捷[48]（图 24-25 和图 24-26）。

发育性静脉异常，是一种静脉畸形，它既可以单独存在，也可以与海绵状血管瘤并存，其可以在增强后 T_1WI 看到，有时可在增强后表现为"水母头"样的典型改变（图 24-27）。由于 SWI 尤其适用于静脉成像，因此对这种疾病的显像效果也很好（图 24-28）。

3. 血管炎

> **要　点**
>
> - 脑血管炎的诊断通常比较困难。
> - 典型的图像显示多个缺血性病变。
> - 扫描策略包括全脑 T_1WI、T_2WI、T_2^*WI、MRA、DWI、对比后图像（T_1WI）、SWI。

血管炎是一种发生于脑部的炎性病变及感染性病变，通常难以诊断，是临床上的难点。

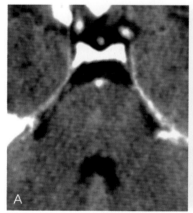
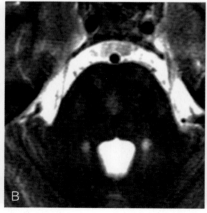
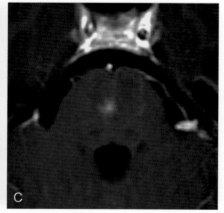

▲ 图 24-25　脑桥毛细血管扩张症
脑桥中线区域 CT 见轻度强化（A），T_2WI 上呈高信号（B），伴有强化（C）

临床上，患者可表现为与系统性炎症相关的头痛、脑卒中以及癫痫，准确的诊断依赖于影像、实验室检查甚至是血管活检[49,50]。放射科医师经常遇到这种情况，由于血管炎患者成像所包含的信息很少，影像通常无法显示血管炎的典型改变，需要进一步询问患者的病史[51-55]（图24-29）。因此经常需要确认患者是否已经确诊血管炎或者已有相关的实验室指标支持。不幸的是，通常情况并非如此，放射科医师需要根据非常有限的数据排除其他疾病的可能，并最终确诊为血管炎。一些生物学指标可以作为参考，包括选择性的和非选择性的。血管炎包括两种，一种是原发中枢神经系统血管炎，另一种是累及脑部的系统性血管炎，而最常见的系统性血管炎便是狼疮，并且任何一种类型的血管炎均可以累及中枢神经系统，血管炎中最常见的类型是原发中枢神经系统脉管炎[56]。

基本上，任何一种血管炎都可累及中枢神经系统[57]。影像上常结合轴位和血管成像，目的是找到如缺血、出血等继发改变，以及能够直接提示病变的血管异常。典型表现为在 T_2WI 及 DWI 上不同时期的缺血性病变（图24-31），增强后可强化，血管的不规则变化对诊断具有提示意义。

总体流程包括询问既往史、体格检查，结合实验室血液、脑脊液检查、影像检查（通常是 MRI）及最后的脑组织或血管病理检查[58]。

狼疮累及中枢神经系统的诊断常常具有挑战性，最终确诊需要结合影像检查以及生物标志物的检测。

MRI 的直接优势同样还包括当基于生物标志物检测和影像学指标确诊后，能够进行随访，如使用 MRA 来检查血管不规则状态经过治疗后是否好转（图24-32）。

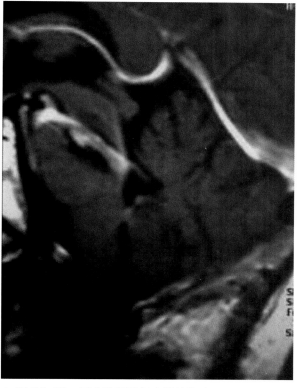

▲ 图 24-26　巨大脑桥毛细血管扩张症
在矢状位增强 T_1WI 上即可看到

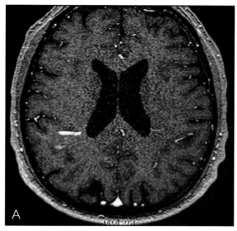
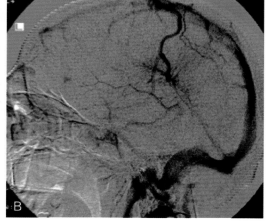

▲ 图 24-27　发育性静脉异常
增强后轴位 TOF MRA 原始图（A）以及 DSA 上（B）均可见病变显示

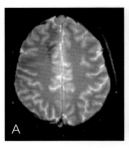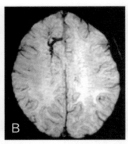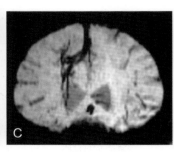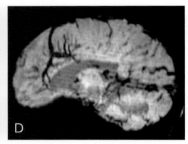

▲ 图 24-28　发育性静脉异常

静脉异常能够很好地在 SWI 上显示，SWI 可以进行任意平面重建，与传统 T_2^*（A）上显示的不连续低信号相比，病变在轴位（B）、冠状位（C）和矢状位（D）SWI 上显示更加明显

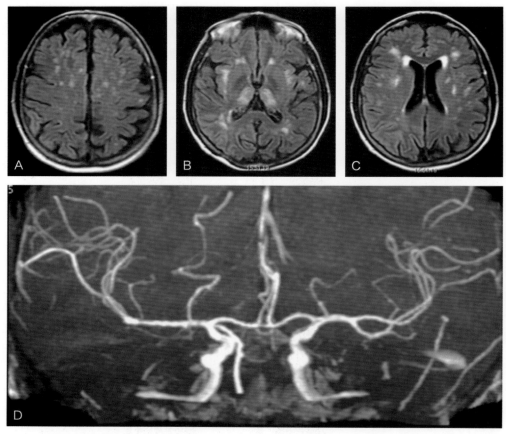

▲ 图 24-29　血管炎

在 FLAIR 上可见多发高信号，位于皮质下（A）、基底节区（B）、白质内（C）及 MRA（D）上显示血管管腔变窄

四、总结

　　在过去的几十年间 MRI 技术在中枢神经系统疾病诊治方面发展迅速，脑内血管病变成像长期以来主要依赖脑血管造影，脑血管造影目前仍然作为脑血管病病变诊断的金标准，但主要对准备进行介入手术的患者进行。过去几十年，

在无创成像技术方面发生了一系列革新和发展，使我们拥有了具有高空间分辨率和高时间分辨率的成像技术。我们不仅能够获得三维高分辨率解剖成像而且能够得到可以定量病理生理学参数的图像，这在脑血管病患者中是非常重要的。尤其 3T 磁共振扫描仪、高分辨率 MRA 技术联合弥散加权成像、灌注成像及磁敏感加权成像能够

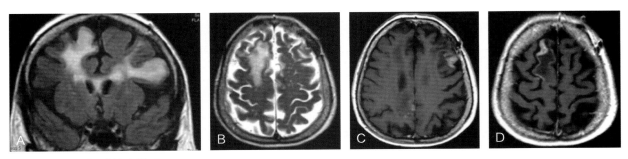

▲ 图 24-30 活动性血管炎

可见多发缺血区，表现为陈旧性及亚急性期梗死，FLAIR 上可见陈旧性梗死（A），T$_2$ 上可见部分病变（B），亚急性期梗死可以强化（C、D）

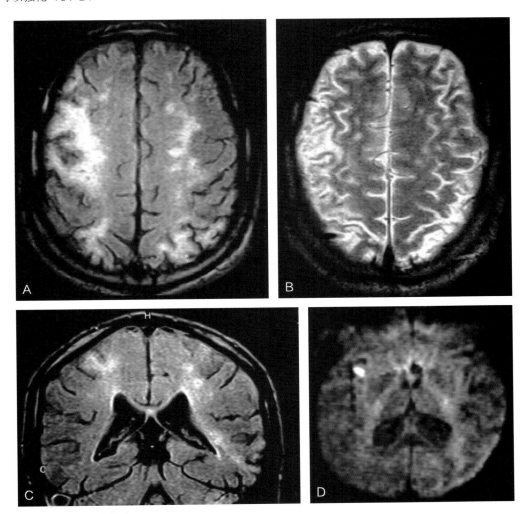

▲ 图 24-31 血管炎

在 FLAIR（A）和 T$_2$（B）上可见不同时期病变，在 FLAIR（C）及 DWI（D）上能发现新发病变

显示血管的不规则病变、脑组织缺血情况、血流动力学改变及是否发生出血。在被高场强联合对比增强技术超越之前，时间飞跃法或相位对比法技术的发展大大促进了 MRA 血管成像技术的进步。这些技术常常联合使用，以对受累脑部及病变进行全方位的成像。弥散加权成像，曾经认为属于纯科研工具，如今已经完全进入临床，并像 MRA 一样作为脑部扫描的常规标准序列。起初，MR 的扫描时间的确长，目前有时仍然如此，但是在成像速度及重建速度上已经有了明显进步，

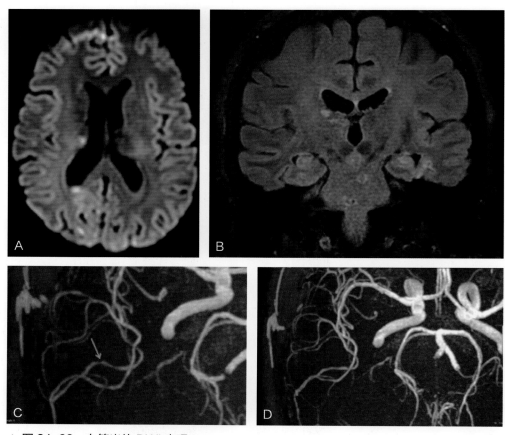

▲ 图 24-32　血管炎的 DWI 表现

大脑（A）及脑干（FLAIR）（B）可见多发病变,在大脑中动脉远端分支可以见到管腔狭窄（C）（箭），治疗后病变消失（D）

这使得采集大量图像及扫描更多序列成为可能，也就是虽然扫描时间没有明显减少，但是同样时长内可以扫描更多的序列，从自旋回波序列到快速自旋回波序列再到平面回波技术及并行采集技术，这些技术的应用已经革新了我们采集图像的方式，并且很快便将在临床上开展。虽然由于可行性的原因，CT 仍然是急症评估的首选方法，但是 MR 能使放射科医师及临床医师对这些患者进行完整的评估。我们推荐使用 3T 磁共振成像仪对动脉瘤进行成像，并在增强前及增强后扫描 TOF MRA；需使用 TOF MRA 甚至动态 MRA，联合多平面 T_2 成像来显示动静脉畸形；对于动静脉瘘，我们推荐除采集 TOF MRA 之外使用动态 MRA 成像进行评估；对于海绵状血管瘤，推荐使用 T_2^* 加权成像，尤其是 SWI；对于血管炎，推荐联合使用 TOF MRA、T_2^*WI、弥散加权成像

及 T_1WI 增强扫描。

推荐阅读

[1] Pereira VM, Vargas MI, Marcos A, Bijlenga P, Narata AP,Haller S, Lövblad KO. Diagnostic neuroradiology for the interventional neuroradiologist. World J Radiol. 2013 Nov28;5(11):386–397.

[2] Lövblad KO, Laubach HJ, Baird AE, Curtin F, Schlaug G, Edelman RR, Warach S. Clinical experience with diffusion-weighted MR in patients with acute stroke. AJNRAm J Neuroradiol. 1998 Jun–Jul;19(6):1061–1066.

Mohamed M, Heasly DC, Yagmurlu B, Yousem DM.Fluid-attenuated inversion recovery MR imaging and subarachnoid hemorrhage: Not a panacea. AJNR Am JNeuroradiol. 2004 Apr;25(4):545–550.

[3] Shimoda M, Hoshikawa K, Shiramizu H, Oda S,Matsumae M. Problems with diagnosis by fluidattenuated inversion recovery magnetic resonance imaging in patients with acute aneurysmal subarachnoid hemorrhage.Neurol Med Chir (Tokyo). 2010;50(7):530–537.

［4］El-Koussy M, Guzman R, Bassetti C, Stepper F,Barth A, Lövblad KO, Schroth G. CT and MRI in acute hemorrhagic stroke. Cerebrovasc Dis. 2000 Nov–Dec;10(6):480–482.

［5］Wedeen VJ, Meuli RA, Edelman RR, Geller SC, Frank LR, Brady TJ, Rosen BR. Projective imaging of pulsatile flow with magnetic resonance. Science. 1985 Nov22;230(4728):946–948.

Lövblad KO, Altrichter S, Viallon M, Sztajzel R,Delavelle J, Vargas MI, El-Koussy M, Federspiel A,Sekoranja L. Neuro-imaging of cerebral ischemic stroke. J Neuroradiol. 2008 Oct;35(4):197–209.

［6］Edelman RR, Wielopolski P, Schmitt F. Echo-planar MRimaging. Radiology. 1994 Sep;192(3):600–612.

［7］Le Bihan D, Breton E, Lallemand D, Grenier P, Cabanis E, La-val-Jeantet M. MR Imaging of intravoxel incoherent motions: Application to diffusion and perfusion in neurologic disorders. Radiology. 1986;161:401–407.

［8］Lövblad KO, Plüschke W, Remonda L, Gruber-Wiest D, Do DD, Barth A, Kniemeyer HW et al. Diffusionweighted MRI for monitoring neurovascular interventions.Neuroradiology. 2000 Feb;42(2):134–138.

［9］Rosen BR, Belliveau JW, Vevea JM, Brady TJ. Perfusion imaging with NMR contrast agents. Magn Reson Med.1990 May;14(2):249–265.

［10］Schlaug G, Benfield A, Baird AE, Siewert B, Lövblad KO,Parker RA, Edelman RR, Warach S. The ischemic penumbra:Operationally defined by diffusion and perfusion MRI. Neurology. 1999 Oct 22;53(7):1528–1537.

［11］Wong EC. Quantifying CBF with pulsed ASL: Technical and pulse sequence factors. J Magn Reson Imaging. 2005Dec;22(6):727–731.

［12］Edelman RR, Siewert B, Darby DG, Thangaraj V,Nobre AC, Mesulam MM, Warach S. Qualitative mapping of cerebral blood flow and functional localization with echo-planar MR imaging and signal targeting with alternating radio frequency. Radiology. 1994 Aug;192(2):513–520.

［13］Lovblad KO. Impact of contrast-enhanced CT and MRI on the management of patients with neurological diseases. Neuroradiology 2007;49(1 Suppl):S1–S2.

［14］Le Bihan D, Mangin JF, Poupon C, Clark CA, Pappata S, Molko N, Chabriat H. Diffusion tensor imaging:Concepts and applications. J Magn Reson Imaging. 2001 Apr;13(4):534–546.

［15］Haacke EM, Mittal S, Wu Z, Neelavalli J, Cheng YC.Susceptibility-weighted imaging: Technical aspects and clinical applications, part 1. AJNR Am J Neuroradiol. 2009 Jan;30(1):19–30.

［16］Thulborn KR, Brady TJ. Iron in magnetic resonance imaging of cerebral haemorrhage. Magn Reson Q. 1989;5(1):23–38.

［17］Krayenbühl HA, Yaşargil MG, Flamm ES, Tew JM Jr.Microsurgical treatment of intracranial saccular aneurysms.J Neurosurg. 1972 Dec;37(6):678–686.

［18］Wiebers DO, Whisnant JP, Huston J 3rd, Meissner I, Brown RD Jr, Piepgras DG, Forbes GS; International Study of Unruptured Intracranial Aneurysms Investigators et al.Unruptured intracranial aneurysms: Natural history, clinical outcome, and risks of surgical and endovascular treatment. Lancet. 2003 Jul 12;362(9378):103–110.

［19］Molyneux AJ, Kerr RS, Birks J, Ramzi N, Yarnold J, Sneade M, Rischmiller J; ISAT Collaborators. Risk of recurrent subarachnoid haemorrhage, death, or dependence and standardised mortality ratios after clipping or coiling of an intracranial aneurysm in the International Subarachnoid Aneurysm Trial (ISAT): Long-term follow-up. Lancet Neurol. 2009 May;8(5):427–433.

［20］Bijlenga P, Ebeling C, Jaegersberg M, Summers P, Rogers A, Waterworth A, Iavindrasana J et al.; @neurIST Investigators. Risk of rupture of small anterior communicating artery aneurysms is similar to posterior circulation aneurysms. Stroke. 2013 Nov;44(11):3018–3026.

［21］Pereira VM, Bijlenga P, Marcos A, Schaller K, Lovblad KO. Diagnostic approach to cerebral aneurysms. Eur J Radiol. 2013 Oct;82(10):1623–1632.

［22］Ljunggren B, Säveland H, Brandt L, Zygmunt S. Early operation and overall outcome in aneurysmal subarachnoid hemorrhage. J Neurosurg. 1985 Apr;62(4):547–551.

［23］Bassi P, Bandera R, Loiero M, Tognoni G, Mangoni A.Warning signs in subarachnoid hemorrhage: A cooperative study. Acta Neurol Scand. 1991 Oct;84(4):277–281.

［24］Maeder PP, Meuli RA, de Tribolet N. Three-dimensional volume rendering for magnetic resonance angiography in the screening and preoperative workup of intracranial aneurysms. J Neurosurg. 1996 Dec;85(6):1050–1055.

［25］Gönner F, Heid O, Remonda L, Nicoli G, Baumgartner RW, Godoy N, Schroth G. MR angiography with ultrashort echo time in cerebral aneurysms treated with Guglielmi detachable coils. AJNR Am J Neuroradiol. 1998 Aug;19(7):1324–1328.

［26］Gönner F, Lövblad KO, Heid O, Remonda L, Guzman R,Barth A, Schroth G. Magnetic resonance angiography with ultrashort echo times reduces the artefact of aneurysm clips. Neuroradiology. 2002 Sep;44(9):755–758.

［27］Lövblad KO, el-Koussy M, Guzman R, Kiefer C,Remonda L, Taleb M, Reinert M et al. Diffusion-weighted and perfusion-weighted MR of cerebral vasospasm. Acta Neurochir Suppl. 2001;77:121–126.

［28］Altrichter S, Kulcsar Z, Jägersberg M, Federspiel A,Viallon M, Schaller K, Rüfenacht DA, Lövblad KO.Arterial spin labeling shows cortical collateral flow in the endovascular treatment of vasospasm after posttraumatic subarachnoid hemorrhage. J Neuroradiol. 2009 Jun;36(3):158–161.

［29］Wichmann W, Von Ammon K, Fink U, Weik T, Yasargil GM. Aneurysm clips made of titanium: Magnetic characteristics and artifacts in MR. AJNR Am J Neuroradiol.1997 May;18(5):939–944.

［30］Lövblad KO, Yilmaz H, Chouiter A, San Millan Ruiz D, Abdo G, Bijlenga P, de Tribolet N, Ruefenacht DA.Intracranial aneurysm stenting: Follow-up with MR angiography.J Magn Reson Imaging. 2006 Aug;24(2):418–422.

［31］Pierot L, Portefaix C, Boulin A, Gauvrit JY. Follow-up

of coiled intracranial aneurysms: Comparison of 3D tim-eof-flight and contrast-enhanced magnetic resonance an-giography at 3T in a large, prospective series. Eur Radiol. 2012 Oct;22(10):2255–2263.

[32] Schubiger O, Valavanis A, Wichmann W. Growthmecha-nism of giant intracranial aneurysms; demonstration by CT and MR imaging. Neuroradiology. 1987;29(3):266–271.

[33] Spetzler RF, Martin NA. A proposed grading system for arteriovenous malformations. J Neurosurg. 1986 Oct;65(4):476–483.

[34] Spetzler RF, Zabramski JM. Grading and staged resection of cerebral arteriovenous malformations. Clin Neurosurg. 1990;36:318–337.

[35] Ponce FA, Spetzler RF. Arteriovenous malformations:Clas-sification to cure. Clin Neurosurg. 2011;58:10–12.

[36] Wilson DA, Abla AA, Uschold TD, McDougall CG,Albu-querque FC, Spetzler RF. Multimodality treatment of co-nus medullaris arteriovenous malformations: 2 decades of experience with combined endovascular and microsurgical treatments. Neurosurgery. 2012 Jul;71(1):100–108.

[37] Zaidi HA, Abla AA, Nakaji P, Spetzler RF. Prospective evaluation of preoperative stereotactic radiosurgery fol-lowedby delayed resection of a high grade arteriovenous malformation. J Clin Neurosci. 2014 Jun;21(6):1077–1080.

[38] Leksell L. The stereotaxic method and radiosurgery of the brain. Acta Chir Scand. 1951 Dec 13;102(4):316–319.

[39] Steiner L, Leksell L, Forster DM, Greitz T, Backlund EO.Stereotactic radiosurgery in intracranial arterio-ve-nous malformations. Acta Neurochir (Wien). 1974;(Suppl 21):195–209.

[40] Stapf C. The rationale behind "A Randomized Trial of Un-ruptured Brain AVMs" (ARUBA). Acta Neurochir Suppl. 2010;107:83–85.

[41] Bambakidis NC, Cockroft K, Connolly ES, Amin-Hanja-ni S, Morcos J, Meyers PM, Alexander MJ, Friedlander RM.Preliminary results of the ARUBA study. Neurosur-gery.2013 Aug;73(2):E379–E381.

[42] Ozdoba C, Nirkko AC, Remonda L, Lövblad KO, Schroth G. Whole-brain functional magnetic resonance imaging of cerebral arteriovenous malformations involving the motor pathways. Neuroradiology. 2002 Jan;44(1):1–10.

[43] Yasargil MG, Antic J, Laciga R, Jain KK, Boone SC.Arte-riovenous malformations of vein of Galen: Microsurgical treatment. Surg Neurol. 1976 Sep;(3):195–200.

[44] Kutluk K, Schumacher M, Mironov A. The role of sinus thrombosis in occipital dural arteriovenous malforma-tions—Development and spontaneous closure.Neurochiru-rgia (Stuttg). 1991 Sep;34(5):144–147.

[45] Mironov A. Classification of spontaneous dural arteriove-nous fistulas with regard to their pathogenesis. Acta Radi-ol. 1995 Nov;36(6):582–592.

[46] Cognard C, Gobin YP, Pierot L, Bailly AL, Houdart E, Casasco A, Chiras J, Merland JJ. Cerebral dural arteriove-nous fistulas: Clinical and angiographic correlation with a revised classification of venous drainage.Radiology. 1995 Mar;194(3):671–680.

[47] Kivelev J, Niemelä M, Hernesniemi J. Characteristics of cavernomas of the brain and spine. J Clin Neurosci. 2012 May;19(5):643–648.

[48] El-Koussy M, Schroth G, Gralla J, Brekenfeld C, Andres RH, Jung S, Shahin MA, Lovblad KO, Kiefer C, Kottke R.Susceptibility-weighted MR imaging for diagnosis of capillary telangiectasia of the brain. AJNR Am J Neurora-diol.2012 Apr;33(4):715–720.

[49] Monach PA. Biomarkers in vasculitis. Curr Opin Rheuma-tol. 2014 Jan;26(1):24–30.

[50] Berlit P, Kraemer M. Cerebral vasculitis in adults: What are the steps in order to establish the diagnosis? Red flags and pitfalls. Clin Exp Immunol. 2014 Mar;175(3):419–424.

[51] Pistracher K, Gellner V, Riegler S, Schökler B, Scarpatetti M,Kurschel S. Cerebral haemorrhage in the presence of primary childhood central nervous system vasculitis—Areview. Childs Nerv Syst. 2012 Aug;28(8):1141–1148.

[52] Sciascia S, Bertolaccini ML, Baldovino S, Roccatello D,Khamashta MA, Sanna G. Central nervous system in-volvement in systemic lupus erythematosus: Overview on classification criteria. Autoimmun Rev. 2013 Jan;12(3):426–429.

[53] Salvarani C, Brown RD Jr, Hunder GG. Adult prima-ry central nervous system vasculitis. Lancet. 2012 Aug 25;380(9843):767–777.

[54] Zuccoli G, Pipitone N, Haldipur A, Brown RD Jr, Hunder G, Salvarani C. Imaging findings in primary centralnervous system vasculitis. Clin Exp Rheumatol. 2011 Jan–Feb;29(1 Suppl 64):S104–S109.

[55] Weiss PF. Pediatric vasculitis. Pediatr Clin North Am. 2012 Apr;59(2):407–423.

[56] Twilt M, Benseler SM. The spectrum of CNS vasculitis in children and adults. Nat Rev Rheumatol. 2011 Dec 20;8(2):97–107.

[57] Garg A. Vascular brain pathologies. Neuroimaging Clin N Am. 2011 Nov;21(4):897–926.

[58] Villa I, Agudo Bilbao M, Martínez-Taboada VM.Advances in the diagnosis of large vessel vasculitis:Identification of biomarkers and imaging studies.Reumatol Clin. 2011 Dec;7(Suppl 3):S22–S27.

Chapter 25
脑部及垂体肿瘤

Neoplasms of the Brain and Pituitary Gland

Sara E. Kingston, Daniel S. Treister, Willa Jin, Megha Nayyar, Benita Tamrazi, Francesco D' Amore,Bavrina Bigjahan, Alexander Lerner, Bruno A. Telles, Chia-Shang J. Liu, and Mark S. Shiroishi，著

王柳仙，译

目录　CONTENTS

一、神经上皮组织肿瘤

（一）星形胶质细胞肿瘤

1.毛细胞型星形细胞瘤

（1）一般特征：毛细胞型星形细胞瘤（pilocytic astroblastoma，PA）是小儿中枢神经系统最常见的胶质瘤和儿童小脑肿瘤，一般发生于 20 岁之前（尤其是 5－13 岁），其临床体征和症状取决于肿瘤发生的位置。一般小脑毛细胞型星形细胞瘤主要表现为头痛、视物模糊、复视、颈部疼痛以及步态障碍。成人毛细胞型星形细胞瘤主要发生于大脑半球，无性别倾向。除小脑外，该肿瘤还可发生于视神经及视交叉、下丘脑、大脑半球、脑室、中间帆及脊髓。视觉通路发生的毛细胞型星形细胞瘤与神经纤维瘤病 1 型有关，被 WHO 列为 I 级肿瘤，一般 20 年生存率可达 79%，预后良好，而下丘脑发生的毛细胞型星形细胞瘤则预后相对较差。既往很少有关于毛细胞型星形细胞瘤转移的报道。该肿瘤常可通过手术切除治愈，复发少见。视神经通路以及视交叉或下丘脑区域发生的肿瘤可选择保守治疗、化疗及放疗。极少有肿瘤发生自发性退化。

（2）影像特点：毛细胞型星形细胞瘤常表现为小脑发生的界限清楚的囊肿，囊壁可见结节（图 25-1）。CT 表现为囊性部分低密度，结节部分等密度，偶尔可见钙化。MRI 表现为 T_1WI 等信号或稍高信号，T_2WI 等信号或高信号。实性部分 T_1WI 表现为等信号或低信号，T_2WI 表现为较灰质的稍高信号及较脑脊液的稍低或等信号。髓母细胞瘤或高级别星形细胞瘤 T_2WI 信号强度则相对较低。瘤周常表现为轻度水肿或无水肿，一般无弥散改变。肿瘤出血也较少见。囊壁结节常表现为明显强化。其他影像表现包括肿瘤实质明显强化、囊肿环形强化或实性强化病灶中出现坏死中心。视神经通路发生的毛细胞型星形细胞瘤强化方式较为多变。尽管该肿瘤表现为相对良性的进展过程，磁共振波谱可显示其实性部分的胆碱:N- 乙酰天冬氨酸（Cho:NAA）进行性升高，并且出现乳酸峰。

影像需要鉴别的疾病包括髓母细胞瘤、室管膜瘤、高级别星形细胞瘤、血管网状细胞瘤、神经节胶质瘤以及毛细胞黏液样星形细胞瘤。

2.室管膜下巨细胞型星形细胞瘤

（1）一般特征：室管膜下巨细胞型星形细胞瘤（subependymal giant cell astrocytoma, SEGA）

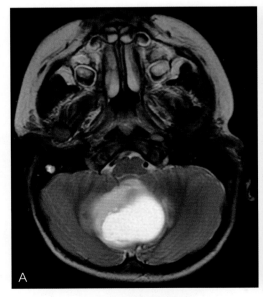
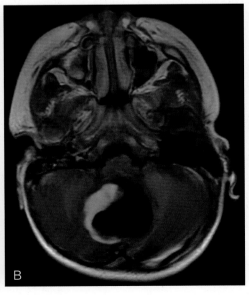

▲ 图 25-1　毛细胞型星形细胞瘤
轴位 T_2WI（A）和轴位对比增强 T_1WI（B）示小脑内一边界清楚的囊性病灶，伴壁结节强化

是一种低级别的惰性神经胶质细胞瘤，属于WHO I 级肿瘤。好发年龄较宽，但常见于 20 岁以前，平均年龄为 11 岁，无性别倾向。该肿瘤发生部位最常见于室间孔，可能起源于脑室壁的室管膜下结节。几乎所有室管膜下巨细胞型星形细胞瘤均与结节硬化性神经营养不良相关，并且在结节硬化性神经营养不良患者中，室管膜下巨细胞型星形细胞瘤也是最常见的肿瘤。常见的神经系统症状包括癫痫以及阻塞性脑积水的征象。出现症状的或表现为间隔生长的室管膜下巨细胞型星形细胞瘤需要手术切除。其他治疗包括 γ 刀立体定向放射治疗以及药物控制，如西罗莫司或依维莫司。

（2）影像特点：CT 常表现为脑室内肿块，发生于室间孔并钙化（图 25-2），常为等或低密度，可伴有高密度区域，提示肿瘤发生钙化或出血。当病灶强化且伴有间变性生长时，更多的提示该肿瘤为室管膜下巨细胞型星形细胞瘤，而不是室管膜下结节。这些肿瘤在 MRI 上常表现为 T_1WI 低信号以及 T_2WI 不均匀高信号，强化时明显增强。在 T_2^* 梯度回波成像上，肿瘤内

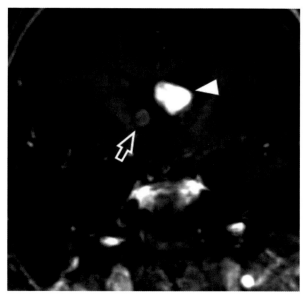

▲ 图 25-2 室管膜下巨细胞型星形细胞瘤
冠状位对比增强 T_1WI 示一左侧强化的脑室内病灶，位于室间孔（白色箭头），符合结节型硬化病患者发生室管膜下巨细胞型星形细胞瘤的表现。右侧可见一个小的轻度强化室管膜下结节（白色空心箭）

钙化明显，呈高光溢出效应。手术切除后需积极监测，建议每年进行 MRI 随访。

影像需要鉴别的疾病包括结节硬化性神经营养不良患者的室管膜下结节、中枢神经细胞瘤、室管膜下瘤、室管膜瘤、脉络丛乳头状瘤 / 脉络丛癌以及星形细胞瘤。

3. 多形性黄色星形细胞瘤

（1）一般特征：多形性黄色星形细胞瘤（pleomorphic xanthoastrocytoma, PXA）是一种罕见的 WHO 分级为 II 级的星形细胞瘤，其预后较好，10 年总生存率可达 70%。典型的多形性黄色星形细胞瘤多发于儿童或有长时间癫痫病史的年轻患者。手术切除可能治愈该肿瘤，但其复发和（或）恶性转变率可达 20%。

（2）影像特点：多形性黄色星形细胞瘤的常见影像特点为外周皮质发生的囊性肿瘤，常伴有壁结节强化，但该肿瘤也常表现为实性（图 25-3）。肿瘤可见于脑部、脊髓、大脑半球，但该肿瘤最好发的部位是颞叶。CT 表现为低密度的囊性病灶以及结节状表浅的混杂密度病灶。肿瘤出血和钙化少见。MRI 平扫囊性部分表现为 T_1WI、T_2WI 和 FLAIR 上与脑脊液相同的等信号，实性结节部分表现为 T_1WI 混杂低信号到等信号，T_2WI 混杂高信号，较少出现周围水肿。在增强 T_1WI 上，结节状成分常表现为明显增强。由于该肿瘤位于皮质表浅部位，故脑膜尾征常见。皮质发育不良在该肿瘤中较为少见，可与胚胎发育不良性神经上皮瘤相鉴别。

影像上需要鉴别的疾病包括胚胎发育不良性神经上皮瘤、胶质母细胞瘤、毛细胞性星形胶质瘤、少突神经胶质瘤、脑膜瘤、转移以及感染。

4. 低级别弥漫性星形细胞瘤

（1）一般特征：低级别弥漫性星形细胞瘤（diffuse astrocytoma, DA）是 WHO II 级的弥漫浸润性肿瘤，常位于幕上白质，且常累及皮质，较少发生于脑干以及深部灰质等部位。该肿瘤占全部胶质瘤的 10% 以内，包括三种组织学亚

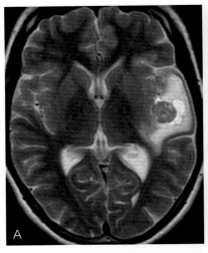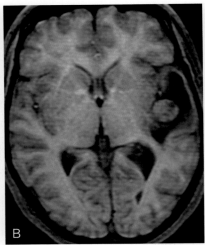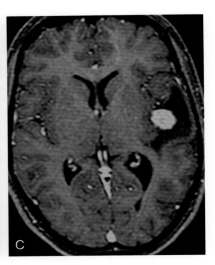

▲ 图 25-3　多形性黄色星形细胞瘤

轴位 T$_2$WI（A）、T$_1$WI（B）和抑脂对比增强 T$_1$WI（C）序列示一位于皮质的囊性病灶，伴有左侧岛叶皮质的强化结节

型：纤维型、肥胖型及原浆型。尽管属于低级别肿瘤，但由于其浸润性特点类似高级别肿瘤，成功治疗该肿瘤较困难。平均发生年龄为 34 岁，但也可发生于儿童，男性发病率稍高于女性。临床症状和体征取决于肿瘤的位置，常见头痛、癫痫、颅内压升高、进展性的神经功能受损以及认知／行为减退。该肿瘤晚期常可恶变为胶质母细胞瘤，中位生存期为 5～7 年。目前，对于该肿瘤无标准疗法，可观察其进展情况进行手术切除、化疗或放疗。

（2）影像特点：CT 上，低级别弥漫性星形细胞瘤表现为白质内发生的边界不清楚的等至低密度病灶（图 25-4），20% 可发生钙化。MRI 是评价该肿瘤的最佳方法。T$_1$WI 表现为低信号，T$_2$WI 和 FLAIR 表现为高信号。有时肿瘤界限清楚，但浸润常常超过 MRI 上信号异常的区域。需要注意的是，尽管高级别胶质瘤常强化，但仍有 1/3 的高级别胶质瘤不会强化，而部分低级别胶质瘤（毛细胞型星形细胞瘤、神经节胶质瘤、少突神经胶质瘤以及低级别弥漫性星形细胞瘤）反而会强化。DWI 上少见弥散受限。目前关于使用表观弥散系数评价胶质瘤级别的证据仍不十分充分。一般来讲，相对于高级别胶质瘤，使用 T$_2^*$ 动态磁敏感对比增强，常可在低级别弥漫性星形细胞瘤中测到较低的相对脑血流量容

积（relative cerebral blood volume, rCBV）。MRS 可表现为 NAA 轻度非特定性降低，以及 Cho 轻度升高，肌醇的升高（myo-inositol, mI）被认为是一项特征性的表现。

影像上需要鉴别的疾病包括间变性星形胞瘤、少突神经胶质瘤、梗死、脑炎、大脑炎以及皮质发育不良。

5. 脑干胶质瘤／扩散型内因性脑桥神经胶质瘤

（1）一般特征：脑干胶质瘤（brain-stem gliomas, BSGs）作为一个整体，占脑内肿瘤的 5%～11%，儿童幕下肿瘤的 15%～30%。根据肿瘤发生部位可以分为三类：扩散型内因性脑桥神经胶质瘤（diffuse intrinsic pontine glioma, DIPG）、低位脑干和延髓的外生型胶质瘤以及顶盖胶质瘤。其中，扩散型内因性脑桥神经胶质瘤是最常见的亚型，占所有颅后窝胶质瘤的 60%～75%，其在儿科脑肿瘤中预后最差，治疗后平均生存期为 9～12 个月。但低位脑干和延髓的外生型胶质瘤以及顶盖胶质瘤常有很好的预后。扩散型内因性脑桥神经胶质瘤常发生于 5－10 岁的儿童，无性别倾向。常出现的临床表现有长束征、共济失调和多发脑神经麻痹，尤其是第Ⅵ、第Ⅶ对脑神经。该肿瘤常表现为恶性纤维星形细胞瘤（WHO Ⅲ／Ⅳ级）的组织

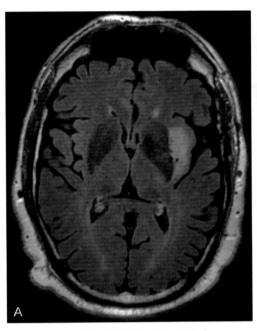 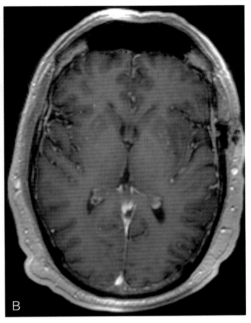

▲ 图 25-4　低级别弥漫性星形细胞瘤
轴位 FLAIR（A）和轴位对比增强 T_1WI（B）示左侧岛叶下区一边界不清的 FLAIR 高信号病灶，无强化

学特点，但由于活检对于指导治疗提示作用较小，故常不做。治疗手段主要包括放射治疗（年龄在 3 岁以上），传统化疗方法对该肿瘤无效。由于该肿瘤的浸润特性，不能选择手术治疗。

（2）影像特点：在 CT 上，扩散型内因性脑桥神经胶质瘤表现为膨胀性低密度病灶（图 25-5）。在发现时，肿瘤常常已经大于 2cm，并且占据了脑桥的大部分。该肿瘤很少侵入相邻的第四脑室，但其常向尾侧和喙侧扩散。在 T_1WI 上，病灶表现为低信号，T_2WI 表现为异质性高信号。由于其浸润特性，肿瘤边界不清。与 T_2WI 相比，FLAIR 可能能够更好地显示肿瘤扩散。肿瘤常包绕颅底和椎体动脉。尽管肿瘤内可见强化区域，但并不是有意义的预后指标。随着肿瘤进展，可见局部强化以及坏死区域增多。1/3 的病人可发生脑脊液播散。Cho/Cr（肌酸，creatine）和 Cho/NAA 升高提示预后较差。DWI 上弥散降低的区域提示更高级别肿瘤或坏死的可能。DTI 能够用来可视化残存的白质纤维。影像表现常常就能够确定诊断，很少需要活检。

影像上需要鉴别的疾病有感染、脱髓鞘疾病、海绵状血管畸形、郎格汉斯细胞组织细胞增生症以及神经纤维瘤病 1 型。

6. 间变性星形细胞瘤

（1）一般特征：间变性星形细胞瘤（anaplastic astrocytoma，AA）是 WHO Ⅲ 级的浸润性星形细胞瘤，与 WHO Ⅳ 级的胶质母细胞瘤相同，属于高级别胶质瘤，但是与胶质母细胞瘤相比，间变性星形细胞瘤更为少见。该肿瘤常见于幕上大脑半球白质，较少发生于脑干、丘脑和脊髓等部位。间变性星形细胞瘤在成人和儿童中均可发病，但诊断该疾病的中位年龄是 43 － 52 岁，中位生存时间为 2 ～ 3 年。该肿瘤多发生于男性，并且常常继发于先前存在的弥漫性星形细胞瘤。间变性星形细胞瘤可能代表胶质母细胞瘤的分子前体，并且无论治疗得如何，其都倾向于复发或继续恶变为胶质母细胞瘤 Ⅳ 级。临床体征和症状取决于肿瘤累及的位置，常见头痛、癫痫、颅内压升高、进展性神经功能缺损以及认知行为减退。与胶质母细胞瘤相似，标准治疗方法包括最大程度安全切除肿瘤以及替莫唑胺化疗。

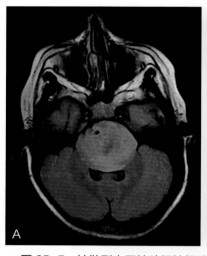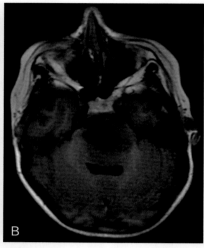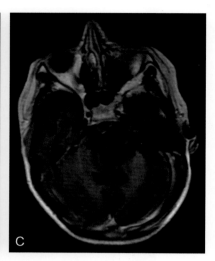

▲ 图 25-5　扩散型内因性脑桥神经胶质瘤

轴位 FLAIR（A）、T_1WI（B）和对比增强 T_1WI（C）示一脑桥膨胀性 FLAIR 高信号病灶，可见轻度强化、坏死以及基底动脉包绕

（2）影像特点：CT 表现为边界不清的不均一性低至等密度的病灶（图 25-6）。出血、囊变或钙化少见。取决于肿瘤内部坏死和囊变程度，T_1WI 可见不均一性低信号，尽管这些表现更可能提示的是胶质母细胞瘤。肿瘤强化较为少见，但若出现强化，可为结节状、片状或少数表现为环状。如果肿瘤环状强化，应考虑是否恶变为胶质母细胞瘤。T_2WI 和 FLAIR 表现为不均匀的高信号病灶。尽管和弥漫性星形细胞瘤和胶质母细胞瘤一样，间变性星形细胞瘤边界可表现得较清楚，但肿瘤浸润可能已经超过了 MRI 信号异常的区域。DWI 常不表现为弥散受限。对于使用 ADC 来评价胶质瘤级别目前仍有争议。一般来说，使用 $T_2^* $ DSC MRI 可发现该肿瘤与弥漫性星形细胞瘤相比，具有较高的 rCBV。MRS 可发现该肿瘤表现为 NAA 降低以及 Cho 升高，与弥漫性星形细胞瘤相比，该肿瘤的 mI 较低。

影像上需要鉴别的疾病包括低级别弥漫性星形细胞瘤、多形性胶质母细胞瘤、少突神经胶质瘤、梗死、大脑炎、脑炎以及皮质发育不良。

7. 胶质母细胞瘤

（1）一般特征：胶质母细胞瘤（glioblastoma, GBM）是起源于星形细胞的 WHO Ⅳ 级恶性神经上皮肿瘤，占所有胶质瘤的 54.4%，是最常见的原发恶性脑肿瘤。大部分胶质母细胞瘤都是原发性胶质母细胞瘤，部分继发性胶质母细胞瘤起源于先前已经存在的星形细胞瘤。原发性胶质母细胞瘤的平均发病年龄为 55 岁，而继发性胶质母细胞瘤的发病年龄较早（平均年龄为 40 岁）。胶质母细胞瘤更好发于男性。临床表现取决于肿瘤累及的脑区以及周围水肿的程度。常见的症状包括头痛、癫痫以及局部神经功能缺损。尽管接受标准护理治疗方法，包括手术以及替莫唑胺化疗，该肿瘤预后仍然较差，中位生存时间为 15 ~ 18 个月。

（2）影像特点：CT 的典型表现为白质内低至等密度的病灶，边界不规则不清楚（图 25-7）。肿瘤中心常为低密度，代表坏死区域。由于水肿以及肿瘤浸润，弥散性瘤周低密度也较常见。CT 还能够发现出血以及钙化区域，虽然后者很少见，尤其是在原发性胶质母细胞瘤中。肿瘤强化常不均匀，表现为较厚的不规则边缘强化，中央坏死不强化。

常规 MRI 与 CT 相比能够提供更多的信息。T_1WI 表现为多种信号强度，反映肿瘤坏死、细胞密集的程度以及不同阶段的出血。对比增强 T_1WI 可发现肿瘤表现为多种强化模式，常见的

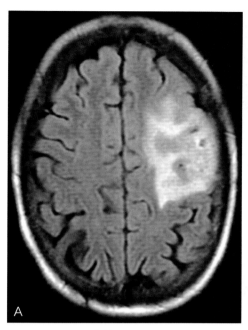
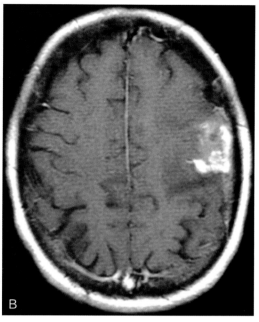

▲ 图 25-6　间变性星形细胞瘤
轴位 FLAIR（A）和对比增强 T₁WI（B）示左侧额叶一边界不清的 FLAIR 高信号，外周区域可见斑片状和结节状强化

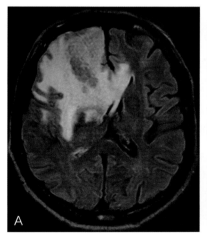
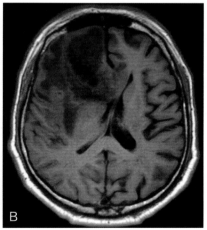
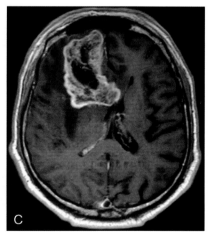

▲ 图 25-7　胶质母细胞瘤
轴位 FLAIR（A）、T₁WI（B）以及对比增强 T₁WI（C）示右侧额叶有一较大病灶，伴有厚壁不均匀强化以及中央坏死。周围脑区可见 FLAIR 高信号，提示血管源性水肿和肿瘤浸润存在。如低级别弥漫性胶质瘤以及间变性胶质瘤，肿瘤浸润超过 MRI 显示异常的区域

为厚壁不规则强化伴中心坏死。尽管不常见，胶质母细胞瘤也可表现为实性或结节性。强化也可见于脑膜、室管膜及脑室周围。胶质母细胞瘤可表现为累及任何脑叶的孤立病灶，最常累及额叶，但其也可通过后联合和胼胝体侵及对侧大脑半球，这种侵及双侧半球的胶质母细胞瘤影像上常为蝴蝶状。如果发现多个强化病

灶，则称为"多中心"胶质母细胞瘤，表示肿瘤独立起源于不同位置，而"多灶性"则表明肿瘤自原发区域侵及周围区域。T₂WI 可发现肿瘤中心特征性的不均匀信号，其不均匀性取决于坏死程度、液性残渣的出现、血液分解产物以及肿瘤血管造成的信号流空效应。肿瘤周围区域在 T₂WI 和 FLAIR 上信号强度升高，提示

周围血管源性水肿以及肿瘤浸润。由于血液分解产物的出现，T_2^*可表现为局部信号缺失。由于胶质母细胞瘤的浸润特性，正常区域的影像已有肿瘤浸润。

与低级别星形细胞瘤相比，由T_2^*DSC计算得来的rCBV在胶质母细胞瘤中较高。MRS常发现Cho/Cr和Cho/NAA升高，mI降低。

影像上需要鉴别的疾病包括脓肿、淋巴瘤、坏死转移瘤、低级别或囊性星形细胞瘤、消散中的血肿、亚急性梗死以及肿瘤样脱髓鞘病变。

8. 大脑胶质瘤病

（1）一般特点：大脑胶质瘤病（gliomatosis cerebri, GC）是少见的WHO Ⅲ级的中枢神经系统胶质瘤，能够扩散和广泛浸润。该肿瘤常双侧发病，累及至少两个相邻的脑叶，并且能够侵犯至脊髓。由于缺乏特异性临床和影像表现，有时诊断困难。胶质瘤病可发生于任何年龄，但多发于40－50岁，没有性别倾向。临床表现取决于肿瘤累及的区域，包括局部神经功能缺损以及颅内压升高引起的症状。胶质瘤病的进展难以预测，可能很慢也可能很快，一般来讲预后较差。对于该肿瘤目前不存在标准疗法，包括手术、放疗以及化疗。

（2）影像特点：尽管大脑胶质瘤病至少累及两个脑叶，但可能没有肿瘤所引起的结构变形和占位效应（图25-8）。白质向皮质浸润比较常见，也可见基底节和丘脑受累。CT上该肿瘤表现差异较大，可表现为弥漫性、边界不清的低密度病灶。在某些病例中，CT可正常。在MRI T_1WI上，大脑胶质瘤病表现为低至等信号的不均匀浸润性病灶。增强T_1WI很少出现片状增强，如果出现，则提示胶质母细胞瘤的可能。T_2WI和FLAIR表现为高信号区域，灰白质界限可能消失。在DWI上，大脑胶质瘤病通常不出现弥散受限。灌注加权成像提示rCBV不升高。MRS可发现Cho正常，NAA降低，mI升高。

影像上需要鉴别的疾病包括低级别弥漫性星形细胞瘤、间变性星形细胞瘤、淋巴瘤、脑炎、脱髓鞘疾病、进行性多灶性脑白质病以及代谢疾病。

（二）少突胶质细胞肿瘤

少突胶质细胞瘤

（1）一般特征：少突胶质细胞瘤（oligodendroglioma, OG）是WHO Ⅱ级肿瘤，在神经胶质瘤中发生率为第三位。WHO Ⅲ级的间变性少突

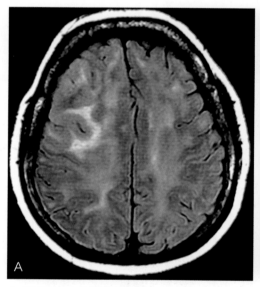

▲ 图25-8　大脑胶质瘤病
轴位FLAIR（A）和轴位抑脂对比增强T_1WI（B）示额叶和顶叶弥漫性FLAIR高信号，无显著组织变形、占位效应以及强化

胶质细胞瘤可为原发性，或继发于已经存在的分化良好的 WHO Ⅱ 级少突胶质细胞瘤。该肿瘤成人多见，多发于男性，发病高峰为 40—60 岁。1 号染色体短臂（1p）和 19 号染色体长臂（19q）的杂合性缺失代表少突胶质细胞瘤具有更好的预后。癫痫是常见的临床症状。一种少见的包含少突胶质细胞和星形细胞成分的变体被称为少突星形细胞瘤。低级别少突胶质细胞瘤的平均生存期为 10 年，间变性少突胶质细胞瘤生存期为 4 年。治疗方法包括手术、化疗以及放疗。

（2）影像特点：少突胶质细胞瘤的常见表现是多位于额叶皮层 / 皮层下的部分钙化病灶（图 25-9）。其他脑叶也可被累及，较少累及脑干、脑室内区域，也很少表现为软脑膜病变。肿瘤边缘通常清楚，也可不清。只依靠影像表现较难区分低级别和间变性少突胶质细胞瘤。CT 通常表现为低密度，较少表现为等或高密度。多数钙化边缘粗糙。有时可见出血和囊变。大约 50% ～ 60% 的低级别少突胶质细胞瘤可强化，但强化更常见于间变性少突胶质细胞瘤。也有报道称其侵犯并重塑邻近颅骨。少突胶质细胞瘤在 T_1WI 表现为相较于灰质的低至等信号，

T_2WI 和 FLAIR 表现为不均匀的高信号，一般较少出现水肿。间变性少突胶质细胞瘤更易出现坏死以及出血。由于钙化和血液分解产物的出现，T_2^* 可出现高光溢出效应。T_2^* DSC MRI 可出现独立于肿瘤分级以外的 rCBV 值增高。存在 1p19q 共缺失的少突胶质细胞瘤更容易出现钙化以及边缘不清，超过中线，并且累及额叶。

影像上需要鉴别的疾病包括神经节胶质瘤、胚胎发育不良性神经上皮瘤、多形性黄色星形细胞瘤、梗死、低级别间变性星形细胞瘤、脑炎以及大脑炎。

（三）室管膜瘤

1. 室管膜下瘤

（1）一般特征：室管膜下瘤（subependymoma, SE）是较少见的 WHO Ⅰ 级室管膜分化的脑室内肿瘤，最常发现于 40 － 60 岁男性。大部分病人发现该肿瘤时无症状，但在部分病例中，该肿瘤可能引起脑积水。手术切除总体预后较好，复发少见。

（2）影像特点：室管膜下瘤通常为分界良好的脑室内肿瘤，常位于第四脑室下方，好发

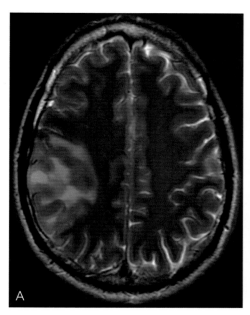
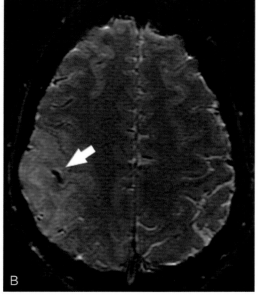

▲ 图 25-9　少突胶质细胞瘤

轴位 T_2WI（A）和磁敏感加权成像（B）示右侧额顶叶一皮质 / 皮质下病灶，在 T_2WI 上呈高信号，在 SWI 上由于钙化出现高光溢出效应（白箭，B）

于中老年男性（图 25-10）。该肿瘤也可发生于侧脑室，较少发生于第三脑室或脊髓中央管。CT 表现为分叶状的低至等密度的脑室内肿块，其内部钙化常见。MRI T_1WI 表现为低至等信号，T_2WI 高信号。室管膜下瘤进展缓慢以及轻度或无强化的特点，有助于将其与更具侵袭性的其他脑室内肿瘤区分开来。不同于室管膜瘤，该肿瘤较少出现脑内侵犯和水肿。在 T_2^* GRE 成像上，室管膜下瘤内钙化可表现高光溢出效应。

影像上需要鉴别的疾病包括室管膜瘤、中枢神经瘤、血管网状细胞瘤、室管膜下巨细胞型星形细胞瘤以及脉络丛肿瘤。

2. 室管膜瘤

（1）一般特征：室管膜瘤是继毛细胞型星形细胞瘤和髓母细胞瘤后，第三种好发于小儿颅后窝的肿瘤。约 2/3 室管膜瘤发生于幕下，1/3 发生于幕上。低级别室管膜瘤属于 WHO Ⅱ级肿瘤，而间变性室管膜瘤属于 WHO Ⅲ 级。WHO Ⅱ 级肿瘤依据组织学亚型分为四类，具有不同的预后：细胞型、乳头型、透明细胞型以及伸长细胞型。临床症状和体征包括较长的颅内压升高病史、共济失调以及低位脑神经麻痹。室管膜瘤最好发于 3—5 岁儿童，并好发于男性，另一个发病高峰为年轻成人。该肿瘤预后较差，5 年生存率为 50%～84%，复发率为 24%～54%。治疗手段包括手术切除、放疗以及化疗。由于肿瘤的位置、累及的血管和颅内神经及与脑干的密切关系，给手术切除带来了挑战。

（2）影像特点：幕下的室管膜瘤起源于第四脑室底部（而主要需要鉴别的髓母细胞瘤，通常起源于第四脑室顶部），而幕上的则起源于侧脑室外侧壁（图 25-11）。儿童颅内室管膜瘤较脊髓室管膜瘤常见。尽管该肿瘤较为局限，

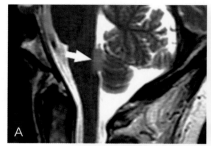
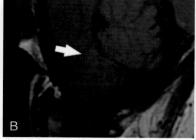
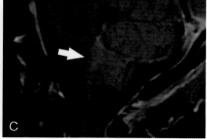

▲ 图 25-10　室管膜下瘤

矢状位 T_2WI（A）、T_1WI（B）和抑脂对比增强 T_1WI（C）示第四脑室下部有一病灶（白色箭），在 T_2WI 上呈高信号，T_1WI 上呈等信号，不强化

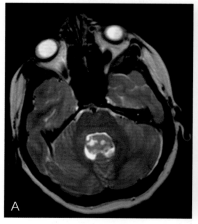
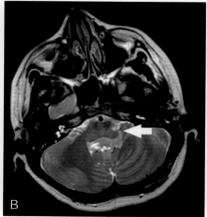
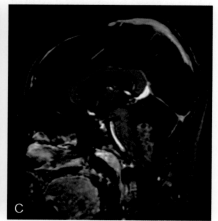

▲ 图 25-11　室管膜瘤

轴位 T_2WI（A、B）和矢状位抑脂对比增强 T_1WI（C）示第四脑室有一强化病灶，通过枕骨大孔生长（白色箭，B）

但也可浸润至邻近脑组织。肿瘤黏附于脑干或上部颈髓提示室管膜瘤可能，但不能确诊。室管膜瘤在第四脑室内生长，之后常通过第四脑室孔向外生长。这种生长模式在髓母细胞瘤中也可出现，但在室管膜瘤中更为典型。此外，通过第四脑室孔向外生长的髓母细胞瘤多表现为球状，而向外生长的室管膜瘤则较扁。颅后窝室管膜瘤也可起源于桥小脑角处的室管膜细胞。在 CT 上，幕下的室管膜瘤表现为位于第四脑室内的等至高密度肿块。钙化和出血常见，CT 表现为高密度病灶。在 MRI 上，T_1WI 表现为等至低信号，而 T_2WI 由于囊变、出血或钙化的影响，信号介于低到高信号之间。钙化和出血可造成 T_2^* GRE 序列的低信号。在 DWI 上，肿瘤的实性部分可表现为弥散受限。由于囊变和坏死区域的出现，注射造影剂之后肿瘤可出现不均匀强化。在 10% ~ 12% 的病例中可见沿脑和脊髓的脑脊液播散，此时应加做脊髓 MRI。

影像上需要鉴别的疾病包括髓母细胞瘤、毛细胞型星形细胞瘤、非典型畸胎样横纹肌肉瘤、脑干胶质瘤、血管网状细胞瘤、转移瘤以及淋巴瘤。

（四）脉络膜丛肿瘤

脉络丛乳头状瘤 / 脉络丛癌

（1）一般特征：脉络丛肿瘤是起源于脉络丛的肿瘤，该肿瘤在临床上较少见，最常见于侧脑室，继而为第四和第三脑室。大部分（80%）为脉络丛乳头状瘤（choroid plexus papilloma, CPP），通常发生于 10 岁之前，属于良性的 WHO Ⅰ 级肿瘤，具有较好的预后。脉络丛乳头状瘤是儿童（通常小于 5 岁）发生侧脑室三角区占位最常见的原因。发生侧脑室三角区占位的患者中有 5% ~ 20% 是因脉络丛癌（choroid plexus carcinoma, CPCA）引起的，其属于侵袭性的 WHO Ⅲ 级肿瘤，多见于儿童。侧脑室发生肿瘤无性别倾向，且多发于 10 岁之前，而第四脑室肿瘤则更常见于男性，且在儿童和成人中

均可发病。脉络丛肿瘤能够分泌脑脊液，最终患者可出现脑积水和颅内压升高相关症状体征。脉络丛乳头状瘤的治疗方法包括手术切除，长期预后良好，然而接受手术切除和放化疗的脉络丛癌 5 年生存率仅为 26% ~ 50%。

（2）影像特点：脉络丛肿瘤多为附着于脉络丛的带血管蒂的分叶状肿瘤（图 25-12）。影像可能不足以区分脉络丛乳头状瘤和脉络丛癌，确诊常依赖于组织学。脑部侵犯、异质性表现、血管源性水肿以及坏死更提示脉络丛癌而不是脉络丛乳头状瘤。脑积水常见。在 CT 上，脉络丛肿瘤表现为脑室内等至高密度肿块，1/4 的病例可发生钙化。有研究表示与右侧侧脑室相比，该肿瘤更好发于左侧侧脑室三角区。在 MRI 上，脉络丛肿瘤 T_1WI 表现为等至低信号，T_2WI 信号多变。可出现明显的流空信号。侧脑室内肿瘤多由脉络丛动脉供血，而第四脑室内肿瘤则由小脑下后动脉的脉络膜支供血。应行脊髓对比增强 MRI，以便评价脑脊液播散。

影像上需要鉴别的疾病包括脑膜瘤、室管膜瘤、转移瘤、髓母细胞瘤以及淋巴瘤。

（五）神经元和混合性神经元－胶质瘤

1. 发育不良性小脑神经节细胞瘤

（1）一般特征：发育不良性小脑神经节细胞瘤（dysplastic cerebellar gangliocytoma, DCG），也称作 Lhermitte–Duclos 病。该肿瘤中增厚的小脑小叶具有良性肿瘤和畸形的双重特征，但其确切的发病机制仍不清楚。该肿瘤为 WHO Ⅰ 级肿瘤，主要累及大部分小脑实质，并由小脑半球向蚓部生长，但偶见小脑蚓部向半球累及。发育不良性小脑神经节细胞瘤与 Cowden 综合征之间的联系已有描述。该肿瘤可发生于小儿和成人患者，但最常见于 30 － 50 岁。该肿瘤可能引起脑积水，并且病人最终可能出现颅内压升高的症状和体征。治疗可选择手术切除，但术后可能发生肿瘤进展或复发。

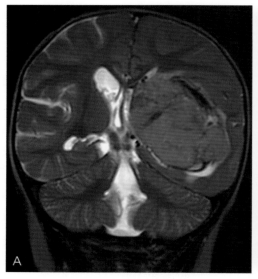
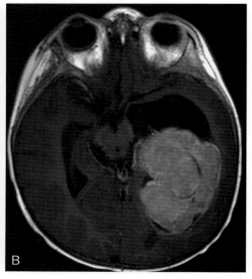

▲ 图 25-12　脉络丛癌

冠状位 T_2WI（A）和轴位对比增强 T_1WI（B）示一位于左侧侧脑室三角区的较大脑室内病灶。左侧侧脑室颞角增大，周围脑实质 T_2 高信号提示室周脑脊液和（或）血管源性水肿。术中发现此病灶为脉络丛癌

（2）影像特点：发育不良性小脑神经节细胞瘤表现为小脑特征性的条纹状或虎皮状表现（图 25-13）。该肿瘤在 CT 上表现为低至等密度，可能引起颅骨重塑。MRI 常表现为 T_1WI 等信号和低信号之间的交替状条纹，T_2WI 表现为等信号和高信号之间的交替状条纹。钙化和强化少见。既往有报道 DWI 出现 T_2 穿透效应和弥散受限、及 MRS 中可见胆碱、NAA 和 mI 降低。常见占位效应引起的第四脑室变形和脑积水，也可见小脑扁桃体疝和脊髓空洞形成。

影像上需要鉴别的疾病包括梗死、小脑炎、髓母细胞瘤、室管膜瘤、星形细胞瘤、血管网状细胞瘤以及转移瘤。

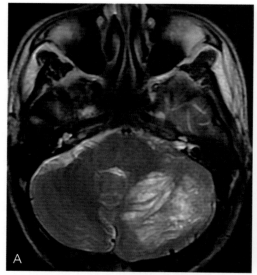
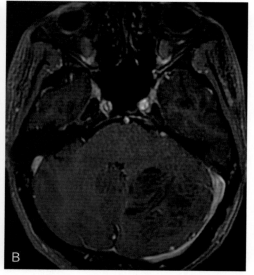

▲ 图 25-13　发育不良性小脑神经节细胞瘤

轴位 T_2WI（A）和轴位抑脂对比增强 T_1WI（B）示左侧小脑有一条纹状或虎皮状表现的病灶，无强化

2. 婴儿促纤维增生型神经节胶质瘤

（1）一般特征：婴儿促纤维增生型神经节胶质瘤（desmoplastic infantile ganglioglioma, DIG）是少见的发生于幕上的 WHO Ⅰ级肿瘤，常见于 2 岁前，该肿瘤的男性发病率稍高于女性。也有少量关于青少年和年轻成人发生该肿瘤的报道。该肿瘤是一种少见的神经节胶质瘤的变型，体积常很大并且伴有部分囊变。临床症状包括头围增大、嗜睡、偏瘫、癫痫以及囟门膨出。该肿瘤预后良好，生存期长，且具有长达 14 年的无复发间期。手术是该病的主要治疗方法。如果手术不能完全切除，则密切进行影像随访非常重要。

（2）影像特点：婴儿促纤维增生型神经节胶质瘤的常见影像表现为幕上很大的囊性肿瘤，伴有位于皮质的强化壁结节（图 25-14）。该肿瘤影像表现与多形性黄色星形细胞瘤或神经节胶质瘤非常相似，只是体积更大。常累及额叶、顶叶及颞叶。在 CT 上，该肿瘤表现为边界清楚、体积较大的等密度实性部分以及低密度囊性部分。在 MRI 上，肿瘤实性部分位于皮质区域，T_1WI 表现为等信号，T_2WI 表现为混杂性或等信号，并且显著强化。增强后可见邻近区域出现脑膜尾征，与多形性黄色星形细胞瘤非常类似。肿瘤囊性部分在 T_1WI 上表现为低信号，在 T_2WI 上为高信号。

影像上需要鉴别的疾病包括神经节胶质瘤、多形性黄色星形细胞瘤、高级别星形细胞瘤、幕上原始神经外胚层肿瘤、幕上室管膜瘤以及毛细胞型星形细胞瘤。

3. 胚胎发育不良性神经上皮瘤

（1）一般特征：胚胎发育不良性神经上皮瘤（dysembryoplastic neuroepithelial tumor, DNET）是胶质神经元起源的良性、生长缓慢的肿瘤，WHO 分级为 Ⅰ 级，多发于 20 岁以下人群。该肿瘤位于皮质，常见于颞叶，并常伴有皮质发育不良。病人可表现为药物抵抗性的部分癫痫发作。尽管这类肿瘤预后良好，但常需手术来治疗药物治疗无效的部分癫痫发作，并预防肿瘤进展。该肿瘤较少发生恶变。

（2）影像特点：CT 上表现为位于皮质的低密度病变，为伴或不伴钙化的不强化病灶（图 25-15）。该肿瘤可能造成附近的颅骨重塑。近 1/3 病例可出现钙化。在 MRI 上，T_1WI 表现为低信号，T_2WI 表现为高信号。若无出血，该肿瘤较少发生占位效应及水肿。部分胚胎发育不良性神经上皮瘤可有多囊性改变，被称为"肥皂泡"样表现，在 T_2WI 上呈高信号。FLAIR 呈

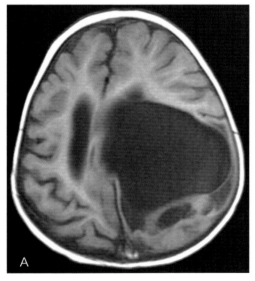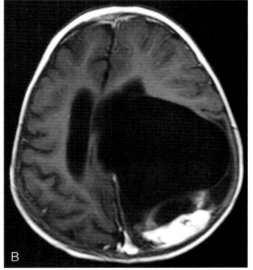

▲ 图 25-14　婴儿促纤维增生型神经节胶质瘤
轴位 T_1WI（A）和轴位对比增强 T_1WI（B）示一位于皮质的极大囊性病灶，伴壁结节强化

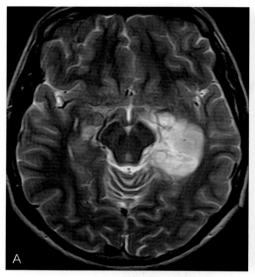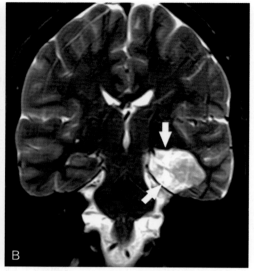

▲ 图 25-15　胚胎发育不良性神经上皮瘤

轴位（A）和冠状位（B）T₂WI 示左侧颞内叶位于皮质的 T₂ 高信号病灶。可见由于多囊性退变形成的"肥皂泡"样表现区域（白色箭，B）

周边完整或不完整的高信号环。这些病灶常不强化，若出现强化，则提示可能为侵袭性更强的肿瘤。

影像上需要鉴别的疾病包括低级别星形胶质细胞瘤、神经节胶质瘤、少突神经胶质细胞瘤、其他低级别肿瘤以及 Taylor 局灶性皮质发育不良。

4. 神经节胶质瘤

（1）一般特征：神经节胶质瘤是神经元 / 胶质混合性的位于皮质的肿瘤，WHO 分级为 Ⅰ 级或 Ⅱ 级，是引起慢性颞叶癫痫最常见的肿瘤性病因。该肿瘤在儿童和年轻成人中均可发病，发病高峰为 10 － 30 岁。男性发病率稍高于女性。手术切除常有良好的预后，较少发生恶变。

（2）影像特点：神经节胶质瘤最常表现为位于皮质的囊实性病灶，并伴颞叶钙化（图 25-16）。但也可累及视神经 / 视交叉、脑干以及脊髓等其他脑区。肿瘤常可呈完全实性，但完全囊性的少见。常表现为轻度占位效应或血管源性水肿。表浅病灶可能造成颅骨重塑。在 CT 上，神经节胶质瘤常表现为低密度囊性成分和混合密度实性成分。常见钙化。MRI 可表现为多样以及非特异性表现。T₁WI 可表现为与皮质相比的低至等信号病灶，可伴有皮质发育不良。在

T₂WI/FLAIR 上，肿瘤实性成分表现为与灰质相比的高信号。瘤内钙化可能改变 MRI 信号，且 T₂* GRE 可因为钙化表现高光溢出效应。肿瘤强化表现多样。肿瘤沿软脑膜生长少见。

影像上需要鉴别的疾病包括多形性黄色星形细胞瘤、胚胎发育不良性神经上皮瘤、毛细胞型星形细胞瘤、少突胶质细胞瘤、低级别弥漫性星形细胞瘤、转移性疾病及感染。

5. 中枢神经细胞瘤

（1）一般特征：中枢神经细胞瘤（central neurocytoma, CN）是具有神经元和胶质分化的少见脑室内肿瘤，WHO 分级为 Ⅱ 级。该肿瘤占 20 － 40 岁人群脑室内肿瘤的一半。该肿瘤较少发生于脑室外，如脑实质、小脑以及脊髓。该肿瘤可见于儿童或者成人，但平均发病年龄为 29 岁。该肿瘤可引起脑积水相关症状。治疗手段包括手术完全切除，但可出现脑脊液播散以及复发。

（2）影像特点：中枢神经细胞瘤是常发生于侧脑室内，紧邻透明隔的边界清楚、多囊性的脑室内肿块（图 25-17），较少发生于脑室内其他位置，如第三、第四脑室。CT 表现为边界清楚的等至高密度病灶，分别为肿瘤的囊性及

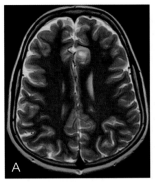 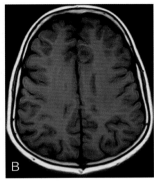 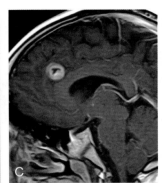 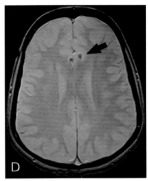

▲ 图 25-16   神经节胶质瘤

轴位 T_2WI（A）、T_1WI（B）、对比增强 T_1WI（C）和 T_2^*GRE（D）序列示左侧额叶内位于皮质的囊实性病灶。可见强化，以及 T_2^*GRE 序列所示钙化导致高光溢出效应（黑色箭，D）

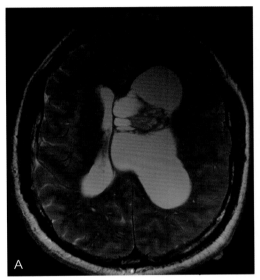 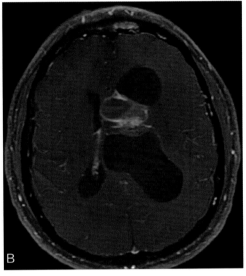

▲ 图 25-17   中枢神经细胞瘤

轴位 T_2WI（A）和轴位抑脂对比增强 T_1WI（B）示左侧侧脑室内一多囊性病灶，黏附于透明隔，可见不均匀强化

实性部分。相关表现还包括脑室增大。半数以上病例可出现钙化，较少发生出血。在 MRI 上，T_1WI 表现为与灰质信号类似的病灶，但也可发现其他类型信号。在造影剂注射后，常见中度至高度明显强化，但强化程度多变。在 T_2WI 上，信号表现为与灰质相比的等至高信号，囊性成分常为高信号。既往有报道流空信号的出现。在 T_2^* 图像上，肿瘤内部钙化可引起高光溢出效应。

影像上需要鉴别的疾病包括室管膜瘤、室管膜下瘤、室管膜下巨细胞型星形细胞瘤、脉络丛肿瘤、转移瘤、少突胶质细胞瘤以及脑室内脑膜瘤。

（六）松果体区肿瘤

1. 总论

对于发生在松果体区的肿瘤，神经影像学表现不能区分生殖细胞瘤与松果体实质肿瘤，需要实验室和组织学检查来确定诊断。一般影像上需要鉴别的疾病包括生殖细胞肿瘤（生殖细胞瘤等）、松果体细胞瘤、松果体母细胞瘤、中度分化的松果体实质肿瘤、星形细胞瘤、脑膜瘤以及松果体囊肿。

2. 松果体细胞瘤

（1）一般特征：根据 2007WHO 分类，松果体细胞瘤属于Ⅰ级松果体肿瘤，占所有颅内肿瘤的 0.4%～1%，与儿童相比，在成人中更常见（平均年龄 38 岁）。该肿瘤很少出现通过脑脊液进行种植性转移的侵袭性行为。该肿瘤的发病无性别倾向。临床症状和体征包括颅内压升高以及 Parinaud 综合征（上凝视麻痹、瞳孔近光分离、会聚 - 回缩性眼震以及眼睑退缩）。松果体细胞瘤预后良好，5 年生存率达 86%～100%，目前没有关于肿瘤完全手术切除后发生复发的报道。

（2）影像特点：CT 上，松果体细胞瘤表现为圆形、边界清楚的等密度至低密度病灶，常小于 3cm（图 25-18）。若肿瘤体积足够大，则可能引起脑脊液引流阻塞以及继发性脑积水。肿瘤内可出现钙化，常位于外周（爆炸样）。出现该表现的原因是肿瘤起源于松果体实质，导致正常的实质钙化向周围移位。在 MRI 上，该肿瘤表现为 T_1WI 等 / 低信号以及 T_2WI 高信号。注射造影剂后，松果体细胞瘤常明显强化。T_2^* GRE 图像表现为钙化引起的高光溢出效应。该肿瘤的囊性转变与松果体囊肿的表现类似，但囊性的松果体细胞瘤常表现为结节状囊壁或内部强化。

影像上需要鉴别的疾病包括生殖细胞瘤（典型表现为中央包埋钙化，但并不出现在所有生殖细胞瘤中）、松果体母细胞瘤、中度分化的松果体实质肿瘤、星形细胞瘤、脑膜瘤以及松果体囊肿。

3. 松果体母细胞瘤

（1）一般特征：松果体母细胞瘤（pineoblastomas, PB）是少见的松果体实质侵袭性肿瘤，WHO 分级为Ⅳ级。目前认为幕上原始神经外胚层肿瘤和松果体母细胞瘤，在组织学特征上与视网膜母细胞瘤类似。部分遗传性视网膜母细胞瘤（三侧性视网膜母细胞瘤）累及双眼以及松果体区。松果体实质肿瘤占松果体区肿瘤的 15%，而松果体母细胞瘤占松果体实质肿瘤的 30%～45%。松果体母细胞瘤可发生于年轻成人，但更多发生于小儿，常在 20 岁之前发病。目前未发现肿瘤的发生是否有性别倾向。临床表现包括颅内压升高相关的症状体征。发生于松果体的肿瘤也与 Parinaud 综合征相关，包括以下症状：上凝视麻痹、瞳孔近光麻痹、会聚 - 回缩性眼震以及眼睑退缩。但是，松果体区星形细胞瘤常不出现 Parinaud 综合征。推荐进行全中枢神经系统成像，因为此肿瘤为高度恶性，易发生脑脊液种植性转移。尽管可行手术、放疗以及化疗，此类肿瘤预后仍旧较差。

（2）影像特点：松果体母细胞瘤的影像表现与其他发生于松果体区的肿瘤类似，尤其是生殖细胞瘤（图 25-19）。在 CT 上，肿瘤实性部分常为高密度，伴钙化。松果体母细胞瘤的经典外周"爆炸样"钙化，以及生殖细胞瘤的中央

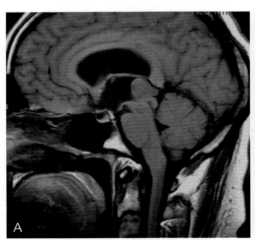
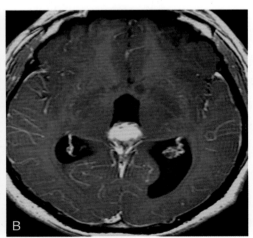

▲ 图 25-18　松果体细胞瘤
矢状位 T_1WI（A）和轴位对比增强 T_1WI（B）示松果体区明显强化的病灶

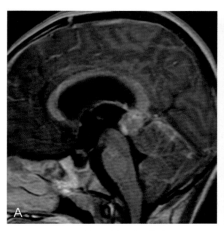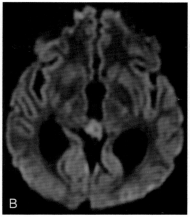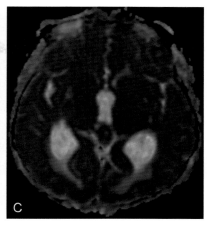

▲ 图 25-19　松果体母细胞瘤
矢状位对比增强 T_1WI（A）、轴位 DWI（B）和 ADC 图（C）示松果体区有一不均匀强化病灶，伴有弥散受限

包埋钙化表现并不出现在所有病例中。在 T_1WI 和 T_2WI MRI 上，松果体母细胞瘤表现为不均匀的低信号和不均一强化。坏死区域表现更加明显。T_2^* GRE 图像可发现钙化和出血，DWI 可出现弥散受限。

影像上需要鉴别的疾病包括生殖细胞肿瘤、松果体细胞瘤、中度分化的松果体实质肿瘤、星形细胞瘤、脑膜瘤以及松果体囊肿。

（七）胚胎性肿瘤

1. 髓母细胞瘤

（1）一般特征：髓母细胞瘤（medulloblastoma, MB）是一种侵袭性很强的肿瘤，是最常见的儿童恶性脑肿瘤，以及最常见的儿童颅后窝原发性肿瘤。总体来说，该肿瘤是继星形细胞瘤后，小儿脑肿瘤中第二位好发的肿瘤。发病有两个高峰，即 3 — 4 岁和 8 — 9 岁，比毛细胞型星形细胞瘤好发年龄小。男孩发病率是女孩的 2 倍。成人发生该肿瘤少见，通常出现在 20 — 40 岁。该肿瘤细胞密集，为 WHO Ⅳ 级的原始神经外胚层肿瘤。该肿瘤经典的组织学亚型多发生于儿童。成人中该肿瘤多见促结缔组织增生性亚型。儿童中常见具有广泛结节性以及高度神经元分化的髓母细胞瘤，发生年龄常常低于 3 岁，在影像上表现为"葡萄样"结节。该肿瘤的大细胞/间变性亚型预后最差。髓母细胞瘤预后较差，5 年生存率为

50% ～ 80%。临床表现包括颅内压升高相关体征、共济失调、痉挛状态以及第Ⅵ对脑神经麻痹。肿瘤的症状学表现简单，多反映髓母细胞瘤的侵袭性生物学特性。治疗包括手术切除、放疗以及化疗。术后易复发，复发后预后差。

（2）影像特点：髓母细胞瘤最常起源于小脑蚓部中线，位于第四脑室顶部（图 25-20）。但是在年纪较大的儿童以及成人中，位于小脑半球外侧更常见。髓母细胞瘤影像表现多样，但常表现为圆形、分叶状中线病灶。也可累及第四脑室、脑内其他部位以及脊髓。室管膜瘤常经由第四脑室孔生长，此征象在髓母细胞瘤中较为少见。推荐对整个中枢神经系统进行成像，因为该肿瘤倾向于早期出现蛛网膜下腔转移。肿瘤细胞掉落种植转移至脊髓常被描述为"糖衣征"。在 CT 上，髓母细胞瘤细胞密集导致病灶高密度，与毛细胞型星形细胞瘤不同。20% 病例可出现钙化，50% 病例可出现不强化、囊变、坏死。出血少见。在 MRI 上，髓母细胞瘤表现多变，T_1WI 可为等至低信号，T_2WI 可为等至低信号，信号强度常低于毛细胞星形细胞瘤。T_2WI 上表现为低信号被认为是继发于高度细胞增生，可同时引起 DWI 弥散受限。对比增强 T_1WI 示大部分病例病灶强化，脑和脊髓可能出现的蛛网膜下播散病灶也可强化。有报道提示短 T_e MRS 出现牛磺酸升高。

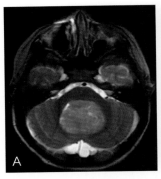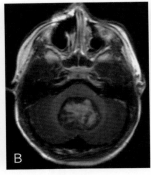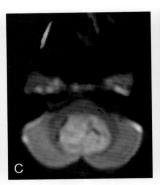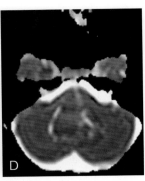

▲ 图 25-20　髓母细胞瘤

轴位 T₂WI（A）、对比增强 T₁WI（B）、DWI（C）和 ADC 图（D）示第四脑室一 T₂ 等至低信号病灶（A），不均匀强化（B），弥散受限明显（C、D）

影像上需要鉴别的疾病包括室管膜瘤、毛细胞星形细胞瘤、非典型畸胎样横纹肌肉瘤、脑干胶质瘤、血管网状细胞瘤、转移瘤、淋巴瘤以及发育不良性小脑节细胞胶质瘤。

2. 转移性神经母细胞瘤

（1）一般特征：神经母细胞瘤是一种恶性胚胎性肿瘤，起源于肾上腺和交感神经干的原始神经嵴细胞衍生物。该肿瘤是儿童最常见的小儿颅外实体肿瘤，超过 50% 的病例在诊断时已出现广泛转移。该肿瘤也是儿童中发生颅骨转移的最常见恶性肿瘤。骨转移和肝转移也较为常见，且预后较差。累及颅盖提示肿瘤为Ⅳ级。肿瘤转移较少累及中枢神经系统，但目前中枢神经系统脑实质和软脑膜转移发生率升高，可能是由于治疗方法的进步提高了生存率。中枢神经系统转移多在复发时发现，所以预后很

差，尤其是伴有软脑膜转移的病例。累及骨性眼眶的经典表现为"浣熊眼"。中枢神经系统转移的症状表现取决于肿瘤位置，症状一般较隐匿。累及脑实质者常有头痛、恶心及呕吐等症状；累及软脑膜者常有疼痛、发热以及运动障碍。治疗方案有手术切除、骨髓移植、化疗以及放疗。

（2）影像特点：颅脑转移肿瘤最常位于硬膜外，为靠近眼眶、蝶骨翼和颅底并以颅盖为基底的病灶（图 25-21）。颅盖转移在 CT 上表现为骨质增厚、"垂直形"骨膜改变、溶骨性病灶以及颅缝分离。对比增强 T₁WI 上硬脑膜病灶可表现为厚壁不规则结节性强化，常累及骨组织并伴有出血。

中枢神经系统病变可发生于脑实质、脑室以及肿瘤的任何部位。脑实质转移常位于幕上区域，可表现为囊性或出血性病灶。CT 表现为囊

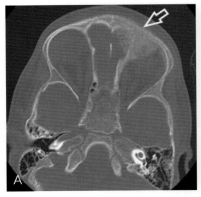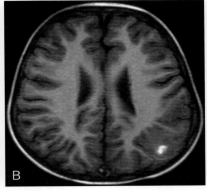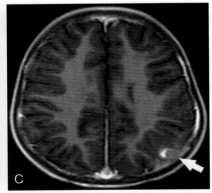

▲ 图 25-21　转移性神经母细胞瘤

轴位 CT（A）示左侧眶额区颅骨骨膜的"垂直形"征（白色空心箭，A）。轴位 T₁WI（B）和对比增强 T₁WI（C）示左侧顶叶 T₁ 高信号，提示出血，伴有后外侧区域轻度强化（白色箭，C）

性病灶伴有高密度壁结节，可伴有或不伴有钙化灶以及出血区。对比增强 CT 表现为外周强化以及壁结节显著强化。在 MRI 上，T_1WI 表现为不均匀信号病灶，可伴有继发性瘤内出血高信号。T_2WI 和 FLAIR 表现为伴有少量水肿的高信号病灶。SWI 可因出血表现为低信号。软脑膜累及可表现为对比增强 T_1WI 上的结节性脑膜强化以及 FLAIR 上的蛛网膜下腔高信号。核医学技术如间位碘代苄胍及 ^{99m}Tc 亚甲基二磷酸盐注射液（Tc-99m-methylene diphosphonate, MDP）骨扫描可进一步帮助评价肿瘤情况。

影像上需要鉴别的疾病包括：颅骨与硬脑膜累及的——白血病、淋巴瘤、肉瘤、转移瘤、郎格汉斯细胞组织细胞增生症以及硬膜下/硬膜外血肿；脑实质累及的——白血病、原发性脑肿瘤如星形细胞瘤、少突胶质细胞瘤、脑膜瘤以及原始神经外胚层肿瘤；软脑膜累及的——脑膜炎以及白血病。

3. 非典型畸胎样横纹肌样瘤

（1）一般特征：非典型畸胎样横纹肌样瘤（atypical teratoid rhabdoid tumor, ATRT）是较少见的侵袭性 WHO Ⅳ 级小儿脑肿瘤，常位于颅后窝，累及桥小脑角、小脑以及脑干。常累及幕上，但较少累及松果体区及脊髓，多灶性病变也较为少见。文献报道该肿瘤发病年龄跨度较大，但最多见于 2 岁以下儿童，无性别倾向。常见颅内压升高相关的症状体征，而小脑累及则可出现步态异常和共济失调。预后很差，多数儿童在诊断数月后死亡。最佳治疗方案未定，

可选择手术、放疗及化疗。

（2）影像特点：非典型畸胎样横纹肌样瘤的影像和组织学改变与髓母细胞瘤非常相似，且多数非典型畸胎样横纹肌样瘤会被误诊为髓母细胞瘤（图 25-22），但非典型畸胎样横纹肌样瘤由于出血、囊变及坏死，其影像表现较髓母细胞瘤更加多样。并且，前者倾向于远离中线生长，而后者更偏向于中心部位发病。在 CT 上，非典型畸胎样横纹肌样瘤表现为不均一高密度病灶，可伴有钙化。在 MRI 上，T_1WI 表现为实性部分低信号及混杂信号，T_2WI 表现为不均一的低至高信号病灶。瘤周水肿程度不一。病灶常出现显著及混杂强化，但也可见轻度或不强化。DWI 表现为弥散受限。脑脊液播散常见。

影像上需要鉴别的疾病包括：髓母细胞瘤/原始神经外胚层肿瘤、室管膜瘤、毛细胞型星形细胞瘤、畸胎瘤、生殖细胞瘤、婴儿促神经纤维增生型神经节胶质瘤及脉络膜癌。

二、脑膜肿瘤

（一）脑膜上皮细胞肿瘤

脑膜瘤

（1）一般特征：脑膜瘤是最常见的成人颅内原发性肿瘤，也是最常见的中枢神经系统外肿瘤。脑膜瘤一般是良性的 WHO Ⅰ 级肿瘤，偶尔可见更具侵袭性的非典型 WHO Ⅱ 级以及间变性 WHO Ⅲ 级亚型。该肿瘤发生峰值年龄为 50 - 70 岁，好发于女性。脑膜瘤是起源于蛛网

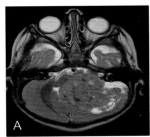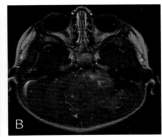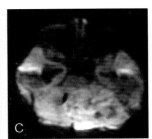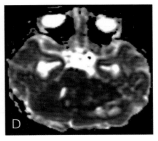

▲ 图 25-22　非典型畸胎样横纹肌样瘤
轴位 T_2WI（A）、对比增强 T_1WI（B）、DWI（C）和 ADC 图（D）示小脑内有一不均匀强化的较大病灶，伴有弥散受限

膜帽状细胞的位于硬膜表面的肿瘤。90% 以上发生于幕上（25% 发生于矢状窦旁、20% 发生于大脑凸面、40% 发生于前颅底），较少发生于桥小脑角、枕骨大孔、斜坡、脑室以及松果体区。10% 脑膜瘤发生于颅后窝或椎管。脑膜瘤具有多种组织学亚型，包括脑膜上皮型、成纤维细胞型以及过渡型。临床表现取决于肿瘤发生部位，但仅有小于 10% 脑膜瘤可表现出临床症状。WHO Ⅰ级脑膜瘤一般生长缓慢，可选择手术治疗，术后复发率约 9%。

（2）影像特点：脑膜瘤一般表现为中枢神经系统外位于硬膜表面的病灶，可引起脑脊液分裂征以及皮质受压（图 25-23）。多灶性脑膜瘤少见。在 CT 上，脑膜瘤最常表现为高密度，小部分可表现为等密度，很少表现为低密度。20% 病例可出现钙化。可出现骨质改变，包括骨质增生以及骨质破坏。在 MRI 上，T_1WI 和 T_2WI 示脑膜瘤常表现为与灰质相较的等信号。若肿瘤内纤维性改变及钙化显著，T_2WI 可表现为低信号。由于坏死、囊变、假性囊肿以及骨化生，也可出现信号不均匀区域。邻近脑实质可出现瘤周水肿。邻近增强区域出现的"脑膜尾征"是脑膜瘤的特征性表现，但不能用此确诊脑膜瘤。DWI 可出现多种表现。MRS 可出现明显丙氨酸峰（1.3 ～ 1.5ppm）。脑膜瘤常可出现明显异质性强化。侵袭性更强的 WHO Ⅱ级和Ⅲ级脑膜瘤可出现弥散受限、明显血管源性水肿、局部浸润及更多坏死区。

影像上需要鉴别的疾病包括不典型 / 恶性脑膜瘤、肉芽肿性疾病（结核病 / 结节病）、淋巴瘤、血管外皮细胞瘤及肉瘤。

（二）其他脑膜相关肿瘤

血管网状细胞瘤

（1）一般特征：血管网状细胞瘤（hemangioblastoma, HGBL）是中枢神经系统高度血管化的良性肿瘤，占所有颅内肿瘤的 2%。该肿瘤也是成人小脑最常见的原发性肿瘤。该肿瘤更常在男性中发病，散在发生于 50 － 70 岁。但是，当与 von Hippel– Lindau 综合征合并发生时，该肿瘤则倾向于发生于 30 － 50 岁成人。血管网状细胞瘤属于 WHO Ⅰ级肿瘤，以来源于颅内椎基底动脉循环的高血供为特点。症状包括头痛、平衡丧失以及精神错乱。手术切除常可长期生存。

（2）影像特点：血管网状细胞瘤常表现为囊性病灶，伴壁结节，但也可表现为实性、纯囊性或实性病灶内部囊变（图 25-24）。最常见发生部位为小脑半球，但也可发生于脊髓及中枢神经系统其他部位。在 CT 上，囊性部分表现为低密度。壁结节倾向于表现为等密度，在造

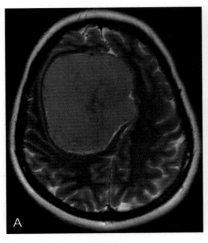
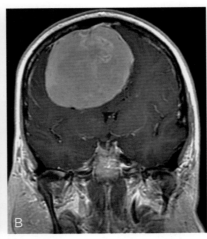
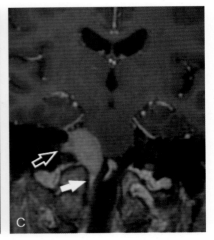

▲ 图 25-23　脑膜瘤
轴位 T_2WI（A）和冠状位对比增强 T_1WI（B）示一半球间脑膜瘤，引起脑脊液分裂征和皮质受压（A），可见显著均匀强化（B）。冠状位对比增强 T_1WI（C）示桥小脑角处脑膜瘤向内听道生长（白色空心箭），可见脑膜尾征（白色箭）

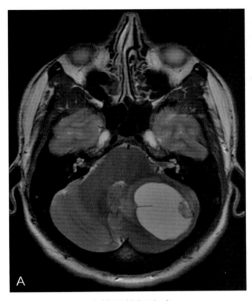
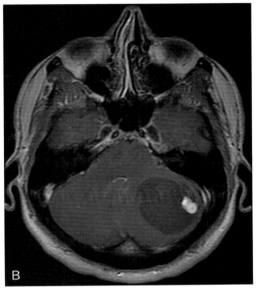

▲ 图 25-24 血管网状细胞瘤
轴位 T_2WI（A）和轴位对比增强 T_1WI（B）示小脑囊性病灶，伴壁结节

影剂注射后表现为不均匀显著强化。当出现实性部分时，常表现为等至高密度并不均匀强化。影像可见脑积水及水肿相关表现。MRI 是显示这些病灶最佳的方法。在 T_1WI 上，囊性部分表现为轻度高信号，在 T_2WI 上，由于蛋白含量的升高，囊性部分信号更高。肿瘤实性部分常强化，而囊性部分常不强化，除非囊壁由肿瘤实性部分包绕。T_2^* GRE 序列可发现由于血液降解成分出现的高光溢出效应。有时可见流空信号。应行脊髓对比增强 MRI，以发现脊髓血管网状细胞瘤。

影像上需要鉴别的疾病包括转移瘤（成人最常见的是颅后窝肿瘤）、星形细胞瘤、室管膜瘤及海绵状血管畸形。

三、淋巴瘤和造血组织肿瘤

1. 原发性中枢神经系统淋巴瘤

（1）一般特征：原发性中枢神经系统淋巴瘤（primary CNS lymphoma, PCNSL）是一种少见的、恶性非霍奇金淋巴瘤，可能累及脑、脊髓、眼及软脑膜。该肿瘤占所有原发性脑肿瘤的 3%，常与免疫力低下有关，如获得性免疫缺陷综合

征。在过去的几十年，在免疫正常的病人中原发性中枢神经系统淋巴瘤的发生率也有所升高。在免疫正常的患者中，该肿瘤平均发病年龄为 53 — 57 岁，免疫低下的患者发生年龄更提前。该疾病在男性中的发病率稍高于女性。65% 病例患者病灶孤立，大部分为弥漫性大 B 细胞淋巴瘤，小部分为 Burkitt、淋巴母细胞性、边缘性以及 T 细胞性淋巴瘤。相关症状包括头痛、乏力、精神错乱、局灶性神经功能缺损以及癫痫。原发性中枢神经系统淋巴瘤是一种侵袭性肿瘤，能够穿过室管膜下组织和脑脊液到达脑膜。预后较差，治疗方法包括化疗、放疗及类固醇激素治疗。

（2）影像特点：脑室周围和脑表浅部位的幕上区域是原发性中枢神经系统淋巴瘤的好发区域（图 25-25），常累及胼胝体。但该肿瘤的影像特点与其他颅内病变难以区分，如弓形体病、恶性淋巴瘤、细菌性脑脓肿、转移瘤及多发性硬化。在部分病例中，可见沿 Virchow-Robin 腔的强化。原发性中枢神经系统淋巴瘤在 CT 平扫上表现为等至高密度，在增强 CT 上强化。在 MRI 上，T_1WI 示该肿瘤为低至等信号病灶，在免疫力正常的患者中常表现为不均匀强化。在

T_2WI 上，肿瘤信号多变，但多为与灰质信号相比的低信号。该肿瘤较少表现为不强化的白质内孤立的 T_2WI 高信号。在免疫力低下的患者中，该肿瘤可能表现为坏死的、环状强化病灶，而不是强化不均一病灶。中枢神经系统淋巴瘤较少变形为位于硬膜表面的、类似脑膜瘤的病灶。由于细胞密度高，该肿瘤常在 DWI 上表现为弥散受限。在 MRS 上，该肿瘤一般表现为较高的脂质峰和 Cho/Cr。在 SWI 上，该肿瘤常不出血，据此可帮助与高级别胶质瘤鉴别。^{18}F- FDG PET 有助于将淋巴瘤与感染 / 炎症性病灶区分，并监测治疗反应。其他核医学方法可能也能够帮助诊断，包括 ^{201}Tl 和 ^{67}Ga SPECT。

影像上需要鉴别的疾病包括弓形虫病、胶质母细胞瘤、细菌性脑脓肿、转移瘤、进展性多灶性脑白质病及多发性硬化。

2. 血管内（血管中心性）淋巴瘤

（1）一般特征：血管内（血管中心性）淋巴瘤 [Intravascular（angiocentric）lymphoma, IVL] 是一种非常少见的非霍奇金淋巴瘤类型，在所有淋巴瘤中所占比例不足 1%。该肿瘤以血管管腔内 B 淋巴细胞的增生为特征，不累及淋巴组织和血液。发病中位年龄为 70 岁，无性别倾向。该肿瘤可发生于任何器官周边小血管，但最多发生于中枢神经系统和皮肤的小血管。该肿瘤可引起非典型神经症状、认知症状及癫痫。平均生存期一般低于 1 年。

（2）影像特点：在脑内，该肿瘤一般位于幕上深部白质（图 25-26）。在 CT 上，该肿瘤常表现为位于白质、皮质或脑干的局灶性、双侧以及低密度病灶。由于血管阻塞，MRI 表现为多灶性病灶，可表现为白质非特异性改变至类似梗死的改变。该肿瘤在 T_1WI 上表现为多灶性低信号，T_2WI/FLAIR 表现为高信号病灶。T_2^* GRE 图像上可见血液降解产物。DWI 可见弥散受限以及病灶的各种程度的强化。也可见中枢神经系统内病灶强化以及软脑膜强化。

影像上需要鉴别的疾病包括原发性中枢神经系统淋巴瘤、神经系统结节病、血管炎以及血管性痴呆。

四、生殖细胞肿瘤

1. 总论

生殖细胞肿瘤（germ cell tumors, GCTs）是一组起源于原始外胚层、中胚层和内胚层的肿瘤，是松果体区最常见的肿瘤，达 50% 以上。WHO 将该肿瘤分为两类：生殖细胞瘤及颅内非生殖细胞瘤性生殖细胞肿瘤（畸胎瘤、胚胎癌、卵黄囊瘤、绒毛膜癌以及混合性生殖细胞肿瘤）。除松果体区外，颅内生殖细胞肿瘤也可发生于其他鞍上区域。该类肿瘤具有激素活性，并且血浆和脑脊液中不同癌基因蛋白水平可升高（离子、颅内人绒毛膜促性腺激素以及胎盘碱性磷

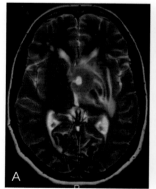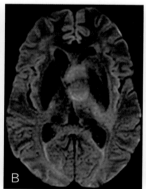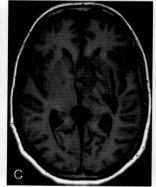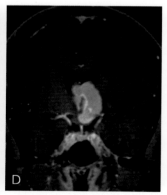

▲ 图 25-25　原发性中枢神经系统淋巴瘤
轴位 T_2WI（A）、轴位 DWI（B）、轴位 T_1WI（C）和冠状位对比增强 T_1WI（D）示左侧脑室周围强化病灶，伴弥散受限

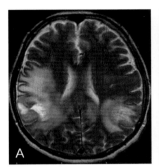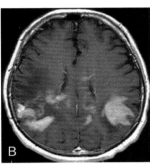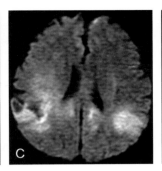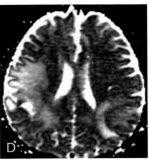

▲ 图 25-26　血管内（血管中心性）淋巴瘤

轴位 T_2WI（A）、轴位对比增强 T_1WI（B）、轴位 DWI（C）和轴位 ADC 图（D）示双侧 T_2 高信号，有强化以及弥散受限

酸酶）。与西方国家相比，生殖细胞瘤在亚洲国家更常见。在生殖细胞肿瘤中，生殖细胞瘤最常见，第二位是畸胎瘤。发病年龄在 10 － 30 岁，男性好发。一般生殖细胞瘤与非生殖细胞瘤性生殖细胞肿瘤相比，具有更好的预后。单独使用影像手段难以区分松果体实质性肿瘤和生殖细胞肿瘤，需要进一步的实验室检查来确诊。

2. 生殖细胞瘤

（1）一般特征：生殖细胞瘤通常累及中线结构，如松果体区（50% ～ 65%）及鞍上区（25% ～ 35%）。发生于远离中线区域的生殖细胞瘤占 5% ～ 10%，可累及基底节、丘脑及内囊。松果体区生殖细胞瘤在男性中发生率是女性的 10 倍，而鞍上区生殖细胞瘤的发生没有性别倾向。单纯生殖细胞瘤被认为是 WHO Ⅱ 级肿瘤，而合体滋养细胞的生殖细胞瘤则为 WHO 分级中的 Ⅱ - Ⅲ 级。其临床症状取决于肿瘤的大小和位置。鞍上区生殖细胞瘤可能表现下丘脑 - 垂体功能障碍，最常见为尿崩症，而累及松果体区可能表现为脑积水引起的 Parinaud 综合征和头痛。生殖细胞瘤对化疗敏感，预后良好，五年生存率高于 90%。

（2）影像特点：在 CT 上，生殖细胞瘤常表现为边界清楚、等至高密度病灶，伴有包埋钙化（与松果体实质性肿瘤常出现的"爆炸样"外周钙化相反）（图 25-27）。可能出现脑积水。鞍上区累及部位常为视交叉后区，无囊性改变及钙化。在 MRI 上，T_1WI 表现为等或高信号，T_2WI 表现为高信号。针造影剂注射后肿瘤表现

为均匀强化，若囊变则可能出现不均匀强化。T_2^* GRE 可发现钙化出现高光溢出效应。在较大的快速生长生殖细胞瘤中，可见囊变及出血，常位于丘脑及基底节。当这些区域被累及时，肿瘤更具侵袭性并且可能侵犯内囊，引起脑偏侧萎缩。DWI 上表现为低 ADC 值，与肿瘤的高度细胞化有关。脑脊液播散常见，故应考虑对整个中枢神经系统进行对比增强 MRI 成像。

影像上需要鉴别的疾病包括：神经影像无法鉴别生殖细胞瘤与松果体实质性肿瘤，故需要实验室和组织学检查来帮助确定诊断。其他需要考虑的肿瘤或病灶包括其他生殖细胞肿瘤、松果体细胞瘤、松果体母细胞瘤、中分化的松果体实质性肿瘤、星形细胞瘤、脑膜瘤、松果体囊肿、转移瘤、朗格汉斯细胞组织细胞增生症、肉瘤以及颅咽管瘤。

3. 畸胎瘤及其他生殖细胞肿瘤

（1）一般特征：尽管畸胎瘤是罕见的颅内肿瘤，但其为先天性脑肿瘤中最常见的类型，是松果体区肿瘤中第二常见的肿瘤。该类肿瘤大小不一，可为巨大肿瘤，在新生儿中可表现为占据全脑的肿瘤。颅内畸胎瘤常位于中线及幕上区域，也可起源于鞍上区域及大脑半球。但当肿瘤体积很大时，通过影像甚至活检都难以区分肿瘤确切的起源部位。与发生于颅内的畸胎瘤相比，颅外畸胎瘤更加常见，最常发生于骶尾区域、继而是头颈部、胸部和腹膜后腔。畸胎瘤有三种类型：成熟型、未成熟型及恶性

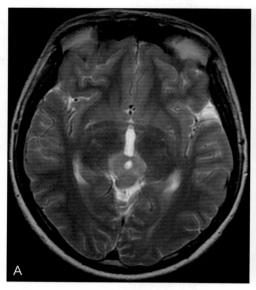
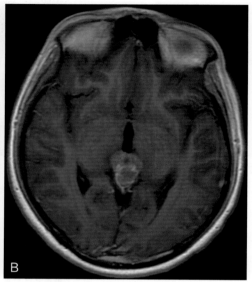

▲ 图 25-27　生殖细胞瘤
轴位 T_2WI（A）和对比增强 T_1WI（B）示松果体区不均匀强化病灶伴中央坏死区

变的畸胎瘤。该类肿瘤起源于干细胞，故由来源于三个胚层（外胚层、中胚层和内胚层）的全部细胞不均匀组成。

（2）影像特点：由于肿瘤内部成分多变，畸胎瘤具有多种影像表现（图 25-28）。常为位于中线的病灶，包含脂肪、钙化、软组织及囊肿。在产前超声上，该肿瘤可表现为多房的囊实性病灶，以及由于钙化造成的低回声区域。CT 可示脂肪成分、增强区域、肿瘤内高密度区域（与钙化和出血相一致）及囊性退变区域。在 MRI 上，

畸胎瘤的表现也可能多变。该类肿瘤在 T_1WI 上常表现为高信号，因脂肪成分和钙化表现为不均匀信号。在 T_2WI 上，软组织成分表现为等至高信号。多囊成分可能表现为"蜂窝样外观"。强化不均匀，MRS 可出现脂质峰。

其他生殖细胞肿瘤如胚胎性癌、卵黄囊瘤以及绒毛膜癌更少见。其影像表现可能与其他松果体区生殖细胞瘤或松果体实质性肿瘤类似。血浆和脑脊液中的癌基因蛋白如 asimaging appea 及胎盘碱性磷酸酶有助于提

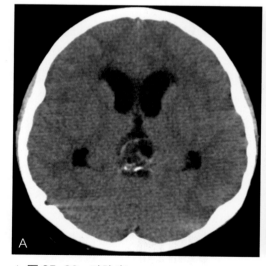
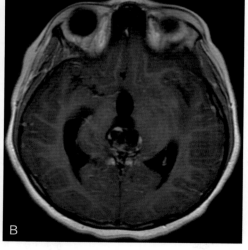

▲ 图 25-28　畸胎瘤
轴位 CT（A）和轴位对比增强 T_1WI 示一部分钙化的、囊实性病灶（A），病灶不均匀强化（B）

高诊断准确度。

五、鞍区肿瘤

1. 垂体腺瘤

（1）一般特征：垂体腺瘤是鞍区最常见的病灶，占所有颅内肿瘤的 10% ～ 15%。依据其大小和分泌激素的能力对这些肿瘤进行分类。小于 10mm 的垂体腺瘤被称为微腺瘤，体积更大的则称为大腺瘤。功能性腺瘤占所有垂体腺瘤的 75%，能够分泌垂体分泌的任何激素，最常见的是泌乳素瘤，占所有垂体腺瘤的 30%。泌乳素瘤在女性患者中的诊断较早，因其临床症状如闭经、不育能够更容易被发现，然而在男性中的如阳痿及性欲减退等症状不易引起人们注意，故其在临床上较难发现。对于无功能性腺瘤，临床上可能无症状，当腺瘤达到一定体积，因其占位效应可出现相关症状。存在功能性腺瘤的病人常表现为激素过量相关症状，取决于腺瘤起源细胞。对于微腺瘤的治疗方法可选择保守治疗（对于意外瘤）、手术治疗及药物控制。对于大腺瘤，治疗可选择手术切除、放疗及药物控制。

（2）影像特点：评估垂体腺瘤的最佳影像方法是对比增强 MRI，使用专用鞍区薄层冠状位及矢状位成像（图 25-29 和图 25-30）。垂体微

腺瘤在 MRI 上表现为信号多变，常为 T_1WI 等 / 低信号，T_2WI 等 / 高信号。对比增强 MRI 表现为肿瘤强化，但较正常垂体组织强化速度慢。使用常规 MRI 可能会导致 30% 的微腺瘤漏诊。通过使用动态对比增强 MRI 可能能够帮助发现微腺瘤，表现为较慢的强化速度。由于大腺瘤生长快，常远远超过鞍区，可累及海绵窦、斜坡及蝶窦，在影像上常容易被发现。这些肿瘤倾向于向鞍上区生长，在鞍隔区域由于受压可表现为"沙漏样"。在 MRI 上，大腺瘤在 T_1WI、T_2WI 上常表现为与灰质相比的等信号，常显著增强。当大腺瘤内出现出血或坏死时，可出现

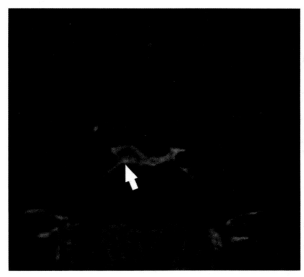

▲ 图 25-29　小腺瘤
冠状位对比增强 MRI 示右侧垂体内有一小的不强化病灶（白色箭）

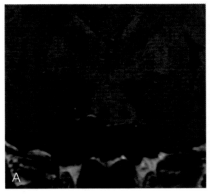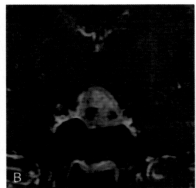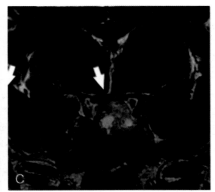

▲ 图 25-30　垂体大腺瘤
冠状位 T_1WI（A）、冠状位对比增强 T_1WI（B）和冠状位 T_2WI 示鞍区 / 鞍上内有一较大的病灶，伴有中央坏死和对视交叉的轻度占位效应（白色箭，C）

信号强度不均匀。

影像上需要鉴别的疾病包括：微腺瘤需与Rathke裂囊肿和垂体增生鉴别；大腺瘤需与脑膜瘤、转移瘤、淋巴细胞性垂体炎、Rathke裂囊肿、垂体增生、颅咽管瘤、垂体细胞瘤及血管瘤相鉴别。

2. Rathke 裂囊肿

（1）一般特征：Rathke 裂囊肿（Rathke cleft cyst, RCC），是一种非肿瘤性病变，起源于残余的原始外胚层，也叫作 Rathke 囊。Rathke 裂囊肿和颅咽管瘤存在组织学延续。Rathke 裂囊肿是继垂体腺瘤后最常见的偶发鞍区病变。据报道，在例行尸检中有 22% 的正常垂体伴有 Rathke 裂囊肿。大部分 Rathke 裂囊肿无症状，常通过影像检查偶然发现。无症状 Rathke 裂囊肿可保守控制，而有症状的 Rathke 裂囊肿则需要手术治疗。当囊肿达到一定大小时，可压迫周围组织引起症状。术后常见 Rathke 裂囊肿复发或仍旧存在。存在 Rathke 裂囊肿的病人可表现为头痛、视觉障碍以及垂体激素缺乏。Rathke 裂囊肿在各个年龄段均可发病，但峰值年龄为 40 － 70 岁，该病可能更易发生于女性。

（2）影像特点：Rathke 裂囊肿常位于鞍区内，伴有或不伴有鞍上生长，起源于垂体前叶和后叶之间的中间部（图 25-31）。在影像上，Rathke 裂囊肿表现为局限的、边缘光滑的病灶，压迫周围垂体。在 CT 上常表现为不增强的低至等密度病灶。Rathke 裂囊肿的 MRI 表现取决于囊肿的含水量，T_1WI 上低信号提示为浆液性内容物，高信号提示为黏液性内容物。在 T_2WI 上可表现为低至高信号。囊内结节信号与蛋白质类物质相似，在 T_1WI 上表现为高信号，77% 病例的 T_2WI 可表现为低信号。T_1WI 和 T_2WI 上的高信号提示血液降解成分的出现。在注射造影剂后，Rathke 裂囊肿罕见强化，出现强化的 Rathke 裂囊肿表现为囊壁环状强化。在侵袭性 Rathke 裂囊肿并存炎症或鳞状上皮化生，以及复发 Rathke 裂囊肿中可见强化。囊性病灶中强化结节的出现提示颅咽管瘤。

影像上需要鉴别的疾病包括垂体腺瘤、颅咽管瘤、蛛网膜囊肿以及表皮样囊肿。

3. 下丘脑错构瘤

（1）一般特征：下丘脑错构瘤（hypothalamic hamartoma, HH）是一种良性的、非肿瘤性的先天性畸形，发生于下丘脑，由类似正常灰质的异位结节组成。该肿瘤起源于灰结节、乳头体或第三脑室底。存在下丘脑错构瘤的患者常在 2 － 3 岁时出现神经症状和（或）内分泌功能失调。该疾病的神经系统症状常表现为痴笑样癫痫，以发作性大笑和哭泣为特征。但有报道称下丘脑错构瘤可出现多种癫痫发作症状，病人常出现衰弱性癫痫。该肿瘤其他神经系统症状包括认知障碍、行为异常及精神衰弱和功能异常。下丘脑错构瘤和中枢性性早熟的发生相关，常发

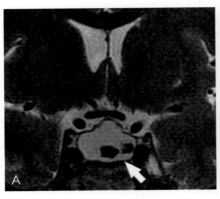
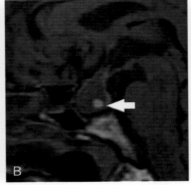
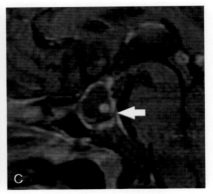

▲ 图 25-31　Rathke 裂囊肿
冠状位 T_2WI（A）、矢状位 T_1WI（B）和矢状位对比增强 T_1WI（C）示位于鞍区 / 鞍上的囊性病灶。病灶内可见特征性 T_1 高信号 /T_2 低信号结节（白色箭），囊壁可见轻度强化（C）

生于 2 岁前。这类肿瘤的形态学表现，有蒂或无蒂，据报道能够预测临床症状。无蒂的肿瘤更容易出现癫痫，然而有蒂的肿瘤则更容易出现性早熟。下丘脑错构瘤的发生没有性别和种族倾向。

（2）影像特点：在 CT 上，下丘脑错构瘤表现为脚间和鞍上池发生的病灶，不强化，与脑实质相比呈等密度（图 25-32）。病灶可能导致第三脑室前部或鞍上池消失。MRI 表现为起源于灰结节的实性病灶且不强化，在 T_1WI 上与灰质相比呈等或稍低信号，在 T_2WI 上呈等或高信号。下丘脑错构瘤没有明显的生长潜能，故一系列影像检查发现的病灶大小应相似。当病灶出现强化、钙化或间隔生长，则应在鉴别诊断中排除下丘脑错构瘤，尽管较大的下丘脑错构瘤可出现钙化和囊性成分，但是这种情况十分罕见。

影像上需要鉴别的疾病包括星形细胞瘤、颅咽管瘤、生殖细胞瘤和朗格汉斯细胞组织细胞增生症。

4. 颅咽管瘤

（1）一般特征：颅咽管瘤（craniopharyngioma, CP）是起源于 Rathke 囊鳞状上皮残余的先天性、良性鞍区 / 鞍旁肿瘤，WHO 分级为 I 级。大部分肿瘤累及鞍上区，其他累及鞍内和其他颅内区域。颅咽管瘤有两个发病高峰，最多见于儿童期（造釉细胞型颅咽管瘤），第二个高峰为 60 - 80 岁（乳头状型颅咽管瘤）。该肿瘤的发生没有性别倾向。颅咽管瘤占所有小儿颅内肿瘤的 10%，也是最常见的鞍上区肿瘤以及最常见的儿童非胶质性原发性颅内肿瘤。尽管该类肿瘤为良性，但其在手术干预后具有复发倾向，并且可表现为局部浸润以及对周围组织的黏附，如下丘脑、视交叉和第三脑室。儿童颅咽管瘤的症状包括生长受限、颅内压升高相关症状以及视觉缺损，但成人颅咽管瘤则常表现为内分泌异常。治疗手段包括手术以及放疗。

（2）影像特点：颅咽管瘤常表现为囊性和实性部分的组合，在 CT 上分别表现为低密度和高密度（图 25-33）。造釉细胞型颅咽管瘤倾向于钙化，表现为强化，同时具有囊性和实性成分，但乳头状型颅咽管瘤则倾向于实性，钙化发生少见。CT 对于肿瘤内部钙化的检出较为敏感，见于 60% ～ 93% 的颅咽管瘤，钙化主要发生于实性部分或囊壁。钙化的出现强烈提示颅咽管瘤，而不是 Rathke 裂囊肿。MRI 常表现为鞍上边界清楚的分叶状病灶，大小为 2 ～ 4cm。偶见侵及多处颅内区域的大体积肿瘤。在 T_1WI 和 T_2WI 上，实性部分信号差异较大，囊性部分常表现为高信号。钆造影剂注射后，肿瘤实性部分常均匀强化，而囊性部分则表现为囊壁环形强化。

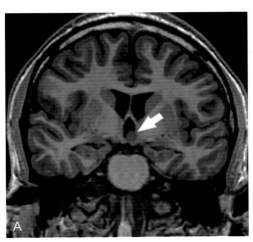
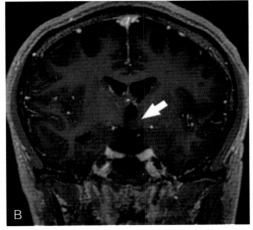

▲ 图 25-32　下丘脑错构瘤
轴位 T_1WI（A）和对比增强 T_1WI（B）示一下丘脑病灶（白色箭），与灰质等信号，无强化

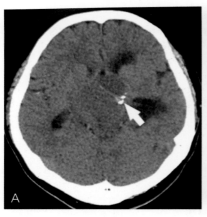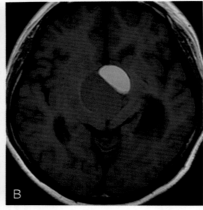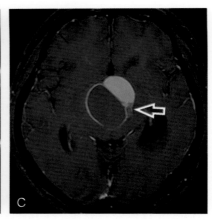

▲ 图 25-33　颅咽管瘤

轴位 CT（A）、轴位 T_1WI（B）和轴位抑脂对比增强 T_1WI（C）生长至第三脑室的较大鞍上区病灶。CT 可见钙化区域（白色箭，A）。T_1WI 示囊性部分呈等和高信号（B）。囊壁及肿瘤实性部分强化（白色空心箭，C）

影像上需要鉴别的疾病包括 Rathke 裂囊肿、垂体腺瘤、星形细胞瘤、蛛网膜 / 表皮样囊肿及动脉瘤。

六、转移性肿瘤

转移瘤

（1）一般特征：脑转移瘤是成人最常见的颅内肿瘤，其发病率超过原发性脑肿瘤，大约占成人所有肿瘤的 15% ～ 40%。治疗后，脑转移瘤可在脑内原发部位复发或转移至脑内其他部位。在成人中，脑转移瘤常由肺癌、乳腺癌、黑色素瘤及结肠癌转移而来，表现为单发或多发病灶。脑转移瘤可引起严重的进展性或突发性神经系统并发症，取决于脑转移瘤的类型和位置。该类肿瘤引起的症状体征包括癫痫、头痛、偏瘫、失语及视野缺损。该病预后较差。治疗选择多样，可手术、放疗及化疗。

（2）影像特点：脑转移瘤常位于灰白质交界处，累及大脑半球（80%）、小脑（15%）及脑干（5%）。在 CT 上，转移性肿瘤常表现为灰白质交界处的等至低密度病灶（图 25-34）。由于对小脑转移瘤检出的敏感性高，成像首选对比增强 MRI。在 T_1WI 上，脑转移瘤表现为等至低信号，但在某些癌症中可表现为高信号（如黑色素瘤）。在 T_2WI 上，脑转移瘤常表现为高信号，但该表现可能出现变化。在 FLAIR 上，该类肿瘤表现不一，但多表现为高信号，伴有明显血管源性水肿。近乎所有脑转移瘤可出现强化。出血在 T_2^* GRE 序列上显示明显。与高级别胶质瘤相比，转移瘤

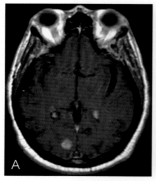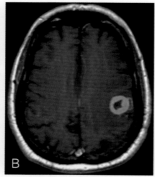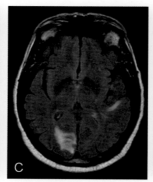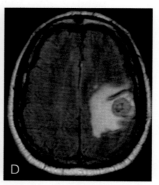

▲ 图 25-34　转移瘤

在一位转移性肺癌患者中，轴位对比增强 T_1WI（A、B）和轴位 FLAIR（C、D）示大脑半球灰白质交界处强化病灶（A、B），周围可见血管源性水肿（C、D）

较少浸润周围脑实质，且血脑屏障严重破坏，部分研究报道称 T_2^* DSC MRI 计算得出的 rCBV、峰值点、信号强度恢复百分比及 ^{1}H MRS 有助于区分实性转移瘤和高级别胶质瘤。

影像上需要鉴别的疾病包括胶质母细胞瘤、感染（真菌、结核、寄生虫、脓毒性栓子、弓形虫）、小血管病及脱髓鞘疾病。

推荐阅读

［1］Abrey LE, Batchelor TT, Ferreri AJ et al. (2005) Report of an international workshop to standardize baseline evaluation and response criteria for primary CNS lymphoma. J Clin Oncol. Aug 1;23(22):5034–5043.

［2］Ajlan A, Recht L (2014) Supratentorial low-grade diffuse astrocytoma: Medical management. Semin Oncol. Aug;41(4):446–457.

［3］Alexiou GA, Stefanaki K, Sfakianos G et al. (2008) Desmoplastic infantile ganglioglioma: A report of 2 cases and a review of the literature. Pediatr Neurosurg. 44(5):422–425.

［4］Altman DA, Atkinson DS Jr, Brat DJ (2007) Best cases from the AFIP: Glioblastoma multiforme. RadioGraphics May–Jun;27(3):883–888.

［5］Arita K, Kurisu K, Kiura Y et al. (2005) Hypothalamic hamartoma. Neurol Med Chir (Tokyo). May;45(5):221–231.

［6］Baehring JM, Henchcliffe C, Ledezma CJ et al. (2005) Intravascular lymphoma: Magnetic resonance imaging correlates of disease dynamics within the central nervous system. J Neurol Neurosurg Psychiatry. 76:540–544.

［7］Balaji R, Ramachandran K, Kusumakumari P (2009) Neuroimaging patterns of central nervous system metastases in neuroblastoma: Report of 2 recent cases and literature review. J Child Neurol. Oct;24(10):1290–1293.

［8］Barkovich AJ (2007) Brainstem tumors. In: Barkovich AJ et al. (eds.) Diagnostic Imaging Pediatric Neuroradiology, pp. I-4- 2–I-4-5. Salt Lake City, UT: Amirsys.

［9］Batchelor T, Leoffler JS (2006) Primary CNS lymphoma. J Clin Oncol. 24:1281–1288.

［10］Biswas A, Goyal S, Puri T et al. (2009) Atypical teratoid rhabdoid tumor of the brain: Case series and review of literature. Childs Nerv Syst. Nov;25(11):1495–1500.

［11］Blaser SI, Harwood-Nash DC (1996) Neuroradiology of pediatric posterior fossa medulloblastoma. J Neurooncol. Jul;29(1):23–34.

［12］Brandão LA, Shiroishi MS, Law M (2013) Brain tumors: A multimodality approach with diffusion-weighted imaging, diffusion tensor imaging, magnetic resonance spectroscopy, dynamic susceptibility contrast and dynamic contrast-enhanced magnetic resonance imaging. Magn Reson Imaging Clin N Am. May;21(2):199–239.

［13］Buetow MP, Buetow PC, Smirniotopoulos JG (1991) Typical, atypical, and misleading features in meningioma. RadioGraphics Nov;11(6):1087–1106.

［14］Campen CJ, Porter BE. (2011) Subependymal giant cell astrocytoma (SEGA) treatment update. Curr Treat Options Neurol. 13(4):380–385.

［15］Carlson JJ, Milburn JM, Barré GM (2006) Lhermitte-Duclos disease: Case report. J Neuroimaging. Apr;16(2):157–162.

［16］Cha S, Lupo JM, Chen M-H et al. (2007) Differentiation of glioblastoma multiforme and single brain metastasis by peak height and percentage of signal intensity recovery derived from dynamic susceptibility-weighted contrastenhanced perfusion MR imaging. AJNR Am J Neuroradiol. 28:1078–1084.

［17］Chiechi MV, Smirniotopoulos JG, Mena H (1995) Pineal parenchymal tumors: CT and MR features. J Comput Assist Tomogr. Jul–Aug;19(4):509–517.

［18］Choi JY, Chang KH, Yu IK et al. (2002) Intracranial and spinal ependymomas: Review of MR images in 61 patients. Korean J Radiol. Oct–Dec;3(4):219–228.

［19］Coates TL, Hinshaw DB Jr, Peckman N et al. (1989) Pediatric choroid plexus neoplasms: MR, CT, and pathologic correlation. Radiology Oct;173(1):81–88.

［20］D'Ambrosio N, Lyo JK, Young RJ et al. (2010) Imaging of metastatic CNS neuroblastoma. AJR Am J Roentgenol. May;194(5):1223–1229.

［21］del Carpio-O'Donovan R, Korah I, Salazar A et al. (1996) Gliomatosis cerebri. Radiology. Mar;198(3):831–835.

［22］Desclée P, Rommel D, Hernalsteen D et al. (2010) Gliomatosis cerebri, imaging findings of 12 cases. J Neuroradiol. Jul;37(3):148–158.

［23］Echevarría ME, Fangusaro J, Goldman S (2008) Pediatric central nervous system germ cell tumors: A review. Oncologist Jun;13(6):690–699. doi:10.1634/theoncologist .2008-0037.

［24］Eran A, Ozturk A, Aygun N et al. (2010) Medulloblastoma: Atypical CT and MRI findings in children. Pediatr Radiol. 40:1254–1262.

［25］Farrukh HM (1996) Cerebellar hemangioblastoma presenting as secondary erythrocytosis and aspiration pneumonia. West J Med. 164(2):169–171.

［26］Ferreri AJM, Marturano E (2012) Primary CNS lymphoma. Best Pract Res Clin Haematol. 25:119–130.

［27］Fiegl M, Greil R, Pechlaner C et al. (2002) Intravascular large B-cell lymphoma with a fulminant clinical course: A case report with definite diagnosis post mortem. Ann Oncol. 13:1503–1506.

［28］Fischbein NJ, Prados MD, Wara W et al. (1996) Radiologic classification of brain stem tumors: Correlation of magnetic resonance imaging appearance with clinical outcome. Pediatr Neurosurg. 24(1):9–23.

［29］FitzPatrick M, Tartaglino LM, Hollander MD et al. (1999)

Imaging of sellar and parasellar pathology. Radiol Clin North Am. 37(1):101–121.

［30］Fouladi M, Jenkins J, Burger P et al. (2001) Pleomorphic xanthoastrocytoma: Favorable outcome after complete surgical resection. Neuro Oncol. Jul;3(3):184–192.

［31］Furie DM, Provenzale JM (1995) Supratentorial ependymomas and subependymomas: CT and MR appearance. J Comput Assist Tomogr. Jul–Aug;19(4):518–526.

［32］Gelabert-Gonzalez M, Serramito-García R, Arcos-Algaba A (2010) Desmoplastic infantile and non-infantile ganglioglioma. Review of the literature. Neurosurg Rev. Apr;34(2):151–158.

［33］Ginsberg LE (1996) Radiology of meningiomas. J Neurooncol. Sep;29(3):229–238.

［34］Goh S, Butler W, Thiele EA (2004) Subependymal giant cell tumors in tuberous sclerosis complex. Neurology 63(8):1457–1461.

［35］Grossman RI, Yousem DM (2003). Neoplasms of the brain. In: Grossman RI, Yousem DM (eds.). Neuroradiology: The Requisites, pp. 97–172. Philadelphia, PA: Mosby.

［36］Haldorsen IS, Espeland A, Larsson EM (2011) Central nervous system lymphoma: Characteristic findings on traditional and advanced imaging. Am J Neuroradiol. 32:984–992.

［37］Hedlund G (2007) Teratoma. In: Barkovich AJ et al. (eds.) Diagnostic Imaging Pediatric Neuroradiology, pp. I-3-8–I-3-11. Salt Lake City, UT: Amirsys.

［38］Ho VB, Smirniotopoulos JG, Murphy FM et al. (1992) Radiologic-pathologic correlation: Hemangioblastoma. Am J Neuroradiol. 13:1343–1352.

［39］Hoeffel C, Boukobza M, Polivka M et al. (1995) MR manifestations of subependymomas. AJNR Am J Neuroradiol. Nov–Dec;16(10):2121–2129.

［40］Illner A (2007) Pineoblastoma. In: Barkovich AJ et al. (eds.) Diagnostic Imaging Pediatric Neuroradiology, pp. I-3-12–I-3-15. Salt Lake City, UT: Amirsys.

［41］Jallo GI, Biser-Rohrbaugh A, Freed D (2004) Brainstem gliomas. Childs Nerv Syst. Mar;20(3):143–153.

［42］Jane JA Jr, Laws ER (2006) Craniopharyngioma. Pituitary 9(4):323–326.

［43］Katzman GL (2007a). Atypical and malignant meningioma. In: Osborn AG et al. (eds.) Diagnostic Imaging Brain, pp. II-4- 56–II-4-59. Salt Lake City, UT: Amirsys.

［44］Katzman GL (2007b). Meningioma. In: Osborn AG et al. (eds.) Diagnostic Imaging Brain. Salt Lake City, UT: Amirsys.

［45］Khalid L, Carone M, Dumrongpisutikul N et al. (2012) Imaging characteristics of oligodendrogliomas that predict grade. AJNR Am J Neuroradiol. May;33(5):852–857.

［46］Klisch J, Juengling F, Spreer J et al. (2001) Lhermitte-Duclos disease: Assessment with MR imaging, positron emission tomography, single-photon emission CT, and MR spectroscopy. AJNR Am J Neuroradiol. May;22(5):824–830.

［47］Koeller K, Rushing EF (2004) From the archives of the

AFIP. Pilocytic astrocytoma: Radiologic-pathologic correlation. RadioGraphics 24:1693–1708.

［48］Koeller KK, Dillon WP (1992) MR appearance of dysembryoplastic neuroepithelial tumors (DNT). AJNR Am J Neuroradiol. 13:1319–1325.

［49］Koeller KK, Henry JM (2001) From the archives of the AFIP: Superficial gliomas: Radiologic-pathologic correlation. Armed Forces Institute of Pathology. RadioGraphics Nov–Dec;21(6):1533–1556.

［50］Koeller KK, Rushing EJ (2003) From the archives of the AFIP: Medulloblastoma: A comprehensive review with radiologic-pathologic correlation. RadioGraphics 23:1613–1637.

［51］Koeller KK, Rushing EJ (2005) From the archives of the AFIP: Oligodendroglioma and its variants: Radiologic-pathologic correlation. RadioGraphics Nov–Dec;25(6):1669–1688.

［52］Koeller KK, Sandberg GD (2002) From the archives of the AFIP: Cerebral intraventricular neoplasms: Radiologic-pathologic correlation. RadioGraphics 22(6):1473–1505.

［53］Kuchelmeister K, Demirel T, Schlorer E et al. (1995) Dysembryoplastic neuroepithelial tumour of the cerebellum. Acta Neuropathol. (Berl.) 89:385–390.

［54］Kuroiwa T, Kishikawa T, Kato A et al. (1994) Dysembryoplastic neuroepithelial tumors: MR findings. J Comput Assist Tomogr. 18:352–356.

［55］Lafitte F, Morel-Precetti S, Martin-Duverneuil N et al. (2001) Multiple glioblastomas: CT and MR features. Eur Radiol. 11(1):131–136.

［56］Lassman AB, DeAngelis LM (2003) Brain metastases. Neurologic Clin N Am. 21:1–23.

［57］Lee Y, Van Tassel P, Bruno JM et al. (1989) Juvenile pilocytic astrocytomas: CT and MR characteristics. AJR Am J Roentgenol. 152:1263–1270.

［58］Lee YY, Van Tassel P (1989) Intracranial oligodendrogliomas: Imaging findings in 35 untreated cases. AJR Am J Roentgenol. Feb;152(2):361–369.

［59］Lefton DR, Pinto RS, Martin SW (1998) MRI features of intracranial and spinal ependymomas. Pediatr Neurosurg. 28:97–105.

［60］Leonardi MA, Lumenta CB (2001) Oligodendrogliomas in the CT/MR-era. Acta Neurochir (Wien). Dec;143(12):1195–1203.

［61］Lipper MH, Eberhard DA, Phillips CD et al. (1993) Pleomorphic xanthoastrocytoma, a distinctive astroglial tumor: Neuroradiologic and pathologic features. AJNR Am J Neuroradiol. Nov–Dec;14(6):1397–1404.

［62］Loto MG, Danilowicz K, González Abbati S et al. (2014) Germinoma with involvement of midline and off-midline intracranial structures. Case Rep Endocrinol. Vol. 2014, Article ID 936937, 5 pages.

［63］Louis DN, Ohgaki H, Wiestler OD et al. (2007) The 2007 WHO classification of tumours of the central nervous system. Acta Neuropathol. Aug;114(2):97–109.

［64］Lucas JW, Zada G (2012) Imaging of the pituitary and

parasellar region. Semin Neurol. 32(4):320–331.

［65］Lui PCW, Wong GKC, Poon WS et al. (2003) Intravascular lymphomatosis. J Clin Pathol. 56:468–470.

［66］Matthay KK, Brisse H, Couanet D et al. (2003) Central nervous system metastases in neuroblastoma: Radiologic, clinical, and biologic features in 23 patients. Cancer Jul 1;98(1):155–165.

［67］Meyers SP, Kemp SS, Tarr RW (1992) MR imaging features of medulloblastomas. AJR Am J Roentgenol. 158:859–865.

［68］Mittal S, Mittal M, Montes JL et al. (2013) Hypothalamic hamartomas. Part 1. Clinical, neuroimaging, and neurophysiological characteristics. Neurosurg Focus. Jun;34(6):E6.

［69］Moazzam AA, Wagle N, Shiroishi MS (2014) Malignant transformation of DNETs: A case report and literature review. Neuroreport Aug 20;25(12):894–899.

［70］Moonis G, Ibrahim M, Melhem ER (2004) Diffusion-weighted MRI in Lhermitte-Duclos disease: Report of two cases. Neuroradiology May;46(5):351–354.

［71］Naeini RM, Yoo JH, Hunter JV (2009) Spectrum of choroid plexus lesions in children. AJR Am J Roentgenol. Jan;192(1):32–40.

［72］Nakamura M, Saeki N, Iwadate Y et al. (2000) Neuroradiological characteristics of pineocytoma and pineoblastoma. Neuroradiology 42:509–514.

［73］Norden AD, Wen PY, Kesari S (2005) Brain metastases. Curr Opin Neurol. 18:654–661.

［74］Osborn AG (2007) Parenchymal metastases. In: Osborn AG et al. (eds.) Diagnostic Imaging Brain, pp. I-6-140–I-6-143. Salt Lake City, UT: Amirsys.

［75］Plaza MJ, Borja MJ, Altman N et al. (2013) Conventional and advanced MRI features of pediatric intracranial tumors: Posterior fossa and suprasellar tumors. AJR Am J Roentgenol. May;200(5):1115–1124.

［76］Ponzoni M, Ferreri AJ, Campo E et al. (2007) Definition, diagnosis, and management of intravascular large B-cell lymphoma: Proposals and perspectives from an international consensus meeting. J Clin Oncol. 25:3168–3173.

［77］Poretti A, Meoded A, Huisman TA (2012) Neuroimaging of pediatric posterior fossa tumors including review of the literature. J Magn Reson Imaging. Jan;35(1):32–47.

［78］Ramos A, Hilario A, Lagares A et al. (2013) Brainstem gliomas. Semin Ultrasound CT MR. Apr;34(2):104–112.

［79］Raz E, Zagzag D, Saba L, Mannelli L et al. (2012) Cyst with a mural nodule tumor of the brain. Cancer Imaging. Aug 10;12:237–244.

［80］Rees JH (2011) Diagnosis and treatment in neuro-oncology: An oncological perspective. Br J Radiol. Dec;84(Spec No 2):S82–S89.

［81］Rees JH, Smirniotopoulos JG, Jones RV et al. (1996) Glioblastoma multiforme: Radiologic-pathologic correlation. RadioGraphics Nov;16(6):1413–1438.

［82］Rennert J, Doerfler A (2007) Imaging of sellar and parasellar lesions. Clin Neurol Neurosurg. 109(2):111–124.

［83］Roman-Goldstein SM, Goldman DL (1992) MR of Primary CNS Lymphoma in immunologically normal patients. Am J Neuroradiol. 13:1207–1213.

［84］Ruda R, Bertero L, Sanson M (2014) Gliomatosis cerebri: A review. Curr Treat Options Neurol. 16:273.

［85］Salzman KL (2007a) Anaplastic astrocytoma. In: Osborn AG et al. (eds.) Diagnostic Imaging Brain, pp. I-6-16–I-6-19. Salt Lake City, UT: Amirsys.

［86］Salzman KL (2007b) Central neurocytoma. In: Osborn AG et al. (eds.) Diagnostic Imaging Brain, pp. I-6-80–I-6-83. Salt Lake City, UT: Amirsys.

［87］Salzman KL (2007c) Gliomatosis cerebri. In: Osborn AG et al. (eds.) Diagnostic Imaging Brain, pp. I-6-26–I-6-29. Salt Lake City, UT: Amirsys.

［88］Salzman KL (2007d). Intravascular (angiocentric) lymphoma. In: Osborn AG et al. (eds.) Diagnostic Imaging Brain, pp. I-6-126–I-6-127. Salt Lake City, UT: Amirsys.

［89］Salzman KL (2007e) Low grade diffuse astrocytoma. In: Osborn AG et al. (eds.) Diagnostic Imaging Brain, pp. I-6-8–I-6-11. Salt Lake City, UT: Amirsys.

［90］Salzman KL (2007f) Pineocytoma. In: Osborn AG et al. (eds.) Diagnostic Imaging Brain, pp. I-6-88–I-6-91. Salt Lake City, UT: Amirsys.

［91］Sandow BA, Dory CE, Aguiar MA et al. (2004) Best cases from the AFIP: Congenital intracranial teratoma. RadioGraphics Jul–Aug;24(4):1165–1170.

［92］Sheporaitis LA, Osborn AG, Smirniotopoulos JG et al. (1992) Intracranial meningioma. AJNR Am J Neuroradiol. Jan–Feb; 13(1):29–37.

［93］Shin JH, Lee HK, Khang SK et al. (2002) Neuronal tumors of the central nervous system: Radiologic findings and pathologic correlation. RadioGraphics Sep–Oct; 22(5):1177–1189.

［94］Sinson G, Sutton L, Yachnis A et al. (1994) Subependymal giant cell astrocytomas in children. Pediatr Neurosurg. 20:233–239.

［95］Slater A, Moore NR, Huson SM (2003) The natural history of cerebellar hemangioblastomas in von Hippel-Lindau Disease. Am J Neuroradiol. 24:1570–1574.

［96］Smirniotopoulos JG, Rushing EJ, Mena H (1992a) From the archives of the AFIP. Pineal region masses: Differential diagnosis. RadioGraphics 12:577–596.

［97］Smirniotopoulos JG, Rushing EJ, Mena H (1992b) Pineal region masses: Differential diagnosis. RadioGraphics 12(3):577–596.

［98］Smith AB, Rushing EJ, Smirniotopoulos JG (2010) From the archives of the AFIP: Lesions of the pineal region: Radiologic-pathologic correlation. RadioGraphics Nov;30(7):2001–2020.

［99］Smith AB, Smirniotopoulos JG, Horkanyne-Szakaly I (2013) From the radiologic pathology archives: Intraventricular neoplasms: Radiologic-pathologic correlation. Radiographics Jan–Feb;33(1):21–43.

［100］Strother D (2005) Atypical teratoid rhabdoid tumors of childhood: Diagnosis, treatment and challenges. Expert

Rev Anticancer Ther. Oct;5(5):907–915.

[101] Taillibert S, Chodkiewicz C, Laigle-Donadey F et al. (2006) Gliomatosis cerebri: A review of 296 cases from the ANOCEF database and the literature. J Neurooncol. Jan;76(2):201–205.

[102] Tamburrini G, Colosimo C Jr, Giangaspero F et al. (2003) Desmoplastic infantile ganglioglioma. Childs Nerv Syst. Jun;19(5–6):292–297.

[103] Tien RD, Cardenas CA, Rajagopalan S (1992) Pleomorphic xanthoastrocytoma of the brain: MR findings in six patients. AJR Am J Roentgenol. Dec;159(6):1287–1290.

[104] Tien RD, Tuori SL, Pulkingham N et al. (1992) Ganglioglioma with leptomeningeal and subarachnoid spread: Results of CT, MR, and PET imaging. AJR Am J Roentgenol. Aug;159(2):391–393.

[105] Treister D, Kingston S, Hoque KE et al. (2014) Multimodal magnetic resonance imaging evaluation of primary brain tumors. Semin Oncol. Aug;41(4):478–495.

[106] Trifanescu R, Ansorge O, Wass JA et al. (2012) Rathke's cleft cysts. Clin Endocrinol (Oxf). Feb;76(2):151–160.

[107] U-King-Im JM, Taylor MD, Raybaud C (2010) Posterior fossa ependymomas: New radiological classification with surgical correlation. Childs Nerv Syst. 26:1765–1772.

[108] Upadhyay N, Waldman AD (2011) Conventional MRI evaluation of gliomas. Br J Radiol. Dec;84(Spec No 2): S107–S111.

[109] Vieco PT, del Carpio-O'Donovan R, Melanson D et al. (1992) Dysplastic gangliocytoma (Lhermitte-Duclos disease): CT and MR imaging. Pediatr Radiol. 22(5):366–369.

[110] Weller M, Cloughesy T, Perry JR et al. (2013) Standards of care for treatment of recurrent glioblastoma—Are we there yet? Neuro Oncol. Jan;15(1):4–27.

[111] Wiestler O, Lopes B, Green A et al. (2000) Tuberous sclerosis complex and subependymal giant cell astrocytoma. In: Kleihues P, Cavenee W (eds.) Pathology and Genetics of Tumours of the Nervous System, pp. 72–76. Lyon, France: IARC.

[112] Williams RL, Meltzer CC, Smirniotopoulos JG et al. (1998) Cerebral MR imaging in intravascular lymphomatosis. Am J Neuroradiol. 19:427–431.

[113] Woodward PJ, Sohaey R, Kennedy A et al. (2005) From the archives of the AFIP: A comprehensive review of fetal tumors with pathologic correlation. RadioGraphics Jan–Feb;25(1):215–242.

[114] Yuh EL, Barkovich AJ, Gupta N (2009) Imaging of ependymomas: MRI and CT. Childs Nerv Syst. 25:1203–1213.

[115] Zada G, Lin N, Ojerholm E, Ramkissoon S et al. (2010) Craniopharyngioma and other cystic epithelial lesions of the sellar region: A review of clinical, imaging, and histopathological relationships. Neurosurg Focus. Apr;28(4):E4.

[116] Zee CS, Go JL, Kim PE et al. (2003) Imaging of the pituitary and parasellar region. Neurosurg Clin N Am. 14(1):55–80.

[117] Zentner J, Wolf HK, Ostertun B et al. (1994) Gangliogliomas: Clinical, radiological, and histopathological findings in 51 patients. J Neurol Neurosurg Psychiatry. Dec;57(12): 1497–1502.

[118] Zhang D, Henning TD, Zou LG et al. (2008) Intracranial ganglioglioma: Clinicopathological and MRI findings in 16 patients. Clin Radiol. Jan;63(1):80–91.

[119] Zuckerman D, Seliem R, Hochberg E (2006) Intravascular lymphoma: The oncologist's 'great Imitator.' The Oncologist 11:496–502.

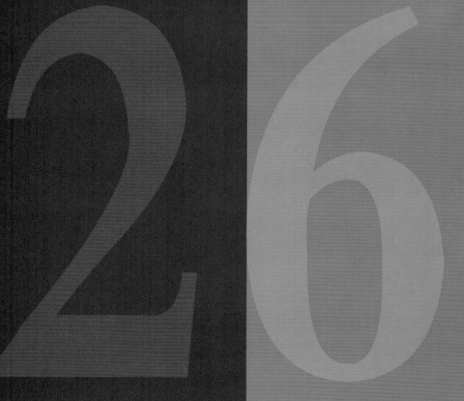

Chapter 26
脑部脱髓鞘和代谢性疾病

Demyelinating and Metabolic Diseases of the Brain

Antonia Ceccarelli, Eytan Raz,Matilde Inglese, 著

彭 虹，李 锐，译

目录　CONTENTS

一、概述

　　大脑的脱髓鞘和代谢性疾病包括多种获得性和遗传性疾病，主要累及脑白质（WM），其分类和诊断很复杂。传统上，脱髓鞘疾病的特征为已经形成的正常髓鞘获得性损伤或丧失，而大脑代谢紊乱包括由髓鞘的合成、发育或维持功能紊乱引起的遗传性髓鞘形成不良或低髓鞘化性疾病。中枢神经系统（CNS）WM疾病的综合分类见表26-1。

　　在过去的几十年中，由于磁共振成像（MRI）等先进诊断手段的出现，大大增加了对这类大脑疾病的认知。由于对WM异常的敏感性很高，MRI已成为研究脑WM疾病的最重要手段（Guleria和Kelly，2014）。特别是，常规MRI提高了显示、识别、诊断、预后和疗效的监测能力。事实上，正常髓鞘化的WM由于移动质子的纵向（T_1）和横向（T_2）弛豫时间缩短，导致相对于灰质（GM）的T_2WI低信号和T_1WI高信号。基于这些基本原则，常规MRI序列可以显示髓鞘成熟（图26-1）或病理过程（Guleria和Kelly，2014）引起的不同程度的髓鞘化。和灰质相比，白质在T_2WI上表现为轻度至显著高信号，T_1WI呈等到明显低信号。另一方面，先进的MRI定量技术，如弥散加权图像（DWI）、弥散张量成像（DTI）、磁化转移成像（MTI）和磁共振波谱（MRS），再加上高场强和超高场强MRI，进一步提高和促进了对这些疾病的早期诊断和鉴别诊断、预后和治疗后的监测能力，揭示了潜在的脑组织病理学改变（Ceccarelli等，2012）。因此，MRI为人们对脑部WM疾病的认识提供了独特的视角，并为已知脑部WM疾病的进一步认识提供了重要的前景。

　　本章将概述大脑WM疾病，着重强调MRI在每种疾病诊断、预后、治疗监测中的作用及其在揭示潜在病理学中的作用和重要性。下面我们将讨论与大脑WM相关的疾病。

表26-1　中枢神经系统WM脱髓鞘和代谢性疾病的分类

髓鞘形成不良性疾病（遗传代谢性）
①低髓鞘化脑白质营养不良
　a. 佩梅病
　b. 佩梅样病
　c. Pol Ⅲ相关的脑白质营养不良/4H
　d. 18q综合征
　e. Cockayne综合征
　f. 伴有基底节和小脑萎缩的低髓鞘化
　g. 伴有先天性白内障的低髓鞘化
　h. 早期髓鞘结构的低髓鞘化
　i. 累及脑干和脊髓伴有腿部强直的低髓鞘化
　j. 游离唾液酸贮积病
　k. 岩藻糖苷贮积病
　l. 眼齿趾发育不良
　m. RARS相关性低髓鞘化、SOX10相关疾病
　n. 光过敏性毛发低硫营养不良
②髓鞘形成不良性脑白质营养不良
　a. 溶酶体贮积症：
　　异染性脑白质营养不良
　　球形细胞白质营养不良（Krabbe病）
　　Fabry病
　　GM1神经节苷脂沉积症
　　GM2神经节苷脂沉积症
　　戈谢病
　　A型和B型尼曼-匹克病
　　Farber病
　　唾液酸贮积病
　　黏多糖贮积病
　　多硫酸酯酶缺乏症
　b. 过氧化物酶病（Poll等，2012）
　　X连锁肾上腺脑白质营养不良与肾上腺髓质神经病
　　过氧化物酶体生物发生缺陷（Zellweger谱系疾病、Zellweger综合征、新生儿肾上腺脑白质营养不良、婴儿雷诺病）
　　雷诺病
　　双功能蛋白缺乏症
　　Acyl-CoA氧化酶缺乏
　　四肢斑点状软骨发育异常（1型、2型、3型）
　　2-甲基酰基辅酶A消旋酶缺乏症
　c. 脑白质营养不良伴星形细胞功能障碍（Rodriguez等，2013）
　　亚历山大病
　　儿童期共济失调伴低髓鞘化/消融性白质脑病
　　巨颅性白质脑病伴皮质下囊肿

（续　表）

　　　　Canavan 病
　　d. 线粒体功能障碍伴白质脑病
　　　　线粒体肌病脑病，乳酸性酸中毒和中风样发作
　　　　（MELAS）
　　　　Leber 遗传性视神经病变
　　　　Kearns-Sayre 综合征
　　　　线粒体神经胃肠肌病（MNGIE）
　　　　Leigh 病和线粒体白质脑病
　　　　丙酮酸羧化酶缺乏症
　　　　多羧化酶缺乏症
　　　　脑键黄瘤病
　　e. 氨基酸和有机酸代谢紊乱
　　　　苯丙酮尿症
　　　　戊二酸尿症 1 型
　　　　丙酸血症
　　　　非酮症高甘氨酸血症
　　　　枫糖尿症
　　　　L-2- 羟基戊酸尿症
　　　　D-2- 羟基戊酸尿症
　　　　高同型半胱氨酸血症
　　　　尿素循环缺陷
　　　　丝氨酸合成缺陷

脱髓鞘疾病（获得性）
　①特发性
　　a. 多发性硬化
　　b. 多发性硬化变异
　　　　影像孤立综合征（RIS）
　　　　儿童 MS
　　　　Balo 同心圆硬化
　　　　Marburg 变异
　　　　希尔德病
　　　　瘤样脱髓鞘
　　　　视神经脊髓炎（NMO）
　②继发性
　　a. 过敏 / 感染 / 疫苗接种 / 免疫性
　　　　急性播散性脑脊髓炎（ADEM）与急性出血性
　　　　脑脊髓炎
　　　　进行性多灶性白质脑病（PML）和免疫重建炎
　　　　性综合征（IRIS）
　　　　莱姆病

二、遗传代谢性脑病或脑白质营养不良

　　脑白质营养不良（LDs）通常是遗传性疾病。

（续　表）

　　　　Susac 综合征
　　　　结节病
　　　　亚急性人类免疫缺陷病毒（HIV）脑炎
　　　　亚急性硬化性全脑炎（SSPE）
　　　　先天性巨细胞病毒感染
　　　　惠普尔病
　　　　其他感染
　　b. 血管性
　　　　伴皮质下梗死和白质脑病的常染色体显性遗传
　　　　性动脉病（CADASIL）
　　　　伴皮质下梗死和白质脑病的常染色体隐性遗传
　　　　性动脉病（CARASIL）
　　　　脑淀粉样血管病（CAA）
　　　　可逆性后部脑病综合征（PRES）
　　　　皮质下动脉硬化性脑病（SAE）或宾斯万格病
　　　　血管炎
　　　　其他来源血管病变
　　c. 中毒性脑白质病（营养、维生素缺乏症或物理 /
　　　　化学药物和医学治疗的内源性和外源性毒素）
　　　　脑桥中央和脑桥外髓鞘溶解
　　　　维生素 B_{12} 缺乏（亚急性联合变性）
　　　　Wernicke 脑病
　　　　Marchiafava-Bignami 病
　　　　营养不良
　　　　副肿瘤综合征
　　　　毒性药物暴露
　　　　放射性坏死
　　　　弥漫性放射性脑白质病
　　　　播散性坏死性白质脑病或化学治疗性白质脑病
　　　　矿化微血管病（放疗与化疗）
　　d. 缺氧缺血性疾病
　　　　新生儿缺血缺氧性白质脑病
　　　　迟发性缺血缺氧性白质脑病
　　　　全脑低灌注综合征
　　　　高血压脑病
　　　　子痫（PRES）
　　e. 外伤性疾病
　　　　弥漫性轴索损伤
　　　　受压诱发性脑髓鞘

改编自 Kanekar, S. and Gustas, C., Semin. *Ultrasound CT MR*, 32, 590, 2011.

大多是进展期的，无法治愈。CNS 髓鞘合成、发育、维持和分解代谢的缺陷可能是导致 LDs 的主要原因。（Aicardi, 1993; Kanekar 和 Gustas, 2011; Kanekar 和 Verbrugge, 2011, Perlman 和

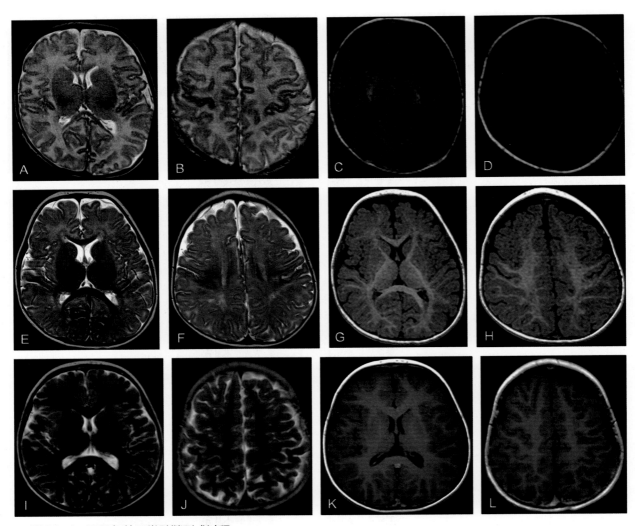

▲ 图 26-1　不同年龄正常髓鞘形成过程
3 周龄（A～D）、6 个月大（E～H）和 2 岁（I～L）的 T₂WI 和 T₁WI 加权图像。2 岁内的婴儿中，白质纤维髓鞘形成在增加，与 GM 信号相比，白质有髓纤维在 T₂WI 图像（I、J）上信号逐渐减低，T₁WI 图像（K、L）上信号逐渐增高

Mar, 2012）。LDs 的分类极具挑战性（Kanekar 和 Gustas, 2011; Kanekar 和 Verbrugge, 2011; Vanderver 等，2014; Yang 和 Prabhu, 2014）。首先，随着新研究的不断进展，它不断进行修订（Köhler, 2010）。其次，分类可以根据其遗传、生化、临床、病理和 MRI 表现不同而改变。尽管大多数 LDs 的遗传靶点仍是未知的，但在它们中的一些中已发现生物化学或酶促异常。值得注意的是，最近有新的证据表明，星形胶质细胞功能障碍在一些 LDs 髓鞘损伤中起重要作用，如亚历山大病（AxD）、巨颅性白质脑病伴皮质下囊肿（MLC）和消融性 WM（VWM）疾病

（Lanciotti 等, 2013; Rodriguez 等, 2013）。临床上，LDs 是主要影响儿童的进行性疾病，表现为双侧对称性运动和小脑症状，包括痉挛、虚弱和共济失调。后期可出现癫痫发作、肌阵挛和认知功能退化。然而，也可以出现不同于一般临床特征的特定临床表现（Aicardi, 1993; Vanderver 等，2014）。常累及周围神经系统和其他器官，这有助于诊断（Yang 和 Prabhu, 2014）。在病理学上，单独或主要的 WM 损伤分成不同的等级：髓鞘形成延迟、低髓鞘化和髓鞘形成不良。低髓鞘化的 LDs 是由于髓鞘合成和产生的缺陷，指的是髓鞘发育不良或缺失（Pouwels 等，

2014)。髓鞘发育不良是由于星形细胞功能障碍导致髓鞘发育和维持的缺陷或髓鞘变性，是指有或无脱髓鞘的异常髓鞘存在，而脱髓鞘是指正常形成的髓鞘的丢失（Hatten，1991）。传统的诊断主要依靠临床表现，以及脑 CT 扫描显示 WM 低密度（Harwood-Nash 等，1975），而目前诊断检查复杂，包括评估家族史、神经系统检查、CNS 成像、专业实验室检测和遗传咨询（Vanderver 等，2014）。在其他诊断工具中，MRI 显示了其关键性的作用，并显著地改变了这些疾病的诊断（Osterman 等，2012; Ratai 等，2012; Schiffmann 和 van der Knaap，2009; Yang 和 Prabhu，2014）。常规 MRI 就可以显示髓鞘形成延迟、低髓鞘化和髓鞘形成不良。通常，相对 GM，低髓鞘化在 T_2 加权图像上的高信号比脱髓鞘低，T_1 加权图像上信号多变，从高信号（正常髓鞘）到等信号（少量髓鞘）或低信号（无

髓鞘或发育不良的髓鞘）。另一方面，髓鞘形成不良或脱髓鞘通常在 T_2 加权图像上呈显著高信号，T_1 加权图像上呈低信号（Schiffmann 和 van der Knaap，2009）（要点 26-1）。大脑 WM 的异常信号，包括形状（孤立、融合或多灶性病变）、弥散（弥漫性、双侧或局灶性）和 WM 损伤的定位（区域分布）对于这些疾病的鉴别非常有帮助（Schiffmann 和 van der Knaap，2009）。要想区分髓鞘延迟和永久性低髓鞘化，必须进行 6 个月的随访扫描。建议在 1 岁以上永久性低髓鞘化的受试者中使用同样的 MRI 成像序列。有些 WM 疾病在 MRI 成像上具有典型表现（Osterman 等，2012; Schiffmann and van der Knaap，2009; Yang and Prabhu，2014）。根据其主要影像模式的 LDs 分类如图 26-2 和图 26-3 所示（Osterman 等，2012）。

通过其他特征性表现可以进一步提高常规 MRI 诊断的敏感性和特异性，如强化、WM 或

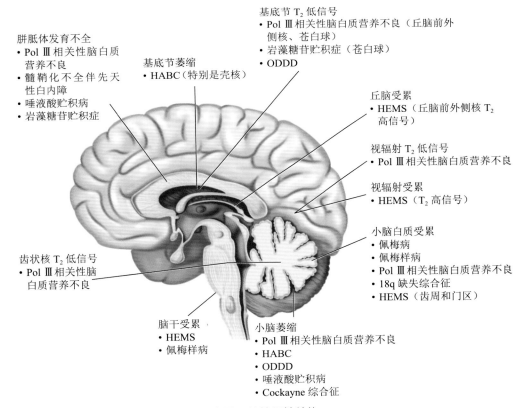

▲ 图 26-2　低髓鞘化脑白质营养不良累及的特征性结构
该图显示了具有相应的低髓鞘化脑白质营养不良的特定的受累部位，或每一种保留的结构。
HABC. 伴有基底节和小脑萎缩的低髓鞘化；HEMS. 早期髓鞘结构的低髓鞘化；ODDD. 眼齿趾发育不良；Pol Ⅲ. 聚合酶Ⅲ（经许可引自 Osterman, B. et al, *Future Neurol.*, 7, 595, 2012.）

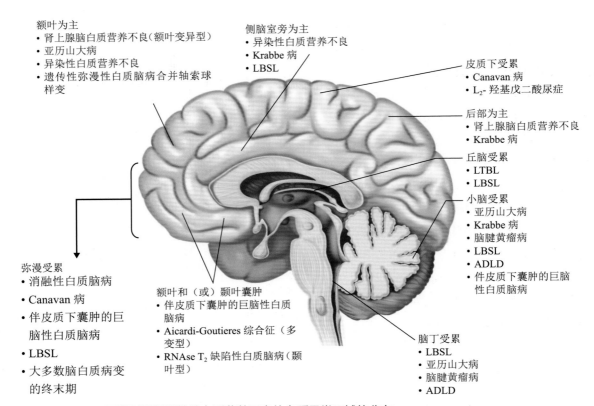

额叶为主
· 肾上腺脑白质营养不良（额叶变异型）
· 亚历山大病
· 异染性白质营养不良
· 遗传性弥漫性白质脑病合并轴索球样变

侧脑室旁为主
· 异染性白质营养不良
· Krabbe 病
· LBSL

皮质下受累
· Canavan 病
· L_2- 羟基戊二酸尿症

后部为主
· 肾上腺脑白质营养不良
· Krabbe 病

丘脑受累
· LTBL
· LBSL

小脑受累
· 亚历山大病
· Krabbe 病
· 脑腱黄瘤病
· LBSL
· ADLD
· 伴皮质下囊肿的巨脑性白质脑病

弥漫受累
· 消融性白质脑病
· Canavan 病
· 伴皮质下囊肿的巨脑性白质脑病
· LBSL
· 大多数脑白质病变的终末期

额叶和（或）颞叶囊肿
· 伴皮质下囊肿的巨脑性白质脑病
· Aicardi-Goutieres 综合征（多变型）
· RNAse T_2 缺陷性白质脑病（颞叶型）

脑丁受累
· LBSL
· 亚历山大病
· 脑腱黄瘤病
· ADLD

▲ 图 26-3　不同类型脱髓鞘性脑白质营养不良的白质异常区域的分布
该图显示具有相应的脱髓鞘性脑白质营养不良的不同脑区呈现每个特定区域的明显受累情况。ADLD. 成人发病的常染色体显性遗传脑白质营养不良；LBSL. 脑干和脊髓受累的白质脑病和乳酸中毒；LTBL. 丘脑和脑干受累的白质脑病和高乳酸（经许可引自 Osterman.B.et al，*Future Neurol*，7,595,2012.）

颞叶前部囊肿、深部 GM 区域受累、巨颅畸形、扩大的血管周围间隙、皮质发育不良、皮质病变、基底节钙沉积、微出血、脊髓受累及其受累程度随时间的变化（Yang 和 Prabhu，2014）。目前在这些疾病中进行 CT 检查主要局限于寻找钙化，钙化是某些 LDs 特有的表现（Yang 和 Prabhu，2014）。在对 LDs 进行诊断时，第一次检查时施行的 MRI 方案建议至少包括 T_2WI、液体衰减反转恢复（FLAIR）、T_1 WI（增强或不增强）和脊髓成像等几项检查（Schiffmann 和 van Der Knaap，2009）（要点 26-2）。先进的 MRI 技术可以进一步丰富 MRI 诊断方法（Mar 和 Noetzel 2010; Patay，2005; Pouwels 等，2014; Ratai 等，2012; Rossi 和 Biancheri, 2013）。MRS、DWI、DTI 和磁化传递比（MTR）结合高和超高场强 MRI 在早期诊断、鉴别诊断、监测进展和治疗反应中变得越来越重要。例如，在正常表现的 WM（NAWM）

中，可以通过使用 MRS、DWI 和 MTI 检测早期脱髓鞘［分别可从升高的胆碱峰、降低的各向异性值（FA）、升高的径向扩散系数（RD）加上平均扩散率增加、MTR 减少得到提示］。此外，在某些 LDs 中，MRS 可以显示代谢物变化的特定模式（Rossi 和 Biancheri，2013）。N- 乙酰天冬氨酸（NAA）峰值显著增高是 Canavan 病的典型表现，而肌醇峰为神经胶质细胞功能障碍的标志性表现，例如在 AxD 中。髓鞘水肿（由于髓鞘空泡化或海绵状改变）可通过 DWI（弥散受限）与血管源性水肿鉴别（Patay，2005）。目前认为可以将 RD 作为低髓鞘化的更特定的标记物，比显示髓鞘损伤严重程度的其他标记物更敏感。（Pouwels 等，2014）。此外，最近几年正在进行的研究指出最新的定性和定量的先进 MRI 技术对髓鞘的病理学特异性更高（Ceccarelli 等，2012）。其中，髓鞘水分数（MWF）成像已成为髓鞘损伤和修复的特异性生物标志物。然而，由于技术限制，其使用仍局限于研究中。同样，其他几种新的成像序列和改进有望在未来几年显著影响 LDs 的临床成像。随着强大的诊断和研究方法的出现，过去几十年来，关于代谢性 WM 疾病的各种新型治疗方法也越来越多，如血液干细胞移植（HCT）、酶替代疗法、基因疗法、特定细胞疗法和小分子疗法（Köhler，2010）。其中一些疗法最近被应用于临床试验。这些治疗方法和其他可能的新治疗方法的进一步发展将反过来促进对疾病的发病机制和进程的理解。在本节中，我们将阐述典型的 LDs 的中枢神经系统主要累及的部位及其特征性 MRI 表现。本章不对 LDs 累及的其他器官和系统以及新生儿发病的 WM 疾病作描述。

要点 26-1　传统 MRI 上的异常 WM 信号

- 与 GM 信号强度相比，在 T_2WI 上，低髓鞘化和髓鞘形成不良/脱髓鞘表现为轻微或显著的 WM 高信号。

- 在 T_1WI 上，低髓鞘形成和髓鞘形成不良/脱髓鞘出现 WM 等强度（髓鞘数量少）或低信号（缺乏或髓鞘形成差）。

- 观察常规 MRI 上异常 WM 信号的不同形状（孤立、融合或多灶性病变）、弥散（弥漫性、双侧或局灶性）和定位（区域分布），并为脑 WM 病的诊断提供线索。

要点 26-2　具有可疑 LDs 的受试者的 MRI 扫描方案

- 大脑和脊髓的 T_2WI。
- 大脑和脊髓增强前后 T_1WI。
- 大脑的 MRS。
- 大脑的 DWI。
- 至少进行一次大脑磁敏感加权图像和 MTR。
- 建议进行 MRI 随访。

（一）低髓鞘化 LDs

这组 LDs 的特征在于髓鞘发育停滞或缺失。该组的典型疾病是 Pelizaeus-Merzbacher 病（PMD）。

Pelizaeus‑Merzbacher 病

PMD 由位于 X 染色体上的 PLP1 基因缺陷和编码蛋白脂质蛋白（PLP）及其亚型 DM20 引起。PLP 基因主要在少突胶质细胞中表达。已有关于该基因的几个突变的报道（Hobson 和 Garbern，2012）。临床上，在出生时出现眼球震颤、共济失调、认知及精神运动延迟，并进展为痉挛的肌张力减退。通常，它是婴儿期的致命性疾病。到目前为止无法治愈，但正在探索药理学和细胞层面的治疗方法（Pouwels 等，2014）。

（1）常规 MRI 表现：与 GM 相比，髓鞘成熟丢失在常规 MRI 表现为弥散、T_2WI 信号轻度均匀升高，T_1WI 信号多变。

（2）功能 MRI 表现：MRS 上经常显示 NAA 峰值减低。尽管 MRS 可能无法用于量化髓鞘形成，但目前 DTI 和 MT 显示出对髓鞘形成的敏感性和特异性，应纳入髓鞘形成疾病的研究中（Pouwels 等，2014）。特别是 MTR 减少、MT 饱和度增加和 DTI 图像上的 RD 增加与髓鞘形成显著相关（Pouwels 等，2014）。

（二）髓鞘形成不良性脑白质营养不良

1. 溶酶体贮积症

溶酶体贮积症是一组复杂的遗传病，其特征在于溶酶体功能障碍的非代谢大分子在不同组织和器官中累积。到目前为止，关于此类疾病已知的有 50 多种，其中大多数是常染色体隐性遗传（Kohlschütter，2013）。其中，只有两种，异染性 LD（MLD）和 Krabbe 病，值得注意的是目前仅有 CNS 受累及。这里我们将重点阐述这两种疾病。其他的大多是多器官疾病。

◆ 异染性脑白质营养不良

MLD 是一种罕见的遗传性常染色体隐性溶酶体贮积症，主要由于位于染色体 22q13 上的基因突变导致的芳基硫酸酯酶 A（ARSA）缺乏，引起脑和外周神经中的硫苷脂鞘脂积累，导致髓鞘发育不良（Gieselmann，2008）。它可能是最常见的 LD，全球范围内均有分布，根据基因损伤的严重程度，其发病于不同年龄段。由于酶活性的缺失，晚期婴儿型（发病年龄约 2 岁）是最严重的类型。不完全缺乏可以分为青少年型（发病年龄为 4－16 岁）或成人型（16 岁以后）（Aicardi，1993）。典型的临床症状是快速运动障碍、步态异常、痉挛伴外周反射丧失和小脑受累。其认知减退逐渐加重。然而，在青少年晚期和成人可以在发病才表现出神经精神症状，包括精神分裂症或痴呆症、行为异常、社交和语言障碍、认知障碍、情绪异常和幻觉，随后即出现中枢和外周运动症状。此外，始终伴有的外周神经受累在年轻人中表现得更为明显，而认知异常则在成人中表现得更为典型（Gieselmann 和 KrägelohMann，2010）。MLD 的病理标记是髓鞘损伤和内源（游离、神经胶质细胞和巨噬细胞）和神经系统外（肾小管、胆管、上皮、胆囊、胰岛细胞、胰腺导管上皮、肾上腺皮质网状区和

肝脏）的异染色颗粒的损伤。然而，神经系统累积和功能受损最严重（Kohlschütter，2013）。脑脊液（CSF）蛋白含量通常增加，但不存在寡克隆带。血清和尿液 ARSA 水平通常会降低。已有一些关于该类疾病的治疗，如基因治疗和造血干细胞（Patil 和 Maegawa，2013）。这些治疗方法主要是实验性的，目前正处于临床试验阶段，在疾病不同阶段有不同的疗效。最近的研究发现，基因治疗方法可明显预防 MLD 进一步发展（Biffi 等，2013）。

（1）常规 MRI 表现：疾病晚期的常规 MRI 显示包括小脑在内的脑弥漫性、对称性 WM 髓鞘形成不良。最初，WM 髓鞘形成不良遵循从脑室周围区域开始的离心模式。枕部为著的双侧脑室周围对称损伤是早发型的典型表现，而少年和成人型额叶受累常见。胼胝体可受损，而 U 纤维通常保留。由于髓穿静脉周围髓鞘的相对保留，半卵圆中心可见"虎斑征"（脱髓鞘 WM 中的条纹）（Yang 和 Prabhu，2014）（图 26-4）。

病情严重时，小脑和基底节常受累。基于这些 MRI 特征，Eichler 等（2009）详细阐述了 MR 严重程度评分方法，将 MLD 分为轻度（枕叶、额叶和顶叶 WM）、中度（累及皮质下 WM 且

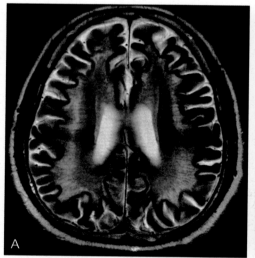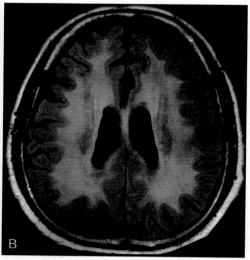

▲ 图 26-4　43 岁早期痴呆患者，异染性脑白质营养不良

轴位 T$_2$WI（A）和 FLAIR（B）显示白质融合、对称性高信号，其内见多条低信号线，从而形成异染性脑白质营养不良的特征性"虎斑征"

出现"虎斑征")及重度(投射纤维受累、小脑WM、基底节／丘脑受累)。通常WM无对比增强,而脑神经和马尾神经可出现对比增强(Maia等,2007)(要点26-3)。

(2)功能MRI表现:功能MRI在识别早期髓鞘损伤、髓鞘水肿以及监测进展和治疗反应方面具有重要作用。MRS可以在所有WM损伤常规MRI序列信号明显改变之前检测到NAA减少、乳酸和肌醇峰值升高(Yang和Prabhu,2014)。随着疾病的进展,运动和认知功能进一步减退(i Dali等,2010)。最近研究还显示脑和小脑皮质的萎缩以及丘脑的改变,表明MLD早期神经元受累(Groeschel等,2012;Martin等,2012)(要点26-4)。

> **要点 26-3　MLD 的常规 MRI 特征**
>
> - 对称和融合的 WM 高信号,从脑室周围开始,逐渐向皮质下 WM 进展,同时保留 U 纤维。
> - 婴儿型,对称和融合的 WM 高信号开始于脑室周围枕部区域。
> - 青少年和成人型,对称和融合的 WM 高信号开始于脑室周围额叶区域。
> - 在中度疾病中,可见"虎纹征"。
> - 在重度疾病中,小脑 WM 和深部 GM 结构均受累。
> - 脑神经和马尾的对比增强很常见。

> **要点 26-4　MLD 的功能 MRI 特征**
>
> - 在 MRS 中,异常和正常表现白质(NAWM)NAA 峰值降低,胆碱、乳酸和肌醇峰值升高。
> - 弥漫性 WM 脱髓鞘中水弥散受限。
> - 大脑、小脑皮质以及丘脑的轻微萎缩。

◆ Krabbe 病或球状细胞脑白质营养不良　Krabbe 病是一种罕见的遗传性常染色体

隐性溶酶体贮积症,由 β-半乳糖脑苷脂酶缺乏引起,导致中枢和外周神经系统中 WM 半乳糖脑苷脂和半乳糖苷鞘氨醇的异常积聚(Kohlschütter,2013)。该病全球分布并且根据酶的损伤严重程度可在不同年龄发病(Duffner等,2011,2012;Lyon等,1991)。临床症状根据发病年龄而有所不同。早发(2 岁之前)Krabbe 病是一种致死性疾病。婴儿或晚期婴儿型首发症状为发热、痉挛和应激,随后是精神和运动功能减低。癫痫样综合征可表现为对癫痫药物无反应的强直-阵挛性痉挛。常活不过 3 岁。迟发性 Krabbe 病(2 岁以后)可表现为青少年型、青少年晚期型或成年人型。这些类型的症状和进展比早期发作型更轻微。运动和精神恶化可伴有癫痫样综合征和视神经损伤。Krabbe 病的病理学特征是球形细胞在血管周围的 GM 和 WM 中积聚,球形细胞是多核巨细胞,细胞质膨胀,含有纤维状至颗粒状物质(Kohlschütter,2013)。如在 MLD 中一样,可出现周围神经病,并缺少寡克隆带。尽管目前只有在发病前提供造血干细胞(HCT)治疗显示出一些疗效,但正在研究几种实验性治疗,其中一些已在动物模型中显示出令人鼓舞的结果,如基因治疗(Lattanzi等,2014)。

(1)常规MRI表现:疾病发病情况不同,常规 MRI 的表现也不同(Abdelhalim,2014;Loes等,1999)。早期婴儿型主要表现为特征性累及小脑 WM 和齿状突,以及深部脑 WM、基底节和丘脑。晚期婴儿型表现为顶枕叶 WM、脑室周围区域、胼胝体后部和内囊后部受累,U 形纤维较少受累(图 26-5)。

另一方面,成人型,选择性累及皮质脊髓束,并向上运动区、内囊后部、大脑脚和胼胝体延伸,但较少累及脑室周围 WM。此外,晚发型 Krabbe 病很少累及基底节。另一方面,儿童若主要累及双侧皮质脊髓束,这种情况很少见,但若出现这种情况应该考虑 Krabbe 病(Kamate 和 Hattiholi,2011)。

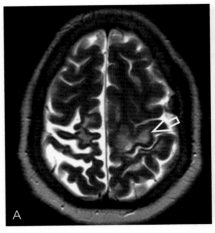
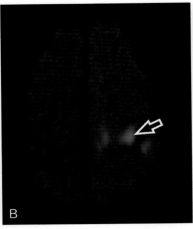
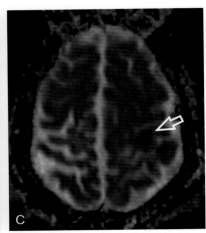

▲ 图 26-5　Krabbe 病

36 岁女性，成人型 Krabbe 病。A. 后部白质为主、胼胝体、半卵圆中心 T_2WI 高信号，右侧大于左侧，右侧中央前后回体积缩小。（B-DWI，C-ADC）在运动旁区皮质下白质内点状弥散受限

CT 可作为 MRI 的补充手段，显示双侧钙化，特别是在疾病早期的深部 GM、皮质脊髓和 WM（Livingston 等，2012）。与 MLD 一样，可以出现"虎纹征"。WM 无对比增强，而脑神经和马尾神经可出现对比增强（Yang 和 Prabhu，2014）（要点 26-5）。

要点 26-5　KRABBE 病的常规 MRI 表现

- 对称和融合的 WM 高信号开始于脑室周围枕区，离心性向皮质下 WM 进展；很少累及 U 形纤维。
- GM 和 WM 信号异常，丘脑首先受累。
- 在婴儿早期型，小脑 WM 和齿状突受累。
- 在成人型，选择性皮质脊髓受累进展到运动皮质区、内囊后部、大脑脚、胼胝体，但较少累及脑室周围 WM。
- 脑神经和马尾神经对比增强，视神经多见。
- 脑实质钙化，CT 显示更好。

（2）功能 MRI 表现：与 MLD 一样，先进的 MRI 技术有助于检测早期脱髓鞘、髓鞘形成程度、疾病进展和治疗反应。MRS 可显示胆碱和乳酸升高，NAA 水平降低。最近有报告显示，

对于 Krabbe 病的髓鞘损伤，RD 比 FA 的敏感性更高（Poretti 等，2014）。也可以观察到弥散受限（图 26-5）（要点 26-6）。

要点 26-6　KRABBE 病的功能 MRI 特征

- MRS 显示疾病开始时 NAA 降低，胆碱和乳酸峰值升高。
- 可以观察到弥散受限。
- RD 是 Krabbe 病中髓鞘损伤的敏感标志物。

---

2. 过氧化物酶体引发的疾病

过氧化物酶体病是一组遗传性疾病，其中一种或多种过氧化物酶体功能受损。作为溶酶体，过氧化物酶体是参与代谢的细胞器，但主要用于极长链脂肪酸（VLCFAs）、支链脂肪酸、D- 氨基酸和对脑和其他器官重要的其他分子。根据它们的缺陷类型,过氧化物酶体病可以分为：①过氧化物酶体生物发生缺陷；②单一过氧化物酶体（酶）蛋白质缺乏；③单一过氧化物酶体底物转运缺陷（Aubourg 和 Wanders，2013；Poll-The 和 Gärtner，2012）。从表 26-1 中可以看出该类不同疾病的分组。对于其他 LD，诊断需结合临床表现、发病年龄、一系列血液和（或）尿液生化测定、基因测试和影像表现（Loes 等，

1994）。X-连锁肾上腺脑白质营养不良（X-ALD）是该组③中唯一的疾病，并且它是最常见的过氧化物酶体病。

◆ X-连锁肾上腺脑白质营养不良

X-ALD 由 ABCD1 基因突变引起，该突变编码参与 VLCFA 跨膜转运的过氧化物酶体膜蛋白 ALDP。ALDP 缺陷导致血浆和组织中 VLCFA 水平升高（Moser 等，2007）。该病在世界范围内均可发病，通常在儿童期发病，男性中多发，损害神经系统、肾上腺和睾丸（Engelen 等，2012）。在男性中，X-ALD 从孤立的肾上腺皮质功能不全进展为慢性进行性脊髓病变再进展为破坏性的大脑脱髓鞘，女性受累时表现通常较为轻微，即肾上腺脊髓神经病变（AMN）表型。X-ALD 临床症状与发病年龄密切相关：疾病发作最早的往往疾病症状最严重（Engelen 等，2014）。另外，该病分为三种类型：①影响儿童的通常是快速进展型（脑脱髓鞘型 X-ALD），影响青少年和成人的是较轻的类型；② AMN；③孤立的肾上腺皮质功能不全型。在临床上，婴儿型中快速认知功能下降更多见，成人型中行为障碍更多见（Aubourg 和 Wanders，2013；Poll-The 和 Gärtner，2012）。AMN 通常在疾病发病的后 20 年表现出进行性瘫痪、大小便失禁、性功能障碍，而且往往出现肾上腺皮质功能受损和外周神经病变；所有的症状都是在数十年中不断进展（Aubourg 和 Wanders，2013；Poll-The 和 Gärtner，2012）。病理上，X-ALD

的特征是炎症导致脱髓鞘，而 AMN 是非炎症性轴索病（Engelen 等，2012）。尽管 MRI 是鉴别这些脱髓鞘疾病的重要工具，但是这些疾病的诊断主要依赖于血浆酶活性水平的增加／降低。临床症状，特别是相关的临床特征，如发病年龄、肾上腺功能障碍症状（皮肤色素沉着异常）和遗传咨询有利于将这些疾病与后天性脱髓鞘疾病（如 MS）鉴别。X-ALD 最有效的治疗方法是等基因 HCT。HCT 可以阻止甚至逆转大脑脱髓鞘，无论是在疾病早期阶段提供还是内分泌替代治疗阶段提供都有很好的疗效（Engelen 等，2012）。显然，使用先进的 MRI 是监测治疗反应的基础。

（1）常规 MRI 表现：常规 MRI 从胼胝体压部开始并向顶枕叶 WM 扩展，T_2WI 呈对称性高信号。根据疾病的严重程度和 T_2WI 上显示的空洞，可以看到 T_1WI 呈不同等级的低信号。对比度增强通常局限于异常 WM 区域的边界，并且当疾病进展迅速并且与疾病严重程度呈正相关时出现（Kim 和 Kim，2005；Loes 等，1994；Patel 等，1995；Yang 和 Prabhu，2014）（图 26-6）。随着疾病的进展，脱髓鞘沿头-尾方向发展。额叶通常呈不对称受累，并且出现在疾病的后期。Loes 等（1994）已经详细阐述了 MRI 评分系统，该系统与疾病开始时的临床症状相关。AMN，如同 X-ALD，男性比女性更常见，是一种 X 连锁疾病，其特征为仅累及皮质脊髓束、脊髓和周围神经病变的损害。脑常规 MRI 可以

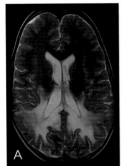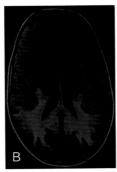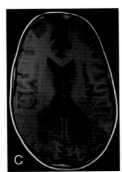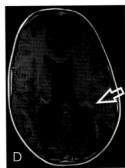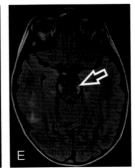

▲ 图 26-6　X 连锁的肾上腺脑白质营养不良
青春期男性，典型的儿童型大脑 X-肾上腺脑白质营养不良。在 T_2WI（A）和 FLAIR（B）、非对比增强 T_1WI（C）和对比增强 T_1WI（D）中，MRI 显示了胼胝体压部周围的白质病变。注意多层脱髓鞘，外部强化层由围绕受损最严重的顶叶白质的活动性损伤组成（D）。还要注意在中脑（E）沿着皮质脊髓束的白质信号异常的延伸

是正常的或显示脑桥延髓的皮质脊髓束和小脑受累，并且没有强化（Elenein 等，2013；Kumar 等，1995）。在青少年型中，胼胝体膝部和双侧额叶最先出现脱髓鞘病变的逆转模式，大脑枕叶区的受累是继发改变（Loes 等，2003；Yang 和 Prabhu，2014）（要点 26-7）。

要点 26-7　X-ALD 中的常规 MRI 表现

- 对称和融合的 WM 高强度开始于脑室周围顶枕叶，特征性地涉及胼胝体压部，并且向皮质下 WM 离心性进展。
- 在一些青少年型中可以见到 WM 异常（额枕叶）的逆转模式。
- 异常 WM 边界出现典型对比增强。
- 在成人型中，可见累及脑干长纵束（AMN）和小脑 WM，没有对比增强。

（2）功能 MRI 表现：MRS、MTR 和 DTI 等功能 MRI 可用于 WM 损伤的早期诊断、疾病进展和治疗反应的监测（Rossi 和 Biancheri，2013; van der Voorn 等，2011）。MRS 中的代谢物与儿童的临床状态以及 AMN 中的炎性脱髓鞘和轴突丧失的鉴别诊断密切相关（Rossi 和 Biancheri，2013）。WM 患者的 NAA 通常减少，乳酸增加。最近，Ratai 和合作作者使用 7T MRS 证实（2008），全脑肌醇 - 肌酸比值升高与临床表型的严重程度相关。另一方面，7T qMTR 已显示其在检测 AMN 中脊髓和长纵束损伤的潜力（Smith 等，2009）。此外，脑 MRI 灌注减少是 X-ALD 早期病变发展的一个标志，而 AMN 和 X-ALD 女性患者脑灌注没有变化（Musolino 等，2012）。在所有形式的 X-ALD 中，没有关于 GM 损害的报道（Yang 和 Prabhu，2014）。然而，最近的一项研究（Salsano 等，2014）已经表明，使用脑 FDG-PET MRI 在所有形式的 ALD 的 GM 中存在功能异常，其主要位于额叶 / 扣带回水平（代谢亢进）和小脑皮质（代谢减退），完全不同于常规 MRI 检测到的异常。这些功能异常可能也与疾病的严重程度有关（要点 26-8）。

要点 26-8　X-ALD 疾病的功能 MRI 特征

- MRS 显示疾病早期 NAA 峰减少，Cho 和乳酸峰升高。
- 弥漫性 WM 脱髓鞘中水弥散受限。
- MRS 代谢物水平与临床状态和表型相关。
- PET 成像所有形式 ALD 患者的 GM 均显示葡萄糖代谢功能异常。

---

3. 由星形胶质细胞功能障碍导致的 LDs

尽管星形细胞功能障碍在许多神经系统疾病中起重要作用（De Keyser 等，2008；Lundgaard 等，2014），但原发性星形细胞功能障碍可导致髓鞘缺陷（Lanciotti 等，2013；Rodriguez，2013）。具有星形胶质细胞功能障碍的 LDs 包括：①原型 AxD；②伴有 CNS 脱髓鞘 / VWM 疾病（CACH / VWM）的儿童共济失调；③ Canavan 病；④ MLC（Lanciotti 等，2013；Rodriguez，2013）。该组疾病的共同特征是髓鞘的囊性或海绵状变性，而 AxD 的病理改变为出现 Rosenthal 纤维。所有这些 LDs 中都存在巨颅畸形。尽管有针对 Canavan 病的特定生物化学检测方法，并且大多数这些疾病都有遗传学和病理学的确诊方法，但是 MRI 在诊断这些 WM 疾病中的作用仍然非常重要。

◆ 亚历山大病

AxD 或纤维蛋白样脑白质营养不良是一种进行性、致命性、遗传性神经退行性疾病，通常在婴儿中发病（Messing 等，2012）。鉴于目前的基因检测技术已经比较成熟，在 17q21 染色体上的胶质原纤维酸性蛋白（GFAP）基因中发现了几种可能是散发性或常染色体显性的突变（Prust 等，2011）（Quinlan 等，2007）。它被认为是功能障碍的毒性增加（Messing 等，2012），其特征为 GFAP 在星形胶质细胞中的胞质内积累（Messing 等，2012），从而引发 Rosenthal 纤维的病理学表现。简单地说，这种疾病可以看作是大脑胶质增生的夸张形式（Messing 等，2012）。在 Messing 等的综述（2012）中对这种疾病中涉及的星形胶质细胞功能障碍的可能致病机制作了详细描述。传统上，曾基于发病年龄进行临床分类（Messing 等，2012）。然而，最近已经制定了基于临床和 CNS 症状的分类（Prust 等，2011）。根据这一新分类，AxD 可分为 I 型和 II 型。根据 Prust 等的描述，I 型和 II 型 AxD 的特征如下所述（2011）。

● I 型 AxD：特征为通常在 4 岁之前发病，伴有癫痫发作、巨颅畸形、脑病、阵发性恶化、发育停滞、发育迟缓和典型影像学特征等症状（van der Knaap 等，2001）。在一些病例中可能出现脑积水（Vanderver 等，2014，Gene Reviews）以及其他非典型影像学表现（Barreau 等，2011）。

● II 型 AxD：可在任何年龄发病，并表现为自主神经功能障碍、延髓症状、眼球运动异常、反复呕吐，通常伴有神经认知障碍或发育缺陷和非典型的影像学特征。

AxD 的几种治疗方法正在研究中，它们可分为减少 GFAP 表达和积累的疗法以及降低 GFAP 积累毒性作用的疗法（Messing 等，2010）。最近显示在 II 型 AxD 中，静脉内给予抗生素头孢曲松有减缓疾病进展和改善生活质量的作用（Sechi 等，2013）。

（1）常规 MRI 表现：van der Knaap 等总结了这种疾病的经典放射学特征（2001）。I 型 AxD 的特点有以下几个。

①主要表现为对称性额叶 WM 异常。通常，额叶的初始受累始于皮质下 WM，向心性发展（Yang 和 Prabhu，2014）。

②在 T₂WI 上脑室周围花环状和环状高信号以及 T₁WI 低信号。

③基底节和丘脑异常，信号升高和一些肿胀或萎缩，T₂WI 上的信号升高或降低。

④脑干异常，特别是累及中脑和髓质。

⑤对比增强累及以下一种或多种结构：脑室内衬、脑室旁组织、额叶 WM、视交叉、穹窿、基底节、丘脑、齿状核、小脑皮质和脑干结构。诊断 AxD，必须满足以上五个标准中的四个（van der Knaap 等，2001）。

最近的一项研究（Graff-Radford 等，2014）扩展了我们对 II 型 AxD 的认知，开始重点关注以前被认为非典型的临床和放射学研究结果。II 型 AxD 的特征在于其特有的临床症状，且疾病主要累及延髓和脊髓的 MRI 损伤。齿状核和大脑中脚的受累较常见，而脑室周围信号变化少见。沿着脑室壁（室管膜结节）的类似花环的特征的发生率比在儿童型中少见。脊髓病变是最常见的临床表现，而腭部震颤很罕见（要点 26-9）。

（2）功能 MRI 表现：在 I 型 AxD 的 MRS 中，可依靠 NAA 峰降低、乳酸和肌醇峰升高对疾病的严重程度进行分级（Nelson 等，2013; Ratai 等，2012; Rossi 和 Biancheri，2013）。在功能 MRI 技术中也没有其他特殊的有价值的发现（要点 26-10）。

要点 26-9　AxD 的常规 MRI 特征

● 累及额叶皮质下区域对称和融合的 WM 高信号，向心性进展。
● 累及脑干和深部 GM 结构。
● 存在对比度增强。
● 在成人型中，脑干和脊髓是典型的受累部位。

要点 26-10　AxD 的功能 MRI 特征

● MRS 显示疾病开始时 NAA 峰降低，Cho 和乳酸峰升高。在 I 型中，肌醇峰通常升高。

◆ CACH 或 VWM 疾病

作为最近才发现的种类，VWM（van der Knaap 等，1997）疾病或 CACH（Schiffmann

等，1994）是由编码真核翻译起始因子 eIF2B 的 5 个亚基的任何基因中的突变引起的常染色体隐性白质脑病（van der Knaap 等，2002）。临床上，常见的症状是缓慢进行性小脑性共济失调、痉挛、视神经萎缩和认知退化，通常由轻微的压力（如发热导致昏迷）引起（Bugiani 等，2010）。随着疾病的进展，会出现癫痫和张力减退（Bugiani 等，2010）。与其他以星形胶质细胞功能障碍为特征的 LDs 相反，CACH 或 VWM 疾病通常存在 CNS 以外的其他器官和系统的受累（肝脾肿大、肾发育不全、胰腺受累，主要是卵巢发育不全），通常存在巨颅畸形和卵巢衰竭（Phelan 等，2008）。尽管儿童为典型受累群体，但越来越多的证据表明所有年龄段都可累及。临床上，从产前发病（van der Knaap 等，2006）到成人发病有四种类型。成人型特征在于，与儿童发病相比临床表现更多变，疾病过程更轻微，具有运动和行为症状、痴呆和癫痫发作。通常通过基因检测进行诊断，但 MRI 对于疾病诊断非常有帮助。这种疾病大多是致命的，没有有效的治疗方法。

（1）常规 MRI 表现：常规 MRI 显示从脑室周围区域开始逐渐向皮质下 WM 出现对称性和弥漫性 WM 损伤，伴随着时间进展出现融合的囊性变表现，直到 WM 软化为 CSF（van der Knaap 等，2006）。小脑萎缩多变。在成人型中，疾病的进展可能非常缓慢，并且仅在后期阶段才能真正观察到 WM 囊变和软化。尽管在已明确的疾病中 MRI 诊断很简单，但在早期诊断非常困难。van der Lei 等（2012a）提出了在早期通过常规 MRI 诊断疾病的一些线索。胼胝体内缘受累非常有助于疾病的早期诊断（van der Lei 等）。此外，即使在疾病早期，大脑常规 MRI 也不可能完全正常，可以发现被盖束的病变（van der Lei 等，2012a）。皮质和基底节通常不受影响（Rossi 和 Biancheri，2013）（要点 26-11）。

（2）功能 MRI 表现：MRS 缺乏特异性，表现为除乳酸和葡萄糖以外所有代谢物峰的减低。在 VWM 疾病中未观察到被认为是星形胶质细胞功能障碍标志的肌醇峰（Ding 等，2012）。在囊性 WM 中，所有代谢物可消失（Ratai 等，2012），但偶尔可见乳酸峰（Yang 和 Prabhu，2014）。即使在常规 MRI 中没有显示 WM 破坏，也可发现弥散受限（van der Lei 等，2012b）。上述表现通常是年轻患者的早期特征（van der Lei 等，2012b）（要点 26-12）。

要点 26-11　VWM 疾病的常规 MRI 特征

- 始于脑室周围的对称性和弥漫性 WM 高信号性并离心性进展。
- 在初始阶段，典型部位为累及胼胝体内缘。
- 中央被盖束异常。
- 不同程度的小脑萎缩。
- 后期，可见融合的囊性变和 WM 的稀疏。

要点 26-12　VWM 疾病的功能 MRI 特征

- MRS 表现为除乳酸和葡萄糖以外所有代谢物峰的减低；且无肌醇峰。
- 弥漫性 WM 脱髓鞘中水弥散受限。

◆ Canavan 病

Canavan 病或 CNS 的海绵状退化是一种由于天冬氨酸酶编码异常引起的快速进展性常染色体隐性疾病（Hoshino 和 Kubota，2014）。该酶负责 NAA 的分解代谢；因此，其缺陷导致 NAA 积累。该疾病的特征是所有体液中存在 NAA（Hoshino 和 Kubota，2014），典型的表现为 MRS 在 WM 中观察到 NAA 峰显著升高（Rossi 和 Biancheri，2013；Yang 和 Prabhu，2014）。尿 NAA 浓度检测有助于临床诊断（Hoshino 和 Kubota，2014）。在已有的几种致病假说中，最被认可的是 NAA 分解代谢功能障碍，表现为水泵异常，从而导致星形细胞水肿（Lanciotti 等，2013）。临床上，该疾病有三种形式：新生儿型、婴儿型和青少年型，其中婴儿型最常见。通常情况下，这是一种罕见的疾病，德系犹太人群所占比例非常高，并且少年型极为罕见。典型症状是张力减退和视觉-认知功能障碍、精神运动迟缓，其次是癫痫发作、不明原因发热、喂养困难、痉挛迅速发展至死亡。并且总是伴有巨颅畸形（Hoshino 和 Kubota，2014）。病理学上，可见海绵状变性和异常的星形细胞线粒体（Matalon 等，1988）。巨颅畸形和 MRS 结果高度提示该病的诊断。虽然该病的病因已经非常明确，但到目前为止还没有治愈这种疾病的方法。膳食补充剂、抗氧化剂和基因疗法正在研究中（Hoshino 和 Kubota，2014；Rodriguez，2013）。

（1）常规 MRI 特征：常规 MRI 显示皮质下 U 形纤维和小脑 WM 受累并向心性进展，晚期弥漫性累及深部 WM（Michel 和 Given，2006；Sreenivasan 和 Purushothaman，2013）。该病的特异性的表现为苍白球和丘脑累及，而不累及其他深部 GM 结构（Sreenivasan 和 Purushothaman，2013；Yang 和 Prabhu，2014）。偶尔可能累及脑干和齿状核（Yang 和 Prabhu，2014）（要点 26-13）。

（2）功能 MRI 特征：MRS 的 NAA 峰值明显增加（要点 26-14）。

要点 26-13　CANAVAN 病的常规 MRI 特征

• 对称和融合性 WM 高信号涉及脑和小脑的皮质下区域并向心性进展。

• 典型的苍白球受累，其他深部 GM 结构相对保留。

要点 26-14　CANAVAN 病的功能 MRI 特征

• MRS，通常会出现明显的 NAA 增加。

• 弥漫性 WM 脱髓鞘中水弥散受限。

◆ MLC 或 van der Knaap-Singhal 疾病

MLC 是一种非常罕见的 LD，其与两个基因的突变相关，MLC1 定位于 22 号染色体和 HEPACAM。已知几种突变，最常见的是常染色体隐性遗传。有趣的是，MLC1 是一种星形胶质细胞特异性蛋白，不存在于少突胶质细胞中。虽然它的功能和作用尚不清楚，但它似乎与 HEPACAM 交通蛋白一起通过在星形胶质细胞和血液或脑脊液之间的水和（或）离子传递来调节脑内稳态（van der Knaap 等，2012）。因此，MLC 是一种与离子和水调节异常有关的疾病（Lanciotti 等，2013）。然而，也有关于无 MLC1 突变的病例报道（van der Knaap 等，2010），通常 MRI 表现可随时间改变而改善或消失。临床上，有两种形式。经典的形式是在出生后的第一年内出现巨颅畸形，随后出现共济失调痉挛和认知能力下降。第二种形式是缓解形式，首发症状为巨颅畸形，为非常轻微的运动障碍并可完全缓解的过程，不合并精神恶化。通常这种形式与 HEPACAM 基因的常染色体显性突变有关（van der Knaap 等，2012）。在病理学上，这种疾病的标志是髓鞘空泡形成和神经胶质增生（vander Knaap 等，1996）。实验室和神经生理学测试通常是正常的。MRI 通常用于该病的诊断。关于疾病的治疗正在研究中（Perlman 和 Mar，2012）。

（1）常规 MRI 特征：常规 MRI 中，巨颅畸形呈现皮质下 WM 异常信号，伴有明显的肿胀和囊肿。囊肿通常是双侧的，随着时间推移逐渐增大，它们主要位于前颞叶，而在额叶中则较少。通常，中央 WM 区域相对保留，如胼胝体、内囊和脑干。萎缩是一个常见的特征，但从不累及 GM（van der Knaap 等，2012；Yang 和 Prabhu，2014）（要点 26-15）

（2）功能 MRI 表现：MRS 显示所有代谢物均显著减少，严重受损的 WM 中肌醇峰增加。在弥散加权图像中，表观扩散系数（ADC）图和扩散系数随着各向异性的减小而增加（van der Voorn 等，2006）（要点 26-16）。

> **要点 26-15　MLC 中的常规 MRI 特征**
> - 伴有皮质下弥漫性 WM 高信号的巨颅畸形，特征是水肿和双侧前颞叶囊肿。
> - 中央 WM 结构的相对保留，如胼胝体、内囊和脑干。
> - GM 从未受累。

> **要点 26-16　MLC 的功能 MRI 特征**
> - MRS 中，严重受损的 WM，除了肌醇峰增加外，所有代谢物的峰值都减低。

三、脱髓鞘疾病

脱髓鞘疾病是成人和儿童最常见的获得性中枢神经系统疾病，是由于髓鞘形成后发生髓鞘的损坏引起（Hatten，1991）。这种中枢神经系统疾病异类组可根据其发病机制进行分类（表26-1）。第一类包括原发性脱髓鞘疾病，这类脱髓鞘病因不明。然而，绝大多数认为可能与自身免疫发病机制有关。多发性硬化（MS）是最常见的原发性脱髓鞘疾病。近几十年来，对多发性硬化（MS）及其变异型的诊断、病理学特征、检测和治疗都取得了较大的进展。第二类包括由其他原因引起的疾病，这些病因包括过敏或免疫反应、感染、接种疫苗、营养或维生素缺乏、物理或化学制剂、药物治疗和血管等原因引起（Bester 等，2013）。但是，对于脑白质营养不良（LDs）而言，尽管将这些疾病分类是认识它们最基本的方法，但这些分类具有挑战性，因为它们发病机制存在着部分重叠，并且还在不断的更新（表26-1）。从病理学上来讲，它们通常被认为是仅有轴突的髓鞘受损引起，然而，最近的研究进展表明，它们除了有轴突的受损外还有灰质的受累。多发性硬化（MS）就是一个很好的例子。在 MS 中，最近发现了轴突和灰质均有损伤。在临床上，可以找到与中枢神经系统受累有关的症状，与脑白质营养不良（LDs）相比，其他器官或系统受累通常很少见。虽然诊断依然是根据临床症状，在过去几十年，磁共振成像（MRI）在鉴别诊断、检测进展和治疗反应方面发挥着至关重要的作用，并大大改善了对这些疾病的诊断检查，提高了我们对该疾病的认识。所以目前已将常规 MRI 纳入多发性硬化（MS）、视神经脊髓炎（NMO）、急性播散性脑脊髓炎（ADEM）、儿童多发性硬化（MS）的诊断标准中。此外，对于脑白质营养不良（LDs），功能 MRI 技术结合高场强和超高场强 MRI 可以揭示潜在的组织损伤病理基础，并且有助于鉴别诊断。例如，在 MS 中，在超高场强的 MRI 下，可以观察到脑白质病变中心静脉血管的位置。MS 中心静脉血管有助于多发性硬化和其他类似于多发性硬化疾病的鉴别。此外，更新的技术［如双回波反转恢复（DIR）和 T_1 加权相位敏感反转恢复（PSIR）］可以检测到皮质的病变。因此，在过去几年中，正在研究开发更新的定性和定量的 MRI 新技术和后处理软件，这将对该领域产生巨大影响（Ceccarelli 等，2012）。随着先进的诊断和研究工具的出现，在过去几十年中，也出现了各种各样的新疗法，尤其对于多发性硬化（MS）。在本节中，我们将描述经典和最常见的脱髓鞘疾病，MRI 特征性表现能够帮助我们对疾病进行特征性描述并且诊断。但本章暂不对脱髓鞘疾病作全面概述。

（一）原发性脱髓鞘疾病

1. 多发性硬化

多发性硬化（MS）是一种中枢神经系统慢性进行性致残疾病，主要发生于年轻人（20－40 岁），以女性多见（女性：男性＝ 3 ： 1）（Bove 和 Chitnis，2013；Compston，2008）。MS 的病因尚不清楚，虽然确切的机制仍然不确定，但其复杂的发病机制和病理生理学机制包括免疫系统的失调伴有炎症和轴索的损伤（Lassmann 等，2007；Wu 和 Alvarez，2001）。此外，基因，行为和环境因素也可对 MS 疾病的易感性和进展进行调节（Ascherio，2013；Sawcer 等，2014）。事实上，除了种群（Rosati，2001）和种族（Aguirre-Cruz 等，2011）外，MS 的发病率和患病率与所在地的纬度密切相关（Kingwell 等，2013；Simpson 等，2011）。从病理学上来讲，MS 的特点包括脑和脊髓局灶性脱髓鞘病变，伴有不同程度的炎症、胶质增生和神经元退变（Popescu 等，2013）。此外，新的证据表现，在疾病的早期存在脑膜和皮质的炎症（Popescu 等，2013）。在临床上，MS 通常以持续时间超过 24h 的包括视神经炎、脑干和脊髓症状的临床孤立综合征（CIS）发病（Brownlee 和 Miller，2014）。15% 的病例可出现多个病灶（Brownlee 和 Miller，2014）和在空间上多发。这些患者大多数在 MRI 已存在脑部病变。2 年内，80% 的 CIS 病人会发展成为 MS（Brownlee 和 Miller，2014）。转变为 MS 的风险因素已被广泛研究，其中发现一些因素，如年龄较小，发病时存在临床空间性，发病时出现认知障碍，等位基因 HLA-DRB1/1501 以及寡克隆带的存在。然而，向 MS 转变最大的风险因素是常规 MRI 发现异常（Brownlee 和 Miller，2014）。MS 形成后，最常见的疾病过程是复发缓解型 MS（RRMS），其发病特点是临床反复发作并缓解。每次复发都可自发或治疗后缓解，有时可留下临床后遗症（Compston，2008）。大约 60% 的患者会成为继发进展型 MS（SPMS），伴有严重或不可逆的残疾（Vukusic 和 Confavreux，2003）。10% 的患者从渐进性开始，主要累及脊髓，特征为发病后偏瘫缓慢进展且不改善（Rice 等，2013），又称为原发进展型 MS（PPMS）。与 RRMS 相比，PPMS 患者在性别比、发病年龄和中枢神经受累方面存在一定差异，逐渐进展为神经功能障碍（Antel 等，2012）。然而，有少数 MS 患者持续时间长且仅遗留轻微致残，故又称为良性 MS（Rovaris 等，2009）。45% ～ 60% 的 MS 患者出现认知障碍以及其他神经系统（如运动、

感觉、视觉和自主神经系统）症状（Amato 等，2010）。一些临床表现是 MS 特征性表现，如前核见型眼肌麻痹综合征（Lhermitte 征）和患者感觉在运动或热水浴后视力下降（Uhthoff 征）（Compston 和 Coles，2008）。目前，FDA 批准了多种药物用于 MS 的治疗，从免疫调节药物到免疫抑制药（Inglese 和 Petracca，2014）。主要用于治疗 RRMS 患者。目前没有针对 PPMS 的有效的治疗方法，仅有一种药物（米托蒽醌）用于治疗 SPMS。大剂量的皮质激素用于治疗 MS 急性复发的治疗。MS 的一线长期治疗是注射药物，如干扰素（β-1a 和 β-1b）和醋酸格拉替雷，但也有新口服药物，如芬戈莫德、特立氟胺和富马酸二甲酯。如果一线药物治疗失败，建议改用二线治疗药物。二线治疗药物有那他珠单抗、芬戈莫德或环磷酰胺。其他的方法正在研究中，如造血干细胞和间充质干细胞移植。通常用于 MS 患者，之后神经康复也会出现改善。MS 的诊断历来是通过临床症状诊断的（Poser 和 Brinar，2001），然而，在近几十年来，MRI 的运用已经彻底改变，并在 MS 的诊断中发挥至关重要的作用。对临床孤立综合征（CIS）的患者，已提出了 MRI 扫描协议（Filippi 等，2013；Simon 等，2006）。这些 MRI 扫描协议包括脑和脊髓的序列。对于怀疑 MS 或随访 MS 的患者，必要的 MRI 序列包括轴位 T_2WI、质子密度加权成像、平扫 T_1WI 和 T_1WI 增强扫描。矢状位 T_2FLAIR 也是必要的。脊髓 MRI 包括矢状位 T_2WI、STIR、矢状位 T_1WI、轴位 T_2WI、轴位 T_1WI 增强扫描和矢状位 T_1WI 增强扫描。以上所有序列层厚为 3mm。其他的可选序列，如双反转恢复序列（DIR）可用于显示皮质病变。一旦 MS 诊断后，随访常规 MRI 可用于检测疾病活动期（T_2WI 上出现活动性病变、黑洞和萎缩）并用于检测治疗效果。

（1）常规 MRI 表现：在常规 MRI 上，MS 特征性表现为脑深部白质和脊髓 T_2WI 上的局灶性异常高信号。基于 MS 显示脑白质病灶的形态

以及在时间和空间的分布，对早期的诊断标准已经进行多次修订。关于新的诊断标准总结如下（表 26-2）（Polman 等，2011）（要点 26-17）。

①脑白质局灶性 T_2WI 高信号病灶。MS 局灶性白质病灶在 T_2WI 和 FLAIR 序列上表现为明亮或高信号。典型的脑白质病灶的形态和分布有助于鉴别 MS 与其他脑白质病变。白质高信号病灶表现为局灶性、卵圆形或椭圆形，大小通常超过 5mm。最先受累的部位有：侧脑室旁、胼胝体表面、近皮质灰白质交界区、幕下脑组织区域以及脊髓（Filippi 等，2013；Geurts 等，2005）。它们多呈不对称分布（图 26-7）。

侧脑室旁病灶定义为病灶与侧脑室壁相贴的白质病变，而近皮质的病变定义为病变与皮质相贴并向深部脑白质延伸。幕下病灶主要是位于脑桥、小脑和小脑脚。运用超高场强的 MRI 扫描，MS 病变可显示出特征性病灶的中心静脉血管（Tallantyre 等，2011）（图 26-8）。典型的侧脑室旁病灶与胼胝体直接相邻并且与垂直于侧脑室的病灶，又称为 Dawson 手指征（图 26-9）。随着时间的推移，脑白质 T_2 高信号可以保持不变、消失或增大（Meier 等，2007）。一方面，与 T_2WI 相比，FLAIR 在检测侧脑室旁和皮质-近皮质病变优于 T_2WI，而另一方面，与 FLAIR

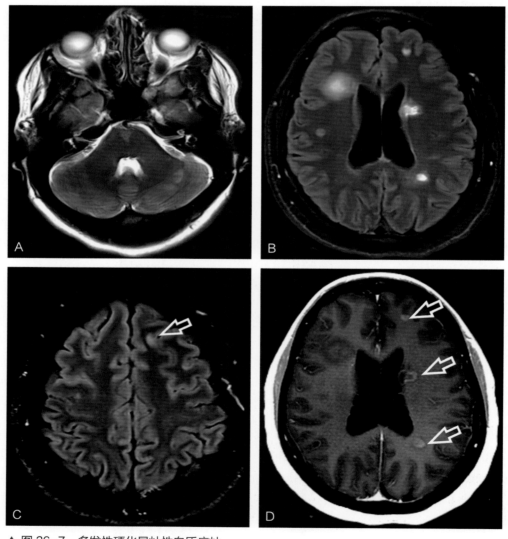

▲ 图 26-7　多发性硬化局灶性白质病灶
局灶性白质病变位于脑干和小脑（A），靠近胼胝体的侧脑室旁白质（B）、近皮质下白质（C）（箭）中可见，增强扫描后在双侧侧脑室旁可以看到不同强化模式的多发病灶（D）（箭）

相比，T₂WI 在检测颅后窝和脊髓的 MS 病变方面比 FLAIR 更敏感。脑白质 T₂WI 高信号不具有病理学特异性。尽管它们与临床测量结果的

相关性并不大，但它们对 MS 的转化具有很高的预测价值，已被用作 MS 临床试验中病灶处于活动期的替代指标。

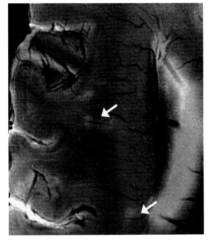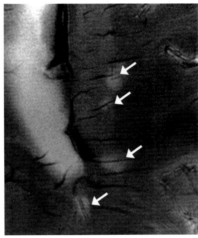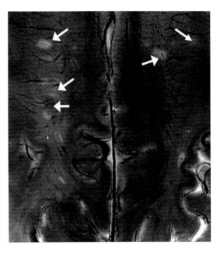

▲ 图 26-8 多发性硬化

7T 时 T₂* 加权序列图像，层面分辨率为 200μm×200μm。多个白质病灶表现为病灶中心静脉征（箭）

要点 26-17 MS 在常规 MRI 上的表现

- T₂WI 脑白质局灶性高信号，病灶的形态，大小和位置：卵圆形，超过 5mm，病变主要位于侧脑室旁、皮质下，幕下和脊髓。病理学不具有特异性。

- Dawson 手指征表现为侧脑室旁病灶与胼胝体直接相邻并且与垂直于侧脑室的病灶。

- Gd 增强病变提示炎症处于活动期，病变与 T₂WI 病变相对应。病变强化多不均匀。Gd 造影剂增强病灶强化通常持续 3 周。

- T₁WI 脑白质局灶性低信号可以短暂存在或持续存在。持续存在的 T₁WI 低信号又被称为"黑洞征"，预示着组织严重受损不可逆损伤。

- 所有的 MS 表型中，T₂WI 丘脑和基底节区表现为低信号，被认为是铁质沉积的标志。

- 在疾病进展期 T₁WI 上出现脑萎缩，主要表现为侧脑室扩大，血管周围间隙和脑沟扩大伴有脑实质体积的减少。在 MS 早期，需要更为复杂的脑体积测量方法来测量脑体积的减少。脑萎缩是 MS 进展期的特点之一，主要

是灰质萎缩为主。随着时间的推移，脑灰质的萎缩影响疾病的早期阶段和进展，与全脑萎缩和脑白质萎缩相比，脑灰质萎缩与临床状态有较好的相关性。

- 根据临床表型和临床致残性，脑灰质萎缩存在明显的区域分布，这可以解释 MS 患者不同的临床表现。

- 在疾病的早期阶段的所有 MS 表型中，双回波反转恢复（DIR）和 T₁ 加权相位敏感反转恢复（PSIR）可以更好地发现皮质病变，在疾病的进展期阶段更为常见且与脑灰质、认知障碍和致残有关，它们是由于皮质脱髓鞘引起。

- 脊髓病变：T₂WI 高信号多位于颈髓，累及范围通常不超过 2 个脊髓节段，在 STIR 序列上显示更好，增强扫描强化比脑内少见。

- 脊髓萎缩主要发生在颈髓。

- 脊髓病变和萎缩与致残呈明显相关，且脊髓的异常信号与脑内异常信号是独立存在的。

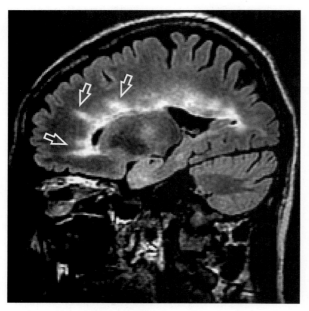

▲ 图 26-9　Dawson 手指征

复发缓解型 MS 患者，矢状位 T_2FLAIR 显示病灶与胼胝体直接相邻并且与侧脑室垂直，沿着髓质静脉走行分布（Dawson 手指，箭）

表 26-2　目前多发性硬化（MS）的 MRI 诊断标准

空间分布
以下 4 个 CNS 区域至少 2 个区域有 ≥ 1 个 T_2 病灶： • 侧脑室旁 • 近皮质处 • 幕下 • 脊髓
时间分布
在时间上满足以下条件之一： • 随访 MR 检查有新发 T_2 病灶和（或）Gd 造影剂增强病灶，不管与基线 MRI 扫描的间隔时间长短 • 所有 MR 检查同时存在无症状的 Gd 造影剂增强和非增强病灶的情况时

改编自 Polman, C.H. et al., *Ann. Neurol.*, 69, 292, 2011.

注释：在空间分布的诊断标准中不需要 Gd 造影剂增强病灶；若患者有脑干或脊髓综合征，其致病病灶不在 MS 病灶数统计之列

②脑 Gd 造影剂增强病灶。注入 Gd 造影剂后，T_2WI 高信号的病灶在 T_1WI 增强扫描后可出现强化或表现为明亮信号。通常 Gd 造影剂强化先于或伴随多发新的 T_2 高信号病灶，平均

可持续 3 周左右，病理机制为炎症引起血脑屏障破坏且反映 MS 病变处于急性期。强化方式可以为同心环、开环、肿瘤样和均匀或不均匀强化（Filippi 等，2013；Minneboo 等，2005；Rovira 等，1999）。环形强化模式预示着受损更严重（图 26-7）。Gd 增强扫描病灶在复发缓解型 MS 更为常见。

③病灶 T_1WI 低信号。T_2WI 脑白质高信号病灶在 T_1WI 上表现为黑或低信号。随着时间的推移，T_1WI 低信号因髓鞘再生可能短暂存在或保持不变和永久存在。后者被称为"黑洞征"，是组织严重受损不可逆损伤的标志（Sahraian 等，2010）。与病灶 T_2WI 高信号相比，"黑洞征"主要见于进展型病灶，其与临床措施存在较好的相关性。它们比 T_2WI 高信号在病理上更具有特异性，更多的反映神经元退变和胶质增生，其与临床措施存在较好的相关性（图 26-10）。

④T_2WI 低信号。与对照组相比，MS 患者在 T_2WI 上皮质下灰质结构（主要是丘脑和基底节区）表现为暗色或低信号（图 26-11）。在所有的 MS 表型中，深部灰质结构的 T_2WI 低信号已在疾病的最早阶段描述，它与临床治疗和疾病进展相关。T_2WI 低信号的病理基础推测可能与铁质沉积有关（Ceccarelliet 等，2009；Stankiewicz 等，2014）。

⑤皮质病变。虽然 T_2FLAIR 序列能够检测到大多数近皮质病变，在 MS 患者的标准 MRI 扫描协议中引入双回波反转恢复（DIR）[通过抑制脑脊液（CSF）和脑白质的信号]，使得能够检测到 MS 的皮质病变，这些病变在 T_2WI 上显示的效果并不好。皮质病变在 DIR 序列上表现为皮质明亮信号以及 T_1WI 表现为低信号。双回波反转恢复（DIR）和 T_1 加权相位敏感反转恢复（PSIR）的联合应用有助于区分是单纯的皮质病变还是灰质 - 白质混合病变，而仅使用 DIR 或 FLAIR 序列就难以区分这两种疾病（Neema 等，2012）。皮质的病变主要分为近皮质（Ⅰ型）、皮质内（Ⅱ型）以及软脑膜下（Ⅲ型），然而，到目前为止，MRI 仍难以对皮质的病变进行分类，其主要可显示的为软脑膜下皮质病

变。近期 MRI 研究表明，在疾病的早期，出现皮质病变存在于所有 MS 的表型中（Ceccarelli 等，2012；Neema 等，2012），在临床孤立综合征（CIS）患者出现皮质病变增加了其转化的风险，随着时间的推移会出现积累，与白质病变相比，出现皮质病变与临床状态更具相关性（Neema 等，2012）。它们表明皮质的脱髓鞘在

MS 患者中广泛存在，尽管其比白质脱髓鞘少见（图 26-12）。

⑥脑萎缩。全脑脑萎缩是 MS 的典型特征之一。在常规 MRI 上，脑萎缩可以表现轻微，也可非常明显，尤其是在疾病的进展期。与年龄匹配的健康对照组相比，如果在常规 MRI 上出现脑萎缩，主要表现为含脑脊液腔隙的扩大，

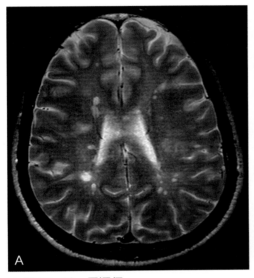
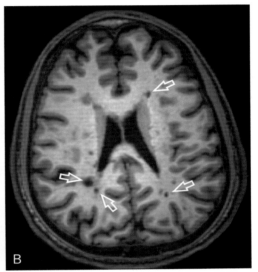

▲ 图 26-10　黑洞征

原发进展型 MS 患者，轴位 T₂WI（A）和 MPRAGE（B）分别显示脑内白质病变及相应区域出现"黑洞"

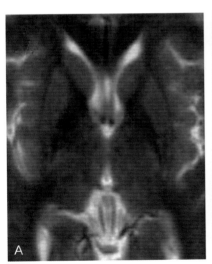
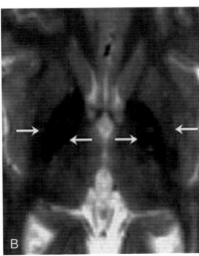
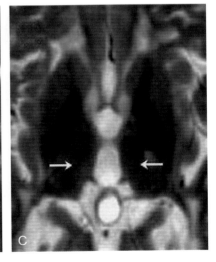

▲ 图 26-11　多发性硬化患者深部脑灰质结构 T₂WI 呈低信号

年龄匹配的健康对照受试者（A，51 岁女性）、良性 MS 患者（B，47 岁女性）和继发进展型 MS（C，43 岁男性）的轴位 T₂WI MRI 扫描。与健康对照受试者相比，T₂WI 可以看到 MS 患者深部灰质核团结构呈明显低信号，尤其是在双侧壳核和苍白球 [B（箭），C]。然而，注意到与其他两名受试者相比，继发进展型 MS 患者出现脑萎缩（脑室扩大和脑沟增宽）。此外，继发进展型 MS 患者 T₂WI 上双侧丘脑出现低信号（C. 箭）（经许可引自 Ceccarelli, A. et al., *Mult. Scler.*, 15, 678, 2009.）

包括脑沟、脑池、脑裂和脑室系统，伴有脑实质结构的减少（Neema 等，2012）（图 26-13）。除了视觉评估外，已经有几种方法可以评估轻微脑萎缩。特别是在疾病的早期，这些方法从测量侧脑室宽度（侧脑室和第三脑室）、尾状核的间距，矢状位上胼胝体的位置到更为复杂的后处理软件，如基于体素的形态测量（Bermel and Bakshi，2009；Ceccarelli 等，2012；Neema 等，2012）。通过在 T_1WI 上使用图像自动分隔技术，使得量化全脑萎缩以及皮质、白质萎缩和特定区域的萎缩成为可能。这些分析方法用于 MS 患者，尽管 MS 患者在疾病发作期同时存在皮质和白质的萎缩，但皮质萎缩是更好的神经元退变的敏感标志。在疾病的过程中，它萎缩开始的时间比白质早且与临床状态更具相关性，并且随着时间的积累其萎缩的程度比全脑和白质萎缩更加明显（Ceccarelli 等，2012；Neema 等，2012）。此外，根据 MS 表型（图 26-14）（Ceccarelli 等，2008）和临床状态（认知功能障碍和疲劳）（Ceccarelli 等，2012），脑灰质萎缩存在明显的区域分布，这已被证实可用于区分 MS 患者和对照组患者。脑灰质核团（丘脑和基底节区）萎缩可发生在疾病的早期，而在进展型病变主要表现为大量皮质萎缩（Ceccarelli 等，2008）。

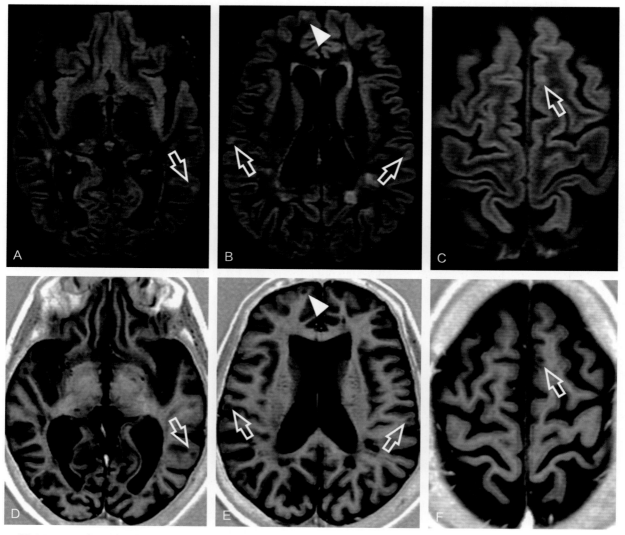

▲ 图 26-12　皮质灰质病变

原发进展型 MS 患者，轴位 DIR（A～C）和轴位 PSIR（D～F）显示皮质局灶性病变（箭）。箭所指为皮质灰质病变分类的信号变化。DIR 上隐匿的皮质病变（箭，B）在 PSIR 显示为近皮质的白质病变（箭，E）

⑦脊髓病变和萎缩。脊髓病变也是 MS 的典型特征之一。病变 T_2WI 高信号多位于颈髓，累及范围通常不超过 2 个脊髓节段，且与 MS 患者致残密切相关。病变通常位于外周且不超过脊髓横断面的 1/2，在 T_1WI 上通常很难观察到（Bot and Barkhof, 2009）（图 26-15）。在短时间反转恢复序列（STIR）和 T_1 加权相位敏感反转恢复序列（PSIR）上显示病变更加明显（Neema 等，2012）。Gd 造影剂增强扫描后病变强化较脑内病变发生率低，MS 患者存在脊髓萎缩且以累及颈髓为主（Bot and Barkhof, 2009）。尽管量化脊髓萎缩存在挑战性（Neema 等，2012），但在 MS

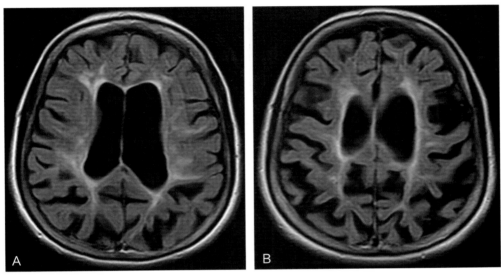

▲ 图 26-13　MS 患者伴有脑萎缩
病变持续 19 年，T_2FLAIR 显示多发异常高信号，伴有侧脑室和脑沟扩大，表明存在严重的脑萎缩

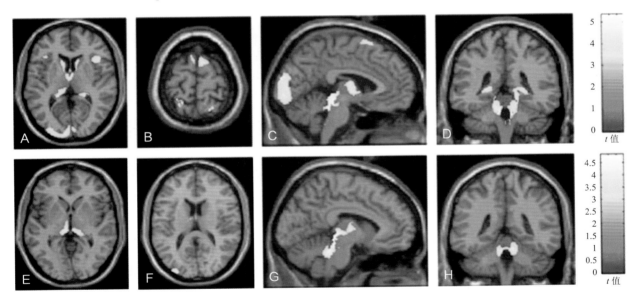

▲ 图 26-14　不同 MS 表型之间区域性灰质萎缩模式
对比不同 MS 表型的患者，基于高分辨 T_1WI 的统计参数图（SPM）显示灰质含量降低（$P < 0.001$，校正体素的多重比较）。A ～ D. 相比复发缓解型 MS（RRMS），在 SPM 上继发进展型 MS（SPMS）表现为灰质明显丢失：A. 双侧岛叶、双侧丘脑、双侧尾状核、双侧楔叶和左侧枕叶中回；B. 双侧中央后回和双侧额上回；C. 右侧上丘和下丘、右侧丘脑、右侧楔叶和右侧额上回；D. 双侧海马旁回和双侧小脑前叶；E ～ H. 与原发进展型 MS（PPMS）相比，在 SPM 上继发进展型 MS（SPMS）表现为灰质明显丢失：E. 双侧丘脑；F. 左侧丘脑和左侧枕叶中回；G. 左侧丘脑、左侧小脑前叶和左侧上丘、下丘；H. 双侧小脑前叶（经许可引自 Ceccarelli, A.et al, *Neuroimage*, 42, 315, 2008.）

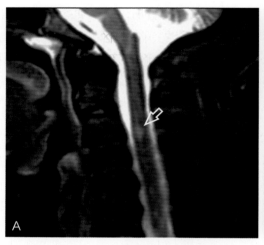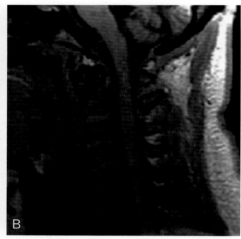

▲ 图 26-15　继发进展型 MS 患者颈髓病变

矢状位 STIR（A）和矢状位 T$_1$-MPRAGE（B）显示上颈髓内局灶性病变（箭）

患者中，它与致残密切相关且主要发生在疾病进展期。有趣的是，脊髓的异常信号与脑内异常信号是独立存在的（Neema 等，2012）。最近的一项研究表明，复发缓解型 MS（RRMS）患者存在脊髓灰质的萎缩，而无脊髓白质的萎缩，它在进展型 MS 中比复发缓解型 MS 更明显，相比脊髓白质或脑灰质的萎缩，脊髓灰质的萎缩对患者致残的可能性更大（Schlaeger 等，2014）。

（2）功能 MRI 表现：虽然常规 MRI 对 MS 的一般异常表现检测较为敏感，但其不能反映特异性的病理改变，也不能检测到正常脑组织内存在的隐匿性脑组织损伤。因此，高级的功能 MRI 技术，如弥散张量成像（DTI）、磁化传递成像（MTI）和磁共振波谱成像（MRS）能够检测到病变以及正常脑组织更多特异性的病理学损伤改变（Ceccarelli 等，2012）。一般来讲，这些高级的 MRI 技术已经可以证明，MS 的病理学损伤并不仅仅局限于常规 MRI 大体所见的病变，在所有 MS 表型中，也存在于正常的脑白质（NAWM）和正常的脑灰质内，这些改变从疾病的早期阶段就开始了，并且在进展期表现最为明显。有意思的是，在正常脑组织中的损伤可能先于病变的形成，它在黑洞形成后比病变活跃期和稳定期脑白质病变更为明显。此外，与常规 MRI 相比，它与临床指标有更好的

相关性，在不同的临床脑功能区，损伤的程度可能会有所不同。具体而言，在 MRS 中，NAA 峰作为轴突损伤的标志物，在病变的活动期和正常脑组织内下降；而乳酸峰（Lac 峰）代表能量代谢障碍；胆碱峰（Lac）和肌醇峰（MI）代表胶质增生；肌酸（Cr）代表脱髓鞘和髓鞘再生的细胞膜的转换标志；脂质峰（Lip）髓磷脂的崩解，这些在急性期病灶后大多数表现正常，提示有髓鞘再生和水肿的减轻。在慢性期病灶，NAA 峰明显下降，MI 峰明显增加（Neema 等，2012）（图 26-16）。

MTR 的减少和 DTI 指标的异常反映了髓鞘和轴突的损伤，这些指标的异常在每种 MS 表型中的最早阶段就开始发生改变，且与正常脑组织相比，损伤程度更为严重。DTI 和 MTR 的区域分析为深入研究脑组织中的隐匿性组织损伤以及与临床措施的相关性提供了进一步的见解，表明损伤的程度因脑区不同而异（Neema 等，2012；Raz 等，2010）（图 26-17）。此外，MTR 的恢复提示髓鞘的再生和修复（Neema 等，2012）。

如脑一样，脊髓的功能 MRI 分析也显示病变区域和正常的组织内出现异常信号，这些与临床状态有着不同程度的相关性（Ceccarelli 等，2012）。最近，对脊髓进行了区域性分析，显示了其检测临床相关信息的能力（Schlaeger 等，

2014；Toosy 等，2014）。

此外，对 MS 患者脊髓和脑的功能 MRI（包括脑网络和静息态研究）的研究显示，根据疾病所处的阶段和 MS 的表型不同，皮质重组也不尽相同，主要有适应性的作用，由经典任务相关网络内外的大脑区域的增加招募组成，用以抵消 MS 中弥漫性不可逆的脑组织损伤的功能影响（Filippi 和 Rocca，2013）（图 26-18）。

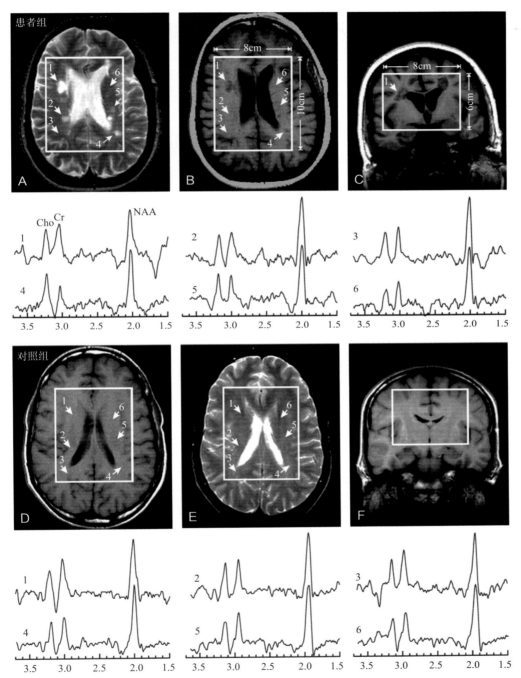

▲ 图 26-16　多发性硬化（MS）患者的磁共振波谱成像（MRS）

A.26 岁 MS 女性患者，轴位 T_2WI 图像（2500/90）；B. 轴位 T_1WI 图像（450/140）；C. 冠状位 T_1WI（450/140），MRS 感兴趣区已标记在图上。来自低信号（箭 1 和箭 4）和等信号（箭 2 和箭 5）的病变区域以及两个正常脑白质区域（箭 3 和箭 6），在图像下方显示谱线和化学位移的比例（百万分之一）；D～F. 来自相匹配的对照受试者相应部位的 MRS，箭编号所指的部位与图 A 至图 C 的区域大致一致，下面谱线代表代谢物的含量（经许可引自 He, J. et al., *Radiology*, 234, 211, 2005.）

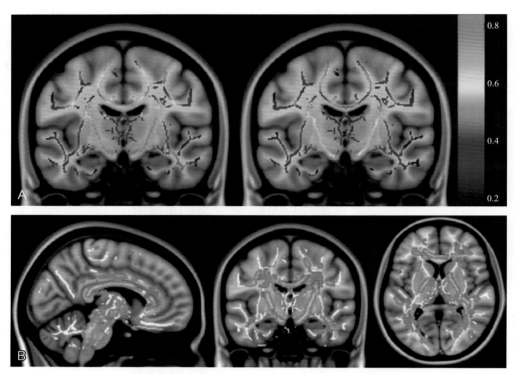

▲ 图 26-17　临床孤立综合征（CIS）的区域性 DTI 分析：与对照组比较

A. 脑冠状位上的 FA 值比色图，左侧显示为正常对照组 FA 平均值，而右侧是临床孤立综合征（CIS）患者的 FA 值，可以观察到患者组的 FA 值是大幅度减小的，尤其是在皮质脊髓束、胼胝体中，即使是在没有病变的脑白质区也是减少的；B.CIS 患者组（$n=34$）和健康对照组（$n=16$）的 FA 值的体素分析，与健康受试者组相比，患者的 FA 值减小（橙红色区），显示病变平均的模板（深蓝色）和平均模板骨架（浅蓝色）。如果与健康受试者相比，MS 患者全脑的白质纤维素区域 FA 值普遍双侧减小（经许可引自 Raz, E. et al., *Radiology*, 254, 227, Jan 2010.）

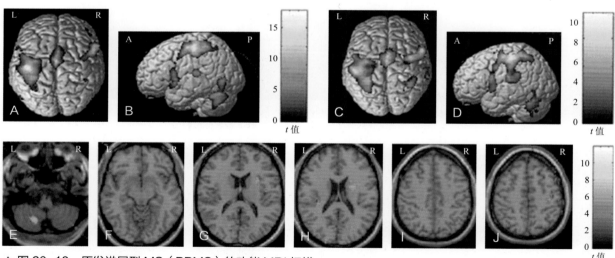

▲ 图 26-18　原发进展型 MS（PPMS）的功能 MRI 扫描

来自惯用右手的健康受试者（A、B）和原发进展型 MS 的患者（C、D）在执行简单运动任务期间对他们临床未受损和功能完全正常的右手进行皮质的激活（组内分析，单样本 t 检验，$P < 0.05$，运用多重比较进行校正）；底排（E ～ J）显示了组间差异（PPMS 患者激活区域高于对照组）（两样本 t 检验，$P < 0.001$）；图像符合神经学惯例，详见正文。L. 左；R. 右；A. 前；P. 后（经许可引自 Ceccarelli, A. et al., *Eur. J. Neurosci.*, 31, 1273, 2010.）

其他高级的 MRI 技术，多处于研究阶段，比如髓鞘水分数（MWF）（是髓鞘损伤的特异标记物），新的造影剂（Na 成像）（图 26-19），多模态成像联合组织病理学评估和新的后处理技术进一步提供了对潜在疾病发展过程的新见解，预计未来几年会有进一步发展（Ceccarelli 等，2012）（要点 26-18）。

2. 多发性硬化变异型

◆ 影像孤立综合征

影像孤立综合征（radiologically isolated syndrome，RIS）一词是由 Okuda 及其同事提出的术语，它是指在常规 MRI 上发现脑白质异常信号，根据病灶的位置、大小和形态高度提示 MS，但患者的相关神经学检查正常且没有 MS 的既往病史（Okuda 等，2009）。虽然先前的尸检研究已经显示神经无症状受试者的大脑 WM 中与病理学 MS 相关的偶发性病变的患病率为 0.7%（Granberg 等，2013），但是高场强和超高场强 MRI 的出现进一步促进了神经无症状受试者中脑 WM 病变的检测。所以，最近提出了针对这种新的复杂实体的 MRI 诊断标准（表 26-3）（Okuda 等，2009）且满足 MS 在空间分布上符合 Barhof 诊断标准（Barkhof 等，1997）。然而，毫无疑问，满足 Barkhof 标准有助于影像孤立综合征（RIS）的诊断，但这些标准不能特异性的区分脑内病变是由 MS 引起还是由 MS 以外的其他病变引起（Bourdette 和 Yadav 2012；Charil 等，2006；De Stefano 2013；Liu 等，2013；Miller 等，2008）。事实上，MRI 研究表明，由于一些原因引起脑白质 T_2WI 高信号，使这些病变表现上类似 MS 甚至符合 Barkhof 的标

要点 26-18　MS 在功能 MRI 上的表现

- 使用功能 MRI 技术，可以获得更多病理学特异性改变。

- 功能 MRI 技术可显示常规 MRI 可见大体白质病变之外的脑组织损伤。尽管与白质病变内的损伤相比，正常脑组织和脊髓中的损伤程度较小，但这些改变从疾病的早期阶段就开始了，并且随着时间的推移，在进展期表现最为明显。此外，在不同的临床脑功能区，损伤的程度可能会有所不同。

- 功能 MRI 研究表明，至少在 MS 的某些阶段，皮质的重组在限制脑和脊髓隐匿性组织损伤的临床影响中具有适应性。

- 新的功能 MRI 技术将进一步提高我们对 MS 病理机制的认识。

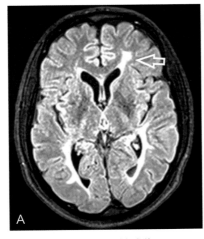
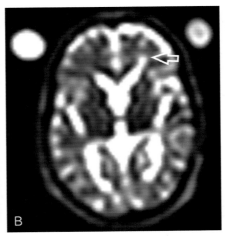
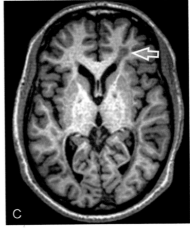

▲ 图 26-19　7T 下钠成像

从 MS 患者中选择大脑轴位 T_2FLAIR（A）、^{23}Na 成像（B）和 T_1WI（C）。将 2 个 4% 琼脂凝胶中具有不同 Na 浓度（100 和 50mM）的标准校准管植入视野内作为参考，并可进行钠浓度定量。可以看到侧脑室旁的病变出现高的 TSC 值，在 FLAIR 表现为高信号，在 T_1WI 上表现为低信号

准，这些原因有衰老、偏头痛（图 26-20）和血管损伤等（Liu 等，2013）。在这种情况下，在审查和重新考虑其他可能的鉴别诊断时，可以使用 Fazekas 标准，这样就可以区分 MS 病变和小血管病变，且能排除哪些病灶是"危险信号"（Fazekas 等，1998；Hachinski 等，1987；Charil 等,2011；Miller 等，2008）（表 26-4）。

目前，基于 Okuda 标准，影像孤立综合征（RIS）的特点总结如下。无临床症状的受试者首次做脑部 MRI 检查的原因有头痛（50%）、外伤、内分泌和精神疾病以及不太常见的原因，如癫痫、疼痛、耳鸣和医学随访检查（Granberg 等，2013）。然而，RIS 的患病率和发病率尚不清楚（Granberg 等，2013），目前还不清楚 RIS 是一个独立的实体还是亚临床期 MS（Bourdette 和 Simon，2009; De Stefano 和 Siva，2013；Lana-Peixoto，2012）。事实上，对于准确了解 RIS 受试者转变成 MS 的危险分层对理解该实体、改善临床决策以及是否需要给予治疗变得越来越重要。大约 30% 的 RIS 患者在 5 年内发展成为第 一 次 MS 临床事件（Okuda 等，2014；Siva 等，2009），有 66% 的患者在影像学上出现进展（Granberg 等，2013）。发展成为临床孤立综合征（CIS）的危险因素有颈髓病变、病变出现强化、

异常视觉诱发电位、年龄较小、男性、怀孕和存在 Sorcin 蛋白抗体（Sehitoğlu 等，2014），而 T_2WI 上病灶的数目，寡克隆带的存在和 IgG 指数是无法预测的（Lebrun 等，2009）。然而，在寻找 RIS 的生物学标志物时，另一项研究表明，

表 26-3　影像孤立综合征（RIS）的诊断标准

- 偶发中枢神经系统脑白质异常信号，且满足以下 MRI 标准：
  ①病灶呈卵圆形，界限清楚，信号均匀，伴或不伴胼胝体受累
  ②T_2WI 出现高信号病灶，直径＞ 3mm，且在空间分布上满足 Barkhof 标准（1997）（至少 4 项中的 3 项）
  ③脑白质异常信号不能用某一条血管损伤来解释
- 既往无相关的疾病史来解释这种无临床症状的神经功能障碍
- 脑白质异常信号不能用社会因素，职业因素，或其他脏器功能障碍来解释
- 脑白质异常不是由于直接生理影响（滥用药物，接触有毒物质）或医疗条件所致
- 排除那些高度提示脑白质疏松症或未累及胼胝体的广泛白质损害的病灶
- 影像学上的脑白质异常不能用其他疾病来更好地解释

引自 Okuda DT et al. Incidental MRI anomalies suggestive of multiple sclerosis: The radiologically isolated syndrome. *Neurology* 2009;72:800–805. Erratum in: *Neurology* 2009;72:1284.

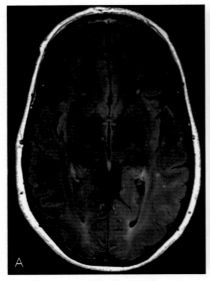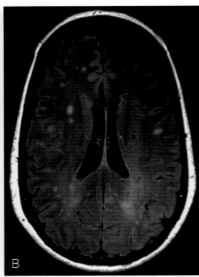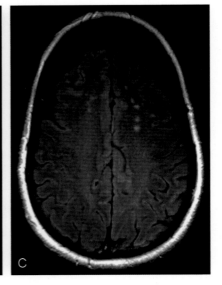

▲ 图 26-20　偏头痛患者的 MRI 表现
42 岁，女性，有偏头痛病史。MRI 显示多个白质高信号病灶，主要位于 FLAIR 序列的皮质下

14%的RIS患者出现异常视觉诱发电位，而44%的患者出现寡克隆带（Gabelić等，2013）。此外，最近的研究表明，患者有RIS的受试者与明确诊断的MS和CIS具有相同的认知特征，并且认知障碍是RIS转化为MS的恶化指标（Amato等，2012；Lebrun等，2010）。到目前为止，对RIS的治疗管理仍然存在很大争议（Brassat等，2012；Hutchinson，2012；Sellner等，2010；Spain和Bourdette，2011）。已经提出了三种可能的治疗选择：等待、随访和治疗（Granberg等，2013）。治疗RIS的依据是脑和脊髓同时存在病变（Weiner和Stankiewicz，2012）。

表26-4　非脱髓鞘脑白质病变的识别标准

- 病灶小于3mm
- 主要位于皮质下白质而离侧脑室较远的病灶
- 病灶位于侧脑室旁，但分布比较对称
- 病灶累及基底节区，而胼胝体、脊髓和U型纤维未受累

引自Fazekas, F. et al., *J. Neurol. Neurosurg. Psychiatry*, 64, S2, 1998；Hachinski, V.C. et al., *Arch. Neurol.*, 44, 21, 1987.

（1）常规MRI表现：脑白质T_2WI高信号具有典型MS的特征（包括形状、形态和位置，如主要沿着血管中心静脉分布）（Barkhof等，1997）。此外，影像孤立综合征与复发缓解型MS脑白质病变的体积、分布和脑萎缩表现相似（Amato等，2012；De Stefano等，2011）。皮质的病变也见于40%的影像孤立综合征（RIS）患者，主要见于额颞叶且在寡克隆带阳性，影像学进展及脊髓损伤的患者中更为常见（Giorgio等，2011）。

（2）功能MRI表现：除了在常规MRI上看到的大体损伤外，功能MRI，比如磁化传递率（MTR）和磁共振波谱成像（MRS）（NAA/Cr水平下降）已经表明，与临床孤立综合征（CIS）类似，在影像孤立综合征（RIS）患者的正常脑白质和正常灰质也存在亚显微组织损伤，但这种损伤比复发缓解型（RRMS）轻（De Stefano等，

2011；Stromillo等，2013）。

◆ 儿童多发性硬化

儿童多发性硬化（MS）是指18岁之前发病（Krupp等，2007；2013），约占所有MS病例的5%～10%（Banwell等，2007a,b）。虽然传统上认为它是一种罕见的疾病，但最近几十年中，随着临床、实验室检查和MRI诊断标准的发展，明显增加了对儿科疾病的检出，同时也对几种儿童疾病的鉴别提供了重要线索（Banwell等，2014）。儿童MS与成人MS一样病因不明，自身免疫病理生理和遗传环境风险相似（Banwell等，2007a,b，2014；Di Santo等，2011；Kennedy等，2006；van Pelt等，2013；Vargas-Lowy和Chitnis，2012）。然而，相比成人MS，儿童MS在种族特征、性别优势、临床发病过程和表现、MRI表现及治疗方面存在差异（Banwell，2014；Banwell等，2007c；Bigi和Banwell，2014；Callen等，2009；Chitnis等，2009；Suppiej和Cainelli 2014；Van Haren和Waubant，2013；Verhey等，2013a,b,c）。儿童MS在非裔美国人更为常见，而且病变具有侵袭性，而在性别方面，女性更为常见，典型的成人发病MS，仅能在青春期的患儿中观察到（年龄在12－17岁）（Banwell，2014；Chitnis等，2009；VargasLowy和Chitnis，2012）。在临床发病过程方面，儿童MS患者通常表现为复发缓解的过程，而进展的过程是非常罕见的，进展通常预示着合并其他儿童疾病，如脑白质营养不良（Banwell，2014）。此外，相比成人，儿童患者复发率更高，尽管患者年龄较小，但复发后恢复率较高，致残的时间较晚（Boiko等，2002；Gorman等，2009；Simone等，2002）。疾病的发作可以是多种也可以是单一的临床表现。多种临床表现更为常见，通常包括视神经炎、感觉异常、脑干症状和步态障碍（Banwell等，2014）。另一方面，儿童最常见的单一临床表现是视神经炎和横贯性脊髓炎，最终可发展成为多发性硬化（MS）和视神经脊髓炎（NMO）

（Banwell 等，2014）。此外，儿童 MS 患者较易发生认知退化，约30% 的儿童患者在发病的最初几年内出现一些缺陷，主要涉及语言、视觉运动整合技能、动作和处理事情的速度（Suppiji and Cainelli，2014）。疲劳和抑郁也是常见的（Suppiji and Cainelli，2014）。与成人发病的 MS 不同，急性播散性脑脊髓炎（ADEM）是一种可发展成为 MS 的儿童常见的脱髓鞘病变，主要发生于儿童期发展的 MS（年龄小于12岁），并且最近已被纳入儿童 MS 定义的新诊断标准中（Krupp 等，2013）（表 26-5）。与旧的标准相比（Krupp 等，2007），新的标准提出了几个新观点，比如将 ADEM 列为可能首次脱髓鞘事件（见后文）（儿童发病率高于青少年）以及引入 2010 年 MRI 修订的 McDonald 标准（Polman 等，2011）。尽管在 MRI 修订的 McDonald 标准基础上满足时间多发性和空间多发性极大的增加了儿童 MS 的诊断率，但仍需要制定适合儿童的特定标准（Polman 等，2011）。除此之外，常规 MRI 在诊断儿童 MS 也极其重要（Callen 等，2009；Krupp 等，2013）。与成人 MS 一样，儿童 MS 的治疗选择有一线治疗和二线治疗（可能的情况下），在研究中二线治疗药物有利妥昔单抗（Beres 等，2014）和那他珠单抗（Ghezzi 等，2013）。尽管儿童缺乏随机的临床试验，儿童 MS 的一线治疗药物包括干扰素和醋酸格拉替雷（van Haren and Waubant，2013），可以全剂量给药，也可根据患者的年龄和体重进行适当调整。

（1）常规 MRI 表现：几个研究已经报道了儿童 MS 的常规 MRI 主要特点，并将这些特点与成人 MS 的特点进行了比较（Banwell 等，2007c；Ghassemi 等，2014；Verhey 等，2010，2013b；Waubant 等，2009；Yeah 等，2009）。幕上脑白质 T_2WI 高信号最常位于枕叶和额叶的侧脑室旁白质及近皮质下白质。病灶的形态和体积与成人的差不多或比成人的更大（Ghassemi 等，2014；Waubant 等，2009；Yeah 等，2009），而对于幕下的病灶在 T_2WI 和 T_1WI 上较

表 26-5　国际儿童 MS 研究组修订了儿童 MS 和临床孤立综合征（CIS）的定义

儿童 MS 的定义为：
①两次或多次非脑病样 CNS 脱髓鞘临床事件，相隔至少 30 d，累及 CNS 一个以上部位
②只有一次临床事件但符合 2010 版 McDonald 标准的空间和时间多发性标准
③ ADEM 发病 3 个月后发生的非脑病样临床事件，伴符合 MS 的新病灶
④首次单一急性事件，不满足 ADEM 的诊断标准，而 MRI 表现符合 2010 版 McDonald 标准时间多发性和空间多发性（只适用于 ≥ 12 岁患者）
单次临床事件定义为：
①单一的或多样的临床神经事件，推测病因为炎性脱髓鞘疾病
②不能用发热来解释的脑病
③无中枢神经系统脱髓鞘疾病的既往临床病史
④排除其他病因
⑤不满足 2010 年修订版基于 MRI 的 MS 的 McDonald 诊断标准

改编自 Krupp，L.B. et al.，International Pediatric Multiple Sclerosis Study Group criteria for pediatric multiple sclerosis and immune-mediated central nervous system demyelinating disorders: Revision to the 2007 defnitions，*Mult. Scler.*，19，1261，2013.

成人 MS 病灶的体积更大和数量更多（Ghassemi 等，2014）。作为例外，年龄较小的儿童（儿童发病的 MS）病灶在 T_2WI 上可能较大，病灶边界不清，随着时间的推移可以短暂存在（Chabas 等，2008），这类似于 ADEM 的病变。22% 的儿童 MS 患者 Gd 增强扫描后会出现强化（Verhey 等，2013b）。另一方面，脊髓常规 MRI 的特点与成人 MS 表现类似（Verhey 等，2010）。儿童 MS 已提出标准化 MRI 扫描方案（Verhey 等，2013b），包括脑 T_2WI、T_1WI 和 T_1WI 增强扫描用于研究病变的特点以及 2010 版 McDonald 标准（Polman 等，2011）。可增加 DWI、光学成像和脊髓成像，用于与中风、视神经脊髓炎和脊髓炎鉴别诊断（要点 26-19）。

（2）功能 MRI 表现：尽管常规 MRI 在儿童 MS 的诊断中发挥关键作用，然而高级的 MRI 检查有助于患者隐匿性病变的脑损伤程度的分

要点 26-19　儿童 MS 在常规 MRI 上的表现

- 脱髓鞘病变主要位于额叶和枕叶侧脑室旁白质以及近皮质下白质。
- 儿童 MS 脱髓鞘病灶的形态和形状与成人 MS 类似，一些年轻患者除外，这些患者在 T_2WI 可出现明显高信号，边界不清楚，随着时间的推移可短暂存在。
- 约 22% 的儿童 MS 增强扫描可出现强化。
- 脊髓的病变与成人 MS 表现类似。
- 虽然儿童 MS 在幕上 T_2WI 和 T_1WI 病变的严重程度与成人 MS 表现类似，但在幕下儿童 MS 表现更为严重。

级。相比健康儿童，运用 MRS、MTR 和 DTI 研究分析表明，儿童 MS 患者正常脑白质和正常脊髓组织可出现弥漫性亚显微结构损伤（Absinta 等，2010；Bauer，1992；Bethune 等，2011；Mezzapesa 等，2004；Oguz 等，2009；Tortorella 等，2006；Verhey 等，2013c；Vishwas 等，2010）。另一方面，在这些病人中可以看到脑灰质选择性的损伤（Absinta 等，2011；Ceccarelli 等，2011；Kerbrat 等，2012；Mesaros 等，2008）。事实上，皮质和深部灰质的病变在儿童 MS 中非常少见，并且 T_2WI 低信号铁质沉积仅局限于尾状核的头部（Ceccarelli 等，2011）。尽管儿童 MS 患者全脑容量和大小会减小，但区域性的萎缩局限于丘脑（Kerbrat 等，2012；Mesaros 等，2008）。值得注意的是，总的来讲，认知障碍的儿童 MS 患者在正常脑白质和正常脑灰质比认知正常的患者有更高的亚显微结构损伤，即出现脑萎缩和扩散能力异常（Rocca 等，2014a；Till 等，2011）。认知功能和丘脑的体积成反比（Till 等，2011）。与成年人 MS 相比，使用 MTR 和基于 DTI 的空间追踪分析，在儿童时期有 MS 的成年人在正常脑白质和正常脑灰质中表现出更高的弥漫性损伤，然而未发现区域性的灰质萎缩

之间存在差异（Donohue 等，2014）。根据结构 MRI 研究，与成人 MS 相比，功能性 MRI 研究提供了儿童 MS 发病中脑功能完整性相对保留的证据（Rocca 等，2009，2010，2014b）。有趣的是，最近的研究显示，在认知障碍的儿童患者中脑后部的区域结构和功能选择性的损伤，通过保留额叶起于神经元的活性来进行弥补（Rocca 等，2014b）（要点 26-20）。

要点 26-20　儿童 MS 在功能 MRI 上的表现

- 功能 MRI 表明，除了大体可见的脱髓鞘病变外，儿童 MS 患者脑和脊髓正常脑白质内存在显微组织结构损伤。
- 与成人 MS 相比，脑结构和功能 MRI 显示儿童 MS 患者脑灰质相对较少受累。
- 有认知障碍的儿童有较高的脑损伤。

◆ Marburg 变异型

Marburg 变异型是一种罕见的疾病，通常表现为快速进展和复发，它被认为是一种致命性的 MS 变异型，多在 1 年内死亡。在临床上，它主要表现为病情迅速恶化，包括延髓症状、癫痫发作，并最终出现持续性昏迷和肢体麻痹。在病理学上，Marburg 变异型病灶主要表现为严重脱髓鞘、轴突损伤和坏死。一线治疗药物是大剂量的糖皮质类激素，而二线治疗是血浆置换和米托蒽醌（Rahmlow 和 Kantarci，2013）。

常规 MRI 表现：T_2WI 表现为大小不等的多灶性脑白质高信号病变，倾向于有占位效应和水肿。病变可位于深部脑白质的任何部位，也可位于脑干、脑皮质，无明显的中心静脉征。这些病灶在 T_1WI 也表现为典型低信号。增强扫描后可有强化（Simon 和 Kleinschmidt-DeMasters，2008）。

◆ 同心圆硬化（Balo 病）

同心圆硬化是一种罕见的疾病，通常快速进展，被认为是一种致命性的 MS 变异型。然而，

到目前为止，它与 MS 之间的关系仍不清楚。对于 MS，发病年龄多在 30 岁左右，女性比男性更常见（女性：男性＝ 2：1）。然而，同心圆硬化主要影响亚洲人群，临床症状主要表现为头痛、认知障碍和偏瘫；其临床过程呈单时相，与 MS 相比，具有不同的影像和病理学特点。MRI 的出现已经显著改善了该实体病变的预后。在病理学上，同心圆硬化的特点为脱髓鞘区和正常脑组织呈交替环排列，有中心静脉征。一线治疗代表药物为糖皮质激素，而二线治疗包括血浆置换。已经提出了在疾病满足 MS 空间多发性和时间多发性的诊断标准时，对同心圆硬化采取与 MS 同样的治疗方法（表 26-2）（Hardy 和 Miller，2014）。

（1）常规 MRI 表现：同心圆硬化病变在 MRI 有典型表现。脑白质的病变（通常是一个）脱髓鞘区和正髓鞘保留区呈板层样，形成同心圆样排列或不规则状条纹（图 26-21）。病变通常位于深部白质，不累及 U 形纤维，也可位于基底节区，脑桥，小脑，脊髓和视神经。在 T$_2$WI 上，同心圆硬化病灶呈高信号和等 / 低信号交替的环，可呈多种模式（像风暴，像马赛克，像玫瑰花状或像棒状）。在 T$_1$WI 上，病变表现为低信号和等信号的交替环。通常病变无占位效应，增强扫描可出现强化，尤其是在病变的外周部分。

（2）功能 MRI 表现：在 MRS 上，NAA/Cr 减少和 Cho/Cr 增加在病变的中心比内层环和最外层环更为明显。病灶中央的磁化传递率（MTR）减少也比病变的周围环明显。弥散受限表现为环形 DWI 高信号，典型的 ADC 值降低（图 26-21）。功能 MRI 异常逐渐形成，并向外发展（Chen 等，2014）。

◆ 肿瘤样脱髓鞘病变

肿瘤样脱髓鞘病变的特点是病灶较大（＞ 2cm），可以作为孤立的实体或在 MS 的基础上发生。在一些情况下，其较难与肿瘤性病变或脓肿相鉴别。在流行病学中，肿瘤样脱髓鞘疾病是非常罕见的实体，主要发生于 30 岁女性，并且一些临床表现（如局灶性神经系统体征、癫痫发作和失语症）在 MS 中并不常见。其病因和发病机制以及与 MS 的关系尚不清楚。预后也各不相同，可能是良性的，也可能演变为 MS 或 MS 的 Marburg 变异型。对于急性期病灶，一线治疗药物是糖皮质激素，二线治疗是血浆置换。如果符合 MS 的诊断，应开始治疗 MS（Hardy 和 Chataway，2013）。

（1）常规 MRI 表现：脑白质 T$_2$WI 高信号脱髓鞘病变，病灶超过 2cm，多位于额叶和顶叶，并可累及 U 形纤维。占位效应是常见的且增强扫描可出现强化。最常见的强化模式是开环状强化，环的不完整部分朝向灰质侧（Hardy 和 Chataway，2013）。病变其他典型的表现为 T$_2$WI 边缘低信号，DWI 外周弥散受限和小静脉强化（图 26-22）。

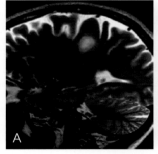
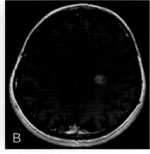
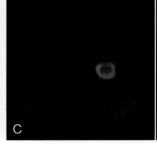
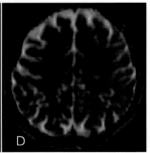

▲ 图 26-21　Balo 同心圆硬化

患者表现为右侧肢体偏瘫。MRI 矢状位 T$_2$WI（A）和轴位 T$_1$WI 增强（B）扫描显示脑白质孤立性病变呈同心圆样表现，病理上为脱髓鞘病变与保存完整的髓鞘相互交替的环。Balo 同心圆硬化特异性的征象为 DWI 环形高信号（C），相应区域 ADC 表现为低信号（D）（引自 This image first appeared online in the *American Journal of Neuroradiology*；Case of the Week from August 18, 2008.）

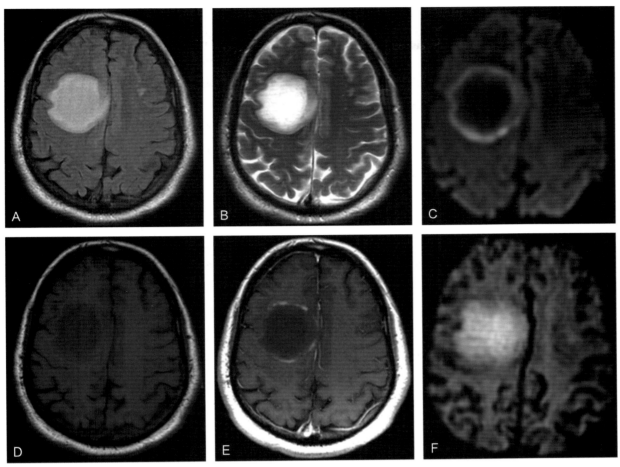

▲ 图 26-22　肿瘤样多发性硬化

FLAIR（A）、T_2WI（B）、DWI（C）、T_1WI（D）和增强后 T_1WI（E）和灌注成像（F）显示右侧额叶单一病变，具有占位效应，增强扫描后外周部分出现强化。有趣的是，灌注成像显示通过病变内部的静脉磁敏感性与通过脱髓鞘斑块内部的静脉一致

（2）功能 MRI 表现：ADC 轻度增加有助于病变与脑脓肿（通常弥散受限）进行鉴别，但不能与肿瘤进行鉴别。与肿瘤相比，PET-CT 显示病变的相对脑血容量（rCBV）低于肿瘤的（Hardy 和 Chataway，2013）。

◆ Schilder 变异型

Schilder 病是 MS 的一种变异型，极为罕见。在儿童和成人中均可发病。典型的症状为精神症状、进行性智力减退和颅内压增高。在病理学上，可看到胶质增生和髓鞘脱失。当病变呈对称性时，需要与 X- 连锁肾上腺脑白质营养不良鉴别（X-ALD）（Rovira Cañellas 等，2007）。其诊断标准由 Poster 提出（Poser 等，1992），旨在帮助 Schilder 病、MS 和 X- 连锁肾上腺脑白质

营养不良之间的鉴别。这些标准包括：①临床症状和体征通常对早期 MS 的过程不典型；②脑脊液（CSF）正常或不是典型 MS 表现；③脑白质双侧大面积髓鞘脱失；④无发热，病毒和支原体感染或出现神经症状前接种过疫苗；⑤ VLCFAs 血清浓度正常；⑥肾上腺功能正常。治疗为大剂量的糖皮质激素，预后差。

常规 MRI 表现：T_2WI 表现为一个或两个对称性病变，病变超过 2cm，增强扫描后出现强化，多位于半卵圆中心。开环强化具有特征性。

◆ NMO 和 NMO 谱系疾病

视神经脊髓炎（也称 Devic 病）是一种特发性，严重的中枢神经系统炎性脱髓鞘疾病，其特点为视神经和脊髓受累，可呈单时相

（10%～20%）或多时相（80%～90%）的发病过程（Wingerchuk 和 Weinshenker，2014）。过去曾认为其是 MS 的变异型，新的证据表明，与 MS 相比，NMO 的临床表现、生化指标、影像学特点和病理学特征更具独特性。临床上，表现为视神经炎和横贯性脊髓炎，症状包括疼痛、视力丧失、四肢瘫痪或截瘫，明确的感觉水平和膀胱功能障碍是 NMO 的特征性表现。视神经炎可以是单侧的，也可是双侧的，通常比 MS 的临床症状更为严重，并且预后不良（Levin 等，2013；Wingerchuk and Weinshenker，2014）。还可以观察到由于脑干受累而引起的症状，如呃逆、恶心和呼吸中枢严重损伤。NMO 在非高加索人群中更为常见，且多以女性多见（女性：男性＝9：1），其发病年龄比 MS 的发病年龄大（40 岁左右）（Asgari，2013）。NMO 也可见于儿童（Absoud 等，2014）和老年人（Quek 等，2012）。在各个年龄组中也均存在 NMO 变异型，使得对其患病率和发病率的研究变得困难（Marrie and Gryba，2013）。2004 年发现了 IgG 抗体靶向水通道蛋白（AQP4）与 NMO 相关，它集中分布于中枢神经系统毛细血管周边的星形胶质细胞足突或室管膜细胞，成为 NMO 高度特异和敏感的生物标志物（99%），并提出 NMO 可能为一种新型的自身免疫性通道病（Wingerchuk and Weinshenker，2014）。AQP4 抗体的出现极大地促进了 MS 与 NMO 之间的鉴别诊断，并进一步提高了对 NMO 谱系疾病特点的认识。NMO 谱系疾病包括复发性纵向延伸的长节段横贯性脊髓炎、亚洲视神经 - 脊髓型 MS 和复发孤立性视神经炎（Flanagan and Weinshenker，2014）。自身免疫性疾病的发病通常（如干燥综合征、红斑狼疮和重症肌无力）与 NMO 有关。对于 AQP4 抗体阳性的 NMO 谱系疾病，在疾病的早期也可出现认知障碍，这可能与皮质的神经元退变有关（Saji 等，2013）。基于 NMO-IgG 抗 AQP4 抗体的发现，NMO 的新的诊断标准已被详细阐述（敏感性 99% 和特异性 90%）。诊断标准需要满足复发性视神经炎和横贯性脊髓炎，并满足以下三种条件中的两种。

①脊髓 MRI 异常病变超过 3 个椎体节段以上。

②头颅 MRI 不符合 MS 的 Paty 诊断标准（Paty 等，1998）。

③血清 NMO-IgG 阳性。

然而，10%～30% 的 NMO 患者 AQP4 血清阴性，目前尚不清楚 AQP4 血清阳性和血清阴性是否在病理学上存在不同（Sato 等，2013）。因此，新的生物学标志物正在研究中。最近，已经表明独特的临床表现和 MRI 特征以及预后可用于区分 AQP4 抗体阳性的复发性 NMO 和抗 MOG 阳性的 NMO（Kitley 等，2014；Sato 等，2014）。实际上，血清阴性的 NMO 需要进一步的研究来定义。虽然，糖皮质激素可用于急性期病变的治疗，但对某些 MS 可能无效，甚至可能会加重 NMO（Bienia 和 Balabanov，2013）。虽然最近才开展 NMO 对照实验研究，除了过去使用的硫唑嘌呤外，目前正在探索几种治疗方案。新的一线治疗可分类为：①针对 B 细胞的靶向药，如利妥昔单抗；②靶向抗体药物，如 Aquaporumab；③针对 IL-6 信号通路的药物，如托珠单抗（Bienia 和 Balabanov，2013）。

（1）常规 MRI 表现：根据 2006 年 NMO 诊断标准中建议（Wingerchuk 等，2006），常规 MRI 对于 NMO 的诊断以及其与 MS 的鉴别诊断非常重要。对 NMO 的 MRI 扫描协议包括脑 MRI 和脊髓 MRI。

①脊髓 MRI。纵向延伸的长节段横贯性脊髓炎，在 T_2WI 上表现为高信号，病变超过 3 个椎体节段，通常位于颈髓和胸髓，除了白质受累，可累及脊髓中央的灰质，为 NMO 的特征性表现。与 MS 相比，胸髓水平比颈髓水平更易受累。轴位 T_2WI 上病变内高信号的斑点状病变，最近被定义为明亮斑点病变（BSLs）。结合纵向延伸的长节段横贯性脊髓炎，明亮斑点病变（BSLs）可区分 NMO 和 MS，敏感性为 88% 和特异性超过 97%（Tackley 等，2014；Yonezu 等，

2014）。病变强化是不常见的，即使是在急性复发期间。脊髓弥漫性萎缩也与脊髓病变有关（图26-23）。相应的病变在 T_1WI 上表现为低信号是 NMO 常见的表现，而在 MS 中少见。一些病变可以出现淡片状强化。

②脑 MRI。常规的 MRI 上可以呈正常表现。然而，可以看到 T_2WI 上非特异性高信号，甚至病变满足 MS 的 Barkhof 诊断标准，并且在疾病的晚期是常见的。最近的一项研究表明，NMO 患者伴随其他自身免疫性疾病的患者发现脑部异常的频率高于仅有 NMO 的患者。已经提出了用于区分 NMO 谱系疾病和 MS 病变的诊断标准（Matthews 等，2013），如少有侧脑室旁病变、下颞叶病变、Dawson 手指征以及 NMO 谱系疾病患者血清中出现 S 型 U 形纤维，这些均有助于鉴别 NMO 和 MS。在 NMO 中，T_2WI 高信号的病变更多位于幕下区域，尤其是 AQP4 富集的区域（如第三脑室旁、第四脑室旁、中脑导水管周围、下丘脑和极后区）。最近的一项研究表明，MS 和 NMO 病变在脑室周围白质中，

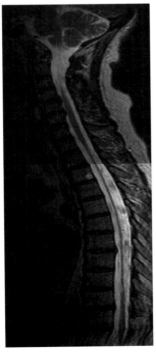

▲ 图 26-23　视神经脊髓炎
长期 NMO 患者，矢状位 T_2WI 表现为大部分胸髓出现广泛严重的脊髓萎缩

病变的边界和形状存在差异（Raz 等，2014）。此外，NMO 不显示中心静脉征，而中心静脉征是 MS 的典型表现（Sinnecker 等，2012）。尽管 AQP4 通道广泛分布于皮质（Papadopoulos and Verkman，2012），到目前为止，在尸检和 MRI 空间多发性的研究中，未发现皮质损伤和皮质脱髓鞘（Popescu 等，2010；Saji 等，2013；Calabrese 等，2012）。此外，在 T_2WI 上视神经增粗，表现为高信号，可出现强化（要点 26-21）。

> **要点 26-21　NMO 在常规 MRI 上的表现**
>
> - 通过分析脑 MRI 和脊髓 MRI 表现提高了 NMO 和 MS 之间的鉴别诊断。
> - 脑 MRI 可以表现正常或呈现非特异表现，有时像 MS 病灶一样。病变的分布（富含 AQP4 的区域）和形态有助于区分 MS 和 NMO。NMO 脑部病灶中无中心静脉征
> - NMO 中不存在皮质的损伤。
> - 视神经增粗，T_2WI 呈高信号，增强可有强化。
> - 脊髓表现为纵向长节段病变，T_2WI 呈高信号，T_1WI 呈低信号，多在颈髓和胸髓，是 NMO 较为特征性的表现。
> - 在轴位 T_2WI 上，病变的典型表现是非常高的斑点状异常信号，称为明亮斑点状病变（BSLs）。
> - 一些病变可以出现淡片状强化。
> - 脊髓萎缩比 MS 更严重。

（2）功能 MRI 表现：与 MS 相比，功能 MRI 显示 NMO 脑部和脊髓的病变损伤更为严重，而在脑和脊髓的正常白质中存在损伤，但不如 MS 的损伤严重（Tackley 等，2014）。在 DTI 上，最近几个研究表明，相比正常受试者，在 T_2WI 上病变之外出现广泛脑和脊髓的损伤（Kimura 等，2014；Klawiter 等，2012；Liu 等，2012；Pichiecchio 等，2012；Qian 等，2011；Rivero 等，2014；von Glehn 等，2014；Zhao 等，2012）。

在 MTR 上，已显示与对照组相比，NMO 脑灰质存在弥漫性损伤（Rocca 等，2004）。在 MRS 上，虽然在 NMO 患者脑和脊髓的正常脑白质和脑灰质未发现异常（de Seze 等，2010），但在 NMO 脊髓病变中已发现选择性的肌醇减低（它是星形细胞胶质功能障碍的标记物），提高了鉴别 NMO 和 MS 的能力（Ciccarelli 等，2013）。虽然 NMO 患者脊髓萎缩比 MS 更明显，但全脑萎缩在 NMO 中程度较轻，主要是由全脑白质萎缩引起（Chanson 等，2013）。使用先进的后处理技术，如基于体素的形态测定，相比对照组，可以发现 NMO 患者中存在区域性的脑白质和脑灰质萎缩，但通常没有 MS 患者中广泛（Duan 等，2012，2013；von Glehn 等，2014）。尽管区域性灰质萎缩累及 NMO 患者脑部的几个区域，如视觉皮质、额叶、颞叶、顶叶和岛叶皮质，但与 MS 患者相比，深部脑灰质受累相对少见（Duan 等，2012）。此外，在 NMO 中，区域性脑灰质萎缩的程度似乎与疾病持续的时间有关，而区域性脑白质萎缩的程度与认知障碍的严重程度有关（Blanc 等，2012）。光学相干断层扫描研究显示，视神经炎后引起的沃勒变性导致 NMO 患者视网膜神经纤维层厚度明显减少，病变比 MS 更严重（Naismith 等，2009）（要点 26-22）。

要点 26-22　NMO 在功能 MRI 上的表现

- 相比 MS，功能 MRI 上显示 NMO 患者脑部和脊髓的损伤更为严重。

- 在 NMO 中，在正常脑灰质和脑白质中普遍存在损伤，但损伤程度不如 MS 严重。

- 区域性的脑灰质和脑白质萎缩在 NMO 中很常见，但与 MS 相比，区域萎缩的分布模式不同。

- NMO 患者脊髓病变中 MI 选择性的减低，有助于 NMO 和 MS 进行鉴别。

- 与光学相干断层扫描显示，与 MS 相比，NMO 视神经受累与广泛的轴突损伤相关。

（二）继发性脱髓鞘病变

1. 过敏性 / 感染 / 疫苗接种 / 免疫性

◆ 急性播散性脑脊髓炎

急性播散性脑脊髓炎（acute disseminated encephalomyelitis，ADEM）是一种中枢神经系统炎症免疫介导的综合征，病程可呈急性或亚急性，常发生在儿童中（10 岁以下），通常在感染或接种疫苗后 4 周内发生（Krupp 等，2013）。ADEM 的修订诊断标准见要点 26-23（Krupp 等，2013）。儿童 ADEM 的临床表现为脑病（意识和行为的改变），通常不能通过感染或接种疫苗相关的前驱发热来解释，并有与中枢神经系统炎症相关的多灶性神经系统症状（Fernández Carbonell 和 Citnis，2013；Tenembaum，2013）。最常见的神经系统症状为急性横贯性脊髓炎、脑神经麻痹、急性小脑共济失调和视神经炎（Fernández Carbonell 和 Citnis，2013；Javed 和 Khan，2014；Tenembaum，2013）。在成人（平均年龄 33 岁）中，脑病是罕见的，而更常见的是局灶性神经症状（Javed 和 Khan，2014）。ADEM 病程多呈单相性（90%），因此中枢神经系统症状严重程度各不相同，且在 3 个月内可演变。多相发病过程也是可以的，其定义最近已被修订，间隔 3 个月以上发生两次 ADEM 事件，包括新的或恢复先前神经系统症状、体征和 MRI 结果。随着时间的推移，若发生第 3 次中枢神经系统炎性事件时，应考虑其他诊断的可能，如 MS 或 NMO（Krupp 等，2013）。实际上，如果随后的事件出现在 ADEM 发病后 3 个月，且满足空间多发性的诊断标准或 NMO-IgG 阳性，ADEM 可能分别代表儿童 MS 或 NMO 第一次脱髓鞘时间（Krupp 等，2013）。在病理学上，ADEM 特点为白质和灰质血管周围淋巴细胞和炎性细胞浸润，从而引起髓鞘脱失（Javed and Khan，2014）。ADEM 可通过临床症状、脑脊液检查（CSF）和 MRI 来进行诊断。CSF 蛋白和以淋巴细胞为主的细胞计数升高，而寡克隆带通常是罕见的（Dale 等，2000）。具体的治疗包括大剂量类固醇激素、血浆置换和静脉内免疫球蛋白治疗。预后通常好，但一些神经系统症状可能持续存在（Tenembaum，2014），如运动或视力受损的局部神经功能缺损，以及行为和神经认知缺陷。

（1）常规 MRI 表现：典型的 MRI 表现为皮质下白质、深部灰质（通常呈对称性且主要累及丘脑）和脊髓多发不对称斑片状异常信号，病灶边界不清（由于水肿），T_2WI 表现为高信号（Marin and Callen，2013；pp. 245–266；Rossi，2008）。近皮质、深部白质和幕下病变较为多见，而侧脑室旁白质、胼胝体和皮质受累少见。病变大小各异，从小病灶到肿块样病变，甚至会出现占位效应（Bester 等，2013）。T_1WI 低信号是罕见的，如果出现低信号则提示病变可能会向 MS 转化（Krupp 等，2013）。增强扫描后部分病灶可有强化（Tenebaum 等，2014），其形态无特异性（图 26-24）。如果病变无强化，则应怀疑 ADEM 可能。MRI 随访检查对 ADEM 的诊断至关重要。在单相 ADEM 中，37% ～ 75% 的患者 MRI 病灶完全消失，25% ～ 53% 的患者仍存在部分病灶（Bester 等，2013；Rossi，2008）（要点 26-23）。

> **要点 26-23　ADEM 诊断标准**
>
> 诊断需要满足以下几个条件。
> - 第一次发生的多灶性临床中枢神经系统事件，推定是炎症性脱髓鞘性原因。
> - 不能由发热解释的脑病症状。
> - 发病 3 个月或以上没有新的临床或 MRI 表现出现。
> - 急性期（3 个月内）头颅 MRI 异常。
> - 典型头颅 MRI 表现：①弥漫性、边界模糊、范围 1 ～ 2cm 的病灶，主要累及脑白质；②脑白质 T_1WI 信号病变少见。
> - 可能存在深部灰质区病变（丘脑和基底节区）
>
> 引　自 Krupp, L.B. et al., International Pediatric Multiple Sclerosis Study Group criteria for pediatric multiple sclerosis and immune-mediated central nervous system demyelinating disorders: Revision to the 2007 defnitions, *Mult. Scler.*, 19, 1261, 2013.

（2）功能 MRI 表现：在急性期，脑白质 T_2WI 高信号的特点是弥散受限，在亚急性期通常表现为扩散自由和 NAA/Cho 减低

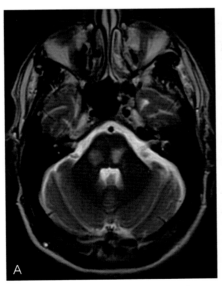
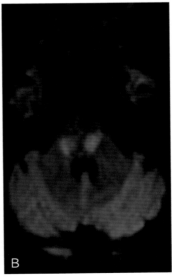
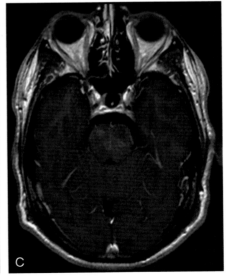

▲ 图 26-24　急性播散性脑脊髓炎
6 岁患者流感后 4 周出现头痛、发热。轴位 T_2WI（A）、DWI（B）和增强后 T_1WI（C）显示双侧脑桥高信号，为典型脱髓鞘病变。增强扫描后几个病灶出现强化

（Balasubramanya 等，2007）。随着急性期后 MRI 的表现正常，可以看到 NAA 峰增加（Rossi，2008）。在 ADEM 急性期的早期阶段，MI 峰的减低以及慢性期增加，可作为该实体的标志物，用于与 MS 的鉴别诊断（Ben Sira 等，2010）。到目前为止，与 MS 相比，功能 MRI 技术（如 DTI、MTR 和 MRS）在正常的脑组织区域未发现异常表现（Bester 等，2013；Inglese 等，2002）（要点 26-24）。

要点 26-24　ADEM 在功能 MRI 上的表现

- 在急性期，在脑白质 T_2WI 高信号的病变中可观察到扩散受到限制、NAA 峰和 MI/Cr 减低。
- 在随访 MRI 中，随着 T_2WI 高信号的消退，NAA 峰和 MI 峰增加，而扩散自由。
- T_2WI 白质高信号外，未发现隐匿性脑组织损伤。

ADEM 变异型。值得注意的是，几种 ADEM 的变异型已被描述。最常见的是急性出血型脑白质病变（acute hemorrhagic leukencephalopathy，AHL），也被称为 AHEM 或急性坏死性出血性脑炎（acute necrotizing hemorrhagic leukoencephalitis，ANHLE）。与 ADEM 的发病和表现类似，但比 ADEM 更严重及在 MRI 表现更差，由于小血管的破坏，在病理学上表现为病灶较大、弥散受限、伴有占位效应、水肿和出血。需要使用大剂量的类固醇激素、血浆置换和免疫抑制药进行快速干预（Javed 和 Khan，2014）。

◆ 进行性多灶性脑白质病

进行性多灶性脑白质病（progressive multifocal leukoencephalopathy，PML）是一种获得性慢性进展的脱髓鞘病变。其病原体多为乳头多瘤空泡病毒（JCV）引起（Bellizzi 等，2013；Berger 2014）。主要见于自身免疫功能低下的患者，如人类免疫缺陷冰毒（HIV）或免疫抑制药后的患者（Major，2010）。尽管 PML 被认为是一种罕见病，但由于它代表用那他珠单抗（Tysabri®，Biogen-Idec Inc，Cambridge，MA）[一种针对 $\alpha_4\beta_1$ 和 $\alpha_4\beta_7$ 整联蛋白的单克隆抗体（Kleinschmidt-DeMasters 和 Tyler，2005）] 治疗最严重的不良事件，因此引起了关注。用那他珠单抗治疗 MS 患者发生 PML 的危险因素是：①抗 JCV 血清抗体阳性；②事先使用免疫抑制药；③治疗延长（超过 2 年）（Baldwin 和 Hogg，2013）。基于这些危险因素，在使用那他珠单抗治疗且治疗持续时间超过 2 年的患者中，事先使用免疫抑制药的 MS 患者 PML 的发病率为 11.6/1000，而未事先使用免疫抑制药的患者发病率为 4.6/1000（Tur 和 Montalban，2014）。在病理学上，PML 的主要特点是广泛的白质脱髓鞘，其主要特点是少突胶质细胞、星形细胞和巨噬细胞反应性增大（Gheuens 等，2013）。新的证据表明，PML 也可在灰质感染神经元引起脱髓鞘病变（Gheuens 等，2013）。临床表现主要取决于病变的部位，可有行为异常、认知障碍（48%）、运动障碍（37%）和语言（31%）障碍以及视觉缺损（26%）和癫痫发作。在过去，诊断主要依靠病理，但如今，PML 的诊断主要依赖于临床征象，同时通过 PCR 检测脑脊液中 JCV 病毒（病毒学确诊）或通过脑组织活检（组织活检确诊）和 MRI 特征性的表现进行诊断（Berger 等，2013；Yoursy 等，2012）。如果缺少 MRI 关键特征或脑脊液 JCV 检测，则可能诊断为 PML。但诊断可能为 PML 的患者应该像明确诊断为 PML 的患者一样进行治疗（Berget 等，2013）。MRI 在 PML 的诊断中至关重要，并对无症状 PML 的诊断提出了挑战（Wattjes 等，2014）。对于无症状 PML 的提示是脑脊液 JCV 检测支持 PML 且脑内出现小的新发病灶（Berger，2013）。对于无症状的 PML 以及其进一步的诊断和共识指南，有必要建立新的诊断标准（Wattjes 等，2014）。尽管与那他珠单抗相关的 PML 的预后比 HIV 相关的 PML 好，但对 PML 目前尚无可靠的治疗方法。到目前为止，与那他珠单抗相关的 PML 的治疗方式是通过停用那他珠单抗和血浆置换/免疫吸附（Baldwin 和 Hogg，2013；Berger，2014）。虽然，这种治疗方法显著增加了患者存活率，但它可能会导致免疫重建炎症综合征（immune reconstitution inflammatory syndrome，IRIS）（与细胞免疫的突然重建有关）（Tan 等，2011）。与那他珠单抗相关的 IRIS 被定义为 MRI 上炎症出现变化后突然中断那他珠单抗后引起的神经功能的恶化（Tan 等，2011，Neurology）。虽然尚未有对照性研究，但静脉注射甲泼尼龙是治疗 PML 相关的 IRIS 的常用方法。

（1）常规 MRI 表现：常规 MRI 很难区分 MS 和 PML。然而，一些 MRI 特征可以帮助区分两者（Yoursy 等，2012）。PML 的脑白质病变通常是新的脱髓鞘病变，主要是单灶、皮质下和近皮质（有时可延伸至皮质），主要累及额叶和枕叶区域（Yousry 等，2012）。在那他珠单抗相关的 PML 中 Dawson 手指征并不常见。与那他珠单抗相关的 PML 中，可能存在孤立的或相关的基底节区、外囊和颅后窝结构的受累（Tortorella 等，2013）。脑白质病变通常在 T_2WI 上表现为高信号，T_1WI 表现为低信号。此外，与 AIDS 相关的 PML 相比，30%~40% 的那他珠单抗相关的 PML 患者在诊断时在 MRI 上出现强化病灶（Berger 等，2013；Yoursy 等，2012）。病变通常无占位效应。随着疾病的进展，病灶可呈多灶性、弥漫性和相互融合。值得注意的是，在与那他珠单抗相关的 PML 中，FLAIR 序列对脑白质病变更为敏感，即使是在颅后窝的病变（Berger 等，2013；Yoursy 等，2012）。灰质病变也可能存在并且与癫痫发作密切相关（Khoury 等，2014）。在 T_1WI 上病灶表现为高信号与发展成为 IRIS 密切相关。一旦发生临床复发，即进行常规 MRI 随访检查，可根据以上提到的特征性的影像学表现来区分 MS 和 PML（图 26-25 和要点 26-25）。

要点 26-25　PML 在常规 MRI 上的表现

新的脑白质病灶：

- 病灶在 T_2WI 和 FLAIR 表现为高信号，在 T_1WI 上表现为低信号。
- 病灶通常超过 3mm，随着疾病的进展可出现融合。
- 随着疾病的进展，单灶、双侧和非对称性病变可变成多灶性病变。
- 主要位于额叶或枕叶的皮质下或近皮质处。
- Dawson 手指征象不常见。
- 可出现强化，但占位效应少见。

新的脑灰质病灶：

- 最常位于皮质或基底节区。
- 在 T_1WI 上病灶表现为高信号，与发展为 IRIS 和出现癫痫密切相关。

（2）功能 MRI 表现：到目前为止，功能 MRI 特点在于在那他珠单抗相关的 PML 中作用有限。DWI 由于病灶弥散受限，病灶外周表现为高信号（Yoursy 等，2012）。这一外周高信号与急性感染相关（da Pozzo 等，2006）。DWI 中心低信号与疾病的进展和病程长密切相关（Cosottin 等，2008）。因此，旧病灶在 ADC 图上表现为高信号（Bergui 等，2004）。MTR 有助于进一步鉴别 MS 和 PML。与 MS 患者相比，在 PML 患者中，正常脑白质 MTR 显示更高，而灰质病变的 MTR 较低且随着时间的推移趋于稳定，表明 PML 有更多局灶性病理改变（Boster 等，2009）。运用 MRS 研究发现，与没有 IRIS 的 PML 患者相比，发现有 IRIS 的 PML 患者脑部病变代谢特征存在异常。PML-IRIS 患者中病变 NAA 峰下降，Cho/Cr、MI/Cr、Lip1/Cr 和 Lip2/Cr 增加。虽然 PML 病变中 Lip1/Cr 和病灶强化示 IRIS 的诊断指标，但随着时间的推移，PML-IRIS 患者病变中的 MI/Cr 仍然升高。然而，需要进行进一步功能 MRI 的研究（要点 26-26）。

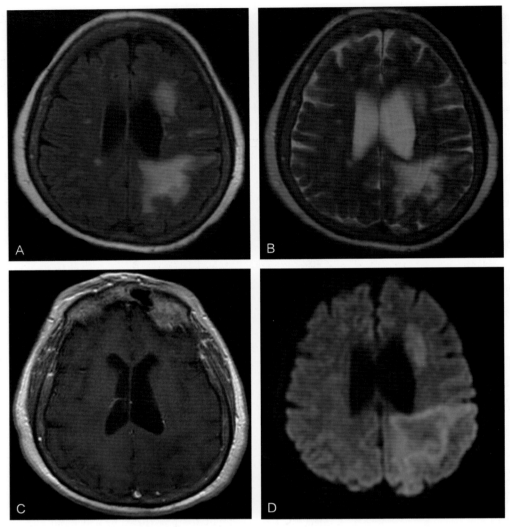

▲ 图 26-25　那他珠单抗相关的 PML 患者

PML 典型的影像学表现：FLAIR（A）、T_2WI（B）和 T_1WI 增强扫描分别显示病灶呈高信号和低信号。PML 的另外一个特点是病灶无占位效应（A ～ C）和病变外周呈高信号（D）。PML 病灶是典型 MS 多个病灶重叠在一起（FLAIR 和 T_2WI 上可见），这个时候应想到与那他珠单抗相关的 PML 的可能

要点 26-26　PML 在功能 MRI 上的表现

- 弥散受限和病变外周高信号。
- PML 中病变 MTR 随着时间推移变低且趋于稳定。
- MRS 可用于 PML 有无 IRIS 之间的鉴别诊断。

◆ 莱姆病（神经莱姆疏螺旋体病）

　　莱姆病是一种多系统炎症感染性疾病，主要是由蜱传播的伯氏疏螺旋体引起的。它在世界范围内广泛分布，是美国最常见的媒介传播疾病。约 15% 的患者会出现神经系统症状（Hildenbrand 等，2009）。有时感染后有很长的潜伏期，之后才出现神经系统的症状。确切的发病机制尚不清楚，可能的机制为血管炎、细胞毒性、神经毒性介质释放或通过分子介导的自身免疫性疾病（Hildenbrand 等，2009）。临床主要特点是游走性红斑和神经三联征，即脑膜炎（或脑膜脑炎）、神经根炎和脑神经炎（常见面神经麻痹，少有视神经炎），脊髓受累很少见。

诊断主要依据临床表现、血液检查、脑脊液检查、MRI 表现以及对抗生素的反应。治疗主要是运用抗生素，治疗后临床恢复快。

（1）常规 MRI 表现：脑 MRI 可以表现正常，但 T₂FLAIR 序列中常见脑白质病灶表现为高信号，这些病灶与 MS 类似，主要见于侧脑室周围和深部白质。一些病灶注射造影剂后可出现强化（Foerster 等，2007）。脑神经强化是常见的（图 26-26）。脊髓受累罕见。一旦受累，可发现髓内多发、弥漫的 T₂WI 异常信号，增强扫描后神经根可出现强化（Hattingen 等，2004）。

（2）功能 MRI 表现：与 MS 不同，使用 MTR 和 DTI，在莱姆病的患者中，正常脑白质和正常脑灰质以及脊髓汇总未发现隐匿性的组织损伤（Agosta 等，2006）。

◆ Susac 综合征

Susac 综合征是一种累及脑、视网膜和内耳（主要是耳蜗和半规管）的微血管病变，从而引起脑病、视网膜分支动脉闭塞（BRAOs）和非对称性神经感觉听力丧失（García-Carrasco 等，2014；Susac，1994）。它发现于 1979 年（Susac 等，1979），其患病率和发病率尚不清楚（Dörr 等，2013）。在 40 岁左右的年轻女性中更为常见（女性：男性＝3∶1），其发病没有种族差异（García-Carrasco 等，2014）。发病机制尚不清楚，但它被认为是一种自身免疫性微血管病（García-Carrasco 等，2014）。已经在 Susac 综合征患者血清内发现抗体和抗血管内皮细胞抗体（Jarius 等，2009）。它可成多相性、复发或慢性（García-Carrasco 等，2014）。通常具有自限性且需要长期监测。大剂量的糖皮质激素是首选治疗方法，其次是免疫抑制药治疗，如静脉内注射免疫球蛋白或血浆置换（García-Carrasco 等，2014）。其诊断依据典型的临床症状、视网膜分支动脉闭塞荧光血管造影记录、脑部 MRI 特征性表现。尽管临床症状非常具有特征性，但这些症状可以分开发生，因此 MRI 对于鉴别 Susac 综合征与 MS 和 ADEM 非常的重要。

（1）常规 MRI 表现：脑白质类圆形异常信号，胼胝体最先受累，这是 Susac 综合征特征性表现，这些病灶在 T₂WI 呈高信号，但在 FLAIR 序列上显示更佳。这些病变被称为"雪球征"，在 T₁WI 表现为胼胝体中央的"空洞征"（García-Carrasco 等，2014；Rennebohm 等，2010；Susac 等，2003）。胼胝体中央的"空洞征"是 Susac 综合征特征性的影像学表现，有助于其

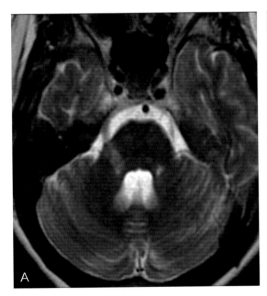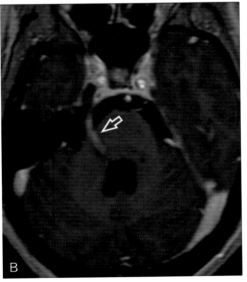

▲ 图 26-26　莱姆病

莱姆病患者出现三叉神经病变。MRI 增强扫描后显示右侧三叉神经脑桥和脑池段出现强化（箭），随后发现患者有莱姆病（通过血清学检测证实）

与 MS 和 ADEM 区分。在胼胝体中，由于胼胝体萎缩和微梗死后形成的结构称为"轮辐征"。当内囊后肢发生多个微梗死后，形态被称为"珍珠链"样改变（García-Carrasco 等，2014；Rennebohm 等，2010；Susac 等，2003）。在常规 MRI 上高达 70% 病例出现深部灰质核团和皮质受累。在 ADEM 中，尽管深部灰质可受累，但皮质受累少见。多达 30% 的患者可出现软脑膜强化，主要累及小脑，但这在 MS 或 ADEM 中很少看到（García-Carrasco 等，2014；Rennebohm 等，2010；Susac 等，2003）。增强扫描也可看到胼胝体白质病变出现强化（García-Carrasco 等，2014；Rennebohm 等，2010；Susac 等，2003）。（要点 26-27）

> **要点 26-27　Susac 综合征在常规 MRI 上的表现**
>
> - FLAIR 上可看到胼胝体多发高信号病灶，表现为"雪球征"，这些病变有时可出现强化。
> - T_1WI 上胼胝体相应部位的病变表现为低信号，呈"空洞征"。
> - T_1WI 低信号的线条样病变，也称为"轮辐征"。
> - T_2WI 上多发高信号和内囊呈"串珠样"改变。
> - 小脑软脑膜可出现强化。
> - 常规 MRI 上多达 70% 病例出现皮质和深部灰质核团受累。
> - 可见胼胝体萎缩。

（2）功能 MRI 表现：弥散成像研究发现，脑白质高信号的病变 ADC 降低，内囊呈串珠样改变，胼胝体膝部和压部出现多发病灶。DTI 显示胼胝体隐匿性微结构的损伤，主要在胼胝体膝部（García-Carrasco 等，2014；Kleffner 等，2010）。虽然，胼胝体膝部微结构的损伤被认为是 Susac 综合征特征性的表现，但其他部位也可出现微结构的损伤，如脑干和前额叶区域

（Kleffner 等，2010）。在 7T MRI 扫描成像中发现，Susac 综合征和 MS 病灶形态间存在差异。与 MS 相反，Susac 综合征的脑白质病变无中心静脉征出现（Wuerfel 等，2012）（要点 26-28）。

> **要点 26-28　Susac 综合征在功能 MRI 上的表现**
>
> - 脑白质"雪球征"病灶 DWI 表现为高信号，"串珠样"病灶 ADC 值减低。
> - 胼胝体膝部隐匿性微结构损伤，FA 值减低。
> - 脑白质病变不出现中心静脉征。

2. 血管性病变

◆ 常染色体显性遗传病合并皮质下梗死和白质脑病（CADASIL）

常染色体显性遗传病合并皮质下梗死和白质脑病（cerebral autosomal dominant arteriopathy with subcortical infarcts and leukoencephalopathy，CADASIL）是由于 19 号染色体 Notch3 基因突变引起的遗传性疾病（Joutel 等，1996）。CADASIL 常见于中年患者，临床症状有偏头痛、短暂性脑缺血发作、卒中、精神疾病和认知障碍（Federico 等，2012）。它是一种进行性疾病，患者多在 60 岁左右死亡（Chabriat 等，1995）。确切的发病机制仍然不是很清楚（Chabriat 等，2009）。在病理上主要表现为血管平滑肌中层细胞嗜锇颗粒沉积，从而引起缺血性脑损伤。目前为止，尚无针对 CADSIL 的治疗方法。需要开展针对 CADASIL 的药物和认知干预的治疗研究（Andrè，2010）。近期，针对 Notch3 信号通路的治疗尚在研究中（Andersson 和 Lendahl，2014）。

（1）常规 MRI 表现：常规 MRI 对 CADASIL 的诊断非常重要（Ryan 等，2014）。常规 MRI 几个特征性表现有助于 CADASIL 的诊断。首先，T_2WI 脑白质存在高信号，可以是侧脑室旁多个病灶或大的融合病灶，但最常累及的部位为颞叶、额叶、岛叶皮质下白质和内囊（Skehan

等，1995；Yousry 等，1999）。可看到基底节区和丘脑病变（Chabriat 等，2009）。最近研究表明，CADASIL 在 T_2WI 上颞极白质出现高信号，可用血管周围间隙扩大和髓鞘的变性来解释（Yamamoto 等，2009）。这些皮质下腔隙性病灶，是圆形病变的线性组，在所有序列上可看到信号强度与脑脊液的信号强度一致。脑微出血也常见于 CADASIL（Lesnik Oberstein 等，2001；Ryan 等，2014）。微出血被定义为 T_2WI 局部信号丢失，病变增大，即"开花放大效应"（Ryan 等，2014；van Den Boom 等，2002）。也可看到腔隙性脑梗死。新的序列提高了对 CADASIL 皮质下梗死灶的检出（Mendes Coelho 等，2014）（图 26-27 和要点 26-29）。

（2）功能 MRI 表现：脑白质高信号的相应部位出现弥散受限。使用 MTR 和 DTI，可发现除了 CADASIL 描述的脑白质和皮质下梗死灶外，正常脑白质，深部灰质核团（Iannucci 等，2001；Molko 等，2001）和脊髓亚显微结构的组织损伤（Rocca 等，2001）。脊髓隐匿性的损伤和脑部病变的严重程度密切相关，提示有华勒变性（Rocca 等，2001）。使用超高场强的 MRI，最近发现，随着时间的推移，皮质早期隐匿性的损伤（皮质的厚度和体积减少）出现进展，这支持之前的病理学报告，并可解释患者出现认知障碍（要点 26-30）。

> **要点 26-29　CADASIL 在常规 MRI 上的表现**
>
> - T_2WI 脑白质高信号，主要位于颞极、外囊、额叶和岛叶的近皮质下白质。
> - 小的皮质下腔隙性梗死灶，信号与脑脊液类似，T_1WI 表现为低信号，T_2WI 表现为高信号。通常位于颞极部位。
> - 微出血可在 T_2WI 信号丢失，出现"放大效应"，因此在 T_2WI 上表现为低信号。
> - 可出现深部灰质核团和丘脑病变。

> **要点 26-30　CADASIL 在功能 MRI 上的表现**
>
> - T_2WI 脑白质高信号出现弥散受限。
> - 除了常规 MRI 看到的病灶外，在脑白质和灰质（包括皮质和脊髓）可出现隐匿性组织损伤。

◆ 可逆性后部脑病综合征

可逆性后部脑病综合征（posterior reversible encephalopathy syndrome, PRES）是一种少见的临床综合征，可由高血压、子痫、自身免疫性疾病、服用免疫抑制药及其他病因引起。它被

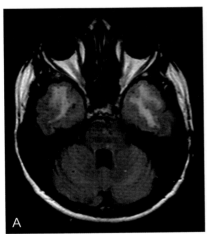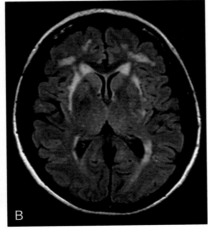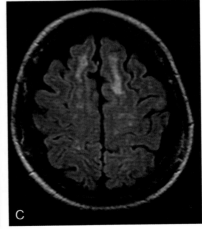

▲ 图 26-27　CADASIL

典型 CADASIL 脑白质高信号，病灶出现融合，主要位于颞极（A）、外囊（B）和额上回（C）。可以看到皮质下腔隙性病灶，主要累及颞极（A）和岛叶灰白质交界区（B），为 CADASIL 特征表现

认为常累及脑后部，多呈可逆性。然而，其发病机制尚不清楚，它可能与血管内皮功能障碍有关。临床表现主要为头痛、意识模糊、视力障碍和癫痫。其病理的特征性表现为皮质下梗死和水肿（Lamy 等，2014）。通过常规 MRI 检查可进行诊断。治疗主要是针对原发病的认识，去除形成 PRES 的病因（Lamy 等，2014）。

（1）常规 MRI 表现：T_2WI 和 FLAIR 上脑白质高信号，主要位于脑后部白质和邻近脑灰质。额叶也可受累，但是后部损伤的延伸。T_1WI 增强扫描后，强化是少见的。在几周内，如病因得到治疗后，脑白质病变可恢复，临床症状可得到改善（Lamy 等，2014）（图 26-28）。

（2）功能 MRI 表现：病变在 DWI 呈高信号，ADC 值增加。高 ADC 值与患者恢复预后较好有关（Lamy 等，2014）。在 MRS 上，NAA 峰减低，Cr 峰和 Cho 增加。

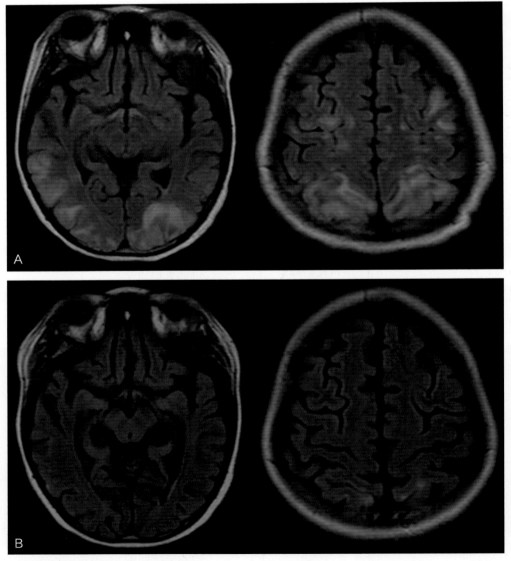

▲ 图 26-28 典型 PRES

A. 有头痛、恶心、呕吐、精神状态改变和严重高血压患者的 MRI，MRI 显示双侧大脑半球呈对称性异常信号，主要累及顶叶、枕叶，但额叶和颞枕叶交界区也可受累；B.1 个月后 MRI 随访检查显示上述异常信号区域明显减少

四、总结

使用常规和非常规 MRI 检查技术，在诊断和理解脑脱髓鞘病变以及代谢障碍病变的病理机制方面取得了重大进展。MRI 技术的未来发展，包括超高场 MRI、多模态成像和针对髓鞘损伤、分子成像和组织病理学观察的新技术，有望进一步扩展对目前疾病病理机制的认识，有利于提高诊断，改善预后，提高其监测能力，并促进新疗法的发展。

推荐阅读

[1] Abdelhalim AN, Alberico RA, Barczykowski AL, Duffner PK.Patterns of magnetic resonance imaging abnormalities in symptomatic patients with Krabbe disease correspond to phenotype. Pediatr Neurol 2014;50:127–134.

[2] Absinta M, Rocca MA, Moiola L et al. Brain macro and microscopic damage in patients with paediatric MS. J Neurol Neurosurg Psychiatry 2010;81:1357–1362.

[3] Absinta M, Rocca MA, Moiola L, Copetti M, Milani N, Falini A, Comi G, Filippi M. Cortical lesions in children with multiple sclerosis. Neurology 2011;76:910–913.

[4] Absoud M, Lim MJ, Appleton R et al. Paediatric neuromyelitis optica: Clinical, MRI of the brain and prognostic features.J Neurol Neurosurg Psychiatry 2015;86:470–472.

[5] Agosta F, Rocca MA, Benedetti B, Capra R, Cordioli C, Filippi M. MR imaging assessment of brain and cervical cord damage in patients with neuroborreliosis. AJNR Am J Neuroradiol 2006;27:892–894.

[6] Aguirre-Cruz L, Flores-Rivera J, De La Cruz-Aguilera DL,Rangel-López E, Corona T. Multiple sclerosis in Caucasians and Latino Americans. Autoimmunity 2011;44:571–575.

[7] Aicardi J. The inherited leukodystrophies: A clinical overview.J Inherit Metab Dis 1993;16:733–743. Review.

[8] Aliotta R, Cox JL, Donohue K, Weinstock-Guttman B, Yeh EA,Polak P, Dwyer MG, Zivadinov R. Tract-based spatial statistics analysis of diffusion-tensor imaging data in pediatric- and adult-onset multiple sclerosis. Hum BrainMapp. 2014;35:53–60.

[9] Amato MP, Hakiki B, Goretti B et al.; Italian RIS/MS Study Group. Association of MRI metrics and cognitive impairment in radiologically isolated syndromes. Neurology 2012;78:309–314.

[10] Amato MP, Portaccio E, Goretti B, Zipoli V, Hakiki B,Giannini M, Pastò L, Razzolini L. Cognitive impairment in early stages of multiple sclerosis. Neurol Sci 2010;31:S211–S214.

[11] Andersson ER, Lendahl U. Therapeutic modulation of Notch signalling—Are we there yet? Nat Rev Drug Discov 2014;13:357–378.

[12] André C. CADASIL: Pathogenesis, clinical and radiologicalfindings and treatment. Arq Neuropsiquiatr 2010;68:287–299. Review.

[13] Antel J, Antel S, Caramanos Z, Arnold DL, Kuhlmann T.Primary progressive multiple sclerosis: Part of the MS disease spectrum or separate disease entity? Acta Neuropathol 2012;123:627–638.

[14] Ascherio A. Environmental factors in multiple sclerosis. Expert Rev Neurother 2013;13:3–9.

[15] Asgari N. Epidemiological, clinical and immunological aspects of neuromyelitis optica (NMO). Dan Med J 2013;60:B4730.Review.

[16] Aubourg P, Wanders R. Peroxisomal disorders. Handb Clin Neurol 2013;113:1593–1609.

[17] Balasubramanya KS, Kovoor JM, Jayakumar PN, Ravishankar S, Kamble RB, Panicker J, Nagaraja D. Diffusionweighted imaging and proton MR spectroscopy in the characterization of acute disseminated encephalomyelitis. Neuroradiology 2007;49:177–183.

[18] Baldwin KJ, Hogg JP. Progressive multifocal leukoencephalopathy in patients with multiple sclerosis. Curr Opin Neurol 2013;26:318–323.

[19] Banwell B, Ghezzi A, Bar-Or A, Mikaeloff Y, Tardieu M.Multiple sclerosis in children: Clinical diagnosis, therapeutic strategies, and future directions. Lancet Neurol 2007a;6:887–902.

[20] Banwell B, Krupp L, Kennedy J et al. Clinical features and viral serologies in children with multiple sclerosis: A multinational observational study. Lancet Neurol 2007b;6:773–781.

[21] Banwell B, Shroff M, Ness JM, Jeffery D, Schwid S, Weinstock-Guttman B. MRI features of paediatric multiple sclerosis.Neurology 2007c;68:S46–S53.

[22] Banwell BL. Multiple sclerosis in children. Handb Clin Neurol 2014;122:427–441.

[23] Banwell B, Bar-Or A, Arnold DL et al. Clinical, environmental,and genetic determinants of multiple sclerosis in children with acute demyelination: A prospective national cohort study. Lancet Neurol 2014;10:436–445.

[24] Barkhof F, Filippi M, Miller DH, Scheltens P, Campi A, Polman CH, Comi G, AdèrHJ, Losseff N, Valk J. Comparison of MRI criteria at first presentation to predict conversion to clinically definite multiple sclerosis. Brain 1997;120:2059–2069.

[25] Barreau P, Prust MJ, Crane J, Loewenstein J, Kadom N,Vanderver A. Focal central white matter lesions in Alexander disease. J Child Neurol 2011;26:1422–1424.

[26] Bellizzi A, Anzivino E, Rodio DM, Palamara AT, Nencioni L,Pietropaolo V. New insights on human polyomavirus JC and pathogenesis of progressive multifocal leukoencephalopathy.Clin Dev Immunol 2013;2013:839719.Review.

[27] Ben Sira L, Miller E, Artzi M, Fattal-Valevski A, Constan-

tini S,Ben Bashat D. 1H-MRS for the diagnosis of acute disseminated encephalomyelitis: Insight into the acute-disease stage. Pediatr Radiol 2010;40:106–113.

[28] Beres SJ, Graves J, Waubant E. Rituximab use in pediatric central demyelinating disease. Pediatr Neurol 2014;51:114–118.

[29] Berger JR. Progressive multifocal leukoencephalopathy. Handb Clin Neurol 2014;123:357–376.

[30] Berger JR, Aksamit AJ, Clifford DB, Davis L, Koralnik IJ, SejvarJJ, Bartt R, Major EO, Nath A. PML diagnostic criteria:Consensus statement from the AAN Neuroinfectious Disease Section. Neurology 2013;80:1430–1438.

[31] Bergui M, Bradac GB, Oguz KK et al. Progressive multifocal leukoencephalopathy: Diffusion-weighted imaging and pathological correlations. Neuroradiology 2004;46:22–25.

[32] Bermel RA, Bakshi R. The measurement and clinical relevance of brain atrophy in multiple sclerosis. Lancet Neurol 2006;5:158–170.

[33] Bester M, Petracca M, Inglese M. Neuroimaging of multiple sclerosis, acute disseminated encephalomyelitis,and other demyelinating diseases. Semin Roentgenol 2014;49:76–85.

[34] Bethune A, Tipu V, Sled JG, Narayanan S, Arnold DL, Mabbott D, Rockel C, Ghassemi R, Till C, Banwell B. Diffusion tensor imaging and cognitive speed in children with multiple sclerosis. J Neurol Sci 2011;309:68–74.

[35] Bienia B, Balabanov R. Immunotherapy of neuromyelitis optica. Autoimmune Dis 2013;2013:741490.

[36] Biffi A, Montini E, Lorioli L et al. Lentiviral hematopoietic stem cell gene therapy benefits metachromatic leukodystrophy.Science 2013;341(6148):1233158.

[37] Bigi S, Banwell B. Pediatric multiple sclerosis. J Child Neurol 2012;27:1378–1383. Review.

[38] Blanc F, Noblet V, Jung B et al. White matter atrophy and cognitive dysfunctions in neuromyelitis optica. PLoS One 2012;7:e33878.

[39] Boiko A, Vorobeychik G, Paty D, Devonshire V, Sadovnick D;University of British Columbia MS Clinic Neurologists.Early onset multiple sclerosis: A longitudinal study. Neurology 2002;57:1006–1010.

[40] Boster A, Hreha S, Berger JR et al. Progressive multifocal leukoencephalopathy and relapsing-remitting multiple sclerosis: A comparative study. Arch Neurol 2009;66:593–599.

[41] Bot JC, Barkhof F. Spinal-cord MRI in multiple sclerosis: Conventional and nonconventional MR techniques.Neuroimaging Clin N Am 2009;19:81–99.

[42] Bourdette D, Simon J. The radiologically isolated syndrome:Is it very early multiple sclerosis? Neurology2009;72:780–781.

[43] Bourdette D, Yadav V. Treat patients with radiologically isolated syndrome when the MRI brain scan shows dissemination in time: No. Mult Scler 2012;18:1529–1530.

[44] Bove R, Chitnis T. Sexual disparities in the incidence and course of MS. Clin Immunol 2013;149:201–210.

[45] Brassat D, Lebrun-Frenay C; Club Francophone de la SEP. Treat patients with radiologically isolated syndrome when the MRI brain scan show dissemination in time:Yes. Mult Scler 2012;18:1531–1532.

[46] Brownlee WJ, Miller DH. Clinically isolated syndromes and the relationship to multiple sclerosis. J Clin Neurosci.2014;21:2065–2071.

[47] Bruhn H, Frahm J, Merboldt KD, Hänicke W, Hanefeld F,Christen HJ, Kruse B, Bauer HJ. Multiple sclerosis in children:Cerebral metabolic alterations monitored by localized proton magnetic resonance spectroscopy in vivo.Ann Neurol 1992;32:140–150.

[48] Bugiani M, Boor I, Powers JM, Scheper GC, van der Knaap MS. Leukoencephalopathy with vanishing white matter: A review. J Neuropathol Exp Neurol 2010;69:987–989.

[49] Calabrese M, Oh MS, Favaretto A et al. No MRI evidence of cortical lesions in neuromyelitis optica. Neurology 2012;79:1671–1676.

[50] Callen DJ, Shroff MM, Branson HM et al. MRI in the diagnosis of paediatric multiple sclerosis. Neurology 2009;72:961–967.

[51] Ceccarelli A, Bakshi R, Neema M. MRI in multiple sclerosis:A review of the current literature. Curr Opin Neurol 2012;25:402–409.

[52] Ceccarelli A, Filippi M, Neema M, Arora A, Valsasina P, Rocca MA, Healy BC, Bakshi R. T_2 hypointensity in the deep gray matter of patients with benign multiple sclerosis. Mult Scler 2009;15:678–686.

[53] Ceccarelli A, Rocca MA, Pagani E, Colombo B, Martinelli V,Comi G, Filippi M. A voxel-based morphometry study of grey matter loss in MS patients with different clinical phenotypes. Neuroimage 2008;42:315–322.

[54] Ceccarelli A, Rocca MA, Perego E, Moiola L, Ghezzi A,Martinelli V, Comi G, Filippi M. Deep grey matter T_2hypo-intensity in patients with paediatric multiple sclerosis. Mult Scler 2011;17:702–707.

[55] Ceccarelli A, Rocca MA, Valsasina P, Rodegher M, Falini A,Comi G, Filippi M. Structural and functional magnetic resonance imaging correlates of motor network dysfunction in primary progressive multiple sclerosis. Eur J Neurosci 2010;31:1273–1280.

[56] Chabas D, Castillo-Trivino T, Mowry EM, Strober JB,Glenn OA, Waubant E. Vanishing MS. T_2-bright lesions before puberty: A distinct MRI phenotype? Neurology 2008;71:1090–1093.

[57] Chabriat H, Joutel A, Dichgans M, Tournier-Lasserve E, Bousser MG. Cadasil. Lancet Neurol 2009;8:643–653.

[58] Chabriat H, Vahedi K, Iba-Zizen MT et al. Clinical spectrum of CADASIL: A study of 7 families. Cerebral autosomal dominant arteriopathy with subcortical infarcts and leukoencephalopathy.Lancet 1995;346:934–939.

[59] Chanson JB, Lamy J, Rousseau F, Blanc F, Collongues N, Fleury M, Armspach JP, Kremer S, de Seze J. White matter volume is decreased in the brain of patients with neuromyelitis optica. Eur J Neurol 2013;20:361–367.

［60］Charil A, Yousry TA, Rovaris M et al. MRI and the diagnosis of multiple sclerosis: Expanding the concept of "no better explanation." Lancet Neurol 2006;5:841–852. Review.

［61］Chen F, Liu T, Li J, Xing Z, Huang S, Wen G, Lu G. Eccentric development of Balo's concentric sclerosis: Detected by magnetic resonance diffusion-weighted imaging and magnetic resonance spectroscopy. Int J Neurosci 2015;125:433–440.

［62］Chitnis T, Glanz B, Jaffin S, Healy B. Demographics of pediatric-onset multiple sclerosis in an MS center population from the Northeastern United States. Mult Scler 2009;15:627–631.

［63］Ciccarelli O, Thomas DL, De Vita E et al. Low myo-inositol indicating astrocytic damage in a case series of neuromy elitis optica. Ann Neurol 2013;74:301–305.

［64］Compston A, Coles A. Multiple sclerosis. Lancet 2008;372:1502–1517.

［65］Correale J, Ysrraelit MC, Fiol MP. Benign multiple sclerosis:Does it exist? Curr Neurol Neurosci Rep 2012;12:601–609.

［66］Cosottini M, Tavarelli C, Del Bono L, Doria G, Giannelli M, De Cori S, Michelassi MC, Bartolozzi C, Murri L. Diffusionweighted imaging in patients with progressive multifocal leukoencephalopathy. Eur Radiol 2008;18:1024–1030.

［67］da Pozzo S, Manara R, Tonello S, Carollo C. 2006. Conventional and diffusion-weighted MRI in progressive multifocal leukoencephalopathy: New elements for identification and follow-up. Radiol Med 111:971–977.

［68］Dale RC, de Sousa C, Chong WK, Cox TC, Harding B, Neville BG. Acute disseminated encephalomyelitis, multiphasic disseminated encephalomyelitis and multiple sclerosis in children. Brain 2000;123:2407–2422.

［69］De Guio F, Reyes S, Vignaud A, Duering M, Ropele S,Duchesnay E, Chabriat H, Jouvent E. In vivo highresolution 7 Tesla MRI shows early and diffuse cortical alterations in CADASIL. PLoS One 2014;9:e106311.

［70］De Keyser J, Mostert JP, Koch MW. Dysfunctional astrocytes as key players in the pathogenesis of central nervous system disorders. J Neurol Sci 2008;267:3–16.

［71］de Seze J, Blanc F, Kremer S, Collongues N, Fleury M, Marcel C, Namer IJ. Magnetic resonance spectroscopy evaluation in patients with neuromyelitis optica. J Neurol Neurosurg Psychiatry 2010;81:409–411.

［72］De Stefano N, Siva A. The radiologically isolated syndrome dilemma: Just an incidental radiological finding or presymptomaticmultiple sclerosis? Mult Scler 2013;19:257–258.

［73］De Stefano N, Stromillo ML, Rossi F et al. Improving the characterization of radiologically isolated syndrome suggestive of multiple sclerosis. PLoS One 2011;6:e19452.

［74］Ding XQ, Bley A, Ohlenbusch A, Kohlschütter A, Fiehler J,Zhu W, Lanfermann H. Imaging evidence of early brain-tissue degeneration in patients with vanishing white matter disease: A multimodal MR study. J Magn Reson Imaging 2012;35:926–932.

［75］Disanto G, Magalhaes S, Handel AE, Morrison KM, Sadovnick AD, Ebers GC, Banwell B, Bar-Or A; Canadian Pediatric Demyelinating Disease Network. HLA-DRB1 confers increased risk of pediatric-onset MS in children with acquired demyelination. Neurology Mar 1, 2011;76(9):781–786.

［76］Donohue K, Cox JL, Dwyer MG, Aliotta R, Corwin M, Weinstock-Guttman B, Ann Yeh E, Zivadinov R. Noregional gray matter atrophy differences between pediatric and adult-onset relapsing-remitting multiple sclerosis.J Neuroimaging 2014;24:63–67.

［77］Dörr J, Krautwald S, Wildemann B, Jarius S, Ringelstein M,Duning T, Aktas O, Ringelstein EB, Paul F, Kleffner I. Characteristics of Susac syndrome: A review of all reported cases. Nat Rev Neurol 2013;9:307–316.

［78］Duan Y, Liu Y, Liang P, Jia X, Ye J, Dong H, Li K. White matter atrophy in brain of neuromyelitis optica: A voxel-based morphometry study. Acta Radiol 2013;55:589–593.

［79］Duan Y, Liu Y, Liang P, Jia X, Yu C, Qin W, Sun H, Liao Z, Ye J,Li K. Comparison of grey matter atrophy between patients with neuromyelitis optica and multiple sclerosis: A voxelbased morphometry study. Eur J Radiol 2012;81:e110–e114.

［80］Duffner PK, Barczykowski A, Jalal K et al. Early infantile Krabbe disease: Results of the world-wide Krabbe registry. Pediatr Neurol 2011;45:141–148.

［81］Duffner PK, Barczykowski A, Kay DM et al. Later onset phenotypes of Krabbe disease: Results of the world-wide registry. Pediatr Neurol 2012;46:298–306.

［82］Eichler F, Grodd W, Grant E, Sessa M, Biffi A, Bley A, Kohlschuetter A, Loes DJ, Kraegeloh-Mann I. Metachromatic leukodystrophy:A scoring system for brain MR imaging observations.AJNR Am J Neuroradiol 2009;30:1893–1897.

［83］Elenein RA, Naik S, Kim S, Punia V, Jin K. Teaching neuroimages:Cerebral adrenoleukodystrophy: A rare adult form.Neurology 2013;80:e69–e70.

［84］Engelen M, Barbier M, Dijkstra IM et al. X-linked adrenoleukodystrophy in women: A cross-sectional cohort study. Brain 2014;137(Pt 3):693–706.

［85］Engelen M, Kemp S, de Visser M, van Geel BM, Wanders RJ,Aubourg P, Poll-The BT. X-linked adrenoleukodystrophy(X-ALD): Clinical presentation and guidelines for diagnosis,follow-up and management. Orphanet J Rare Dis2012;7:51.

［86］Fazekas F, Barkhof F, Filippi M. Unenhanced and enhanced magnetic resonance imaging in the diagnosis of multiple sclerosis. J Neurol Neurosurg Psychiatry 1998;64:S2–S5.

［87］Federico A, Di Donato I, Bianchi S, Di Palma C, Taglia I, Dotti MT. Hereditary cerebral small vessel diseases: A review.J Neurol Sci 2012;322:25–30.

［88］Fernández Carbonell C, Chitnis T. Inflammatory demye-linating diseases in children: An update. Minerva Pediatr 2013;65:307–323. Review.

［89］Filippi M, Rocca MA. Present and future of fMRI in mul-tiple sclerosis. Expert Rev Neurother 2013;13:27–31.

［90］Filippi M, Rocca MA, Bastianello S et al.; Neuroimaging and MS Study Groups of the Italian Society of Neurolo-gy;Functional Neuroradiology Section of the ItalianAs-sociation of Neuroradiology. Guidelines from TheItalian Neurological and Neuroradiological Societiesfor the use of magnetic resonance imaging in daily life clinical practice of multiple sclerosis patients. Neurol Sci 2013;34:2085–2093.

［91］Flanagan EP, Weinshenker BG. Neuromyelitis optica spec-trum disorders. Curr Neurol Neurosci Rep 2014;14:483.

［92］Foerster BR, Thurnher MM, Malani PN, Petrou M, Car-ets-Zumelzu F, Sundgren PC. Intracranial infections:Clini-cal and imaging characteristics. Acta Radiol 2007;48:875–893.

［93］Gabelić T, Radmilović M, Posavec V, Skvorc A, Bošković M,Adamec I, Milivojević I, Barun B, Habek M. Differenc-es in oligoclonal bands and visual evoked potentials inpa-tients with radiologically and clinically isolated syndrome. Acta Neurol Belg 2013;113:13–17.

［94］Gabelić T, Ramasamy DP, Weinstock-Guttman B, Hage-meier J, Kennedy C, Melia R, Hojnacki D, Ramanathan M,Zivadinov R. Prevalence of radiologically isolated syn-drome and white matter signal abnormalities in healthyrel-atives of patients with multiple sclerosis. AJNR Am J Neu-roradiol 2014;35:106–112.

［95］García-Carrasco M, Mendoza-Pinto C, Cervera R. Diagno-sis and classification of Susac syndrome. Autoimmun Rev 2014;13:347–350.

［96］Geurts JJ, Pouwels PJ, Uitdehaag BM, Polman CH, Bark-hof F,Castelijns JA. Intracortical lesions in multiple sclero-sis:Improved detection with 3D double inversion-recovery MR imaging. Radiology 2005;236:254–260.

［97］Ghassemi R, Narayanan S, Banwell B, Sled JG, Shroff M, Arnold DL; Canadian Pediatric Demyelinating Disease Network.Quantitative determination of regional lesion volume and distribution in children and adults with relaps-ing-remitting multiple sclerosis. PLoS One 2014;9:e85741.

［98］Gheuens S, Ngo L, Wang X, Alsop DC, Lenkinski RE, Koralnik IJ. Metabolic profile of PML lesions in patients with and without IRIS: An observational study. Neurology 2012;79:1041–1048.

［99］Gheuens S, Wüthrich C, Koralnik IJ. Progressive multi-focal leukoencephalopathy: Why gray and white matter. Annu Rev Pathol 2013;8:189–215.

［100］Ghezzi A, Pozzilli C, Grimaldi LM et al.; Italian MS Study Group.Natalizumab in pediatric multiple sclerosis: Results of a cohort of 55 cases. Mult Scler 2013;19:1106–1112.

［101］Gieselmann V. Metachromatic leukodystrophy: Genetics, pathogenesis and therapeutic options. Acta Paediatr Sup-pl 2008;97:15–21.

［102］Gieselmann V, Krägeloh-Mann I. Metachromatic leuko-dystrophy—An update. Neuropediatrics 2010;41:1–6.

［103］Giorgio A, Stromillo ML, Rossi F, Battaglini M, Haki-ki B,Portaccio E, Federico A, Amato MP, De Stefano N.Cortical lesions in radiologically isolated syndrome. Neurology 2011;77:1896–1899.

［104］Gorman MP, Healy BC, Polgar-Turcsanyi M, Chitnis T.Increased relapse rate in pediatric-onset compared with adult-onset multiple sclerosis. Arch Neurol 2009;66:54–59.

［105］Graff-Radford J, Schwartz K, Gavrilova RH, Lachance DH,Kumar N. Neuroimaging and clinical features in type II(late-onset) Alexander disease. Neurology 2014;82:49–56.

［106］Granberg T, Martola J, Kristoffersen-Wiberg M, Aspelin P, Fredrikson S. Radiologically isolated syndrome—Incidental magnetic resonance imaging findings sugges tive of multiple sclerosis, a systematic review. Mult Scler 2013;19:271–280.

［107］Groeschel S, í Dali C, Clas P, Böhringer J, Duno M, Krarup C,Kehrer C, Wilke M, Krägeloh-Mann I. Ce-rebral gray and white matter changes and clinical course in metachromatic leukodystrophy. Neurology 2012;79:1662–1670.

［108］Guleria S, Kelly TG. Myelin, myelination, and corre-sponding magnetic resonance imaging changes. Radiol Clin North Am 2014;52:227–239.

［109］Hachinski VC, Potter P, Merskey H. Leuko-araiosis. Arch Neurol 1987;44:21–23.

［110］Hardy TA, Chataway J. Tumefactive demyelination: An approach to diagnosis and management. J Neurol Neuro-surg Psychiatry 2013;84:1047–1053.

［111］Hardy TA, Miller DH. Balóʼs concentric sclerosis. Lan-cet Neurol 2014;13:740–746.

［112］Harwood-Nash DC, Fitz CR, Reilly BJ. Cranial comput-ed tomography in infants and children. Can Med Assoc J1975;113:546–549.

［113］Hatten HP Jr. Dysmyelinating leukodystrophies: "LACK Proper Myelin." Pediatr Radiol 1991;21:477–482.

［114］Hattingen E, Weidauer S, Kieslich M, Boda V, Zanella FE. MR imaging in neuroborreliosis of the cervical spi-nal cord.Eur Radiol 2004;14:2072–2075.

［115］He J, Inglese M, Li BSY, Babb JS, Grossman RI, Gonen O.Relapsing-remitting multiple sclerosis: metabolic ab-normality in nonenhancing lesions and normal-appearing white matter at MR imaging: initial experience. Radiolo-gy2005;234:211–217.

［116］Hildenbrand P, Craven DE, Jones R, Nemeskal P. Lyme neuroborreliosis:Manifestations of a rapidly emerging zoonosis.AJNR Am J Neuroradiol 2009;30:1079–1087.

［117］Hobson GM1, Garbern JY. Pelizaeus-Merzbacher dis-ease,Pelizaeus-Merzbacher-like disease 1, and related hy-pomyelinating disorders. Semin Neurol 2012;32:62–67.

［118］Hoshino H, Kubota M. Canavan disease: Clinical

features and recent advances in research. Pediatr Int 2014;56:477–483.

[119] Hutchinson M. Treat patients with radiologically isolated syndrome when the MRI brain scan shows dissemination in time: Commentary. Mult Scler 2012;18:1533.

[120] í Dali C, Hanson LG, Barton NW, Fogh J, Nair N, Lund AM.Brain N-acetylaspartate levels correlate with motor function in metachromatic leukodystrophy. Neurology2010;75:1896–1903.

[121] Iannucci G, Dichgans M, Rovaris M, Brüning R, Gasser T,Giacomotti L, Yousry TA, Filippi M. Correlations between clinical findings and magnetization transfer imaging metrics of tissue damage in individuals with cerebral autosomal dominant arteriopathy with subcortical infarcts and leukoencephalopathy. Stroke 2001;32: 643–648.

[122] Inglese M, Petracca M. Therapeutic strategies in multiple sclerosis: A focus on neuroprotection and repair and relevance to schizophrenia. Schizophr Res 2015;161:94–101.

[123] Inglese M, Salvi F, Iannucci G, Mancardi GL, Mascalchi M,Filippi M. Magnetization transfer and diffusion tensor MR imaging of acute disseminated encephalomyelitis. AJNR Am J Neuroradiol 2002;23:267–272.

[124] Jarius S, Neumayer B, Wandinger KP, Hartmann M, Wildemann B. Anti-endothelial serum antibodies in a patient with Susac's syndrome. J Neurol Sci 2009;285:259–261.

[125] Javed A, Khan O. Acute disseminated encephalomyelitis. Handb Clin Neurol 2014;123:705–717.

[126] Joutel A, Corpechot C, Ducros A et al. Notch3 mutations in CADASIL, a hereditary adult-onset condition causingstroke and dementia. Nature 1996;383:707–710.

[127] Jouvent E, Mangin JF, Duchesnay E et al. Longitudinal changes of cortical morphology in CADASIL. Neurobiol Aging 2012;33:1002.e29–e36.

[128] Kamate M, Hattiholi V. Predominant corticospinal tract involvement in early-onset Krabbe disease. Pediatr Neurol 2011;44:155–156.

[129] Kanekar S, Gustas C. Metabolic disorders of the brain: Part I.Semin Ultrasound CT MR 2011;32:590–614. Kanekar S, Verbrugge J. Metabolic disorders of the brain:Part II. Semin Ultrasound CT MR 2011;32(6):615–636.

[130] Kennedy J, O'Connor P, Sadovnick AD, Perara M, Yee I,Banwell B. Age at onset of multiple sclerosis may be influenced by place of residence during childhood rather than ancestry. Neuroepidemiology 2006;26:162–167.

[131] Kerbrat A, Aubert-Broche B, Fonov V, Narayanan S, Sled JG,Arnold DA, Banwell B, Collins DL. Reduced head and brain size for age and disproportionately smaller thalami in child-onset MS. Neurology 2012;78:194–201.

[132] Khoury MN, Alsop DC, Agnihotri SP, Pfannl R, Wuthrich C,Ho ML, Hackney D, Ngo L, Anderson MP, Koralnik IJ.Hyperintense cortical signal on magnetic resonance imaging reflects focal leukocortical

encephalitis and seizurerisk in progressive multifocal leukoencephalopathy.Ann Neurol 2014;75(5):659–669.

[133] Kim JH, Kim HJ. Childhood X-linked adrenoleukodystrophy:Clinical-pathologic overview and MR imaging manifestations at initial evaluation and follow-up. Radio Graphics 2005;25:619–631.

[134] Kimura MC, Doring TM, Rueda FC, Tukamoto G, Gasparetto EL. In vivo assessment of white matter damage in neuromyelitis optica: A diffusion tensor and diffusion kurtosis MR imaging study. J Neurol Sci 2014;345:172–175.

[135] Kingwell E, Marriott JJ, Jetté N et al. Incidence and prevalence of multiple sclerosis in Europe: A systematic review.BMC Neurol 2013;13:128.

[136] Kitley J, Waters P, Woodhall M, Leite MI, Murchison A, George J,Küker W, Chandratre S, Vincent A, Palace J. Neuromyelitis optica spectrum disorders with aquaporin-4 and myelin-oligodendrocyte glycoprotein antibodies: A comparative study. JAMA Neurol 2014;71: 276–283.

[137] Klawiter EC, Xu J, Naismith RT, Benzinger TL, Shimony JS,Lancia S, Snyder AZ, Trinkaus K, Song SK, Cross AH.Increased radial diffusivity in spinal cord lesions in neuromyelitis optica compared with multiple sclerosis. Mult Scler 2012;18:1259–1268.

[138] Kleffner I, Deppe M, Mohammadi S, Schwindt W, Sommer J,Young P, Ringelstein EB. Neuroimaging in Susac's syndrome:Focus on DTI. J Neurol Sci 2010;299:92–96.

[139] Kleinschmidt-DeMasters BK, Tyler KL. Progressive multifocal leukoencephalopathy complicating treatment with natalizumab and interferon beta-1a for multiple sclerosis.N Engl J Med 2005;353:369–374.

[140] Köhler W. Leukodystrophies with late disease onset: An update. Curr Opin Neurol 2010;23:234–241.

[141] Kohlschütter A. Lysosomal leukodystrophies: Krabbe disease and metachromatic leukodystrophy. Handb Clin Neurol 2013;113:1611–1618.

[142] Krupp LB, Banwell B, Tenembaum S; Consensus definitions proposed for pediatric multiple sclerosis and related disorders.Neurology 2007;68:S7–S12. Review.

[143] Krupp LB, Tardieu M, Amato MP et al.; International Pediatric Multiple Sclerosis Study Group. International Pediatric Multiple Sclerosis Study Group criteria for pediatric multiple sclerosis and immune-mediated central nervous system demyelinating disorders: Revisions to the 2007 definitions. Mult Scler 2013;19:1261–1267.

[144] Kumar AJ, Kohler W, Kruse B et al. MR findings in adultonset adrenoleukodystrophy. AJNR Am J Neuroradiol1995;16(6):1227–1237.

[145] Lamy C, Oppenheim C, Mas JL. Posterior reversible encephalopathy syndrome. Handb Clin Neurol 2014;121:1687–1701.

[146] Lana-Peixoto MA. How much radiologically isolated syndrome suggestive of multiple sclerosis is multiple

sclerosis? Arq Neuropsiquiatr 2012;70:2–4.

［147］Lanciotti A, Brignone MS, Bertini E, Petrucci TC, Aloisi F,Ambrosini E. Astrocytes: Emerging stars in leukodystrophie pathogenesis. Transl Neurosci 2013;4. doi: 10.2478/s13380-013-0118-1.

［148］Lassmann H, Brück W, Lucchinetti CF. The immunopathology of multiple sclerosis: An overview. Brain Pathol 2007;17:210–218.

［149］Lattanzi A, Salvagno C, Maderna C, Benedicenti F, Morena F, Kulik W, Naldini L, Montini E, Martino S, Gritti A.Therapeutic benefit of lentiviral-mediated neonatal intracerebral gene therapy in a mouse model of globoid cell leukodystrophy. Hum Mol Genet 2014;23:3250–3268.

［150］Lebrun C, Bensa C, Debouverie M et al.; Club Francophone de la Sclérose en Plaques. Association between clinical conversion to multiple sclerosis in radiologically isolated syndrome and magnetic resonance imaging, cerebrospinal fluid, and visual evoked potential: Follow-up of 70 patients. Arch Neurol 2009;66:841–846.

［151］Lebrun C, Blanc F, Brassat D, Zephir H, de Seze J; CFSEP.Cognitive function in radiologically isolated syndrome.Mult Scler 2010;16:919–925.

［152］Lebrun C, Le Page E, Kantarci O, Siva A, Pelletier D, Okuda DT; Club Francophone de Sclerose en Plaques (CFSEP);Radiologically Isolated Syndrome Consortium (RISC)Group. Impact of pregnancy on conversion to clinically isolated syndrome in a radiologically isolated syndrome cohort. Mult Scler 2012;18:1297–1302.

［153］Lennon VA, Wingerchuk DM, Kryzer TJ, Pittock SJ,Lucchinetti CF, Fujihara K, Nakashima I, Weinshenker BG. A serum autoantibody marker of neuromyelitis optica: Distinction from multiple sclerosis. Lancet 2004;364:2106–2112.

［154］Lesnik Oberstein SA, van den Boom R, van Buchem MA et al. Cerebral microbleeds in CADASIL. Neurology 2001;57:1066–1070.

［155］Levin MH, Bennett JL, Verkman AS. Optic neuritis in neuromyelitis optica. Prog Retin Eye Res 2013;36:159–171.

［156］Liu S, Kullnat J, Bourdette D, Simon J, Kraemer DF, Murchison C, Hamilton BE. Prevalence of brain magnetic resonance imaging meeting Barkhof and McDonald criteria for dissemination in space among headache patients. Mult Scler 2013;19:1101–1105.

［157］Liu Y, Duan Y, He Y, Yu C, Wang J, Huang J, Ye J, Butzkueven H, Li K, Shu N. A tract-based diffusion study of cerebral white matter in neuromyelitis optica reveals widespread pathological alterations. Mult Scler 2012;18: 1013–1021.

［158］Livingston JH, Graziano C, Pysden K, Crow YJ, Mordekar SR, Moroni I, Uziel G. Intracranial calcification in early infantile Krabbe disease: Nothing new under the sun.Dev Med Child Neurol 2012;54:376–379.

［159］Loes DJ, Fatemi A, Melhem ER et al. Analysis of MRI patterns aids prediction of progression in X-linked adrenoleuko dystrophy.Neurology 2003;61:369–374.

［160］Loes DL, Hite S, Moser H, Stillman AE, Shapiro E, Lockman L,Latchaw RE, Krivit W. Adrenoleukodystrophy: A scoring method for brain MR observations. Am J Neuroradiol1994;15:1761–1766.

［161］Loes DJ, Peters C, Krivit W. Globoid cell leukodystro phy:Distinguishing early-onset from late-onset diseaseusing a brain MR imaging scoring method. AJNR Am J Neuroradiol 1999;20:316–323.

［162］Lundgaard I, Osório MJ, Kress BT, Sanggaard S, Nedergaard M. White matter astrocytes in health and disease. Neuroscience 2014;276C:161–173. Review.

［163］Lyon G, Hagberg B, Evrard PH et al. Symptomatology of lateonset Krabbe's leukodystrophy: The European experience.Dev Neurosci 1991;13:240–244.

［164］Maia AC Jr, da Rocha AJ, da Silva CJ, Rosemberg S. Multiple cranial nerve enhancement: A new MR imaging findingin metachromatic leukodystrophy. AJNR Am J Neuroradiol 2007;28:999.

［165］Major EO. Progressive multifocal leukoencephalopathy in patients on immunomodulatory therapies. Annu Rev Med 2010;61:35–47.

［166］Mar S, Noetzel M. Axonal damage in leukodystrophies. Pediatr Neurol 2010;42:239–242.

［167］Marin SE, Callen DJ. The magnetic resonance imaging appearance of monophasic acute disseminated encephalomyelitis:An update post application of the 2007 consensus criteria. Neuroimaging Clin N Am May 2013;23:245–266.

［168］Marrie RA, Gryba C. The incidence and prevalence of neuromyelitis optica: A systematic review. Int J MS Care 2013;15:113–118.

［169］Martin A, Sevin C, Lazarus C, Bellesme C, Aubourg P,Adamsbaum C. Toward a better understanding of brain lesions during metachromatic leukodystrophy evolution. AJNR Am J Neuroradiol 2012;33:1731–1739.

［170］Matalon R, Michals K, Sebesta D, Deanching M, Gashkoff P, Casanova J. Aspartoacylase deficiency and N-acetylaspartic aciduria in patients with Canavan disease.Am J Med Genet 1988: 29:463–471.

［171］Matthews L, Marasco R, Jenkinson M et al. Distinction of seropositive NMO spectrum disorder and MS brain lesion distribution. Neurology 2013;80:1330–1337.

［172］Meier DS, Weiner HL, Guttmann CR. Time-series modeling of multiple sclerosis disease activity: A promising window on disease progression and repair potential? Neurotherapeutics 2007;4:485–498.

［173］Mendes Coelho VC, Bertholdo D, Ono SE, de Carvalho Neto A.MRI hydrographic 3D sequences in CADASIL. Neurology2014;82:371.

［174］Mesaros S, Rocca MA, Absinta M, Ghezzi A, Milani N, Moiola L, Veggiotti P, Comi G, Filippi M. Evidence of thalamic gray matter loss in pediatric multiple sclerosis. Neurology 2008;70:1107–1112.

［175］Messing A, Brenner M, Feany MB, Nedergaard M, Gold-man JE. Alexander disease. J Neurosci 2012;32:5017–5023.

［176］Messing A, LaPash Daniels CM, Hagemann TL. Strate-gies for treatment in Alexander disease. Neurotherapeu-tics 2010;7:507–515. Review.

［177］Mezzapesa DM, Rocca MA, Falini A et al. A preliminary diffusion tensor and magnetization transfer magnetic res-onance imaging study of early-onset multiple sclerosis. Arch Neurol 2004;61:366–368.

［178］Michel SJ, Given CA 2nd. Case 99: Canavan disease. Radiology2006;241:310–314.

［179］Miller DH, Weinshenker BG, Filippi M et al. Differential diagnosis of suspected multiple sclerosis: A consensus approach. Mult Scler 2008;14:1157–1174.

［180］Minneboo A, Uitdehaag BM, Ader HJ, Barkhof F, Pol-man CH,Castelijns JA. Patterns of enhancing lesion evo-lution in multiple sclerosis are uniform within patients. Neurology2005;65:56–61.

［181］Molko N, Pappata S, Mangin JF, Poupon C, Vahedi K, Jobert A, LeBihan D, Bousser MG, Chabriat H. Diffu-sion tensori maging study of subcortical gray matter in cadasil.Stroke 2001;32:2049–2054.

［182］Moser HW, Mahmood A, Raymond GV (2007). X-linked adrenoleukodystrophy.Nat Clin Pract Neurol 3:140–151.

［183］Musolino PL, Rapalino O, Caruso P, Caviness VS, Eichler FS.Hypoperfusion predicts lesion progression in cerebral X-linked adrenoleukodystrophy. Brain 2012;135(Pt 9):2676–2683.

［184］Naismith RT, Tutlam NT, Xu J, Klawiter EC, Shepherd J,Trinkaus K, Song SK, Cross AH. Optical coherenceto-mography differs in neuromyelitis optica compared with multiple sclerosis. Neurology 2009;72:1077–1082.

［185］Neema M, Ceccarelli A, Jackson J, Bakshi R. Magnetic resonance imaging in multiple sclerosis. In: H. Wein-er, J.Stankiewicz (Eds.), Multiple Sclerosis: Diagnosis and Therapy, Wiley-Blackwell, West Sussex, England (2012),pp. 136–162.

［186］Nelson A, Kelley RE, Nguyen J, Palacios E, Neitzschman HR.MRS findings in a patient with juvenile-onset Alexander' s leukodystrophy. J La State Med Soc 2013;165:14–17.

［187］Oguz KK, Kurne A, Aksu AO, Karabulut E, Serdaroglu A, Teber S, Haspolat S, Senbil N, Kurul S, Anlar B. Assess-ment of citrullinated myelin by 1H-MR spectroscopy in early-onset multiple sclerosis. AJNR Am J Neuroradiol 2009;30:716–721.

［188］Okuda DT, Mowry EM, Beheshtian A, Waubant E, Baranzini SE, Goodin DS, Hauser SL, Pelletier D. In-cidental MRI anomalies suggestive of multiple sclero-sis: The radiologically isolated syndrome. Neurology 2009;72:800–805.Erratum in: Neurology 2009;72:1284.

［189］Okuda DT, Mowry EM, Cree BA, Crabtree EC, Goodin DS,Waubant E, Pelletier D. Asymptomatic spinal cord lesions predict disease progression in radiologically iso-lated syndrome. Neurology 2011;76:686–692.

［190］Okuda DT, Siva A, Kantarci O et al.; Radiologically Iso-lated Syndrome Consortium (RISC); Club Francophone de la Sclérose en Plaques (CFSEP). Radiologically iso-lated syndrome: 5-year risk for an initial clinical event. PLoS One 2014;9:e90509.

［191］Osterman B, La Piana R, Bernard G. Advances in the diagnosis of leukodystrophies: Neuroradiology: The importance of MRI pattern recognition. Future Neurol 2012;7:595–612.

［192］Papadopoulos MC, Verkman AS. Aquaporin 4 and neuro-myelitis optica. Lancet Neurol 2012;11:535–544.

［193］Patay Z. Diffusion-weighted MR imaging in leukodys-trophies.Eur Radiol 2005;15:2284–2303.

［194］Patel PJ, Kolawole TM, Malabarey TM, al-Herbish AS, al-Jurrayan NA, Saleh M. Adrenoleukodystrophy: CT and MRI findings. Pediatr Radiol 1995;25:256–258.

［195］Patil SA, Maegawa GH. Developing therapeutic ap-proaches for metachromatic leukodystrophy. Drug Des Devel Ther 2013;7:729–745.

［196］Paty DW, Oger JJ, Kastrukoff LF et al. MRI in the di-agnosis of MS: A prospective study with comparison of clinical evaluation, evoked potentials, oligoclonal band-ing and CT. Neurology 1998;38:180–185.

［197］Perlman SJ, Mar S. Leukodystrophies. Adv Exp Med Biol 2012;724:154–171.

［198］Phelan JA, Lowe LH, Glasier CM. Pediatric neurode-generative white matter processes: Leukodystrophies and beyond.Pediatr Radiol 2008;38:729–749.

［199］Pichiecchio A, Tavazzi E, Poloni G et al. Advanced mag-netic resonance imaging of neuromyelitis optica: A mul-tiparametric approach. Mult Scler 2012;18:817–824.

［200］Poll-The BT, Gärtner J. Clinical diagnosis, biochemical findings and MRI spectrum of peroxisomal disorders. Biochim Biophys Acta 2012;1822:1421–1429.

［201］Polman CH, Reingold SC, Banwell B et al. Diagnostic criteria for multiple sclerosis: 2010 revisions to the Mc-Donald criteria. Ann Neurol 2011;69:292–302.

［202］Popescu BF, Parisi JE, Cabrera-Gómez JA, Newell K, Mandler RN, Pittock SJ, Lennon VA, Weinshenker BG, Lucchinetti CF. Absence of cortical demyelination in neuromyelitis optica. Neurology 2010;75:2103–2109.

［203］Popescu BF, Pirko I, Lucchinetti CF. Pathology of multi-ple sclerosis:Where do we stand? Continuum (Minneap Minn)2013;19:901–921.

［204］Poretti A, Meoded A, Bunge M, Fatemi A, Barrette P, HuismanTA, Salman MS. Novel diffusion tensor imag-ing findings in Krabbe disease. Eur J Paediatr Neurol 2014;18:150–156.

［205］Poser CM, Brinar VV. Diagnostic criteria for multiple sclerosis.Clin Neurol Neurosurg 2001;103:1–11.

［206］Poser S, Luer W, Bruhn H, Frahm J, Bruck Y, Felgen-hauer K.Acute demyelinating disease. Classification and noninvasive diagnosis. Acta Neurol Scand 1992;86:579–585.

［207］Pouwels PJ, Vanderver A, Bernard G et al. Hypomyelinating leukodystrophies: Translational research progress and prospects. Ann Neurol 2014;76:5–19.

［208］Prust M, Wang J, Morizono H et al. GFAP mutations, age at onset, and clinical subtypes in Alexander disease.Neurology 2011;77:1287–1294.

［209］Qian W, Chan Q, Mak H, Zhang Z, Anthony MP, Yau KK,Khong PL, Chan KH, Kim M. Quantitative assessment of the cervical spinal cord damage in neuromyelitis optica using diffusion tensor imaging at 3 Tesla. J Magn Reson Imaging 2011;33:1312–1320. Erratum in: J Magn Reson Imaging 2011;34:727.

［210］Quek AM, McKeon A, Lennon VA et al. Effects of age and sex on aquaporin-4 autoimmunity. Arch Neurol 2012;69:1039–1043.

［211］Quinlan RA, Brenner M, Goldman JE, Messing A. GFAP and its role in Alexander disease. Exp Cell Res 2007;313:2077–2087.

［212］Rahmlow MR, Kantarci O. Fulminant demyelinating diseases.Neurohospitalist 2013;3:81–91.

［213］Ratai E, Kok T, Wiggins C, Wiggins G, Grant E, Gagoski B,O'Neill G, Adalsteinsson E, Eichler F. Seven-Tesla proton magnetic resonance spectroscopic imaging in adult X-linked adrenoleukodystrophy. Arch Neurol 2008;65:1488–1494.

［214］Ratai EM, Caruso P, Eichler F. Advances in MR imaging of leukodystrophies.In: Prof. P. Bright (Ed.), Neuroimaging—Clinical Applications, ISBN: 978-953-51-0200-7, InTech(2012), pp. 559–576. Available from: http://www.intechopen.com/books/neuroimaging-clinical-applications/advances-in-mr-imaging-of-leukodystrophies and from http://cdn.intechopen.com/pdfs-wm/31427.pdf.

［215］Raz E, Cercignani M, Sbardella E, Totaro P, Pozzilli C,Bozzali M, Pantano P. Clinically isolated syndrome suggestive of multiple sclerosis: Voxelwise regional investigation of white and gray matter. Radiology Jan 2010;254(1):227–234.

［216］Raz E, Loh JP, Saba L, Omari M, Herbert J, Lui Y, Kister I.Periventricular lesions help differentiate neuromyelitis optica spectrum disorders from multiple sclerosis. Mult Scler Int 2014;2014:986923.

［217］Rennebohm R, Susac JO, Egan RA, Daroff RB. Susac's syndrome—Update. J Neurol Sci 2010;299:86–91.

［218］Rice CM, Cottrell D, Wilkins A, Scolding NJ. Primary progressive multiple sclerosis: Progress and challenges. J Neurol Neurosurg Psychiatry 2013;84:1100–1106.

［219］Rivero RL, Oliveira EM, Bichuetti DB, Gabbai AA, Nogueira RG, Abdala N. Diffusion tensor imaging of the cervical spinal cord of patients with Neuromyelitis Optica. Magn Reson Imaging 2014;32:457–463.

［220］Rocca MA, Absinta M, Amato MP et al. Posterior brain damage and cognitive impairment in pediatric multiple sclerosis.Neurology 2014;82:1314–1321.

［221］Rocca MA, Absinta M, Ghezzi A, Moiola L, Comi G, Filippi M.Is a preserved functional reserve a mechanism limiting clinical impairment in pediatric MS patients? Hum Brain Mapp 2009;30:2844–2851.

［222］Rocca MA, Absinta M, Moiola L, Ghezzi A, Colombo B,Martinelli V, Comi G, Filippi M. Functional and structural connectivity of the motor network in pediatric and adult-onset relapsing-remitting multiple sclerosis.Radiology 2010;254:541–550.

［223］Rocca MA, Agosta F, Mezzapesa DM, Martinelli V, Salvi F, Ghezzi A, Bergamaschi R, Comi G, Filippi M. Magnetization transfer and diffusion tensor MRI show gray matter damage in neuromyelitis optica. Neurology2004;62:476–478.

［224］Rocca MA, Filippi M, Herzog J, Sormani MP, Dichgans M,Yousry TA. A magnetic resonance imaging study of the cervical cord of patients with CADASIL. Neurology 2001;56:1392–1394.

［225］Rocca MA, Valsasina P, Absinta M et al. Intranetwork and internetwork functional connectivity abnormalities in pediatric multiple sclerosis. Hum Brain Mapp 2014b;35:4180–4192.

［226］Rodriguez D. Leukodystrophies with astrocytic dysfunction.Handb Clin Neurol 2013;113:1619–1628.

［227］Rosati G. The prevalence of multiple sclerosis in the world: An update. Neurol Sci 2001;22:117–139. Review.

［228］Rossi A. Imaging of acute disseminated encephalomyelitis.Neuroimaging Clin N Am 2008;18:149–161.

［229］Rossi A, Biancheri R. Magnetic resonance spectroscopy in metabolic disorders. Neuroimaging Clin N Am 2013;23:425–448.

［230］Rovaris M, Barkhof F, Calabrese M et al. MRI features of benign multiple sclerosis: Toward a new definition of this disease phenotype. Neurology 2009;72:1693–1701.

［231］Rovira A, Alonso J, Cucurella G et al. Evolution of multiple sclerosis lesions on serial contrast-enhanced T1-weighted and magnetization-transfer MR images. AJNR Am J Neuroradiol 1999;20:1939–1945.

［232］Rovira Cañellas A, Rovira Gols A, Río Izquierdo J, Tintoré Subirana M, Montalban Gairin X. Idiopathic inflammatory-demyelinating diseases of the central nervous system.Neuroradiology 2007;49:393–409.

［233］Ryan M, Ibrahim M, Parmar HA. Secondary demyelination disorders and destruction of white matter. Radiol Clin North Am 2014;52:337–354.

［234］Sahraian MA, Radue EW, Haller S, Kappos L. Black holes in multiple sclerosis: Definition, evolution, and clinical correlations.Acta Neurol Scand 2010;122:1–8.

［235］Saji E, Arakawa M, Yanagawa K et al. Cognitive impairment and cortical degeneration in neuromyelitis optica. Ann Neurol 2013;73:65–76.

［236］Salsano E, Marotta G, Manfredi V, Giovagnoli AR, Farina L,Savoiardo M, Pareyson D, Benti R, Uziel G. Brain fluorodeoxyglucose PET in adrenoleukodystrophy. Neurology 2014;83:981–989.

［237］Sato DK, Callegaro D, Lana-Peixoto MA et al. Distinctionbetween MOG antibody-positive and AQP4 antibodypositive NMO spectrum disorders. Neurology 2014;82:474–481.

［238］Sato DK, Lana-Peixoto MA, Fujihara K, de Seze J. Clinical spectrum and treatment of neuromyelitis optica spectrum disorders: Evolution and current status. Brain Pathol 2013;23:647–660.

［239］Sawcer S, Franklin RJ, Ban M. Multiple sclerosis genetics.Lancet Neurol 2014;13:700–709.

［240］Schiffmann R, van der Knaap MS. Invited article: An MRIbased approach to the diagnosis of white matter disorders.Neurology 2009;72(8):750–759.

［241］Schiffmann R, Moller JR, Trapp BD, Shih HH, Farrer RG,Katz DA, Alger JR, Parker CC, Hauer PE, Kaneski CR.Childhood ataxia with diffuse central nervous system hypomyelination. Ann Neurol 1994;35:331–340.

［242］Schlaeger R, Papinutto N, Panara V et al. Spinal cord gray matter atrophy correlates with multiple sclerosis disability.Ann Neurol 2014;76:568–580.

［243］Sechi G, Ceccherini I, Bachetti T, Deiana GA, Sechi E, Balbi P.Ceftriaxone for Alexander's disease: A four-year followup.IMD Rep. 2013;9:67–71.

［244］Sehitoğlu E, Cavuş F, Ulusoy C, Küçükerden M, Orçen A, Akbaş-Demir D, Coban A, Vural B, Tüzün E, Türkoğlu R. Sorcin antibody as a possible predictive factor in conversion from radiologically isolated syndrome to multiple sclerosis:A preliminary study. Inflamm Res 2014;63:799–801.

［245］Sellner J, Schirmer L, Hemmer B, Mühlau M. The radiologically isolated syndrome: Take action when the unexpected is uncovered? J Neurol 2010;257:1602–1611.

［246］Simon JH, Kleinschmidt-DeMasters BK. Variants of multiple sclerosis. Neuroimaging Clin N Am 2008;18:703–716.

［247］Simon JH, Li D, Traboulsee A et al. Standardized MR imaging protocol for multiple sclerosis: Consortium of MS Centers consensus guidelines. AJNR Am J Neuroradiol 2006;27:455–461.

［248］Simone IL, Carrara D, Tortorella C, Liguori M, Lepore V,Pellegrini F, Bellacosa A, Ceccarelli A, Pavone I, Livrea P. Course and prognosis in early-onset MS: Comparison with adult-onset forms. Neurology 2002;59:1922–1928.

［249］Simpson S Jr, Blizzard L, Otahal P, Van der Mei I, Taylor B.Latitude is significantly associated with the prevalence of multiple sclerosis: A meta-analysis. J Neurol Neurosurg Psychiatry 2011;82:1132–1141.

［250］Sinnecker T, Dörr J, Pfueller CF, Harms L, Ruprecht K, Jarius S, Brück W, Niendorf T, Wuerfel J, Paul F. Distinct lesion morphology at 7-T MRI differentiates neuromyelitis optica from multiple sclerosis. Neurology Aug 14,2012;79:708–714.

［251］Siva A, Saip S, Altintas A, Jacob A, Keegan BM, Kantarci OH. Multiple sclerosis risk in radiologically uncoveredasymptomatic possible inflammatory-demyelinating disease. Mult Scler 2009;15:918–927.

［252］Skehan SJ, Hutchinson M, MacErlaine DP. Cerebral autosomal dominant arteriopathy with subcortical infarcts and leukoencephalopathy:MR findings. AJNR Am J Neuroradiol1995;16:2115–2119.

［253］Smith SA, Golay X, Fatemi A, Mahmood A, Raymond GV,Moser HW, van Zijl PC, Stanisz GJ. Quantitative magnetization transfer characteristics of the human cervical spinal cord in vivo: Application to adrenomyeloneuropathy.Magn Reson Med 2009;61:22–27.

［254］Spain R, Bourdette D. The radiologically isolated syndrome:Look (again) before you treat. Curr Neurol Neurosci Rep2011;11:498–506.

［255］Sreenivasan P, Purushothaman KK. Radiological clue to diagnosisof Canavan disease. Indian J Pediatr 2013;80:75–77.

［256］Stankiewicz JM, Neema M, Ceccarelli A. Iron and multiple sclerosis. Neurobiol Aging 2014;35(Suppl 2):S51–S58.

［257］Stromillo ML, Giorgio A, Rossi F et al. Brain metabolic changes suggestive of axonal damage in radiologically isolated syndrome. Neurology 2013;80:2090–2094.

［258］Suppiej A, Cainelli E. Cognitive dysfunction in pediatric multiplesclerosis. Neuropsychiatr Dis Treat 2014;10:1385–1392.

［259］Susac JO. Susac's syndrome: The triad of microangiopathy of the brain and retina with hearing loss in young women.Neurology 1994;44:591–593.

［260］Susac JO, Hardman JM, Selhorst JB. Microangiopathy of the brain and retina. Neurology 1979;29:313–316.

［261］Susac JO, Murtagh FR, Egan RA et al. MRI findings in Susac's syndrome. Neurology 2003;61:1783–1787.

［262］Tackley G, Kuker W, Palace J. Magnetic resonance imaging in neuromyelitis optica. Mult Scler 2014.

［263］Tallantyre EC, Dixon JE, Donaldson I, Owens T, Morgan PS,Morris PG, Evangelou N. Ultra-high-field imaging distinguishes MS lesions from asymptomatic white matter lesions. Neurology 2011;76:534–539.

［264］Tan IL, McArthur JC, Clifford DB, Major EO, Nath A. Immune reconstitution inflammatory syndrome in natalizumabassociated PML. Neurology 2011;77:1061–1067.

［265］Tenembaum SN. Acute disseminated encephalomyelitis. Handb Clin Neurol 2013;112:1253–1262.

［266］Till C, Ghassemi R, Aubert-Broche B, Kerbrat A, Collins DL, Narayanan S, Arnold DL, Desrocher M, Sled JG,Banwell BL. MRI correlates of cognitive impairmentin childhood-onset multiple sclerosis. Neuropsychology 2011;25:319–332.

［267］Toosy AT, Kou N, Altmann D, Wheeler-Kingshott CA,Thompson AJ, Ciccarelli O. Voxel-based cervical spinal cord mapping of diffusion abnormalities in MS-related myelitis. Neurology 2014;83:1321–1325.

［268］Tortorella C, Direnzo V, D'Onghia M, Trojano M. Brainstem PML lesion mimicking MS plaque in a natalizumabtreated MS patient. Neurology 2013;81:1470–1471.

［269］Tortorella P, Rocca MA, Mezzapesa DM et al. MRI quantification of grey and white matter damage in patients with early-onset multiple sclerosis. J Neurol 2006;253:903–907.

［270］Tur C, Montal ban X. Natalizumab: Risk stratification of individualpatients with multiple sclerosis. CNS Drugs 2014;28:641–648.

［271］van Den Boom R, Lesnik Oberstein SA, van Duinen SG,Bornebroek M, Ferrari MD, Haan J, van Buchem MA.Subcortical lacunar lesions: An MR imaging finding in patients with cerebral autosomal dominant arteriopathy with subcortical infarcts and leukoencephalopathy. Radiology 2002;224:791–796.

［272］van der Knaap MS, Barth PG, Gabreels FJ, Franzoni E, Begeer JH, Stroink H, Rotteveel JJ, Valk J. A new leukoencephalopathy with vanishing white matter. Neurology1997;48:845–855.

［273］van der Knaap MS, Barth PG, Vrensen GF et al. Histopathology of an infantile-onset spongiform leukoencephalopathy with a discrepantly mild clinical course. Acta Neuropathol1996;96:206–212.

［274］van der Knaap MS, Boor I, Estévez R. Megalencephalic leukoencephalopathy with subcortical cysts: Chronic white matter oedema due to a defect in brain ion and water homoeostasis. Lancet Neurol 2012;11:973–985.

［275］van der Knaap MS, Lai V, Köhler W et al. Megalencephalic leukoencephalopathy with cysts without MLC1 defect.Ann Neurol 2010;67:834–837.

［276］van der Knaap MS, Leegwater PA, Könst AA, Visser A, Naidu S, Oudejans CB, Schutgens RB, Pronk JC. Mutations in each of the five subunits of translation initiation factor eIF2B can cause leukoencephalopathy with vanishing white matter. Ann Neurol 2002;51:264–270.

［277］van der Knaap MS, Naidu S, Breiter SN et al. Alexander disease:Diagnosis with MR imaging. AJNR Am J Neuroradiol 2001;22:541–552.

［278］van der Knaap MS, Pronk JC, Scheper GC. Vanishing white matter disease. Lancet Neurol 2006;5:413–423.

［279］van der Lei HD, Steenweg ME, Barkhof F, de Grauw T,d'Hooghe M, Morton R, Shah S, Wolf N, van der Knaap MS. Characteristics of early MRI in children and adolescents with vanishing white matter. Neuropediatrics 2012a;43:22–26.

［280］van der Lei HD, Steenweg ME, Bugiani M, Pouwels PJ, Vent IM, Barkhof F, van Wieringen WN, van der Knaap MS.Restricted diffusion in vanishing white matter. Arch Neurol 2012b;69:723–727.

［281］van der Voorn JP, Pouwels PJ, Powers JM, Kamphorst W,Martin JJ, Troost D, Spreeuwenberg MD, Barkhof F, van der Knaap MS. Correlating quantitative MR imaging with histopathology in X-linked adrenoleukodystrophy. AJNR Am J Neuroradiol 2011;32:481–489.

［282］Van der Voorn JP, Pouwels PJW, Hart AA et al. Childhood white matter disorders: Quantitative MR imaging and spectroscopy. Radiology 2006;241:510–517.

［283］Van Haren K, Waubant E. Therapeutic advances in pediatric multiple sclerosis. J Pediatr 2013;163:631–637. Review.

［284］van Pelt ED, Mescheriakova JY, Makhani N et al. Risk genes associated with pediatric-onset MS but not with-monophasic acquired CNS demyelination. Neurology 2013;81:1996–2001.

［285］Vanderver A, Tonduti D, Schiffmann R, Schmidt J, Van der Knaap MS. Leukodystrophy Overview 2014. In: R.A. Pagon,M.P. Adam, H.H. Ardinger, T.D. Bird, C.R. Dolan, C.T.Fong, R.J.H. Smith, K. Stephens (Eds.), GeneReviews®[Internet], University of Washington, Seattle, WA(1993–2014).

［286］Vargas-Lowy D, Chitnis T. Pathogenesis of pediatric multiple sclerosis. J Child Neurol 2012;27:1394–1407. Review.

［287］Verhey LH, Branson HM, Makhija M, Shroff M, Banwell B.Magnetic resonance imaging features of the spinal cord in pediatric multiple sclerosis: A preliminary study. Neuroradiology 2010;52:1153–1162.

［288］Verhey LH, Narayanan S, Banwell B. Standardized magnetic resonance imaging acquisition and reporting in pediatric multiple sclerosis. Neuroimaging Clin N Am 2013a;23:217–226.e1–e7. Review.

［289］Verhey LH, Shroff M, Banwell B. Pediatric multiple sclerosis:Pathobiological, clinical, and magnetic resonance imaging features. Neuroimaging Clin N Am 2013b;23:227–243. Review.

［290］Verhey LH, Sled JG. Advanced magnetic resonance imaging in pediatric multiple sclerosis. Neuroimaging Clin N Am 2013c;23:337–354. Review.

［291］Vishwas MS, Chitnis T, Pienaar R, Healy BC, Grant PE.Tract-based analysis of callosal, projection, and association pathways in pediatric patients with multiple sclerosis: A preliminary study. AJNR Am J Neuroradiol 2010;31:121–128.

［292］Viswanathan A, Gray F, Bousser MG, Baudrimont M, Chabriat H. Cortical neuronal apoptosis in CADASIL. Stroke 2006;37:2690–2695.

［293］von Glehn F, Jarius S, Cavalcanti Lira RP et al. Structural brain abnormalities are related to retinal nerve fiber layer thinning and disease duration in neuromyelitis optica spectrum disorders. Mult Scler 2014. [Epub ahead of print].

［294］Vukusic S, Confavreux C. Prognostic factors for progression of disability in the secondary progressive phase of multiple sclerosis. J Neurol Sci 2003;206:135–137.

［295］Wattjes MP, Vennegoor A, Mostert J, van Oosten BW, Barkhof F, Killestein J. Diagnosis of asymptomatic natalizumabassociated PML: Are we between a rock and a hard place? J Neurol 2014;261:1139–1143.

［296］Waubant E, Chabas D, Okuda DT, Glenn O, Mowry E, Henry RG, Strober JB, Soares B, Wintermark M, Pelletier D.Difference in disease burden and activity in pediatric patients on brain magnetic resonance imaging at time of multiple sclerosis onset vs adults. Arch Neurol

2009;66:967–971.

[297] Wingerchuk DM, Lennon VA, Pittock SJ, Lucchinetti CF,Weinshenker BG. Revised diagnostic criteria for neuromyelitis optica. Neurology 2006;66:1485–1489.

[298] Wingerchuk DM, Weinshenker BG. Neuromyelitis optica(Devic's syndrome). Handb Clin Neurol 2014;122:581–599.

[299] Wu GF, Alvarez E. The immunopathophysiology of multiple sclerosis. Neurol Clin 2011;29:257–278.

[300] Wuerfel J, Sinnecker T, Ringelstein EB, Jarius S, Schwindt W,Niendorf T, Paul F, Kleffner I, Dörr J. Lesion morphology at 7 Tesla MRI differentiates Susac syndrome from multiple sclerosis. Mult Scler 2012;18:1592–1599.

[301] Yamamoto Y, Ihara M, Tham C, Low RW, Slade JY, Moss T,Oakley AE, Polvikoski T, Kalaria RN. Neuropathological correlates of temporal pole white matter hyperintensities in CADASIL. Stroke 2009;40:2004–2011.

[302] Yang E, Prabhu SP. Imaging manifestations of the leukodystrophies,inherited disorders of white matter. Radiol Clin North Am 2014;52:279–319.

[303] Yeh EA, Weinstock-Guttman B, Ramanathan M, Ramasamy DP, Willis L, Cox JL, Zivadinov R. Magnetic resonance imaging characteristics of children and adults with paediatric-onset multiple sclerosis. Brain 2009;132(Pt12):3392–3400.

[304] Yonezu T, Ito S, Mori M, Ogawa Y, Makino T, Uzawa A,Kuwabara S. "Bright spotty lesions" on spinal magnetic resonance imaging differentiate neuromyelitis optica from multiple sclerosis. Mult Scler 2014;20:331–337.

[305] Yousry TA, Pelletier D, Cadavid D, Gass A, Richert ND, Radue EW, Filippi M. Magnetic resonance imaging pattern in natalizumab-associated progressive multifocal leukoencephalopathy.Ann Neurol 2012;72:779–787.

[306] Yousry TA, Seelos K, Mayer M, Brüning R, Uttner I, Dichgans M, Mammi S, Straube A, Mai N, Filippi M. Characteristic MR lesion pattern and correlation of T1 and T2 lesion volume with neurologic and neuropsychological findings in cerebral autosomal dominant arteriopathy with subcortical infarcts and leukoencephalopathy (CADASIL).AJNR Am J Neuroradiol 1999;20:91–100.

[307] Zhang B, Zhong Y, Wang Y, Dai Y, Qiu W, Zhang L, Li H, Lu Z. Neuromyelitis optica spectrum disorders without and with autoimmune diseases. BMC Neurol 2014;14:162.

[308] Zhao DD, Zhou HY, Wu QZ, Liu J, Chen XY, He D, He XF, HanWJ, Gong QY. Diffusion tensor imaging characterization of occult brain damage in relapsing neuromyelitis optica using 3.0T magnetic resonance imaging techniques.Neuroimage 2012;59:3173–3177.

Chapter 27
颅脑外伤

Traumatic Disease of the Brain and Skull

Eytan Raz，著

王　岩，译

目录　CONTENTS

本章对颅内及颅底外伤的影像学表现进行了回顾。计算机断层扫描（CT）是诊断急性颅脑损伤最有效的方法，因为它可以在脑外伤急性期非常快速和准确地对危及生命的情况进行评估，然而磁共振成像在评估超急性期、亚急性期和慢性期脑损伤时也有一些适应证。本章首先进行了一些流行病学和临床情况的概述，随后回顾了不同类型的颅内损伤。

一、概述

在西方国家，外伤是导致脑损伤（TBI）高发病率和高死亡率的重要原因之一。仅在美国，每年就有 200 多万人遭受头部外伤，其中 10% 为致命性。10% 的幸存者遗留不同程度的神经功能缺陷（Gentry，1994）。据估计，生活在美国的人群中，有 530 万患有与 TBI 有关的残疾，约占总人口的 2%。TBI 的主要致病原因是与摔倒相关的外伤，其次是机动车或交通事故碰撞伤，以及一些外部原因导致的碰撞或被撞（Brown，Elovic，Kothari，Flanagan，& Kwasnica，2008）。

TBI 临床严重程度的分类基于格拉斯哥昏迷评分（GCS）（表 27-1）（Teasdale & Jennett，1974）。GCS 是一种神经学量表，它通过眼睛、运动和语言反应来评估意识水平。其中轻度脑损伤的患者约占总数的 80%（GCS 评分 13 ～ 15），中度占 10%（GCS 评分 9 ～ 12），重度占 10%（GCS 评分 8 及以下）。众所周知，GCS 评分相同的患者其预后可能大相径庭。创伤后记忆力和意识丧失持续的时间是确定 TBI 严重程度的另一个重要临床因素（表 27-2）。

神经影像学在脑外伤中的作用已经得到很好的证实。根据美国放射学院（ACR）适宜性标准，普遍的共识是，中度或重度颅内损伤的患者应尽早行头部 CT 检查（Davis 等，2000）。由于 CT 应用广泛，对于颅骨骨折和颅内出血的检测既快速又准确，因此是最佳的成像方法；此外，CT 检查不受安装生命支持和监测设备的限制，一般情况下，急诊病人扫描没有禁忌证。GCS > 13 的患者损伤的严重程度往往不同，由于 CT 的低成本和广泛的可用性，对这类人群应行头颅 CT 作为筛查工具。

表 27-1　格拉斯哥昏迷评分表

睁　眼	语言反应	运动反应
睁眼	可正常交谈 -5	正常 -6
自发性 -4	可交谈，定向力障碍 -4	能定位疼痛 -5
言语刺激后睁眼 -3	用词错乱 -3	躲避疼痛刺激出现屈曲 -4
疼痛刺激后睁眼 -2	言语不能理解 -2	异常屈曲 -3
无睁眼 -1	无反应 -1	异常伸展 -2
		无反应 -1

表 27-2　外伤性脑损伤严重程度

	轻　度	中　度	重　度
GCS	13 ～ 15	9 ～ 12	3 ～ 8
PTA	< 1 d	1 ～ 7 d	> 7 d
LOC	0 ～ 30min	30min ～ 24h	> 24h

译者注：原文排列错误

二、磁共振的应用原则

在脑外伤的影像学中，磁共振的应用受到多种限制，包括急性创伤条件下的可用性有限、成像时间长、对病人运动的敏感性、与多种医疗器械的不兼容等因素；此外，磁共振在蛛网膜下腔出血（SAH）的诊断上不如 CT 准确。磁共振对于显示弥漫性轴索损伤（DAI）及评估是否存在缺血方面优于 CT，而缺血可能与创伤相关的继发性损伤有关。在传统的磁共振序列中，梯度回波（GRE）T_2 加权序列对血液分解产物特别敏感，因为含铁血黄素和铁蛋白可改变组织的磁化率，导致局部 GRE-T_2 加权图像的信号丢失（Gomori，Grossman，Goldberg，

Zimmerman，& Bilaniuk，1985）。梯度回波序列在评估额底和颞叶病变时有局限性，这是由于该处附近的额窦和颞骨气体会产生磁敏感伪影（Gentry，1994；Gomori 等，1985）。

这样看来，与传统的 GRE-T_2 相比，磁敏感加权成像（SWI）技术的发展提高了检测出血的能力，因为该技术在识别血液分解产物方面具有更高的敏感性和特异性（Tong 等，2003）。

虽然磁共振对检测病变的存在有一定的作用，但仍存在一些问题：①常规磁共振序列低估了损伤程度；②磁共振与功能缺陷的相关性往往较差；③磁共振不能提供定量的病理生理学指标来确定预后和监测疗效。

为了确定哪些损伤可以治疗以防止继发性损伤的出现，并提供有用的预后信息，神经功能的其他成像方法也已经开始被应用，例如弥散加权成像（DWI）/弥散张量成像（DTI）、磁共振波谱（MRS）及 BOLD 成像。

虽然在常规成像中，严重创伤通常表现为可见的出血性病变或挫伤，但轻度和中度创伤通常与无法显示的损伤有关。这些亚型可从非常规成像方法中获益。

三、外伤分类

TBI 可分为两种类型：原发性损伤和继发性损伤。其中，原发性损伤是头部外伤的直接结果，而继发性损伤是原发性损伤的并发症。继发性损伤是可以预防的，而根据定义，原发性损伤在患者首次出现时已经发生（表 27-3）。TBI 可以根据位置（脑内或脑外）和损伤机制（钝性/闭合性、穿透性/开放性）进一步划分。

（一）颅骨骨折

对于评估颅骨骨折，CT 检查是非常必要的。磁共振的作用主要是评估颅底或颅骨骨折可能引起的脑实质的继发性损伤。例如，钝性创伤引起的凹陷性骨折通常伴有骨折的骨片向内移

表 27-3　外伤性脑损伤的影像学分类

原发性损伤	继发性损伤
脑外损伤	**急性**
颅骨骨折	弥漫性大脑肿胀/自身调节失常
硬膜外血肿	脑疝
硬膜下血肿	脑梗死
蛛网膜下腔出血	感染
脑室内出血	**慢性**
脑内损伤	脑积水
弥漫性轴索损伤	脑软化
脑挫伤	脑脊液漏
脑实质内血肿	软脑膜囊肿
血管损伤	
夹层	
颈动脉-海绵窦瘘	
硬脑膜动静脉瘘	
假性动脉瘤	

位，并常伴有其下方的脑实质损伤。合并感染发病率高达 10%，发病率高（癫痫发生率高），死亡率高。如果颅骨凹陷骨折的凹陷程度大于颅骨厚度，或者有硬脑膜穿透、相关的颅内血肿、颅内积气或严重的外观畸形的证据，此时可能需要神经外科评估是否需要抬高骨折处和移除骨碎片（Bullock 等，2006）。

基底部骨折发生在颅底，非常罕见，有时很难发现。当出现基底部骨折时，建议行血管检查，如磁共振血管造影（MRA）或 CT 血管造影（CTA）来评估颈内动脉。

颅骨生长骨折是儿童最常见的骨折类型，骨折中出现硬脑膜撕裂时，脑脊液（CSF）在骨折处积聚并由于脑脊液搏动导致骨折边缘进行性增大（Ciurea, Gorgan, Tascu, Sandu, & Rizea, 2011）。也称为软脑膜囊肿，通常发生在颅底。

（二）硬膜外血肿

硬膜外间隙是位于颅骨内板和硬脑膜之间

的潜在腔隙，硬脑膜代表颅骨内板的功能性骨膜。硬膜外出血通常发生在颞顶部区域，即所谓的 Marchant 区（90% 的病例），通常发生在骨折穿过脑膜中动脉或静脉的供血区时。当这些血管被撕裂时，血液在硬膜外间隙移动，导致硬膜外血肿形成。硬脑膜与颅骨内板在颅缝处结合非常紧密，这就是硬膜外血肿的扩张倾向于局限于颅缝之间的原因，尽管也常见例外（Kubal，2012）。临床上，患者损伤后可能有一段中间清醒期，其定义为损伤后患者状况的短暂改善，随后恶化；50% 的硬膜外血肿患者会经历中间清醒期。硬膜外血肿通常为双凸透镜形：其形状与硬脑膜与颅骨的牢固连接有关。

硬膜外血肿有时可以包含不同的成分，表现为旋涡征，这是预后不良的标志，代表慢性血肿内活动性出血（Al-Nakshabandi，2001）。活动性出血与脑实质呈等密度，代表活动性渗出而未凝固的血液，慢性成分为高密度的硬膜外血肿（Kubal，2012;Provenzale，2007）。慢性硬膜外血肿表现为低密度，周边强化，常失去双凸外形。需与其他硬膜外病变如肿瘤鉴别。静脉性硬膜外血肿多发生在小儿颅中窝，发病率低于动脉性硬膜外血肿（Gean 等，2010）。磁共振可以帮助鉴别类似于硬膜外血肿的其他病变或评估共存病变，如图 27-1 所示的出血性脑膜瘤。

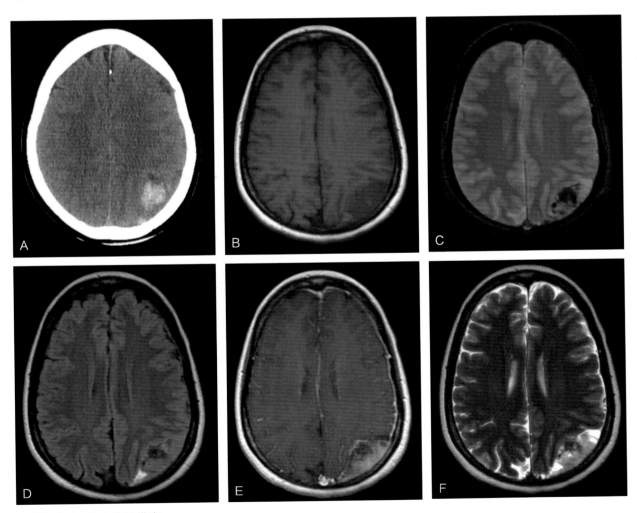

▲ 图 27-1　出血性脑膜瘤
31 岁女性外伤后行 CT 检查（A），表现为顶部颅内脑外出血，特征不典型，但可能与硬膜外血肿有关。由于其特征不典型，并且其上覆颅骨未见骨折，因此行磁共振进一步评估：平扫 T_1（B）、梯度回波（C）、FLAIR（D）和增强 T_1（E）显示出强化的出血性脑外肿块，已被切除，为出血性脑膜瘤。在图中还给出了 T_2WI（F）

（三）硬膜下血肿

在硬脑膜和蛛网膜之间，有一个称为硬膜下腔的潜在间隙，通常包含少量与脑脊液相似的液体，并通过皮质桥静脉交通；出血可以在硬膜下腔内隐伏，形成硬膜下血肿（SDH）。SDHs是由桥静脉破裂引起，桥静脉从大脑凸面起穿过蛛网膜下腔到达硬脑膜窦。这些静脉进入硬脑膜窦的入口点是固定的：创伤时，大脑的旋转运动导致桥静脉的剪切，最终硬脑膜下部分（最薄弱的部分）由于缺乏蛛网膜小梁而被撕裂（Provenzale，2007）。

在老年患者中，脑萎缩使脑实质和颅骨之间的相对运动增加，导致SDHs的发生率增加。急性SDH的死亡率高达40%。SDH像硬膜外血肿一样，临床上可以有中间清醒期，可以持续几天。

急性SDH表现为均匀的、新月形的脑外液体积聚，血肿可变厚。贫血患者的血肿可能有不同的表现（Provenzale，2007）。

大多数SDHs位于幕上，位于大脑凸面。SDHs通常沿着整个大脑凸面，从大脑镰前部延伸到后部。与硬膜外血肿相反，它们也经常沿着大脑镰和小脑幕出现，而硬膜外血肿的定义是不沿着这些脑膜结构出现。亚急性和慢性SDHs可能是凹形的，类似于硬膜外血肿，与硬膜下血管化引起的周边强化有关。这种血管化是由未紧密连接的血管形成的，容易渗漏导致血肿内反复出血。因此，SDHs可能是非常具异质性的，因为这些反复的出血导致形成血肿内分隔（Hellwig, Kuhn, Bauer, & List-Hellwig，1996）。慢性SDH也可见于无外伤病史的老年凝血病患者。SDHs必须与其他病变，如脓肿或肿瘤鉴别。此外，在儿童患者中若存在不同时期的SDHs应怀疑其遭受虐待（见后文）。

双侧SDHs有时很难显示，因为它们可能非常薄且对称。为了不漏诊，必须仔细评估脑沟大小，并仔细检查灰白质界面，以确定其是否向内弯曲（Penchet, Loiseau, & Castel，1998）。

在少数情况下，动脉瘤破裂可仅表现为SDH而不伴有SAH（Gilad, Fatterpekar, Johnson, & Patel，2007）。

（四）蛛网膜下腔和脑室内出血

通常在创伤后，会出现少量蛛网膜下腔出血和脑室内出血，而且可能非常轻微。创伤性SAH由于小的穿过蛛网膜下腔或硬膜下或脑实质内的皮质静脉损伤所致，沿蛛网膜下腔扩散。无论在哪种情况下，其出血量都无法与动脉瘤性SAH相比。另一个区别是，典型的动脉瘤性SAH位于鞍上池、环池、大脑中动脉池和大脑半球间裂，而外伤性SAH则位于外周。SAH与继发性并发症有关，如血管痉挛导致缺血性梗死；蛛网膜绒毛充血、脑脊液吸收受损导致交通性脑积水。

（五）脑挫伤

皮质挫伤是最常见的脑实质损伤。挫伤发生在脑回表面，可能延伸到下方白质。病理特征是由于灰质的血供丰富，伴有周围水肿的瘀点出血。少数情况下出血也能由表面扩展到蛛网膜下腔（Provenzale，2007）。

发生在受冲击部位的损伤称为冲击伤，而位于受冲击部位180°处的损伤称为对冲伤。挫伤更倾向于发生在不规则和粗糙的骨旁，如颅前窝，在此处额叶脑实质可能会在筛板上滑动导致损伤，颞叶下部可沿着岩骨嵴、蝶骨大翼挫伤。

另一种特殊的挫伤称为滑动挫伤，通常发生在额叶旁矢状位上部。此外，如果脑实质撞击于大脑镰或小脑幕，也会发生挫伤（图27-2）。磁共振上显示的挫伤比CT更明显，尤其是在没有出血的情况下；此外，磁共振对于检测额底和颞叶挫伤更敏感，这也是如前所述的非常常见的部位，并且通过冠状位显示更佳（Hahnel等，2008）。创伤几天后水肿可能加重，导致颅内压升高。恢复后病灶缩小，形成脑软化灶伴胶质细胞增生（图27-3）。

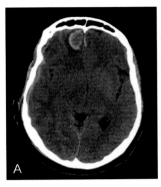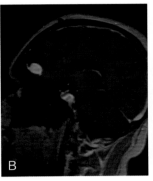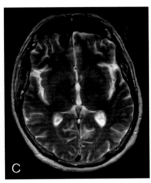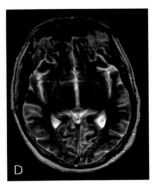

▲ 图 27-2　与撞击于大脑镰相关的挫伤性脑内血肿的典型表现
注意位于旁中线处的血肿表现为 CT 高密度（A）和 T_1 高信号（B）及 T_2 低信号（图 C 和图 D 为轴位连续图像）

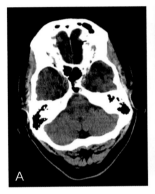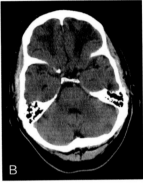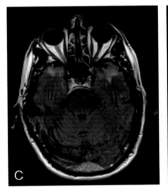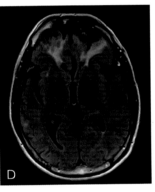

▲ 图 27-3　慢性创伤性脑损伤
8 年前曾有脑外伤史的患者。CT 扫描（A 和 B）显示广泛的低密度改变，包括额底皮质和皮质下白质，并伴有体积缩小。颞极也有类似的改变（A）。这些发现符合创伤后脑软化。磁共振的 FLAIR 序列（C 和 D）证实了上述发现

（六）弥漫性轴索损伤

DAI 是一种常伴有意识丧失和植物人状态的 TBI。DAI 是颅骨快速旋转时发生的剪切损伤，大脑的某些部分比其他区域加速或减速更快；这导致轴突拉伸、水肿和 DAI（Li & Feng，2009）。在 DAI 的病例中，选择性地累及一些解剖结构：灰白质交界区，由于纤维排列不同，因此有不同的惯性力；胼胝体体部和膝部，在大脑运动时撞击于大脑镰；中脑背外侧部，小脑上脚的位置，与小脑幕切迹的接触有关。CT 对 DAI 不敏感，这些患者 CT 检查通常显示正常（图 27-4）；只有 DAI 伴出血时 CT 检查才呈阳性。在这些病例中，CT 表现为上述区域有小范围的高衰减，周围有少量水肿。但是，由于 DAI 通常（80% 的时间）是非出血性的，因此 DAI 是少数几种磁共振检查优于 CT 的颅脑损伤情况之一（Li & Feng，2009）（图 27-5）；梯度回波序列是评价出血性病灶最敏感的序列（图 27-6）。

（七）外伤性血管损伤

外伤所致的动脉夹层通常是颅外的，由于颅底的颈动脉管（颈内动脉）骨折和颈椎横突孔（椎动脉）骨折引起。有时，夹层也可位于颅内，在这种情况下，最常累及颈内动脉床突上段。由于大脑镰前部的解剖关系（Soria，Paroski，& Schamann，1988），大脑前动脉和胼缘动脉的分叉处是血管损伤的一个非常薄弱的部位。

外伤性颅内动脉瘤通常为假的动脉瘤（假性动脉瘤），其病因是动脉壁层破裂，周围血肿阻止了血液外溢（图 27-7）（Acosta，Williams，& Clark，1972）。颅内出血发生部位取决于所累

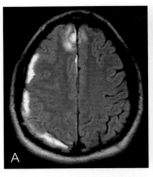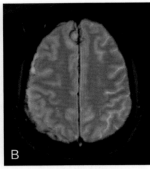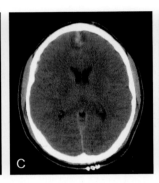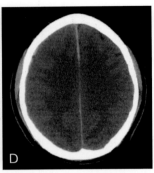

▲ 图 27-4　沿大脑镰挫伤

一位旋转创伤患者高密度的脑挫伤集中在双侧额叶前内侧、大脑镰旁，CT（C 和 D）和磁共振（A，FLAIR；B，梯度回波）均可见。这种情况见于脑实质撞击于大脑镰（译者注：原著有误，已修改：A、B 为磁共振，C、D 为 CT 图像）

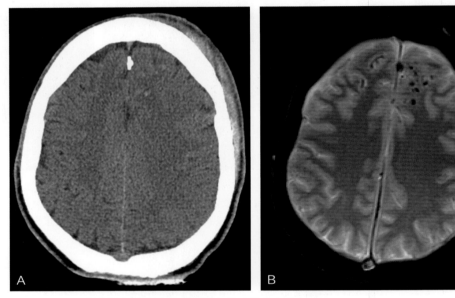

▲ 图 27-5　遭受重大创伤后，昏迷患者的 CT 和 MRI 对比

CT 对于显示 DAI 敏感性低。患者遭受重大创伤后昏迷，CT（A）显示左侧额部软组织肿胀，左侧额叶内有小的高密度灶。磁共振（梯度回波，B）显示出另外多个病灶，与 CT 相比更加明显

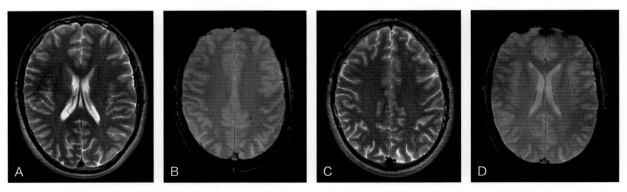

▲ 图 27-6　梯度回波显示出血灶

DAI 伴脑实质内多发出血灶的患者，T_2（A 和 C）不可见，但在梯度回波序列上显示为多个小黑点（B 和 D）（译者注：原著有误，已修改：A、C 为 T_2WI，B、D 为 GRE 序列）

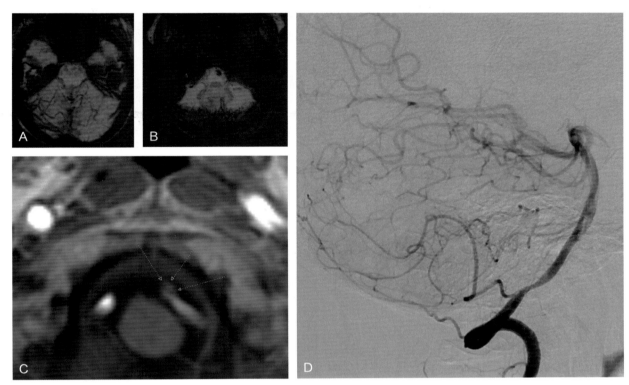

▲ 图 27-7 血管壁内血肿的影像学图像

患者主诉为跌倒后头痛数周。SWI 成像显示小脑叶存在磁敏感性（A）与浅表铁质沉着有关,提示曾有蛛网膜下腔出血。延髓水平的 SWI 轴位图像（B）显示左侧椎动脉管壁的局灶性磁敏感区。T_1 平扫（C）显示血管内壁的同一区域呈 T_1 高信号（箭）。此发现符合夹层所致血管壁内血肿。血管造影（D）显示血管狭窄,未见明确瓣膜或造影剂外渗

及的血管节段,因此可以是硬膜外（脑膜中动脉）或蛛网膜下腔。创伤性假性动脉瘤的出血风险约为 20%,破裂的高峰发生于创伤后 2 周（Cohen 等,2008）。头部外伤的另一个潜在的血管并发症是颈动脉海绵窦瘘（CCF）,它是颈内动脉和海绵窦之间的病理性交通（图 27-8）。创伤性 CCF 通常是直接交通,而间接交通为硬膜分支与海绵窦相交通,通常与高血压、结缔组织病、动脉粥样硬化等其他病因有关。临床上,CCF 可表现为搏动性突眼、眼眶瘀伤、眼球运动障碍、结膜水肿、青光眼、最终失明。值得注意的是,CCF 是一种可通过血管内栓塞或外科治疗治愈的疾病。CT/CTA 表现为眼球突出、眼外肌增粗、眼上静脉增粗,有时还可见海绵窦增宽。随着 CTA 的使用,在动脉期可以提前观察到模糊的海绵窦显影。CTA 在治疗计划中特别有用,它能精确地确定瘘口相对于周围解剖结构的位置。

（八）非意外创伤

非意外性创伤是虐待儿童的放射学术语。在这种情况下,应注意颅骨骨折,此时颅骨骨折由接触性损伤引起。通常是双侧凹陷性骨折、跨越中线且累及后枕部。摇晃婴儿综合征是由故意摇晃引起的 SDH、视网膜出血和脑水肿的三联症,通常是致命的,可导致严重的脑损伤（图 27-9）。此时很少有外伤的证据。视网膜出血是视网膜内或视网膜前出血,而 SDHs 通常是不同时期的半球间出血。大脑半球间 SDH 是摇晃婴儿综合征的早期和特征性表现（Oehmichen, Meissner, & Saternus, 2005）。窒息可产生缺氧的特征性的 CT 表现（图 27-9）:灰白质分界消失,皮质弥漫性低密度消失,而基底节区和小脑（白色小脑征）不受累。影像学除了有助于诊断之外,还为法医调查提供了可能的证据（Hoskote,

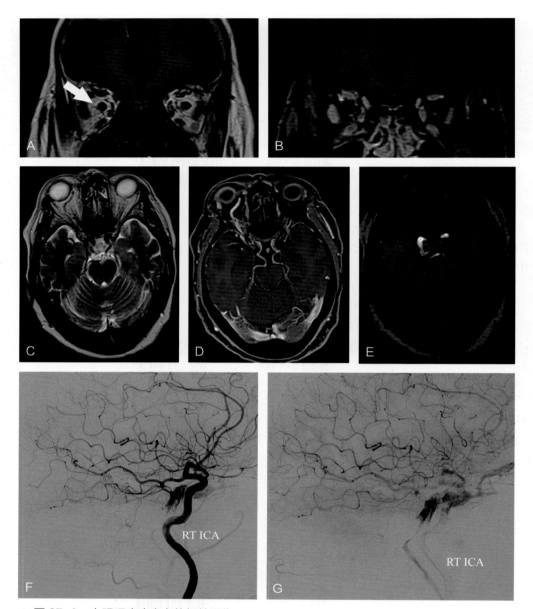

▲ 图 27-8　右眼眶疼痛患者的相关影像

右侧眼上静脉（A）突出（箭）。右侧眼外肌稍增粗（B）。右侧海绵窦略突出（B）。T_2WI（C、D）显示右颈内动脉海绵窦前段与海绵窦段交界处复杂流空信号，位于右侧海绵窦的后部。在时间飞跃法 MRA（E）上可见相应的血流相关增强。影像符合颈动脉海绵窦瘘。右侧颈内动脉循环的数字减影血管造影侧位像（F）和动脉相位图像（G）显示在右侧海绵窦局部可见动静脉分流，与颅内硬脑膜动静脉瘘一致。该病变由右侧颈内动脉脑膜垂体干内侧支起源于右颈内动脉海绵窦段并在对侧通过岩下静脉、向前通过增粗的眼上静脉引流至右侧海绵窦后部

Richards，Anslow，& McShane，2002;Jaspan，Griffiths，McConachie，& Punt，2003）。

四、TBI 背景下的功能性神经影像

已有多种常规和非常规的磁共振序列被用于脑外伤的评估。其中，SWI 和 DWI/DTI 具有更大的提供额外信息的潜力。

（一）磁敏感加权成像

SWI 是一种基于三维梯度回波序列的新的神经成像技术，它产生了与 T_1、T_2 和 GRE-T_2^*

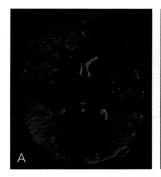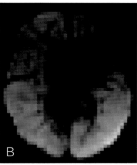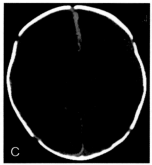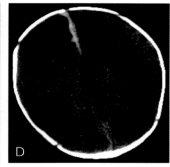

▲ 图 27-9　受虐待儿童的 CT 和磁共振表现

一个 7 周大的婴儿被勒死。CT 平扫（C 和 D）显示半球间硬脑膜下血肿（非意外创伤的早期和特征性发现），广泛的双侧灰白质界限模糊和脑沟消失，代表弥漫性缺氧 / 缺血性脑损伤，提示窒息。基底节区和双侧大脑半球的一小部分未受累。硬脑膜下出血见于大脑半球间裂，蛛网膜下腔出血见于右侧额叶内侧沟。T_2WI（A）、DWI（B）序列显示皮质肿胀伴弥散受限，证实为缺氧 - 缺血损伤（译者注：原著有误，已修改：图 A、B 为磁共振图像，C、D 为 CT 图像）

不同的对比度（Haacke, Xu, Cheng, & Reiche nbach, 2004）；利用振幅和相位信息，产生不同的图像，获得常规磁共振的补充信息；该序列对磁化率效应很敏感，因此，相对于 $GRE-T_2^*$ 梯度回波序列，其敏感性显著增高（Haacke 等，2004）。CT 或常规磁共振对 DAI 的神经影像学评估往往不尽如人意，因为这些技术在检测深部白质点状出血时的敏感性并不高。而由于 SWI 最大限度地利用了由点状出血所致的磁化率差异，使这些病变在 SWI 相位图中可以被观察到。在 DAI 环境下，这通常是通过 $GRE-T_2$ 序列获得的，但神经病理学研究表明，显微镜下显示的 DAI 损伤要广泛得多（Adams 等，1989）。Babikian 等（2005）将 SWI 数据与智力、注意力和记忆学术成就等各种参数的长期神经心理结果放在一起作为基线来做研究。为了获得这些结果，他们研究了 18 名意外创伤患者；SWI 所示病变数量及病变总体积与神经心理测试结果有显著相关性；例如，病变负荷与智商呈负相关。正如预期的那样，在特定大脑区域的病变数量和特定神经心理区域缺陷之间有很强的相关性。Chastain 等（2009）比较了 CT、T_2WI、FLAIR 和 SWI，以确定哪种方法能最准确的预测创伤后的临床结果；因此，他们选择了 38 名成人患者，并使用 Glasgow 预后评分作为临床标准，比较病灶

数量和病灶体积。根据他们的数据，$FSE-T_2$ 和 $T_2-FLAIR$ 对于预后的预测最准确；SWI 对病灶的检测较为敏感，但对预后的预测效果较差。众所周知，脑干受累是 TBI 后遗症的重要预测因素（Mannion 等，2007）；在此背景下，值得考虑的是，虽然没有研究表明 GRE 和 SWI 序列对于显示脑干病变的敏感性存在差异，但这一序列的检测效果在某些 SWI 病例序列中得到了体现。

综合这些数据，SWI 似乎在儿童创伤后患者中提供了一个重要的预后指标。而在成人中，其预测 TBI 预后的效用有限，可能是由于水肿和非出血性挫伤对成人患者预后的影响可能大于对儿童患者的影响。

SWI 能检测到更多的病灶，但在成年人群中是否能提供有用的创伤后预后信息仍然是一个有争议的问题。考虑到成年人群的这些局限性，SWI 可见的病变和这些病变在 TBI 中的总量对于临床医师判断损伤程度是一个有价值的工具；当 TBI 患者必须进行磁共振检查时（Orrison 等，1994），从我们的角度来看，SWI 应该被视为标准序列。

（二）DWI 和 DTI 成像

DWI 是一种无创的功能磁共振序列，它代表了大脑中水分子的随机运动。它可以区分细

胞毒性水肿和血管源性水肿（Schaefer，Grant，& Gonzalez，2000）：细胞毒性水肿有典型的缺血表现，是水从细胞外间隙转移到细胞内的结果；血管源性水肿是水从血管内向细胞外间隙的转移所致（Schaefer 等，2000）。

DAI 时，可能同时存在细胞毒性和血管源性水肿；DWI 可在创伤患者中区分这两种类型的水肿（Hergan，Schaefer，Sorensen，Gonzalez，& Huisman，2002）。这点可能很重要，因为细胞毒性为不可逆的，血管源性水肿通常被认为是可逆的损害。与 TBI 相关的水分子弥散受限的原因包括：①能量代谢的异常和随之而来的细胞膜泵作用异常；②细胞肿胀导致的细胞外间隙体积的减少（Hergan 等，2002）。DWI 除了揭示损伤相关病变的不同性质外，在创伤后的患者中，DWI 能比快速自旋回波 T_2 加权或 GRE T_2^* 加权图像显示出更多的 DAI 病变；然而，DWI 在检测微出血方面比 GRE T_2 加权成像敏感性低（Huisman，Sorensen，Hergan，Gonzalez，& Schaefer，2003）。由于 DWI 对急性剪切损伤病灶的敏感性较高，因此 DWI 对 DAI 的检测尤为有用。Schaefer 等（2000）在试图将 DWI 病变与临床结果联系起来时发现，DWI 高信号病灶总体积与亚急性 Rankin 量表相关性最强，在所有磁共振序列中与急性 GCS 评分相关性最强。

白质纤维束的完整性可以用 DTI 来评估。DTI 是一种三维成像技术，被认为是 DWI 的改进（Mori & Zhang，2006）。有关 DTI 技术方面的内容超出了本章的范围。DTI 可以用来显示活体组织的扩散特性；利用 DTI 得到部分各向异性图（FA），也可以追踪纤维并得到白质束的走行图（Mori & Zhang，2006）。早期，DTI 被认为是一种评估白质的有价值的工具；尤其由于临床状态与病变的相关性较差时，DTI 及其衍生参数、总 FA、平均扩散率等均适合于 DAI 白质的研究；事实上，CT 和常规磁共振会低估 DAI 的程度，与最终临床结

果的相关性很差。TBI 小鼠模型显示 FA 改变与 DAI 损伤的组织病理学具有相关性。许多研究侧重于确定创伤后早期磁共振 -24 h- 测量 FA 值，作为创伤后 6 或 12 个月预后的预测指标。Arfanakis 等（2002）比较了一组创伤患者的 FA 值，首先证明创伤后即刻 FA 值明显异常，提示该方法的潜在作用。

轻度 TBI 占脑外伤总数的 80% 以上，研究显示脑震荡后综合征与磁共振显示的病变之间存在微弱的相关性；这使得我们的团队试图通过使用 DTI 来寻找相关性（Inglese 等，2005）。通过使用全脑 DTI 直方图导出的测量方法，在患者和对照组之间没有发现任何直方图导出的测量法的差异。mTBI 患者胼胝体、内囊、半卵圆中心 FA 显著降低，而胼胝体和内囊平均扩散系数显著增加。虽然全脑分析未发现异常，但部分脑区，即最易发生 DAI 损伤的脑区，FA 和平均扩散度均出现异常。

轻度 TBI 后最常见的两种功能障碍是注意力和记忆下降，Niogi 等（2008）证实了一组患者的临床 - 解剖学相关性：ROI 位于 DTI 图示放射冠前部时，与神经心理测试有相关性。

近期发现，基于体素的方法允许重复测量 DTI 参数而无须假设检验；考虑到这一点，我们研究了一组预后不良 TBI 患者的受损脑区，涉及的区域包括下纵束、大脑脚、内囊后肢、胼胝体压部（Perlbarg 等，2009）。

但这些报道的研究都是横向的，无法确定 FA 异常的长期演变；Sidaros 等（2008）在一项基于 DTI 的前瞻性纵向研究中，检查了 30 名严重 TBI 患者亚急性晚期和 12 个月后的平均值；其值与其他研究结果一致，除了基线 FA 值有所改变外，预后不良患者的 FA 与对照组的偏离程度大于预后较好的患者。

五、总结

本章描述了头部创伤患者不同类型的颅内

损伤。讨论了与脑外伤相关的不同疾病，并且介绍了磁共振如何帮助诊断和随访 TBI 患者。

推荐阅读

[1] Acosta, C., Williams, P. E., Jr., & Clark, K. (1972). Traumatic aneurysms of the cerebral vessels. J Neurosurg, 36(5), 531–536. doi: 10.3171/jns.1972.36.5.0531.

[2] Adams, J. H., Doyle, D., Ford, I., Gennarelli, T. A., Graham, D. I., & McLellan, D. R. (1989). Diffuse axonal injury in head injury: Definition, diagnosis and grading. Histopathology, 15(1), 49–59.

[3] Al-Nakshabandi, N. A. (2001). The swirl sign. Radiology, 218(2), 433. doi: 10.1148/radiology.218.2.r01fe09433.

[4] Arfanakis, K., Haughton, V. M., Carew, J. D., Rogers, B. P., Dempsey, R. J., & Meyerand, M. E. (2002). Diffusion tensor MR imaging in diffuse axonal injury. AJNR Am J Neuroradiol, 23(5), 794–802.

[5] Babikian, T., Freier, M. C., Tong, K. A., Nickerson, J. P., Wall, C. J., Holshouser, B. A., ⋯ Ashwal, S. (2005). Susceptibility weighted imaging: Neuropsychologic outcome and pediatric head injury. Pediatr Neurol, 33(3), 184–194. doi: 10.1016/j.pediatrneurol.2005.03.015.

[6] Brown, A. W., Elovic, E. P., Kothari, S., Flanagan, S. R., & Kwasnica, C. (2008). Congenital and acquired brain injury. 1. Epidemiology, pathophysiology, prognostication, innovative treatments, and prevention. Arch Phys Med Rehabil, 89(3 Suppl 1), S3–S8. doi: 10.1016/j.apmr.2007.12.001.

[7] Bullock, M. R., Chesnut, R., Ghajar, J., Gordon, D., Hartl, R., Newell, D. W., ⋯ Surgical Management of Traumatic Brain Injury Author Group. (2006). Surgical management of depressed cranial fractures. Neurosurgery, 58(3 Suppl), S56–S60; discussion Si–Siv. doi: 10.1227/01.NEU.0000210367.14043.0E.

[8] Chastain, C. A., Oyoyo, U. E., Zipperman, M., Joo, E., Ashwal, S., Shutter, L. A., & Tong, K. A. (2009). Predicting outcomes of traumatic brain injury by imaging modality and injury distribution. J Neurotrauma, 26(8), 1183–1196. doi: 10.1089/neu.2008.0650.

[9] Ciurea, A. V., Gorgan, M. R., Tascu, A., Sandu, A. M., & Rizea, R. E. (2011). Traumatic brain injury in infants and toddlers, 0-3 years old. J Med Life, 4(3), 234–243.

[10] Cohen, J. E., Gomori, J. M., Segal, R., Spivak, A., Margolin, E., Sviri, G., ⋯ Spektor, S. (2008). Results of endovascular treatment of traumatic intracranial aneurysms. Neurosurgery, 63(3), 476–485; discussion 485–476. doi: 10.1227/01.NEU.0000324995.57376.79.

[11] Davis, P. C., Drayer, B. P., Anderson, R. E., Braffman, B., Deck, M. D., Hasso, A. N., ⋯ Masdeu, J. C. (2000). Head trauma. American College of Radiology. ACR Appropriateness Criteria. Radiology, 215(Suppl), 507–524.

[12] Gean, A. D., Fischbein, N. J., Purcell, D. D., Aiken, A. H., Manley, G. T., & Stiver, S. I. (2010). Benign anterior temporal epidural hematoma: Indolent lesion with a characteristic CT imaging appearance after blunt head trauma. Radiology, 257(1), 212–218. doi: 10.1148/radiol.10092075.

[13] Gentry, L. R. (1994). Imaging of closed head injury. Radiology, 191(1), 1–17. doi: 10.1148/radiology.191.1.8134551.

[14] Gilad, R., Fatterpekar, G. M., Johnson, D. M., & Patel, A. B. (2007). Migrating subdural hematoma without subarachnoid hemorrhage in the case of a patient with a ruptured aneurysm in the intrasellar anterior communicating artery. AJNR Am J Neuroradiol, 28(10), 2014–2016. doi: 10.3174/ajnr.A0726.

[15] Gomori, J. M., Grossman, R. I., Goldberg, H. I., Zimmerman, R. A., & Bilaniuk, L. T. (1985). Intracranial hematomas: Imaging by high-field MR. Radiology, 157(1), 87–93. doi: 10.1148/radiology.157.1.4034983.

[16] Haacke, E. M., Xu, Y., Cheng, Y. C., & Reichenbach, J. R. (2004). Susceptibility weighted imaging (SWI). Magn Reson Med, 52(3), 612–618. doi: 10.1002/mrm.20198.

[17] Hahnel, S., Stippich, C., Weber, I., Darm, H., Schill, T., Jost, J., ⋯ Meyding-Lamade, U. (2008). Prevalence of cerebral microhemorrhages in amateur boxers as detected by 3T MR imaging. AJNR Am J Neuroradiol, 29(2), 388–391. doi: 10.3174/ajnr.A0799.

[18] Hellwig, D., Kuhn, T. J., Bauer, B. L., & List-Hellwig, E. (1996). Endoscopic treatment of septated chronic subdural hematoma. Surg Neurol, 45(3), 272–277.

[19] Hergan, K., Schaefer, P. W., Sorensen, A. G., Gonzalez, R. G., & Huisman, T. A. (2002). Diffusion-weighted MRI in diffuse axonal injury of the brain. Eur Radiol, 12(10), 2536–2541. doi: 10.1007/s00330-002-1333-2.

[20] Hoskote, A., Richards, P., Anslow, P., & McShane, T. (2002). Subdural haematoma and non-accidental head injury in children. Childs Nerv Syst, 18(6-7), 311–317. doi: 10.1007/s00381-002-0616-x.

[21] Huisman, T. A., Sorensen, A. G., Hergan, K., Gonzalez, R. G., & Schaefer, P. W. (2003). Diffusion-weighted imaging for the evaluation of diffuse axonal injury in closed head injury. J Comput Assist Tomogr, 27(1), 5–11.

[22] Inglese, M., Makani, S., Johnson, G., Cohen, B. A., Silver, J. A., Gonen, O., & Grossman, R. I. (2005). Diffuse axonal injury in mild traumatic brain injury: A diffusion tensor imaging study. J Neurosurg, 103(2), 298–303. doi: 10.3171/jns.2005.103.2.0298.

[23] Jaspan, T., Griffiths, P. D., McConachie, N. S., & Punt, J. A. (2003). Neuroimaging for non-accidental head injury in childhood: A proposed protocol. Clin Radiol, 58(1), 44–53.

[24] Kubal, W. S. (2012). Updated imaging of traumatic brain injury. Radiol Clin North Am, 50(1), 15–41. doi: 10.1016/j.rcl.2011.08.010.

[25] Li, X. Y., & Feng, D. F. (2009). Diffuse axonal injury: Novel insights into detection and treatment. J Clin Neuros-

ci, 16(5), 614–619. doi: 10.1016/j.jocn.2008.08.005.

［26］Mannion, R. J., Cross, J., Bradley, P., Coles, J. P., Chatfield, D., Carpenter, A., ⋯ Hutchinson, P. J. (2007). Mechanismbased MRI classification of traumatic brainstem injury and its relationship to outcome. J Neurotrauma, 24(1), 128–135. doi: 10.1089/neu.2006.0127.

［27］Mori, S., & Zhang, J. (2006). Principles of diffusion tensor imaging and its applications to basic neuroscience research. Neuron, 51(5), 527–539. doi: 10.1016/j. neuron.2006.08.012.

［28］Niogi, S. N., Mukherjee, P., Ghajar, J., Johnson, C. E., Kolster, R., Lee, H., ⋯ McCandliss, B. D. (2008). Structural dissociation of attentional control and memory in adults with and without mild traumatic brain injury. Brain, 131(Pt 12), 3209–3221. doi: 10.1093/brain/awn247.

［29］Oehmichen, M., Meissner, C., & Saternus, K. S. (2005). Fall or shaken: Traumatic brain injury in children caused by falls or abuse at home—A review on biomechanics and diagnosis. Neuropediatrics, 36(4), 240–245. doi: 10.1055/ s-2005-872812.

［30］Orrison, W. W., Gentry, L. R., Stimac, G. K., Tarrel, R. M., Espinosa, M. C., & Cobb, L. C. (1994). Blinded comparison of cranial CT and MR in closed head injury evaluation. AJNR Am J Neuroradiol, 15(2), 351–356.

［31］Penchet, G., Loiseau, H., & Castel, J. P. (1998). [Chronic bilateral subdural hematomas]. Neurochirurgie, 44(4), 247–252.

［32］Perlbarg, V., Puybasset, L., Tollard, E., Lehericy, S., Benali, H., & Galanaud, D. (2009). Relation between brain lesion location and clinical outcome in patients with severe traumatic brain injury: A diffusion tensor imaging study using voxel-based approaches. Hum Brain Mapp, 30(12), 3924–3933. doi: 10.1002/hbm.20817.

［33］Provenzale, J. (2007). CT and MR imaging of acute cranial trauma. Emerg Radiol, 14(1), 1–12. doi: 10.1007/s10140-007-0587-z.

［34］Schaefer, P. W., Grant, P. E., & Gonzalez, R. G. (2000). Diffusionweighted MR imaging of the brain. Radiology, 217(2), 331–345. doi: 10.1148/radiology.217.2.r00nv24331.

［35］Sidaros, A., Engberg, A. W., Sidaros, K., Liptrot, M. G., Herning, M., Petersen, P., ⋯ Rostrup, E. (2008). Diffusion tensor imaging during recovery from severe traumatic brain injury and relation to clinical outcome: A longitudinal study. Brain, 131(Pt 2), 559–572. doi: 10.1093/brain/ awm294.

［36］Soria, E. D., Paroski, M. W., & Schamann, M. E. (1988). Traumatic aneurysms of cerebral vessels: A case study and review of the literature. Angiology, 39(7 Pt 1), 609–615.

［37］Teasdale, G., & Jennett, B. (1974). Assessment of coma and impaired consciousness. A practical scale. Lancet, 2(7872), 81–84.

［38］Tong, K. A., Ashwal, S., Holshouser, B. A., Shutter, L. A., Herigault, G., Haacke, E. M., & Kido, D. K. (2003). Hemorrhagic shearing lesions in children and adolescents with posttraumatic diffuse axonal injury: Improved detection and initial results. Radiology, 227(2), 332–339. doi: 10.1148/radiol.2272020176.